Minimally Invasive Plate Osteosynthesis (Third Edition)

微创接骨板接骨术

（第3版）

主编　[泰] Suthorn Bavonratanavech
　　　[瑞士] Reto Babst
　　　[韩] Chang-Wug Oh
主审　唐佩福
主译　张　巍　郝　明

◎ 山东科学技术出版社
· 济南 ·

图书在版编目（CIP）数据

微创接骨板接骨术 : 第 3 版 / (泰) 苏颂·百旺纳塔斯 (Suthorn Bavonratanavech), (瑞士) 瑞图·巴布斯特 (Reto Babst), (韩) 张吴主编 ; 张巍, 郝明主译. -- 济南 : 山东科学技术出版社, 2024.9
ISBN 978-7-5723-2061-3

Ⅰ. ①微… Ⅱ. ①苏… ②瑞… ③张… ④张… ⑤郝… Ⅲ. ①骨折固定术—研究 Ⅳ. ① R687.3

中国国家版本馆 CIP 数据核字 (2024) 第 059035 号

微创接骨板接骨术（第 3 版）
WEICHUANG JIEGUBAN JIEGUSHU （DI 3 BAN）

责任编辑：崔丽君
装帧设计：李晨溪

主管单位：山东出版传媒股份有限公司
出 版 者：山东科学技术出版社
　　　　　地址：济南市市中区舜耕路 517 号
　　　　　邮编：250003　电话：（0531）82098088
　　　　　网址：www.lkj.com.cn
　　　　　电子邮件：sdkj@sdcbcm.com
发 行 者：山东科学技术出版社
　　　　　地址：济南市市中区舜耕路 517 号
　　　　　邮编：250003　电话：（0531）82098067
印 刷 者：山东联志智能印刷有限公司
　　　　　地址：山东省济南市历城区郭店街道相公庄村文化产业园 2 号
　　　　　邮编：250100　电话：（0531）88812798

规格：16 开（210 mm×285 mm）
印张：58.25　字数：1600 千　印数：1~2000
版次：2024 年 9 月第 1 版　印次：2024 年 9 月第 1 次印刷
定价：580.00 元

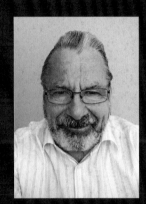

Prof Pietro Regazzoni, Dr med

序

在 19 世纪，外固定就已在骨科手术中被用来治疗骨折，以实现最低程度的额外组织创伤。Albin Lambotte 在 20 世纪早期就已经使用经皮导丝进行外固定。

1912 年，Severin Nordentoft 在德国柏林举行的一次外科大会上发言谈及用改良膀胱镜进行膝关节镜检查，并创造了关节镜检查这个术语。但尚不清楚他是在尸体标本还是在活体患者中进行操作。1919—1924 年，来自瑞士阿劳的 Eugen Bircher 给患者进行了 60 次膝关节镜检查。另一位先驱是 Masaki Watanabe，到 20 世纪 50 年代他操作了约 800 例关节镜检查。

髓内钉的出现是另一个飞跃，因为其实现了无须切开进入骨折区即可固定骨折。König 和 Bircher 最早使用髓内钉的历史可以追溯到 19 世纪末，但真正的突破是 Gerhard Küntscher 在 1940 年展示了他创造的髓内钉。

国际内固定协会在 1958 年成立，骨科学界称之为 AO 学会，始终坚持谨慎处理软组织的原则以降低感染率。

多年以来，广大外科同仁已普遍认同应尽量减少手术入路额外创伤的观点，尤其是减少受伤解剖区域的额外创伤。

成像技术的进步对于更好地评估术前病理改变和制订手术方案至关重要，这也促使微创手术（minimally invasive surgery, MIS）的理念在业界被广泛认同。

为了安全地进行 MIS，新一代微创接骨术（minimally invasive osteosynthesis, MIO）器械取代了许多传统开放手术器械。多项研究表明，骨折环扎术借助某些器械可以实现微创。因此，在股骨相关手术中，MIO 环扎结合髓内钉和微创接骨板已经成为常规操作。因而术者必须学习这些器械的相应知识和正确的使用方法。MIO 的使用技巧和特定的解剖知识必须通过理论学习和在手术室中不断实践才能获得。

在不久的将来，现代高科技光学、放射成像和导航技术可以帮助实施某些高度专业化的微创手术，例如肿瘤的经皮活检或经皮导航骶髂关节固定术。尽管成本较高，但在起步阶段，这类技术用于某些特定术式还是可行的。

可惜现有技术仍无法精准量化手术造成的额外组织创伤。生化指标可能是一种有价值的量化方法，例如，可以通过比较由不同外科医师实施的相同手术或比较针对相同疾病的不同手术的方式来实现额外创伤的量化。

迄今为止，只借助详细的术中影像资料对手术质量进行二次分析是难以实现的，只能通过间接征象来判断有无副损伤。这会使医务工作者为难，因为在手术技术操作上存在着较大差异，而且这也与并发症发生率和治疗费用相关。

皮肤切口的长度并不是衡量 MIS 的可靠指标，因为小切口同样会造成严重的组织损伤。微创手术并不是指小切口的常规手术。

适当大小的皮肤切口和肌肉下接骨板放置可有效减少手术创伤，甚至实现更理想的微创效果。在引入解剖预塑形锁定接骨板（如微创稳定系统和锁定加压接骨板）后，微创接骨板接骨术（minimally invasive plate osteosynthesis, MIPO）变得更普遍。植入物可以在肌肉下方滑动，从而通过避免造成骨折区的进一步血管损伤来改善骨折周围的生理环境。

微创手术并不能成为违背公认治疗原则的理由，例如涉及关节部位损伤时必须切开足够的切口以固定接骨板。

MIPO技术不应比传统开放手术带来更高的风险。手术视野受限可能会增加神经血管损伤的风险，尤其是当医师缺乏足够的解剖知识时。通过肱骨近端骨折的三角肌入路虽然可以实现微创治疗，但腋神经损伤的风险远远超过其带来的好处。因此，要充分学会权衡利弊。

由于减少了切口暴露，MIPO会增加术中透视的使用，术中应注意合理最低剂量原则（ALARA原则），尽可能减少辐射量。在进行MIPO时，医师必须做好扩大切口的准备，且皮肤等软组织状态也应具备扩大切口的条件。

Pietro Regazzoni 教授，医学博士

巴塞尔大学医院创伤外科名誉院长

瑞士

前言

为什么要对《微创接骨板接骨术》（《MIPO》）进行第 3 版的修订呢？

一些来自世界各地的 AO 学会外科医师开始用不同的术式治疗骨折，这些术式有别于以往我们受训的方式，即每种骨折都需在直视下切开复位并予以刚性内固定。尽管"条条大路通罗马"，但新的想法或手术技术仍需要时间来证明其有效性和可信度。我们的编辑和外科医师团队对第 3 版《微创接骨板接骨术》的修订付出了大量心血，并坚信 MIPO 是现代骨折治疗中的瑰宝。

2006 年，一批来自东亚的 AO 学会医师们决定编写第 1 版《MIPO》，以解释和分享各种类型骨折和微创内固定技术的应用。编辑和作者们也都认为这是一次开拓眼界的机会。MIPO 技术需要一定的学习曲线，我们也愿意积极与有志于此的外科同仁们分享经验。因此，MIPO 已经成为 AO 课程的一部分，并且会有 AO 学会微创接骨术的专家们进行相关的培训。

AO MIO 课程已在全球范围内开设并引起业界广泛关注。在《MIPO》第 1 版出版之后，全世界对这一技术的接受程度显著提高。骨科医师开始应用这一技术并希望分享他们的专业知识，在此背景下 2012 年推出了第 2 版。第 2 版中介绍了更多的应用场景和成功病例，带给编辑和作者们极大的鼓舞。

MIPO 课程的终极理想和挑战是帮助医师们可以安全且准确地应用该项技术。AO MIO 专家组开发了许多新器械来实现这一目标。MIPO 教学现在已被纳入 AO 创伤课程，作为骨科创伤外科学的一个重要部分。由于该技术需要较长的学习曲线，因此须该领域世界各地专家分享其在临床中的实际应用经验。尽管有不同的方法来实现不同骨折部位的稳定，但在应用该技术时仍有一些共同的原则，如间接复位和远离骨折部位的植入物插入以实现微创，以及为追求更好的解剖复位时使用的直接复位。

同时，该技术的生物学优势已在不同运动系统及骨科疾病中得到证实，其机械优势及其在软组织损伤（包括神经血管）方面的意义也得到了印证。即使在无法钉入髓内钉的干骺端骨折中，或在较难固定的假体周围骨折中，MIPO 技术也具有一定的效果，特别是在基础条件较差的患者中。

在生物固定、间接复位、桥接接骨板等概念提出近 20 年后，有必要不断强化全世界外科医师的相关知识。在第 3 版中，我们介绍了 MIPO 的已知和新的潜在适应证，我们希望其成为生物治疗骨折决策过程中的一个重要方面。

第 3 版引用了最新的 AO 学会 / 骨科创伤协会（AO/OTA）骨折和脱位分类。

手术技巧和解剖锁定接骨板都有助于提高 MIPO 治疗骨折后的影像评估和肢体功能。微创技术也是解决畸形愈合、骨不连、肢体缩短和骨缺损等问题的重要手段。这些并发症可能是软组织损伤或骨愈合能力有限所致，因此在进行二次修复矫形手术时，避免额外创伤至关重要。由于儿童患者较细的髓腔和骺板，不能进行内固定手术，故 MIPO 是取得较理想预后的重要手段。微创截骨术、微创接骨板增强术和 MIPO 技术的肢体延长或骨搬移章节都是本书对前两版的有益补充和完善。

Suthorn Bavonratanavech 教授，医学博士

Reto Babst 教授，医学博士

Chang-Wug Oh 教授，医学博士

致谢

我们全体编辑和作者向 AO 学会成员们表示由衷的感谢，特别鸣谢 Vidula H Bhoyroo（项目经理 /医学编辑）、Carl Lau（出版经理）、Marcel Erismann（医学绘图师）和 Roman Kellenberger（图解设计师）。

中文版序

　　早在 20 世纪 60 年代，AO 即提出了坚强内固定的理论和应用原则：解剖复位、骨折块坚强固定、保护骨折块周围的血运、早期主动的无痛活动。AO 原则追求骨折的无骨痂性一期愈合，一直是骨折治疗的经典法则。但是，为了达到坚强固定和解剖复位的目的，常常以过度软组织剥离和损伤骨的血供为代价，并且随着 AO 原则的广泛应用，其弊端也愈发突出，常发生术后骨延迟愈合、骨不连、感染、固定段骨质疏松等并发症。因此在 20 世纪 90 年代，AO 学者提出了骨折治疗的 BO 原则，即骨折断端的生物学固定原则，由此发展了微创接骨术（MIO）。

　　微创接骨板接骨术（MIPO）是除了其他微创接骨术（如外固定架和髓内钉）以外，一种基于特定内植物而研发的补充技术。MIPO 技术是创伤外科手术方法的进步，然而，仍有很多外科医师并没有理解这一技术的内核；也有很多外科医师接受了 MIPO 技术优于传统开放手术的理念，但改变他们的传统观点并促使他们完成这项全新技术的学习却依旧面临挑战。鉴于此，AO 基金会推出了《微创接骨板接骨术》（第 3 版），以期能够将 MIPO 技术在世界范围内推广。

　　来自世界各地的专家结合众多全球标准化微创接骨课程的教学实践以及 AO 外科医师的专业知识成功编写了《微创接骨板接骨术》（第 3 版）。本书自 2006 年出版以来，历经近二十年推出了全新的第 3 版。本书沿袭 AO 出版物的一贯原则，除对前两版优秀内容的传承外，也进行了积极扩展。作为 MIPO 方面的集大成之作，本书不仅向读者介绍了 MIPO 的基本理念、全新的基础与临床研究成果，而且指导读者在不同解剖区域如何应用 MIPO 技术。全书共 27 章，章节设置与上一版相仿，新增前臂、假体周围骨折章节，体量上较上一版增加约 1/3。病例部分，按照解剖部位分章介绍，并运用了大量精美的照片和 AO 风格的手绘图，分步骤地详细介绍 MIPO 技术在不同解剖位置的应用，这种图文并茂的方式可以使读者充分理解这项技术。

　　在此，我们也应该明确，微创并不是以切口的长度来定义的，MIPO 的目的在于尽量避免增加骨折部位额外的骨和软组织的创伤，通过远离骨折部位的软组织窗接近骨折部位，主要用间接复位技术对骨折断端进行操作。如果需要直接复位技术的话，应该尽可能最小化骨折部位的破坏，减少对骨折愈合的干扰。这一点我们应该牢记。

　　中国人民解放军总医院骨科的一支临床经验丰富的翻译团队，将这本 AO 专著译为中文，这无疑为提高我国创伤骨科的技术水平、加速 AO 理念在中国的传播做了一件有益的工作。这支翻译团队力求准确无误而又原汁原味地将这本 AO 力作展现在国内读者面前，翻译过程中几易其稿，最终成功地达到了这一目标。相信本书必将成为想学习或提高 MIPO 技术的创伤骨科医师的良师益友。

中国工程院院士
301 医院骨科医学部主任

主编

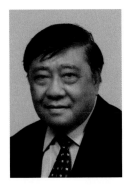

Suthorn Bavonratanavech, MD
Past President of AO Foundation
Chief of Orthopedic and Trauma Network, BDMS
Senior Director of Bangkok Orthopedic Center
Bangkok Medical Center
2 Soi Soonvijai 7
New Petchaburi Road
Bangkok, 10310
Thailand

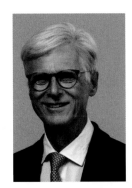

Reto Babst, Dr med
Professor
Senior Consultant Trauma Surgery Clinic for
Orthopedics and Trauma Luzerner Kantonsspital
Full Professor and Head of Medical Science
University of Lucerne
Spitalstrasse 16
6000 Luzern
Switzerland

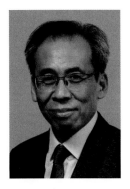

Chang-Wug Oh, MD
Professor
Department of Orthopedic Surgery
School of Medicine, Kyungpook National University
Kyungpook National University Hospital
130 Dongdeokro, Jung-gu
Daegu 41944
Korea

编委

Theerachai Apivatthakakul, MD
Professor
Department of Orthopaedics
Faculty of Medicine
110 Intavarorot
Mueang Chiang Mai
Chiang Mai University
Chiang Mai 50200
Thailand

Frank JP Beeres, MD, PhD
Specialist for Surgery
Trauma Surgery
ESBQ Trauma Surgery
Luzerner Kantonsspital
Spitalstrasse 16
6000 Luzern
Switzerland

William Belangero, MD
The State University of Campinas UNICAMP
Faculty of Medical Science
Department of Orthopaedic and Traumatology
Rua Tessália Vieira de Camargo
126 Cidade Universitária
Campinas, Sao Paulo
CEP 13083-887
Brazil

Pongsakorn Bupparenoo, MD
Orthopaedic Trauma Instructor
Department of Orthopaedic
Rajavithi Hospital
2 Phyathai Road Rajathevi
Bangkok 10400
Thailand

Peter A Cole, MD
Regions Hospital
640 Jackson Street
Saint Paul, MN 55101
USA

Jae-Woo Cho, MD
Assistant Professor
Department of Orthopedics
Korea University Guro Hospital
148, Gurodong-ro, Guro-gu
08308 Seoul
Korea

Juan Manuel Concha, MD
Professor
Orthopedic/Trauma Surgeon
Universidad del Cauca
Calle 5 N° 4-70
Popayán
Colombia

Alberto Fernandez Dell' Oca, MD
Chief of Orthopedic Department
British Hospital
Avenida Italia 2364 (Edificio Palma de Malaga)
Apto. 803
Montevideo, 11200
Uruguay

Pornpanit Dissaneewate, MD
Department of Orthopaedics
Faculty of Medicine
Prince of Songkla University
Hat Yai, Songkhla 90110
Thailand

Klaus Dresing, MD
University Medicine Göttingen Georg-
AugustUniversität
Wilhelmsplatz 1
37073 Göttingen
Germany

Devakar Epari, MD
Assistant Professor
School of Mechanical, Medical and Process
Engineering
Science and Engineering Faculty
Queensland University of Technology
O Block, Level 4
Room O-408
Gardens Point Campus
Brisbane, QLD 4000
Australia

Jonathan Eastman, MD
Associate Professor
Orthopaedic Trauma, Department of Orthopaedic
Surgery
University of Texas, Health Science Center at
Houston
McGovern Medical School, Memorial Hermann
Medical Center
Suite 1700
6400 Fannin Street
Houston, TX 77030
USA

**Christian Fang, MBBS (HK), FHKCOS,
FHKAM**
Orthopeadic Surgery, FRCSEd(Ortho)
Clinical Assistant Professor
Department of Orthopaedics&Traumatology
The University of Hong Kong
Queen Mary Hospital
5/F, Professional Block
102 Pokfulam Road
Hong Kong

Chris Finkemeier, MD
Department of Trauma
Acute Care Orthopedic Service
Sutter Roseville Medical Center
1 Medical Plaza Drive
Roseville, CA 95661
USA

Andrew L Foster, MBBS, BMedSci (Hons I)
Principal House Officer
Department of Orthopaedics
Jamieson Trauma Institute
Royal Brisbane and Women's Hospital
Corner of Bowen Bridge Rd and Butterfield St
Herston QLD 4029
Australia

Fernando Garcia, MD
Calle Manzanillo #73 entre Tlaxcala y Aguascalientes
Col.Roma Sur
C.P 06760
Cuauhtemoc Ciudad de México
Mexico

Lucas F Heilmann, MD
University Clinic Münster
Department of Trauma, Hand and Reconstructive
Surgery
Waldeyerstrasse 1
48149 Münster
Germany

Dankward Höntzsch, Dr med
Cranachweg 9
72076 Tübingen
Germany

Ladina Hofmann-Fliri, MSc
Project Manager Technology Transfer
AO Innovation Translation Center, Technology
Transfer
Clavadelerstrasse 8
7270 Davos
Switzerland

Chittawee Jiamton, MD
Institute of Orthopaedics, Lerdsin Hospital
9th floor, Karnchanaphisek Building
Silom Road
Silom, Bangrak
Bangkok 10500
Thailand

Jochen Franke, Dr med
Head, Division of Trauma
Head, MINTOS Research Group
Department for Trauma and Orthopaedic Surgery
BG Trauma Centre Ludwigshafen
Heidelberg University Hospital
BG Klinik Ludwigshafen
Ludwig-Guttmann-Strasse 13
67071 Ludwigshafen
Germany

Surasak Jitprapaikulsam, MD
Buddhachinaraj Hospital
90 Srithamtraipidok Road
Nai Mueang Subdistrict
Mueang Phitsanulok District
Phitsanulok 65000
Thailand

Joon-Woo Kim, MD, PhD
Associate Professor
Department of Orthopedic Surgery
School of Medicine, Kyungpook National University
Kyungpook National University Hospital
130 Dongdeokro, Jung-gu
Daegu 41944
Korea

Christian Kammerlander, Dr med
Professor
Vice Director
Department of General, Trauma and
Reconstructive
Surgery
Ludwig Maximilian University Munich
Nussbaumstraße 20
80336 Munich
Germany

Michael D Kraus, Dr med
Professor
Orthix Zentrum
Stadtbergerstraße 21
86157 Augsburg
Germany

Apipop Kritsaneephaiboon, MD
Department of Orthopaedics
Faculty of Medicine
Prince of Songkla University
Hat Yai, Songkhla 90110
Thailand

Santiago Lasa, MD
Hospital Británico
Av. Italia 2420
PA 11600-Montevideo
Uruguay

Michael C LaRoque, BSME
Regions Hospital
640 Jackson Street
Saint Paul, MN 55101
USA

Bruno Livani, MD, PhD
R. Vital Brasil
251 - Cidade Universitária
Campinas - SP, 13083-888
Campinas, Sao Paulo
Brazil

Frankie KL Leung, MD, FRCS
Department of Orthopaedics and Traumatology
5th floor, Professorial Block
Queen Mary Hospital
102 Pokfulam Road
Pokfulam
Hong Kong

Björn C Link, PD Dr med
Chairman, Department of Orthopaedic and
Trauma Surgery
Luzerner Kantonsspital
Spitalstrasse 16
6000 Luzern
Switzerland

Cong-Feng Luo, MD
Professor
Chief, Division of Orthopaedic Trauma III
Department of Orthopaedic Surgery
6th floor, Orthopaedic Building
Shanghai 6th People's Hospital
No. 600 YiShan Road
Shanghai 200233
Republic of China

Peter Matter, Dr med
Professor Emeritius
Ortstrasse 6
7270 Davos Platz
Switzerland

Chatchanin Mayurasakorn, MD
Orthopaedic Trauma Surgeon
Bangkok International Hospital
2 Soi Soonvijai 7
New Phetchaburi Road
Huaikhwang
Bangkok 10320
Thailand

Christian Michelitsch, Dr med
Kantonsspital Graubünden
Department of Surgery
Loëstrasse 170
7000 Chur
Switzerland

Hyoung-Keun, MD
Associate Professor
Department of Orthopedic Surgery
Inje University, Ilsan Paik Hospital
2240 Daehwa-dong, Ilsanseo-gu
Goyang-si, Gyeonggi-do
Korea

Jong-Keon Oh, MD
Professor
Head of Trauma Division
Department of Orthopedics
Korea University Guro Hospital
148, Gurodong-ro, Guro-gu
Seoul 08308
Korea

Kyeong-Hyeon Park, MD, PhD
Assistant Professor
Department of Orthopedic Surgery
School of Medicine, Kyungpook National University
Kyungpook National University Hospital
130 Dongdeokro, Jung-gu
Daegu 41944
Korea

Thomas Z Paull, MD
Regions Hospital
640 Jackson Street
Saint Paul, MN 55101
USA

Vajara Phiphobmongkol, MD
Chief Orthopaedic Trauma
Bangkok International Hospital
2 Soi Soonvijai 7
New Phetchaburi Road
Huaikhwang
Bangkok 10320
Thailand

Rodrigo Pesantez, MD
Department of Orthopedics
Fundación Santa Fe de Bogotá
Facultad de Medicina Universidad de Los Andes
Avenida 9 116-20 Consultorio 820
Bogotá
Colombia

Stefan Rammelt, Dr med
Professor
Sektionsleiter Sprunggelenk, Fuß und
Kinderorthopädie
UniversitätsCentrum für Orthopädie &
Unfallchirurgie
Universitätsklinikum Carl Gustav Carus
Fetscherstraße 74
01307 Dresden
Germany

Michael J Raschke, Dr med
Professor
Direktor der Klinik für
Unfall-, Hand- und Wiederherstellungschirurgie
Albert-Schweitzer-Campus 1, Gebäude W1
Waldeyerstraße 1
48149 Münster
Germany

Pietro Regazzoni, Dr med
Professor
Emeritus, Head of Trauma Surgery
University Hospital
Basel
Switzerland

R Geoff Richards, FBSE, FIOR
Director
AO Research Institute Davos (ARI)
AO Foundation
Clavadelerstrasse 8
7270 Davos
Switzerland

Mark Rickman, MD
Associate Professor of Orthopaedics & Trauma
Department of Orthopaedics, 5G587
Royal Adelaide Hospital
Port Road
Adelaide SA 5000
Australia

Julian Salavarrieta, MD, MEd
Orthopaedic Trauma Surgeon
Fundacion Santa Fe de Bogota University
Hospital
Calle 127A # 18b, 62 ap 305
Bogota 110111
Colombia

**Paphon Sa-ngasoongsong, MD,
FRCOST**
Associate Professor, Orthopaedics
Department of Orthopaedics
Faculty of Medicine Ramathibodi Hospital
Mahidol University
270, Rama VI Road
Ratchathewi 10400
Bangkok
Thailand

**Michael Schütz, FRACS, FaOrth, Dr
med (RWTH Aachen), Dr med habil (HU
Berlin), Dr hc (QUT Brisbane)**
Director
Jamieson Trauma Institute
L11, Block 7
Royal Brisbane and Women's Hospital
Brisbane Herston QLD 4029
Australia

Jamil Soni, MD, PhD
Professor Pontifícia Universidade Católica do
PR - PUCPR
Consultant of Paediatric Orthopedic Hospital
University Cajuru - PUCPR
and Hospital do Trabalhador–UFPR
Av Silva Jardim 1502
Zip 80250-200
Curitiba
Brazil

Inger Schipper, MD, PhD, FACS
Trauma Surgeon
Head, Department of Trauma Surgery
Director of Trauma Center West
Leiden University Medical Center
D6-39
Albinusdreef 2
2333 ZA Leiden
Netherlands

Eakachit Sikarinkul, MD
Trauma Unit
Department of Orthopedic Surgery
Bangkok International Hospital
2 Soi Soonvijai 7
New Phetchaburi Road
Huaikhwang
Bangkok 10320
Thailand

Pongtorn Sirithianchai, MD
Bangkok International Hospital
2 Soi Soonvijai 7
New Phetchaburi Road
Huaikhwang
Bangkok 10320
Thailand

Christoph Sommer, MD
Kantonsspital Graubünden
Department of Surgery
Loëstrasse 170
7000 Chur
Switzerland

Michael Swords, DO
Michigan Orthopedic Center
Chair, Department of Orthopedic Surgery
Sparrow Hospital
2815 S Pennsylvania Ave #204
Lansing, MI 48910
USA

Philipp Stillhard, MD
Kantonsspital Graubünden
Department of Surgery
Loëstrasse 170
7000 Chur
Switzerland

Bryan JM van de Wall, MD, PhD
Consultant Surgeon Orthopedic Trauma
Clinic of Orthopedics and Trauma
Luzerner Kantonsspital
Spitalstrasse 16
6003 Luzern
Switzerland

Weverley Valenza, MD
Hospital do Trabalhador
Av Republica Argentina
No. 4406
Curitiba, Paraná 81050-000
Brazil

Markus Windolf, PhD
Focus Area Leader Concept Development
AO Research Institute Davos
Clavadelerstrasse 8
7270 Davos
Switzerland

Hou Zhiyong, MD
Third Hospital of Hebei Medical University
139 Ziqiang Road
Shijiazhuang, Hebei
Republic of China

Hans Zwipp, Dr med
Professor Emeritius
Dresden, Germany

目录

1
微创接骨板接骨术的历史与进展

Reto Babst, Peter Matter, Suthorn Bavonratanavech

1 历史与进展

1958 年，几位瑞士普通外科医师和骨外科医师成立了 Arbeitsgemeinschaft für Osteosynthesefragen（AO）或内固定研究协会（ASIF），试图改变瑞士当时的骨折治疗方式。这些医师分别是 Maurice E Müller、Hans Willenegger、Martin Allgöwer、Robert Schneider 和 Walter Bandi。该学会在骨折治疗器械和内植物的开发方面具有革命性意义。1960 年，他们在瑞士达沃斯成立的外科实验室开设了第一门教授这些器械和内植物使用的课程。通过 AO 学会文件的质量控制，这些新技术和植入物的临床应用效果非常显著。其骨折的治疗理念在整个欧洲乃至全世界都得到了认可。AO 国际学会（AOI）成立于 1972 年，旨在在国际舞台上扩大对外科医师和相关手术人员的教育和教学。

在研究、发展、文献和教学四大支柱的基础上，该学会在 1965 年出版的首版《骨折内固定技术》[1]中制订了以下改善骨折治疗的原则。

- 解剖复位
- 骨折块坚强固定（直接骨愈合）
- 保护骨折块周围的血运
- 早期运动

他们证明了这些原则是正确的，并阐述了骨的直接愈合是临床和影像学上理想的情况，这种情况也称为"无明显骨痂的骨折愈合"。他们把骨痂看作是一种骨的"瘢痕疙瘩"，并认为过多的骨痂形成是有害的，表明骨折断端不稳定。在骨折愈合过程中，影像学上可见的任何明显骨痂都警示我们初始固定应该更加充分。另一方面，影像学上表现为无骨痂的骨愈合被认为是理想的骨愈合方式。无骨痂的骨愈合是骨折断端持续坚强固定的影像学证据。Schenk 和 Willenegger[2]的直接骨愈合实验进一步支持了此观点。因此，对所有骨折部位进行解剖复位和坚强固定，得到无明显骨痂的骨愈合被认为是理想的骨折愈合结果（图 1-1）。《内固定手册：AO/ASIF 技术》[3]的后来版本重新阐述了骨折的治疗原则：

- 解剖复位
- 稳定的内固定
- 保护血运
- 早期无疼痛的肌肉运动和邻近骨折部位关节的运动

能引起外科医师关注的原则是对骨折断端进行解剖复位和坚强固定，可能因为这些原则更加显而易见，并可以通过 X 线观察到。此外，在 AO 课程的实践操作中，所使用的塑性骨都是去除了软组织的，这会留给受培训医师一个错误印象，即在骨折治疗过程中，可以忽略软组织的作用。平心而论，有许多骨折通过解剖复位和稳定固定得到了痊愈，这些结果给人们留下了深刻的印象——患者在手术后短期内重新恢复了无疼痛的运动和功能，"骨折病"很快成为过去的事情。

然而，尽管一再强调在手术过程中要注意保护骨折断端的血供，以及仔细对骨折周围软组织进行操作，但是这两个原则并没有引起骨科医师的足够关注。在这段时间里，研究目标主要是提高内固定牢固程度。使用拉力螺钉和加压接骨板对骨折块间进行加压的理念最先应用于关节张力装置中，随后应用到动力加压接骨板（DCP）。然而，学者们很快证明了骨折断端的坚强固定不

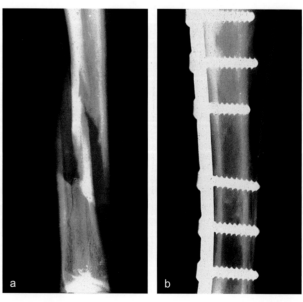

图 1-1 拉力螺钉和加压接骨板固定骨干骨折的X线片显示骨折断端直接愈合

能为骨折愈合提供理想的结果。在这种情况下便出现了感染、死骨片的形成、延迟愈合或不愈合及再骨折。

通过研究这些失败的病例发现：在接骨板固定区域的骨质有暂时性骨质疏松的现象。产生这种现象的原因是内植物和骨之间接触面上骨膜的血供被破坏（图1-2）。

特殊底切接骨板的应用研究表明接骨板下的凹槽可以减少对血管的破坏和缓解骨质疏松。这种现象促进了特殊底切接骨板的发展，例如有限接触动力加压接骨板（LC-DCP，本书第4章内植物部分可见，图1-3，图1-4）。

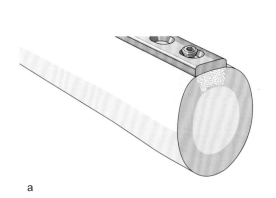
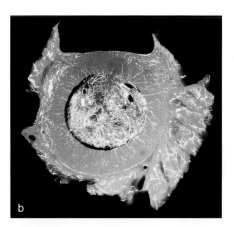

图 1-2　a.暂时性骨质疏松现象。b.接骨板固定6周后，成年犬股骨横截面的微血管造影图片。在接骨板下的皮质骨12点钟位置缺乏动脉血管，而在其他位置的骨皮质具有活性的动脉血管

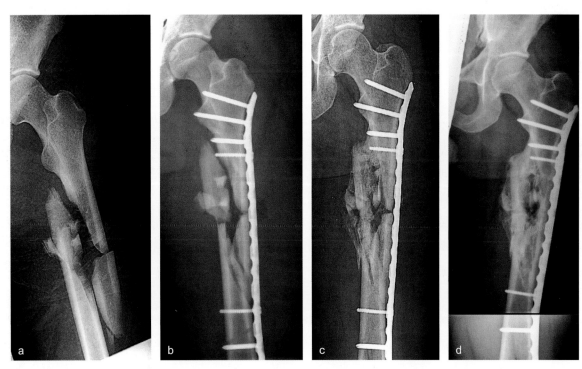

图 1-3　23岁男性因车祸伤导致闭合性股骨骨折。由于髓腔狭窄和肺挫伤，选择MIPO。a.术前X线。b.术后X线检查显示桥接板固定，具有相对稳定性和良好的功能复位。c.损伤后5个月的X线检查表明间接骨折愈合并形成骨痂。d.损伤后1年骨折愈合并形成骨痂

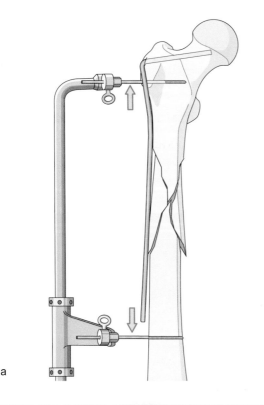

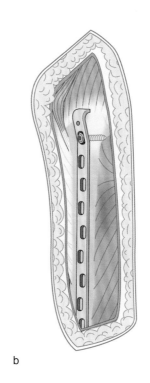

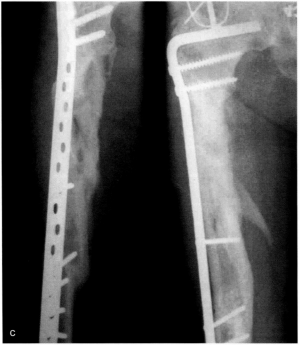

图 1-4　a.使用牵张器和角接骨板作为骨折间接复位的复位工具。b."生物接骨术""不接触技术"，在不破坏骨折断端血运情况下桥接固定骨折，骨折块被不破坏血运的软组织包裹。然而，皮肤的切口和接骨板一样长。c.桥接干骺端骨折，骨愈合伴有骨痂形成的临床病例

因此，内固定设计的关注点从力学稳定转向生物学固定。进一步的证据表明骨折断端绝对稳定不是骨折愈合的必备条件，对骨折断端进行伴有骨痂形成的弹性固定也能完成骨折愈合。例如采用弹性固定的髓内钉、外固定支架、桥接接骨板和波形接骨板。事实上，间接骨愈合通常可以完成早期可靠的坚强骨愈合。利用轴向力线原则对骨干骨折进行间接复位方法的发展可以避免直接对骨折断端进行操作导致的骨折块血供破坏。此外，研究表明在使用内固定时仅减少骨折块间

的活动而未使骨折块间接触的情况下，骨折部位仍可完成坚强骨愈合。因此，使用桥接接骨板对多段骨折进行固定可以得到较高的骨愈合率，而且不需要植骨（图1-5）。可以用骨折块间应变来解释这一现象。

骨折块间应变是指如果骨折块间是一个狭窄间隙，即使是很小的移位修复组织也不能耐受；但如果是多节段骨折，修复组织则可以耐受一定程度的不稳定，因为修复组织的应变被多个骨折间隙分担。

同样地，发生在一个更大的骨折间隙的应变也减少。很明显对于多节段骨折不需要进行解剖复位和坚强固定就能完成骨愈合。因此，对于多节段骨折的复位变得简单，主要是恢复骨折部位的长度、纠正旋转移位，以及纠正力线。

这些临床观察对第一版AO手册[1]中所叙述的经典原则进行了修订和补充，以便进一步提高手术效果。

- 解剖复位：对于涉及关节骨折需严格解剖复位，而在骨干骺端，需要根据长度、轴和旋

转对复杂骨折进行解剖复位。对于长骨骨干的简单骨折，同样也推荐直视下的解剖复位。
- 稳定固定：包括单纯骨折的绝对稳定性和复杂骨折的相对稳定性。
- 应避免广泛剥离软组织和骨膜来尽可能地保护骨碎片的血管化。
- 建议所有关节都应早期活动，并鼓励患者在可耐受范围内部分负重。

多年来，外科医师对手术方式的修改始终是一个难题，除非有足够的确凿证据表明其具有可重复的远期效果。因此，在治疗因高能碰撞造成的多发伤患者时，可根据患者的需要和骨折的特性采用接骨板或髓内固定，这使得更加符合生物学地治疗骨折成为可能。

MIO在骨科手术领域不是一个新概念。闭合髓内钉固定和经皮螺钉或克氏针固定已经取得了满意的结果。传统上，骨科创伤手术已经开始尝试使损伤区域的二次创伤最小化。根据这些观点，在20世纪初，法国外科医师Albin Lambotte使用了外固定架微创固定骨折部位；在第二次世界大战期间，德国外科医师Gerhard Küntscher使用髓内钉微创固定骨折部位。这两种技术的共同点是通过皮肤小切口对骨折进行固定以及使用不直接对骨折部位操作的间接复位技术。这两种相对稳定技术使骨折部位发生伴有骨痂的间接骨愈合。微创稳定技术主张的不是小切口，而是其生物学优势，例如最小化软组织损伤。与早期切开复位使用环扎钢丝和接骨板固定相比，微创手术技术能够不干扰骨折愈合以及更少地发生与感染相关的并发症。

对于骨骺和干骺端粉碎性骨折，特别是使用髓内钉不可能进行间接复位的骨折，切开复位手术可能增加骨延迟愈合和感染的风险。切开复位会导致骨折块血运进一步破坏。为了获得生物力学的稳定结构，可将个别骨折块保留原位不触碰（称作不触碰技术），以及保护骨折块周围的血管。这种技术的目的不是解剖复位，而是恢复骨折部位的长度、纠正旋转移位，以及纠正力线。伴有

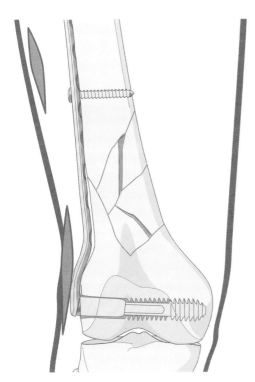

图1-5 用动力髁螺钉固定的肌肉下接骨板

骨痂形成的二期骨愈合能够使患者更早负重，且植骨和相关感染的发生率更低。在20世纪80年代，Mast 和 Ganz[4,5] 就使用"生物学接骨板"（主要是在骨骺/干骺端应用角接骨板来阐述间接复位技术），类似于髓外固定架（图1-3）。

1996年，Krettek 等[6] 提出使用动力髁螺钉（图1-4）对股骨远端骨折进行经皮微创接骨板接骨术（MIPO）。在少量股骨远端骨折的临床病例中，使用该技术与传统切开复位相比，感染相关并发症以及初次和再次植骨的发生率更低。涉及关节内的骨折使用一种尽可能解剖复位的方法，同时使用肌肉下接骨板来减少对干骺端的额外创伤，这些方法对微创接骨板理念的发展至关重要。一些研究者已经通过临床实践证明了这种理念，如将其应用到骨骺/干骺端[7]；骨干骨折由于髓腔狭窄不能使用髓内钉时[8]；股骨的髓腔被假体占据时；髁板开放伤或多发性创伤患者全身状况不佳时[9]。使用桥接接骨板固定多节段骨折骨愈合率较高，并且不需要进一步植骨。2001年，Fernández Dell' Oca[10] 首次使用螺旋形桥接接骨板固定肱骨干近端骨折。2004年，Livani 和 Belangero[8] 提出了肱骨干前方解剖型桥接接骨板。Apivatthakakul 等[11] 对肱骨解剖的进一步研究使 MIPO 技术广泛运用到了肱骨。

内固定器械的创新加速了肌肉下接骨板的发展，例如，点状接触固定装置（PC-FIX）、微创稳定系统（LISS）及锁定加压接骨板（LCP）。锁定螺钉（LHS）具有保护骨膜周围血运的优势，并且由于其具有自钻自攻的特性，临床易于应用。再者，当接骨板没有解剖塑形时，应用 PC-FIX 原则上进行内固定不会造成主要复位的丢失。

认识 PC-FIX 是认识 LHS 生物学优势的第一步，LHS 的生物学优势是保护骨外膜和骨内膜的血供。此外，自钻自攻螺钉的简单操作也是其优势。继 PC-FIX 之后应认识的是微创股骨远端稳定系统（LISS）。LISS 是专为干骺端和骨骺设计的，首先应用于股骨远端（图1-6），随后应用于胫骨近端。LISS 接骨板是第一种采用微创肌肉

下置入的特殊设计的接骨板。它具有一个特殊的操作柄，有利于内植物在肌肉下置入，与此同时，也作为通过小切口精确进行螺钉固定的导向器。LHS 用于 LISS 系统可以为其提供角度稳定性，有利于避免股骨远端和胫骨近端内翻移位的发生。

接下来介绍的是有利于促进 MIPO 技术广泛应用的装置——LCP 及其定位系统。这种接骨板

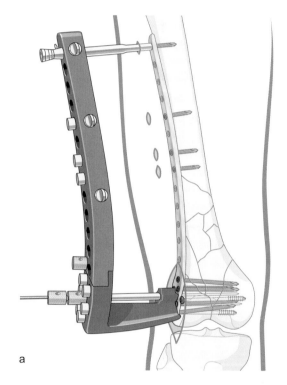

a

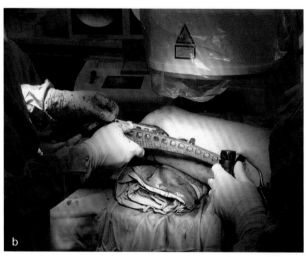

b

图 1-6 微创股骨远端稳定系统（LISS）适用于股骨远端的稳定

在应用 LHS 时可作为一种内固定器使用，在应用皮质骨螺钉时也可作为标准的动力加压接骨板使用。许多不同解剖位置的新型解剖型接骨板和专为 MIPO 技术设计的复位器械使得 MIPO 技术成为骨科手术的一种可靠的新方法。

这种具有生物学优势的新技术也存在一些问题，包括较长的学习曲线以及潜在的骨畸形愈合风险（可能是由于用 C 形臂对骨折断端进行复位的有限视野造成的）。而且，简单骨折会由于在牵张时的不充分复位或使用 MIPO 技术桥接接骨板的高应变，导致骨折断端不愈合或延迟愈合。在简单的骨折中，也有人提出在 MIPO 手术中，在骨折部位使用有限的开放式入路进行解剖复位和坚强固定，以达到绝对稳定 [12,13]。

AO 学会通过举办 MIO 学习班来教授微创接骨板技术，目的是使医师以一种安全可靠的方式掌握这项技术。AO 技术委员会的专家们也支持这一观点，他们发明了特殊的器械以更加方便骨折复位，并在骨折部位留下较小的手术切口（图1-7）。微创手术不是由手术切口的长度决定的，而是由复位技术和软组织处理方式决定的。

因此，MIO/MIPO 的定义包括以下几点。

- 通过小的软组织窗置入内植物，并且所用器械远离骨折部位操作
- 主要采用对软组织和骨折部位额外损伤最小的间接复位方法，直接复位只在需要恢复力线时使用
- 使用一些特殊设计的器械，最大限度地减少骨折部位的额外损伤

近些年，一些新改进的复位器械和内植物可以允许对骨折部位采用经皮直接复位，例如共线复位钳（图1-7）、经皮操作器、MIPO 环扎传递器。

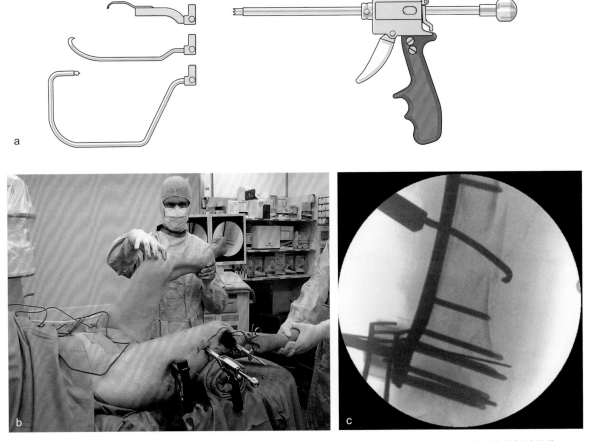

图 1-7 a.不同尖端的经皮复位钳。b、c.这些器械可以经皮对骨折断端直接复位，从而减少骨折部位的额外损伤

过去30年的一些临床试验[14-17]不仅证明了MIPO技术的可行性及其生物学优势，而且还能降低感染率及首次或再次植骨的需要。与切开手术相比，这种技术在一些前瞻性随机研究和荟萃分析中也显示出了其优势，如在锁骨和肱骨干骨折中，神经并发症较少，且不增加愈合时间或并发症[18]。MIPO方法已发展成为一种安全且可重复的技术，适用于简单和复杂的骨干骨折，在这些骨折中髓内钉在技术上并不适用。已有证据表明在肱骨干和跟骨骨折中，MIPO已经显示出其生物学优势，因为它可以实现微创，从而避免干扰骨愈合。不同解剖区域的多个低切迹解剖板的设计也改善了其在干骺端区域骨折固定的应用（图1-8）。用于MIPO手术的特殊复位器械允许标准化复位，留下较小的手术损伤，从而实现不受干扰的骨愈合。

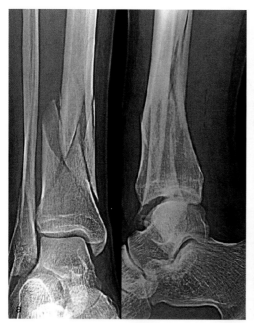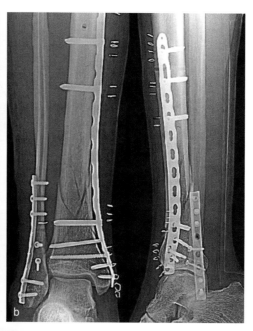
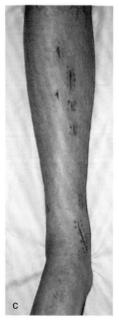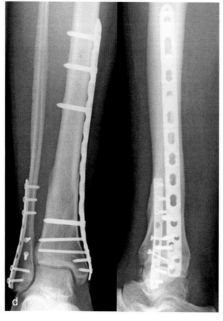

图1-8 39岁男性因滑雪致右小腿多发创伤。a.最初的X线片显示胫骨远端螺旋状骨折伴腓骨楔形碎片（AO/OTA 42B1.3）。b.MIPO术后X线检查显示胫骨上的低切迹解剖接骨板（锁定加压接骨板）和腓骨上的1/3管型板。c.术后6周胫骨手术切口。d.伤后1年X线片显示骨折愈合

2 参考文献

[1] Müller ME, Allgöwer M, Willenegger H. Technique of Internal Fixation of Fractures. Berlin Heidelberg: Springer-Verlag; 1965.

[2] Schenk R, Willenegger H. [On the histology of primary bone healing.] Langenbecks Arch Klin Chir Ver Dtsch Z Chir. 1984;308:440–452. German.

[3] Müller ME, Allgöwer M, Schneider R, et al. Manual of Internal Ffixation: Techniques Recommended by the AO-ASIF Group. 3rd ed. Berlin Heidelberg: Springer Verlag.

[4] Mast J, Jakob R, Ganz R. Planning and Reduction Technique in Fracture Surgery. 1st ed. Berlin Heidelberg: Springer-Verlag; 1989.

[5] Kinast C, Bolhofner BR, Mast JW, et al. Subtrochanteric fractures of the femur: results of treatment with the 95 degrees condylar bladeplate. Clin Orthop Relat Res. 1989 Jan;(238):122–130.

[6] Krettek C, Schandelmaier P, Tscherne H. [Distal femoral fractures. Transarticular reconstruction, percutaneous plate osteosynthesis and retrograde nailing.] Unfallchirurg. 1996;99:2–10. German.

[7] Helfet DL, Shonnard PY, Levine D, et al. Minimally invasive plate osteosynthesis of distal fractures of the tibia. Injury. 1997;28(Suppl 1):A42–47; discussion A47–48.

[8] Livani B, Belangero WD. Bridging plate osteosynthesis of humeral shaft fractures. Injury. 2004 Jun;35(6):587–595.

[9] Pape HC. Effects of changing strategies of fracture fixation on immunologic changes and systemic complications after multiple trauma: damage control orthopedic surgery. J Orthop Res. 2008 Nov;26(11):1478–1484.

[10] Fernández Dell'Oca AA. The principle of helical implants. Unusual ideas worth considering. Injury.2002 Apr;33 Suppl 1:SA1–21.

[11] Apivatthakakul T, Arpornchayanon O, Bavornratanavech S. Minimally invasive plate osteosynthesis (MIPO) of the humeral shaft fracture. Is it possible? A cadaveric study and preliminary report. Injury. 2005 Apr;36(4):530–538.

[12] Horn C, Döbele S, Vester H et al.Combination of interfragmentary screws in distal metaphyseal fractrues of the tibia: a retrospective, single -center pilot study. Injury.2011 Oct;42(10):1031–1037.

[13] Wenger R, Oehme F, Winkler J et al.Absolute or relative stability in minimal invasive plate osteosynthesis of simple distal meta or diaphyseal tibia fractures? Injury.2017;48(6):1217–1223.

[14] Zlowodzki M, Bhandari M, Marek DJ, et al. Operative treatment of acute distal femur fractures: systematic review of 2 comparative studies and 45 case series (1989 to 2005). J Orthop Trauma. 2006 May;20(5):366–371.

[15] Hasenboehler E, Rikli D, Babst R.Locking compression plate with minimally invasive plate osteosynthesis in diaphyseal and distal tibial fracture: a retrospective study of 32 patients. Injury. 2007 Mar;38(3):365–370.

[16] Kregor PJ, Stannard J, Zlowodzki M, et al. Distal femoral fracture fixation utilizing the Less Invasive Stabilization System (L.I.S.S.): the technique and early results. Injury.2001 Dec;32 Suppl 3:SC32–47.

[17] Schütz M, Müller M, Regazzoni P, et al. Use of the Less Invasive Stabilization System (LISS) in patients with distal femoral (AO33) fractures: a prospective multicenter study. Arch Orthop Trauma Surg.2005 Mar;125:102–108.

[18] van de Wall B, Beeres FJB, Knobe M, et al. Minimally invasive plate osteosynthesis: an update of practice. Injury. 2021 Jan;52(1):37–42.

3 致谢

感谢 G On Tong 博士的贡献，以及 2012 年第 2 版 MIPO 中 Babst R, Bavonratanavech S, Pesantez R 等编委的贡献。

2
骨愈合的生物力学与环扎术

2.1
骨愈合的基本力学生物学和骨折固定的生物力学

Markus Windolf, Ladina Hofmann-Fliri, Devakar Epari

纪念 Stephan Marcel Perren 教授

1 引言

通过骨折固定达到力学稳定的基本原理是恢复骨的解剖结构和骨的力学功能。最佳的骨愈合需要保护生物愈合潜力以及合适的机械力学环境。这一原则可以通过现代接骨术的帮助得以实现。

一项关于骨折处理评价的研究显示：骨折治疗在生物学和力学的侧重点上，不同时期并不相同。现代固定技术出现前，治疗的侧重点是完成骨折的牢固连接。虽然牵引和（或）外夹板技术存在缺点，但是用其长期固定关节仍然是首选治疗方法。其结果是很大比例的患者临床疗效极差。随着内固定技术的发展，治疗的侧重点正好相反，即治疗的主要目标是通过骨折的刚性机械固定达到恢复功能的目的。这种观点忽视了身体自然愈合的潜力和通过骨痂形成的中间稳定能力。此外，为了获得精确的复位和绝对稳定的固定，需要以手术中额外的软组织创伤为代价。

外科治疗的后续发展主要是对内植物及手术规划的改进，以减少复位和固定过程中的手术创伤。微创接骨术的目标是通过相对稳定和弹性固定来保护生物环境并利用自然愈合能力，而不是抑制它们。

本章介绍了骨愈合中发生的基本力学生物学间的相互作用，并展示了它们在日常手术中的实际意义，以便外科医师在应用微创接骨术时选择最佳的骨折固定方式。

2 骨愈合

2.1 完好的骨和骨折

人体骨骼为内脏器官提供了一个保护和支撑的框架。它构成了肢体的力学功能，这些功能要求骨骼具有刚性。

当施加的外力超过骨骼的强度时就会发生骨折。紧密相连的骨折块相互分离，就会出现功能丧失和疼痛。从力学上讲，骨折会导致骨的刚性局部被破坏，并损害骨的功能。

作为对骨折的即时反应，炎症信号会触发生物过程。在极少干预或不干预的情况下，自然愈合反应包括骨痂的形成［见 2.3 "二期（间接）骨愈合"］，虽然在某些情况下，这种反应可能成功地恢复了骨折的连续性，但在相当长的时间里，患者要承受由于力线失调和肢体短缩引起的暂时性残疾和潜在的永久性功能障碍，这可能进一步导致邻近关节的退行性病变。干预的目标是保持身体自然愈合的潜力，并在实现解剖重建的同时确保及时愈合。根据干预提供的条件，骨愈合可能遵循两种不同的途径。

2.2 一期（直接）骨愈合

骨折块的复位和绝对稳定（无相对运动）导致骨性愈合，这一过程称为一期骨愈合。此愈合可有极少量骨痂形成或完全没有骨痂形成。Danis[1] 将这种愈合命名为内部焊接。骨折的愈合是通过骨的持续更新过程实现的，称为骨重建。细胞群、骨吸收的破骨细胞和骨形成的成骨细胞穿过健康完整的骨，不断修复裂缝，跨骨折平面建立新的哈弗氏结构，恢复骨的连续性。

虽然初步愈合的过程可能被认为是稳固的，但它依赖于通过外科植入物的干预来维持骨折平面的绝对稳定加压。这种预加压可以抑制间断的不紧密接触并且通过锁定的摩擦力和粗糙表面间的互相嵌合防止发生影响愈合的剪切。生理上的预加压是由功能负荷（由肢体运动引起的负荷）叠加而成的。如果这些负荷产生额外的压力，骨折断端就会受到额外的加压。如果压力大于张力，表明断端就能被紧密地连接在一起。相反，当张力占主要时，骨折断端的表面就会分离（间歇性不稳定），骨折愈合过程被打断。此外，在愈合期间必须保持绝对的稳定和压力，直到骨强度得到恢复。稳定性降低导致压力丧失会影响骨愈合。由于一期愈合是发生在骨骼内部的过程，没有形成外部的骨痂，所以我们无法使用 X 线监测愈合，更无法判断有无发生骨性愈合。由于骨强度接近术前强度，但不会超过术前强度，如果过早地移除植入物，愈合的骨折在某种程度上容易发生再骨折。无论如何，一期愈合可能非常适合于简单的骨折线，使其易于复位，并能保持其绝对稳定性。

2.3　二期（间接）骨愈合

2.3.1　间接经过骨痂愈合

一期愈合是指骨折块直接愈合，而二期愈合是指可控性骨折断端移动（相对稳定）的条件下，通过形成外部骨痂组织进行愈合。在坚固的桥接骨替代之前通过骨痂为稳定骨折提供合适的环境。

二期愈合是一个复杂的生物学事件，不能将其清楚地分开。然而，为了更清楚地了解这一过程，根据普遍接受的观点，骨愈合可以分为以下几个连续的阶段[2]。

1. 炎性期（伤后 1~7 天）：骨结构创伤性损伤常伴随软组织损伤。骨外膜和骨内膜血管损伤导致骨折断端骨组织坏死。趋化信号通过血小板脱颗粒触发，进而释放细胞因子以启动细胞入侵（由巨噬细胞主导）和血管生成。

2. 修复期（伤后 2 天 ~6 个月）：当炎症减轻时，修复组织增殖，在受伤区域形成力学稳定。血运的重建被认为是骨愈合的基本过程。邻近骨折部位发生膜内骨化形成硬骨痂（图 2.1–1）。成骨因子诱导软骨组织进一步分化为骨组织，这一过程类似于生长板的分化（软骨内成骨）。如果骨折稳定充分，相对的骨折面就会联结，骨折就会被桥接。

3. 骨折重塑期（伤后 3 个月 ~1 年）：在完成"临床愈合"后，破骨细胞和成骨细胞的相互作用使得编织骨被力学上更具优势的板层骨所替代（重塑）。骨组织的成熟包括骨单位的重新排列。松质骨重塑形成骨小梁，皮质骨重塑形成哈弗氏结构。

二期愈合可允许多种稳定程度。然而，过度稳定会完全抑制骨痂的形成，导致延迟愈合或不愈合。另一方面，由于不稳定固定而引起过大的运动幅度可能导致较大的外部骨痂。但如果这种不稳定因素持续存在，骨愈合可能会延迟，导致肥厚性骨不连。

大量研究[4]表明，一定幅度的骨折间隙运动提供及时的二期骨愈合，这使得相对稳定性成为现代接骨术的重点。图 2.1–2 显示了功能性负荷下，在实验性骨折（绵羊胫骨）中测量的骨折间隙随时间变化的示例性进展。固定和骨痂的形成导致稳定性的增加；因此，当稳定性达到一定程度时，组织可以钙化并重塑为坚固的骨骼以恢复骨骼的承重功能，骨折的运动发生特征性下降。

2.3.2　骨折碎片应变的概念

在骨折部位，宏观的负荷环境可能是复杂的。主要压力多为弯曲力和剪切力叠加，进而导致骨折部位出现特定的可逆性形变。然而，要理解负荷对骨愈合的影响需要从细胞水平进行研究。是要理解的关键重要指标不是骨折间的宏观运动（碎片间运动），而是从单细胞水平上理解修复组织的形变。对细胞相关的刺激可能会产生细胞加压形变或牵张形变。宏观力学环境可以直接影响细胞的力学环境（微观环境）。宏观的力学环境主要受以下两个因素的影响。

1. 骨折间隙的移动：骨折断端表面的相对位移。

2. 骨折间隙的宽度：骨折断端表面的最初距离。

Stephan Perren[5] 提出了骨折碎片应变的概念，即间隙运动除以间隙宽度，以描述这两个影响因素的作用。术语"应变"描述了物体相对于其原始尺寸的变形。

碎片间应变提供了一个框架，以了解骨折骨痂内不同组织类型的外观以及愈合过程中组织类型的变化。在骨折间隙内发生的应变需要由间隙

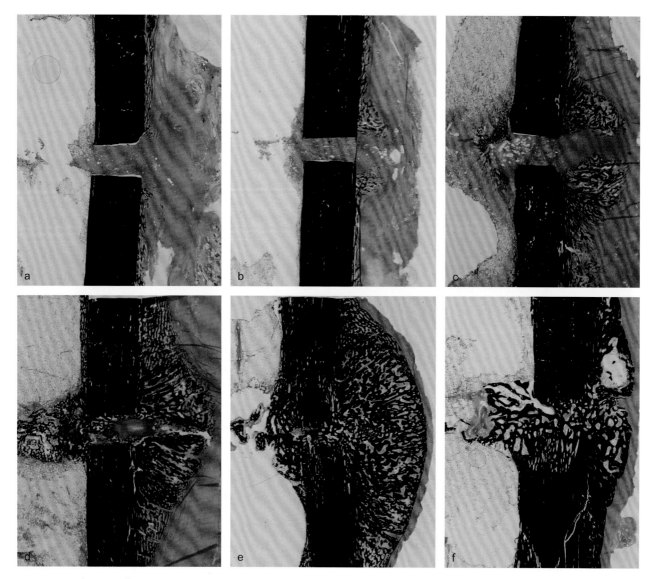

图 2.1-1　绵羊胫骨截骨术二期愈合的几个时期。钙化的骨组织用黑色表示。只显示一侧皮质，左为骨内膜侧，右为骨膜侧。2周时（a）骨骼骨膜上可见新骨形成，前3周主要向外侧生长（a~c）。在桥接后约6周（d），发生骨痂重塑和再吸收（d~f）。术后2、3、6、9周拍摄组织学图像（图片由Georg N Duda，Dr-Ing[3]提供）

内相当数量的细胞承担。如果减少间隙内细胞的数量（减小骨折间隙的宽度），每个细胞发生的形变会增大（应变增大）（图 2.1-3a~b）根据 Yamada 所说，假定肝实质与肉芽组织有相似的特性，其不能达到 100% 的伸长[12]。软骨断裂发生在其伸长 10% 时，皮质骨或松质骨断裂发生在其伸长 2% 时（图 2.1-3c）。

　　我们可以确切地推断出在组织超过了其应变范围后，其结构将发生破坏。例如，骨组织超过 2%

的应变将停止生长。弹性固定的目标是当骨折部位承受负荷时，为其创造一个可耐受的形变条件。例如，在图 2.1-2 的示例性愈合情况中，间隙中的应变在第 12 天达到约 8% 的峰值，这对于骨痂组织来说是可容忍的，并且在第 25 天左右降至 2% 以下以满足实际的骨桥接间隙。

　　在许多病例中，骨折间隙的移动是不可控制的，我们必须调整合适的骨折间隙宽度，进而获得骨愈合。在骨折断端初始的骨吸收是由生物学

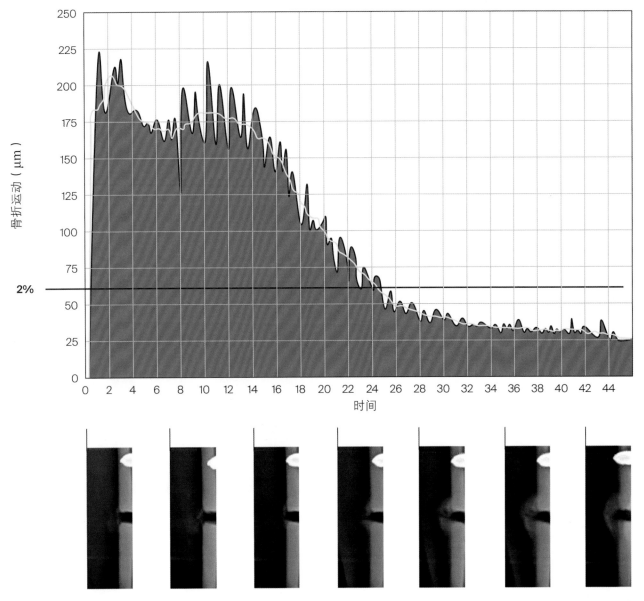

图 2.1-2 随着时间的推移，在生理负荷下，对3mm绵羊胫骨截骨术进行连续的骨折间运动测量。平均骨折运动减少表明骨痂暂时稳定（见相应X线片）。当骨运动下降到2%的骨折间应变以下时，间隙中可能发生骨重塑（未发表的数据，由AO组织的Davos提供）

系统引发的自然反应，该反应通过增大骨折间隙的宽度来减小组织的应变。

2.3.3 需要多少弹性

图 2.1-4 显示了一项动物实验的结果，该实验将初始间隙运动的量限制为不同的幅度，从而导致低、中、高片段间应变。最重要的是，本实验表明应变越大，骨痂越大。值得注意的是，在较高的应变强度下，骨痂倾向于向外放射性生长。这可以看作是一种自然的尝试，通过创造一个更大的硬组织表面积压入相对柔软的早期骨痂中来减小局部组织的张力（像雪鞋防止深入雪中）（图2.1-4）。

在动物手术后的恢复期，随着术后负重的增加，间隙运动在1周左右首次到达峰值。尽管不同品类之间的间隙运动峰值有所不同，但在约第5周时，所有动物的间隙运动基本达到一致（图

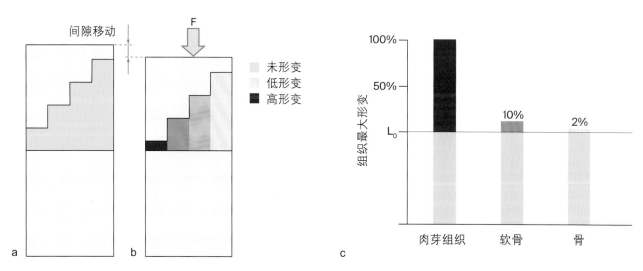

图 2.1-3 应变原理。相同宽度的断裂间隙位移，骨折断端间的组织会发生不同的形变（b），取决于空载间隙的宽度（a）。根据其特性，组织在发生破坏应变前，相对于其初始长度L_0之前可以容忍不同程度的伸长（c）

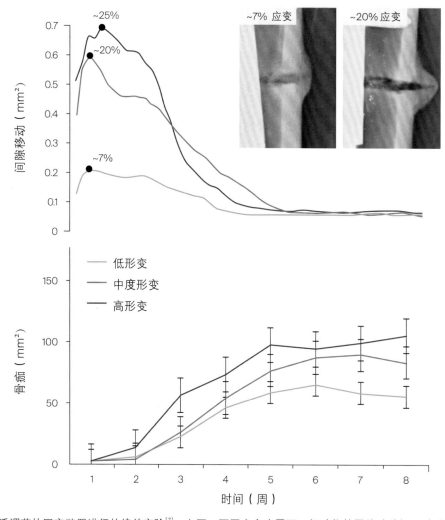

图 2.1-4 用灵活调节的固定装置进行的绵羊实验[7]。上图：不同应变水平下三组动物的平均碎片间运动随时间的变化。在5周内，所有应变组的骨痂使骨折间隙运动减少到允许骨折固结的水平。下图：X线测量骨痂大小的演变。较大的应变产生较大的骨痂组织。来自两个品种的典型动物X线片显示在第7周时骨痂的大小不同（未发表数据，由瑞士达沃斯AO组织提供）

2.1-4）。因此，更大的应变和骨痂大小似乎既不支持更快的愈合，也没有减缓巩固。因此二期愈合表现为一个耐受各种机械刺激的稳固过程。这对外科医师来说是个好消息，因为在高度个体化的骨折和负荷情况下安装精确的机械条件并非易事。然而，及时了解间接骨愈合应变窗口的上限和下限的基本知识，对于在愈合并发症发生之前理想地识别和应对极端病例非常重要。

Hente 和 Perren[8] 的实验在这个问题上提出了一个令人关注的见解，通过从绵羊胫骨上切下楔形骨段，然后使用驱动器周期性倾斜骨楔，沿骨折平面施加从 0% 到 90% 的应变梯度（图 2.1-5）。不同应变水平的组织切片显示，应变为 5% 时，有间隙骨性桥接发生和适量骨痂形成。应变为 30% 时，有更多的骨痂形成，但是骨性桥接不明显。应变为 65% 时，有大量骨痂形成但是无骨性桥接。

临床上，当骨痂不能将应变降低到可接受的

愈合范围时，这些较高的应变水平可能导致肥厚性骨不连。其他研究报告了间隙运动值而不是应变，并建议在 2~6mm 的间隙中的安全机械刺激范围为 0.2~1mm[9]。然而，这些数字只能是粗略的经验法则，取决于个体情况。

该斜楔实验对接骨板接骨术有更深的临床意义。由于接骨板的偏心位置时相对于骨功能负荷路径，所以接骨板的弹性形变和骨折间隙的形变从靠近接骨板一侧到远离接骨板一侧依次增大（图 2.1-6）。因此，用接骨板固定骨折时，骨折间隙的组织形变并不是固定不变的，而是随着位置的不同而改变。图 2.1-6 显示远端皮层有广泛的骨痂组织形成，而接骨板下方由于刺激不足导致愈合受到影响。骨膜骨痂主要形成于活动度最大的接骨板对面，对不稳定区域起支撑作用。

如果初始稳定性超出了顺利愈合的限度，可能会发生延迟愈合或导致骨不连。

然而，通过干预调节固定稳定性可以纠正愈

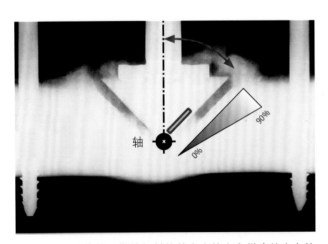

图 2.1-5　骨楔的周期性倾斜使其产生的应变梯度从支点的 0% 到骨边缘的 90% 变化。从这个实验中，可以发生固体桥接的应变窗口为 5%~30%（蓝色矩形）（图片由瑞士达沃斯AO研究所提供）

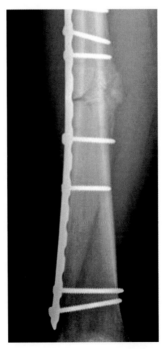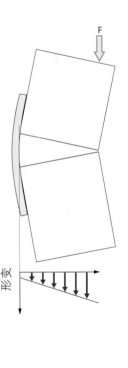

图 2.1-6　在用接骨板固定骨折时，间隙组织的形变遵循应变梯度，即远皮质处的形变较大，近接骨板处的形变较小。临床病例显示，由于机械刺激不足，接骨板下的愈合受到影响（经Baker CE等许可转载的X线片[10]）

合过程。过度僵硬的固定会导致骨痂形成不足，可以通过增加固定的弹性（动力化）来治疗。同样，以过度骨痂形成为特征的肥厚性骨不连可通过增加固定的稳定性来治疗。最近的动物实验[11]已经证明了这种可能性，即最初有目的地弹性固定，随后加强固定（反向动力化）可作为进一步促进二期骨愈合的手段。

2.3.4 暂时刺激

到目前为止，力学对二期骨愈合影响的讨论主要集中在初始骨折移位的大小。外骨痂通过减少骨折移位来增加稳定性从而满足骨折愈合已经得到证实。骨折完全没有微动似乎会影响二期愈合，因此，间隙运动被认为是促进骨愈合的因素。尽管这些骨折移动影响愈合的生物学机制尚不清楚。骨折愈合的所有阶段都需要机械刺激吗？如果需要，应该如何控制？这些问题对康复方案的设计仍有一定的意义。

通过比较不同水平的固定稳定性对骨痂形成形态的影响，Epari 等[3]得出结论，软骨期愈合主要受骨痂矿化的影响，可以导致骨桥的延迟形成。为了测试在愈合的各个阶段是否需要机械刺激，他们做了一个动物模型，将实验性骨折与功能负荷隔离开来，并使用主动固定器来控制间隙运动。Tufekci 等[12]证明，仅在前3周内进行间隙运动的骨折愈合较好，并比未接受刺激的对照组和接受类似生理间隙运动的动物组更强。

骨折愈合阶段持续数周，那么如何在某一天内提供合适的机械刺激？这个问题需要有答案。负荷循环次数的影响是什么？休息时间对骨痂形成有多重要？Hente 和 Perren[13]的倾斜楔形实验也对这些问题给出了重要见解，持续频繁的骨折运动抑制骨痂形成的程度几乎与不运动相同（图 2.1–7）。具有适当间隔的休息期的运动，在组织生长和成熟所需的刺激和休息之间提供了平衡。

本节介绍骨愈合的两个主要途径，以及决定成功愈合结局的力学因素。在现代接骨术中，一期和二期愈合均可发挥作用（表 2.1–1），但需要外科干预和硬件的支持以确保合适的环境以便顺利愈合。

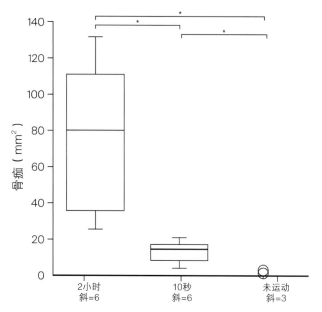

图 2.1–7 用放射性评价在不同康复期进行修复组织形变规划的羊的骨痂数量（图像来自Hente和Perren[13]。经捷克骨科与创伤学会和斯洛伐克骨科与创伤学会批准）

表 2.1–1 一期与二期骨愈合情况比较

	优点	缺点
一期愈合	· 适用于涉及关节的可复位的简单骨折	· 慢 · 难以通过视觉观察（X线） · 愈合骨的强度不超过完好骨
二期愈合	· 相对快（与一期愈合相比） · 骨痂的形成导致强度超过完整骨（安全） · X线可观察到	· 需要合适的机械环境以便顺利愈合（固定／肢体负重） · 可能不适合小间隙的简单骨折，严格的力学环境

3 骨折治疗

为了将有关骨愈合的基本知识转化为临床实践以及在接骨板接骨过程中采取具体的措施。本部分将展示影响外科手术的重要参数。

3.1 一般治疗目标

以前骨折治疗成功的标准是骨折断端完成了骨愈合。后来，骨折治疗成功的标准发展为早期完全恢复受伤骨和患者的功能。由于骨折的结果是功能丧失和疼痛，故骨折治疗的目标是恢复患者无痛性的功能。

未经治疗的骨折可以愈合。即使是严重移位的骨折也可以牢固愈合，但大多数骨折会在骨折块对齐不足的情况下愈合，从而导致长期的功能障碍和潜在的关节退变（图 2.1-8）。骨折的治疗范围更深一步可以概括为通过复位移位的骨折块来恢复解剖结构。这可以通过对骨折碎片进行外部推拿、牵引和"开放"或微创外科技术实现。

在过去，最佳操作包括通过切开复位和内固定实现的精确（头发丝级）的骨折重建和绝对（静止）的稳定性。但由于缺乏对生物学的关注，导致了相当多的再骨折和感染。精确复位骨折线和同时重建解剖关系常互相矛盾。例如，在加压骨折和粉碎性骨折中，试图将碎片"拼图"回原位很可能导致整个骨解剖恢复得不精确。

因此，切开复位手术逐渐被微创手术所取代。骨折内部稳定无须开放入路，将平衡从力学转向生物学，接受骨折复位的一些缺点。通过允许弹性（相对稳定性），而不在骨折处施加压迫，可以克服刚性固定导致的愈合刺激不足。然而，这种弹性接骨术所提供的稳定性必须满足功能的顺利恢复。

3.2 绝对稳定：加压接骨术

传统的骨折接骨板固定依赖于加压。重要的是要区分接骨板和骨之间产生的加压以及骨折面的加压（骨对骨）（图 2.1-9）。牢固的板骨加压是稳定固定的基础。在拧紧螺钉时，接骨板和骨之间的摩擦抵消了生理负荷。骨折处的骨对骨加

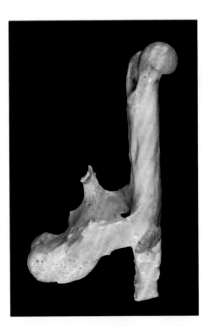

图 2.1-8 野生山地动物的股骨骨折在没有医疗的情况下自发愈合的极端例子（图片由Vreni Geret提供）

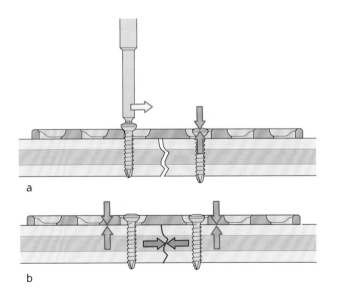

图 2.1-9 骨折治疗中的"加压"一词区分了内植物对骨的加压（蓝色箭头）和骨对骨的加压（红色箭头），这是在加压接骨板孔中偏心拧紧螺钉时产生的。由于孔和螺钉头的设计，螺钉和骨碎片在拧紧时沿接骨板滑动（a），直到实现骨对骨加压（b）

压通过抑制微动，为一期骨愈合创造了环境［见2.2一期（直接）骨愈合］。

最初，加压接骨术的概念受到学者们的质疑，他们为骨会发生压力性坏死[14]。主动脉瘤附近的骨吸收似乎证明了这一点（图2.1-10a）。用固定的加压接骨板可以显示当加压持续维持时，骨折面不会吸收[15]。进一步的实验表明，吸收不是由加压引起的，而是由间断的间隙或移位[16]引起的（图2.1-10b~c）。这一观察表明，为了防止骨丢失，应避免永久性骨折块间加压，从而避免骨与骨或板与骨的周期性微分离。

骨与金属的接触可以不导致骨吸收，额外的预加压避免了骨折断端表面分离，这一认识促进了动力加压接骨板（DCP）[17]的发展。当螺钉偏心地插入椭圆形接骨板孔，在拧紧螺钉时，接骨板被设计成向一侧推进，从而加压骨折块（图2.1-9）。

板–骨加压的持续缺点是对骨膜血供的潜在损害。接骨板表面下的宏观和微观血管受到损害，减少了修复过程中的营养转运。接骨板的设计历史反映了这一问题（图2.1-11）。为了减小接触面积并为血液循环提供空间，学者引入了下切口，

从而产生了有限接触动态加压接骨板（LC-DCP）等植入物。只有引入锁定内植物才能完全防止接骨板对骨的加压（见3.3.1成角稳定锁定）。

加压接骨术和绝对稳定性的理念是应力保护，以促进一期愈合。另一方面，也有人认为过于坚硬的固定结构会使骨骼大量卸载，导致所谓的"应力保护性孔隙"（图2.1-12a）。根据Wolff定律，这种骨丢失最初归因于机械卸载，描述了活骨对其长期加载环境的适应。结果显示，即使由于应力遮挡导致骨负荷持续缺失，几个月后，孔隙也消失了（图2.1-12b）。这种现象是暂时的，与体内重塑和清除死骨[18]的过程有关。

3.3 相对稳定性：锁定内置物的弹性固定

另一个与MIPO相关的概念称为桥接接骨板。它遵循了通过创造相对稳定性来实现二期骨愈合的原则。患者的功能负荷将诱导骨折的预期活动度，这可以通过由骨和固定装置组成的修复结构的刚度来控制。本文阐述了力学生物学与接骨术的相关性。通过对内植物材料特性、尺寸和内植物构造的控制，可以促进骨愈合。骨痂会形成来

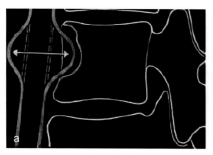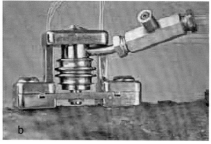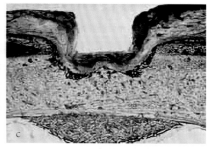

图 2.1-10 骨表面吸收情况。a.主动脉瘤附近的吸收表现。b.研究骨吸收的实验设置，通过周期性地将活塞压入骨表面。c.组织学切片显示活塞撞击骨的下方有骨吸收（图片由达沃斯AO研究所提供，瑞士）

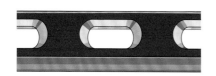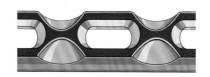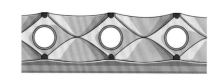

图 2.1-11 关于板与骨接触的板下表面设计演变（红色区域）。接触面积的减小旨在最大限度地降低对骨膜血供的损害

抵消组织形变，从而使植入物失去载荷。弹性固定为新形成的骨痂和植入物之间创造了载荷共享的情况。图 2.1-13 表明，即使在早期愈合阶段（这里以软骨样组织作为模拟，预钙化），接骨板也有显著的卸载效应。持续愈合减小了接骨板承受的部分负荷，并逐渐使内植物的稳定功能失效。

3.3.1 成角稳定锁定

桥接接骨板采用螺钉与接骨板[20]成角稳定锁定。螺钉头设有固定装置，如锥形螺纹等，可牢固地锚定在板孔内。力可以通过锁定螺钉从骨转移到接骨板，因此接骨板可以安装得比骨面高一点（图 2.1-14）。所以，这种固定方法不需要接骨板与骨之间加压就可以防止骨膜血供的破坏。同样重要的是，锁定和抬高的接骨板不需要根据接骨板下的骨表面进行精确塑形。使用锁定接骨板将接骨板与骨固定时，可以很好地维持复位。螺钉置入过程中维持骨折块的位置。

相比之下，传统接骨板需要精确地贴合，以避免在拧紧螺钉把骨拉向内植物时骨折发生移位。使用成角稳定锁定接骨板是 MIPO 的一个突出优势，因为在骨表面部分或全部受阻的情况下，置入物的个性化塑形可能是非常困难的，甚至几乎

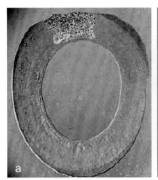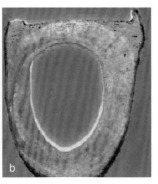

图 2.1-12 绵羊胫骨的组织学切片（DCP）。a.12周时。接骨板下的区域因坏死而出现明显的孔隙。b.1年后再次填充并消失（图片引自Perren SM. Fracture healing: fracture healing understood as the result of a fascinating cascade of physical and biological interactions. Part II. Acta Chir Orthop Traumatol Cech. 2015;82(1):13–21.由Czech Society for Orthopedics and Traumatology和Slovak Orthopedic and Traumatologic Society授权）

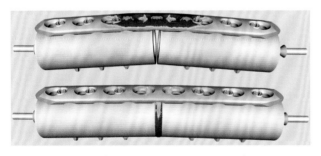

图 2.1-13 作为临时载荷的内植物。压力用颜色来表示，从红色到蓝色递减。a.在愈合开始前，在锁定接骨板结构中模拟接骨板应力。b.由于间隙中已经有早期的软骨样修复组织，接骨板应力明显减小，骨组织取而代之［图片来自OSapp仿真工具（https://www.osapp.ch）[19]］

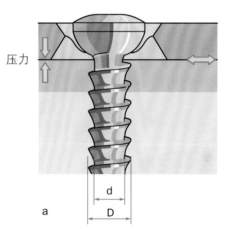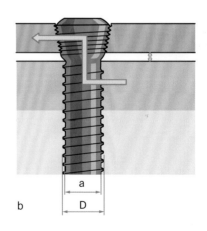

图 2.1-14 螺钉固定原理。a.在传统接骨板固定中，骨和接骨板之间的载荷传递依赖于接骨板加压时的摩擦力。螺纹的设计使螺丝承受张力。b.锁定接骨板保证了骨与接骨板之间的距离，最大限度地减少了血管损伤。力的传递取决于螺钉的弯曲和剪切强度。因此，锁定螺钉的芯径应尽量做大

不可能。

锁定内植物设计的另一个进展是多角度锁定接骨板。螺钉头可以以多种角度锁定在接骨板上，这样可以使锁定螺钉在固定时维持一定的倾斜方向（图2.1-15）。这项技术可以使锁定螺钉在应用于特殊的解剖区域或骨量优质的区域时提高螺钉的把持力。要充分利用这一额外的自由度，需要良好的手术计划和在手术室精确执行手术计划的能力，这对使用微创技术来说非常重要。

锁定加压接骨板（LCP）使外科医师可以同时实现桥接和加压[21]。组合孔既可以接皮质螺钉也可以接锁定螺钉（图2.1-15）。

某些情况下，在一次接骨术中可以同时实现绝对稳定和相对稳定。用弹性桥接板承载主要骨折块的载荷，其余小的骨块可以用拉力螺钉固定和加压。在涉及关节的骨折中，可以用拉力螺钉加压关节骨块以实现和维持关节面的平整。然而，绝对稳定和相对稳定不能应用在同一骨折块上。固定在锁定接骨板上的皮质骨螺钉不仅不能对骨折块提供额外的稳定，反而因为将接骨板拉向骨头而产生额外的压力（图2.1-16）。

3.3.2 配置桥接接骨板

接骨板将载荷从一个骨折块传递到另一个骨块，从而为骨折部位提供明确的力学条件以促进

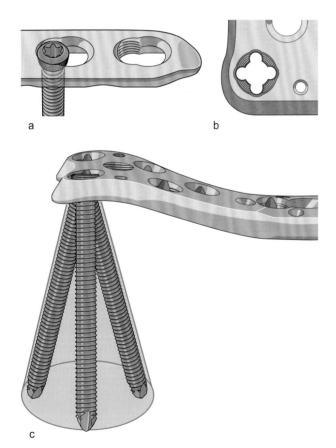

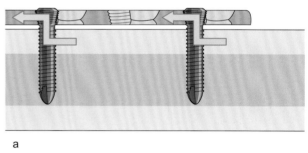

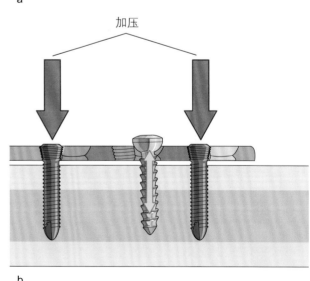

图2.1-15 目前的板孔设计。a.组合孔允许外科医师在同一接骨板的常规加压和角度稳定之间进行选择。b.锁孔可以设计成固定角度（圆孔）或可变角度（十字孔），允许将锁定螺钉放置在成角通道（c）。这样有可以针对解剖或生物力学优势的区域或更好的骨量区域

图2.1-16 混合原则的副作用。在理想的成角稳定固定（a）中，接骨板比骨面稍高，螺钉没有张力。在相同的骨块上用皮质螺钉固定比骨面稍高的接骨板（b）会导致锁定螺钉的额外加压，从而削弱接骨板结构的稳定性

愈合。修复组织的形变量是骨愈合的一个关键参数（见2.3.3需要多少弹性），会受到植入物的选择和安装的影响。植入物的材料特性起着至关重要的作用。虽然两种主要材料钛和钢的极限强度相当，但钛的刚度约是钢的一半。不太硬的植入物提供了更大的弹性。一般来说，在相同的条件下，相同形状的钛板提供的骨折块运动约是接骨板的2倍。稳定因素的尺寸作用是非常重要的，但往往被忽视。例如，当接骨板厚度减少10%时，接骨板的刚度减少了近1/3。

当外科医师决定手术用的最合适结构时，第三个关键参数是内植物的配置。桥接接骨板由金属片（接骨板）和紧固件（螺钉或环扎）组成。这些固定元件的排列应根据具体的骨折类型仔细规划。对于相同元素，机械上的优越配置可显著提高结构的稳定性。负荷将由接骨板结构的所有螺钉分担。增加额外的螺钉可以降低其他螺钉的负荷。然而，螺钉之间的载荷是不均匀的。一般来说，螺钉离骨折部位越近，其个体载荷越高。在各种固定方式中，尤其是MIPO，其目标是用更少的固定物达到最佳的疗效。较少螺钉的大跨度比多螺钉的窄跨度好。占用和可用螺钉孔之间的比率在0.4~0.5时是一个合理的配置[22]。这意味着在一块接骨板上最多只能在一半的螺钉孔中打入螺钉。通常，等距螺钉置入避免了接骨板的刚

度差异。这一目标往往需要受到个体解剖环境的影响。最外侧螺钉之间的整个跨度定义了"有效接骨板长度"（EPL）（图2.1-18a）。延长EPL有利于提高结构稳定性，防止因过载导致的固定失效。超过最后打入螺钉的螺钉孔的接骨板长度对稳定性没有贡献。如果最外侧螺丝孔不打入螺钉，选择过长的接骨板是没有意义的，除非有其他用途（图2.1-17）。

除了内固定材料的选择外，最能调节骨折活动度的参数是内植物的"工作长度"（WL），即骨折两侧最内侧螺钉之间的距离。较长的工作长度可导致固定结构的刚度降低，使骨折活动度增加（图2.1-18a）[23]。较短的工作长度减少了骨折块间的运动（图2.1-18b）。接骨板的工作长度可以让固定好的骨折块在2.3.3所述的理想窗口内运动。如果固定过于坚实，骨折可能会因机械刺激不足而出现愈合障碍。翻修策略是指取出或改变最内侧的某个螺钉，以增加工作长度和动力化骨折。相反，肥大性骨痂的形成可能表明过度刺激。在骨折处增加螺钉并减小工作长度可防止假关节形成。

当骨折块间隙运动因骨折处的骨接触而受到限制时（图2.1-18c~d），内植物和骨之间产生了负荷共享的情况。如果骨能够承受负荷，功能负荷只会略微增加内植物的应力。因此，负荷共享

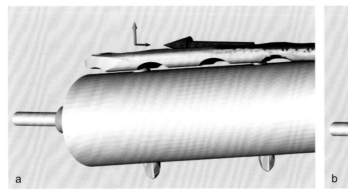
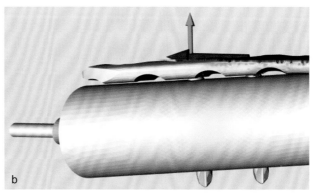

图2.1-17 螺钉位置对螺钉载荷的影响。有效接骨板长度（最外侧螺钉的跨度）越小，螺钉载荷（绿色箭头）越大。较大的螺钉跨度在生物力学上更有优势。超过最外侧螺钉的接骨板长度对稳定性没有意义。比较好的固定方案是尽可能多地利用外侧螺丝孔（图片由Peter Varga博士提供）

保护结构不被破坏。较短的工作长度需要较高的负荷来闭合骨折间隙，那么接骨板的应力就会较高（图2.1-18c）。工作长度越长，骨折间隙越早闭合；接骨板的截面越长，接骨板上压力分布的峰值越低（图2.1-18d）。这有利于避免骨折长期不愈合时接骨板发生疲劳性断裂。

3.4 骨螺钉

骨螺钉是将接骨板牢固地固定在骨上的首选固定元件。螺钉提供即时稳定，同时也可以被完全移除。皮质螺钉可以加压两个骨折块（图2.1-14a）。这些骨折块之间产生的摩擦可以中和复杂的载荷，使螺钉只承受张力而不承担负荷。螺钉轴向上的螺纹与骨界面的接触决定了固定强度。然而，值得注意的是，螺纹直径只有外侧的15%对皮质和松质骨螺钉的抗拔出力起作用[24]。

锁定螺钉的原理不同，从技术角度看，锁定螺钉应该被看作螺栓而不是螺钉。由于没有轴向预载荷产生，锁定螺钉可以充分应用于加压、拉伸、剪切和弯曲的功能负荷环境中。这就是将锁定螺

钉的直径尽量做大的原因（图2.1-14b）。

大多数固定失效发生在骨-螺钉界面，是由骨性结构塌陷引起的。骨质量是影响固定强度的关键参数。在拧紧皮质螺钉时，尤其是在骨质疏松骨中要相当谨慎。如果预加压超过骨结构的强度会导致骨滑脱和固定失败。锁定螺钉已被证实在骨量减少的患者中具有优势[25]。由于没有在轴向施加预加压，因此不会发生骨滑脱。此外，由于螺钉与接骨板的连接角度稳定，锁定螺钉提供了较强的抗倾斜能力（图2.1-19）。

骨干中段的最佳固定方式可能是双皮质固定。大家可能觉得由于缺少第二皮质的支撑，单皮质螺钉的固定强度会减少一半。然而，计算机模拟表明，远侧皮质仅贡献了约40%的抓持力，而近侧皮质提供了约60%的抓持力（图2.1-20a）。在一些使用MIPO技术的病例中，骨钉抓持力方面能够接受一个折中方案，即使用单皮质螺钉固定作为双皮质固定，这是一个值得注意的替代方案。由于无法对固定区域进行直接操作，使用导向器钻孔、攻丝及测量所需螺钉的长度这些基本步骤在技术上要求很高。单皮质自钻自攻锁定螺

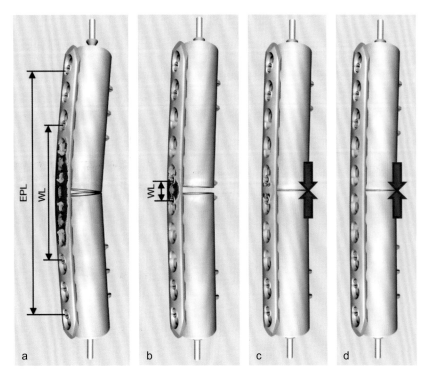

图2.1-18 螺钉分布对骨内固定性能的影响。工作长度（WL）是指最内侧螺钉的距离，是决定固定弹性的最重要参数。较长的工作长度会增加间隙运动（a），较短的工作长度会减小间隙运动（b）。在骨接触限制运动的情况下（蓝色箭头），短工作长度会导致应力集中在接骨板内（c），而长工作长度会通过应力分布避免应力峰值（d），这可防止接骨板断裂。压力通过颜色表现出来，从浅蓝色到红色逐渐增加。有效接骨板长度（EPL）的定义为最外侧螺钉的长度［图片来自OSapp仿真工具（https://www.osapp.ch）］

钉不需要预钻孔，也不需要在无法直视的情况下找到预钻孔。另一个好处是钻头尖端的一次性使用，锋利的切削刃避免钝钻头钻孔时产生骨热坏死。由于单皮质螺钉突入骨髓腔，对其长度不做特殊要求，因此不需要测量螺钉长度，这样也可以避免尖锐的螺丝钉尖从远侧皮质突出引起的软组织刺激。

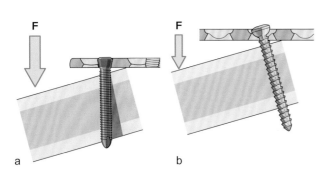

图 2.1-19 在弯曲负荷情况下锁定螺钉可以提高抗拔出力。然而，与皮质螺钉（b）相比，锁定螺钉（a）由于角稳定性，在骨内的位移更大（红色三角形）

4 未来趋势

4.1 动力化植入物

骨折愈合的结果受到骨折处力学条件的影响很大，这一认识使得接骨板领域不断出现新技术、新方案。有些人努力的方向是通过改进螺钉来增强骨折动力学。例如 Bottlang 等 [26] 建议减小锁定螺钉的中轴直径，仅与远端皮质接合，但允许在近端皮质移动。这是为了解决由于刺激不足导致靠近接骨板处愈合不良的常见临床问题（图 2.1-6）。由于这种解决方法可能会以牺牲稳定性（单一皮质锚定）为代价，另一种方法是针对接骨板，通过在锁定孔 [27] 周围的板体中建立额外的动态滑动元件来增加动力。考虑到控制而不是增强弹性是稳健愈合的关键，另一个接骨板概念提出保持骨折动力学在一个理想的范围内，独立于患者负荷。这是通过局部增加板的横截面积和在其下表面增加一个槽来实现的。首先制造一个柔性板，当狭槽关闭时，则变成了一个刚性板

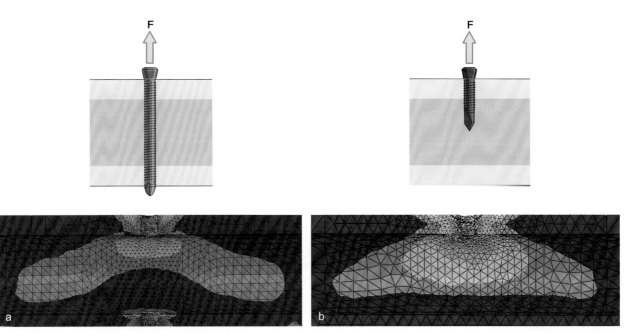

图 2.1-20 有限元模拟比较双皮质（a）和单皮质（b）螺钉固定的拔出力。骨骼结构中的应力可以通过颜色来显示，从蓝色到红色逐渐增加。当使用单皮质螺钉而不是双皮质螺钉时，应力在近皮质处显著增加。然而，远侧皮质提供的额外稳定性低于近侧皮质，这就是为什么在某些情况下，单皮质螺钉是一个值得注意的选择（图片由瑞士达沃斯AO研究所提供）

（图 2.1–21b）[28]。即使上述概念已经显示出具有前景的早期结果，但仍需提供临床证据支持其使用。

物学提供了临床潜力。在重要的干预措施经常被显著延迟的愈合并发症病例中，对愈合进展的持续反馈将特别有价值。

4.2 骨折监测

现代骨折治疗的大多数进步都发生在手术室，包括通过改良植入物和外科手术流程。但康复领域在很大程度上仍然是一片"绿地"，具有巨大的开发潜力。一个重要的原因是缺乏对骨愈合进程的客观反馈。为患者定制术后康复计划，传统的 X 线随访并不是合适的反馈方法。

随着骨愈合，骨折可以承受更多的负荷，而通过内植物传递的力越来越少（图 2.1–13a）。这一原理表明，在负重期间监测内植物负荷可以作为骨折巩固的间接指标。内植物负荷测量已经应用了几十年，主要应用于更好反映骨折愈合的生物力学研究[29]。最近电子技术的快速小型化，以及无线连接和数字医疗的兴起，可能很快就会为这一概念的临床转化创造必要的势头。图 2.1–2 和图 2.1–4 展示了使用相同原理连续测量得到的愈合曲线。此外，这些研究数据还为通过调节和个体化定制康复和负重方案来控制骨折的力学生

4.3 控制骨折动力化

在传统的骨折"被动"稳定中，骨折力学受患者的功能负荷控制。未来固定概念旨在必要时积极干预的能力。通过监测（见 4.2 骨折监测）和根据需要安装良好的力学条件来关闭回路，可能会进一步改善骨折治疗。这一概念仍处于早期阶段。目前对基本策略的讨论仍存在争议。

动力化的概念已经存在了很长时间，即在愈合过程中增加固定物的弹性。其基本原理是，如果骨痂形成和骨折移位减少，则需要增加固定的弹性，以持续刺激骨痂形成。临床前研究[30]提示，晚期动力化可能比早期动力化更有益。通过取出螺钉实现动力固定，特别是髓内钉，已经实践了一段时间，尤其是在初始阶段刚度过高而不能充分刺激继发性愈合时更重要。最近，锁定接骨板内固定的发展已经达到这一目的，通过加入生物可降解的成分，逐渐减少锁定螺钉近侧皮质的抓持[31]。

相反，逆动力化是指在早期增值阶段设置柔

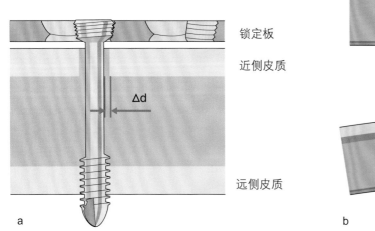

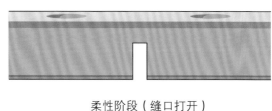

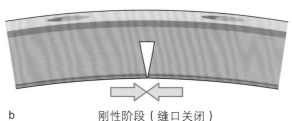

图 2.1–21 动态植入概念示例。a.动态螺钉概念，远皮质固定，仅使近皮质螺钉轴 Δd 内的弹性屈曲。b.两相接骨板概念依靠板下表面的槽。当缝口打开时为柔性阶段，一旦缝口关闭转变为刚性阶段，旨在控制不受功能负荷的骨折块移动

性固定条件来促进骨痂组织的形成，然后在修复后期加强固定，以支持骨痂的矿化。设计产生更大骨痂有助于更早地稳定碎片，使矿化发生得更快[11,32]。从技术上讲，这可以通过形状记忆合金板实现，它可以通过非接触感应加热改变其刚度[33]。

本节介绍了骨折固定的发展现状和新趋势。揭示在愈合不同阶段的特殊力学生物学要求的基础研究是一个持续的努力过程，临床前和临床证据的收集需要不断地评估。

5 关键点

加压

加压接骨术的关键是维持骨折断端的接触。骨折块的分离和间断性的移位可以产生骨吸收，应该避免这些情况的发生。加压可导致骨坏死和骨吸收的观点已被推翻。

骨痂

骨折骨痂的出现不应视为治疗失败。这是一种稳定骨折的自然反应，为骨愈合创造合适的环境。

弹性固定

骨愈合通常是一个"宽容"的生物过程。它能承受不同的组织应变，从而及时而有力地愈合。弹性固定的目标是在骨折块间应变的窗口内创造骨折的运动，以便形成骨痂。避免极端条件，以防止愈合并发症。注意：间隙宽度对于确定应变大小也很重要。

植入物的构型

在接骨板接骨术中使用更多的接骨螺钉并不一定能获得更好的效果。在生物力学优越的位置插入较少的螺钉，可以获得足够的稳定性和减少生物干扰。螺钉的放置，特别是工作长度，对固定的弹性影响很大，也决定了愈合的环境。

板－骨接触面

血液供应对愈合和抵抗感染至关重要。骨膜的接触和压迫使局部血流中断，延长了愈合时间。带角度稳定锁定螺钉的接骨板可不与骨面接触，以防止骨膜损伤。

骨折复位

使用传统内固定时，预塑形质量显著影响解剖复位。而在 MIPO 技术中特别要求轮廓，不与骨面接触的成角稳定接骨板可以维持复位，而不需要根据个体情况进行预塑形。

内植物的作用

内植物维持复位并保持力学功能。内植物和骨共享负荷是固定的理想结果，可以通过骨与骨的接触（一期愈合）或通过骨痂形成（二期愈合）实现早期稳定。

6 参考文献

[1] Danis R. The Theory and Practice of Osteosynthesis. Paris: Masson & Cie; 1949.

[2] Claes L, Recknagel S, Ignatius A.Fracture healing under healthy and inflammatory conditions. Nat Rev Rheumatol. 2012 Jan 31;8:133–143.

[3] Epari DR, Schell H, Bail HJ, et al.Instability prolongs the chondral phase during bone healing in sheep. Bone. 2006 Jun;38(6):864–870.

[4] Goodship AE, Kenwright J. The influence of induced micromovement upon the healing of experimental tibial fractures. J Bone Joint Surg Br. 1985 Aug;67(4):650–655.

[5] Perren SM, Cordey J. The concept of interfragmentary strain. In: Uhthoff HK, Stahl E, eds. Current Concepts of Internal Fixation of Fractures. Berlin: Springer; 1980:63–77.

[6] Yamada H. Strength of Biological Materials. Baltimore, Md: Williams & Wilkins; 1970.

[7] Windolf M, Ernst M, Schwyn R, et al.The relation between fracture activity and bone healing with special reference to the early healing phase: a preclinical study. Injury.2021 Jan;52(1):71–77.

[8] Hente RW, Perren SM. Tissue deformation controlling fracture healing. J Biomech. 2021 Jun 12;125:110576.

[9] Claes L, Augat P, Suger G, et al. Influence of size and stability of

the osteotomy gap on the success of fracture healing. J Orthop Res. 1997 Jul;15(4):577–584.

[10] Baker CE, Moore-Lotridge SN, Hysong AA, et al. Bone fracture acute phase response-a unifying theory of fracture repair: clinical and scientific implications. Clin Rev Bone Miner Metab. 2018;16(4):142–158.

[11] Bartnikowski N, Claes LE, Koval L, et al. Modulation of fixation stiffness from flexible to stiff in a rat model of bone healing. Acta Orthop. 2017 Apr;88(2):217–222.

[12] Tufekci P, Tavakoli A, Dlaska C, et al. Early mechanical stimulation only permits timely bone healing in sheep. J Orthop Res. 2018 Jun;36(6):1790–1796.

[13] Hente R, Perren SM. Mechanical stimulation of fracture healing: stimulation of callus by improved recovery. Acta Chir Orthop Traumatol Cech. 2018;85:385–391.

[14] Matzen P. [Lässt sich der physiologische Heilablauf der Knochenbruchs beschleunigen?]. Wiss Z Martin-Luther-Univ Halle-Wittenb.1955;4:1111–1165. German.

[15] Perren SM, Huggler A, Russenberger M, et al. The reaction of cortical bone to compression. Acta Orthop Scand Suppl. 1969;125:19–29.

[16] Stadler J, Brennwald J, Frigg R, et al.Induction of bone surface resorption by motion. An in vivo study using passive and active implants. Second International Symposium on Internal Fixation of Fractures. Lyon, France; 1982:62–64.

[17] Perren SM, Huggler A, Russenberger M, et al. A method of measuring the change in compression applied to living cortical bone. Acta Orthop Scand Suppl. 1969;125:7–16.

[18] Perren SM, Cordey J, Rahn BA, et al.Early temporary porosis of bone induced by internal fixation implants. A reaction to necrosis, not to stress protection? Clin Orthop Relat Res. 1988 Jul:(232);139–151.

[19] Lambert S, Mischler D, Windolf M, et al. From creative thinking to scientific principles in clinical practice. Injury. 2021 Jan;52(1):32–36.

[20] Tepic S, Perren SM. The biomechanics of the PC-Fix internal fixator. Injury. 1995;26:B5–B10.

[21] Frigg R. Locking Compression Plate (LCP). An osteosynthesis plate based on the Dynamic Compression Plate and the Point Contact Fixator (PC-Fix). Injury.2001 Sep;32 Suppl 2:63–66.

[22] Stoffel K, Dieter U, Stachowiak G, et al. Biomechanical testing of the LCP—how can stability in locked internal fixators be controlled? Injury. 2003;34 Suppl 2:B11–19.

[23] Gautier E, Sommer C. Guidelines for the clinical application of the LCP. Injury. 2003 Nov;34 Suppl 2:B63–76.

[24] Hughes AN, Jordan BA. The mechanical properties of surgical bone screws and some aspects of insertion practice. Injury. 1972 Aug;4(1):25–38.

[25] Schutz M, Sudkamp NP. Revolution in plate osteosynthesis: new internal fixator systems. J Orthop Sci. 2003;8(2):252–258.

[26] Bottlang M, Lesser M, Koerber J, et al. Far cortical locking can improve healing of fractures stabilized with locking plates. J Bone Joint Surg Am. 2010 Jul 7;92:1652–1660.

[27] Uhthoff HK, Poitras P, Backman DS. Internal plate fixation of fractures: short history and recent developments. J Orthop Sci. 2006 Mar;11(2):118–126.

[28] Hofmann-Fliri L, Epari DR, Schwyn R, et al. Biphasic plating: in vivo study of a novel fixation concept to enhance mechanobiological fracture healing. Injury. 2020 Aug;51(8):1751–1758.

[29] Burny F, Donkerwolcke M, Bourgois R, et al. Twenty years experience in fracture healing measurement with strain gauges. Orthopedics. 1984 Dec 1;7(12):1823–1826.

[30] Claes L, Blakytny R, Besse J, et al.Late dynamization by reduced fixation stiffness enhances fracture healing in a rat femoral osteotomy model. J Orthop Trauma. 2011 Mar;25(3):169–174.

[31] Plecko M, Klein K, Planzer K, et al.Variable fixation promotes callus formation: an experimental study on transverse tibial osteotomies stabilized with locking plates. BMC Musculoskelet Disord. 2020 Dec 3;21(1):806.

[32] Epari DR, Wehner T, Ignatius A, et al. A case for optimising fracture healing through inverse dynamization. Med Hypotheses. 2013 Aug;81(2):225–227.

[33] Decker S, Kramer M, Marten AK, et al. A nickel-titanium shape memory alloy plate for contactless inverse dynamization after internal fixation in a sheep tibia fracture model: a pilot study. Technol Health Care. 2015;23(4):463–474.

2.2
环扎术作为复位技术

Theerachai Apivatthakakul, Alberto Fernandez Dell'Oca

1 引言

手术治疗骨折的目的是恢复患者的骨及肢体的功能。环扎术是在骨膜上进行环扎的内固定方式，操作简单，逐渐引起人们的关注。但单独应用环扎术不能提供足够的稳定，因此，之前在使用环扎术时通常再加用一个保护性石膏[1]。这种方法兼有手术和保守治疗的缺点，此外，由于石膏固定作用有限，不能有效阻止环扎处超负荷受力。随着接骨板、髓内钉及外固定架的应用，骨折固定的稳定性和强度得到提高，环扎术逐渐被弃用。环扎术的另一个缺点是破坏局部组织血供[2]，仅适用于长斜形或螺旋形骨折。

近年来，环扎术应用逐渐增多，在以下情况下通常需要应用环扎术：随着假体周围骨折发生率越来越高，插入假体的髓腔不能进行任何内植物的贯穿固定[3]（图 2.2-1）；复杂的股骨近端骨折具有较高的力线不良、骨不连、假体植入失败率（图 2.2-2）。目前使用环扎术时，骨折端常受到内夹板（接骨板、髓内钉或假体柄）的保护，从而避免了保护性石膏的使用。通常假体周围骨折也属于长斜形骨折或螺旋形骨折，周围有良好的软组织包膜，骨折块离心移位。在这些病例中，使用最新的环扎技术，可以为骨折部位提供简单、安全并高效的聚拢复位。环扎术与最新的内固定技术相结合，可以提供足够的固定稳定，允许患者术后早期活动。

随着对骨的作用力、应变及血供方面认识的不断深入，内固定技术也得到了改进[3,5,6]。假体周围骨折环扎术的应用将受益于这些骨对创伤反应的新认识。这些研究表明，重新考虑传统环扎术的应用，并探讨对其可能的改进，特别是将其用在微创

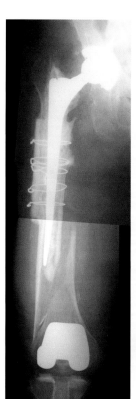
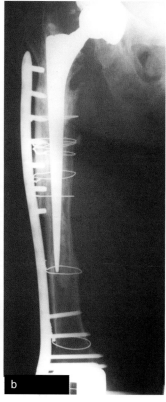

图 2.2-1 a.髋关节假体和膝关节假体之间的骨折。b.使用环扎术作为复位工具进行治疗。环扎术是用来聚拢骨折片并维持复位的。锁定板跨越裂缝；可能的话，作为夹板来保护轴向力、弯曲力和扭转力

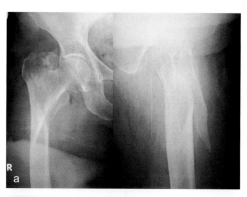
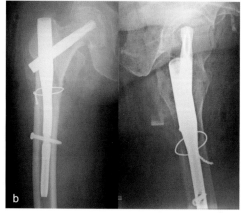

图 2.2-2 a.螺旋股骨粗隆间骨折累及转子下，首先使用环扎术解剖复位。b.股骨近端髓内钉固定

接骨术（MIO）及假体周围骨折的治疗中。

环扎术这里仅指通过各种形式的环扎带对骨进行固定，当使用张力带或钢丝缝合时，不被认为是环扎术。稳定性指骨折断端相对移动的程度。钢丝环扎术是一种简单的技术，自从手术治疗骨折以来，钢丝环扎术就得到广泛应用。1933年，Gotze[7]描述了一种环扎术，这种环扎术是通过对所使用实心钢丝的末端扭转而进行锁定的。从那时起，各种环扎术相关研究陆续出现，使用不同材料（包括钢丝、线缆、捆扎带）以多种方式进行环扎，但文献报道的结果和结论差异明显。Leemann[8]指出，Gotze环扎术缺乏力学强度，并提出一种可以提供更好力学强度的技术——"折叠环扎术"。这项技术改善了治疗效果，但是未被广大外科医师所接受。直到1985年才由Rutt和Beck[9]提出一种简单实用的钢丝环扎术，尤其适用于螺旋形骨折。所有这些环扎术都有其使用局限性，并且治疗结果无法与现在的技术相比，此外，这些环扎术必须使用保护性石膏。

那时大部分环扎术是通过切开来完成的，这通常意味着广泛的手术剥离，使骨折部位的血供中断，进而导致骨折延迟愈合、骨不连或植入物失败。这导致了人们对于该方法的质疑，故长期以来饱受诟病，不被推荐用于骨折治疗。环扎术的适应证是局限的，通常情况下治疗结果也是令人失望的，而其他技术可以获得更好的治疗效果。尽管接骨板、髓内钉及外固定器这些新技术操作要求高，但在过去的50多年中，它们已被更广泛地应用，而且治疗效果远优于环扎术。

因此，现在环扎术已经很少作为单一的固定方式进行使用，而是作为一种辅助手段来促进几种困难的骨折复位[3,10,11]。

假体周围骨折的发生率日渐升高，植入的假体限制了其他内植物的贯穿固定，从而使得环扎术的使用再次得到重视。目前，使用环扎术进行有限切开复位是一种被广泛接受的技术，特别是在粗隆下骨折复位困难时[4,11]。环扎术的缺点无法掩盖它的优点。因此，目前环扎术经常用于以上

适应证。

2 环扎术的功能

环扎术有不同的功能：可以用于手术中临时的复位器械，以后再取出（图2.2-3）；也可以作为一种最终的内植物使用（图2.2-4）。环扎术可以复位或固定骨折碎片。

2.1 环扎术作为一种复位工具

环扎术可以通过单个环扎环对严重的骨折碎片进行复位。当所使用的环扎器械可以间断拉紧时，环扎术可以对复杂的骨折进行良好复位。如果初次尝试骨折不能很好地复位，松开，检查并将骨折碎块对合后，再次收紧钢丝对骨折再次复位。

使用环扎临时复位骨块，是为最终的稳定固定（例如接骨板或髓内钉固定）做准备。当骨折部位完成接骨板固定后，环扎钢丝将被移除（图2.2-5），或者根据骨折结构和固定的稳定性而保留。建议在发生多处碎片骨折时保留钢丝，以保持碎片的复位，减少桥接骨痂的形成。环扎术作为临时的复位工具已被广泛认可，因为它可以很好地平衡复位的技术性能及其生物学劣势，特别是在使用微创钢丝穿线器时。

环扎术在用于复位长的、浅的骨折平面，如螺旋、螺旋楔形或短斜骨折时，是一种有效的复位工具。对于长斜形的骨折平面和（或）髓腔内植物周围骨折来说，环扎术是一种有效的复位工具。应用合适的环扎工具，可以避免骨膜剥脱，在力学优势和生物学破坏的平衡上令人满意。传统环扎穿线器使用空心的半圆形仪器，通过直或弯曲的把手将导线传入导管，已经使用了一个多世纪。它需要对骨周围的软组织进行广泛剥离，这可能导致骨折的延迟愈合。而现今的微创环扎手术利用了微创环扎导向器的优势（图2.2-6）。微创环扎导向器是一种特殊的钳子，它具有两个

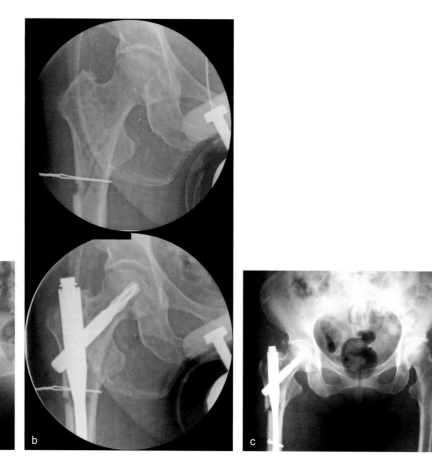

图 2.2-3 a.股骨粗隆间粉碎性骨折。b.临时环扎钢丝解剖复位和髓内钉固定。c.最终固定后取出环扎钢丝

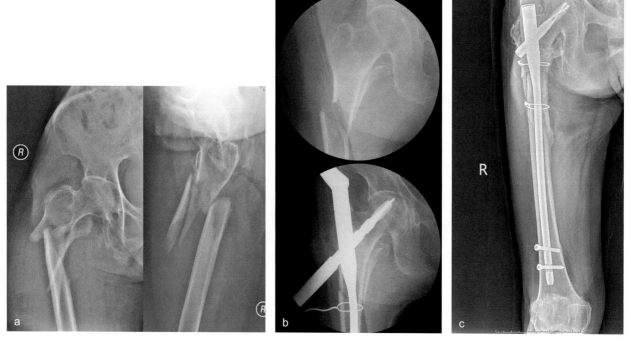

图 2.2-4 a.螺旋楔形转子下骨折。b.采用经皮复位，环扎固定和髓内固定。c.钢丝作为附加的植入物，以保持楔形碎片的复位

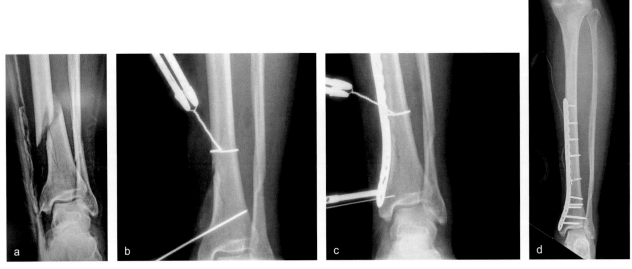

图 2.2-5 环扎术在手术中临时用于复位骨折碎片。一旦固定接骨板安放好，环扎钢丝就会被移除或者保留。这是一种环扎术被普遍接受的使用方式，将环扎术作为一种工具，而不是一种植入物。当钢丝绕过胫骨远端时，需要特别注意近端大血管

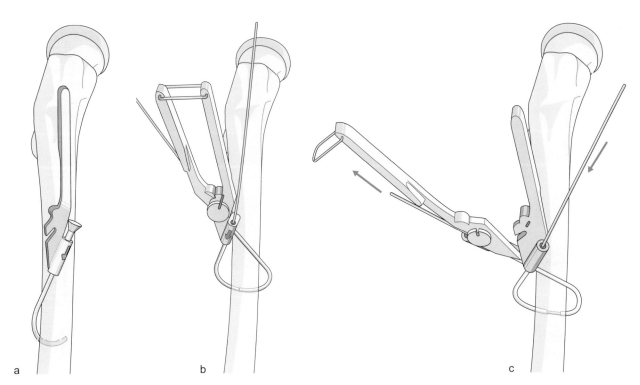

图 2.2-6 微创接骨环扎器由两个半圆组成，可以依次应用，并以最少的软组织剥离进行组装。操作程序：将两个半圆器械依次紧贴骨组织绕过去，导线穿过仪器中的通道并保持适当位置，同时依次去除两个半圆器械

连接的空心半圆，钢丝可以通过这两个空心半圆插入到骨周围，从而使软组织损伤最小化。

2.2 环扎术作为最终固定

当使用环扎术作为维持复位的附加固定元素时，必须考虑其优缺点。有许多钢丝或线缆的开放环扎需要广泛的手术剥离，这可能导致延迟愈合或骨不连。由于股骨的血供是一个圆形的吻合，在环扎或使用微创接骨环扎术时，进行细致的解剖，即使环扎钢丝被保留，骨折周围的血供仍然可以维持；如果有髓内钉或髓外植入物保护，则可能形成愈合性骨痂（图 2.2-7）。

2.3 单独环扎的稳定性

单独环扎（图 2.2-8）已不再使用，因为其他手术技术在早期功能康复和完成骨愈合方面更具优势。过去在单独应用环扎术治疗长螺旋形骨折时，外科医师为了补偿其强度不足，通常再加一个石膏。由于石膏隔着皮肤和软组织固定骨折断端，对骨折断端的固定强度不足，因此石膏不能消除骨折块间的移位。石膏相当于外夹板的作用，但它不能阻止大负荷作用于刚性环扎固定物上。通过石膏外固定不能充分防止环扎钢丝承担功能负荷。相反，石膏的重量还可能增加环扎钢丝的负荷。环扎术不能提供绝对的稳定性。

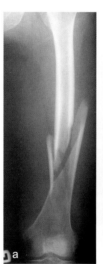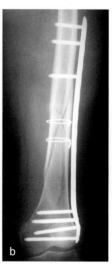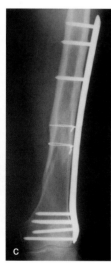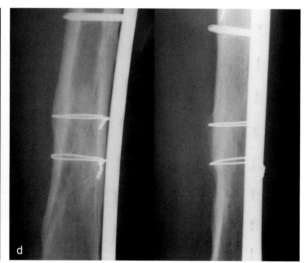

图 2.2-7 a.股骨干远端螺旋楔形骨折。b.使用环扎技术的微型切开复位，保留钢丝环，并由股骨远端锁定加压接骨板进行保护。c~d.术后1年骨折愈合，钢丝环之间和周围有骨痂桥接

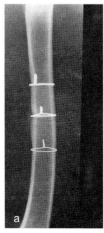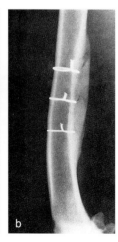

图 2.2-8 稳定干骺端骨折。由于环扎钢丝的强度和预负载有限，这种治疗很少成功。这种固定通常需要一个外部或内部夹板的保护。在这个例子中，骨痂的出现表明绝对稳定性既没有达到也没有保持（由JW Wilson提供）

2.4 辅助环扎的稳定性

环扎术可以有效辅助治疗假体周围骨折（图 2.2-9）。在假体柄位置，很少应用传统的锁定接骨板进行固定，因为螺钉经常撞击假体柄或不能对骨折块进行充分的固定。角度稳定的锁定螺钉可能会解决这些问题，但至今为止对于非平行的斜坡，仍然不能提供足够的锁定强度。新改进的 VAL 螺钉可以在斜坡位置提供足够的锁定强度。当使用环扎术治疗假体周围骨折时，环扎钢丝不仅能提高骨折块的复位，而且增加了固定的强度。

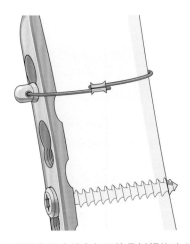

图 2.2-9 钢丝安装在锁定加压接骨板螺纹孔上，用于将钢丝或线缆穿过接骨板

总的来说，环扎术与接骨板和假体柄同时使用，是环扎术的一个适应证。

3 环扎术的生物学

Rhinelander 和 Stewart[12] 在犬模型中发现环扎钢丝和张力带对骨折愈合具有力学相容性。他们也对环扎术对骨膜血供的影响进行了研究。研究发现钢丝和捆扎带对骨膜血供的影响是不同的，钢丝对骨膜血供的影响最小；张力带和捆扎带对骨膜血运有显著影响。Rhinelander[12] 研究发现将捆扎带局部抬高不能改善骨膜的血供。根据 Tomas 等[10] 的一项研究，这样的捆扎带底面会使骨折的复位和固定更加困难。

Perren 等[5] 的实验证实采用线缆和钢丝对绵羊的股骨进行环扎，对骨膜血供影响最小（图 2.2-10）。

3.1 扎环对生物学的破坏

对于外科医师来说，在骨周围扎环时不损害周围软组织是一项挑战，特别是在采用 MIO 技术时。正如图 2.2-11 所示，使用传统环扎器

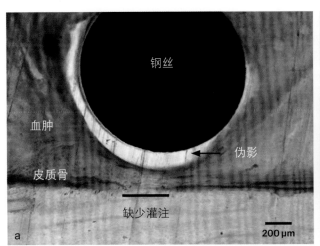
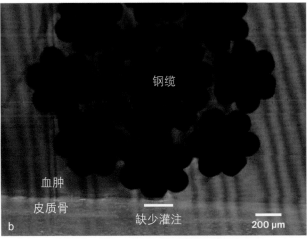

图 2.2-10 环扎钢丝和环扎线缆对血管的破坏。环扎术应用于未受损伤的绵羊股骨。5周后后腿的动脉血管输注普施安活性红色染料。钢丝和线缆附近贴附于骨的骨膜显示出红色证明动脉血供存在。贴附于骨的骨膜只有一小段长度没有血液灌注，这个受损区域在钢丝下宽0.4mm，在线缆下宽0.2mm。无相关的骨膜血供的闭塞，只有微小的损害。a.钢丝的影响；b.线缆的影响

（Beranger）对组织的暴露程度与 MIO 技术的目标是相违背的。使用这种环扎器环扎钢丝时，会造成环扎器插入侧的皮肤和软组织广泛剥离。Riitt 和 Beck[9] 提出的环扎方法由一个插入工具和一个带钩的持钢丝工具组成（图 2.2-12）。实践再一次证明这种方法与 MIO 技术的目标相违背，因为其需要广泛暴露。当拉出带钩的持钢丝工具时，很可能损伤周围软组织。使用 MIO 技术时钢丝通过器应允许在对软组织的破坏最小的情况下通过钢丝，并与微创概念相匹配（图 2.2-13）。

3.2 血管的"窒息"

很显然环扎骨膜的钢丝会阻塞纵向走行于骨上的血管，从而造成局部血供的闭塞。值得我们思考的是，干扰骨纵向血供是否会对骨膜和骨的活力产生重要的影响。

Perren 等[5]（图 2.2-10）证明，对骨纵向血管的干扰不会产生重大影响，因为有充足的向心

性血管对骨膜提供血供。Apivatthakakul 等[13] 在人体解剖标本注射研究中证明，当使用 MIO 技术进行双环环扎时，股骨周围的血管供应得到了保留（图 2.2-14）。

骨周围环扎钢丝时，外科医师必须确保钢丝通过器的尖端直接贴附于骨，特别是在闭合环扎器的钳子时，否则可能会钳夹肢体大的血管和神经[14,15]。在合适的工具辅助下仔细操作可以避免主要并发症的发生。在股骨干远端使用环扎术时，血管损伤的风险最大。本节详细介绍了股骨环扎术的安全区和技术应用[16]。首先，需要通过牵引复位骨折以聚拢骨折碎片，在前方放入前半钳，然后在坐骨神经下的骨附近放入后半钳，闭合完成环扎的最后一步。

3.3 压迫性坏死

钢丝和线缆与骨膜接触宽度为 0.2~0.4mm[5]。接骨板施加的静态压力（最大 1400N）和 4.5mm

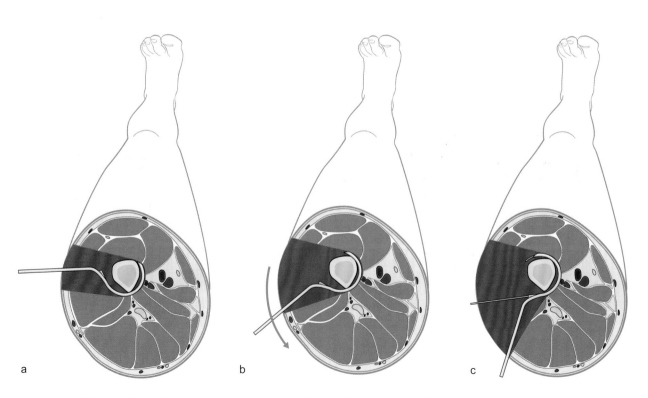

a   b   c

图 2.2-11 用中空的半圆形器械传递钢丝的传统方法。这种方法会使环扎器周围的软组织广泛分离（深粉色），适用于直柄的钢丝环扎导向器或成角度柄的钢丝环扎导向器

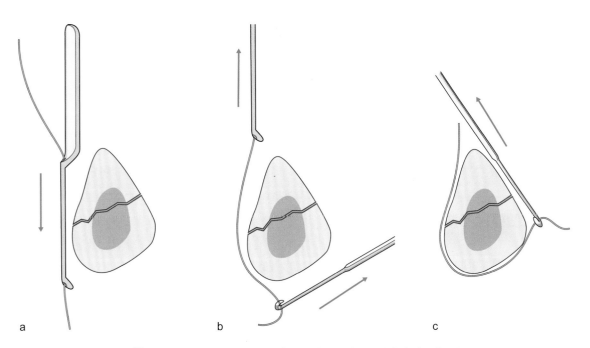

a

b

c

图 2.2-12 Rutt和Beck[9]使用的传递钢丝的方法。夹持钢丝端需要技巧和分离皮肤及软组织

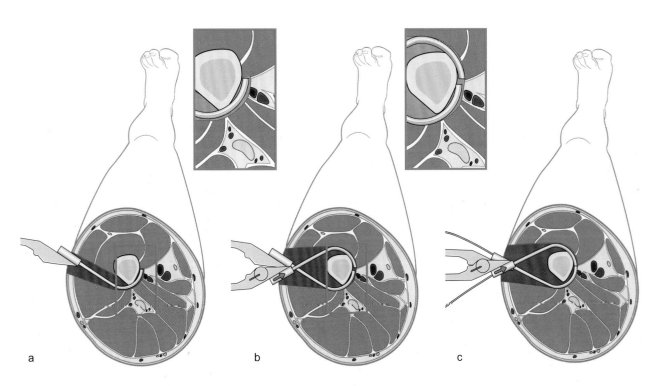

a

b

c

图 2.2-13 MIO技术的钢丝环扎导向器。这个仪器的改进是用两个中空的半圆形器械组装形成一个完整的圆形钢丝环扎导向器。此钢丝环扎导向器最小化了软组织的损害（深粉色）。箭头表明了钢丝传递的方向。两个中空的半圆形器械的拆卸对组织无损伤

的皮质骨螺钉施加的静态压力（最大 1800 N）不会导致骨的压迫性坏死。根据这些观察数据，我们认为只要维持环扎固定的稳定性，环扎固定的径向压强和压迫性坏死将不会导致骨吸收。骨折部位的微运动可能导致环扎部位的骨吸收（参见3.4 节环扎部位下凹槽的形成），但由于相对稳定性，会刺激骨痂形成（图 2.2-7）。

3.4 环扎部位下凹槽的形成

已有报道在环扎部位下可形成大的凹槽（图2.2-15a）[17]。这种现象在早期使用环扎术时很常见，现在由于环扎技术和方法的改进，这种现象已不常见。目前，环扎下的吸收被理解为由微运动触发的骨反应，这反过来会诱导主动吸收（图2.2-15b）[18]。Jones [17] 指出在环扎与骨之间保持一个高应变的微环境可以诱导骨的丢失。沟槽的形成可能是由化学刺激（铬肠线）和不稳定性共同引起的。

4 环扎术的应用技术

4.1 稳定类型

4.1.1 绝对稳定性

最高程度的稳定性，即绝对稳定性，其特征是骨折部位在承受功能负荷时不发生任何移位。这取决于骨折表面是否存在足够的预加压（见 2.1 骨愈合的基本力学生物学和骨折固定的生物力学）。如果外科医师想要使用环扎术达到绝对稳定性，他们必须确保钢丝内的张力能保持骨折平面的压缩，直到骨折牢固愈合。如果外科医师希望通过环扎术来完成骨折断端的绝对稳定，那么在骨折断端骨性愈合前，必须保证在承受功能负荷时环扎材料具有足够的张力以维持骨折断端的加压。这种张力可能通过手术产生，它的维持依赖于：

- 环扎材料具有足够的强度。环扎材料断裂的

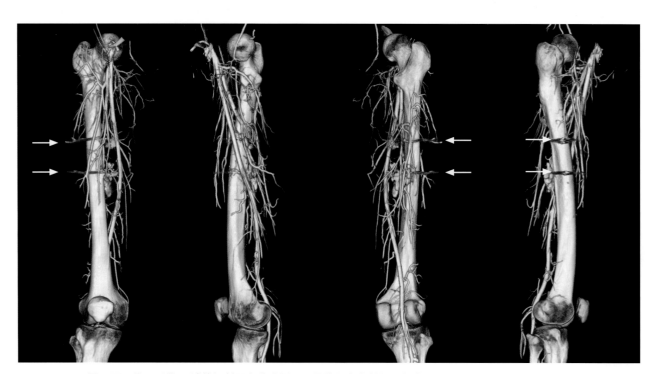

图 2.2-14 股骨周围环扎环后的3D计算机断层血管造影。股骨的向心血管供应保存良好

- 罕见发生率表明环扎材料具有足够的强度承受功能负荷
- 环扎材料末端的连接具有足够的强度，例如末端打结。环扎环的松弛经常发生在环扎材料连接处松弛或断裂时
- 维持骨折断端的紧密复位，即无骨折断端表面的滑动。即使骨折块位置小的改变也可能会导致环扎材料的张力丢失，产生总体的不稳定性
- 考虑到这些因素，环扎术很少能获得绝对稳定性

4.1.2 相对稳定性

可逆性位移见于骨折断端用弹性元件固定时，所用弹性固定元件需要具备足够的强度以避免发生塑形形变，以及需要足够的刚度提供以不影响骨折愈合的稳定性。桥接接骨板、髓内钉或外固定架具有足够的刚度去实现这种功能。因此，当环扎材料固定在硬夹板（接骨板、髓内钉或骨干内的假体）上时，环扎材料才能提供相对稳定性。然后，施加的功能负荷将导致最佳的位移，这将刺激骨痂的形成。当功能负荷消失后，移位的骨折块将回到其原来的位置。骨折断端的运动取决于其所施加负荷的大小及桥接元件的刚度。

4.2 环扎术的构型

在单独应用环扎术进行稳定的病例中，环扎术频繁失败的机制是环扎造成骨折块的破裂。造成这种问题的原因是，外科医师在努力通过增加环扎材料的杠杆臂来提高固定强度的同时，试图把环扎材料固定在逐渐变尖、变脆弱的骨折块末端。Leemann[1]建议最外侧的环扎材料放置的位置应该距离骨折块尖端1cm。螺旋骨折中环扎的最终位置如图2.2-16所示。然而，在楔形骨折中，环扎术的杠杆臂会较短或复位不太稳定（图2.2-17）。这一主张可能是一个很好的折衷方案。这个原则适用于坚硬的皮质骨。上述观点被人们广泛接受。然而，当骨折块存在骨质疏松或没有皮质骨的情况下，建议增加骨折块尖端和最外侧环扎材料之间的距离。

4.3 环扎术的类型

环扎环（钢丝，捆扎带，线缆）由一段简单的金属丝在末端闭合形成一个圈或在末端由一个锁定器保持连接组成。捆扎带大多使用棘轮或类似装置锁定。

环扎材料包括金属和塑料。经常用于环扎的金属材料是不锈钢（ISO 5832-1），钛金属有时也被应用。刚性环扎材料的标准直径为1.25mm（1.0mm

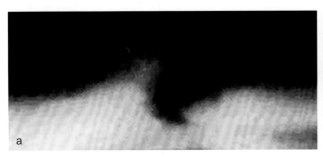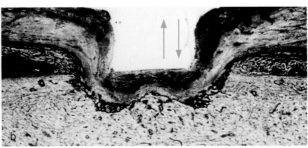

图 2.2-15 Partridge带下形成的骨凹槽。a.X线显示一个大的骨凹槽。b.相似的凹槽通过骨表面附近骨膜软组织的动力应变形成[9.22]

和1.5mm也可以使用）。线缆由多个金属丝组成，金属丝使其具有弹性。

塑料束带（图2.2-18）：没有纤维强化的塑料材料缺乏足够的强度，因此，与钢丝或线缆相比，其所需的横截面更大。因此塑料材料被设计成束带。它们与骨表面的接触更多，因此对骨膜血供破坏更大。当塑料环扎材料发生形变后，环扎的张力会随着时间逐渐减小（蠕变或应力松弛）。这种现象会导致不希望的、有时是有害的初始施加张力损失。

固定元件被设计成棘轮。一般来说，当捆扎带的环扎张力减小时，可以通过收紧棘轮重新增加其张力。收紧的程度取决于棘齿间的距离。因此，棘轮的设计非常重要。具有棘轮的塑料材料不需任何辅助工具即可施加初始的张力。棘轮上相邻棘齿间的距离非常重要，因为在从一个棘齿滑脱到相邻棘齿时，它决定了所施加的张力立刻丢失多少。由于这些问题和其他新的先进的环扎技术，塑料捆扎带已不再使用。

金属钢丝：金属丝常用于环扎，因为它简单、便宜，大多数医院具备。金属钢丝的硬度允许外科医师数次增加和释放张力，以聚拢骨折。最大张力仅取决于外科医师的经验，即它是否处于适当的张力状态。如果钢丝的张力过大，在钢丝结下就会断裂。另一方面，如果它太松，复位和稳定性就无法实现。将结向前或垂直弯曲后，钢丝的张力下降到约50%。这意味着金属丝将为最初的复位提供足够的稳定性，允许接骨板或髓内钉固定。随着时间的推移，它逐渐失去了加压或张力。

线缆（图2.2-19）：多根细金属线或电缆比单根环扎线更强，具有更高的灵活性。骨表面的受压面积最小。环扎术施加的张力通过一个装置维持，这个装置位于线缆的末端，线缆通过这个装置上的通道以相反方向缠绕从而施加张力。当达到理想的张力后，可以通过这个装置固定。这种方法的优势是可以完成高的张力并可以达到较高的保持力。另一个好处是，在卷曲过程中，电缆张力的变化是最小的。缺点是压接后不可能再增加张力，而且其成本高于金属钢丝。

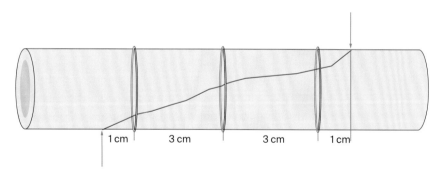

图 2.2-16 长斜形骨折，环扎治疗效果良好。为了保护碎片的尖端，必须允许从尖端到下一个环扎处的最小安全距离为1cm。最外面两个环扎钢丝之间的杠杆臂为6cm

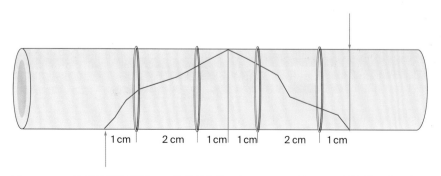

图 2.2-17 蝶形骨折片断裂，环扎利用率差。如图2.2-16所示，环扎被放置在距离骨折片尖端至少1cm处。这里的主要骨折片和碟形骨折片之间的杠杆臂只有2cm

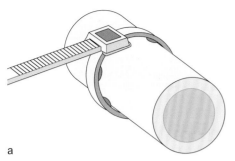
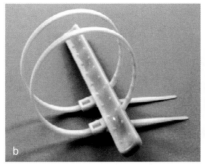
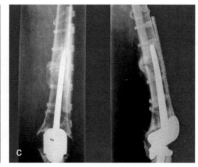

图 2.2–18 Partridge和Parham环扎带。a.塑料材料的环扎带。b.塑料环扎带联合塑料夹板。c.环扎带联合小的塑料夹板作为环扎器。伴有骨质疏松的老年人对部分负重的依从性差，导致环扎术因超负荷失败，骨折断端几乎无愈合[24]

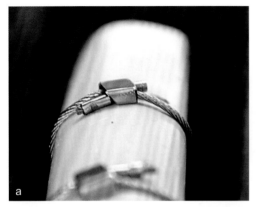
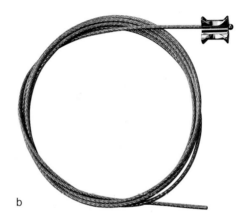

图 2.2–19 线缆是最新的钢丝环扎术。它们具有很好的强度和弹性。a.使用压接的锁定机制把线缆平放在骨表面。b.传统的线缆压接

4.4 锁定环扎环

最常见的锁定钢丝环的方法是扭曲闭合其自由端。紧张钢丝环的装置很多，从简单的平头钳子到可以连续扭曲、紧张和切割的装置。通常通过扭曲进行钢丝锁定的方法要求环扎钢丝具有良好的可塑变形性。环扎钢丝断裂很少出现在锁定结以外的区域。线缆锁定的机制是将线缆末端压接。这种连接方式非常牢固，而且对线缆材料的可塑变形性要求较低。压接的优势在于环扎环的张力可以选择，而且环扎环末端不需要弯曲成平的。使用棘轮机制的环扎带进行环扎时可能不需要施加任何负荷，因为通过棘齿可改变其长度。

在下面的部分，我们将讨论钢丝环扎和线缆环扎各自的特征。

最近的研究报道了在不同条件下环扎术的性能[6]。对同一材料用两种测试方法进行测试（图2.2–20）。使用第一种方法，测量了所应用环扎术的加压效果。为了这个目的，将一个骨干等分成两半并且保持一个很小的距离；评估维持这个位置所需的钢丝张力。第二种测试方法关注的是通过施加一个作用力循环加载负荷对两半骨干的作用，这个作用力是倾向于分开压缩接触面的，应用了逐步增加循环负荷的方法。在每一次循环加载负荷后，恢复测试样本的初始位置，并且记录剩余的钢丝张力。图2.2–21显示了不同直径的钢丝相对于1mm线缆的表现。图2.2–22显示了在循环加载负荷过程中，钢丝／线缆预张力的丢失。在环形加压过程

中，线缆比钢丝能更好地保持张力。

4.4.1 扭曲变形和其对环扎张力的影响

如果外科医师将钢丝扭转但没有超过峰值扭矩，扭曲的钢丝结末端会弹回来，扭矩释放导致张力下降。这种现象只发生在最接近骨骼的扭转处（图 2.2-23a）。这种不恰当应用会导致张力的部分甚至完全丧失。

当扭转超过峰值扭矩时，钢丝结内匝发生塑性变形，从而产生更高的保持力（图 2.2-23b）。

钢丝结最内匝的弹性变形和塑性变形的差异令人印象深刻。钢丝断裂一般发生在第二个最内侧转弯处，对获得的张力影响很小（图 2.2-23c）。

不同设置下的钢丝张力结果如图 2.2-24所示。

钢丝抬离骨面扭曲

有时，在扭曲钢丝时，钢丝的一端可能会环绕着另一端扭曲，从而导致钢丝末端是直的，而不是互相对称的变形。钢丝末端不允许全部是不对称扭曲，因其不能维持已有的张力。为了避免这种情况的发生，必须在张力条件下对钢丝进行

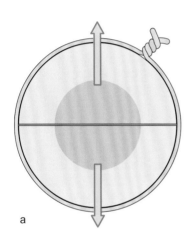
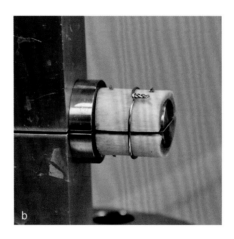

图 2.2-20　Wähnert等[1]的测试机构和图解。手术后施加钢丝张力，并且在循环加载负荷后记录剩余的钢丝张力

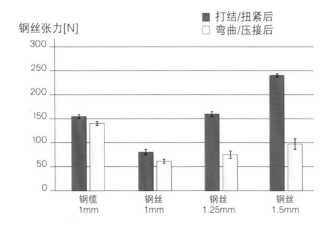

图 2.2-21　环扎类型和直径：比较1mm线缆和不同直径钢丝在环扎术中的张力。蓝色条表示钢丝打结后的张力/扭紧线缆的张力，灰色条表示在切割和弯曲扭曲/弯曲电缆时的张力下降

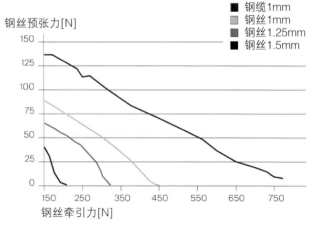

图 2.2-22　环扎环的循环表现。平均曲线显示随着钢丝牵引力的增加，钢丝预张力下降。在每次循环加载负荷后，记录循环增加的钢丝牵引力和剩余的预张力。与钢丝相比，1mm线缆的优势明显

扭曲，同时从骨表面提升扭曲，使两根钢丝获得相等的张力（图 2.2-25）。

切断并把扭曲的钢丝末端弯曲成平面

在扭曲和切割钢丝后，扭曲钢丝末端垂直于骨表面，其将会损伤软组织并且引起疼痛。因此，需要将扭曲的钢丝末端弯曲成平面贴附于骨表面。根据 Wähnert 等[6] 的报道，可以通过 3 种方式将钢丝末端弯成平面。保持的钢丝张力因扭曲钢丝的弯曲方式而大不相同。通常垂直于金属丝长轴进行的弯曲导致约 50% 的张力损失。如果沿着钢丝平面将扭曲的钢丝顺着金属丝运动的方向（这里称为"向前"）弯平，则会发生类似的张力损失。如果沿着钢丝平面

将扭曲的钢丝逆着钢丝运动的方向（这里称为"后退"）弯平，将会导致几乎所有张力的损失（图 2.2-26）。

4.4.2 并发症

延迟愈合或不愈合

文献报道了大量延迟愈合或畸形愈合发生率的并发症。关于环扎术的并发症，Riitt 和 Beck [9] 报道的最近数据与早期数据相比有了明显改善，在他们的 189 例研究中，并发症的发生率为 24%，延迟愈合的发生率为 5%，畸形愈合的发生率为 6%，关节活动减少的发生率为 8%。

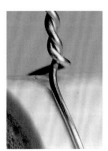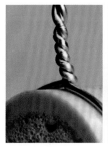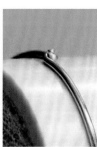

图 2.2-23　扭曲锁定结的不同程度。a.在弹性范围内（钢丝的表面有光泽）扭曲最内侧的折弯。b.钢丝的整个长度进行塑性变形（无光泽的表面）。c.超越了钢丝的最大扭曲导致最内侧折弯断裂

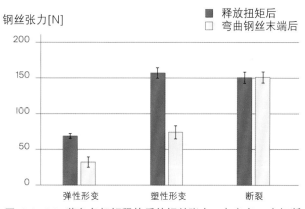

图 2.2-24　蓝色条扭矩释放后的钢丝张力。灰色条：在切断并把扭曲钢丝末端弯曲成平面后，钢丝具有的张力，没有控制断裂组。这个试验使用的是 1.5mm 的环扎钢丝

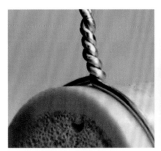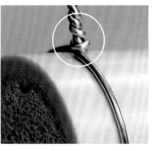

图 2.2-25　a.钢丝的两端对称性变形。b.钢丝的一端围绕另一端扭曲，使得最内侧的折弯是直的。这种锁定结不能达到理想的强度。这种情况可以通过把钢丝抬离骨面后再扭曲打结的方法避免

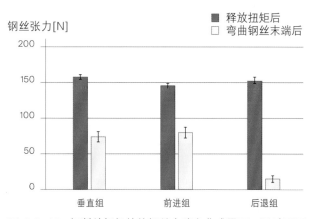

图 2.2-26　切断并把扭转的钢丝末端弯曲成平面：通过不同的方向将扭曲的钢丝末端弯曲成平面。垂直组和前进组丢失的张力约 50%，后退组几乎丢失了所有的张力。这个试验使用的是 1.5mm 的环扎钢丝

使用环扎术对长骨骨干骨折的治疗效果不佳通常归因于对骨和软组织的绞扎。导致手术失败的另一个原因是由于环扎术对骨表面产生高压力而造成的压迫性坏死。Perren 等[5]证实，由于存在足够的向心骨膜循环，环扎接触和压力对骨膜血供的损害很小。开放手术应用环扎，剥离软组织包膜，导致延迟愈合或不愈合。目前，有很多研究[11,19-22]支持使用环扎作为复位工具或补充固定，且具有良好的临床效果。

神经血管损伤

无论是使用开放环扎还是经皮环扎，医源性血管损伤都是严重且灾难性的。Mehta 等[23]和 Aleto 等[14]报道了在髋关节翻修时，在股骨干中轴，开放环扎股骨时，由股动脉周围筋膜系结和股骨干中轴至远端股动脉闭塞引起的两例股动脉损伤。许多作者描述了损伤的具体原因、环扎应用的技术和通过钢丝[16]的步骤，并强调了术后检查和诊断血管损伤[15]的重要性。

使用小切口，经皮或小切口环扎插入钢丝传递器，然后环绕股骨周围。这种手术可能导致医源性血管损伤，因为钢丝从股骨外侧进入并穿过股骨，而动脉和静脉在内侧看不到。Apivatthakakul[16]等总结了通过股骨周围经皮环扎术的技术要点。第一步是使用隧道器在粗线的后肌间隔穿孔。安全区域为股骨近端一半（中轴），即股浅动脉（SFA）、股深动脉（DFA）与股骨保持安全距离。在中轴和远端 3/4 之间，小心地通过导线，保持尖端靠近后内侧皮质是必要的。在远端 3/4 下方，导线的尖端应靠近后皮质，避免损伤股浅动脉和坐骨神经（图 2.2-27）。

钢丝移位或刺激

钢丝移位已有报道；钢丝可以移位到心脏、胸膜腔或脊髓[24,25]。然而，他们中的大多数是直钢丝，有移位到远处的可能。据我们所知，由于钢丝环扎的长度和形状困难，环扎迁移尚无文献报道。当钢丝没有被弯曲平放于骨头上时，软组织或肌肉下的钢丝刺激更常见。因此，钢丝弯曲是必要的，特别是在体型较瘦的患者或软组织包裹很少的区域，如胫骨。

Apivatthakakul 等[16]对股骨的解剖结构和安全应用进行了很好的描述。首先，应在手动牵引下初步复位骨折，使骨折尽可能恢复到中性旋转的正常力线。透视下标记皮肤切口的水平。然后做一个适当的切口（5~6cm 用于标准钢丝环扎或 3cm 经皮环扎）。如果切口太短，皮肤和肌肉的张力会迫使钢丝的尖端进入不理想的位置。第二，必须使用隧道仪器或镊子将后肌间隔穿孔，准备 2~3cm 的空间，允许钢丝通过，并在股骨周围操纵钢丝的末端，以避免抓住任何血管或神经。第三，股骨前后隧道应使用一个弯曲的隧道器，该隧道器参考股骨直径具有合适的大小和尺寸以及适当的曲率和角度，从而允许钢丝轻轻通过。第四，首先从环扎器的后半部开始，当传递钢丝时，外科医师应该感受钢丝器尖端与股骨皮质。由于靠近神经血管结构，这在后内侧和股骨远端 1/4 后内侧尤为重要。钢丝传递器的前半部分通过前皮层传递。两个环扎通过器尖端都透视进行检查，以确保二者都能通过并接触到股骨皮质。

钳子平坦的中间部分被连接起来，然后将钳子的手柄放在一起，并通过锁定设备末端的支架来固定。钢丝通过器尖端的正确位置应通过透视控制。从镊子的两个分支上取出套管针，将直径为 1.25mm 的钢丝穿过钢丝通过器，直到钢丝尖出现在另一侧。然后打开钳子，钳子的两个分支被断开，由其中一个半环拉下。

5 常见错误

理解以下有关手术技巧、生物学和生物力学 3 个方面的基本知识可以防止常见错误的发生。

5.1 手术技巧方面

早期的环扎技术在提供术后功能锻炼所需的环扎张力方面经常失败。之前，环扎术由于广泛的

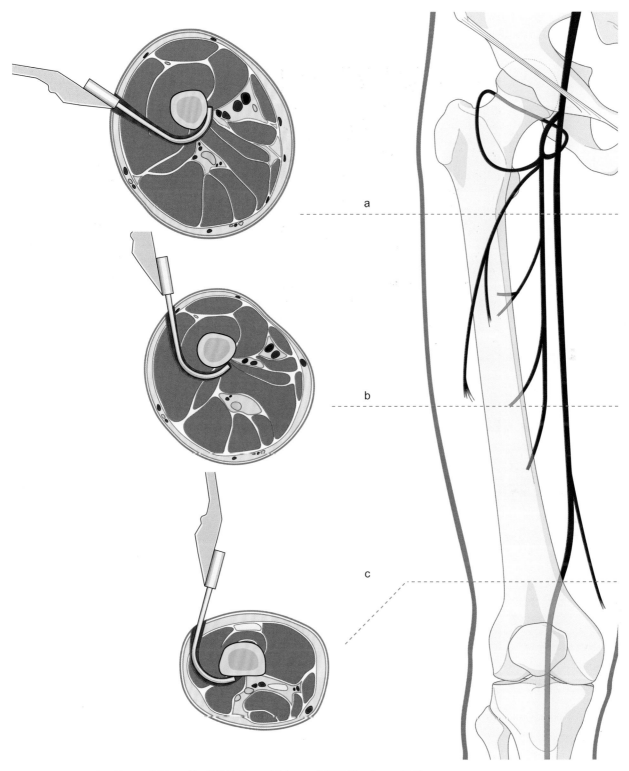

图 2.2-27 在股骨不同水平通过钢丝的技术。a.近端。b.中间股骨干部。c.远端

手术剥离和软组织剥离的高并发症发生率而未被广泛接受。改进环扎所使用的材料（线缆代替钢丝），随着新仪器的发展，为钢丝通道提供了更好的稳定性和更少的组织创伤。使用假体柄和（或）额外的夹板保护内夹板，特别是 MIPO，环扎术可以为骨折断端提供足够的固定强度和稳定性，允许患者术后负重进行功能锻炼。

病例 1：股骨粗隆下骨折采用环扎术复位，并采用 MIPO 固定（图 2.2-28）。

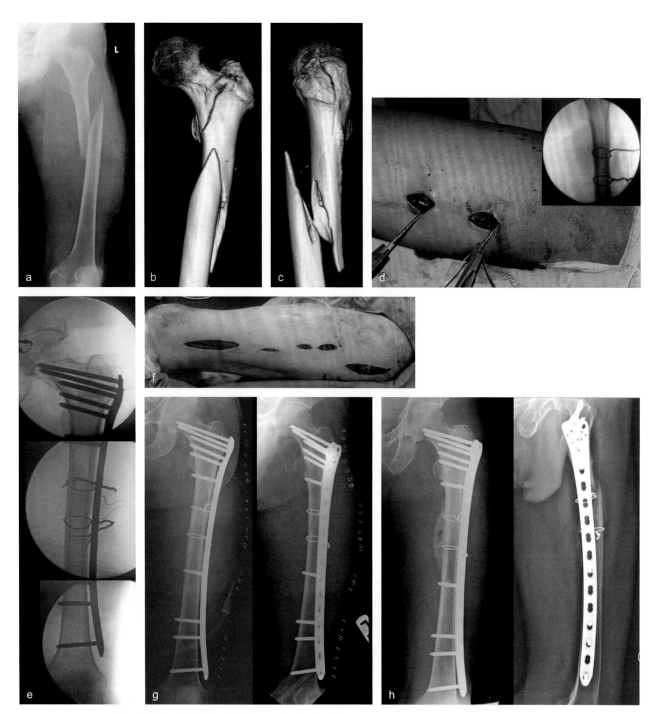

图 2.2-28　a~c.48岁男性患者，机动车损伤造成左股骨粗隆间骨折，左股骨近段骨干的螺旋骨折。d.采用经皮环扎术，经皮复位螺旋骨折。e.采用股骨反向远端锁定压迫接骨板（LCP）的MIPO术中X线片。f.环扎钢丝的手术伤口和微创接骨板。g.术后即刻行X线片。h.6个月后X线片显示骨折完全愈合，桥接骨痂愈合

病例 2：股骨粗隆下骨折复位，环扎，股骨近端髓内钉固定（图 2.2-29）

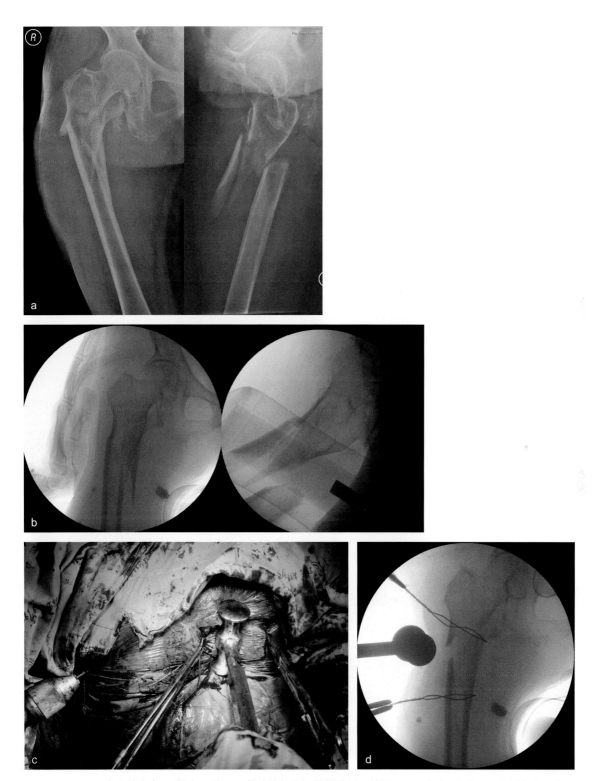

图 2.2-29　a.76岁女性患者，跌倒，X线显示粉碎性粗隆间骨折并累及转子下。b.术中X线片显示骨折完全移位，尤其是侧位骨折。c~d.闭合复位时采用2个环扎钢丝环进行聚拢复位，并用锤子矫正外侧皮质开口

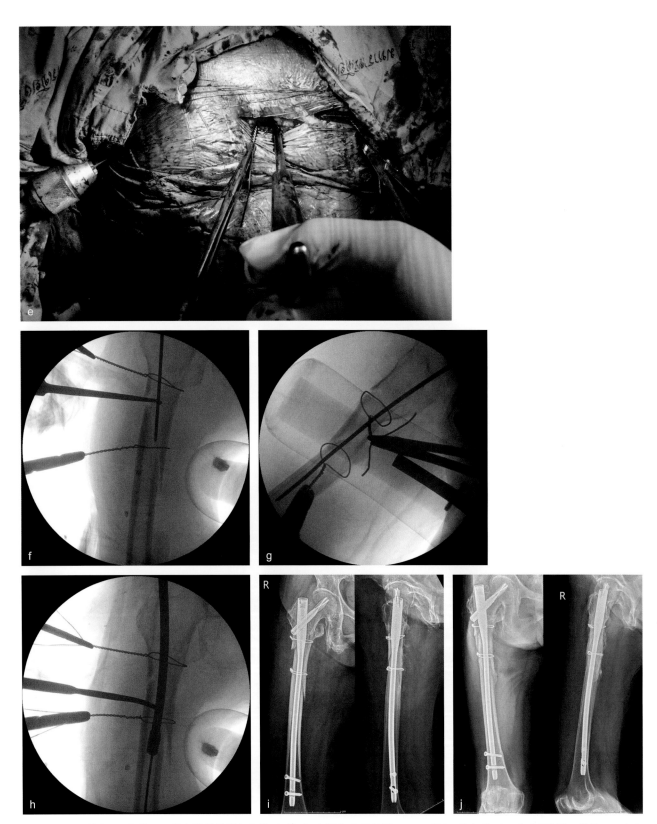

图 2.2-29（续） e.在使用环扎术维持骨折复位的同时，闭合操作股骨导针。f~g.采用环扎复位时，术中正侧位X线片。h.术中X线片显示髓腔锉扩髓，同时骨折保持复位。i.采用长的股骨近端抗旋钉术后立即X线片。j.6个月后X线片显示骨完全愈合

病例 3：采用环扎术和 MIPO 复位胫骨远端干部骨折（图 2.2–30）。

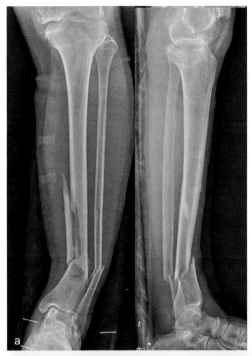

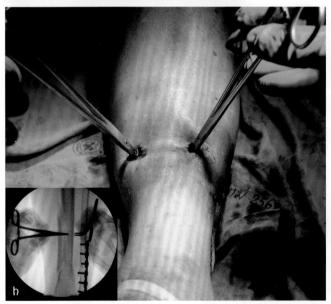

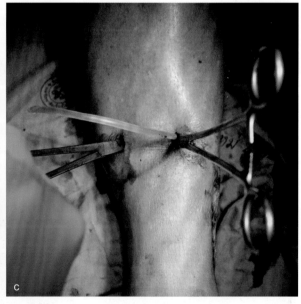

图 2.2–30　a.59岁女性从高处坠落，左侧胫骨远骨干部粉碎性骨折。经皮环扎，实现胫骨内侧大的蝶形骨折片复位，有助于远端干部骨折片的复位。b.在胫骨后内侧和前外侧的皮下边界取一小的刺状切口。打开筋膜后，使用两个弯曲的止血钳在胫骨前部和胫骨外侧皮质之间的平面上准备一个隧道。内侧止血钳插入胫骨后深肌群下方后内侧角之间的平面，旨在接触胫骨后外侧角，始终靠近骨，避免损伤神经血管结构。c.取出外侧止血钳，用静脉输液管覆盖并重新插入。通过内侧止血钳很容易找到输液管的管尖，然后将输液管拉向胫骨内侧

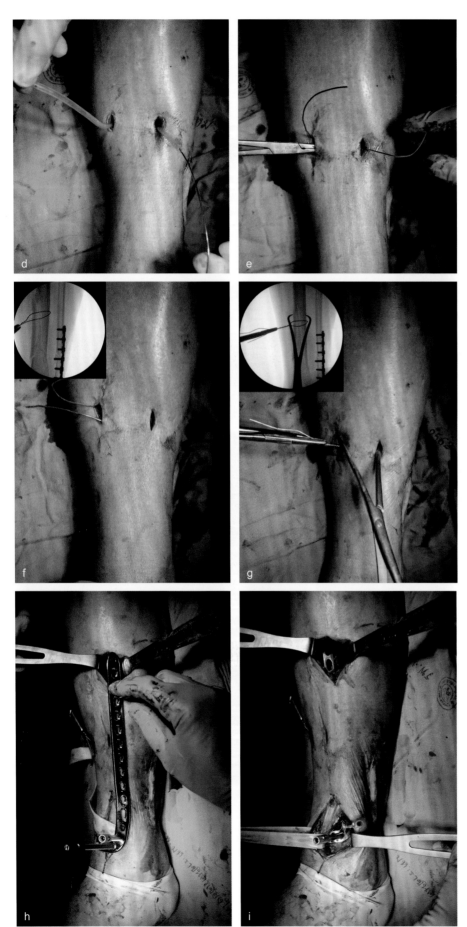

图 2.2-30（续）　d~e.1.0mm导线从外侧进入静脉输液导管，前端在3~4cm处轻微弯曲，便于通过，避免静脉输液导管穿孔。f.钢丝从外侧到内侧穿过内侧皮下组织，使钢丝的两端位于后内侧角。g.轻柔牵引，用点式复位钳复位骨折碎片，然后在C臂透视下扭曲钢丝。h~i.采用胫骨前外侧锁定加压接骨板来确定微创接骨板接骨术的近端和远端切口，并完成固定

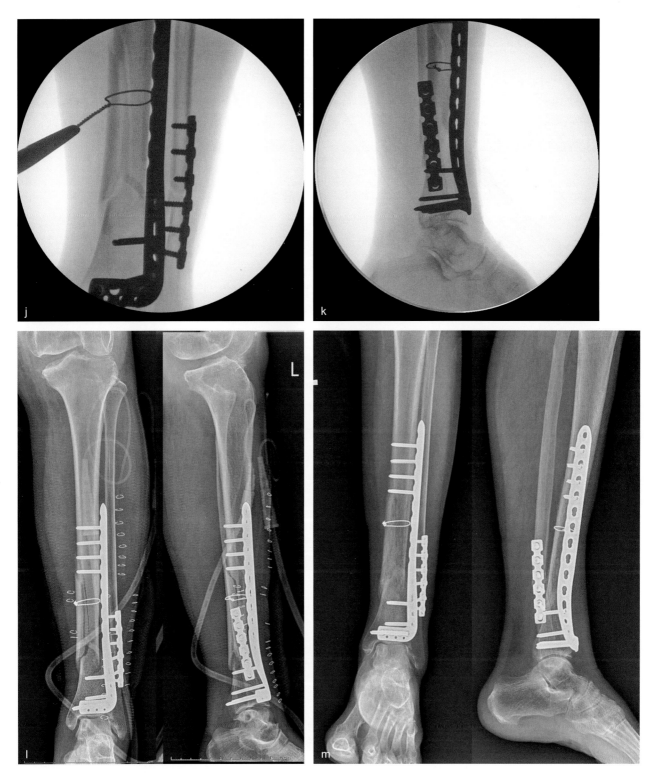

图 2.2-30（续） j~k.复位和内固定后的术中X线检查。l.术后即刻X线片显示充分复位。m.6个月后的X线片显示骨完全愈合，桥接骨痂完全愈合

5.2 生物学方面

维持软组织及骨周围良好的血供有利于骨的愈合及抗感染能力的提高。传统的半环钢丝传递器会对骨膜血供产生很大的损害。特别是当骨表面的软组织较厚（如股骨）时，这种钢丝传递方法对皮肤、肌肉和骨膜软组织的创伤很大。微创钢丝传递器可以避免或最小化软组织的损伤。从一些文献和作者正在进行的实验来看，环扎术阻塞骨和骨膜纵向血供这种被普遍接受的观点受到质疑。最严重的错误就是使用不恰当的钢丝传递器[13, 26]。

当钢丝传递器没有紧贴骨表面进行钢丝传递时，可能会嵌住肢体大血管，从而导致有害的结果[15]。

5.3 生物力学方面

如果可以维持骨与内植物接触面的稳定，则内植物对骨表面施加的压力会导致骨表面压迫性坏死和内植物继发性松动的早期假设受到质疑。加压接骨板的静态压缩生物学耐受性良好，没有骨吸收。这个事实表明如果环扎施加的强度低于最大值和所施加的压力，不能导致压迫性坏死，活性皮质骨可以很好地耐受。由于稳定性不足引起的骨折断端微运动会导致骨吸收，从而导致锁定部位更大的不稳定性。通过减小环扎钢丝的张力去避免压迫性坏死的尝试是错误的，因为这样可以导致骨折断端的不稳定。环扎钢丝必须提供足够高的张力以避免接触面骨吸收继发的不稳定。最近，扭曲打结的塑性变形作用及线缆环扎的强度作用已经直接运用到临床。考虑到今天的生物力学知识，环扎术在功能康复阶段可以提供足够的稳定性，从而完成良好的骨愈合。

6 环扎术作为复位工具的临床应用（病例展示）

股骨粗隆下骨折的固定对骨外医师来说是一个具有挑战性的手术。使用环扎术进行复位和维持复位有助于固定。

胫骨的环扎术在半个多世纪前就被描述过，但由于手术技术困难和支持证据较少，它并未被普遍采用。胫骨远端1/3联合腱上方5cm处，可采用环扎术进行复位。

7 总结

环扎术是简单的环绕骨膜的内固定，仅使用环扎术不能为骨折的功能康复阶段提供足够的强度以维持稳定性。因此，早期环扎术时，使用外在石膏固定进行保护，同时具有手术治疗和保守治疗的缺点。因为使用接骨板、髓内钉或外固定架可以为骨折部位提供足够的稳定性和固定强度，所以环扎术变得很少使用。更多地了解与环扎术相关的生物学和技术方面有助于骨折复位，尤其是在股骨转子下困难骨折中，这会带来更好的临床结果。

随着假体周围骨折发生率的升高，环扎术的使用重新引起重视。无环扎的假体周围骨折治疗要求很高，髓腔被假体柄堵塞，不可能使用穿透髓腔的植入物，因此假体周围骨折通常不能单独使用传统的接骨板内固定技术进行治疗。特殊设计的接骨板和角度锁定的螺钉有助于此种类型骨折的治疗。假体周围骨折通常也是粉碎性骨折，骨折块发生离心移位。这种情况下的环扎术是有效的，因为它使用最新技术提供了简单、安全、高效的向心复位和充分的固定。环扎术提供了这种可能性，前提是改进的技术能够在没有不可接受的生物干扰的情况下实现可靠的固定。正确地进行环扎术是一种优秀的微创复位或附加固定程序，值得在现代骨折治疗中考虑。

8 参考文献

[1] Leemann R. [Indications for the technic of cerclage in leg fractures]. Helv Chir Acta, 1954, 21(5–6):480–492. German.

[2] Cebesoy O, Subasi M, Isik M. Cerclage cable in fracture: frustration or necessity?[J] Int Orthop, 2011 May;35(5):783–784; author reply 785.

[3] Apivatthakakul T, Phornphutkul C, Bunmaprasert T, et al. Percutaneous cerclage wiring and minimally invasive plate osteosynthesis (MIPO): a percutaneous reduction technique in the treatment of Vancouver type B1 periprosthetic femoral shaft fractures[J]. Arch Orthop Trauma Surg, 2012 Jun, 132(6):813–822.

[4] Hoskins W, Bingham R, Joseph S, et al. Subtrochanteric fracture: the effect of cerclage wire on fracture reduction and outcome[J]. Injury, 2015, 46(10):1992–1995.

[5] Perren SM, Fernandez Dell'Oca A, Lenz M, et al. Cerclage, evolution and potential of a Cinderella technology. An overview with reference to periprosthetic fractures. Acta Chir Orthop TraumatolCech. 2011;78(3):190–199.

[6] Wähnert D, Lenz M, Schlegel U, et al. Cerclage handling for improved fracture treatment. A biomechanical study on the twisting procedure. Acta Chir Orthop Traumatol Cech. 2011;78(3):208–214.

[7] Goetze O. [Subcutane Drahnaht bei Tibiaschragbruchen.] Arch Klin Chir. 1933;177:145. German.

[8] Leemann R. [Cerclage by folding and folding tighter. The problem of fracture surgery; special consideration of mechanical and biological viewpoints of fracture healing

[9] Rütt J, Beck E. [What is the value of Goetze's wire cerclage in treating torsion fractures of the lower leg?]. Unfallchirurg. 1985 Jul;88(7):308–314. German.

[10] Tomás J, Teixidor J, Batalla L, et al. Subtrochanteric fractures: treatment with cerclage wire and long intramedullary nail. J Orthop Trauma. 2013 Jul;27(7):e157–160.

[11] Kim JW, Park KC, Oh JK, et al. Percutaneous cerclage wiring followed by intramedullary nailing for subtrochanteric femoral fractures: a technical note with clinical results. Arch Orthop Trauma Surg. 2014 Sep;134(9):1227–1235.

[12] Rhinelander FW, Stewart CL. Experimental fixation of femoral osteotomies by cerclage with nylon straps. Clin Orthop Relat Res. 1983 Oct;(179):298–307.

[13] Apivatthakakul T, Phaliphot J, Leuvitoonvechkit S. Percutaneous cerclage wiring, does it disrupt femoral blood supply? A cadaveric injection study. Injury. 2013 Feb;44(2):168–174.

[14] Aleto T, Ritter MA, Berend ME. Case report: superficial femoral artery injury resulting from cerclage wiring during revision THA. Clin Orthop Relat Res. 2008 Mar;466(3):749–753.

[15] Link B-C, Theerachai A, Hill BW, et al. Minimally invasive plate osteosynthesis (MIPO) of periprosthetic femoral fractures with percutaneous cerclage wiring for fracture reduction: tips and technique. JBJS Essent Surg Tech. 2014 Jul 9;4(3):e13.

[16] Apivatthakakul T, Siripipattanamongkol P, Oh CW, et al. Safe zones and a technical guide for cerclage wiring of the femur: a computed topographic angiogram (CTA) study. Arch Orthop Trauma Surg. 2018 Jan;138(1):43–50.

[17] Jones DG. Bone erosion beneath partridge bands. J Bone Joint Surg Br. 1986 May;68(3):476–477.

[18] Stadler JB, Frigg R. Induction of bone surface resorption by motion. An in vivo study using passive and active implants. Second International Symposium on Internal Fixation of Fractures; 1982:62–64.

[19] Apivatthakakul T, Phornphutkul C. Percutaneous cerclage wiring for reduction of periprosthetic and difficult femoral fractures. A technical note. Injury. 2011 Dec;43(6):966–971.

[20] Codesido P, Mejia A, Riego J, et al. Subtrochanteric fractures in elderly people treated with intramedullary fixation: quality of life and complications following open reduction and cerclage wiring versus closed reduction. Arch Orthop Trauma Surg. 2017 Aug;137(8):1077–1085.

[21] Grechenig S, Hohenberger G, Bakota B, et al. Humeral shaft cerclage wiring: a safe technique to prevent radial nerve injury. Injury. 2017 Nov;48 Suppl 5:S12–S14.

[22] Salvador J, Amhaz-Escanlar S, Castillón P, et al. Cerclage wiring and intramedullary nailing, a helpful and safe option specially in proximal fractures. A multicentric study. Injury. 2019 Feb;50(2):415–419.

[23] Mehta V, Finn HA. Femoral artery and vein injury after cerclage wiring of the femur: a case report. J Arthroplasty. 2005 Sep;20(6):811–814.

[24] Reghine É L, Cirino CCI, Neto AA, et al. Clavicle Kirschner wire migration into left lung: a case report. Am J Case Rep. 2018 Mar 21;19:325–328.

[25] Minić L, Lepić M, Novaković N, et al. Symptomatic migration of a Kirschner wire into the spinal canal without spinal cord injury: case report. J Neurosurg Spine. 2016;24(2):291–294.

[26] Lenz M, Perren SM, Gueorguiev B, et al. Underneath the cerclage: an ex vivo study on the cerclage bone interface mechanics. Arch Orthop Trauma Surg. 2012 Oct;132(10):1467–1472.

3
器械

Dankward Höntzsch, Rodrigo Pesantez

1　引言

MIPO 与传统的切开复位内固定技术相比，能够避免过度暴露骨折部位，其目的在于保护软组织周围的生物学环境，最大限度地减少对局部软组织和血供的损伤。为达到这个目的，骨折通常以间接复位的方式进行，内植物常在远离骨折的部位置入。

为了方便骨折的微创复位与固定，常需要一些特殊器械。这类器械的研制一直在进行着。目前已经在临床上广泛应用的器械，根据其在术中的功能主要分成以下几类。

- 辅助骨折复位器械
- 置入和固定接骨板的孔道制备器械
- 接骨板与螺钉的置入及移除器械

这类器械部分进入了商用市场，还有些在不断改进以便满足骨科医师的需求。随着微创接骨术的发展，相关器械将使手术过程更加简单，并更容易被接受和应用。

为了更好地理解不同器械的功能和应用范围，有必要熟悉 MIPO 技术的各项基本步骤。MIPO 手术的主要流程如下。

- 骨折间接复位
- 必要时对复位进行临时固定
- 在骨折远端对应接骨板两端的位置分别做一皮肤切口
- 在肌肉深层与骨膜表面制备放置接骨板的通道
- 放置接骨板
- 通过初始切口对接骨板两端进行临时固定
- 检查复位精度、长度和轴向对位对线及旋转畸形
- 使用对局部损伤较小的工具对复位进行微调
- 通过切口用螺钉对骨折进行确实固定
- 对骨和内植物的位置进行最后检查
- 闭合伤口

2　辅助骨折复位的器械

2.1　复位手柄

复位手柄可以用于骨折的微创复位，分为齿状顶端和圆形顶端两种，并分两种型号，分别用于较大和较小的内植物（图 3-1）。

复位手柄常与自攻螺纹针或导针配合使用，用法很简单，将 1 枚自攻螺纹针或导针双层皮质置入骨块，并且不干扰接骨板的放置。将复位手柄靠近骨表面连接螺纹针，用 1 枚翼形螺帽保护，齿状顶端能够提供旋转稳定性，并在复位操作过程中施以较大的力。圆形顶端在需要较小的力时与螺纹导针一起使用，或者在需要推拉操作时使用。复位手柄还能与复位钳或棒连接，在术中临时固定骨折时作为外固定器使用。

相同的操纵柄用法还能应用于 T 形手柄操作 Schanz 钉时，但它无法获得齿状顶端所能提供的旋转稳定性。

2.2　外固定器

管状外固定器系统与 Schanz 钉结合，能够以相同的方式作为复位手柄，进行骨折的间接复位操作和临时固定（图 3-2）。为降低骨折复位过程中术者手部的放射线暴露，可以将 2 根长固定管用钳夹连接于 Schanz 钉，当作复位手柄。一旦获得满意复位，将 2 根固定管用事先准备好的第三根固定管通过管夹连接固定。

2.3　大型牵引器

大型牵引器的主要功能与外固定相同，另外，牵引器能够通过锁定螺帽对骨折局部进行牵引或者加压（图 3-3）。

2.4　共线复位钳

　　这类复位钳能够通过一种线性闭合机制对骨折部位进行微创的复位操作。不同类型的钳臂可分别用于长骨、骨盆及关节骨折的复位。钳臂可放置于不同的位置，并持续加力。目前有 3 种可调式钳臂：骨盆臂、关节臂和 Hohmann 式臂。这些钳臂均有筒状孔道以放置克氏针（图 3-4）。此器械的优点是能够通过微小创口进行骨折复位并维持骨折复位状态，便于对骨折的长度、轴线和旋转进行判断。它还能使术者避免放射线的暴露。

2.5　关节周围复位钳

　　这类复位钳具有圆形顶端，能用于直接或者经皮钳持大块关节骨折块，例如大的骨盆骨折复位钳（图 3-5）。

2.6　经皮环扎导向器

　　微创环扎导向器（图 3-6，图 3-7）用于复位并维持长斜形或螺旋形骨折，也可作为假体周围骨折的固定工具。

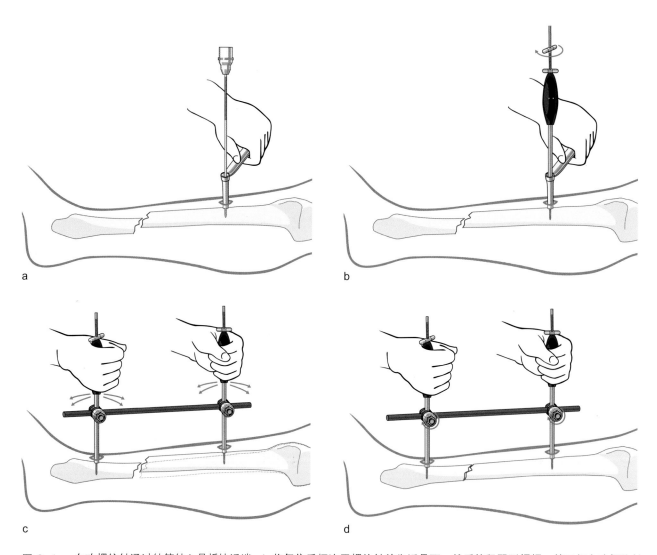

图 3-1　a.自攻螺纹针通过钻筒钻入骨折块近端。b.将复位手柄连于螺纹针并靠近骨面，然后拧紧翼形螺帽，第二根自攻螺纹针与复位手柄以相同的方式连接于骨折远端。c.当两个复位手柄通过连接杆连接后，可通过移动手柄来复位骨折。d.实现最终复位，拧紧螺帽

两半式环扎术通道器械与复位钳能够使环扎导向器按顺序分别插入（图3-6a~b），这样可以使钢丝或钢缆通过较小切口环绕骨折处。钢丝可用经皮钢丝剪剪断（图3-6g）。

3 置入和固定接骨板的孔道制备器械

3.1 孔道器

孔道器用于在肌肉深层、骨膜表面制备接骨板通过的通道（图3-8），包括1个手柄和1个长刀片。手柄包括1个垂直和1个水平的臂，后者在刀片插入的时候起导向的作用。刀片长30cm，每5cm有刻度标志，以估计要使用的接骨板的长度。刀片顶端有个小孔，可以与接骨板一端相连，以便在孔道器抽出时将接骨板沿制备好的通道拉入。在使用孔道器时，切忌反复插入，或多次前后抽插，这样会剥脱骨膜并损伤骨折局部周围的软组织（图3-9）。

3.2 持板器

将接骨板连接到持板器的一端，以使固定用的接骨板通过肌肉深层制作的通道进入。持板器还可以挟持接骨板做经皮置入，以获得最佳的导向并使接骨板在软组织覆盖下移动（图3-10）。持板器还能与有限接触动态加压接骨板（LC-DCP）和锁定加压接骨板（LCP）一起使用。

3.3 临时固定装置（操纵杆）

操纵杆作为一种临时复位工具，可用于骨折附近或远处，尤其用在简单型骨折时可以中和附着肌肉的拉力从而帮助复位。操纵杆可以增加一个T形手柄，以增加其力臂，并提供更好的操控力。如果每个骨块都装有操纵杆，则更容易实现复位，而且操纵杆可以与外固定杆连接，从而在应用MIPO技术置入接骨板之前维持骨折复位（图3-11）。

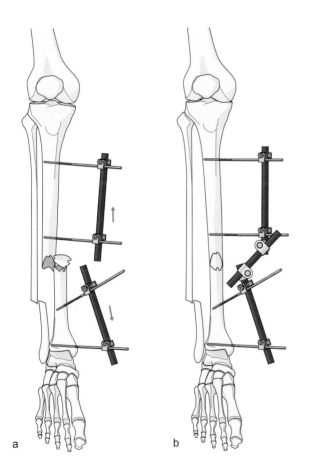

图3-2 用于间接骨折复位的可调节外固定器。a.在远离骨折断端的2个主要骨折块上各固定2根固定针。用通用钳夹将它们用1根固定管连接，作为间接复位的手柄。b.复位后，2根复位管通过管夹连在第三根管上

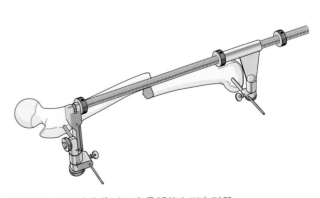

图3-3 用于术中临时固定骨折的大型牵引器

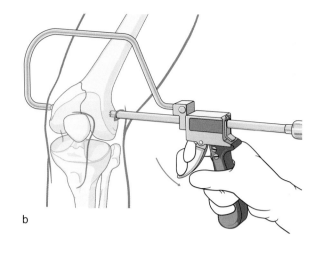

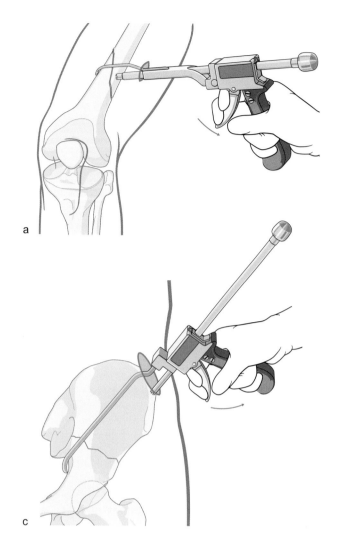

图 3-4　共线复位钳。a.使用Hohmann式臂进行股骨干复位。b.使用关节周围钳臂进行股骨髁复位。c.使用骨盆延伸臂进行骨盆复位

3.4　经皮螺钉固定套筒

　　螺钉可以经过原来插入接骨板的切口置入，为了将螺钉置入接骨板中心位置，螺钉的位置可以通过在皮肤表面放置1根与插入接骨板相同长度的接骨板来定位，螺钉孔的位置随即可在皮肤表面标识出来。在表面做一切口，并用止血钳分离皮下、肌肉，直到显露螺钉孔。

　　以 LCP（锁定加压接骨板）为例，在使用锁定螺钉时，需将1枚螺纹钻套筒置入结合孔中带螺纹的孔，也可作为置入手柄来使用。如果要置入1枚传统皮质或松质骨螺钉，需要1个长套筒来保护软组织。外固定器中 5.0/3.5mm 套筒能起到这个作用。

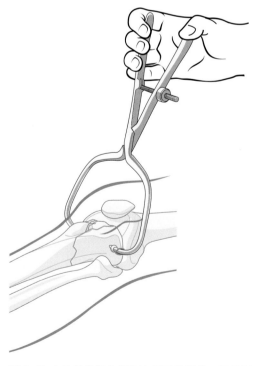

图 3-5　大号骨盆复位钳可应用于膝关节周围骨折

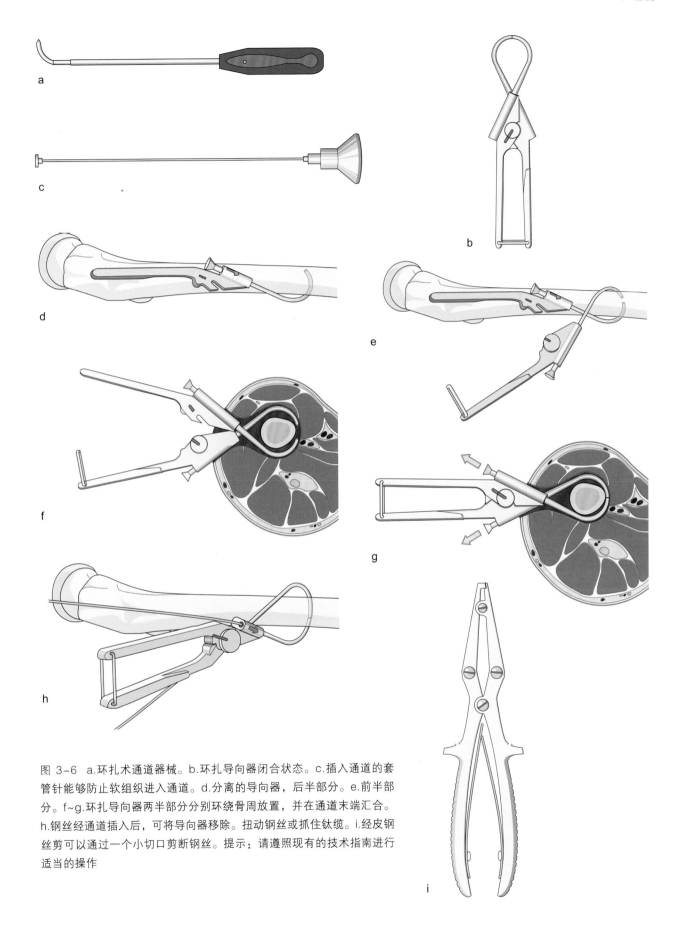

图 3-6 a.环扎术通道器械。b.环扎导向器闭合状态。c.插入通道的套管针能够防止软组织进入通道。d.分离的导向器,后半部分。e.前半部分。f~g.环扎导向器两半部分分别环绕骨周放置,并在通道末端汇合。h.钢丝经通道插入后,可将导向器移除。扭动钢丝或抓住钛缆。i.经皮钢丝剪可以通过一个小切口剪断钢丝。提示:请遵照现有的技术指南进行适当的操作

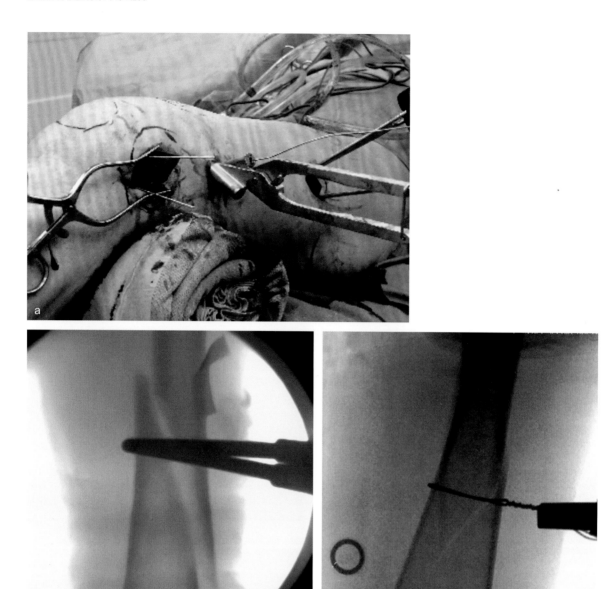

图 3-7 环扎导向器的术中影像。a.环扎导向器通过一个小切口插入，同时钢丝通过通道。b.图像显示环扎导向器环绕在骨周围。c.图像显示用钳子将钢丝拧紧

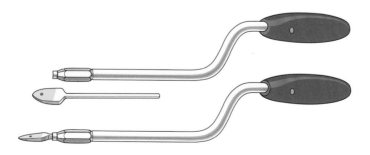

图 3-8 带有不对称可伸缩刀片的软组织孔道器，用于接骨板的置入

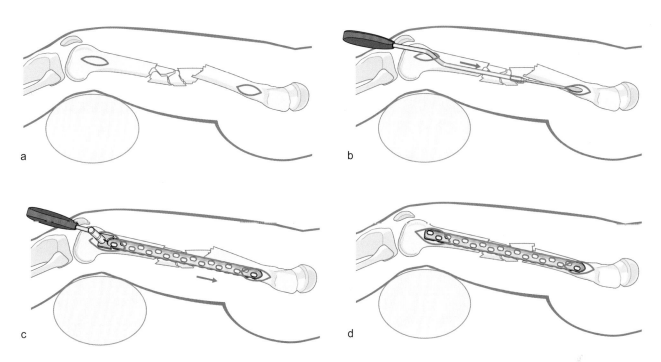

图 3-9 a~b.技巧：此孔道器顶端有1个小孔，能与接骨板一端连接，并在退出的过程中将接骨板拉入软组织通道中。c~d.扩好孔道后，将接骨板连接到持板器上，插入预先扩好的软组织通道中，某些情况下，接骨板本身也能够作为孔道器扩张软组织通道。d.接骨板应该有某种类型的手柄，可以将其从近端推到远端，通常螺纹钻套筒可作为锁定加压接骨板的手柄

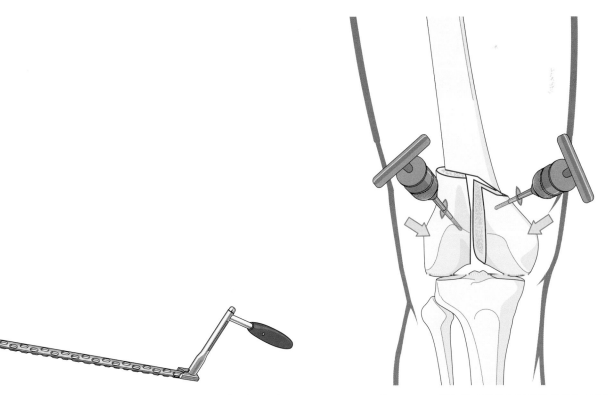

图 3-10 持板器能够对软组织下接骨板的置入起到良好的导向和监视作用

图 3-11 使用Schanz螺钉作为操纵杆以操控关节部骨折块

用传统接骨板进行手术时，需要使用一种特殊的套筒，它的球形顶端正适合动力加压接骨板的螺钉孔（图3-12a）。这种套筒末端带有双锯齿，它可以放置套筒防止从骨表面滑脱。当球形顶端套管针与特殊套筒正确放置在螺钉孔时，套筒将替代套管针，并在骨表面钻好孔后移除（图3-12b）。孔深可由外固定器处用特殊的测深尺测量。然后插入1根攻丝套筒，螺钉将通过这个特殊的套筒置入（图3-12c）。

3.5 微创持钉钳

长臂持钉钳可用于钳持螺钉头部控制螺钉方向（图3-13a），在固定股骨与骨盆时尤其方便。这种器械在窄小或者漏斗形的孔道中能方便放置或取出螺钉，在软组织中能够紧密地抓持住螺钉并将其导向接骨板螺孔。在微创手术中，它能防止螺钉在软组织中丢失。螺钉置入时，在钉头部周围固定一段丝线也能起到类似的作用；而在螺钉移除时，却无法自由地通过窄小的漏斗形通道，可使用持钉钳抓持住螺钉（图3-13b）将其拔出。

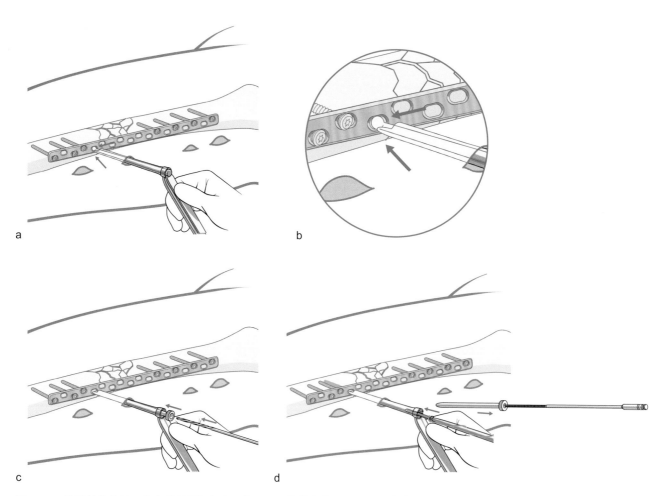

图 3-12　使用特殊套筒，将皮质骨螺钉经皮固定于DCP的基本步骤。a~b.做皮肤切口后，套管针的外筒插入肌层。套管针具有球形顶端，这样的设计能够适应接骨板螺钉孔。一旦识别接骨板螺钉孔，将锯齿顶端外筒插入，然后套管针便可移除。c.钻孔套筒插入外筒，钻好孔后移除。然后在外筒插入攻丝，攻丝后移除，需要使用1根较长的攻丝。d.在钻孔和攻丝后，经套筒置入螺钉，用改锥将螺钉旋入

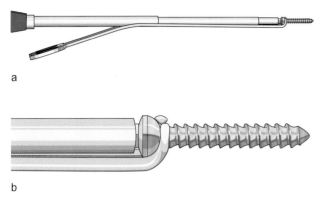

a

b

图 3-13　a.长臂持钉钳。b.持钉钳顶端可抓住螺钉颈部

3.6 软组织撑开器

软组织撑开器同样方便微创操作时螺钉的置入与移除（图 3-14）。撑开器是一系列制式钳子，包括可一只手操作的手柄、带有不同长度刀片的可拆卸软组织牵开器和套管针。撑开器和套管针共同通过一小切口从接骨板钉孔表面插入。当套管针定位到接骨板钉孔后，撑开器能扩张切口，移除套管针后便可暴露接骨板钉孔。

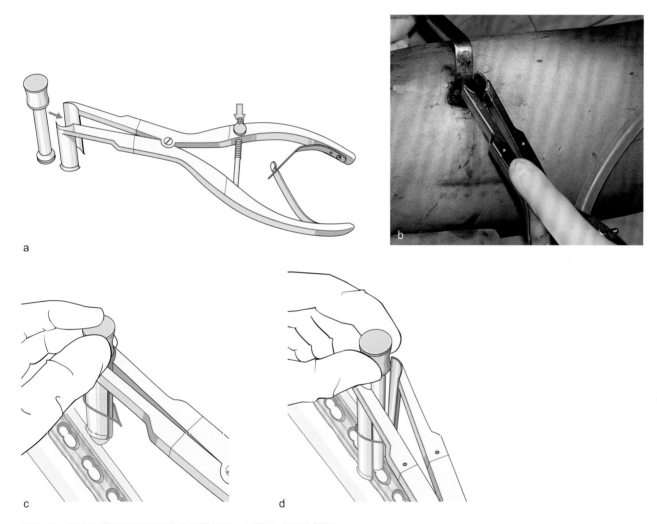

a

b

c

d

图 3-14　软组织撑开器可显露接骨板螺钉孔，以拧入或移除螺钉

3.7 张力装置

根据接骨板末端与张力装置钩的相对方向，张力装置既可作为牵开器，也可作为加压器使用（图 3-15）。

获得长度的另外一种方法是在接骨板末端和1枚独立置入的螺钉间使用撑开器，即所谓的"推拉"技术（图 3-16）。

3.8 Hohmann 撑开器

这类器械可以让术者独自用 Hohmann 牵开器稳定小的切口（图 3-17），稳定程度可以根据切口长度调节。

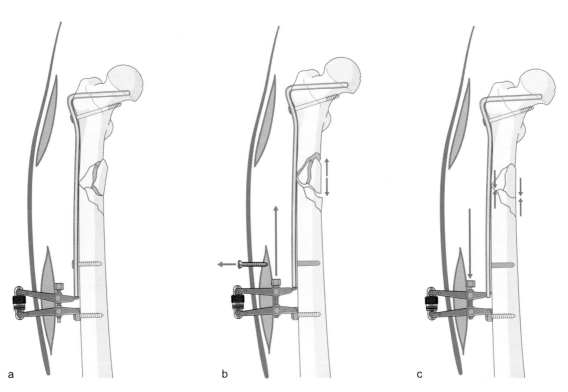

a   b   c

图 3-15 在髁接骨板上使用张力装置。a.使用95° 髁接骨板时，在接骨板远端与近端各置1枚螺钉固定接骨板于骨表面。1枚单皮质或双皮质螺钉在远端固定张力装置。b.使用张力装置推挤接骨板以牵开骨折使近端骨折复位，远端的单皮质螺钉在推挤前一定要移除。c.纠正长度后，远端原来的螺钉要重新置入，或者另置入1枚螺钉。在简单骨折复位后，牵拉接骨板，张力装置可用于骨折块间的加压

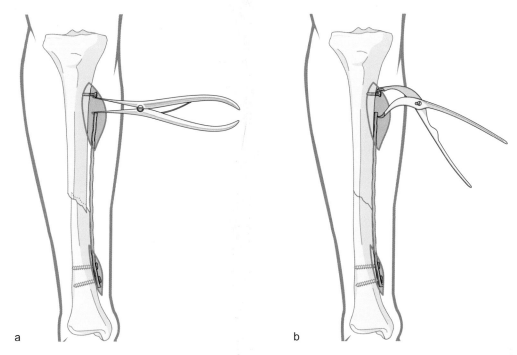

图 3-16 推拉技术。a.在接骨板一端与1枚独立置入的螺钉之间放置骨撑开器，能够用于牵开骨折，在使用骨稳定钳时，一定要注意减少软组织的剥离。b.接着用小的Verbrugge钳向同一枚螺钉拉紧接骨板，可以获得骨折块间的加压

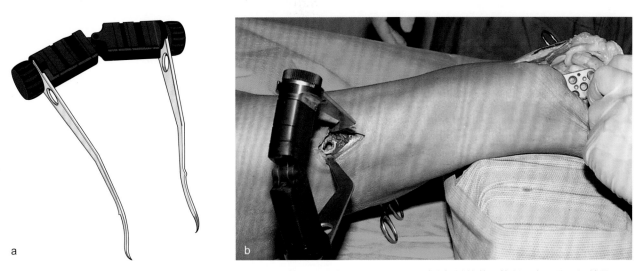

图 3-17 Hohmann牵开器是一种自动牵开器（a），有前后2个Hohmann钩，可通过选择模块数量控制距离，从而维持骨周围的空间

4 扩展阅读

- Apivatthakakul T, Phornphutkul C, Patumasutra S. Idea, and innovation: simple minimally invasive plate osteosynthesis (MIPO) instruments. Injury Extra. 2009;40(2):39–44.
- Pape HC, Tarkin IS. Intraoperative reduction techniques for difficult femoral fractures. J Orthop Trauma. 2009;23 Suppl 5:S6–S11.

5 致谢

- 感谢第 2 版编者 Theerachai Apivatthakakul、Reto Babst 和 Suthorn Bavonratanavech。

4
内植物

Frankie KL Leung

1　引言

MIPO 是一种骨折固定的前沿技术，旨在尽可能地保持骨折端的生物学活性，最大限度地发挥受损骨组织及其周围软组织的修复潜能，促进受损肢体早期无痛性康复。手术过程中不直接暴露骨折断端，而将接骨板置于肌肉层下、骨膜表面的位置，最大限度地保护骨折断端周围血运。MIPO 的概念是依据手术中所采用的分离方式及其对软组织的损伤程度进行定义的，与内植物选择无关。但需要注意的是，内植物选择的不同对骨折复位及内固定稳定性有相关的影响。

2　适用于 MIPO 技术的内植物

2.1　MIPO 技术原则

大量骨组织失活及骨折周围软组织的损伤程度与骨折并发症（诸如感染和骨不连）直接相关。MIPO 技术能够减少手术切开中对骨折断端及骨折块的医源性损伤。理论上讲，对于骨折区域的软组织包膜保护越好，可获得的生物学效益越大。因此，尽量减少骨折区域软组织剥离及周围血供的破坏，对于减少感染及骨折不愈合等并发症，降低再次手术植骨风险有很大帮助。

- 关节内骨折采用 MIPO 技术，需要一个足够大范围的能够实施精确解剖复位的软组织窗。解剖复位完成后，通过加压获得骨折绝对稳定
- 多段的骨干骨折需要恢复骨的长度、力线及旋转，通过锁定内固定将骨折端连接起来
- 简单的骨干骨折运用 MIPO 技术，可采用经皮直接复位，或者在骨折部位切开小的软组织窗，软组织窗大小要利于内植物置入及确认接骨板处于骨表面的合适位置

2.2　桥接接骨板使用原则

桥接接骨板接骨术指采用长接骨板将远、近主要骨块固定，恢复骨折长度的技术。与解剖复位后采用加压接骨板内固定技术相比，采用桥接接骨板接骨术时，骨骼本身对于维持其力学稳定性仅起少部分作用（表 4-1）。桥接接骨板接骨术减少了骨折断端间的移位，但并没有完全限制断端间的活动。而剩余的骨折间微动可促进骨痂形成，从而间接加速骨折愈合。

2.3　内固定支架

内固定支架的引入使 MIPO 技术的实用性进一步增强，并拓展了其运用的适应证及范围。

内固定支架本质上可看作是一个置于皮下（如胫骨内侧应用 MIPO 技术）、肌肉下或是骨膜上的外固定架。其独特之处在于，运用了具有锁定头的螺钉（LHS），此螺钉的双圆锥形螺纹能与接骨板上的螺纹相契合，从而令其与接骨板间具有一定程度的角度稳定性，以使二者不会彼此滑脱。并且，由于螺钉是被锁定在接骨板上的，当其收紧时，不会像传统的螺钉，如皮质骨螺钉或松质骨钉那样，对接骨板下的骨质产生压力（图 4-1，图 4-2）。因此，总体上来说，内固定支架具备以下几个特点，以便能够适用于 MIPO：

- LHS 能够避免接骨板压迫骨组织，保护骨膜血供
- 由于螺钉被锁定在接骨板上，并不会向接骨板方向牵拉骨干，因此，对于已经复位的骨折，在收紧螺钉时，可以降低一期复位丢失的风险
- 基于 LHS 的特点，无须对接骨板进行精确预弯，因为采用 MIPO 时，不再需要将骨完全暴露，从而依据骨的形态决定使用轮廓严格

表4-1 不同骨折的内固定原则

骨折固定原则 = 稳定性	方法		技术和内植物功能	骨愈合情况
绝对稳定性 = 高	加压法			
	静力型[1]		拉力螺钉（传统螺钉）	
			拉力螺钉 + 保护接骨板	
			加压接骨板	直接愈合
	动力型[2]		张力带	
			张力带接骨板	
			支撑接骨板[6]	
	夹板法			
	锁定[3]	外夹板	外固定架[5]	
		髓内夹板	髓内钉[5]	
		髓内外夹板	标准桥接接骨板	间接愈合
			桥接锁定内固定支架[6]	
	非锁定[4]	外夹板	骨折保守疗法（石膏、膏、牵引）	
相对稳定性 = 低		弹性髓内夹板	髓内钉	
			克氏针	

1 骨折在加压作用下——内植物受张力作用
2 功能加压
3 控制长度、对位、旋转的锁定夹板
4 有限控制长度、对位、旋转的夹板
5 在动力锁定螺钉或动力外固定架可改变为动力加压
6 使用角度稳定的接骨板 – 螺钉结构（如 LISS 联合 LHS）作为支撑接骨板，接骨板作为刃接骨板，支撑接骨板偶尔也可视为夹板结构

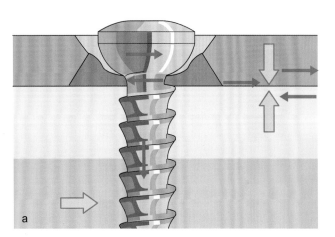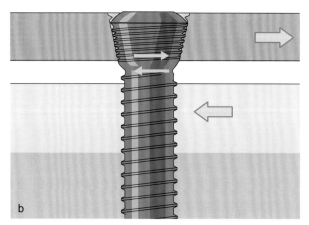

图 4-1 a.由于普通螺钉的头部与钉孔间无稳定的契合关系，故其不具备角度稳定性，而导致单个螺钉易脱出钉孔，使内植物松动，固定失败。b.LHS头部的圆锥形螺纹与钉孔表面螺纹相契合，完全旋紧时能使其获得角度稳定性，牢固固定

匹配的接骨板。而这也正是运用MIPO技术的绝对优势

- 接骨板与螺钉间的角度稳定性，能够降低螺钉在进一步旋紧时，二期复位丢失的风险
- LHS属于自攻自钻型螺钉，这样的设计令其在MIPO的运用中更加方便，因为在置入螺钉前，不再需要使用骨钻、丝攻等器械

第一个专为MIPO设计的内固定支架是运用于股骨远端的微创固定系统（LISS）。当LISS的优势日趋显露时，对于一个具备更多用途的固定系统的需求就愈发强烈，由此便产生了锁定加压接骨板（LCP）。LCP的独特之处在于"结合孔"的设计，由动力加压孔和圆锥形螺纹孔复合构成。动力加压孔可以使用标准螺钉实现轴向加压，也可以使用拉力螺钉对移位的骨折块加压固定，而圆锥形螺纹孔则可以满足上述LHS的使用，从而能够依据不同的需要，进行相应的选择。

理论上，使用LCP作为内固定支架时，并不需要对其轮廓进行加工（即预弯处理）。但在实践中，尤其是在长骨的骨骺处或干骺端部位，对LCP进行适当塑形仍是必要的。否则将导致接骨板突出皮下，或刺激周围软组织。为了克服这些问题，研究人员设计出了经过特殊改良的干骺端接骨板（图4-3）。此接骨板有两个特性：①接骨板的近关节末端较其主体部分略薄；②在此较薄区域内，两端末尾的钉孔均与接骨板的中心处呈11°角，从而确保在不伤及关节面的前提下，在干骺端处旋入锁定螺钉。

在上述干骺端LCP的基础上，经进一步改良，获得依据解剖结构预先塑形的锁定加压接骨板，即解剖锁定加压接骨板。此种可置于长骨干骺端的解剖接骨板可依据需要，置入数枚相互聚拢或彼此分散的锁定螺钉，以增加螺钉对骨的牵引力。改良后的解剖锁定加压接骨板具备的另一优势是，当搭配传统螺钉使用时，能够对间接骨折复位起到有效的辅助作用：传统螺钉对骨的牵拉作用使碎骨片靠近接骨板，而接骨板的外形与正常的解剖相一致，从而使碎骨片聚拢而恢复原有的解剖形态。现今运用较多的此类解剖板有肱骨近端锁定解剖板（PHILOS）、肱骨远端解剖板、桡骨远端LCP、

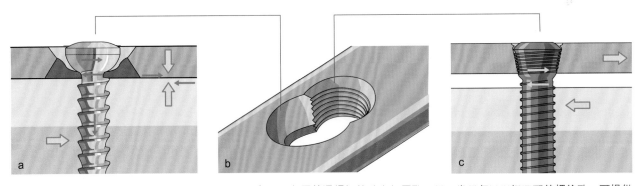

图4-2 锁定加压接骨板结合孔由两部分组成：一半是可应用普通螺钉的动力加压孔，另一半是与LHS相匹配的螺纹孔，可提供角稳定性

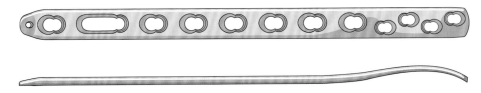

图4-3 干骺端接骨板

股骨远端 LCP、胫骨近端 LCP 及胫骨远端 LCP。

2.4 传统接骨板与螺钉

　　尽管 LCP 能够很好地适用于 MIPO 技术，但使用传统的接骨板及螺钉，如动力加压接骨板（DCP）（图 4-4）和有限接触动力加压接骨板（LC-DCP）（图 4-5）也能够达到微创固定的要求。但需注意的是，当运用传统接骨板时，如接骨板与骨之间无法完全贴服，在收紧螺钉引起一

期复位丢失时，有可能令已复位的骨折发生再次移位。因此，在运用传统接骨板施行 MIPO 时，需对接骨板进行精确的预弯处理，以达到复位丢失最小化。

2.5 固定角度内植物（髁部接骨板和动力髁螺钉）

　　固定角度内植物，如 95° 髁接骨板或动力髁螺钉，在有限的近端和远端股骨内固定翻修病例

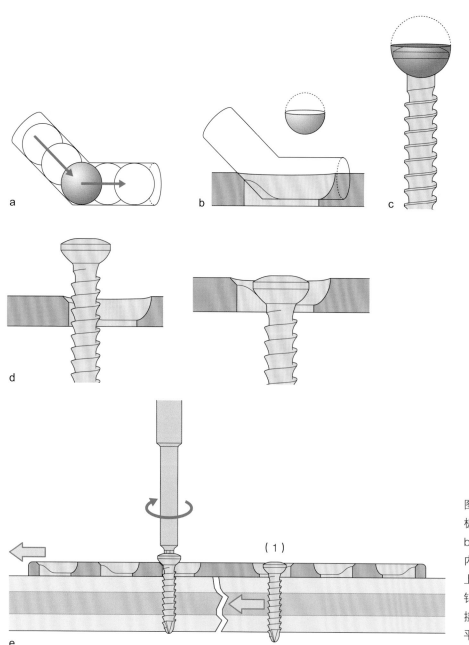

图 4-4 动力加压原理。a.接骨板表面的钉孔形如倾斜的圆柱。b.螺钉的头部如球般滑入钉孔内。c~d.一旦通过钉孔固定在骨上，螺钉就只能垂直移动。e.螺钉头部推挤倾斜的钉孔表面，使接骨板及已固定的骨折块（1）水平移动，从而对骨折进行加压

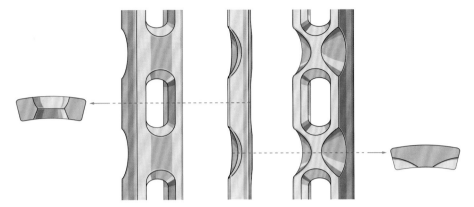

图 4-5 LC-DCP的底面可以限制骨与接骨板间的接触面，并且其钉孔在垂直接骨板方向上由上下平均的两部分组成

中是有效的。它们很少用于急性骨折。现代的锁定置入物，如股骨远端LCP，被设计成干骺端区域使用的角稳定装置，在各种实践中已在很大程度上取代了髁接骨板和DCS。

3 MIPO 内植物用法指南

3.1 锁定加压接骨板

3.1.1 一般原则

骨折的复位可采取以下两种方法。

1. 可先通过间接复位如牵引、牵开器、外固定架等进行复位。

2. 如果术中使用经过精确塑形的普通接骨板、LCP，或直接使用解剖接骨板，则可以借助接骨板作为辅助复位工具，配合使用普通螺钉进行复位。

- 若需对接骨板进行预弯处理，则必须使用合适的折弯器材。接骨板弯曲部应位于各结合孔之间，而不应通过结合孔，避免结合孔因折弯而变形，以至LHS无法置入。最好在折弯前先旋入1枚LHS，使螺纹相互锁死，再进行塑形

- 要达到骨干固定力学强度的要求，选择合适长度的接骨板是非常重要的。由于LCP的特性（具备外固定架生物学特性的内固定物），应用时，需选择较普通接骨板更长的LCP进行固定（图4-6）

- 对于粉碎性骨折，应选用长度大于骨折区3倍以上的锁定加压接骨板。而在普通骨折，

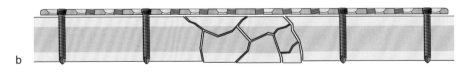

图 4-6 a.锁定内固定物：LHS具有的角度及轴向稳定性，能够在不对骨折施加压力的情况下，使骨折稳定，此即为锁定夹板法获得相对稳定性的原理。b.使用LCP作为锁定内固定物的前提条件：使用长接骨板或固定架；每个主要骨块上的LHS间均能保证留有适当的空间；骨折区使用长的桥接接骨板时，接骨板只固定在主要骨折块的近端或者远端

则应保证分布于骨折两侧及跨越骨折区的螺钉间有足够且适当的距离

- 骨折两侧依据合理的间距各置入 3 枚螺钉，即可保证骨的稳定性，从而促进骨痂的形成。置入螺钉的数目不能超过接骨板所具钉孔的一半（图 4-7）
- 在置入自攻型 LHS 时，需使用带螺纹的 LCP 钻孔导引架，以确保 LHS 以正确的角度置入钉孔内，最大限度地获得与接骨板间的角度

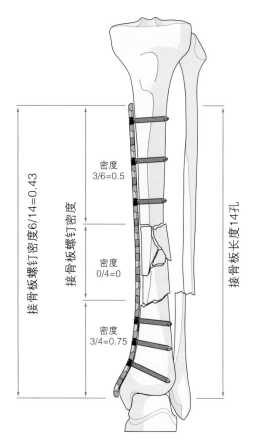

图 4-7 接骨板跨度比与接骨板螺钉密度在桥接板接骨术中的重要性。图示为胫骨中下段粉碎性骨折，接骨板的长度与骨折的长度之比即为接骨板跨度比，若比值等于 3（如图所示），即表示接骨板的长度为总的骨折区长度的 3 倍。接骨板螺钉密度也可在上图中计算出来，如骨折近端的接骨板螺钉密度为 0.5，即表示此处的接骨板表面的 6 个钉孔，只有 3 个置入了螺钉；而骨折区的接骨板螺钉密度为 0，则表示此处未置入螺钉；骨折远端的接骨板螺钉密度为 0.75，即 3/4 钉孔置入了螺钉，依图所见，骨折远端的接骨板螺钉密度较高，是由于此处的解剖结构较近端不同而无法减少螺钉数所致，此例中总的接骨板螺钉密度为 0.43，总体上接骨板螺钉密度应该为 0.4~0.5

稳定性。之后对钉道进行测深，选用合适长度的 LHS 置入钉道

- 在拧紧最初置入的螺钉前，需确保接骨板的另一端已完全固定，从而能避免在拧紧螺钉时，接骨板随之发生旋转（直升飞效应）。始终使用限制扭矩型改锥拧紧各个螺钉
- 当选用自攻自钻型螺钉进行单侧骨皮质固定时，无须预钻孔及测深器材。然而此种方式只能应用于骨质好、皮质骨厚的情况，比如年轻人的骨干。单皮质螺钉固定也可应用于假体周围骨折。当骨质疏松或骨皮质较薄时，则需使用 LHS 双侧皮质固定
- 当使用锁定接骨板时，必须使用限制扭矩型改锥置入各螺钉
- 常规取出器械较难取出 MIPO 内固定物，需要选用针对 MIPO 特殊设计的取出器械
- 总的来说，在骨质疏松时，双皮质锁定螺钉更利于提供最佳的稳定性。而在假体周围骨折时，单皮质锁定螺钉可作为固定螺钉使用

3.1.2 在同一接骨板上联合使用 LHS 及普通螺钉

普通螺钉及锁定螺钉在同一接骨板上的联合使用是非常有价值的，但在此过程中，必须严格遵循原则。该联合应用技术，常用于邻近关节的骨折治疗，此时，普通螺钉用于支撑接骨板，或在干骺端和骨干骨折之间提供轴向加压。

然后用 LHS 来固定邻近关节的骨折块，从而为整个结构增加角稳定性。当普通螺钉被用作辅助复位或通过接骨板在骨折块间形成加压作用时，其必须在置入 LHS 前置入。之后用套筒固定锁定螺钉的头部，置入钉孔中，以达到间接复位的目的（图 4-8）。

3.1.3 LHS 的适应证

- 骨质疏松骨折

- 假体周围骨折（也是单皮质骨螺钉固定的适应证）
- 短干骺端、关节周围骨折

3.1.4 普通非锁定螺钉联合LCP治疗的适应证

- 当需要对骨折块间及轴向进行动力加压时，须使用普通的非锁定螺钉
- 作为辅助复位工具使用，帮助将移位的骨折块拉向解剖接骨板
- 关节周围骨折时，当使用LHS不可避免要破坏关节面时，可将普通螺钉以平行关节面的角度置入LCP组合孔中的动力加压单元，以保证螺钉不穿过关节面，或者使用可变角度（VA）锁定螺钉，以避免穿透关节面

3.2 解剖型接骨板及VA LCP：优点及适应证

3.2.1 解剖型接骨板的适应证

大多数骨骼解剖结构正常的患者最好使用解剖型接骨板，它通常应用于骨折累及干骺端区域，

以及固定干骺端骨块需置入更多螺钉时。这些接骨板的特殊设计允许在不同方向置入锁定螺钉，从而提高了对骨块的整体把持力。根据要使用的解剖接骨板的类型，可将固定角度锁定螺钉或可变角度锁定螺钉置入到干骺端骨块。

3.2.2 可变角度锁定螺钉置入的适应证

普通固定角度锁定螺钉具有锥形头，并且需要垂直置入，如果置入孔的精确垂直方向在5°以内，它将在钉孔中提供稳定的锁定，因此，必须使用螺纹钻套筒，以确保精确钻孔和随后螺钉的锁定。然而，在某些情况下，单一的垂直方向可能不是最佳选择，例如在固定复杂的关节骨折时，某些骨块可能无法充分保持在最佳位置。而且，螺钉在关节内误放经常是无法避免的。

随着VA锁定技术的更新，会有更多的选择去放置锁定螺钉。VA锁定头为杯状，螺钉置入角度可倾斜15°，在这个倾斜角度范围内，其锁定强度与垂直置入的固定角度锁定螺钉相当（图4-9）。

VA锁定螺钉应用于关节粉碎性骨折，其精确的软骨下螺钉放置至关重要，可以很容易地避免关节内放置。它们也可以用于假体周围骨折的固定，因为假体可能会阻碍锁定螺钉的垂直放置。

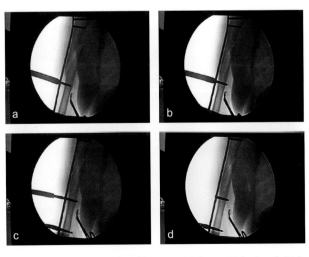

图 4-8 图示为螺钉固定套筒。a~b.近端LHS固定时，先用套筒套住螺钉头部，以避免拧紧，待骨与接骨板间距离调整好后，再取下套筒，拧紧螺钉。c~d.图示为取下套筒，拧紧螺钉的过程

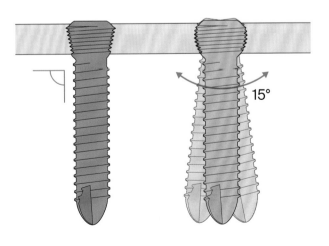

图 4-9 可变角度技术

4 不同骨折类型内植物的选择

明确 LHS 与普通螺钉、LCP 和传统接骨板（DCP、LC-DCP）的概念，对于针对不同类型的骨折应选择何种内植物治疗会有很大的帮助（表 4-2）。

4.1 骨干骨折

锁定加压接骨板适用于大多数骨折。在股骨干骨折时，选用接骨板应考虑到股骨干生理性前弓的特点，采用预弯塑形、符合股骨解剖特点的接骨板。同时，若接骨板的长度达到两侧干骺端处，则同样需要对此部分进行合理预弯，以保证接骨板与骨贴服紧密。肱骨干骨折时，需要注意其特有的神经血管鞘，为避免伤及这些组织，临床上推荐使用加压锁定接骨板，而不推荐使用会对软组织产生挤压的非锁定接骨板。

4.2 干骺端骨折

对于长骨骨骺及干骺端骨折，需要特殊类型的接骨板。该型接骨板应用于邻近关节位置，其与传统 LCP 的不同之处在于接骨板邻近关节部分有一较薄的横断面，使其与周围脆弱的软组织接触面积更小，能够置入较骨干处更小的螺钉来固定关节。另外，对于不同干骺端骨折，均有相应部位的解剖接骨板可供使用，如锁骨、肱骨近端、肱骨远端、鹰嘴、桡骨远端、股骨近端、股骨远端、胫骨近端、胫骨远端和跟骨。合理选择各部位的解剖接骨板，可无须对接骨板进行塑形、预弯等处理，而且，使用导向块可以方便地置入螺钉。

解剖接骨板的优点：

- 术中无须对接骨板进行塑形，简化手术过程
- 接骨板的外形与正常解剖结构一致，有助于骨折复位
- 导向器的使用能够确保 LHS 置入时的位置，

表 4-2 螺钉及接骨板固定的生物力学

固定方法	复位后骨折形态	固定技术	螺钉类型
加压法	简单骨折 = 主要骨折块间完全接触	拉力螺钉 + 保护接骨板	皮质骨螺钉作为拉力螺钉，通常使用皮质钉作为接骨板螺钉（1），或在骨质疏松骨使用
		加压接骨板 + 拉力螺钉	用轴向张力加压装置，通常使用皮质骨螺钉作为接骨板螺钉（1），或在骨质疏松骨使
		张力带接骨板	接骨板提供反向支撑力，通常使用皮质骨螺钉或 LHS（2）
		支撑接骨板	通常使用皮质骨螺钉（1）或 LHS（2）作为接骨板螺钉
夹板法	粉碎性骨折 = 与主要骨折块无或仅有部分接触	桥接接骨板或锁定内固定支架	通常使用皮质骨螺钉（1）或 LHS（2）
	特殊简单骨折 = 与主要骨折块部分或完全接触	桥接接骨板或锁定内固定支架	中立位使用皮质骨螺钉（1）作为接骨板螺钉或使用 LHS
	特殊简单骨折 = 与主要骨折块部分或完全接触	桥接接骨板或锁定内固定支架	中立位使用皮质骨螺钉（1）作为接骨板螺钉和使用 LHS（2）

LHS = 锁定螺钉
骨质量：（1）正常，（2）骨质疏松性骨折；（2）也有技术上的原因：没有最初复位丢失，也不需要接骨板塑形，易于实施 MIPO 技术

获得最优的固定效果

解剖接骨板的缺点：

- 接骨板有左右区别，不便于保存和挑选
- 由于解剖结构的个体差异，标准化的解剖板有可能不适用于所有患者
- 价格偏高

4.3 累及干骺端或骨干的关节骨折

关节内骨折的治疗原则是合理使用拉力螺钉辅助复位，以确保骨折实现解剖复位后，再进行有效固定。可通过关节切开术、关节镜或透视辅助进行直接或间接复位，然后用微创技术固定干骺端接骨板。尽管以上描述的内置物均可用于干骺端骨折，但当骨质疏松时，使用锁定加压接骨板效果更好。

5 扩展阅读

- Gautier E, Sommer C. Guidelines for the clinical application of the LCP. Injury. 2003;34 (Suppl 2):63–76.
- Krettek C, Schandelmaier P, Miclau T, et al. Minimally invasive percutaneous plate osteosynthesis (MIPPO) using the DCS in proximal and distal femoral fractures. Injury. 1997;28(Suppl 1):20–30.
- Lau TW, Leung F, Chan CF, et al. Minimally invasive plate osteosynthesis in the treatment of proximal humeral fracture. Int Orthop. 2007 Oct;31(5):657–664.
- Lenz M, Wahl D, Gueorguiev B, et al. Concept of variable angle locking—evolution and mechanical evaluation of a recent technology. J Orthop Res. 2015 Jul;33(7):988–992.
- Nourbakhsh A, Hirschfeld AG, Dhulipala S, et al. Biomechanical comparison of fixed- versus variable-angle locking screws for distal humerus comminuted fractures. Clin Orthop Surg. 2019 Sept;11(3):302–308.
- Kao FC, Tu YK, Su JY, et al. Treatment of distal femoral fracture by minimally invasive percutaneous plate osteosynthesis: comparison between the dynamic condylar screw and the less invasive stabilization system. J Trauma. 2009 Oct;67(4):719–726.

5
术中成像

Jochen Franke, Michael Kraus, Klaus Dresing

1 成像在 MIPO 中的应用

随着 MIPO 应用的增多，为了固定骨折断端，透视量也相应增加。外科医师掌握这种比切开法复位更好的复位和固定方法的同时，也相应增加了对术中成像的依赖。所以 MIPO 带来的好处必须与透视的使用原则同时考虑。

在微创接骨术（MIO）和 MIPO 的应用过程中，成像不仅是术前诊断和诊疗计划的必要部分，还是手术的必要操作。术中成像对于检查骨折复位和植入物位置至关重要，同时也是手术质控的工具。没有术中成像，MIO 和 MIPO 手术将会很困难。由于方法有限并且术中无法直视骨折块，移动 C 形臂已经成为手术不可缺少的设备。然而作为一个手术设备，必须对其风险、获益及缺陷进行全面正确评估。现代 X 线片通常只会对患者有限照射，但是术中频繁、长时间的重复使用则显著增加了对术者和手术室人员（ORP）的射线暴露。射线越多，对机体细胞的损伤风险越大。因此，对于 MIPO 术者来说，了解 X 线设备的类型和剂量至关重要，不管是普通的、数字的或放大类型的。此外，必须知晓手术室中透视机的大小和型号，以及有效减少患者和操作人员被辐射的方法。最终，外科医师能够知晓何时需要、为什么需要 C 形臂检查，避免不必要的使用，进而减少辐射。这些知识会确保尽量降低每个人的照射量并使其获益最大。

国际放射保护委员会（ICRP）规定的国际放射保护指南推荐了以下核心原则：

- 正确使用 X 线
- 根据国际和欧洲的法律，医师每次使用术中透视时，都要考虑到患者获益、手术室人员健康和安全受损的关系。这些操作都应该记录于每次手术报告中
- ALARA 原则：所有的射线暴露都要有医学根据，单次暴露剂量必须在合理使用的最低值。即使在手术室，每次使用 X 线时也应非常小心。这是放射保护委员会于 1954 年设立的

放射原则。实际上，这是为了保证在手术操作过程中，使职业的和非职业的射线暴露低于允许的最低水平，避免不必要的暴露

2 射线暴露的危害

了解离子射线对所有术中暴露人员的风险，是每位外科医师的责任。这些人员包括患者及手术团队人员。射线对身体各类型组织均会造成影响，大多数人能够意识到辐射会对躺在中央辐射束中的患者造成影响，但对于散辐射造成的影响关注不足。辐射的剂量应该按照 ALARA 原则，尽可能地降低。

术中成像技术的进步有时会造成辐射暴露增加，故它们之间存在矛盾点。与其他设备相比，C 形臂设备只发射了 1/3 的辐射剂量，但在锥束计算机断层扫描（CBCT）下，辐射量增加。然而，特别是对医务人员而言，除了采取铅保护的物理保护措施外，更重要的是采取安全措施进行准确定位（如尽可能远离手术台以下的辐射源、降低脉率），可以明显降低 97% 的风险。

因此，对于术中辐射要进行周全考虑和仔细评估，尽量减少辐射，同时提高工作人员的辐射危害意识，并采取物理防护措施。

2.1 放射及风险

和可见光、电磁波及宇宙射线一样，X 线是一种电磁射线，它具有特有的电波性质，如波长和频率。所有形式的电磁射线都发射光子（一种具有能量的微粒）。X 线的波长短，频率高，这使其具有很高的能量。X 线会撞击组织分子的原子，造成其离子化（去电子化）。离子化的原子不能在分子水平结合，所以会破坏分子并损伤细胞功能。X 线的离子化效应可以分为直接效应和间接效应。

直接效应，即 X 线带来的能量引发分子内原子的离子化，进而直接破坏细胞内分子。这一

效应可以破坏任一细胞进程的所有分子，包括DNA。间接效应，即 X 线电离引起水的离子化并形成自由基，再反过来与包括 DNA 在内的分子起作用，氧化或破坏其结构，进而影响机体器官。因为水占人体组织的 80%，水的辐射分解及其对细胞内分子的间接作用占 X 线对机体作用的 95%。大多数 DNA 损伤都能很快修复。如果在 X 线检查中，过多的质子穿过人体组织而影响DNA 分子，所造成的损伤可能超过 DNA 修复的能力。电离引起的 DNA 损伤通常是双链断裂，一般是含氮碱基对的变化（遗传密码的改变）或螺旋的交错（影响密码的翻译）。如果 DNA 损伤是不可修复的，DNA 的改变将是永久的（即突变），并可能是肿瘤形成的起点，有时会有多年的潜伏期。

DNA 损伤将会引起：

- 基因反应
- 一过性细胞死亡（大剂量将导致 DNA 破坏）
- 生殖死亡（细胞将不能分裂）
- 分裂间期死亡（细胞在即将分裂时死亡）
- 有丝分裂死亡（细胞于一次或多次分裂后死亡）
- 有丝分裂停止（细胞于分裂时终止）

辐射剂量可以用两种不同的单位表示：

- Gray（Gy）代表聚集在材料（或组织）中的能量。这反映了物理效应（1Gy=1J/kg），但不提供关于它可能产生的影响的信息
- Sievert（Sv）是一个剂量单位，反映聚集能量的生物效应（1Sv=1J/kg），同样用西弗特表示的是有效剂量，调整剂量相当于它可能对个体产生的相关影响

2.2 辐射敏感性

细胞的辐射敏感性与其分裂能力成正比，与其分化程度成反比（Bergonié-Tribondeau 定律）。相对来说，肌肉和骨对辐射不是很敏感，但皮肤、分裂中的细胞和造血细胞均对辐射敏感。辐射风险还与年龄相关。由于儿童和青年人的组织辐射敏感性更高，因此暴露于辐射中的年轻患者有更高的危险因素，并且他们的生存期比癌症发生的潜伏期要长得多。限制妊娠期女性被 X 线照射是非常重要的，有时候为了减少对患者和胚胎的照射，应该行开放手术而不是 MIPO。

辐射对活体的生物性损害又称躯体效应。早期效应是由于高剂量辐射，通常不由诊断性成像的辐射造成。慢性效应发生于 X 线暴露数月或数年后，可见于低剂量辐射暴露若干年后，如诊断性辐射损伤。

躯体效应主要分为：

- 急性效应（从 1 Sv 剂量开始）
  - 急性辐射综合征，皮肤红斑、脱发、不孕不育
- 慢性效应 / 后遗症
  - 白内障
  - 诱发癌症，如白血病（在辐射诱发的癌症中发病率最高，潜伏期最短，在 2~9 年发生）；甲状腺癌（85% 的乳头状癌由致癌的辐射剂量引起，100mSv 就足以诱发甲状腺癌[1]）
  - 如果直接暴露，会对胚胎造成伤害（没有证据表明会产生遗传效应进而影响未来的后代）
  - 生存期变短（每 100mSv 辐射量的暴露导致癌症死亡率增加 0.5%）

根据剂量和表现的相关性，可进一步对以上效应加以区分。

随机效应（无阈值）指患病风险的大小与累积剂量有相关性或成正比，但其严重程度与剂量无相关性。尽管随着辐射剂量的增加，出现效应的可能性增加，但在接受低剂量辐射后即可能发生这种情况，包括遗传损伤和致癌。诱发的癌症包括皮肤癌（尤其是医学放射科工作人员的手部）、白血病和甲状腺癌。评估辐射诱发癌的发病率为5.5% 每 Sv 有效辐射剂量[2]。

决定性效应（阈值限制效应）指在一定阈值

下不会发生的效应，其严重性由剂量决定。严重程度根据应用剂量和组织损伤的增加而增加。例如辐射性白内障、白血病、甲状腺癌，以及对生殖细胞的损害。

因此，根据组织敏感性，每年接受的辐射量应不超过以下阈值[3]：

- 晶状体：20mSv
- 甲状腺：300mSv
- 皮肤：500mSv
- 手/前臂/足踝/足部：各500mSv

3 移动C形臂

移动C形臂是最常用的手术成像设备，利用其进行术中成像已被全世界广泛应用，在骨折的固定手术变革方面发挥了重要作用。外科医师在进行内固定时已习惯依赖术中成像，尤其是做MIO时。没有C形臂而进行微创接骨术几乎等同于在黑暗中实施手术。在C形臂的帮助下，手术团队可以获得骨折复位及内固定位置的准确影像。每台C形臂都有其不同的功能和模式。所以每位创伤科医师都要熟悉其所在手术室的X线设备，在某些医院甚至还要配备一名X线专科技师跟台。

3.1 C形臂设备

C形臂包含一个带准直器的放射源（X线球管单元），允许γ射线以光束的形式投照到感光接受阵列（影像增强器，图5-1a）或平板探测器（图5-1b）上，图像就会显示在屏幕上。

射线穿过身体所形成的图像会有密度上的变化，所捕捉到的图像会经电子化处理在数字屏幕上放大显示（图5-1b）。图像的质量依赖于光束的方向与目标物之间的关系。要获得高质量的图像，X线束应该垂直于骨，并且影像增强器应该尽量靠近患者。辐射功率（千伏，kV）和强度（毫安，mA）通常会自动设定产生光学图像，并随着光束所穿过的物体而变化。因为肥胖或肢体比较健壮的患者显像骨组织所需的能量会增大，所以会产生更多被患者反射出来的散射辐射。应考虑使用其他能保护术者的设备，手术室人员也应站在X线放射源的安全距离之外。接收器大小通常为11~32cm。光束的宽度是聚集的，并不会超过这一直径，但随着接收器型号的变大，光束变宽，散射也会随之增加。C形臂上的激光瞄准装置能够精确定位。一个通常会犯的错误是将放大器倒置作"手工台"使用，这会使散射的光束由金属设备反射到术者的眼睛和颈部，故应尽量避免此操作。

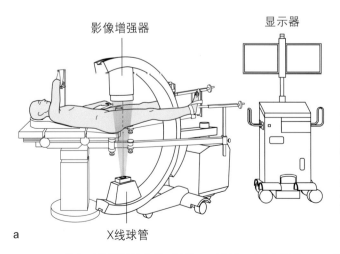
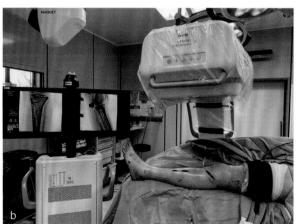

图5-1 a.带有图像增强技术的C形臂。b.平板C形臂在胫骨MIPO中的应用

3.2 成像模式

C 形臂设备可有以下不同的成像模式。

- 连续影像增强用于动态评价手术效果。这一模式产生的辐射最多，是脉冲影像增强器的 5 倍。但在某些情况下，如肱骨近端骨折的治疗，检查和避免关节内螺钉凸出关节面时是必要的

- 单次脉冲影像增强模式是最常用的模式

- 脉冲拍摄模式会发射高达每分钟 30 次的脉冲。在脉冲拍摄模式中仅使用单次脉冲可使辐射暴露量大幅下降，图像会增强且分辨率更好，特别是用于评估关节表面时，代价就是辐射剂量也更高，最好使用传统的操作模式；也可以将 X 线进行数字增强，而不用更

多辐射，但图像的质量会随之降低

- 3D 模式

术中移动 C 形臂三维成像技术自发展以来发生了重大变化。与传统的图像增强相比，目前的模型使用平板探测器将入射辐射转换为可见光，并由此生成数字图像。移动 C 形臂设备可提供三维成像机动化模式供选择。设备上的辐射源和探测器围绕一个固定的中心旋转，使之与目标部位的中心相对（图 5-2）。在此过程中，将以恒定的角度生成固定数量的图像，根据模型的不同，图像数量为 50~400。因此，可以避免患者因图像持续增强导致的额外辐射暴露。生成的全部图像被转换为 3D 切片图像，就像 CT 中使用的程序一样。这种类型的成像也被称为数字体积断层扫描（DVT）。

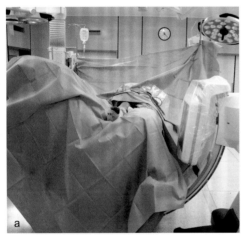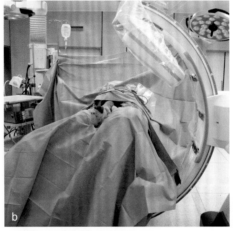
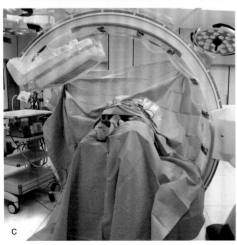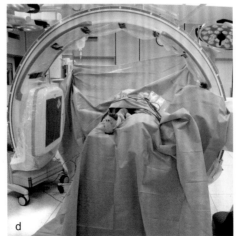

图 5-2 C 形臂围绕检查对象进行电动旋转

三维 C 形臂和 CT 成像的不同之处在于发射辐射的形式。与 CT 扫描仪相比，三维 C 形臂不是线性的扇形传播光束撞击对面的探测器条，而是辐射从点状辐射源扩散，分散成锥形并撞击一个大的矩形探测器（图 5-3，图 5-4）。正因为如此，便创造了"锥形束 CT"这一模式。

这样做的优点是不需先生成单独的切片再将其重建为 3D 图像，而是在一次旋转中覆盖整个"视野"。这可以实现快速记录，并且不需要复杂的检测器，也无须获取 2D 图像所需要的检测器。由此产生的限制是，由于检查周边的值的方差，没有产生与探测器尺寸相对应的数据集，但可分

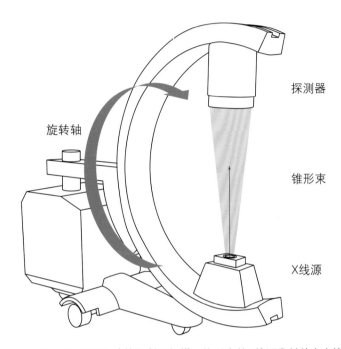

图 5-3 锥形束计算机断层扫描：锥形束从 X 线源发射并击中接收器

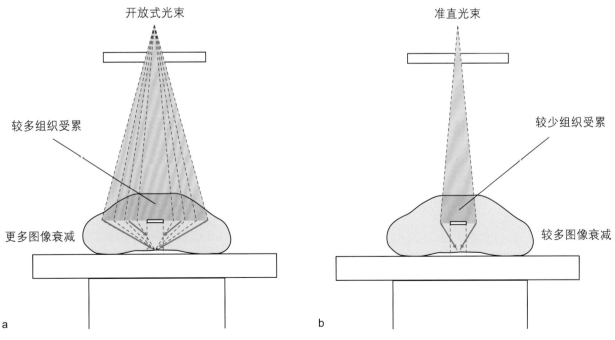

图 5-4 准直器的使用显著减少了术中辐射的发生

析的视野被限制在一个明显小于经典横断面成像的区域。与 CT 相比，其缺点是由于增加了对散射辐射的检测且辐射强度不同，图像质量较传统 CT 差。因此，需要特殊的应用来提高诊断质量，即减少金属制品的增加。然而，在新型探测器的帮助下，现在可以获得一个边长为 16cm 的立方体形状的"视野"。这个尺寸足以用于四肢成像，仅在骨盆或脊柱成像时达到其极限。特别是在图像尺寸和质量方面可以进一步研究，使诊断更精确、更容易、更可靠。

4 射线防护

微创手术和 CT 是一般人群暴露于电离辐射显著增加的主要原因，特别是工作在暴露位置的工作人员[4]。随着解剖结构暴露的最小化，改进的成像技术发挥着越来越大的作用。移动成像设备是现代手术室中大多数创伤和矫形手术的重要组成部分。在一些国家，技术人员可以在确保最佳成像的同时做到辐射防护。尽管在大多数国家来看，手术就是外科医师的责任，但同样要注意射线防护。

4.1 暴露

通常手术室内的工作人员，特别是外科医师，经常暴露在电离辐射下。只有 2% 的离子用于医学术中成像且最终有助于形成 C 形臂图像，其余的是散射辐射，其中 80%~90% 被患者吸收，但10%~20% 被反射或重定向，导致工作人员暴露[5]。在大多数国家，外科医师自己操作进行成像，因此，外科医师必须熟悉 C 形臂和所有减少辐射的技术操作及保护措施。现代 C 形臂易发出 0.2Gy/min 的辐射，对患者皮肤及暴露人员造成损伤[6]。一些研究[7]报道矫形手术中皮肤接受的放射剂量达到放射治疗使用阈值。除了暴露于一定量的辐射后所产生的这些不可避免的损害外，还需要评估推想所受的辐射会带来哪些影响。对于随机显

著性效应，不存在阈值。只有在剂量在 100mSv至 5Sv 之间的情况下，才能定量测量长期接触致癌的风险。在手术室，暴露度低于这个范围。虽然没有阈值，但在大型流行病学研究中，如果剂量低于 0.05Gy，癌症发病率并不会增加。另一个问题是手术室中需要使用正确的剂量测量。大多数国家要求佩戴个人剂量计，以此评估危险的高剂量，但个人剂量计不适用于确定全身某特定时间的有效剂量。针对骨科和创伤手术室职业暴露的相关文章已被广泛发表。然而，由于参数的不断变化，很难比较，而且当地条件有所不同，导致各自的研究也存在很大的不同，一些普遍的结论报告可以从已发表的研究中得出，并在下一节进行介绍。

4.2 防护措施

一般而言，减少电离辐射暴露的防护措施可分为建筑措施和个人操作措施。移动成像不允许很多足够的建筑措施，如铅屏、墙壁，还有最重要的是距离。因此，个人和操作保护是减少暴露最重要的因素。

4.2.1 持续时间

暴露量随使用电离辐射的时间呈线性增加。主要原则是 ALARA 规则：用尽可能短的放射时间去合理地实现。无论手术过程有多复杂，这一原则要求是只使用必要的辐射量[8]。这在手术开始前就需要考虑，包括以下参数：

- 患者体位
- C 形臂的位置，屏幕
- 患者的防护措施
- 手术团队的位置
- 体位和其他工作人员（麻醉师，手术护士，辅助人员）

在覆盖手术区域之前，必须确保 C 形臂能够进入、成像和移动以获得所有所需的图像。由于

C 形臂围绕患者旋转，在 3D 成像中必须给予特别注意。优化这些环境因素将有助于减少暴露。

4.2.2 C 形臂的技术设置

在 C 形臂的软件中可实现的一种技术可能性是使用脉冲图像增强器代替连续图像增强器。大多数创伤和骨科手术，即使需要实时成像，也应该在尽可能低的脉冲率下进行，从而显著减少辐射。

此外，必须激活 C 形臂上自动保存最后一幅图像的设置。保存重要的图像并在需要时返回到它们那里也可以发挥作用。

另一个重要方法是尽可能使用激光瞄准装置。

保证辐射安全的最重要技术之一是准直器(图 5-4)。C 形臂上的铅百叶窗可以减小曝光范围。随着平板 C 形臂的发展，视场比标准图像增强器大得多。这可能是有用的，但对于许多外科手术来说，并不需要这么大的视野。准直器的另一个优点是提高了图像质量，尤其是在骨盆和脊柱等解剖困难的区域。由于外科医师和手术室人员主要暴露在散射辐射中，每一个被阻止的散射光子都会降低手术室中每个人的个人辐射剂量。

4.2.3 C 形臂与人员的距离和位置

平方反比定律描述了辐射的影响随距离的增加而减小，即越远越好。当然，在大多数手术中，手术室人员到放射源的距离受到手术本身、手术室结构问题和无菌环境的限制。只要有可能，离得越远越好（图 5-5）。

不要将辐射源置于手术台上方，否则会大幅增加敏感器官的接触量，特别是眼睛、甲状腺等。当 C 形臂摆成侧卧位时，X 射线管一侧术者的暴露量要比另一侧的术者大得多，因此建议尽可能站到另一侧或离远点（图 5-6）。

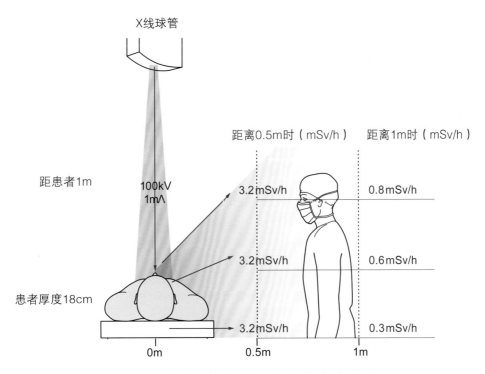

图 5-5 平方反比定律表明，远离放射源对降低手术室人员受照剂量至关重要

4.2.4 个人防护装备（PPE）

手术区域内的所有人员都必须佩戴防护装备，包括：

- 铅围裙
- 甲状腺屏障
- 保护眼镜，面罩
- 铅手套
- 剂量计

0.5mm 铅当量的围裙可覆盖约 80% 的活性骨髓，并可减少 16 倍的有效剂量。在许多新的保护装置中，围裙是无铅的，比普通铅轻 45%。甲状腺防护罩保护颈部区域，并可将甲状腺暴露的辐射量减少 13 倍。铅眼镜可减少眼睛接触（可能导致白内障）。护目镜的铅当量为 0.15mm，减少了 70% 的光束能量。强烈建议在辐射源数米范围内多次暴露的手术团队成员和 ORP 使用铅眼镜。

现在，外科医师可以使用无菌的薄铅操作手套，这种手套可以有效降低手部的辐射剂量。在手指的触觉能力方面存在轻微的差异，但这些产品已经有所改善，当外科医师意识到手术操作时的实时图像会使他们重复暴露在射线中时，这些产品缺陷是可以接受的。

患者的 X 线防护很重要，尤其是年轻患者，其辐射敏感组织较多，需要使用的时间较长。在患者身下放置保护毯以保护性腺和胸腺。保护措施一直延续到手术区附近停止。

使用碳纤维手术床和设备可以减少辐射暴露。传统或复合手术台可能会增加辐射暴露，因为金属会影响 C 形臂设备的自动设置，产生更大的辐射负荷。

各国具体规定各不相同，必须遵守当地的放射防护规定。当使用后面开放的围裙时，任何时候拍摄图像时，必须将前面转向辐射源。因此，建议穿各个面都有保护的围裙，因为有时可能在没有警告的情况下就进行成像拍摄了。当地法规以外，我们建议暴露（腹）区域的铅当量至少为 0.5mm [9]。

4.3 培训

在大多数国家，外科医师都接受过如何进行手术的培训。部分培训内容是新技术和术中成像

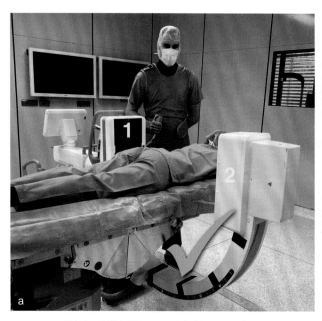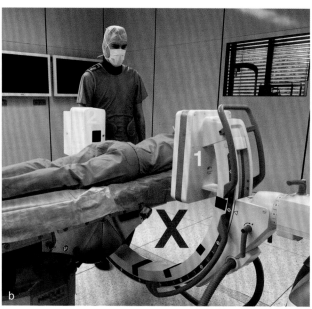

图 5-6 1号标记为检测器；2号为辐射源。a.外科医师站在增强器的一侧，接受的辐射比图像b中站在辐射源一侧的外科医师少。b.大量离子被患者反射并以散射辐射的形式到达外科医师处。建议站在辐射源的对面

的应用。然而，在一次国际影像课程和讲座中，参与者被问及他们是否接受了特定的培训，结果是没有人说自己在这些关键技术方面受过良好的培训。这一问题得到了 AO 基金会等组织的广泛关注，并在培训外科医师时提出了一种新的概念，特别是术中成像。另一种方法是模拟，这也被引入到 AO 基础课程里。

C 形臂训练是必不可少的。我们建议外科医师亲自于术室检查可用机器的具体情况。验证技术参数，如脉冲图像增强器，并熟悉准直的使用。术前计划至关重要，确定每个人都能在最大辐射防护下进行手术的最佳位置。知道哪些图像是必要的，需要什么标准投影，质疑连续图像增强器的必要性，并相应地定位 C 形臂和患者。个人防护装备对所有人来说都是必要的，但更重要的是距离和 ALARA 原则，以及其他减少辐射的原则。

5 C 形臂的要求和在手术室的设置

面对操作困难的手术，外科医师容易过度使用术中影像增强。根据国家或地区法律，可能要求 X 线技术员在手术室操作 C 形臂。然而，与术者自行操作足部开关相比，这一法律要求造成了更多的辐射任务和暴露。在图像增强模式下，外科医师知道何时停止放射，而对技师的启动和停止的命令总是不可避免地产生延迟，因此，放射时间更长。在一名 35 岁的创伤外科医师的工作生涯中，这将累积成数小时的不必要的辐射暴露。为了减少手术室的辐射暴露，请注意以下几点：

- 使用术前计划
- 告知助理和工作人员计划的程序
- 告知 ORP、技术人员或助理 C 形臂的位置，以减少辐射暴露
- 定位患者后，在计划的投影中（用激光）进行试验筛选
- 固定这些位置，或用胶带标记车轮的地板位置
- 只拍摄所需的最少数量的图像
- 尽可能校准图像

- 使用存储的图像避免重新拍摄
- 尽量减少增强器的使用
- 使用单脉冲模式进行图像增强
- 使用脉冲成像模式
- 对于 3D 成像，当 3D 扫描运行时，所有工作人员必须在控制区之外
- 使用 C 形臂后的图像处理（PC）来放大或改变对比度和强度

6 图像记录

6.1 记忆单元

现代 X 线机可以在集成硬盘上存储大量高分辨率图像。允许用户重新查看或打印出来，或存储在图片存档计算系统（PACS）中。同时记录并打印总的辐射剂量。

6.2 硬盘拷贝

高分辨率热敏打印机可以对选定的图像进行硬盘拷贝以便于保存，或者将图像存储于数字媒介或打印出来。然而，老式 C 形臂的 X 线软插分辨率并不足以独立地永久记录图像。这种情况下，仍建议拍摄常规的术后 X 线片。现代高分辨率 C 形臂系统能传送质量足够高的 X 线片。

6.3 计算机图片归档系统

目前很多医院不再使用打印机，因为术中所拍摄的 X 线片可以保存在计算机图片归档系统中。全院都可以获取这些 X 线片，如果需要也能进行硬盘拷贝或刻录成 CD 或 VCD。

6.4 导航

C 形臂的另一个用途是 2D 和 3D 导航。导航

主要用于复杂解剖区域的骨折治疗，如脊柱或骨盆，也用于具有挑战性的足踝手术。在将 2D 或 3D 图像传输到导航系统后，就有可能在图像中可视化仪器，如钻头导向器或钻头。这样就可以在复杂的解剖区域进行手术，而不必直接看到外科医师想要植入的区域。与传统手术相比，它的主要优势是减少了患者和手术室工作人员的辐射暴露。它可以更精确地操作，特别是在进行微创手术时。这可能会提高患者和外科医师的安全性和手术质量。缺点是导航需要额外的系统（较高的费用）、用户培训和经验，并由于需要增加手术流程而延长手术持续时间。

7 总结

对 MIO 和 MIPO 技术来说，术中成像是一项必要的工具；没有术中成像，这些接骨术将无法实施。在这些手术中，术中影像学检查是检查骨折复位和内固定置入的唯一方法。主要是由于对累积辐射危害的认识不足，导致了创伤和骨科医师辐射过度照射的发生率增加。一定要意识到，在手术室中进行术中透视，安全是最重要的。对不太了解放射危险的助手、学生和培训人员，这一要求能培养好的习惯。一定要意识到，由于潜伏因素的作用，我们不了解的放射风险可能大过我们所了解的。术者，也是手术室的核心，一定要提倡和坚持 ALARA 原则，并将放射时间和不必要的成像次数最小化，将防护服和其他防护设备的使用最大化，尽量增大术者和球管之间的距离，尽量多地使用 C 形臂上的其他技术（如激光和准直器）。总结一下，X 线防护必须遵守 AOTrauma 的首字母原则：

A：ALARA 原则
O：告之手术团队
T：X 线设备培训
R：放射危害
A：认真的态度
U：数字工具的使用
M：保持监控
A：使用防护服

8 参考文献

[1] Miyakawa M. Radiation exposure and the risk of pediatric thyroid cancer. Clin Pediatr Endocrinol. 2014;23(3):73–82.

[2] Matityahu A, Duffy RK, Goldhahn S, et al. The great unknown-a systematic literature review about risk associated with intraoperative imaging during orthopaedic surgeries. Injury. 2017 Aug;48(8):1727–1734.

[3] The 2007 Recommendations of the International Commission on Radiological Protection. ICRP publication 103. Ann ICRP. 2007;37:1–332.

[4] Singer G. Occupational radiation exposure to the surgeon. J Am Acad Orthop Surg. 2005 Jan–Feb;13(1):69–76.

[5] Dresing K. [X-ray in trauma and orthopedic surgery. Physical and biological impact, reasonable use, and radiation protection in the operating room]. Oper Orthop Traumatol. 2011;23:70–78. German.

[6] Mettler FA Jr, Koenig TR, Wagner LK, et al. Radiation injuries after fluoroscopic procedures. Semin Ultrasound CT MR. 2002 Oct;23:428–442.

[7] Valentin J. Avoidance of radiation injuries from medical interventional procedures. Ann ICRP. 2000;30(2):7–67.

[8] Kraus M, Redies M, Richter P. [Stahlenschutz im OP.] OP J. 2015;30(3):138–143. German.

[9] Schütz U, Beer M, Wild A, et al. [Radiation protection during C-arm based spine interventions in orthopedics and traumatology.] OUP. 2016;4:224–237. German.

9 扩展阅读

- Bott OJ, Wagner M, Duwenkamp C, et al. Improving education on C-arm operation and radiation protection with a computer-based training and simulation system. Int J Comput Assist Radiol Surg. 2009 Jun;4(4):399–407.

- Dewey P, Incoll I. Evaluation of thyroid shields for reduction of radiation exposure to orthopaedic surgeons. Aust N Z Surg. 1998 Sep;68(9):635–636.

- Dresing K, Wagner M, Duwenkamp C, et al. [virtX: a virtual training system for mobile image intensifier (C-arm) systems.] Trauma Berufskrankheit. 2009;11:167–176. German.

- Giachino AA, Cheng M. Irradiation of the surgeon during pinning of femoral fractures. J Bone Joint Surg Br. 1980 May;62(2):227–229. Goldstone KE, Wright IH, Cohen B. Radiation exposure to the hands of orthopaedic surgeons during procedures under fluoroscopic x-ray control. Br J Radiol. 1993 Oct;66(790):899–901.

- ICRP. 1990 Recommendations of the International Commission on Radiological Protection. ICRP Publication 60. Ann ICRP.1991;21(1–3).

- Jones DG, Stoddart J. Radiation use in the orthopaedic theatre: a prospective audit. Aust N Z J Surg. 1998 Nov;68(11):782–784.

- Keenan WN, Woodward AF, Price D, et al. Manipulation under anaesthetic of children's fractures: use of image intensifier reduces radiation exposure to patients and theatre personnel. J Pediatr Orthop. 1996 Mar–Apr;16(2):183–186.

- Lo NN, Goh PS, Khong KS. Radiation dosage from use of the image intensifier in orthopaedic surgery. Singapore Med J. 1996 Feb;37(1):69–71.

- McGowan C, Heaton B, Stephenson RN. Occupational x-ray exposure of anaesthetists. Br J Anaesth. 1996 Jun;76(6):868–869.

- Müller LP, Suffner J, Wenda K, et al. Radiation exposure to the hands and the thyroid of the surgeon during intramedullary nailing. Injury. 1998 Jul;29(6):461–468.

- Sanders R, Koval KJ, DiPasquale T, et al. Exposure of the orthopaedic surgeon to radiation. J Bone Joint Surg Am. 1993 Mar;75(3):326–330.

- Smith GL, Briggs TW, Lavy CB, et al. Ionising radiation: are orthopaedic surgeons at risk? Ann R Coll Surg Engl. 1992 Sep;74(5):326–328.

- Smith GL, Wakeman R, Briggs TW. Radiation exposure of orthopaedic trainees: quantifying the risk. J R Coll Surg Edinb. 1996 Apr;41(2):132–134.

- Theocharopoulos N, Perisinakis K, Damilakis J, et al. Occupational exposure from common fluoroscopic projections used in orthopaedic surgery. J Bone Joint Surg Am. 2003 Sep;85(9):1698–1703.

- Williams D. Radiation carcinogenesis: lessons from Chernobyl. Oncogene. 2008 Dec;27 (Suppl 2):S9–S18.

- Süncksen M, Bott OJ, Dresing K, et al. Simulation of scattered radiation during intraoperative imaging in a virtual reality learning environment. Int J Comp Assist Radiol Surg. 2020 Apr;15(4):691–702.

- Kraus M, Redies M, Richter P. [Strahlenschutz im OP.] OP J. 2014 Dec;30(03):138–143. German.

- Hadelsberg UP, Harel R. Hazards of ionizing radiation and its impact on spine surgery. World Neurosurg. 2016 Aug;92:353–359.

- Michel R, Lorenz B, Völkle H. Radiation protection today—success, problems, recommendations for the future. Professional Association for Radiation Protection eV [Fachverband für Strahlenschutz eV.] Available at: https://www.researchgate.net/publication/328190377. Accessed: October 2018.

6
复位技术

Rodrigo Pesantez, Reto Babst

复位总比固定难。
Keith Mayo, Buenos Aires, Argentina, 2019

1 引言

复位是骨折治疗中最重要的步骤之一。实现和维持复位是骨折治疗中真正的艺术。通常相比于骨折的固定手术，复位的步骤在文献中很少被提及，同时对这一内容的教学和病例讨论也远远不够。然而，复位过程却是手术中最困难和最具创意的部分。

有时即使进行直接切开复位，骨折也很难实现和维持复位，而在使用微创技术时则更具挑战性，但对患者减少创伤和外科医师的培养来说是有益的。大多数病例可在获得最佳复位的同时，微创操作以减少对软组织和骨的侵扰。使用微创复位时，血供的保留比切口长度更重要。复位技术需要医师能全面评估导致骨折畸形的力的方向，掌握不同的复位方式、复位工具和内固定物的缺陷和优势，以及术前及术中 X 线解剖，手术过程中局部的解剖关系等。开放手术的经验及坚持复位的标准是微创手术成功的关键。

2 复位目标

复位旨在通过中和骨折形变力来恢复正常解剖结构，使用直接和间接复位来重新排列移位的骨块，以实现固定和达到保护软组织和骨的血管机化再生目的，来最终实现生物和机械的骨愈合。了解骨折复位的基本原则、模式和工具是制订适当治疗计划的基础。它将影响手术入路和复位的程度，这对于患者获得最佳疗效是非常必要的。

2.1 关节内骨折

骨折部位邻近关节的早期无痛功能锻炼是重建创伤后肢体功能的保证。许多研究[1-4]已经认识到解剖复位关节表面的重要性。虽然解剖复位是至关重要的，物理撞击所引起的创伤也会影响软骨细胞的存活[5,6]。在我们完全了解这些机制前，关节软骨面的解剖复位仍是关节内骨折处理中最重要的目标，并且外科医师唯一可改善创伤后肢体功能的方法，就是解剖复位关节软骨面。除关节面的解剖复位外，对于下肢创伤而言，肢体的解剖力线同样重要。长时间随访研究显示，骨折治疗后对线不好的肢体，有很高的创伤性关节炎发病率[6,7]。

为了避免创伤后骨关节炎，关节重建的目标是在对位、对线及关节的稳定之间实现平衡[8,9]。关节的解剖复位同样是微创技术的目标，这对于获得良好的远期预后至关重要。涉及关节复位的微创入路必须尽可能足够大，以获得良好的术中视野，实现关节复位，也可以通过关节镜下观察或借助 C 形臂透视辅助。

2.2 骨干骨折

除了前臂骨折，治疗其他骨干骨折时，纠正伤骨的短缩、成角及旋转畸形，达到功能复位标准即可。对于骨干粉碎性骨折的治疗，可以仅仅遵守以上原则。而对于简单骨折，除了遵守以上功能复位原则之外，还应该应用内固定在骨折断端间加压，并维持骨折的绝对稳定，从而既能防止内固定失效，减轻骨折及功能锻炼导致的疼痛，又能达到促进骨折愈合的最终目的。骨折断端加压固定原则与骨折功能复位原则并不矛盾，无论是切开直接复位，还是闭合间接复位，应用微创技术都可以同时满足这两项原则的要求。

3 复位原则

在手术切口实施之前，有几种方法可以使直接或间接骨折复位更容易。

通过正确的图像系统（X 线和 CT）了解骨折类型，并以健侧为参考恢复解剖结构是第一步，然后进行术前计划，并在手术前考虑所有步骤。选择适当的手术台、患者体位、手术入路、术中成像的使用，获得多个方向的术中图像以评估骨折复位和肢体力线的恢复。选择适当的复位技术（直接或间接）、必要的复位器械和方法以实现和维持复位，最终选择最佳的固定方式并进行影像学检查（表6-1）。

表6-1　手术治疗骨折步骤

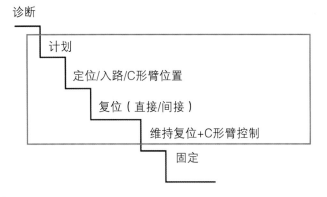

手术时机至关重要。在骨折血肿开始前，早期复位固定骨折可以使微创骨折复位变得更容易，但只有对软组织条件较好的病例才能在伤后早期应用微创骨折复位技术。如果不能通过微创技术实现骨折复位，那就要进行切开复位。如果骨折患者就医较晚或伴有严重肿胀，由于骨折断端已经开始愈合，间接复位的难度大大增加，这时常需要直接切开清除血肿才能实现复位。

在进行骨折复位操作时，应该完全彻底地松弛与复位操作拮抗的肌肉力量。通过全身麻醉或局部区域神经阻滞麻醉，松弛拮抗肌的肌肉力量，使骨折更容易获得良好复位。

患者的术中体位摆放非常重要。手术台应该是透X线的。在手术进行皮肤准备和铺无菌手术单之前，应根据手术要求事先试拍术区X线片，以确保在手术中可以获得最佳X线片。理想的情况是，在不移动已复位肢体的情况下，可以获得良好的X线片。然而，对于一些复杂的骨折类型，这通常是不可能的，因此需要临时固定骨折块以便控制旋转和长度。术中体位摆放还包括体位垫、透X线的三角支架、下肢骨折工作台、上肢气动牵引装置、外固定架、弹性稳定髓内钉（ESINs）和牵引器，以及未覆盖无菌单的对侧肢体，将其作为复杂骨折类型的术中模板。这些工具可稳定术区，配合复位骨折及保持复位后的骨折稳定。

直接复位技术

移位的关节内骨折和简单骨折需要解剖复位，从而获得患肢治疗后的最佳功能，并尽可能减少并发症的发生。解剖复位通常需要骨折断端的暴露和直接复位技术。

切开直接复位的手术切口应该满足可以直视关节骨折及简单骨折的要求。例如，在股骨远端髌旁切口或经关节入路逆行接骨板接骨术[10]可以清楚暴露几乎全部的股骨远端关节面（图6-1）。良好的术野暴露是直接复位骨折、应用骨折复位钳复位骨折及增强固定的基础。通过膝内侧小切口在股骨远端内侧骨皮质上置入Schanz钉，并以此作为摇杆协助复位股骨远端内侧髁骨折。

对于简单的骨折类型，如横向骨折、短斜骨折或螺旋状骨折，可以使用几种经皮直接复位工具，如经皮Schanz螺钉作为操纵杆、复位钳（图6-1）、共线钳（图6-2）和微创环扎进线（图6-3）。

当间接复位和经皮直接复位在简单骨折中不能实现解剖学复位时，需要在骨折侧采用"小切口"入路（图6-4）。处理骨折部位的软组织时，应尽量减少使用骨剥或8mm Hohmann拉钩（图6-5），其目的是避免压碎干骺端骨质。为了观察骨折复位情况，应该在骨折端剥开1~2mm的骨膜，以便复位后可以准确地评估复位情况（图6-6）。

干骺端骨折块的复位是重建正确角度的关节平面，并为关节平面提供支撑的关键。肌腱韧带整复法可辅助干骺端骨块的复位，但很少有助于骨骺的复位。应用较宽的工具，如宽骨刀、宽骨膜剥离器可以帮助保持干骺端粉碎骨折块的复位效果。有时直接复位是通过一个小切口（图6-7）置入一个短且低的微型接骨板（复位接骨板），通过一枚螺钉来保持适当的复位，然后将该接骨板作为主接骨板的一部分或在其下方应用。

骨折的间接复位技术要求很高。在不接触骨折部位的情况下进行骨折复位，需要严格遵守骨折复位原则：

• 稳定的术野

- 合适的皮肤切口
- 施以对抗导致畸形的拮抗肌肌肉的力量
- 恢复患肢长度，纠正旋转畸形，纠正内外翻畸形，恢复肢体力线
- 骨折复位效果的临时稳定与保持
- 将临时固定更换为最终固定

大多数情况下，医师复位骨折时，都是将远端骨折块复位至近端骨块。例如，复位典型的两部分肱骨近端骨折，需要控制肱骨远端屈曲、外旋并轻度外展，最终复位至肱骨近端骨折块（图6-8）。为使操作更为容易，患者应取仰卧位，体位垫至于伤侧肩下。影像增强器应置于健侧并垂直于患者躯干，透视角度首先应与患者矢状面呈45°角，再将透视角度旋转90°，仍与患者矢

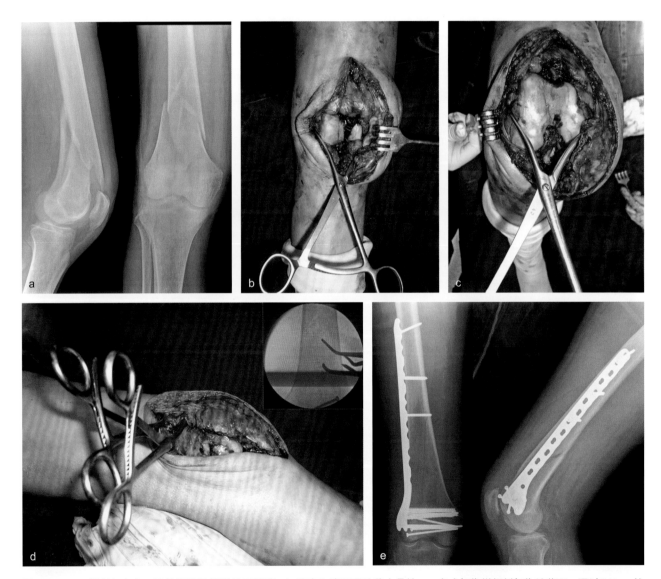

图 6-1　a.85岁老年患者，股骨远端骨折累及干骺端。b.髌旁入路显露关节内骨块。c.点式复位钳解剖复位关节面，通过3.5mm拉力螺钉固定。d.膝关节下垫无菌单并使用两把点式复位钳复位干骺端骨折，获得简单骨折类型的解剖复位，术中X线确认复位，然后从远端到近端置入接骨板。e.术后即时X线片

状面呈45°角，从而获得术中投射角度互相垂直的骨折复位X线影像（图6-8a~b）。如果为了术中透视必须移动患肢，复位的骨折可能再次出现移位。

患者体位为沙滩椅位，上肢的重量由气动臂架作为牵引装置进行支撑（图6-9），其可以实现骨折对线的间接复位；肱骨干或肱骨头的内、外翻力线复位可以通过体位垫完成（图6-9b~c）。

通过使用牵引器、外固定架或骨折牵引床，外科医师可以恢复并保持患肢长度（图6-10a~c）。

使用Schanz螺钉作为摇杆，可以纠正长骨的内翻、外翻和旋转畸形。

Schanz螺钉也可用于间接复位，将连接棒通过夹钳与Schanz连接，可以维持骨折复位效果（图6-11）。同样，可以经皮置入Cobb骨膜剥离器或者球头顶棒复位骨折。

某些情况下，内固定物可以作为骨折间接复位的工具。应用预制角度接骨板（例如预制角度的螺旋刀片接骨板，预制解剖形态的锁定接骨板）治疗肱骨近端、股骨近端及远端骨折，可以重建

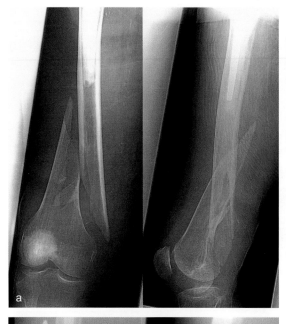

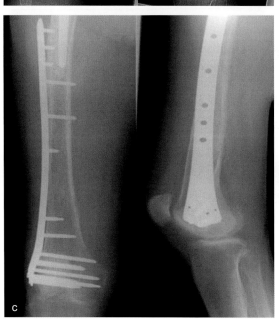

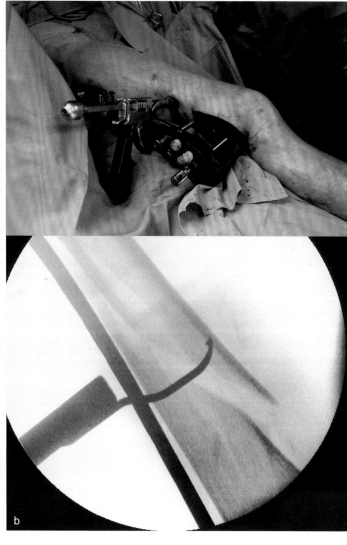

图 6-2　a.87岁女性，股骨远端螺旋形骨折。b.使用共线钳复位，通过瞄准臂置入微创固定系统（LISS）接骨板。c.术后1年X线片

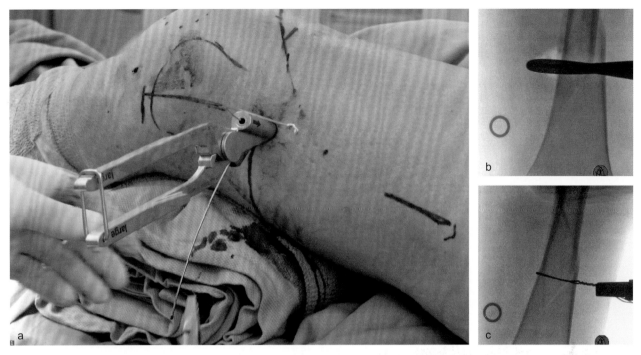

图 6-3 a.在股骨远端通过钢丝过线器经皮置入1.25mm的钢丝。b.手动牵引后过线器置于股骨合适位置。c.拧紧钢丝后骨折复位

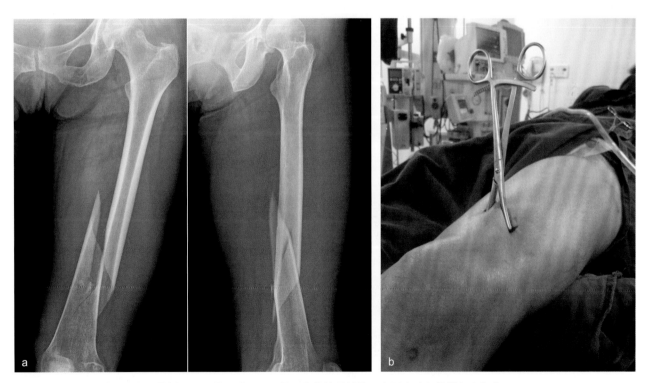

图 6-4 a.72岁女性,股骨干骨折累及股骨远端。b.股骨干中段放置衬垫,应用点式复位钳经皮复位

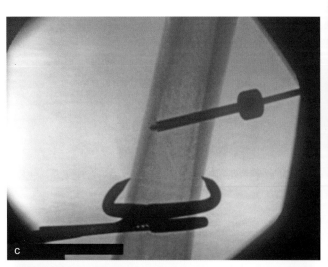

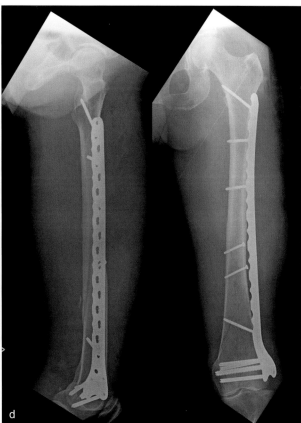

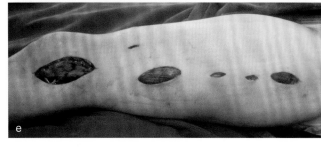

图 6-4（续） c.X线透视见解剖复位，小切口置入拉力螺钉。d.术后即刻行X线检查。e.手术后切口照片

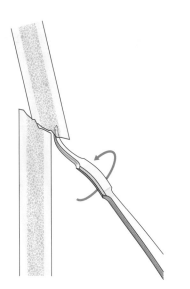

图 6-5 Hohmann拉钩作为复位工具

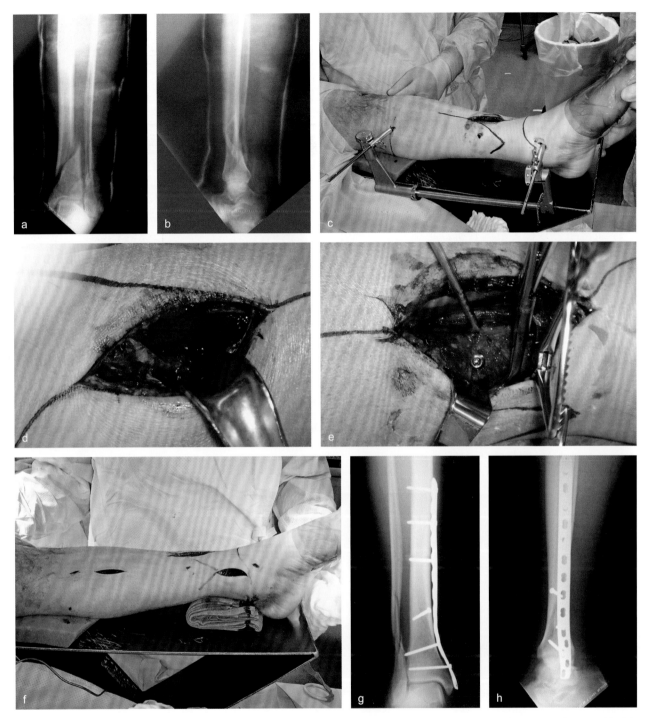

图 6-6 图片由Michael Miranda和Edgardo Ramos Maza.提供。a~b.胫骨远端骨折的正侧位。c.使用了大型牵开器，并对这一简单骨折选择了开放切口。d.暴露骨折块。e.通过持骨钳直接复位并置入拉力螺钉。f.接骨板置入的切口。g~h.术后X线片

肢体长度及力线。在保证肢体力线良好的前提下，对于复杂骨折可使用桥接固定，简单骨折使用加压接骨板固定。

也可以使用接骨板进行骨折复位，首先在骨折一端骨皮质表面置入并固定接骨板，接着通过接骨板复位骨折并恢复肢体力线，最后固定骨折另一端（图6-12a）。这种方式可以使用操纵杆复位以纠正内翻或外翻，而无须暴露和破坏骨折端血肿（图6-12b~c）。

间接闭合复位关节内骨折，必须在手法牵引后通过肌腱韧带的力量复位骨折。但是此方法成功的前提是需要复位的骨折块仍附着在邻近软组织上，如关节囊、韧带等。间接复位骨折的效果，可以通过影像学或关节镜技术进行观察。当复位效果满意时，需要将关节内骨折块坚强固定，当然最好应用各种经皮微创的内固定方法。这要取决于骨折的类型。

当骨折块与邻近软组织没有附着时，通过肌腱、韧带力量间接复位骨折是不可能的，这时需要切开直接复位。举一个直接复位关节内骨折的例子——胫骨平台单纯塌陷骨折。治疗这种骨折可以在干骺端骨皮质开一个小骨窗，用顶棒（图6-13）或球囊（图6-14）通过骨窗抬高关节面，直接复位骨折。骨折复位后，通过植骨对复位骨折块提供支撑。整个操作过程需在X线透视下进行。

间接复位骨折的另一种好方法是"推拉"技术，通过加压-牵引装置实施。将加压-牵引装置固定于伤骨相对完整的一端，然后推挤接骨板，撑开骨折间隙，恢复长度，完成复位。在骨折复位完成后，还可以用该装置进行骨折断端加压。也可以使螺钉与骨折面有一个倾斜角度来复位骨折块。此操作产生的剪切力可以复位骨折块至目标位置。

另一种复位方法是将接骨板先固定在一个骨折段上，通常是骨折近端，然后通过经此接骨板的1枚长皮质骨螺钉将移位的骨块拉向接骨板（图6-15）。在拧紧螺钉的同时，骨折逐渐达到满意

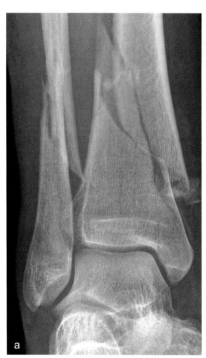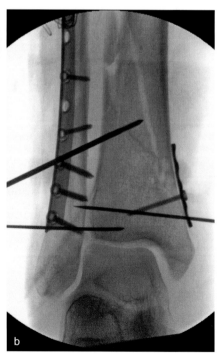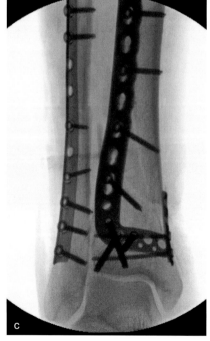

图6-7　a.闭合性胫腓骨远端骨折。b.通过内侧复位接骨板恢复肢体长度，然后复位固定腓骨。c.通过与腓骨接骨板相同的切口，将前外侧接骨板固定于胫骨

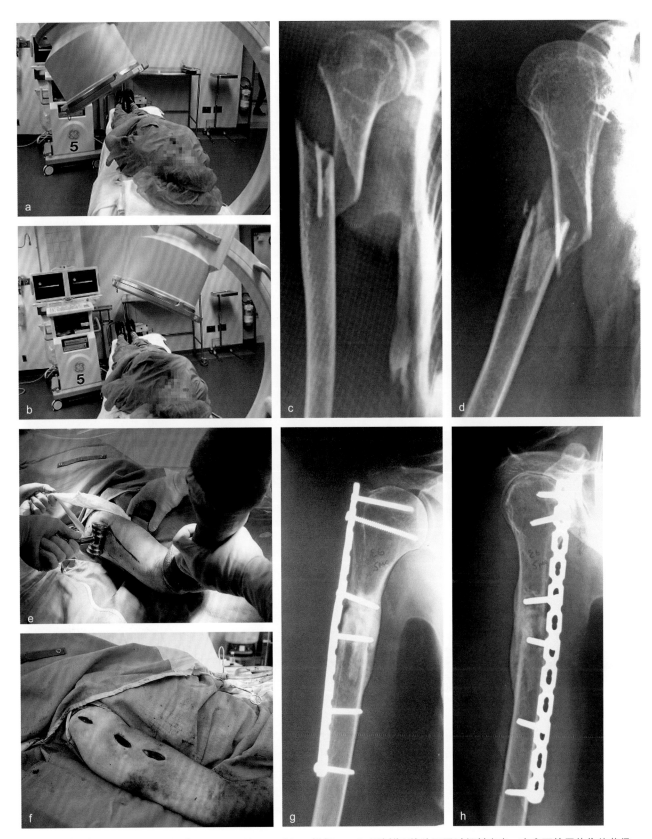

图 6-8 图片由Michael Miranda 和 Edgardo Ramos Maza提供。a~b.正侧位X线片可通过倾斜患者、在肩下放置体位垫获得。图像增强器通过旋转获得侧位X线片，再旋回约30°获得正位X线片。c~d.术前正侧位X线片。e.摆放上肢以复位肱骨近端骨折。f.皮肤切口。g~h.X线片见肱骨骨折愈合良好

的复位效果，最终通过接骨板上的其他钉孔固定骨折。通常情况下，完成骨折固定后，应用合适长度的皮质骨螺钉替换偏长的复位螺钉。

4 总结

在最终固定前进行复位和临时维持稳定是骨折手术成功的关键步骤。术前进行规划和了解不同的设备、器械的特点，对于成功的骨折治疗非常重要。在微创接骨板接骨术中，使用最合适的工具对软组织进行最小程度的破坏，这对于不干扰骨愈合是至关重要的。微创接骨板接骨术与切开复位内固定术一样，术中要严格遵守骨折治疗原则。关节内骨折必须切开复位以实现解剖复位。复杂的骨干骨折可以进行功能性复位，而简单骨折的最佳治疗方法是坚强固定。

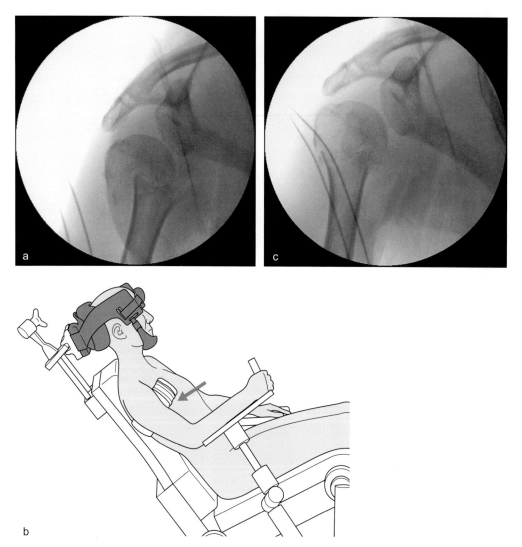

图 6-9　a.正位见两部分骨折。b.气动牵引装置及置于腋下的体位垫（箭头）。c.牵引间接复位及腋下置入体位垫直接复位后的c形臂图像

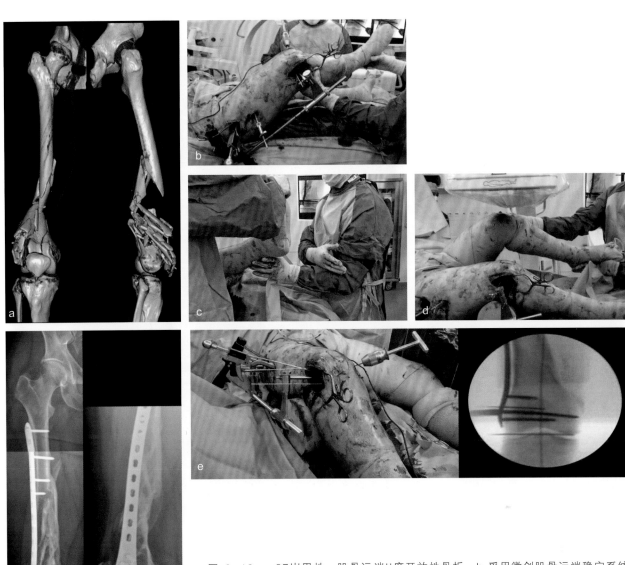

图 6-10 a.37岁男性，股骨远端Ⅱ度开放性骨折。b.采用微创股骨远端稳定系统（LISS-DF）复位复杂骨折，先用Schanz螺钉临时固定牵张器，通过牵引牵张器恢复患肢长度，用临时固定装置固定近端接骨板。c.以健侧腿为模板控制长度。d.对于旋转的控制是通过与健侧对比进行内旋或外旋。d~e.轴向对线是用线缆的方法去评估。通过置于内侧髁的Schanz螺钉进行矫正。f.术后1年X线片

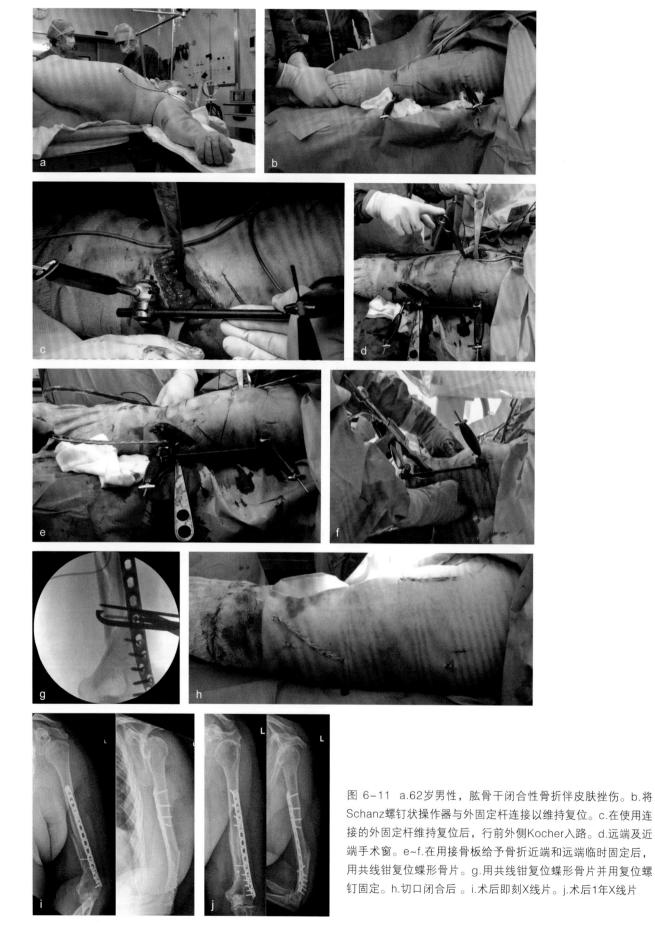

图 6-11 a.62岁男性，肱骨干闭合性骨折伴皮肤挫伤。b.将 Schanz螺钉状操作器与外固定杆连接以维持复位。c.在使用连接的外固定杆维持复位后，行前外侧Kocher入路。d.远端及近端手术窗。e~f.在用接骨板给予骨折近端和远端临时固定后，用共线钳复位蝶形骨片。g.用共线钳复位蝶形骨片并用复位螺钉固定。h.切口闭合后。i.术后即刻X线片。j.术后1年X线片

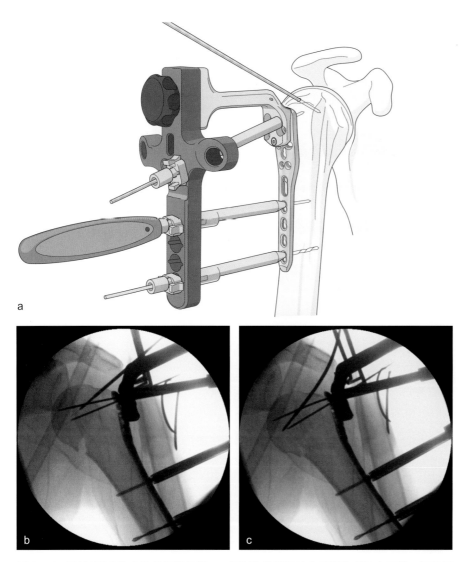

图 6-12 通过MIPO治疗肱骨近端骨折。a.解剖接骨板通过克氏针临时固定近端、钢钻固定远端。b.在肱骨头内的克氏针作为摇杆纠正外翻。c.肱骨头骨块内翻对线良好

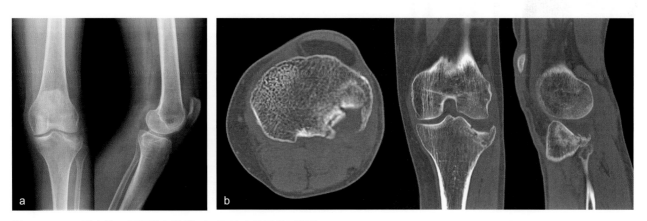

图 6-13 a.72岁女性,胫骨平台骨折。b.CT检查见关节面塌陷

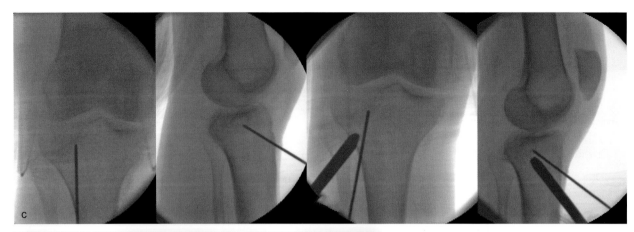

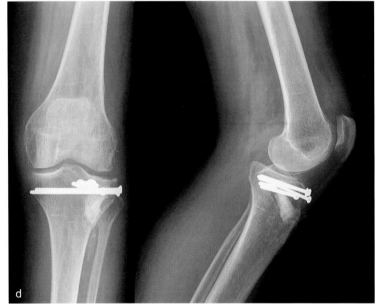

图 6-13（续） c.经皮复位并用骨棒抬高胫骨外侧平台。d.用硫酸钙填补骨缺损，同时排筏螺钉固定

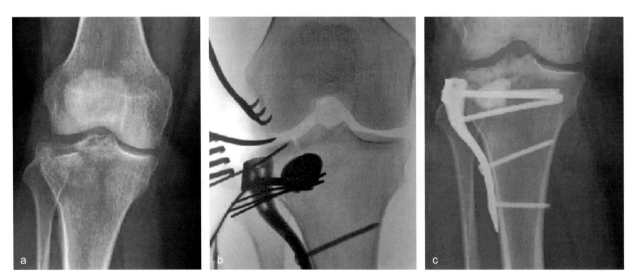

图 6-14 a.68岁女性，胫骨平台塌陷型骨折。b.应用胫骨近端3.5mm接骨板支撑外侧皮质。临时克氏针将扩张球囊排筏支撑，通过球囊抬高关节塌陷。c.术后即时X线片

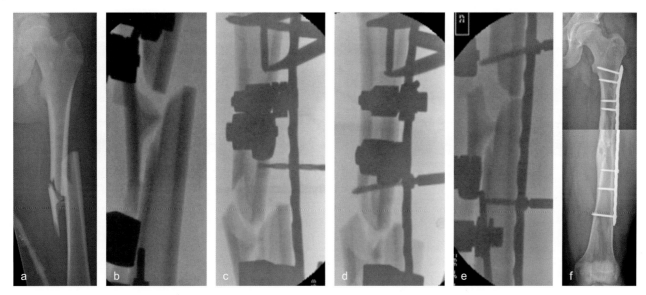

图 6-15 a.17岁患者，闭合性股骨干骨折，髓腔较细。b.对准力线并用外固定架临时固定。c.置入接骨板，临时固定远近端。d.近端骨块钻孔并置入复位螺钉。e.纠正力线后，最终固定并移除复位螺钉。f.桥接接骨板固定术后1年，骨折愈合

5 参考文献

[1] Matta JM, Mehne DK, Roffi R. Articular reduction classified by residual displacement. Clin Orthop Relat Res. 1986 Apr;205:24–50.

[2] Heeg M, Oostvogel HJM, Klasen HJ. Conservative treatment of acetabular fractures. J Trauma. 1987 May;27:555–559.

[3] Pantazopoulos T. Surgical treatment of central acetabular fractures. Clin Orthop Relat Res. 1989 Sep;246:57–64.

[4] Blokker CP, Rorabeck CH, Bourne RB. Tibial plateau fractures. Clin Orthop Relat Res. 1984 Jan–Feb;182:193–199.

[5] Olson SA, Bay BK, Pollak AN, et al. Biomechanical consequences of fracture and repair of the posterior wall of the acetabulum. J Bone Joint Surg Am. 1995 Aug;77A(8):1184–1192.

[6] Rasmussen PS. Tibial condylar fractures. J Bone Joint Surg Am. 1973 Oct;55:1331–1350.

[7] Rademakers M, Kerkhoffs GM, Sierevelt IN, et al. Operative treatment of 109 tibial plateau fractures: five- to 27-year follow-up results. J Orthop Trauma. 2007 Jan;2(11):5–10.

[8] Phen HM, Schenker ML. Minimizing posttraumatic osteoarthritis after high-energy intra-articular fracture. Orthop Clin North Am. 2019 Oct;50(4):433–443.

[9] Novakofski KD, Berg LC, Bronzini I, et al. Joint-dependent response to impact and implications for post-traumatic osteoarthritis. Osteoarthritis Cartilage. 2015 Jul;23(7):1130–1137.

[10] Krettek C, Müller M, Miclau T. Evolution of minimally invasive plate osteosynthesis (MIPO) in the femur. Injury. 2001 Dec;32 Suppl 3:14–23.

[11] Babst R, Beeres FJP, Link BC. Definitions and explanations on the topic of fracture reduction. Unfallchirurg. 2019 Feb;122(2):88–94.

6 扩展阅读

- Krettek C, Miclau T, Grün O, et al. Intraoperative control of axes, rotation and length in femoral and tibial fractures: technical notes. Injury. 1998;29 Suppl 3:29–39.
- Mast J, Jacob R, Ganz R. Planning and Reduction Technique in Fracture Surgery. 1st ed. Berlin Heidelberg New York: Springer Verlag; 1988.
- Rüedi TP, Murphy WM. AO Principles of Fracture Management. 1st ed. Stuttgart New York: Thieme Publishing; 2000.

7 感谢

- 感谢 Michael Miranda 和 Edgardo Ramos Maza 对本章节的贡献。

7
治疗决策与术前计划

Santiago Lasa, Christian Fang

做事的唯一方法就是每次都做得更好。

Med Maj Dr Juan José Lasa Castagnetto, Ambroise Paré 授奖于 1990 年

1 引言

- 计划是在每个实践和操作过程中必不可少的一环
- 术前计划是每个外科医师手术前必须完成的第一步。这是不可替代的
- 术前计划允许外科医师在实际手术前模拟手术操作
- 通常，"术前计划"被理解为外科医师为理解和解决患者术中损伤所做的分析
- 现如今，由于科技的发展，我们可以与远程专家实时进行案例分享，一起了解和解决问题。低年资外科医师通过与知识和经验都很丰富的高年资外科医师一起进行术前计划是必不可少的
- 术前计划并非只是个人的练习，而是需要外科医师和手术的其他外科团队成员共同参与
- 术前计划不仅仅是一种智力练习，也是一种人类的共情，患者在等待我们最好的治疗，"对待我就像对待你自己一样"
- 术前计划是一个重要的手术步骤，它鼓励外科医师及其团队在考虑骨折类型、入路、复位、稳定和固定技术的同时，并且以患者为中心进行护理（图7-1）
- 术前计划的三个主要因素：

  - 对预期的影像学图像进行图绘
  - 逐步改善手术策略
  - 手术准备，如定位、手术台、麻醉要求、植入物、复位工具、C形臂

- 术前计划像是一种"术前构思"，允许外科医师将他的想法和策略有序地带入手术室。但这个计划路线图可能会根据我们在手术中发现的情况而改变。因此外科医师必须做好相应的心理准备

2 MIPO 的术前准备

- MIPO 的术前计划各不相同。在切开的接骨术中，我们几乎完全依靠自己的视觉和触觉，直接看到和触摸术中组织结构
- 在 MIPO 手术中，想象力是必不可少的。一般来说，MIPO 技术仅是通过解读 C 形臂图像来解决问题，利用器械通过小的软组织切口直接或间接地复位骨折，而不是直接用手。因此，手术在术中和术前都是一个挑战
- 在传统接骨术中，外科医师的眼睛通常是 C 形臂，而他们手的延伸则是其他器械
- 虽然将所有的骨折块完美解剖复位是不可能的，但必须完全恢复其轴线、旋转角度和肢体长度
- 临床查体和放射学方法都可用来检查骨折复位程度和肢体长度，通过对侧肢体比较也可以加以参考，因此术中也可以将对侧肢体消毒，悬吊

3 现代科技的运用

- 如今的技术发展使我们有了新的工具来理解和学习（图7-2）
- 为更好地制订术前计划而进行培训和投入将会转化为更好的结果
- CT 图像的多平面评估及其三维重建是必不可少的。与传统阅读平片的方式相比，外科医

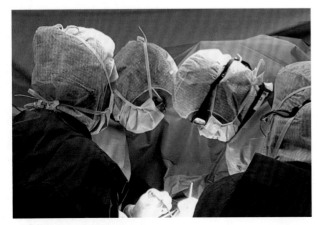

图 7-1 术前计划鼓励外科医师以患者为中心，并在必要时重新评估和修改他们的手术计划

师可以在数字 DICOM 阅读器中获得更多信息（图7-3，图7-4）

- 基于数字图像的 2D 和 3D 规划软件不仅仅是 X 线的读取工具，在模板设计方面也很具使用价值，但软件需要一定学习曲线
- 经过 "分割" 过程后，对每个骨折碎片进行

不同颜色的分配并进行编码。这项技术增强了 3D 图像效果也可以观察到更多的图像细节。彩色编码允许外科医师和助手在复位每个骨折块时可以进行有效沟通（图7-5~ 图7-7）

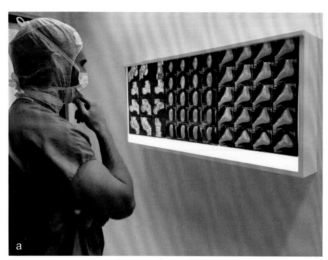
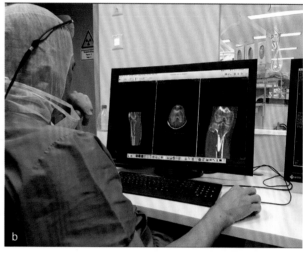

图 7-2　经典CT胶片上的数字信息无法进行提取。术前计划时由外科医师自己使用数字工具进行处理，可以更好地获得手术部分的3D信息

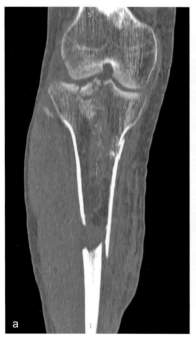
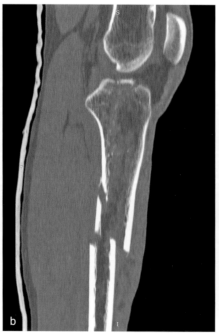
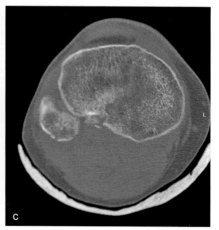

图 7-3　使用DICOM浏览器观察数字多平面重建（MPR）视图，并可以在正交平面上实现用户控制的高分辨率可视化

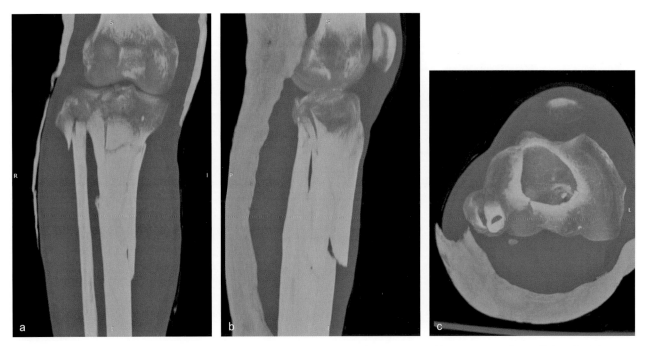

图 7-4 先进的成像处理技术，例如同一患者的最大强度投影（MIP），使用DICOM浏览器可以更好地显示单个骨折碎片

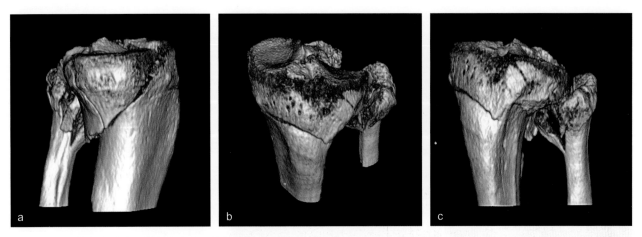

图 7-5 三维体绘制重建和数字减法（股骨）可以使关节表面可视化（ICUC ID：41-CA-417 / ICUC网站：https://www.icuc. net/case-study/rcWHUQArRI上有同一病例和同一区域其他病例的图像）

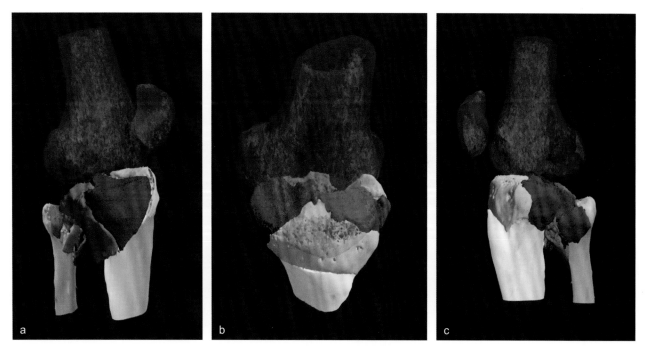

图 7-6　骨折块标注后的三维表面渲染图，单个骨折块的分割细节用彩色进行标注（ICUC ID：41-CA-417/同一病例和同一区域的附加病例的进一步图像参见ICUC网站：https://www.icuc.net/case-study/rcWHUQArRI）

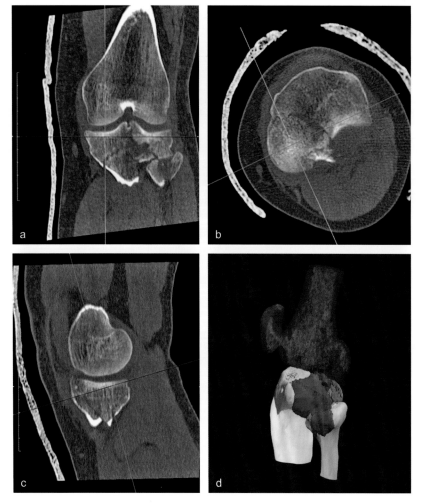

图 7-7　此病例中，外科专家对同一组数据有两种不同的评估方式，对损伤有完全不同的理解。处于3D环境中的评估可提供更多的详细信息（ICUC ID：41-CA-417／ICUC网站：https://www.icuc.net/case-study/rcWHUQArRI）

3.1 评估患肢一般情况

- 正确评估患者和受伤情况是做出正确决定的必要条件。这主要包括全面的病史询问、体格检查、实验室检查和所有相关的影像学检查（X线、CT扫描、MRI）
- 收集所有资料后，全面了解患者病史或受伤经过，可以更充分地了解受伤情况
- 手术决策是外科医师团队、其他专业团队、患者和（或）他们的家人共同做出的最终决定

3.2 评估骨折

- 临床病史和正确的X线片是分析和了解损伤的基础
- CT成像及其衍生技术在术前计划阶段提供了更多的相关性作用和影响力（图7-8）
- 根据长度/宽度/平面的顺序依次对初步复

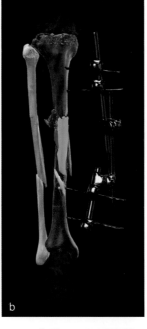

图7-8 35岁男性，闭合性，AO/OTA分型42-C3型骨折。采用外固定架临时固定。这是一例干部多发性骨折的病例，采用桥式接骨板的相对稳定性原则进行治疗。计算机断层扫描数据用于三维重建以显示不同颜色编码的骨折块

位后的骨折进行影像学检查
- 需要考虑的致伤因素包括：
  - 损伤类型：低能或高能量损伤
  - 受伤后时长
  - 闭合性或开放性骨折
  - 皮肤和软组织条件
  - 神经与血管损伤
  - 骨折的位置：关节、干骺端或干部
  - 简单的、楔形的或多段的
  - 单纯骨折或多发伤
- 如果在长骨骨折中考虑使用MIPO手术，该技术的优点和缺点以及个人技能必须与传统切开手术相平衡（图7-9）

3.3 手绘术前计划

- 创伤外科医师应该熟悉并掌握手绘术前计划技术
- 手绘术前计划可能很耗时，但可以让外科医师进行系统且循序渐进的思考
- 手绘术前计划并非是一种过时的方法，但我们今天可以使用现代数字工具来支持它，以简化过程
- 许多经验丰富的外科医师更喜欢"脑海中构图"，而不是将它画在纸上，但这并不意味着术前计划被忽略
- 一份注解详细的术前计划草图有助于手术团队成员之间进行充分的沟通和交流
- 术前计划仅仅是一份建议清单，最终的决策必须在手术室(OR)内做出（图7-10~图7-14）

3.4 AO原则

- 明确骨折复位类型和稳定性比选择内固定物更重要
- 多节段的关节外骨折和接触面积较大的斜/螺旋骨折适合相对稳定的固定装置，因此是MIPO的良好指征

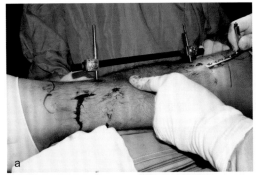
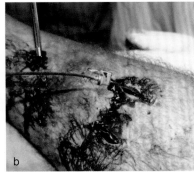
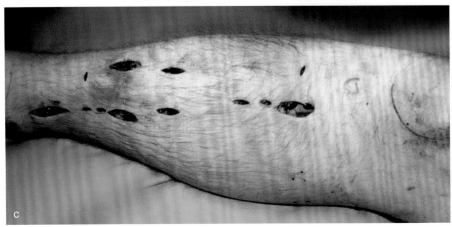
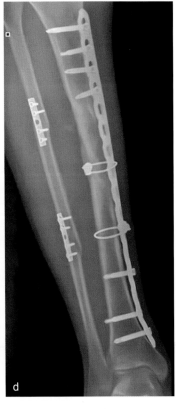

图 7-9 手术方案：①调整外固定架，调整轴向对齐。② C形臂透视下使用长金属棒进行比对以确认中轴位置。③前内侧微创接骨板手术入路，置入预先设定的5.0锁定接骨板。④经皮置入2根钛缆环扎固定，减少和稳定主骨折块和接骨板之间的位移。⑤腓骨骨折采用1/3管状接骨板，切开入路进行轴向加压固定，恢复长度。⑥最后确认骨折端轴向对齐，再次调整外固定架。⑦经皮切口采用自攻加压锁定螺钉稳定胫骨锁定板，近端4枚，远端3枚。⑧拆除外固定架，手术结束（ICUC ID：42-CO-729/同一病例和同一地区其他病例的进一步图像见ICUC网站：https://www.icuc.net/case-study/yxss6lLh0p）

- 存在位移的关节内骨折需要直视复位，因此常需要进行切开复位。骨折涉及关节面合并干部的更复杂骨折治疗中，可先对关节面进行切开复位并采用绝对稳定的固定方式，然后对骨折干部部分进行 MIPO 治疗
- 无移位关节内骨折可通过经皮固定而不需要直视复位，然后辅以 MIPO 接骨板作为桥接或支撑

4 手术入路选择

- 术前计划中手术入路是关键步骤之一
- 手术入路由术前计划的复位类型、稳定性和所使用的内固定物决定，遵循骨折固定原则
- 首选的方法是复位移位最多且体积最大的骨折块
- 熟悉骨折周围重要的解剖结构，并设法避免损伤这些结构很关键
- 局部软组织损伤情况和既往创伤史可能会妨碍一些方法的使用
- 如需采用多个切口，每个切口之间应至少相隔 5cm，以避免皮肤桥的血管损伤
- 在术前计划时，可能需要结合切开和 MIPO 两种方法来处理关节内和骨干部分骨折

4.1 内植物

- 骨折及其内固定物的生物力学方面必须被考虑，从而确定所使用的内植物的类型
- 内植物的数量应可提供足够的稳定性，但又

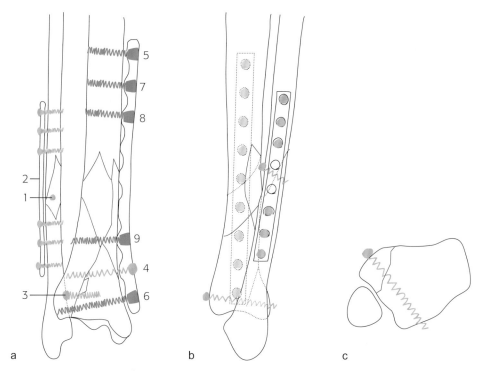

图 7-10 术前计划骨折复位固定示意图。a.AP位。b.侧位。c.轴位

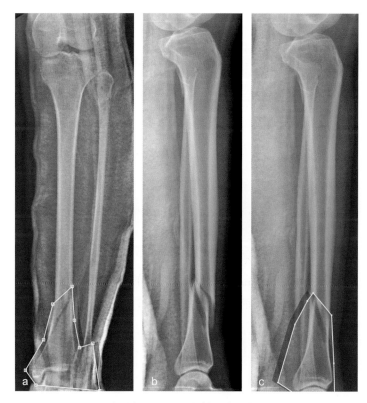

图 7-11 AO/OTA分型中 42-A1型骨折。在冠状面和矢状面二维图像中，利用软件进行虚拟"剪纸"和骨折复位过程

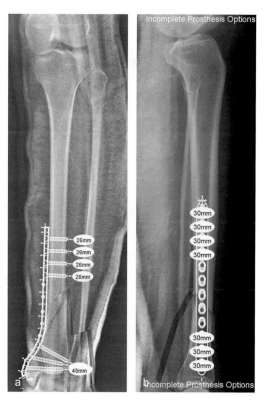

图 7-12 将预计置入的接骨板数字模型叠加到图像上。采用正确的放大倍率，就可以得到复位后预计置入螺钉的位置分布和长度

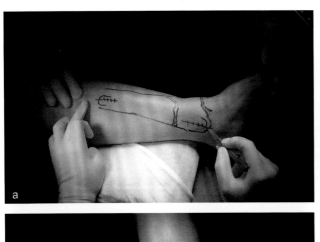
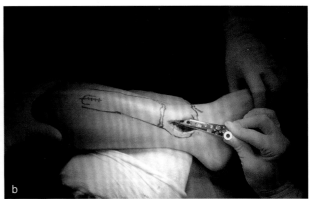
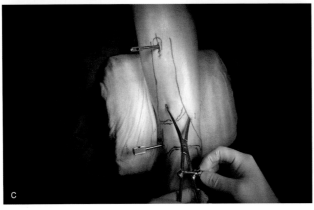

图 7-13 技术前计划逐步执行，采用两个主切口-远端插入接骨板及通过微创接骨板钉孔置入螺钉。接骨板初步固定后，经皮使用复位钳进行骨折复位

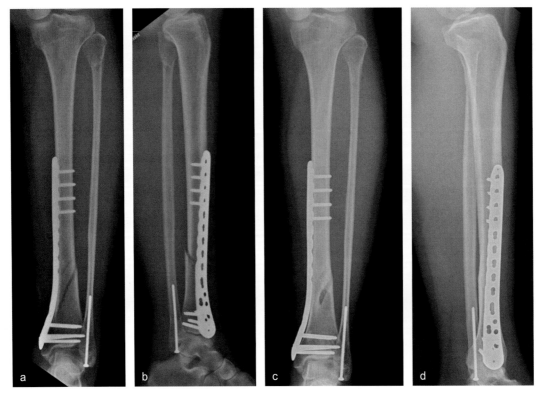

图 7-14 使用角稳定接骨板作为内固定物，遵循相对稳定的桥接接骨板原理，精准复位胫骨轴线角度和长度。腓骨用经皮螺钉固定。骨折块的生物完整性保存完好（a~b）。骨折愈合（c~d）

不能过多。平衡好安全性、生物性和机械性能之间关系，目的是最大限度地提高疗效并减少并发症的发生

- MIPO 技术可以获得相对或绝对的稳定性。例如，相对稳定技术如桥接法，常用于复杂的粉碎性骨折病例

4.2　接骨板位置

- 充分掌握手术部位的解剖结构，对接骨板放置技术很重要。接骨板放置位置应该：
  - 有利于接骨板机械性能的发挥
  - 对重要的神经血管结构没有损伤风险
  - 避免刺激关节
  - 避免影响受损软组织的愈合
- 接骨板类型应首先考虑其机械性能，这在术前计划中至关重要：
  - 桥接接骨板
  - 支撑接骨板
  - 防滑接骨板
  - 可裁剪接骨板
  - 轴向加压接骨板
  - 中和接骨板
  - 上述二者结合的接骨板
- 接骨板也可以指定厂家量身定做，这有利于在定做内植物期间相互沟通：
  - 滑动加压锁定接骨板（DCP）
  - 角度稳定锁定压缩板（LCP）
  - 解剖型接骨板
  - 万向锁定接骨板
- 如何使接骨板更加稳定是由固定原则决定的：
  - 螺钉长度
  - 螺钉数量
  - 单皮质或双皮质
  - 加压螺钉或锁定螺钉
  - 辅助植入物，如钛缆、环扣
  - 上述组合（图 7-15）

4.2.1　接骨板长度

- 螺钉的数量、类型和分布位置取决于每种骨折类型需要的生物力学分布
- 在大多数情况中，建议每个主骨折块有足够长度的接骨板，同时远近端分别使用 3 颗螺钉，为 3 颗双皮质螺钉，这是螺钉使用的最小数值
- 螺钉所固定的接骨板长度越长（固定杆臂越长），接骨板越稳定
- 不受支撑的中间部分（工作长度）越长，结构活动度越大

4.2.2　接骨板外形

- 通常需要根据骨折部位和骨折类型来选择接骨板的外形（图 7-16）
- 最佳的接骨板外形是，最大程度减小对软组织的刺激，以及接骨板与骨之间较少的残留空隙
- 接骨板外形可以在术中使用模板进行比较，也可以在手术前使用骨折模型进行比较（图 7-17）
- 当使用 MIPO 原则进行内固定时，完美的接骨板外形并非必不可少

4.3　螺钉植入顺序

- 螺钉的植入顺序取决于接骨板的预期功能，可以在术前计划和手术中决定
- 克氏针可以首先用作稳定骨折的工具，也可使用中心套筒对接骨板进行临时定位
- 最好优先置入接骨板两端的螺钉，以确保接骨板可以直接复位骨折并保持最佳位置
- 皮质螺钉和环扎线在锁定螺钉之前置入。如果顺序颠倒，则容易破坏骨骼上预留的锁定孔

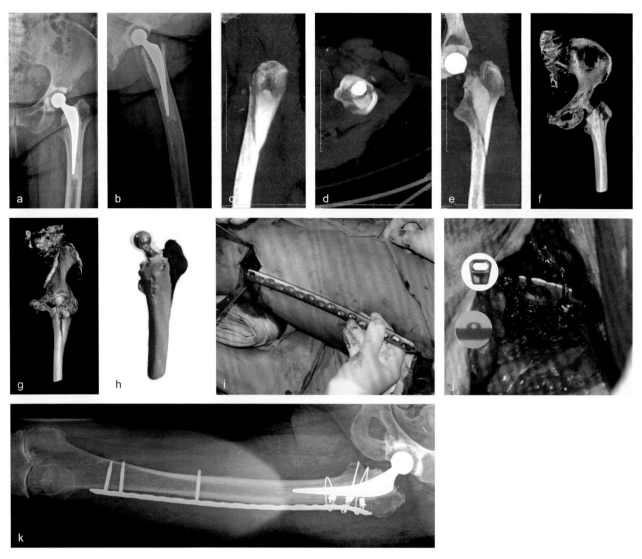

图 7-15　微创接骨板内固定及固定原理（ICUC CASE即将发布/其他同区域类似病例见ICUC网站：https://www.icuc.net/case-study/Y9swhAUGjk）

螺钉类型

- 双皮质固定较单皮质固定更有效
- 角稳定锁定螺钉可显著提高骨质疏松骨的力学性能
- 骨质疏松则需要更多枚螺钉
- 皮质螺钉在以下情况下推荐使用：
  - 作为复位螺钉，预计将骨折端平移并拉向接骨板时
  - 避免穿透关节面——其中锁定螺钉的角度

不理想，避免穿透关节，可使用皮质螺钉
- 作为额外的固定螺钉——当角稳定锁定螺钉从接骨板的稳定角孔取出时 （图 7-18~图 7-24）

4.4 手术的时机

- 一般来说，手术越早进行，骨折越容易复位
- 在骨折第 1 周内，韧带顺行复位有效，骨折骨痂未形成

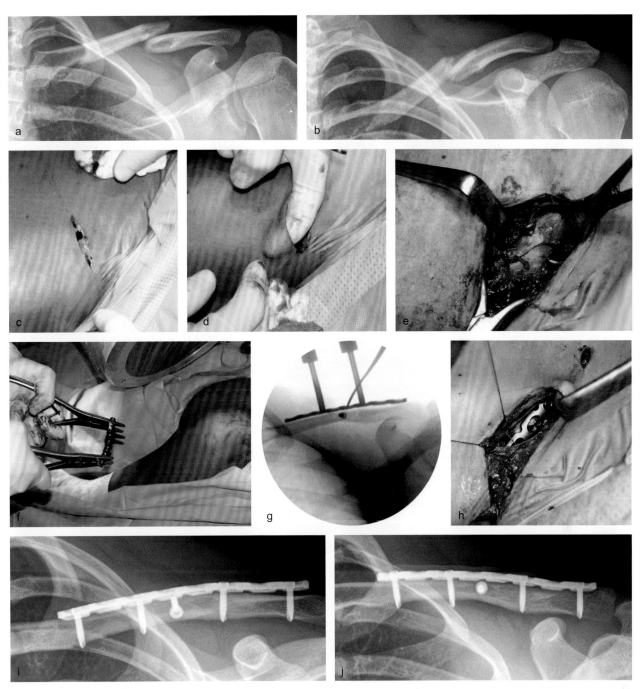

图 7-16 A型 AO/OTA分型 15.2A（单发）锁骨干骨折。这是一例单纯斜形骨折病例，治疗方法为解剖复位，使用拉力螺钉和中和板使其保持绝对稳定。MIPO技术可以减小近端和远端软组织的剥离程度。手术策略顺序如下：①在骨折部位直接沿皮肤纹理方向切开一小口。②显露骨折端，用持骨钳直接复位。③骨折块使用3.5mm的拉力螺钉固定。④ 3.5重建锁定接骨板稳定两骨折端。⑤利用MIPO入路将重建锁定接骨板通过软组织间隙推放至近端和远端骨折端，用克氏针临时稳定，透视后确认位置。⑥接骨板两端各放置两个双皮质锁定螺钉以中和接骨板（ICUC ID：15-MS-608/ ICUC网站：https://www.icuc.net/case-study/kXNyWJHOD4上有相同病例和同一地区其他病例的进一步图像）

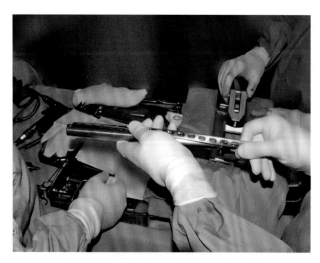

图 7-17 通过扭转圆柱体达到"螺旋形"或"旋转形"接骨板外形的实用技术（ICUC ID：32-CO-456/更多的图像，同一病例和同一地区的ICUC网站：https://www.icuc.net/case-study/s85V5YuVVt）

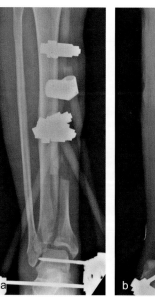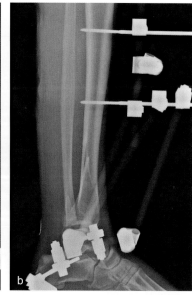

图 7-18 AO/OTA分型 43-B1型骨折。骨折初步复位并安装外固定架。按"长度/宽度/高度"的顺序安装

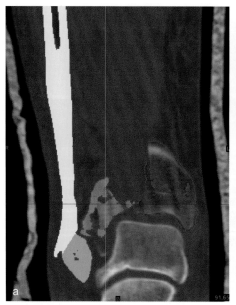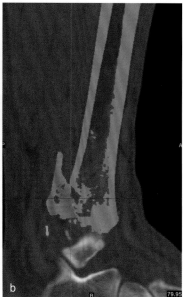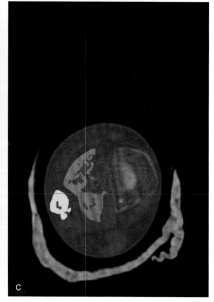

图 7-19 计算机层析图像的多平面重建视图。在"分割"过程中，使用软件对主要骨折块进行颜色标记

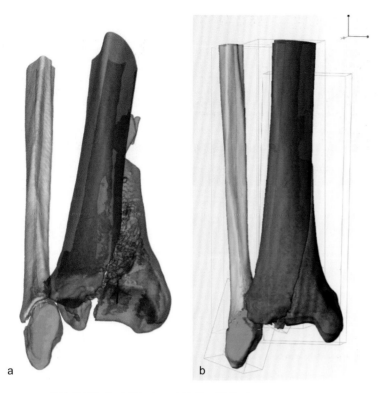

图 7-20 模拟骨折复位并进行表面渲染的三维模型

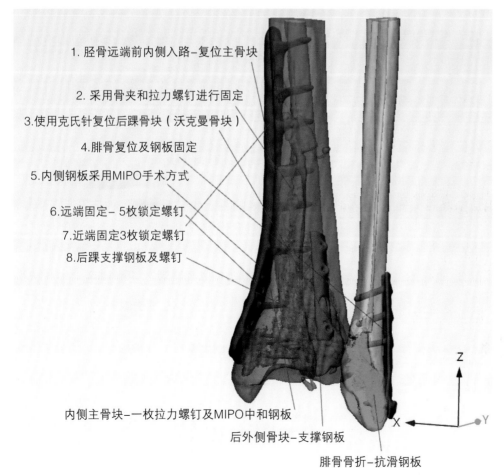

1. 胫骨远端前内侧入路–复位主骨块

2. 采用骨夹和拉力螺钉进行固定

3.使用克氏针复位后踝骨块（沃克曼骨块）

4.腓骨复位及钢板固定

5.内侧钢板采用MIPO手术方式

6.远端固定–5枚锁定螺钉

7.近端固定3枚锁定螺钉

8.后踝支撑钢板及螺钉

内侧主骨块–一枚拉力螺钉及MIPO中和钢板

后外侧骨块–支撑钢板

腓骨骨折–抗滑钢板

图 7-21 在3D模式下对术前计划中的重要步骤进行了标注和建模。包括手术方式、复位技术和步骤、所有植入物以及如何处理每个主要骨折块

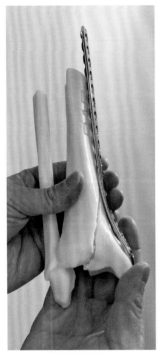

图 7-22 术前按照1∶1的比例进行3D打印，对打印出的内植物模型进行外形选择

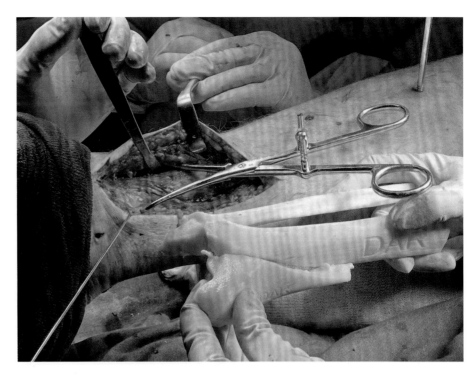

图 7-23 术中使用无菌3D打印骨折模型进行手术解剖对照

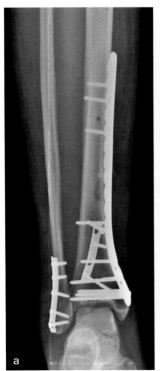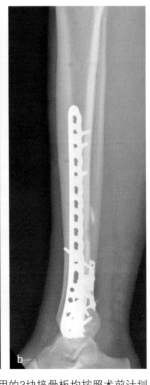

图 7-24 术后X线片显示所使用的3块接骨板均按照术前计划的位置精准置入

- 由于严重的软组织损伤和其他医学因素，早期手术并非都能实现
- 损伤控制和简单复位后骨折位置的临时稳定有助于骨折的二次固定

4.5 热身和模拟阶段

使用先前统计的信息回顾每种技术所需步骤，可以帮助外科医师真正在手术中做到"得心应手"。

- 术前可以模拟 MIPO 操作步骤。特别是对于年轻的外科医师来说，塑形非手术接骨板，并在模型骨中实践是非常有必要的

5 手术室的准备

手术团队须能在手术室中看到患者的术前影像学资料。

- 做好手术准备，并将术前计划传达给手术团

队中的每一位成员
- 患者定位和使用悬吊的类型
- 手术台类型
- 术中透视定位
- 预防性使用抗生素
- 麻醉类型
- 复位器械和植入物
- 是否需要止血带
- 术后是否需要支具固定

5.1 手术超时检查

作为开始手术前的最后检查，许多医院手术切开前都要求术前"暂停"。通过正确准备和执行的超时检查表进行工作，例如世界卫生组织网站（https：//www.who.int/patientsafety/topics/safe-surgery/checklist/en/）上提供的手术安全核对表。可以完全消除错误侧别、错误部位和错误患者的手术，并可将总体发生率和死亡率降低 36%。

5.2 完整的病例分析

术前计划和术后分析与病例密切相关，原因有二：①我们如果不通过对患者的系统随访来评估长期效果，那么术前计划就没有意义。②正确评估并完成前一个病例的术后结果与下一个病例的术前计划之间存在连续性。这是一个不断改善的理念："我把在前一个病例中学到的东西作为基础，以最好的方式解决下一个病例，因为我知道这是一个持续的过程"（图 7-25）。

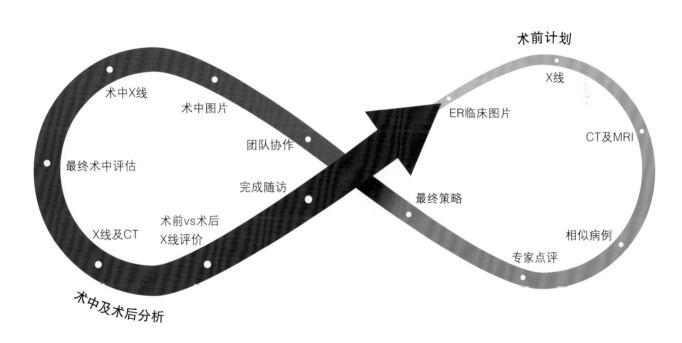

图 7-25 术前计划可以认为是一个不断成功、学习和改进的过程

6 扩展阅读

- Hak DJ, Rose J, Stahel PF . Preoperative planning in orthopedic trauma: ben-efits and contemporary uses. Orthope-dics. 2010;33(8):581–584.

- Meinberg EG, Agel J, Roberts CS, et al. Fracture and Dislocation Classification Compendium-2018. J Orthop Trauma. 2018;32 Suppl 1:S1–S170.

- Interactive 3D colored model. Available at: http://www .fracture in colors.com.Cases images of figures 12, 13, 14, 23, and 24 belong to ICUC free access data base. Available at: http://www .icuc.net.

- Regazzoni P , Fernandez A, Perren SM. Assessment of intra-operative surgical performance: proof of concept of com-plete intra-operative image documen-tation in orthopaedic trauma. Injury . 2021 Jan;52(1):7–8.

- Perren SM, Lambert S, Regazzoni P , et al. "Balanced fixation" in the surgi-cal treatment of long bone fractures—ICUC One-Page Paper. October 2015. Available at: http://www .icuc.net. Accessed October 2015.

- Wenger R, Oehme BF , Winkler J, et al. Absolute or relative stability in mini-mal invasive plate osteosynthesis of simple distal meta or diaphyseal tibia fractures? Injury . 2017 Jun;48(6):1217–1223.

- Horas K, Hoffmann R, Faulenbach M, et al. Advances in the pre-operative planning of revision trauma surgery using 3D printing technology . J Orthop Trauma. 2020 May;34(5):e181–e186.

- Mishra A, Verma T , Vaish A, et al. Virtual preoperative planning and 3D printing are valuable for the management of complex orthopaedic trauma. Chin J Traumatol. 2019 Dec;22(6):350–355.

- Regazzoni P , Suedkamp N, Fernan-dez A, et al. A new way to learn and analyze surgical interventions. ICUC One-Page Paper. August 2015. Avail-able at: https://www .icuc.net. Accessed August 2015.

8

术前和术后管理

Christian Kammerlander, Inger Schipper

1 引言

骨折手术治疗的成功需要一个良好的围手术期计划，包括术前、术中和术后护理。

术前护理是指在手术前提供的医疗活动。术前护理的目的是为患者做各种治疗以提高手术成功率。在手术前的某一时刻，术者要评估待术患者的健康状况。

术中护理是指从患者进入手术间开始持续到手术完成，并将其移交给恢复室。本章不讨论术中护理。

术后护理从恢复室开始，旨在促进手术的成功、患者的安全，并防止并发症。本章研究的一些因素具体涉及整个围手术期过程中的术前护理、术后护理或其他护理。

2 镇痛药

充分的镇痛可减少术前和术后疼痛并增加患者舒适度。这会鼓励患者有效配合术后康复计划。一般来说，在患者难以忍受之前应使用镇痛药。常用的镇痛方法包括：

- 口服止痛药或栓剂
- 静脉注射 / 肌内注射
- 手术伤口周围的局部麻醉浸润
- 硬膜外镇痛
- 患者自控镇痛（PCA）泵

在闭合复位和固定手术中，如 MIPO，镇痛水平所需时间通常比开放复位内固定伤口少，因为患者的软组织剥离较少。多处受伤或因骨折而大量失血的患者，建议监测血流动力学参数作为使用镇痛药的用药指标。

3 抗生素预防

MIPO 技术的特点是软组织损伤小，这可以让切口感染的发生概率减低。但由于依然存在内植物，术前通常需要预防性应用抗生素，来降低肺部和尿道的感染率。

预防性使用抗生素时应考虑以下几点[1]：

- 单剂量抗生素与多剂量的效果相当
- 研究表明，内植物相关骨感染中，金黄色葡萄球菌感染最常见
- 预防性应用抗生素要对金黄色葡萄球菌敏感，同时要考虑到医院内细菌的耐药性，通常应用一代或二代头孢菌素
- 选择抗生素要考虑到药物的不良反应及患者的药物过敏史
- 应该在手术切皮前30~60min 静脉应用抗生素，以便在切口周围形成足够的抑菌浓度。通常应用抗生素的时机为诱导麻醉时。如术中需要用止血带，则抗生素应该在止血带充气前至少 10min 应用
- 术前应用 1 次抗生素或术后 24h 内继续应用，预防性应用抗生素超过 1d 无明显好处

预防性应用抗生素不能确保不发生切口感染，手术医师必须注意切口感染的症状、体征及实验室检查，及早进行适当的处理。

4 血栓

老年创伤患者的大手术有很高的静脉血栓（VTE）风险，包括深静脉血栓形成（DVT）和肺栓塞。在创伤骨科中，VTE 是术后致残和致死的重要原因。因此手术医师必须熟知血栓发生的危险因素、预防手段、诊断标准、治疗策略、并发症。当前文献建议入院后立即早期使用机械预防并且在 24h 内使用药物预防，前提是没有禁忌证。

4.1 风险因素

重要的风险因素包括[2]：

- 年龄 >55 岁
- 血栓家族史、癌症病史、心肌梗死病史及充血性心力衰竭病史

- 慢性阻塞性肺疾病、脑血管病事故或瘫痪
- 长时间卧床休息或腿部僵硬固定
- 体重指数 >35kg/m²
- 怀孕
- 雌激素
- 骨盆、股骨近端、下肢长骨骨折，跟腱断裂
- 多发创伤
- 多部位手术干预

4.2 预防

有效的血栓预防措施[3,4]，结合高效手术及早期活动，可以降低致死性肺栓塞的发生风险。预防血栓药物最好在术前开始使用，在持续卧床时使用，高危患者根据存在的风险因素，延长到 6 周（参见 4.1 风险因素）。静脉血栓栓塞事件预防分为器械和药物。前者包括患肢活动、弹力袜、间歇气动压缩装置，以及静脉泵；后者包括肝素、低分子量肝素（LMWH）、维生素 K 拮抗剂、合成五糖因子 Xa 抑制剂（磺达肝素）和口服抗凝剂（DOAC）。创伤中最常用的是低分子肝素。然而，对于预防的类型和持续时间没有预防静脉血栓栓塞一致的标准。

传统的预防方法包括：
- 药物，如华法林、低分子肝素、低剂量普通肝素、磺达肝素钠和乙酰水杨酸
- 防栓器具，如充气靴和弹力袜。对于有禁忌证或出血风险高者建议使用弹力袜，直到下地行走
- 防栓器具和药物的使用和药物剂量如国际指南和当地医院协议所述
创伤后患者的术后抗凝治疗需综合各种手段并再三权衡出血和血栓的风险。

4.3 诊断标准

VTE 的准确诊断[5]至关重要，因为漏诊可能会导致相关发病率和死亡率升高，以及带来潜在

的不良影响，如患者不便及影响 VTE 抗凝治疗。早期诊断需要提高临床警惕性。临床症状通常表现为小腿肿胀、霍曼征阳性，但并非特异性症状。以下诊断测试是准确的，只针对高危患者测试将有助于实现准确诊断，这样不会使一般患者进行不必要的测试。

- D- 二聚体监测是检查 VTE 最佳的第一步检查。如果结果是否定的，不需要做进一步检查
- 如果可能，使用通气灌注（VQ）扫描可以降低患者的辐射风险。老年人或肺部疾病患者不宜进行 VQ 扫描
- 多普勒超声、上行静脉造影或磁共振静脉造影可诊断 VTE，其中，磁共振静脉造影对于检测盆腔血栓最可靠

4.4 治疗策略

一旦深静脉血栓诊断成立，必须做出是立即采取治疗措施还是继续密切观察的决策。对于腘静脉近端的血栓，因其容易发生脱落需立即采取治疗措施，而对于小腿深静脉血栓因其不容易脱落需严密观察。血栓确诊后的治疗方法包括肝素、华法林、下腔静脉滤网。

5 切口护理和引流

5.1 切口

与传统的接骨手术相比，MIPO 的切口小，但切口仍需要精心护理，切口要保持清洁和干燥，渗透的敷料应及时更换。如果是不可吸收缝线，应在 12~14d 后拆线。

5.2 引流

长骨骨干骨折应用 MIPO 技术一般不需要引流，涉及关节内骨折应用 MIPO 技术通常需要引

流。引流管一般放置不超过 48h，引流液较多时可以考虑适当延长时间。

6 术后体位及固定

- 抬高患肢有助于减轻肿胀，从而促进术后康复（图 8-1）
- 涉及神经部位避免局部压迫，如尺神经走行的肱骨内侧髁处、腓总神经绕行的腓骨小头处。避免足跟部压迫，以防止皮肤压疮。一般来说，应在术前和术后预防压疮和皮肤坏死（营养状态、定位、类型的优化床垫）
- 应用夹板固定防止术后畸形，如夹板固定前臂和手可防止手指挛缩、U 形夹板固定足部可防止内翻畸形

7 术后制动及负重

- 应用 MIPO 的术后患者应尽早开始物理治疗
- 通过主动或被动辅助运动锻炼关节
- 持续被动活动（CPM）有利于恢复关节功能，特别是涉及关节的骨折内固定术后应尽早开始关节活动
- 下肢骨折术后患者，如果骨量、内固定的稳定性、患者一般情况都许可，术后应立即开始不负重或部分负重的行走训练
- 水疗是相对无重量和无疼痛的训练方法，适用于伤口愈合的患者
- 出院后，更新护理人员和治疗师的治疗计划
- 随访记录患者的锻炼及恢复情况

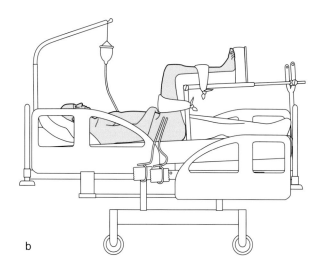

a

b

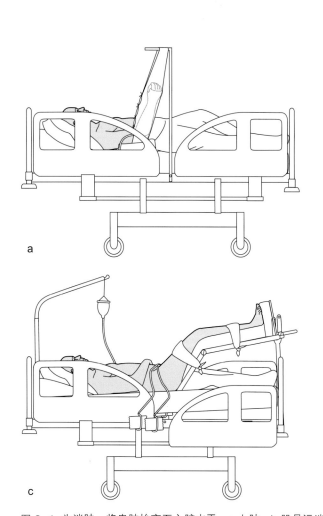

c

图 8-1 为消肿，将患肢抬高至心脏水平。a.上肢。b.股骨远端/中段。c.小腿

几乎所有的文献都认为关节周围骨折患者术后几周内需要一个关节锻炼时的无负重期。然而，据我们所知，这些建议都没有明确的文献数据支持。考虑到患者的肌力和重力因素，非承重是不可能的。此外，患者缺乏依从性、老年人缺乏肌肉力量、大量能量消耗使术后患者很难遵守医师的限制[6]。应该设计为一种完善的下肢骨折恢复训练方案使得患者能快速恢复肢体的功能[7]，在允许范围内做负重训练，避免过度训练造成患者的损伤。

8 术后 X 线检查

- 术中应进行 X 线检查（图像增强；见第 5 章术中成像）或术后早期记录骨折复位情况
- 随访 X 线可显示异常临床骨折愈合和修复过程，监测骨折进程。如有松动或断裂情况及时处理[8]
- 随访 X 线结果与骨折的稳定程度密切相关。在加压接骨板内固定术后，骨折断端直接愈合无骨痂形成，而 MIPO 技术属于桥接接骨板固定技术，通常为间接愈合，常有大量骨痂形成

9 出院和随访

患者准备出院时应满足以下条件：
- 无感染症状或体征
- 患者理解康复训练计划，并能够贯彻实施
- 患者本人理解手术对自己身体的改变，并能够认识到可能出现的并发症
- 将简要的康复训练方案告知患者出院后康复训练的提供者
- 长期随访计划已经制订好

患者出院后，需长期随访，监测患者骨折愈合情况、康复训练情况及可能发生的并发症，并按照需要采取相应措施。骨折完全愈合后，逐渐变为完全负重，鼓励患者恢复正常工作和生活。

10 老年患者的特殊注意事项

医师必须考虑老年患者的多发并存疾病，制订特殊的治疗计划[9]。要求快速准备手术，不要延迟或进行不必要的额外检查。早期手术应用原则为稳定固定骨质疏松性骨折，术后策略侧重于避免典型的一般并发症（肺炎、尿路感染、压疮、谵妄）。建议采用积极的物理疗法，最重要的是术后早期部分负重训练。Kammerlander 等[10]认为老年髋部骨折患者即使接受了特定的培训指导，也很难进行部分负重训练。Pfeufer 等[11]指出术后部分负重降低了这些患者的关节活动度评分。因此，必须避免术后活动受限，应允许老年患者承受所能承受的重量。

11 参考文献

[1] Available at: https://www.cochrane. org/CD000244/ MUSKINJ_antibiotic-prophylaxis-for-surgeryfor-proximal-femoral-and-otherclosed-long-bone-fractures

[2] Available at: https://www.thelancet. com/journals/eclinm/article/PIIS2589-5370(20)30014-6/fulltext

[3] Available at: https://www. cochranelibrary.com/cdsr/doi/10.1002/14651858.CD006681. pub4/full

[4] Available at: https://www. nejm.org/doi/full/10.1056/NEJMoa1613303?url_ver=Z39.88-2003&rfr_id=ori%3Arid%3Acrossref. org&rfr_dat=cr_pub++0pubmed

[5] Available at: https://www.hematology. org/Clinicians/Guidelines-Quality/VTE/9176.aspx

[6] Available at: https://pubmed.ncbi. nlm.nih.gov/28537541-earlierweight-bearing-mobilisation-afterfracture-fixation/?from_term=weight+bearing+fracture&from_pos=2

[7] Available at: https://pubmed.ncbi. nlm.nih.gov/30767022-a-protocolfor-permissive-weight-bearingduring allied health therapy-insurgically-treated-fractures-of-thepelvis-and-lower-extremities/

[8] Van Gerven P, El Moumni M, Zuidema WP, et al. Omitting routine radiography of traumatic distal radial fractures after initial 2-week follow-up does not affect outcomes: randomized controlled trial. J Bone Joint Surg Am. 2019 Aug;101(15):1342–1350.

[9] Pioli G, Bendini C, Pignedoli P, et al. Orthogeriatric co-management: managing frailty as well as fragility. Injury. 2018 Aug;49(8):1398–1402.

[10] Kammerlander C, Pfeufer D, Lisitano LA, et al. Inability of older adult patients with hip fractures to maintain postoperative weight-bearing restrictions. J Bone Joint Surg Am. 2018 Jun 6;100(11):936–941.

[11] Pfeufer D, Zeller A, Mehaffey S, et al. Weight-bearing restrictions reduce postoperative mobility in elderly hip fracture patients. Arch Orthop Trauma Surg. 2019 Sept;139(9):1253–1259. 11 References 12 Further readings

12 扩展阅读

- Gatell JM, Garcia S, Lozano L, et al. Perioperative cefamandole prophylaxis against infections. J Bone Joint Surg. 1987 Oct;69(8):1189–1193.

- Geerts WH, Pineo GF, Heit JA, et al. Prevention of venous thromboembolism: The Seventh ACCP Conference on Anti-thrombotic and Thrombolytic Therapy. Chest. 2004 Sep;126: (3 Suppl) 338S–400S.

- Kaiser AB. Antimicrobial prophylaxis in surgery. N Engl J Med. 1986 Oct 30;315(18):1129–1138.

- Siddiqui AU, Buchman TG, Hotchkiss RS. Pulmonary embolism as a consequence of applying sequential compression device on legs in a patient asymptomatic of deep vein thrombosis. Anesthesiology. 2000 Mar;92(3):880–882.

- Warwick D, Harrison J, Glew D, et al. Comparison of the use of a foot pump with the use of low-molecular-weight heparin for the prevention of deep-vein thrombosis after total hip replacement: a prospective, randomized trial. J Bone Joint Surg. 1998 Aug;80:1158–1166.

- Wells PS, Lensing AW, Hirsh J. Graduated compression stocking in the prevention of postoperative venous thromboembolism: a metaanalysis. Arch Intern Med. 1994 Jan 10;154:67–72.

9
并发症和处理

Theerachai Apivatthakakul, Chang-Wug Oh

1 引言

传统接骨板接骨术和 MIPO 均有自身的并发症。对 MIPO 来说，骨折复位和放置接骨板时不直接暴露骨折端，故旋转对线不良、轴向对线不良和下肢不等长更多见[1-3]。而感染、干扰骨愈合和内植物失败等的发生率较低，这与 MIPO 技术对骨折端的生物活性保护有关。为了减少旋转对线不良、轴向对线不良和肢体不等长等并发症，以下建议可能有帮助[2]：

- 始终注意这些并发症可能发生
- 熟悉发现这些并发症的各种方法
- 熟悉常见陷阱和最佳处理方法

尽管术者尽了最大的努力，但是这些并发症有时还会发生。在这种情况下，早发现、早处理至关重要，最好能在术中发现并处理，或者最迟不超过术后 2 周或数周。矫形最好在骨折愈合前进行，一旦骨折愈合，特别是解剖结构发生代偿性改变后，再进行矫形是困难和复杂的。

总之，MIPO 的并发症可分为 3 个阶段：

- 术中：旋转和轴向对线不良，肢体不等长和神经、血管损伤
- 术后早期：急性感染、伤口并发症
- 术后晚期：内植物失败、延迟愈合，以及骨不连

2 对线不良的预防和纠正

2.1 旋转对线不良

在进行 MIPO 手术时，因为在 X 线片上不容易发现而使这种并发症常常被忽视。临床上比较容易发现大的旋转对线不良，但小的旋转对线不良就难以被检测到。因此，熟悉各种旋转对线不良的评估方法并掌握预防旋转对线不良的操作规范尤其重要。

2.1.1 股骨

对股骨来说，旋转对线不良多发生在股骨转子下或股骨近端骨折。致畸因素包括髂腰肌、臀中肌和短外旋肌群各自牵拉近端骨折块屈曲、外展和外旋。股骨干旋转不良不太常见，但可能发生在股骨干粉碎性骨折。大多数旋转情况是助手过度拉动 Hohmann 牵开器导致的。

评估近端骨折块是否正确复位的方法，除临床评估和放射学评估外，尚有以下几种：

- 髋关节旋转试验（图 9-1）
- 小转子轮廓征（图 9-2）
- 骨皮质台阶征（图 9-3）
- 直径差异征（图 9-4）

髋旋转试验是一种临床检查方法，通过与健侧比较内、外旋角度来评估。这种方法操作简单，不需摄片。然而，这种方法可能是不准确的，同时也依赖于骨盆的位置，而骨盆位置在术中可能会改变。在臀下放置沙袋或垫子可导致髋旋转试验结果出现偏差，因此需要抬高臀部的患者，垫子最好放在其骶骨下面。

髋旋转试验不适用于双侧股骨骨折患者或使用牵引床的患者。这种患者需要使用放射学评估，包括小转子轮廓征、皮质台阶征和直径差异征[4]。

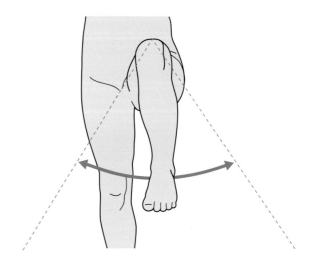

图 9-1 股骨的旋转可以通过健侧髋的旋转试验来检测。患者平卧，记录内、外旋角度

（图9-2~图9-4）。

对小转子完整的股骨近端多段骨折患者，小转子轮廓征非常有用。如果小转子也骨折了，那么只能通过临床方法来评估旋转。

对简单横形或斜形骨折，可以通过比较骨折远近端皮质的厚度来评估旋转情况（皮质台阶征）。对于多段骨折，由于骨折间的连续区域使得评估皮质台阶和直径差异不可能，所以皮质台阶征和直径差异征不适合多段骨折患者。

在股骨中段和远端，致畸可能较小，旋转对线不良比较少见。但是不管是通过临床方法还是放射学评估，术中仍要检查旋转对线情况。

股骨旋转对线不良的预防（图9-5）

建议最好使用可透X线的手术台而不是牵引床。虽然牵引床可以在术中保持肢体长度，但是不便于术中对旋转进行评估。如果使用牵引床，外科医师必须了解变形肌肉力量并纠正位置使用操纵杆或长止血钳对近端碎片进行切割钳夹技术来抵消这些力[5]。最后必须使用小转子轮廓征与

对侧比较。

如果使用可透X线的手术台，臀下不能放置沙袋或垫子。对骨折进行初步固定后，屈髋屈膝90°评估旋转（髋旋转试验）。

- 如果可能，双下肢均消毒铺单，比较双侧长度和旋转
- 早期校正旋转是重要的。与畸形愈合后进行矫形相比，早期矫正容易且所需时间少。另外，患者也可早日获得正常功能

2.1.2 胫骨

胫骨旋转对线不良与股骨相比容易评估，因为胫骨软组织覆盖少，且前内侧骨面容易触及。胫骨旋转对线不良可以通过临床或放射学方法与健侧对比进行评估。

健侧胫骨旋转临床检查时，患者取仰卧位，屈膝45°，髌骨中立位。记录健侧足的外旋角度作为胫骨旋转角度，患者内固定后与之比较评估

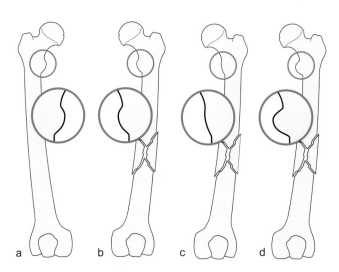

图9-2 小转子轮廓征：通过术中摄片并对比健侧小转子轮廓来评估旋转。a.在摆体位前，拍摄健侧小转子正位X线片（髌骨向上）并储存图像。b.在固定主要骨折块之前，髌骨向前，旋转近端骨折块直到小转子轮廓与对侧相似。c.外旋畸形时小转子轮廓变小，部分被股骨遮挡。d.内旋畸形时，小转子轮廓变大

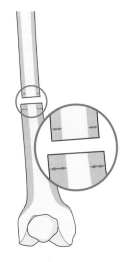

图9-3 皮质台阶征：有旋转对线不良存在时，骨折块远近端皮质的厚度不同

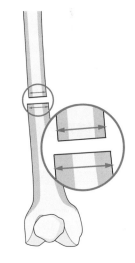

图9-4 直径差异征：在骨髓腔为椭圆形的部位，有旋转对线不良存在时，远近端髓腔内径不同

患者旋转情况。

由于胫骨远端解剖特殊，在胫骨远端骨折应用 MIPO 技术时常常发生胫骨旋转对线不良（图9-6）。远端胫骨向内侧张开，放置接骨板的前侧胫骨表面在内踝处扭向后方。当接骨板塑形时，

必须考虑胫骨远端的扩张和扭曲，否则会导致旋转和轴向对线不良。

胫骨旋转对线不良的预防

• 当利用 MIPO 技术使用 DCP 或 LC-DCP 治疗胫骨远端和近端骨折时，需对接骨板精确

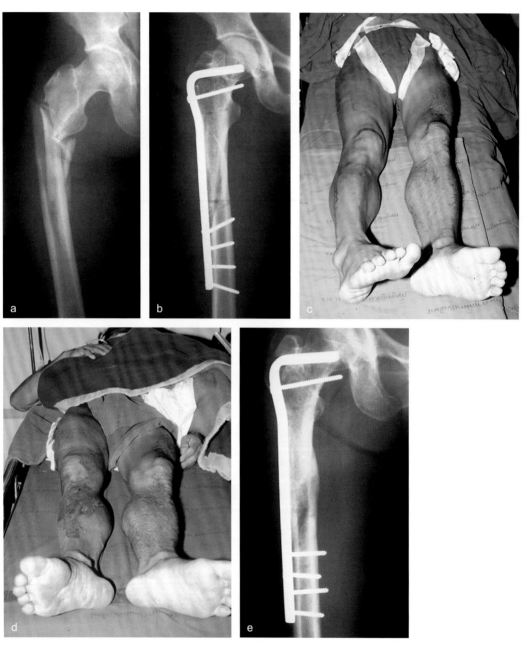

图 9-5 股骨旋转不良。a.40岁男性，高处坠落致右股骨转子下多节段骨折。b.牵引床上使用MIPO 技术95°髁接骨板固定骨折。c.术后右下肢内旋畸形。d.重新固定远端螺钉，外旋远端骨折块翻修术后X线片。e.术后6 个月X线片显示骨愈合

塑形

- 由于胫骨内侧软组织张力大，如果可能，在准备通道前最好对骨折进行初步复位，这对于将内植物放置在内侧时尤为重要。如果通道准备不正确，接骨板插入时会导致对位不良；略微扩大通道有助于校正接骨板位置
- 单纯胫骨远端骨折的小切口复位与 MIPO 具有相同临床效果[6,7]
- 预塑形板必须放置在正确的位置
- 必须检查胫骨的旋转，可以在保持踝背屈、屈髋屈膝 90° 时检查

2.1.3 肱骨

横形或斜形骨折需要解剖复位，这相对难以通过闭合复位来执行。粉碎的或用桥接板稳定的楔形骨折原则上不需要解剖复位，只需要功能性复位并矫正内翻、外翻和旋转。微创接骨板内固定术使用经典的前入路来固定肱骨干楔形或粉碎性骨折。

充分了解肱骨的解剖结构对于外科医师来说是很重要的。肱骨近端轴的横截面三角肌和胸大肌附着点呈圆形，肱骨远端呈三角形且略微弯曲。二头肌的长头位于肱骨结节间沟，切口的近端足够长以显露之（图 9-7a）。接骨板放置在肱骨前表面前嵴和肱骨远端，将接骨板放置在弯曲的前表面，LCP 钻套筒垂直于肘部的双髁作为参考（图 9-7b）。将接骨板远端固定在嵴上比较困难，套筒滑到内侧表面是导致旋转不良的常见原因。

肱骨旋转不良的预防

- 了解肱骨的解剖结构
- 通过纵行劈开三角肌，使有足够的通道插入接骨板
- 牵引初步复位骨折特别是在准备隧道之前的旋转复位，否则，通过三角肌插入接骨板会阻碍骨折复位
- 接骨板与骨折近端轴线对齐，与骨折远端三

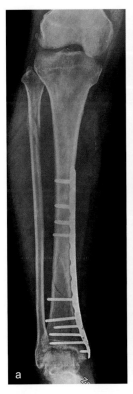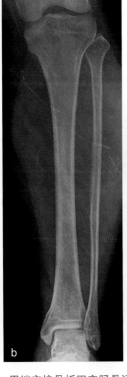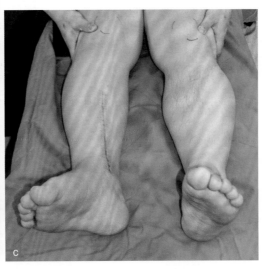

图 9-6 胫骨旋转不良。a.用锁定接骨板固定胫骨远端骨折。b.未受伤侧的X线片显示明显的连接，与手术侧不同。c.髌骨处于中立位置，右足向外旋转

角形的干骺端双髁轴线垂直

- 检查 X 线片正位及肱骨近端位置。小结节、肱骨头中心、肱骨远端成一条直线（图9-8）。旋转不良会导致这些X线标志的关系异常（图9-9）

2.2 内外翻对线不良

干骺端骨折容易发生冠状面上的对线不良，这是由于与骨干相比干骺端的骨皮质不直。因此，需要对接骨板进行精确预塑形，或者使用解剖接

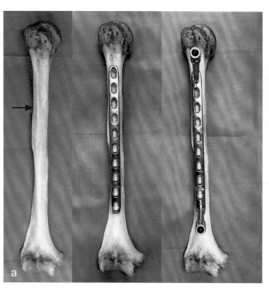
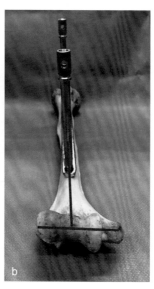
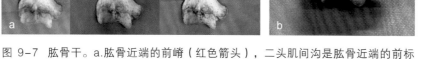

图 9-7 肱骨干。a.肱骨近端的前嵴（红色箭头），二头肌间沟是肱骨近端的前标志。b.LCP的放置，垂直于肘部的双髁连线

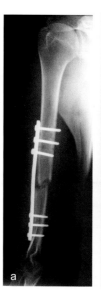
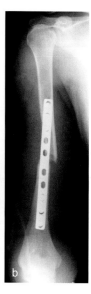

图 9-8 肱骨干横行骨折用微创接骨板接骨术治疗，旋转不良。a.肱骨骨折远端的正视图显示近端骨折块，侧位显示远端移位。b.肱骨侧位显示骨折远端移位，但正位片中位置可

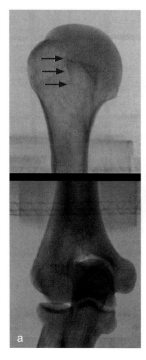
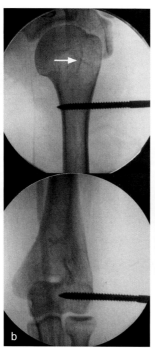
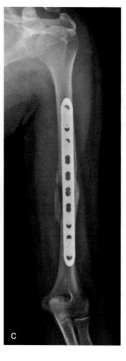

图 9-9 a.正常的正位X线标志肱骨近端小结节（红色箭头）和正位肱骨远端。b.术中X线显示骨性标志在肱骨近端和远端。c.术后X线显示正常解剖结构校准和旋转

骨板。例如，当股骨远端锁定加压接骨板（DF-LCP）用于固定股骨近端或远端骨折时，接骨板插入并对齐在正确位置，将轴向间接复位使得前平面对准。对于股骨远端骨折，当使用 LCP 或 LISS（微创稳定系统）接骨板时，通常需要多于 11 孔的接骨板，当解剖结构不相匹配时容易发生外翻畸形。这种情况易发生在接骨板近端向骨干加压时，特别是在第 7 个孔[8]。此现象在亚洲人中多见（图 9-10）（另见 19.1 股骨远端：概述）。

下肢冠状位对线不良在术中可以通过线缆（cable）技术来检查。透视下，在股骨头中心和胫骨穹隆中心之间放置金属线，若其在膝关节稍内侧通过即表明冠状面下肢机械轴正常。这是评估下肢冠状面对线情况的可靠方法，但是增加了患者和医护人员的射线暴露（图 9-11）。

另一种方法是将电刀导线放置在髂前上棘和同侧足第一趾间隙之间。如果冠状面上对线正确，

导线应该通过髌骨中心点的稍内侧（图 9-12）。这种方法更容易操作，但不够精确，它受足的旋转、踝关节的位置以及髋关节内、外翻的影响。如今成像技术先进，许多制造商开发图像拼接软件（图 9-13）使用 C 形臂透视图像比其他间接测量技术更有帮助。

2.2.1 股骨

内翻或外翻对齐不良在股骨干骨折 MIPO 中并不常见，因为接骨板将在复位螺钉插入。当应用 MIPO 固定近端股骨骨折时可能发生 Varus 对齐不良。与股骨近端锁定接骨板（PFLP）或反向对侧 DF-LCP 相比，95° 髁接骨板在技术上要求更高。髁突刀片或解剖锁定板不仅必须放置在正确位置，而且要有正确的前倾角。每次植入的手术技术对于避免股骨近端内翻导致接骨板或螺

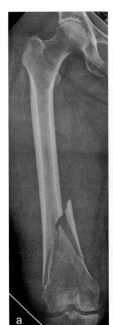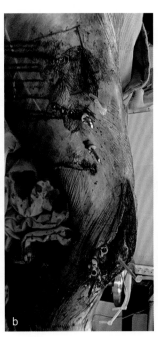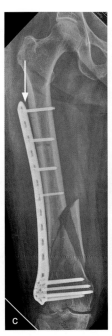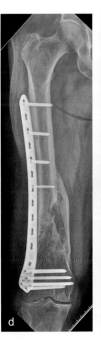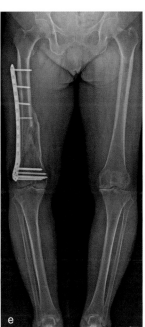

图 9-10　a.77岁女性，股骨远端骨折。b.通过髌骨旁入路，使用远端股骨锁定加压接骨板（LCP）进行微创接骨板接骨。c.术后X线显示股骨近端与LCP之间的不匹配（箭头）。如果皮质螺钉将接骨板压贴在骨面上，会导致外翻畸形。d.通过骨痂桥接实现了满意的愈合。e.注意，两下肢呈冠状位可

钉失效非常重要[9]。当使用髁接骨板或反向 DF-LCP 时，反向 DF-LCP 的刀片或 a 孔内的第一颗螺钉必须从股嵴开始，刀片或锁定螺钉的尖端在正位视图中瞄准头颈连接处，在侧位视图中瞄准股骨颈中心。外翻对齐不良更常见于股骨远端，特别是当使用长股骨远端锁定接骨板时。尤其是在亚洲患者的股骨中，长度超过 7 个孔的接骨板在解剖学上不匹配会导致接骨板近端离骨[8]。当外科医师尝试要将板推向轴以关闭间隙时，这将使股骨远端移位为外翻错位。外科医师应该知道这种不匹配，并在插入前计划好接骨板近端轮廓。

2.2.2 胫骨

胫骨内、外翻对线不良可以通过胫骨对线网格板来评估，胫骨对线网格就是将克氏针以 3~5cm

间隔固定在两块塑料板之间（图 9-14）。网格板放在胫骨下，包括胫骨远、近端。在透视下，将克氏针与膝关节线平行放置，然后将 C 形臂移向踝关节。如果下方的克氏针与踝关节线平行，表明胫骨无内外翻。通过带两枚 Schanz 钉的单侧外固定架也可以用同样的方法评估胫骨内、外翻对线不良（图 9-15）。

胫骨近端双髁或粉碎性骨折时容易发生内翻。为了预防这种畸形的发生，建议使用单侧锁定接骨板或双侧常规支撑接骨板来获得双侧支撑。

2.3 前后位成角：矢状面对齐不良

2.3.1 股骨

股骨近端

股骨近端骨折连带小转子，近端倾向于屈曲、

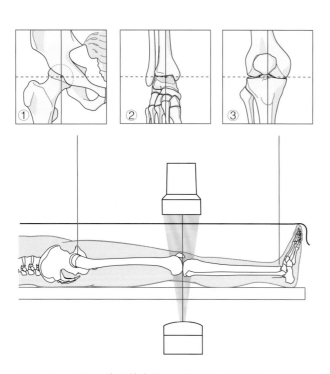

图 9-11 透视下线缆技术检查冠状面上对线不良，患者伸膝、髌骨向上。①垂直透视，股骨头中心位于屏幕中心。用标记笔在皮肤上标记股骨头中心点位置。②用同样的方法标记踝关节中心的位置。然后助手在这两点之间拉直电刀导线。③观察膝关节中心，如果电刀导线在其稍内侧通过即表明冠状面下肢机械轴正常

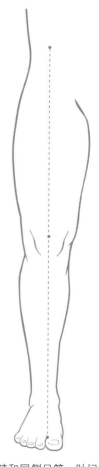

图 9-12 在髂前上棘和同侧足第一趾间隙之间放置电刀导线

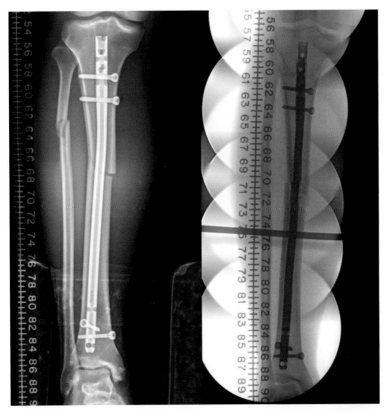

图 9-13 术后标准X线片与使用该软件的术中C形臂图像照片以确定术中对齐

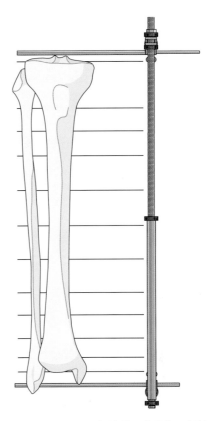

图 9-14 带两个平行钉的外固定器杆，以接近内翻和外翻，作为胫骨对齐模板

外展和外旋。它需要将近端骨折端还原为正常位置，插入 Schanz 螺钉作为操纵杆或使用长血管钳夹 [5] 以抵消肌肉拉力。透视检查接骨板位置。

股骨干

前后成角可以通过侧位透视来检查。为了便于术中拍片，应使用可透 X 线手术台。患者取仰卧位，患肢大腿下面垫高，对侧下肢放置在下肢架上。因为股骨有前曲，放置长直的接骨板在外侧皮质的中心来固定简单骨折容易导致骨折部位前后成角。建议确定接骨板两端放置在股骨皮质中间，同时在骨折部位接骨板会比较靠后，避免在骨折端留下空隙和在前后位上成角（图 9-16）。也可使用预塑形的宽 LCP 接骨板，其外形与股骨前曲匹配，可以很好地避免骨折部位前后成角（图 9-17）。

在多段骨折中使用长直的接骨板，骨折部位的成角被多段骨块代偿，骨折部位的前后成角通常不明显。另外，弯曲的宽 LCP 接骨板也可以用作桥接接骨板来处理多段粉碎性骨折（图 9-18）。

矫正前后成角常遇到的一个问题是因骨折端重叠而造成的股骨短缩（图 9-19）。在简单骨折，远近断端各用 1 枚螺钉临时固定，当骨长度合适或骨折间隙略大时，成角可以很容易纠正；而当骨折端重叠时，骨折很难复位到正确位置。

股骨远端

股骨远端骨折内固定最常见的畸形是后侧成角，表现为矢状面对线不良。远端骨折块经常由于腓肠肌的牵引而移向后方。股骨后方垫高至屈膝 60° 可以很好地减少腓肠肌的牵引。复位远端骨折块，可以在远端骨折块的前侧（最好是在关节外）插入控制杆，然后旋转远端骨折块将其与近端骨折块对合到正确位置（图 9-19c）。对于股骨多发骨折，术前测量正常侧股骨作为参考或者在手术时覆盖两侧很重要，以避免腿长差异。

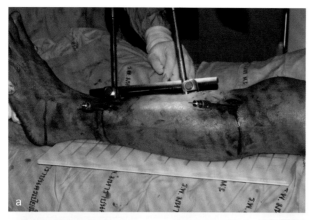

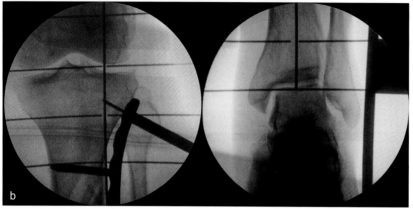

图 9-15 胫骨对齐模板。a.放置在胫骨下方的模板。b.术中X线片显示克氏针平行于膝关节和踝关节

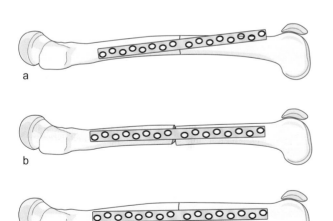

图 9-16 恢复股骨前曲——接骨板位置不佳可导致矢状面成角。a.将接骨板近端靠近后侧皮质放置将导致接骨板远端位于股骨外侧皮质前方。b.将接骨板全长沿股骨外侧皮质中心放置将导致后方成角和丢失前曲。c.建议确定接骨板两端放置在股骨皮质中间，同时在骨折部位接骨板会比较靠后，以避免在骨折端留下空隙和前后位上成角

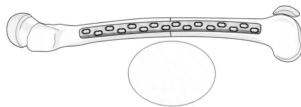

图 9-17 简单骨折使用预塑形的宽LCP 接骨板，其外形与股骨前曲匹配

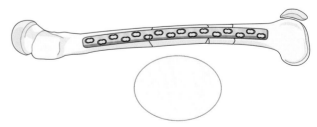

图 9-18 弯曲预塑形的宽LCP 接骨板用作桥接接骨板来处理多段粉碎性骨折可以复位骨折部位的前曲

2.3.2 胫骨

胫骨干在侧位看是直的骨。临床上胫骨有一个轻微内翻外形；如果将胫骨骨折块对合成一条直线，那么胫骨可能处于外翻位置。通过触摸胫骨前侧骨嵴或后内侧骨面，可以检查到胫骨的成角。多段胫骨骨折不难复位，可以将接骨板沿胫骨远近端骨折块中心线放置，以确保没有成角，然后通过侧位透视来检查对线。对于胫骨远端骨折块，如果接骨板没有正确塑形，又将接骨板后缘和胫骨远端骨折块后缘平行放置，则可导致成角畸形。

3 下肢不等长

股骨发生下肢不等长的情况要比胫骨多。由于股骨覆盖厚厚的肌肉，其长度没有胫骨容易评估。最常见的下肢不等长是肢体短缩，骨折拉长肢体很少见。多节段骨折和长螺旋形骨折的长度仅仅通过透视来判断是困难的（图 9-20）。在这种情况下，可通过临床方法来判断。术前测量健肢长度可作为参考，健肢也进行消毒铺单，以便在术中与患肢比较。

肢体长度的评估可以使用术中影像，也可以不使用术中影像来进行。一种简单的方法是：可以使用电刀导线通过髂前上棘至髌骨上极来测量股骨长度，或者通过胫骨结节至内踝尖测量胫骨长度。如果大腿或膝部明显肿胀则可能导致测量错误。长度测量也可以使用测量杆技术通过术中影像来评估（图 9-21）。

引起短缩的原因如下：

- 肌肉挛缩，特别是发生在延期手术。可通过术前骨牵引来防止短缩。软组织肿胀和血肿形成，可产生水压效应对抗牵引力
- 矢状面成角，通常多见于简单骨折。在骨折远近端分别通过 1 枚螺钉初始固定骨折后，骨折用前后位 X 线检查确认，骨折端可表现为接触，让人误认为肢体长度是正确的，但实际上因为骨折部位的前后成角，肢体是短缩的。如果没有牵开器械，纠正前后成角恢复肢体长度通常是困难的，除非骨折端先行牵引纠正长度（图 9-22）

防止短缩

- 术前测量健肢长度作为参考值。在初步固定后，患肢可以借助或不借助影像学检查方法
- 可以通过几种途径牵引。人工牵引简单，但

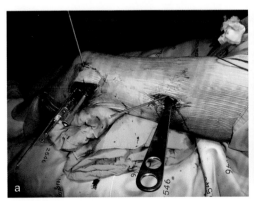
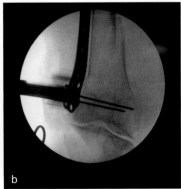
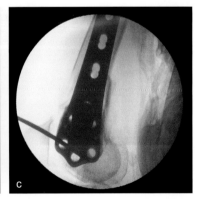

图 9-19 a.膝下放置长枕垫以支撑胫骨远端骨折块并维持膝关节屈曲位。b.LCP 通过股骨远端肌群下插入，使用前后位透视图像通过导丝检查螺钉水平。c.在侧位像上调整接骨板位置以使接骨板前后缘分别与股骨的前后皮质平行，通过透视验证

是在骨折固定过程中保持牵引长度有困难。牵引器或推拉装置有助于保持长度，但是需要延长手术切口（参见第3章）

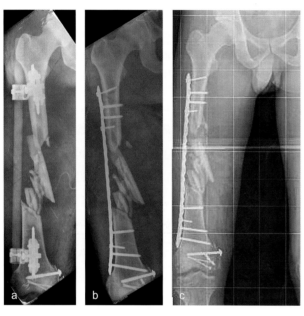

图 9-20　a.股骨干多段骨折。b.进行微创接骨板接骨术。c.注意到与健侧相比股骨明显缩短

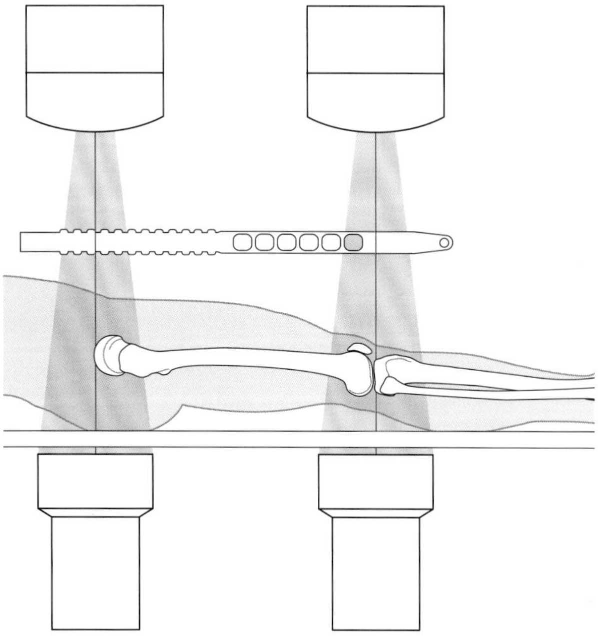

4　血管神经损伤

血管神经损伤虽然不常见，但是可明显致残。这些并发症最好的预防方法包括熟悉解剖、仔细操作、术中注意保护血管与神经组织。

4.1　肱骨

在肱骨部位应用 MIPO 技术时如果不小心，可能损伤桡神经。应用 MIPO 技术通过前侧入路进行肱骨干骨折内固定时，桡神经容易在 3 个平面受损。在近端和远端切口，损伤常由于使用 Hohmann 拉钩牵拉肌肉导致。在近端切口，常由于内侧 Hohmann 拉钩尖端损伤神经；在远端切口，常由于外侧 Hohmann 拉钩压迫神经导致损伤。避免这种情况的最好方法是用耙钩代替 Hohmann 拉钩[10]。桡神经在肱骨中 1/3 段位于肱骨后方走行，当在中段前后钻孔或置入螺钉时容易损伤桡神经。

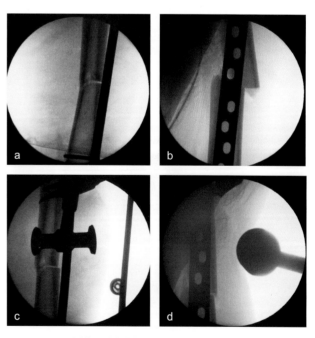

图 9-22　a.在横形或短斜形骨折正位透视图像上显示轴偏，提示某些成角短缩。b.通过侧位透视图像进一步确认。c~d.松开螺钉允许人工牵引，同时下压前侧纠正成角

图 9-21　通过测量杆术中影像评估肢体长度

不管任何时候，避免在这个区域置入螺钉。在肱骨后面桡神经的危险区是自肩峰至肱骨外髁全长的 3/8（37.5%）和 5/8（62.5%）之间[11]。如果这个区域必须置入螺钉，可应用单皮质螺钉（图 9-24）。肌皮神经位于肱二头肌和肱肌之间，准备接骨板通道前，需要确认并予以保护。

对于肱骨远端短骨干骨折，建议后路行肱骨 MIPO。常使用关节外远端肱骨锁定接骨板，几乎可以固定到靠近肘关节的侧柱上。螺旋沟中的桡神经可以通过分离肱三头肌的侧头和长头来识别。在该水平桡神经有许多分支，所有分支都必须轻轻抬起，将肘部伸直，使接骨板插入神经下方[12]。

另外，MIPO 技术用来固定肱骨干近端骨折，包括使用长的、直的 PHILOS 或螺旋接骨板。这些内植物需要经三角肌入路。螺旋接骨板的构型可允许接骨板远端扭向肱骨前侧，而 PHILOS 接骨板则位于肱骨前外侧。这个入路有损伤腋神经的危险（见 13.1 肱骨近端骨折：概述）。为避免损伤腋神经，三角肌切口不能超过肩峰下 5cm，接骨板需尽量靠近骨面在腋神经下方通过[13]。

上肢外展 60°~90° 可以有效减小三角肌张力，从而改善显露。同时可允许腋神经离开骨面 1.3cm。在三角肌下，腋神经可以触及。最好是在三角肌下用示指自后侧起点至前侧滑动以感知腋神经位置，神经近端（后侧）要比前端更粗[14]。使用 PHILOS 近端锁定型接骨板，如果锁定螺钉不低于近端第六个孔，通过微创外侧经三角肌入路是安全的。

4.2 股骨

MIPO 技术对股骨而言是安全的，可以在自股骨大转子至外侧股骨髁的股骨外侧应用。在股骨应用 MIPO 技术时没有损伤神经和血管的危险。使用内侧入路的 MIPO 适用于需要内侧支撑的假体周围骨折或股骨远端粉碎性骨折。远端内侧切口的危险区域是内侧肌间隔或大收肌止点后方。为了避免该区域的血管损伤，不应分离内侧肌间隔。如果入路需要更靠近股骨内侧，建议弯曲膝关节以放松血管，将牵开器靠近股骨放置。近端切口位于缝匠肌外侧，向骨深部剥离，并向内侧牵开缝匠肌，以保护股浅动脉。股骨内侧的安全区位于股骨远端 60% 以内（图 9-25）[15]。

MIPO 导致的股骨血管损伤较罕见。然而由

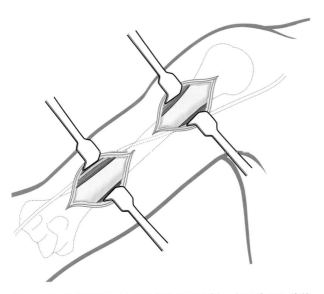

图 9-23 使用 MIPO 技术治疗肱骨干骨折，在近端和远端的切口是桡神经的易受损部位。避免桡神经损伤的最好办法是用耙钩代替 Hohmann 拉钩

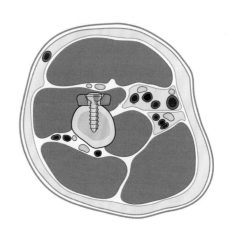

图 9-24 在肱骨中段，避免使用前后方向的螺钉以免损伤桡神经。如果必须使用，最好使用单皮质螺钉

于股骨的长螺旋骨折中环扎线的应用越来越被接受，已有报道环扎线和MIPO造成了血管损伤[16]。股浅动脉邻近股骨的远端1/4。了解血管解剖、仔细建立通道或通过骨骼环扎术是必须注意的。文献中介绍了开放股骨骨折或微创下股骨骨折中的环扎术应用[17]。第一步是使用隧道钻在股骨嵴对后肌间隔膜进行穿孔。环扎的安全区域是股骨近端（中段），其中股浅动脉（SFA）和股深动脉（DFA）与股骨保持安全距离。在中段和远端之间3/4部分，小心地通过钢丝绳，并保持尖端靠近后内侧皮质。低于远侧3/4，穿线器的尖端靠近后部以避免损伤股浅动脉（SFA）和坐骨神经。

4.3 胫骨

MIPO技术在胫骨内面应用时，近端有损伤隐神经的危险，远端有损伤隐神经和大隐静脉的危险（图9-26）。这些结构在术中进行通道准备和放置接骨板前需要确认并牵开。庆幸的是损伤这些结构不会明显致残。MIPO技术在胫骨外侧中上1/3段应用是安全的。在远端1/3，胫前动脉和腓深神经在应用接骨板、螺钉时有可能损伤（参见21.1胫骨和腓骨骨干：概述）。远端前外侧切口可以用来在胫骨前外侧放置接骨板。通常在切口中可以看到腓浅神经，很少有危险。有危险的是腓深神经和胫前血管，尤其在从近端靠后的位置向远端靠前的位置走行时（图9-27）。在准备通道和放置接骨板前，需要确认这些结构[18]。

当使用胫骨近端LISS接骨板，在第十二和十三孔拧入螺钉时容易损伤外侧的腓浅神经。在该区域沿接骨行长切口和仔细解剖可以将神经损伤的风险降至最低（图9-28）。

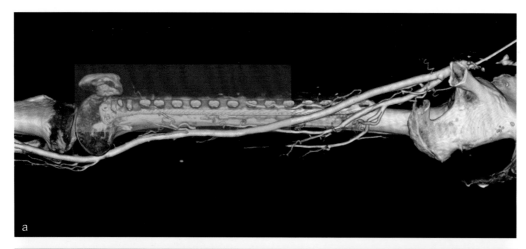

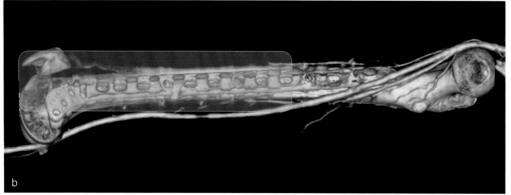

图9-25 股骨内侧微创接骨板接骨术的安全区为股骨远端60%，因为股浅动脉位于接骨板的后面

5 术后早期并发症

5.1 感染

MIPO 技术的目的是保护骨折部位的软组织和血运，促进骨折愈合及降低感染的发生率。MIPO 术后感染率低于传统技术；即使作为最终固定方式，在 Gustilo-Anderson Ⅲ 型开放骨折或伴软组织严重损伤的闭合骨折中，如果仔细操作，感染的发生率仍然是很低的 [20]。在应用外固定前需清创。只有在软组织条件足够好且没有感染征象时，MIPO 才能作为最终固定。处理这些复杂的骨折需要更多的经验和更详细的术前计划，贯穿从最初的临时外固定到最终骨折固定的整个过程。例如，在开放性股骨骨折中计划使用 MIPO 作为

最终固定，首先清创后骨折复位，应用外固定架维持复位时，Schanz 钉应该置于股骨前侧，以免当条件成熟时应用 MIPO 技术在股骨外侧插入接骨板时影响置入。

应用 MIPO 技术后的感染并不常见。然而，一旦发生，早期诊断和治疗至关重要。存在感染时，接骨板在皮下或肌肉下可以有不同的症状和体征。皮下置入接骨板时（如胫骨内侧），皮下肿胀、局部炎症反应和发热有助于早期诊断。然而，肌肉下置入接骨板时(如股骨)感染通常不容易诊断，因为临床上出现疼痛和发热都比较晚。通过实验室证据（红细胞沉降率、C 反应蛋白和白细胞计数升高）常可进行诊断。如果怀疑有感染，均应尽早进行伤口探查（图 9-29）。

治疗急性感染的原则包括早期发现、清创引流、抗生素应用和评价内植物稳定性。与传统技术相比，继发于 MIPO 技术的感染通常不严重，一般局限在接骨板部位。接骨板周围的骨膜和软组织保护良好，骨有很好的愈合机会。MIPO 伤口需要扩大以利于接骨板区域的坏死骨和软组织的充分清创和引流。清创切口可以保持开放或闭合治疗。需评估内植物的稳定性。如果内植物能提供足够的稳定，则可以保留。尽管存在低度的感染，

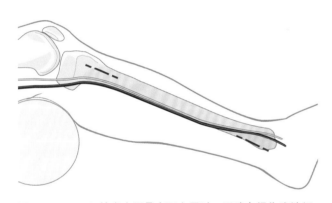

图 9-26 MIPO 技术在胫骨内面应用时，近端有损伤隐神经的危险，远端有损伤隐神经和大隐静脉的危险

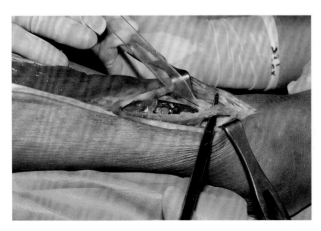

图 9-27 箭头所指是胫骨外侧的胫前动脉和腓深神经

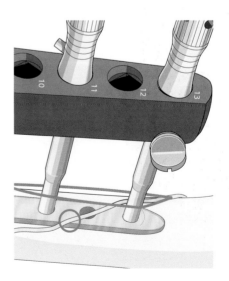

图 9-28 胫骨近端LISS 接骨板和腓浅神经的解剖关系

骨折仍可以愈合。如果可观察到坚强骨痂形成，则可取出内植物。如果内植物已经松动，则必须取出，然后用外固定架稳定骨折。

5.2 外固定术后感染的预防

外固定常被用作临时固定严重软组织损伤或开放性骨折的病例。MIPO 分级治疗更安全，可获得满意的骨愈合功能结果[21]。外固定架暴露于细菌或毒力更强的院内细菌环境中，可增加针道感染的风险。以下措施有助于降低感染风险：

- 用消毒剂仔细清洁皮肤进针点
- 如果针道发生感染，去除感染的固定针，在其他部位重新置入新的固定针
- 在使用 MIPO 作为最终固定手术时，保留

外固定架作为维持骨折对线的装置。在图 9-30 的病例中，下肢在消毒铺单时，外固定架用无菌塑料膜覆盖[22]。用薄层纱布覆盖外固定架以防止护皮膜粘到外固定架上（图 9-30）

5.3 内植物造成的伤口并发症

伤口并发症大多发生在胫骨远端的内侧[20]（图 9-31）。大多数情况下可以通过局部清创和应用抗生素治疗。骨折的愈合通常不会受骨折端以远部位的局限性感染的影响。内植物取出要等到正、侧位 X 线检查确认有桥接骨痂形成之后进行。基于这点考虑，也可以选择 CT 扫描来评估骨折愈合情况。幸运的是，导致骨髓炎的深部感

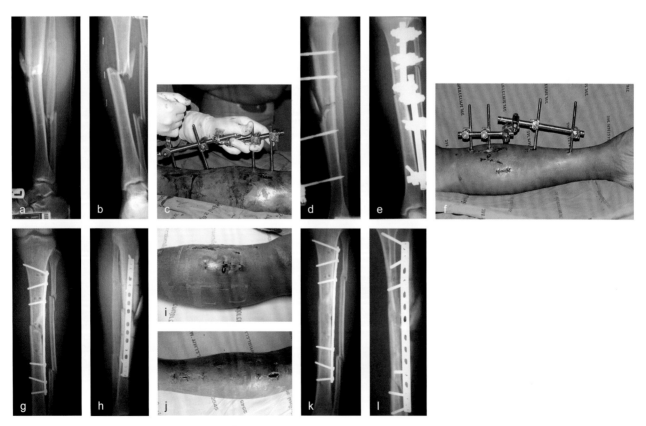

图 9-29 MIPO后的感染。a~b.36 岁男性，摩托车车祸导致左胫骨Gustilo-Anderson Ⅲ A型开放骨折。X线显示42B型楔形骨折。c.开放骨折急诊行清创术，矢状面外固定架稳定骨折。d~e.外固定术后X线片显示对线良好。f.术后10天软组织条件改善，然后通过MIPO技术稳定骨折。g~h.术后X线片，使用MIPO技术将14孔窄DCP置于胫骨外侧。i.近端切口可见脓性分泌物。j.清创引流，伤口敞开，未去除内植物。k~l.术后5个月X线片显示：骨折端通过后侧皮质骨痂桥接愈合

染很少见到。由于远端胫骨内侧缺乏软组织覆盖，患者常常会主诉局部不适。去除内植物可缓解这些症状。当然如果可能，接骨板放在前外侧可以避免这种情况。然而值得注意的是，由于胫骨内侧骨就位于皮下，所以非常容易置入接骨板。

6 术后晚期并发症

6.1 内植物失败

有两种不同的内植物失败：螺钉断裂和接骨

板断裂。传统接骨板螺钉内固定技术常发生接骨板断裂，螺钉断裂不常见；而使用 MIPO 技术则是接骨板断裂远少于螺钉断裂（图 9-32）。骨折线远、近端骨干固定 3~4 枚螺钉就能为骨折间接愈合提供足够的稳定性。长的接骨板，通过两个主要骨折块桥接粉碎性骨折，接骨板受变形力较小。因为弯曲应力在长的接骨板上被分散，平均单位面积所受应力就减小，所以相应的接骨板断裂可能性也减少了。在每个主要的骨折块上 3~4 枚螺钉同样吸收了负荷，但是因为螺钉的直径小，所以在高应力下更容易发生螺钉断裂。使

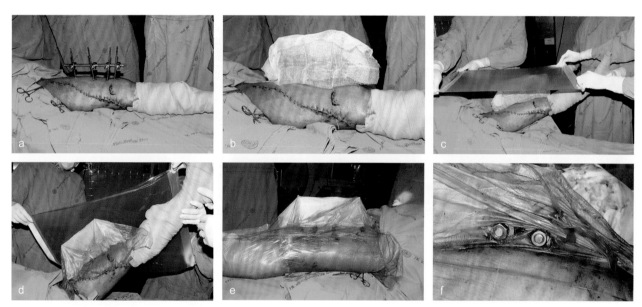

图 9-30 当保留外固定架时注意避免污染术区

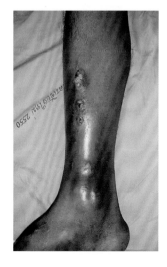

图 9-31 胫骨远端内侧放置接骨板后发生伤口并发症

143

用生物型接骨板和间接复位技术时骨愈合要明显快于传统接骨板技术，因此内植物失败不常见。然而如果使用 MIPO 技术固定骨折留有大的间隙，则导致很高的内植物失败率（图 9-33）。在这些病例中，推荐术后 6~12 周进行早期松质骨植骨，特别是 X 线随访没有骨痂形成的证据时。一般来说，使用 MIPO 技术治疗闭合骨折很少有

一期应用骨移植的指征。只在开放性骨折伴有明显骨丢失的病例中推荐使用，且要在后期应用。多节段骨折时可以选择更长的接骨板，有更大的接骨板跨度比（接骨板长度和接骨板跨过骨折部位长度的比值），一般超过骨折部位长度的 2~3 倍；而在简单骨折，接骨板跨度比应是骨折部位长度的 8~10 倍。

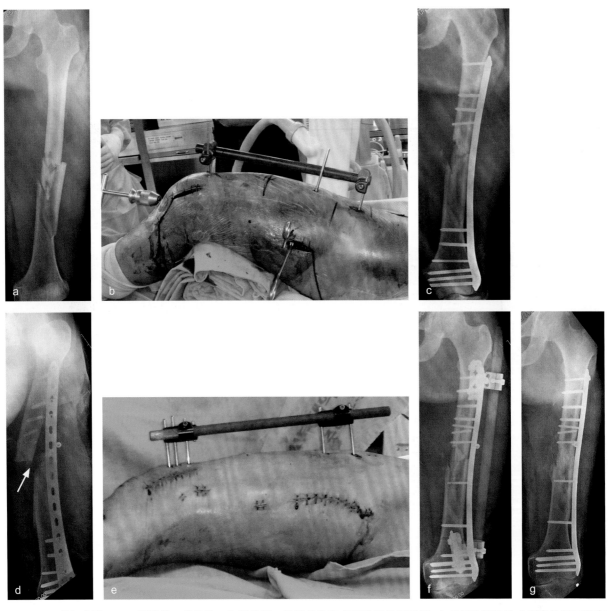

图 9-32 螺钉失败。a.35岁男性，多发伤，包括头部、胸腔损伤和多节段股骨干骨折。b.利用MIPO技术用宽的DCP稳定股骨骨折。没有应用桥接接骨板原理。X线片显示使用了12孔接骨板，但是2个主要骨折块分别只使用了2枚螺钉。c.术后2周，螺钉失败。d.使用16孔接骨板翻修术后的X线片，每个骨折块应用3 枚螺钉。e~f.术后2个月X线片。g~h.术后6个月骨折愈合

预防内植物失败

为了防止内植物失败，外科医师必须考虑：

- 理解桥接接骨板原理、MIPO 技术、应变理论和所使用接骨板螺钉内固定的生物力学特性
- 尽可能使用长接骨板，确保每个断端固定足够的螺钉，在每个主要骨折块上至少固定 3~4 枚双皮质骨螺钉
- 粉碎性骨折伴有明显小骨片在固定后移位，建议通过减少间隙并使用复位螺钉或环扎线来减少或使小骨片接近骨折端。目标不是实现解剖复位，而是使小骨片更紧密地接触，而不会进一步损坏软组织

- 对于严重软组织损伤、开放性骨折或伴有大的骨间隙者，需要早期骨移植，通常于术后 6 周没有桥接骨痂迹象时进行

6.2 延迟愈合

基于 MIPO 技术理念，多段骨折不需要初次进行骨移植手术的观点是可以接受的。就骨愈合而言，生物或桥接接骨板优于传统接骨板技术。然而，即使使用 MIPO 技术还是有骨折延迟愈合的发生[23]（图 9-34）。引起延迟愈合的原因可

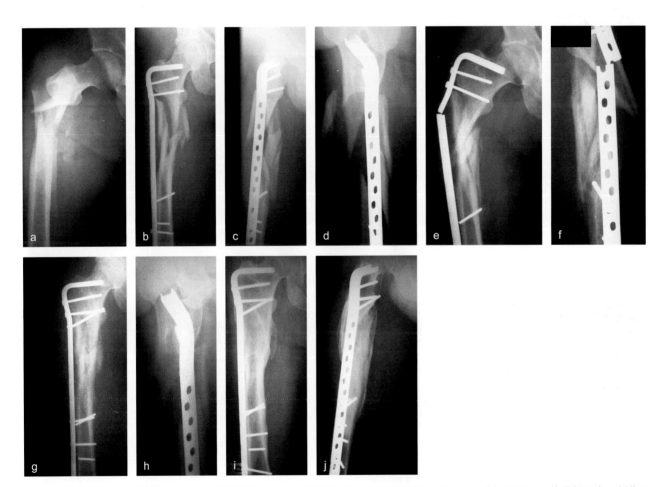

图 9-33 断板。a.30岁男性，摩托车车祸导致受伤。X线片显示股骨转子下多段骨折。b~d.骨折用95° 髁接骨板固定。侧位X线片显示骨折块间存在间隙，大块骨折块移位（箭头）。e~f.患者术后失访，术后4个月获得随访，接骨板、螺钉在大的骨间隙处断裂伴骨不连。然而远端骨折块间可见桥接骨痂形成。g~h.翻修同时自体骨植骨术后X线片。i~j.术后1年X线片显示骨愈合

能与不能控制的原发性骨与软组织损伤严重程度相关（患者因素）；另外也与技术使用不当有关（术者因素），提高软组织处理水平可避免其发生。

6.2.1 由外科医师引起的延迟愈合因素

- 骨折块在矢状位或冠状位对线不良导致残留大的骨缺损影响骨痂形成
- 通道准备时的技术错误。正确的通道位置是在骨膜表面，保护骨折端血运。错误的分离

平面是像传统接骨板技术那样剥离骨膜，破坏骨的血运并扰乱骨愈合。多次重复进行通道准备也会破坏骨膜周围血运

- 过度手法复位和对多段骨折使用环扎钢丝或拉力螺钉追求不必要的解剖复位都会导致医源性血运破坏
- 本应在术中复位的大块骨折块移位或大量小骨块进入周围肌肉留下空隙
- 在简单骨折中使用桥接接骨板技术只能获得相对稳定，导致延迟愈合（图 9-35）
- 螺钉固定太牢固，离骨折太近可能会干扰断

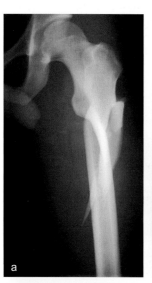
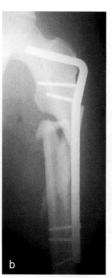
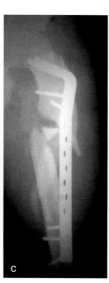
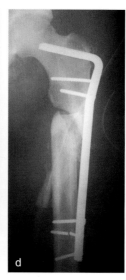
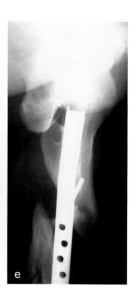
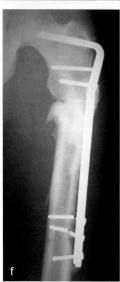
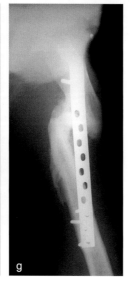

图 9-34 延迟愈合。a.42岁男性，摩托车车祸导致转子下多段骨折。b.利用MIPO技术使用95°髁接骨板固定骨折。c.术后X线片显示复位不佳，骨折留有大的间隙。d~e.术后6周X线片显示大的间隙，只有少量骨痂形成。f~g.骨移植术后6个月X线片显示骨折愈合，远端2枚螺钉断裂

裂处的微动，从而导致延迟愈合或不愈合

6.2.2 预防延迟愈合

外科医师可以通过以下方法防止延迟愈合：
- 使用间接骨折复位技术
- 避免矢状位和冠状位对线不良
- 避免骨折处残留较大的骨间隙
- 准备通道的平面为肌群下骨膜上。在准备直的接骨板通道之前要预先复位且预防成角

- 避免反复准备通道
- 避免过多地在骨折区域直接操作
- 如果间接复位不成功，可考虑有限切开复位

简单骨折可以在骨折处取小切口解剖复位，用生物型接骨板获得绝对稳定。接骨板可以从骨折区的远端插入近端。绝对稳定可通过对骨折端的加压获得，必要时可使用经皮拉力螺钉。治愈的时间和功能结果与 MIPO 相当，但辐射暴露更少[6,7]。

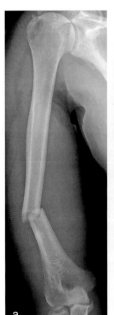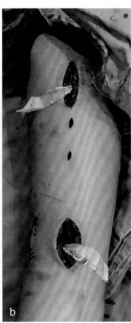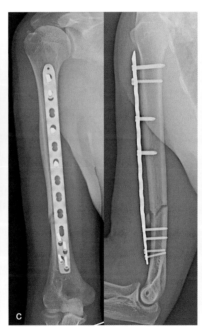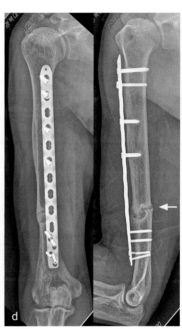

图 9-35 肱骨干简单骨折微创接骨板接骨术后的愈合不良。A.57岁男子肱骨远端发生单纯横形骨折。b.在肱骨干前路行微创接骨板接骨术。c.术后X线片显示断端接触少。骨折远端固定的工作长度短可能是稳定性不足的原因。d.术后2年，骨折愈合不完全且延迟（箭头）

7 参考文献

[1] Buckley R, Mohanty K, Malish D. Lower limb malrotation following MIPO technique of distal femoral and proximal tibial fractures. Injury. 2011 Feb;42(2):194–199.

[2] Lill M, Attal R, Rudisch A, et al. Does MIPO of fractures of the distal femur result in more rotational malalignment than ORIF? A retrospective study. Eur J Trauma Emerg Surg. 2016 Dec;42(6):733–740.

[3] Kim JW, Oh CW, Oh JK, et al. Malalignment after minimally invasive plate osteosynthesis in distal femoral fractures. Injury. 2017 Mar;48(3):751–757.

[4] Krettek C, Miclau T, Grün O, et al. Intraoperative control of axes, rotation and length in femoral and tibial fractures. Technical note. Injury. 1998;29 Suppl 3:C29–39.

[5] Park J, Yang KH. Correction of malalignment in proximal femoral nailing—reduction technique of displaced proximal fragment. Injury. 2010 Jun;41(6):634–638.

[6] Kim JW, Kim HU, Oh CW, et al. A prospective randomized

study on operative treatment for simple distal tibial fractures-minimally invasive plate osteosynthesis versus minimal open reduction and internal fixation. J Orthop Trauma. 2018 Jan;32(1):e19–e24.

[7] Wenger R, Oehme F, Winkler J, et al. Absolute or relative stability in minimal invasive plate osteosynthesis of simple distal meta or diaphyseal tibia fractures? Injury. 2017 Jun;48(6):1217–1223.

[8] Streubel PN, Moustoukas MJ, Obremskey WT. Mechanical failure after locking plate fixation of unstable intertrochanteric femur fractures. J Orthop Trauma. 2013 Jan;27(1):22–28.

[9] Hwang JH, Oh JK, Oh CW, et al. Mismatch of anatomically pre-shaped locking plate on Asian femurs could lead to malalignment in the minimally invasive plating of distal femoral fractures: a cadaveric study. Arch Orthop Trauma Surg. 2012 Jan;132(1):51–56.

[10] Apivatthakakul T, Arpornchayanon O, Bavornratanavech S. Minimally invasive plate osteosynthesis (MIPO) of the humeral shaft fracture. Is it possible? A cadaveric study and preliminary report. Injury. 2005 Apr;36(4):530–538.

[11] Apivatthakakul T, Patiyasikan S, Luevitoonvechkit S. Danger zone for locking screw placement in minimally invasive plate osteosynthesis (MIPO) of humeral shaft fractures: a cadaveric study. Injury. 2010 Feb;41(2):169–172.

[12] Jiamton C, Ratreprasatsuk N, Jarayabhand R, et al. The safety and feasibility of minimal invasive plate osteosynthesis (MIPO) of the posterior aspect of the humerus: a cadaveric study. Clin Anat. 2019 Mar;32(2):176–182.

[13] Gardner MJ, Griffith MH, Lorich DG. Helical plating of the proximal humerus. Injury. 2005 Oct;36(10):1197–1200.

[14] Smith J, Berry G, Laflamme Y, et al. Percutaneous insertion of a proximal humeral locking plate: an anatomic study. Injury. 2007 Feb;38(2):206–211.

[15] Jiamton C, Apivatthakakul T. The safety and feasibility of minimally invasive plate osteosynthesis (MIPO) on the medial side of the femur: a cadaveric injection study. Injury. 2015 Nov;46(11):2170–2176.

[16] Link BC, Theerachai A, Hill BW, et al. Minimally invasive plate osteosynthesis (MIPO) of periprosthetic femoral fractures with percutaneous cerclage wiring for fracture reduction: tips and technique. JBJS Essent Surg Tech. 2014 Jul 9;4(3):e13.

[17] Apivatthakakul T, Siripipattanamongkol P, Oh CW, et al. Safe zones and a technical guide for cerclage wiring of the femur: a computed topographic angiogram (CTA) study. Arch Orthop Trauma Surg. 2018 Jan;138(1):43–50.

[18] Pichler W, Grechenig W, Tesch NP, et al. The risk of iatrogenic injury to the deep peroneal nerve in minimally invasive osteosynthesis of the tibia with the less invasive stabilisation system: a cadaver study. J Bone Joint Surg Br. 2009 Mar;91(3):385–387.

[19] Deangelis JP, Deangelis NA, Anderson R. Anatomy of the superficial peroneal nerve in relation to fixation of tibia fractures with the less invasive stabilization system. J Orthop Trauma. 2004 Sep;18(8):536–539.

[20] Kim JW, Oh CW, Oh JK, et al. Staged minimally invasive plate osteosynthesis of proximal tibial fractures with acute compartment syndrome. Injury. 2017 Jun;48(6):1190–1193.

[21] Lau TW, Leung F, Chan CF, et al. Wound complication of minimally invasive plate osteosynthesis in distal tibia fractures. Int Orthop. 2008 Oct;32(5):697–703.

[22] Hodel S, Koller T, Link BC, et al. Does temporary external fixation and staged protocol for closed fractures lead to bacterial contamination of the surgical site and associated complications? A prospective trial. Injury. 2018 Aug;49(8):1532–1537.

[23] Kinast C, Bolhofner BR, Mast JW, et al. Subtrochanteric fractures of the femur. Results of treatment with the 95 degrees condylar bladeplate. Clin Orthop Relat Res. 1989 Jan;(238):122–130.

10
MIPO 与循证医学

Bryan JM van de Wall, Frank JP Beeres, Reto Babst

1 引言

新手术技术的引入，如 MIPO 遵循了预期的模式。当第一次出现时，外科医师在开始应用它并获得经验之前持怀疑态度。一开始，已公布的 MIPO 数据数年来一直处于低位。大多数文章主要关注当时的技术和解剖学可行性（图 10-1）。

MIPO 的发展很可能是由于新的接骨板技术的发展而得到加强的，这些技术允许使用内固定器进行骨折固定［例如，锁定加压接骨板（LCP）、股骨远端微创稳定系统（LISS-DF）、胫骨近端微创稳定系统（LISS-PT）］。这些具有解剖学设计的接骨板的内固定器创造了间接骨折固定的可能性，而不需要精确的接骨板适应骨骼。通过间接复位和桥接固定来保留骨折部位的生物学特性的概念，通过使用髓内钉而广为人知，现在使用这些肌肉下的接骨板是可能的。它为 MIPO 开辟了应用于解剖学区域的领域，在这些区域，由于髓管狭窄而无法置入髓内钉，例如，在亚洲和其他民族人群中。在过去的 10 年中，大多数大型系列出版物都起源于这些区域，并特别关注发生这些问题的骨骼（图 10-2，图 10-3）。

MIPO 的临床应用在全球范围内快速增长的另一个方面可能受到其早期和标准化教学的影响，即从 2004 年开始，通过专业的 MIPO 课程以安全和标准化的方法实施[2]。

自那以后，又发表了许多关于 MIPO 技术的高水平证据文章，不仅涉及其可行性，还涉及其在预防感染、减少神经损伤、减少占用空间和减轻术后疼痛等方面具有的生物学优势。同时可以减少辐射暴露和复位不良。本章介绍目前使用循证医学方法进行 MIPO 的临床证据。

2 循证医学

传统上，临床问题解决几乎完全围绕临床医师的经验/意见发展。这种方法是主观的：临床医师的意见各不相同，并非所有的意见都是有效的。循证医学是对这种经验医学的客观反映。随着高质量研究（如随机临床试验）、荟萃分析及证据层次和推荐等级的发展，它不断扩大，而且仍在迅速扩大。循证医学有一个主要缺陷——过

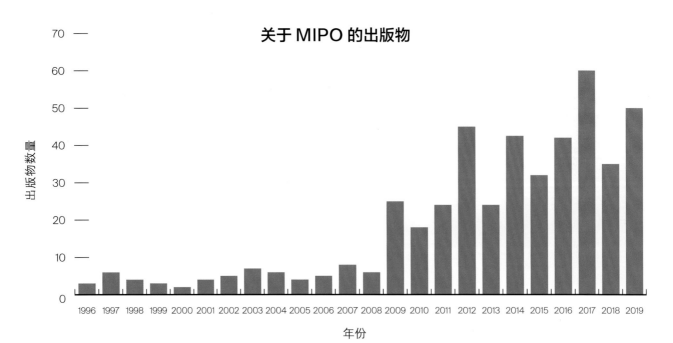

关于 MIPO 的出版物

图 10-1 PubMed上每年关于MIPO的出版物数量[1]

于客观。

结合客观和主观的临床知识对于良好的临床决策至关重要。这就像一门艺术——证据形成了绘画的框架和硬线，着色由临床医师完成，最终创造出一幅和谐的作品。

2.1 MIPO 的证据——上肢

对于上肢，MIPO 已被描述用于锁骨、肱骨近端、肱骨干和桡骨远端。研究的重点主要是肱骨（图 10-4）。

作为传统切开置入接骨板的替代方法，通过微创接骨板治疗锁骨骨折最近已被接受。许多患者在切开置入接骨板后出现胸壁麻木。解剖上，在距胸锁关节 3cm 或肩锁关节 2cm 范围内未发现锁骨上神经分支[3]。

尽管使用 MIPO 处理简单骨折时，为了达到解剖复位通常需要在骨折位置附加一个额外的中央切口，但强有力的证据表明，MIPO 的麻木发生率确实要低得多——MIPO 为 13%，而切开复位内固定（ORIF）为 33%（2A 级）[4]。这是 MIPO 治疗锁骨骨折的唯一优势，但对于骨愈合或主要并发症没有额外的益处（2A 级）。尽管 MIPO 在技术上要求更高，但与开放置入接骨板相比，它具有相同的手术持续时间，并且往往较少引起与瘢痕刺激或肥大相关的问题。

对人体解剖标本的研究通常表明，与切开复位置入接骨板相比，MIPO 技术对局部血管的影响较小[5]。有趣的是，这并不意味着肱骨近端骨折患者的愈合时间更短。最近的一项随机临床试验[6]发现，MIPO 的平均愈合时间为 23 周，开放置入接骨板为 21 周（1B 级）。相反，对 8 项观察性队列研究的荟萃分析[7]发现，有利于 MIPO 的愈合时间存在差异（2A 级）——一项高质量研究或多项低质量研究声称相同（表 10-1）。

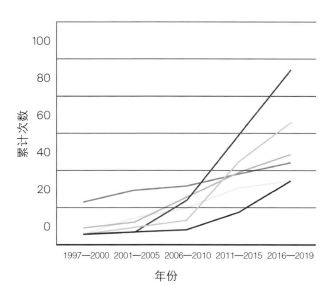

图 10-2　各国家累计出版物数量（仅限于出版物数量超过20的国家）[1]

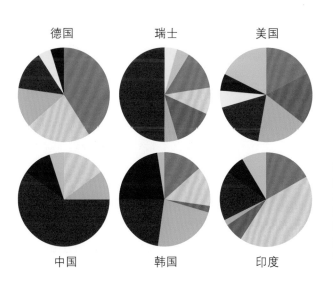

- ■ 肱骨近端
- ■ 桡骨远端
- ■ 股骨远端
- ■ 胫骨远端
- ■ 腓骨远端
- ■ 锁骨干
- ■ 跟骨

图 10-3　各国家关于骨折部位的出版物的比例（仅限于出版物数量超过20的国家）[1]

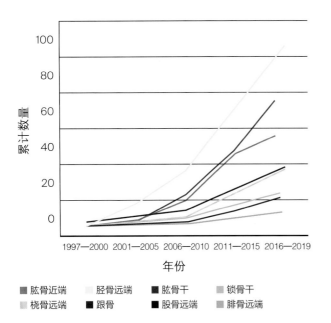

图 10-4 各骨折部位的累计出版物数量[1]

图例：
- ■ 肱骨近端
- □ 胫骨远端
- ■ 肱骨干
- ■ 锁骨干
- □ 桡骨远端
- ■ 跟骨
- ■ 股骨远端
- ■ 腓骨远端

表 10-1 8项观察性队列研究的荟萃分析[6]

等级	证据类型
1A	随机临床试验的系统评价
1B	单个随机临床试验
2A	队列研究的系统评价
2B	单个队列研究
3A	病例对照研究的系统评价
3B	单个病例对照研究
4	病例系列（以及低质量的队列和病例对照研究）
5	没有明确批判性评价或基于生理学试验研究或"第一原则"的专家意见

MIPO 治疗肱骨近端骨折的优点主要是手术时间短、出血量少（1B 级和 2A 级）。肱骨近端骨折愈合良好，骨不连在两组中都很少发生（1B 级和 2A 级）。在放射学和功能结果、腋神经损伤、感染和其他并发症的发生方面，切开置入接骨板和 MIPO 似乎是相等的（1B 级）。

两项随机对照试验（RCTs）和 7 项队列研究（2A 级）的荟萃分析显示，与肱骨近端相比，MIPO 治疗的肱骨干骨折发生骨不连的风险较低[8,9]。肱骨神经血管结构的损伤增加了人们对 MIPO 在该区域的实用性的担忧。然而，与切开置入接骨板相比，MIPO 术后发生桡神经麻痹的风险较低。必须承认的是，几乎所有接受 MIPO 或切开置入接骨板治疗的患者术后桡神经麻痹都会自行恢复。MIPO 治疗肱骨干骨折的主要缺点是其较高的辐射暴露量（1B 级）[10]。

尽管荟萃分析[10,11]没有发现二者愈合时间、感染、再干预需求、手术时间和肩关节功能方面的统计学具有显著性差异，但所有结果总体上都有利于 MIPO。

目前桡骨远端骨折手术治疗的金标准仍然是切开复位内固定。传统置入接骨板时旋前方肌被切开，理论上这会减少干骺端的血液供应，并可能导致旋前力量的丧失和拇长屈肌继发性医源性破裂的风险增加。最近对 3 个观察队列和 1 个随机对照试验的荟萃分析没有发现支持这一理论的证据[12]。放射学和功能结果没有差异（2A 级）。接受 MIPO 治疗的患者的满意度更高，因为瘢痕更小。与桡骨远端骨折的标准治疗技术相比，MIPO 是否有益处还有待观察。

2.2 MIPO 的证据——下肢

下肢 MIPO 治疗主要用于股骨远端、胫骨近端和远端、腓骨远端和跟骨（图 10-4）。

早期关于 MIPO 的出版物主要集中在股骨远端骨折周围（图 10-4）。Krettek 等[13]率先证明，通过使用跨关节入路和逆行接骨板接骨入路以及早期植入物设计（髁支撑接骨板和动力髁螺钉），可以获得平均 12 周的愈合时间。同样明显的是，由于内翻塌陷的发生，需要更好的角度稳定装置。随着微创技术的发展，股骨远端 LISS 接骨板是研究最广泛的股骨远端骨折 MIPO 装置之一。生物力学研究[14]已经证明，它们的远端固定能力比角接骨板（螺旋刀片接骨板）和髓内钉强得多。从理论上讲，这应该可以降低内翻塌陷和复位丢失的风险。然而，一份对 21 个病例系列的系统评价[15]发现了

19% 的复位丢失、6% 的骨不连和 5% 的内植物失效的发生率（3A 级）。随后的研究[16]继续揭示了 LISS 接骨板的缺陷，旋转不良（>10°）发生率高达 45%（3A 级）。这同样适用于膝关节置换术近端的假体髁上骨折。一项对 29 个病例系列的综述[17]表明了从切开复位到 MIPO 的趋势，但两者之间没有可检测到的统计学显著性差异（4 级）。MIPO 治疗股骨远端骨折在畸形愈合和复位丢失方面似乎不完美，但这在一定程度上也是由于现有的不完善的、大多是非可比性的、低水平证据。

随着锁定接骨板和 LISS-PT 接骨板在骨折内固定中的引入，胫骨近端骨折经皮内固定已成为一种有前途的 MIPO 技术。据我们所知，存在两个病例系列[18,19]，分别描述了 54 例和 49 例患者的结果（4 级）。94% 的患者获得了稳定的固定，4% 的患者出现了骨不连，4%~8% 的患者发生了感染。然而，两组畸形愈合的发生率都很高（13% 和 20%），其中向前成角和外翻是最常见的畸形。这两项研究说明了 MIPO 在骨折愈合和感染方面的益处及在畸形愈合方面的技术需求。

有趣的是，MIPO 治疗胫骨远端骨折的临床结果存在争议。3 项随机对照试验将 MIOP 与 ORIF 进行了比较[20-22]。他们一致认为，在骨不连、畸形愈合、再次干预需求、愈合时间、失血量和功能结果方面没有差异（1B 级）。在其中两项随机对照试验中，感染是罕见的（MIPO：0%~3%，ORIF：3%~5%）。然而，另一项随机对照试验发现 ORIF 组的感染发生率为 25%，而 MIPO 组为 5%。至于其他结果，在所有研究中，感染率的差异都没有达到统计学意义。MIPO 和 ORIF 在治疗胫骨远端骨折方面的疗效似乎是相同的。然而，一项随机对照试验和两项观察性研究（2A 级）的荟萃分析发现，MIPO 的辐射暴露时间更长（33~87 秒与 15~41 秒）（1B 级），手术持续时间可能更长（87 分钟与 78 分钟）[23]。

腓骨远端骨折传统上采用开放入路治疗。慢性合并症患者感染风险的增加导致 MIPO 在这些骨折中的应用增多。与胫骨远端相比，MIPO 具有更长的辐射暴露和手术持续时间（2B 级）[24,25]。与同类产品相比，MIPO 显示比 ORIF 更低的总体并发症发生率（8% 与 29%），这主要归因于伤口愈合过程中较低的伤口裂开和感染发生率（2B 级）。

跟骨是软组织环境最脆弱的骨骼之一。开放手术固定跟骨骨折一直受到伤口愈合问题的困扰。为了减少软组织并发症，外科医师开发了微创手术入路，如跗骨窦入路。然而，微创手术无法充分暴露骨折以实现解剖复位。对 17 项随机对照试验和 10 项队列研究的荟萃分析有力地否定了这一论点（1A 级）[26]。他们的研究结果显示，在 Gissane 或 Bohler 角、跟骨宽度、长度或高度的解剖复位方面，开放入路（外侧延长入路）和微创入路（跗骨窦、经皮固定）之间没有差异。此外，他们发现，在一般伤口并发症（20% 与 8%）、浅表感染（9% 与 3%）、腓肠神经损伤（7% 与 1%）、手术时间（103 分钟与 74 分钟）、术后疼痛、足踝功能方面存在统计学显著差异，所有这些都有利于 MIPO。仅仅比较随机对照试验时，这些结果仍然显著，除了 Bohler 角、术后疼痛、足部和踝关节功能。

3 结论

证据表明，对于肱骨干和跟骨骨折，微创手术是最有益的。它在其他区域有着强大的理论和生物力学基础，早期结果很有前景。需要进一步的临床数据来支持创伤骨科微创手术的适应证范围。

同时，MIPO 稳步朝着为越来越多的适应证实现相同或更好的结果迈进，目的是留下更小的手术瘢痕以实现不受干扰的骨折愈合。

4 参考文献

[1] Van de Wall BJM, Beeres FJP, Knobe M, et al. Minimally invasive plate osteosynthesis: an update of practise. Injury. 2021 Jan;52(1):37-42.

[2] Babst R, Bavonratanavech S, Pesantez R. Minimally Invasive Plate Osteosynthesis, second edition. Stuttgart: Thieme

Publishing; 2012.

[3] Nathe T, Tseng S, Yoo B. The anatomy of the supraclavicular nerve during surgical approach to the clavicular shaft. Clin Orthop Relat Res. 2011 Mar;469(3):890–894.

[4] Zhao E, Zhang R, Wu D, et al. Comparison between minimally invasive plate osteosynthesis and conventional open plating for midshaft clavicle fractures: a systematic review and meta-analysis. Biomed Res Int. 2019 Oct 16;2019:7081032.

[5] Xue Z, Jiang C, Hu C, et al. Effects of different surgical techniques on mid-distal humeral shaft vascularity: open reduction and internal fixation versus minimally invasive plate osteosynthesis. BMC Musculoskelet Disord. 2016 Aug 26;17(1):370.

[6] Sohn HS, Jeon YS, Lee J, et al. Clinical comparison between open plating and minimally invasive plate osteosynthesis for displaced proximal humeral fractures: a prospective randomized controlled trial. Injury. 2017 Jun;48(6):1175–1182.

[7] Zhao W, Zhang Y, Johansson D, et al. Comparison of minimally invasive percutaneous plate osteosynthesis and open reduction internal fixation on proximal humeral fracture in elder patients: a systematic review and meta-analysis. Biomed Res Int. 2017;2017:3431609.

[8] Beeres FJ, Diwersi N, Houwert MR, et al. ORIF versus MIPO for humeral shaft fractures: a meta-analysis and systematic review of randomized clinical trials and observational studies. Injury. 2020 Nov 6:S0020-1383(20)30939–30946.

[9] Kim JW, Oh CW, Byun YS, et al. A prospective randomized study of operative treatment for noncomminuted humeral shaft fractures: conventional open plating versus minimal invasive plate osteosynthesis. J Orthop Trauma. 2015 Apr;29(4):189–194.

[10] Qiu H, Wei Z, Liu Y, et al. A Bayesian network meta-analysis of three different surgical procedures for the treatment of humeral shaft fractures. Medicine (Baltimore). 2016;95(51):e5464.

[11] Zhao Y, Wang J, Yao W, et al. Interventions for humeral shaft fractures: mixed treatment comparisons of clinical trials. Osteoporos Int. 2017 Nov;28(11):3229–3237.

[12] Lee DY, Park YJ, Park JS. A metaanalysis of studies of volar locking plate fixation of distal radius fractures: conventional versus minimally invasive plate osteosynthesis. Clin Orthop Surg. 2019 Jun;11(2):208–219.

[13] Krettek C, Schandelmaier P, Miclau T, et al. Transarticular joint reconstruction and indirect plate osteosynthesis for complex distal supracondylar femoral fractures. Injury. 1997;28 Suppl 1:A31–41.

[14] Zlowodzki M, Williamson S, Cole PA, et al. Biomechanical evaluation of the less invasive stabilization system, angled blade plate, and retrograde intramedullary nail for the internal fixation of distal femur fractures. J Orthop Trauma. 2004 Sep;18(8):494–502.

[15] Smith TO, Hedges C, MacNair R, et al. The clinical and radiological outcomes of the LISS plate for distal femoral fractures: a systematic review. Injury. 2009 Oct;40(10):1049–1063.

[16] Lill M, Attal R, Rudisch A, et al. Does MIPO of fractures of the distal femur result in more rotational malalignment than ORIF? A retrospective study. Eur J Trauma Emerg Surg. 2016 Dec;42(6):733–740.

[17] Herrera DA, Kregor PJ, Cole PA, et al. Treatment of acute distal femur fractures above a total knee arthroplasty: systematic review of 415 cases (1981-2006). Acta Orthop. 2008 Feb;79(1):22–27.

[18] Cole PA, Zlowodzki M, Kregor PJ. Less Invasive Stabilization System (LISS) for fractures of the proximal tibia: indications, surgical technique and preliminary results of the UMC Clinical Trial. Injury. 2003 Aug;34 Suppl 1:A16–29.

[19] Naik MA, Arora G, Tripathy SK, et al. Clinical and radiological outcome of percutaneous plating in extraarticular proximal tibia fractures: a prospective study. Injury. 2013 Aug;44(8):1081–1086.

[20] Zou J, Zhang W, Zhang CQ. Comparison of minimally invasive percutaneous plate osteosynthesis with open reduction and internal fixation for treatment of extra-articular distal tibia fractures. Injury. 2013 Aug;44(8):1102–1106.

[21] Kim JW, Kim HU, Oh CW, et al. A prospective randomized study on operative treatment for simple distal tibial fractures-minimally invasive plate osteosynthesis versus minimal open reduction and internal fixation. J Orthop Trauma. 2018 Jan;32(1):e19–e24.

[22] Khalifa AA, Abdel-Daym TA, Tammam H, et al. Conventional open reduction and internal fixation (ORIF) compared to minimally invasive plate osteosynthesis (MIPO) for treatment of extra-articular distal tibia fractures—a prospective randomized trial. Ortho Rheum Open Access J. 2019;13(4):555867.

[23] Li A, Wei Z, Ding H, et al. Minimally invasive percutaneous plates versus conventional fixation techniques for distal tibial fractures: a meta-analysis. Int J Surg. 2017 Feb;38:52–60.

[24] Chiang CC, Tzeng YH, Lin CC, et al. Minimally invasive versus open distal fibular plating for AO/OTA 44-B ankle fractures. Foot Ankle Int. 2016 Jun;37(6):611–619.

[25] Iacobellis C, Chemello C, Zornetta A, et al. Minimally invasive plate osteosynthesis in type B fibular fractures versus open surgery. Musculoskelet Surg. 2013 Dec;97(3):229–235.

[26] Seat A, Seat C. Lateral extensile approach versus minimal incision approach for open reduction and internal fixation of displaced intra-articular calcaneal fractures: a meta-analysis. J Foot Ankle Surg. 2020 Mar-Apr;59(2):356–366.

11
锁骨

11.1
锁骨：概述

Christoph Sommer, Vajara Phipbobmongkol

1 引言

1.1 发病率

锁骨骨折很常见，最常发生于锁骨的中间 1/3（69%~82%），较少发生于外侧（12%~28%）或内侧（3%~6%）。最常见的受伤原因是运动损伤和机动车事故。

1.2 治疗现状

大多数锁骨骨折通过保守治疗可以愈合，通常使用悬臂吊带或 8 字绷带固定 4~6 周。可能会导致一定程度的畸形，但这些畸形通常是轻微的，可以很好地耐受，对整体功能几乎没有影响。

锁骨骨折主要手术适应证包括：

- 开放性骨折
- 合并神经血管损伤
- 皮肤被尖锐的骨块顶起
- 合并同侧肩胛颈或肱骨近端骨折导致不稳定
- 合并同侧连续肋骨骨折
- 分离移位超过 2cm
- 缩短移位 >1.5~2cm

除了明确的适应证，许多锁骨骨折还因为其他相对适应证而进行手术治疗：

- 青年和运动员患者希望在短时间内恢复运动功能
- 多节段骨折，因为发生骨不连的风险更高（15~30%）

有多种内植物可用于固定锁骨骨折，包括：

- 不同类型的髓内钉
- 3.5mm 锁定加压接骨板（LCP）
- 3.5mm LCP 重建接骨板
- 解剖预塑型锁定接骨板，如 3.5mm LCP 锁骨上方或前上方接骨板，带或不带外侧延伸
- 3.5mm 动力加压接骨板（DCP）或有限接触动力加压接骨板
- 3.5mm 重建接骨板

髓内钉，如钛弹性髓内钉（TEN），可用于稳定简单骨折（横形或斜形伴中间一个大的骨折碎块）。可以根据骨折位置从锁骨的内侧或外侧端置入（图 11.1-1）。骨折越偏外，使用外侧入钉点越好。复位可以闭合进行，如果不可行，可以经皮应用复位钳来操作骨折块。如果闭合技术不成功，可能在骨折部位经小切口直接复位。

对于多块骨折，TEN 是不合适的，因此，接骨板是标准的内固定选择。3.5mm 重建接骨板适用于锁骨骨折，因为它允许从侧面预弯——这是锁骨的一个重要要求，是由锁骨独特的、弯曲的、解剖结构决定的。它可以应用于骨面的上方或前方。放置于前方时允许使用更长的螺钉，尽管与上方接骨板相比，血管损伤的风险显著降低，但臂丛神经损伤风险较高。

3.5mm LCP 重建接骨板具有重建接骨板的优点，并且由于其螺钉头部的锁定功能，增加了角稳定性；更适用于骨质疏松患者。LCP 重建接骨板的应用需要准确预弯，以减少皮下内植物的凸起。另一种减少接骨板凸起的措施是在应用锁定螺钉之前先使用普通皮质骨螺钉将接骨板压向骨面。然而，对于活动较多或体重较重的患者，建议使用更坚固、能耐受更大压力的解剖型锁骨 LCP，防止接骨板在骨折愈合之前变形或断裂。

如今，有许多不同的解剖预塑形接骨板可用而且是首选，只需轻微塑形，或者在许多病例中不需要进一步塑形。这对 MIPO 尤其有益，因为骨没有暴露，塑形不够准确。

1.3 MIPO 的适应证和禁忌证

与其他部位一样，多段骨折是 MIPO 的典型和理想适应证，原因如下：这些骨折需要桥接接骨板达到适当的功能性对线（长度、轴线和旋转），而不需要对所有骨折块进行解剖复位。锁骨粉碎性骨折（>3 个中间骨块）切开固定存在较高的医源性血供破坏的风险，进而导致骨不连和内植物失效。另一方面，简单骨折采取传统的切开复位

内固定效果更好，因为骨折区域完全剥离的风险较低就可以达到解剖复位。

MIPO 也有利于保留锁骨上神经的分支。

在严重伤口污染、感染、神经血管损伤或骨不连的情况下，不应尝试 MIPO。

2 手术解剖

锁骨全长均直接位于皮下，呈 S 形，外侧部分向后凹陷，内侧部分向前凸出。从外向内形状由扁平变为管状再变为棱柱状。由扁平部向管状部过渡的交界区是应力集中部位，因而骨折在该部位发生率较高（图 11.1-2）。

接骨板可以放置于锁骨骨面的上方或前方，应充分预弯。

胸锁乳突肌止于锁骨内 1/3 部分，骨折时牵拉近端向上移位（图 11.1-3）。向上推肩部可以使锁骨外侧段接近内侧段而复位。

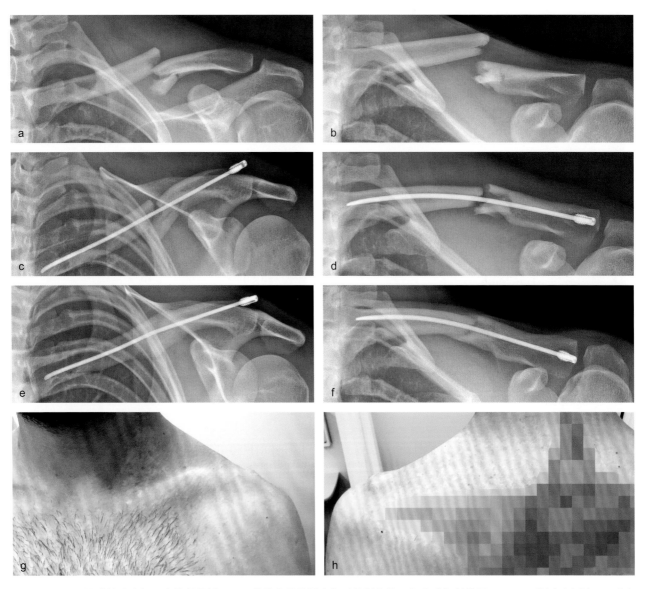

图 11.1-1　用钛弹性髓内钉固定简单骨折。a~b.简单中段骨折（楔形骨折）的尾部和头部斜位视图。c~d.外侧到内侧置入髓内钉术后X线片。e~f.6个月随访X线片示骨折愈合（移除内植物前）。g~h.3个月进行临床随访，显示出完美的美容效果，仅仅在锁骨后外侧端有轻微的髓内钉凸

神经血管结构,即锁骨下动静脉和臂丛神经,在第1肋骨和锁骨的中内1/3交界处从后上向后下方向穿行,此处术中容易损伤(图11.1-4)。上方接骨板置入术后CT扫描显示螺钉尖端与锁骨下血管的最小距离为15mm。因此,钻孔必须小心,最好将另一只手放在握住电钻的手下面,以缓慢推进钻头和(或)使用啄木鸟技术钻孔。置入前方接骨板时风险较小是因为距离神经血管结构较远。然而,在锁骨内侧端,头静脉在锁骨后上方4~5mm处,在该区域从前向后钻孔或螺钉固定

风险最高。在锁骨中1/3或管状部,有锁骨下肌和筋膜保护神经血管结构免受骨折造成的损伤。为了避免损伤神经血管结构,在该区域使用尖锐器械时要小心谨慎。

3 术前评估

术前评估患者的全身情况。评估皮肤和软组织的状况以及上肢的神经血管状况。检查身体其他部位的相关损伤和骨折。X线检查应包括锁骨的前后位、尾向位(45°上斜或切线投射)和头向位(45°下斜投射),这样可以更好地评估骨折的移位情况和形态(图11.1-5)。肩胛骨Y形位可以更好地显示肩峰、喙突与肩胛骨的位置关系。另外还要拍摄X线胸片。

4 手术室准备

4.1 麻醉

由于血管接近锁骨的中内1/3,术后有刺破锁骨下静脉的风险,可能导致空气栓塞,因此建议使用全身麻醉和正压通气。

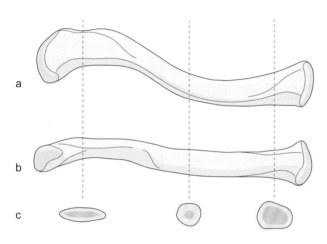

图 11.1-2 不同角度看锁骨解剖。a.前后位。b.头位。c.横断位

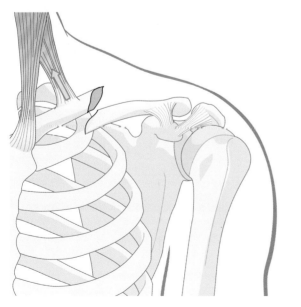

图 11.1-3 锁骨骨折后,胸锁乳突肌牵拉锁骨内侧向上移位

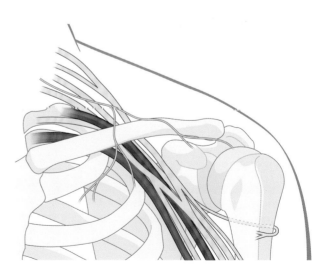

图 11.1-4 神经血管结构在第1肋骨和锁骨之间从后上向后下方向穿行。此处应避免使用尖锐器械操作

4.2 患者体位和C形臂位置

应使用可透过X线的手术台，根据术者的习惯，患者体位可以选择仰卧位或沙滩椅位（图11.1-6a~b）。仰卧位时，应在脊柱下方垫枕以允许上背部向后伸展。

C形臂应该有足够的空间来拍摄锁骨的前后位、尾向位和头向位（球管向上或向下倾斜）图像（图11.1-6c~d）。

4.3 器械和内植物

MIPO治疗锁骨骨折所需器械包括：
- 小的外固定器及其器械
- 点状复位钳或巾钳
- 骨钩
- 小的Hohmann拉钩
- 自动牵引器
- 接骨板和螺钉器械盒
- 弯钳
- 彩色记号笔

根据骨折的位置（中段或外侧），可选择不同的接骨板和不同的接骨板位置：3.5mm LCP是理想的前方接骨板，也是中段骨折的首选。外侧骨折需要上方接骨板，理想的方法是使用3.5mm LCP含外侧延伸的锁骨前上方接骨板（替代3.5mm LCP重建接骨板）。普通标准接骨板（3.5mm LCP、LCP重建接骨板）需要预弯，与预塑型的LCP前上方接骨板相反。

4.4 试模和接骨板预弯

为了选择合适的接骨板长度和位置，需要使用试模（图11.1-7a）。骨干部中间骨折使用上方接骨板时，接骨板需要折弯成水平的S形（图11.1-7b），这只有使用重建接骨板才有可能；接骨板放置在锁骨前方时，则需要预弯成垂直S形，以适应锁骨前表面（图11.1-7c）。

5 术前计划

选择接骨板类型、长度和螺钉固定的位置很重要。必须选择足够长的接骨板，以保证骨折两端至少有3枚双皮质螺钉。3.5mm LCP接骨板适合放置在锁骨前方。LCP重建接骨板容易预弯，放置在锁骨前方或上方都可以，但对于肥胖患者来说可能强度偏弱。

6 手术步骤

沿着锁骨或最好是Langers线做2个独立的皮肤切口，每个长2~3cm，其位置在锁骨的内外两端与预选接骨板的末端相对应。根据接骨板的计划位置，切口可以在锁骨头侧（上方接骨板）或前下方（前方接骨板）。

置入螺钉和使用点状复位钳或巾钳时可戳出小的切口。置入螺钉所用的小切口应当直接位于接骨板钉孔正上方，通常在皮肤上就可以摸到孔的位置。

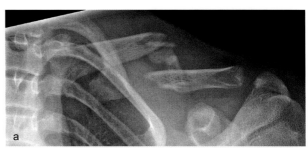

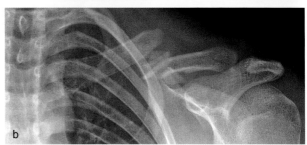

图 11.1-5 X线：头向位（切线或上斜）和尾向位（45°下斜）投射

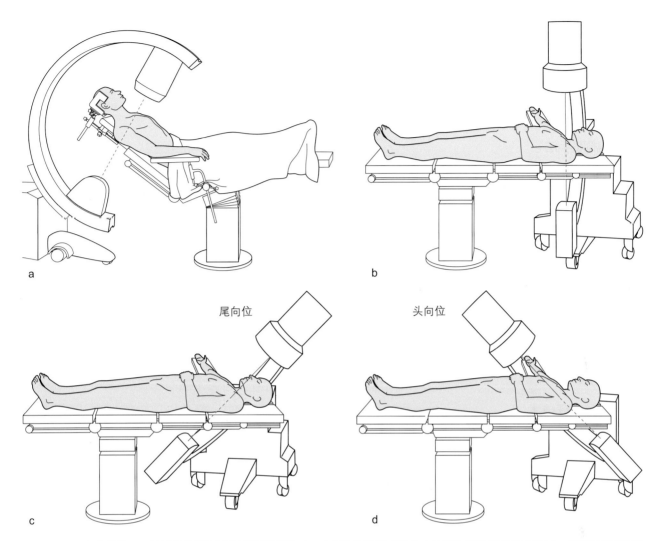

图 11.1-6 患者体位。a.沙滩椅位利于进行C形臂透视。b~d.仰卧位时患者的头应该朝向普通手术台的床尾。外科医师必须检查手术台的类型，确保患者头部在尾端，C形臂可以向头尾各倾斜45°

尾向位

头向位

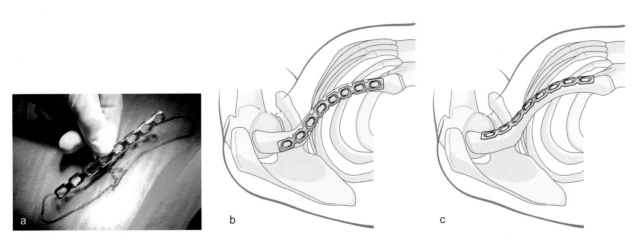

图 11.1-7 a.为了选择合适的接骨板长度和位置，需要使用试摸。b.锁骨上方接骨板的预弯。c.锁骨前方接骨板的预弯

6.1 复位技术

间接和（或）经皮复位技术对 MIPO 治疗锁骨骨折非常有用。

6.1.1 肩部手法

肩部手法有助于锁骨骨折的复位。肩部应用无菌单包裹覆盖以便于活动，并需要使用透视机（图 11.1-8）。

6.1.2 点状复位钳

使用点状复位钳或巾钳夹住骨折两端，将其复位到预弯好的接骨板上（图 11.1-9）。

6.1.3 操纵杆技术

使用 2 枚钢针，在预置接骨板位置的不同平

面上固定在骨折两端的主要骨块上。像操纵杆一样使用 2 枚钢针来复位骨折。骨折一旦复位就用小的外固定器的连接棒和夹子将 2 枚钢针固定在该位置。

6.1.4 通过接骨板提拉复位

使用前方接骨板时，可以使用皮质骨螺钉将 2 个主要骨折提拉复位到接骨板上。

6.2 置入接骨板和螺钉

通过皮肤切口做经皮通道，将预弯好的接骨板置入锁骨上方（或前方）。接骨板两侧先各固定 1 枚皮质骨螺钉。如果骨折达到复位，接骨板位置满意，则置入剩余螺钉完成固定。如果既使用皮质骨螺钉，又使用锁定螺钉，应先使用皮质骨螺钉作为复位螺钉，并将接骨板固定在合适的位置。通常骨折两端各需要使用 3 枚双皮质骨螺钉。

6.3 具体手术步骤

以上方重建接骨板为例。

消毒范围包括上胸部、肩部、上臂和前臂，

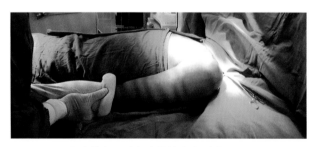

图 11.1-8 术中整个上肢应该能够自由活动

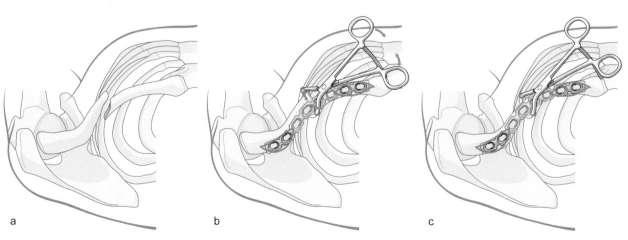

a　　　　　　　　　　b　　　　　　　　　　c

图 11.1-9 预弯好的接骨板穿过皮下，使用点状复位钳复位骨折。该技术在斜形骨折中很有用

无菌单包裹覆盖。术中整个上肢应该能够自由活动（图 11.1-8）。

在皮肤上标记锁骨的轮廓，包括骨折线。用同样的方法标记接骨板和皮肤切口的位置（图 11.1-10）。

在骨折的两端各经一个小切口钻孔置入 1 枚钢针。手法复位骨折，C 形臂透视前后位和 45° 上斜位和下斜位验证。助手同时控制患侧肩部协助骨折复位（图 11.1-11a~b）。

复位满意后用外固定器维持复位（图 11.1-11c）。

在锁骨表面接骨板端做 2 个独立的皮肤切口，每个长 2~3cm。建立皮下通道（图 11.1-12A）。

将 LCP 的锁定套筒拧入接骨板倒数第二个钉孔作为插入接骨板时的手柄。将预弯好的接骨板插入皮下通道骨膜上方，在透视机协助下将接骨板调整至适当位置（图 11.1-12b）。

在内外侧倒数第二孔钻孔，将钻头和套筒一起留在原地，用于临时接骨板固定（图 11.1-12c~d）。

接骨板最内侧和最外侧钉孔用皮质螺钉固定。这两颗螺钉会将接骨板压向锁骨，以尽量

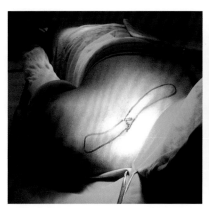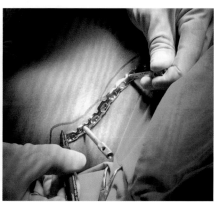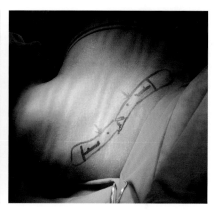

图 11.1-10 用记号笔标记锁骨轮廓。然后放置预弯好的接骨板以确定皮肤切口和 Schanz 钉的位置并标记在皮肤上。Schanz 钉可用作间接复位骨折的操纵杆

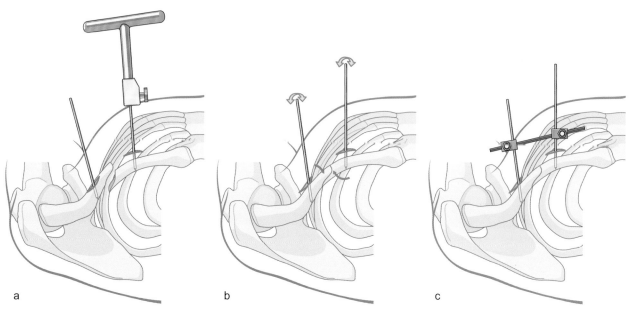

a   b   c

图 11.1-11 使用外固定器间接复位和维持复位

减小接骨板顶起皮肤的高度。如果患者骨质良好，也可以内外侧都使用皮质螺钉完成固定（图11.1–12e）。

取出用于临时固定而留在接骨板倒数第二个钉孔的钻头，更换为锁定螺钉。骨折两侧应各固定3枚双皮质螺钉（图11.1–12f）。

7 术后护理和康复

应早期进行肩关节的活动和肌肉力量的训练。对于锁骨的负荷练习应晚些进行，直到临床和影像上观察到骨折愈合的迹象。

8 注意事项

- 在复位和固定过程中，锁骨干下或内1/3后方的神经血管结构损伤风险较高

- 术中骨膜剥离会导致骨愈合障碍。切开复位内固定时，应避免多段骨折的解剖复位
- 对于肥胖患者，3.5mm LCP重建接骨板可能在骨折愈合之前变形
- 锁骨固定后常出现接骨板隆起
- 固定后常出现骨折对线不齐、旋转和（或）成角

9 经验

- 在该区域使用尖锐的工具（如钻头、Schanz钉和克氏针）时要小心，避免损伤肺、血管和臂丛神经。使用啄木鸟技术可能会降低这种风险
- 使用工具操纵骨折块时要小心。做皮下接骨板通道时也应小心，避免剥离骨膜。普通皮质螺钉在间接骨折复位方面很有帮助。如果

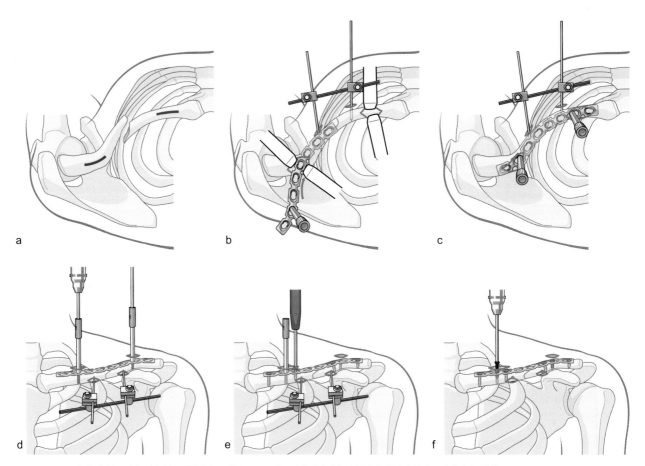

图 11.1–12 手术步骤：插入接骨板并固定。将Schanz钉固定在与接骨板不同的平面上，以避免碰撞

与锁定螺钉一起使用，应先将前者作为复位螺钉置入，以将接骨板固定在合适位置

- 术前计划对于选择合适的接骨板类型和长度至关重要。可以使用 3.5mm LCP 或解剖型 LCP，比重建接骨板强度更高
- 接骨板预弯可以将术后皮下凸起程度降至最低。使用皮质骨螺钉将接骨板压至骨面
- 应在骨折最终固定之前使用带外固定器的操纵杆技术来纠正对线不齐

10 扩展阅读

- Favre P, Kloen P, Helfet DL, et al. Superior versus anteroinferior plating of the clavicle: a finite element study. J Orthop Trauma. 2011 Nov;25(11):661–665.
- Frima H, van Heijl M, Michelitsch C, et al. Clavicle fractures in adults: current concepts. Eur J Trauma Emerg Surg. 2020 Jan;46:519–529.
- Harnroongroj T, Vanadurongwan V. Biomechanical aspects of plating osteosynthesis of transverse clavicular fracture with and without inferior cortical defect. Clin Biomech (Bristol, Avon). 1996 Jul;11(5):290–294.
- Hill JM, McGuire MH, Crosby LA. Closed treatment of displaced middle-third fractures of the clavicle gives poor results. J Bone Joint Surg Br. 1997Jul;79(4):537–539.
- Jupiter JB, Ring D. Fractures of the clavicle. In: Jupiter JB, Ring D, eds. Disorders of the Shoulder: Diagnosis and Management. Philadelphia: Lippincott Williams & Wilkins; 1999:709–736.
- Lee HJ, Oh CW, Oh JK, et al. Percutaneous plating for comminuted midshaft fractures of the clavicle: a surgical technique to aid the reduction with nail assistance. Injury. 2013;44(4):465–470.
- Parry JA, Chambers LR, Koval KJ, et al. Screws are at a safe distance from critical structures after superior plate fixation of clavicle fractures. Eur J Orthop Surg Traumatol. 2020 Feb;30(2):227–230.
- Phiphobmongkol V. LCP as an external fixator. AOEA Newsletter. 2005;6(4):13–16.
- Poigenfurst J, Rappold G, Fischer W. Plating of fresh clavicular fractures: results of 122 operations. Injury. 1992 Jan;23(4):237–241.
- Proubasta IR, Itarte JP, Caceres EP, et al. Biomechanical evaluation of fixation of clavicular fractures. J South Orthop Assoc. 2002 Jan;11(3):148–152.
- Riemer BL, Butterfield SL, Daffner RH, et al. The abduction lordotic view of the clavicle: a new technique for radiographic visualization. J Orthop Trauma. 1991;5(4):392–394.
- Shen WJ, Liu TJ, Shen YS. Plate fixation of fresh displaced midshaft clavicle fractures. Injury. 1999;30(7):497–500.
- Sohn HS, Kim WJ, Shon MS. Comparison between open plating versus minimally invasive plate osteosynthesis for acute displaced clavicular shaft fractures. Injury. 2015;46(8):1577–1584.
- Zenni EJ Jr, Krieg JK, Rosen MJ. Open reduction and internal fixation of clavicular fractures. J Bone Joint Surg Am. 1981 Jan;63(1):147–151.

11.2
锁骨：双侧骨干粉碎性骨折（15.2C）

Christian Michelitsch, Christoph Sommer

1　病例描述

52 岁男性，因摩托车车祸致胸部遭受钝性创伤。受伤 2 天后住院。肋骨骨折，移位，双侧锁骨骨干粉碎性骨折，初始 X 线片见图 11.2-1。

MIPO 的适应证

不稳定和移位的双侧锁骨骨折是接骨板固定的明确适应证，更容易促使术后康复，使疼痛缓解更快。对丁每一例粉碎性骨干骨折，骨干中心轴的对位（轴向、长度和旋转）至关重要。为了保护骨折区域的血供，接骨板可以采用 MIPO 技术插入，连接主裂缝。此外，使用这种技术可以保留锁骨上神经的主要分支。

2　术前计划

在计划手术程序时，必须考虑到骨折类型和患者的情况。本例中同一手术计划固定两处骨折。为了获得最佳稳定性，在内外侧骨块中使用长接骨板进行适当固定是一个有效的选择。原则上不同位置的接骨板是有区别的，理想的接骨板位置应放在锁骨前下方，与锁骨上方接骨板相比，可以使用更有强度的接骨板（3.5mm LCP）。从前下方角度看，锁骨是直的，板材必须只在一个平面上弯曲。根据个体解剖状况内侧稍凸，外侧稍凹（垂直 S 形）。接骨板的塑形既可以通过术前在人造骨模型上进行，也可以在术中通过触诊或成像对侧锁骨进行。接骨板的长度选择要参考骨折的长度［接骨板跨度比为（2~3）：1］，每边使用 2~3 个双皮质螺钉平衡固定（图11.2-2）。

3　手术室准备

3.1　麻醉

此手术的首选麻醉方式是全身麻醉。

3.2　患者体位与 C 形臂的位置

患者仰卧于可透 X 线手术台上（图 11.2-3）。颈部伸直，肩胛骨下放置垫子。C 形臂需

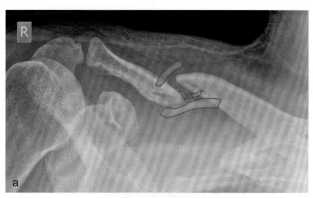
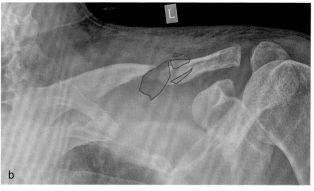
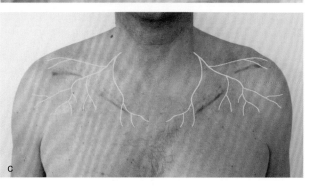

图 11.2-1　a~b.术前X线片显示双侧锁骨骨干粉碎性骨折。在两侧，几片碎片之间的不同尺寸如图所示（用红色表示）。c.黄线表示锁骨上神经的走向，它是开放性手术中最常见的神经结构并可采用微创接骨板接骨术保护

要足够的旋转空间，以确保锁骨 3 个影像（前后位、头侧倾斜位和尾侧倾斜位）都能拍摄到。因此，在普通手术台上，患者可能需头尾反向平卧于手术台上，使得手术台柱位于髋部远端；

体位选择沙滩椅位，整个肩胛区前方，包括锁骨全长需要做消毒准备，或者整个上肢均进行消毒以利于手法复位。

3.3 器械准备

- 3.5mm LCP，8~10孔（根据骨折长度）
- 3.5mm 皮质螺钉和锁头螺钉
- 克氏针，小型尖头复位钳

（根据解剖结构具体情况，所需器械和植入物的规格可能会有所不同）

4 手术入路

见图 11.2-4。

5 复位

见图 11.2-5。

6 固定

见图 11.2-6~8。

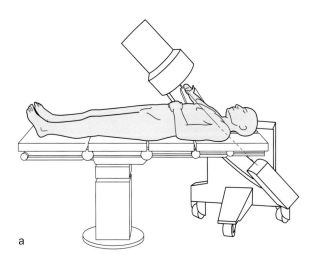

图 11.2-2 术前计划打入螺钉顺序（左侧）。首先在接骨板最外侧层第二个孔（1）骨中心用1个皮层骨螺钉固定实现接骨板与骨的良好接触。第二步：预备克氏针（图11.2-5a）或皮质螺钉打入最内侧孔，确保接骨板位于锁骨中心位置（2）。之后通过打入另一枚皮质螺钉（3）作为间接复位螺钉来复位骨折的剩余角度，使骨接近解剖弯曲的接骨板。检查复位良好后，打入剩余皮质螺钉（3，4）和锁头螺钉（5，6）

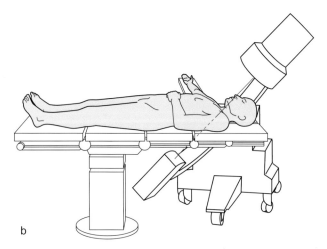

图 11.2-3 锁骨MIPO手术中患者和C形臂的位置。头向（a）和尾向（b）C形臂位置可完全成90°角，因此锁骨可以在两个不同平面上分析（彼此成90°角）

7 康复

术后不需进一步制动，应立即开始主动和被动功能锻炼。术后第 6 周首次拍摄 X 线片后锻炼负荷加强。3 个月后骨折正常愈合可以完全负重（图 11.2-9）。术后 6 个月骨重塑完成（图 11.2-10）。

内植物取出

内固定取出可在重塑过程结束后进行。在这个病例中，由于内植物相关的激惹，在术后 10 个月进行了接骨板拆除。

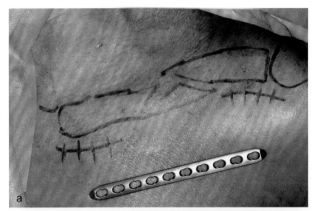
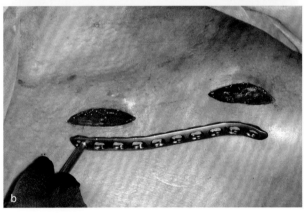

图 11.2-4　触诊到锁骨后，在规划好的接骨板位置的两端做 2 个长 2cm 的切口。切开浅筋膜，轻轻拨开锁骨前方肌肉，插入接骨板

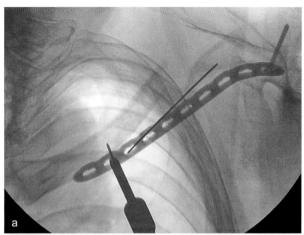
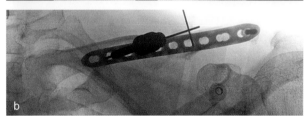

图 11.2-5　在锁骨前方通过骨撬、骨锉等钝性剥离制成皮下通道。将钻头导向器安置在接骨板外侧孔，将预弯的 3.5mm LCP 由外向内插入。在 C 形臂的辅助下，确认接骨板位于锁骨中心并定位最外侧孔位于肩锁关节内侧。用皮质螺钉，大部分选用外侧孔将接骨板固定在锁骨上，通过钻头导向器置入克氏针临时固定接骨板，通过在接骨板内侧的导向器间接复位骨折，调整长度和旋转后，通过内侧的导向器钻入克氏针临时固定。透视下，切线位显示接骨板位于骨折中央，但在两个平面均有成角

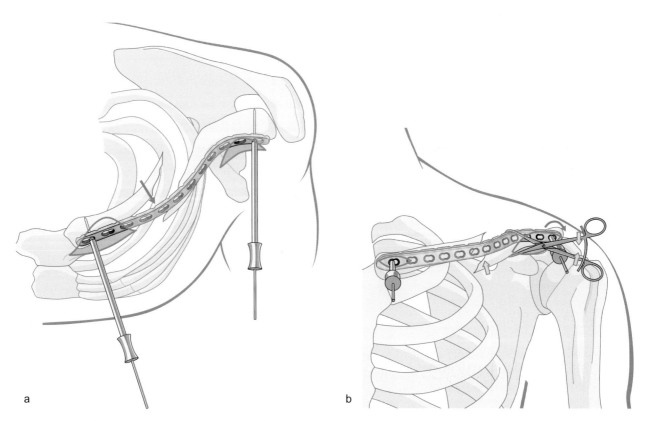

图 11.2-6 a.接骨板插入后的切线位像。外侧用皮质骨螺钉固定，内侧初步固定。剩余的成角即可通过另一个皮质螺钉来解决，将接骨板固定到锁骨上（绿色箭头）。b.接骨板在前后位像中应以锁骨为中心，以避免螺钉切出。最终使用复位钳复位骨折。在完成正确复位后，进一步植入皮质骨螺钉和或锁头螺钉（锁定前拉住）

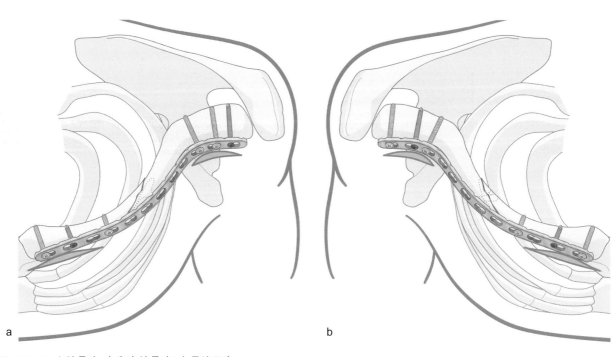

图 11.2-7 左锁骨（a）和右锁骨（b）最终固定

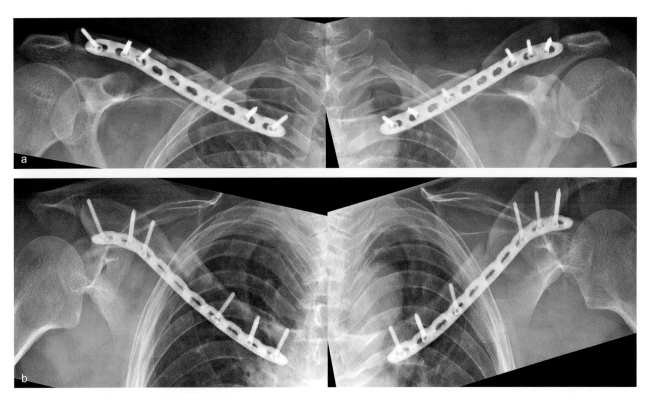

图 11.2-8 术后X线片显示两处骨折均复位良好

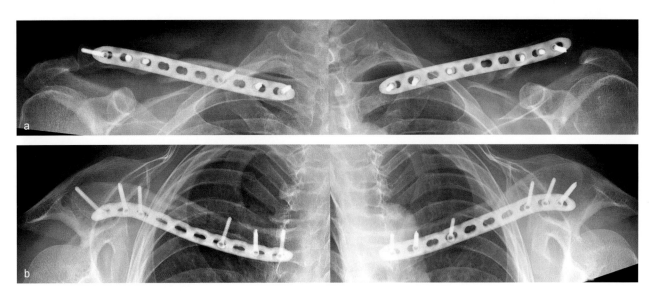

图 11.2-9 术后3个月。a~b.X线显示双锁骨骨折愈合良好

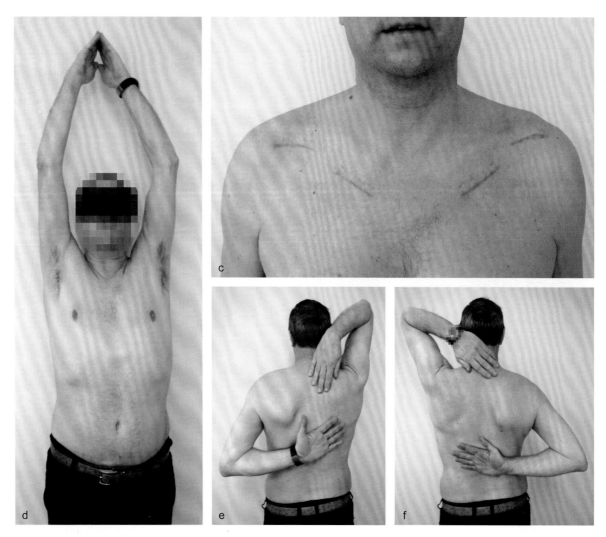

图 11.2-9（续）术后3个月。c~f.患者双肩功能完全恢复。锁骨下皮肤区无感觉丧失

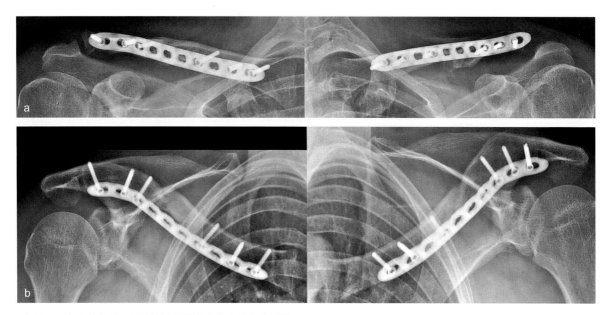

图 11.2-10 6个月后，X线显示骨折充分愈合并完全重塑

11.3
锁骨：干螺旋形骨折（15.2C）

Vajara Phiphobmongkol

1 病例描述

53 岁男性，骑自行车时受伤，右锁骨多段碎片性骨折，碎片翻转，远端碎片支撑皮肤（图11.3-1）。

MIPO 的适应证

根据骨折的严重程度和中段粉碎骨块翻转移位方向，常规切开复位和内固定可使粉碎骨块失活，导致延迟愈合或不愈合。因此，MIPO 采用桥接固定可产生更好的效果。

2 术前计划

对于较长多段骨折，术前计划要充分，维持固定稳定应选择合适长度和类型的接骨板。该患者用的是 8 孔锁骨上解剖锁定接骨板；根据锁骨在水平面上曲线的变化预弯接骨板。

3 手术室准备

3.1 麻醉

锁骨骨折手术最好在全身麻醉下进行。附加局部麻醉，如用利多卡因与肾上腺素稀释，可用于浸润切口周围，减少局部出血和术后疼痛控制。

3.2 患者体位和 C 形臂的位置

患者取仰卧位，用可透 X 线的手术台。术者位于手术台的头侧，这样能够方便术中操作打入

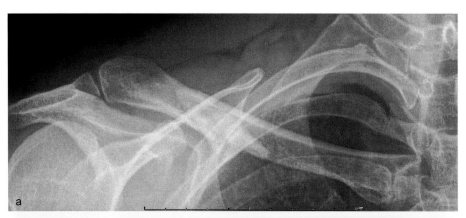

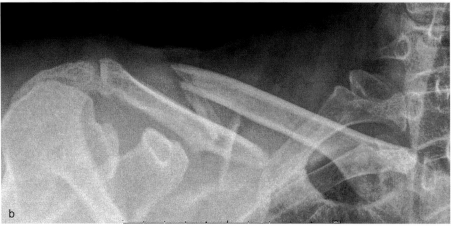

图 11.3-1　a.前后位显示右侧锁骨粉碎性骨折。b.同一锁骨的X线片，C形臂向头侧倾斜位显示骨折断端垂直位移，这是很难通过手法复位保守治疗的

螺钉，在手术过程中与麻醉师协商调整患者的头颈部位置。然而，为了操作更方便，更容易定位复位，应该到患者的对侧进行。

C形臂放置于对侧，移动过程中正对锁骨，垂直于手术台以获得前后位成像，同时向头侧及尾侧倾斜获得不同的成像视角。C形臂透视在患者头侧和侧方移动为外科医师提供了自由操作空间。消毒前将所有需要拍摄的C形臂图像位置，包括前后位、头侧倾斜位和尾侧倾斜位均尝试检查一下（图11.3-27）。整个患侧上肢需要消毒并包裹，使得术中可以进行活动。

3.3 器械准备

- 3.5mm 皮质骨和锁定螺钉
- 锁骨远端解剖锁定板（8孔）
- 小的固定器械，包括小的 Schanz 钉
- 克氏针
- 接骨板折弯器
- 预防性术前抗生素：第一代头孢菌素

4 手术入路

在锁骨干多段骨折中，不建议直接对骨折区域进行开放性切开。将接骨板放置在皮肤上，C形臂透视规划和标记外侧和内侧所需要的切口（图11.3-3）。这个区域应沿着皮肤皱纹做切口。外侧切口垂直而内侧切口水平倾斜，以减小接骨板与切口的表面接触面积，减少皮肤瘢痕并发症。

5 复位固定

对于粉碎性骨折，通过手动复位获得满意的对位和维持复位很困难。小的外固定器可以作为复位及维持复位的工具。在锁骨前方标记出小的

Schanz 针的位置，在接下来的步骤中使锁骨上表面可以自由地进行接骨板固定。每个 Schanz 针从前皮质插入，不穿透后皮质，以降低损伤神经丛血管结构的风险，特别是在锁骨内侧 1/3 处。使用这 2 个 Schanz 针作为操纵杆进行手法复位，C形臂透视下控制骨折两端。接下来，将小的外固定棒夹在上面以维持复位（图11.3-4）。

在锁骨外侧和内侧上方做2个斜形皮肤切口。小心地插入一个小的骨膜剥离器，沿着骨表面形成皮下隧道，为解剖接骨板准备足够大的空间。如果不这样做，可能会导致接骨板应用困难或接骨板固定在错误的位置。使用两个锁定套筒调整接骨板位置，并且在C形臂确认其正确位置之前插入克氏针暂时稳定接骨板至骨（图11.3-5）。然后插入2颗皮质螺钉将接骨板按压至锁骨表面（图11.3-6）。其余的螺钉可以在取出外固定器之前固定（图11.3-7）。在所有先前的步骤都得到C形臂图像的确认后，其他螺钉向外侧和内侧固定以获得足够的稳定性（图11.3-8）。

特别是在内侧上下方向钻孔和使用双皮质螺钉固定时，应注意不要将钻头刺穿，以避免损伤邻近的重要结构，如锁骨下静脉和胸尖。立即拍摄两侧锁骨的前后位片，比较固定后的形态和长度（图11.3-9）。

6 康复

术后1周，采用悬吊支撑减轻不适。鼓励患者于术后第一天辅助下进行肩关节活动度的主动锻炼。3个月内不建议推拉重物。

皮下可吸收缝线缝合用于减少瘢痕形成（图11.3-10）。在2个月内达到肩关节的全范围活动。术后6个月随访X线片显示骨愈合良好，骨痂形成（图11.3-11）。

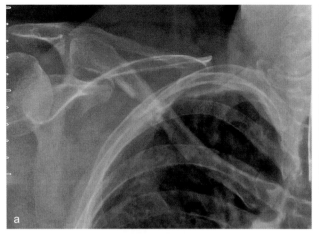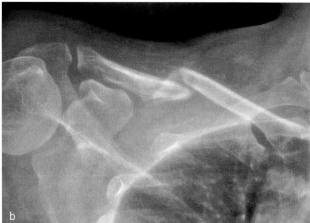

图 11.3-2 a.C形臂向尾侧倾斜方向。b.C形臂向头侧倾斜方向

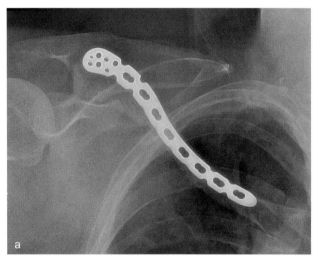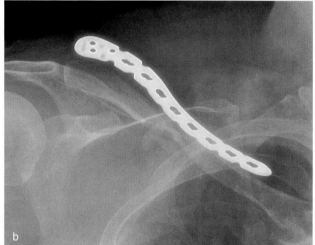

图 11.3-3 a.将接骨板置于皮肤上，向尾倾斜显示图像。b.将接骨板放在皮肤上，前后位显示图像

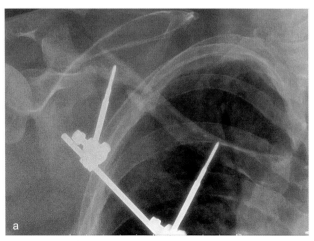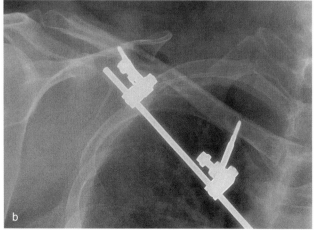

图 11.3-4 复位临时外固定架固定。头侧和尾侧的C形臂图像显示骨折端移位减小

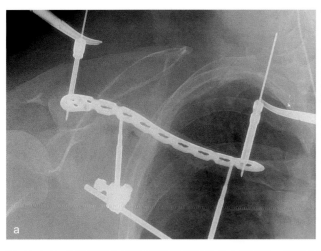
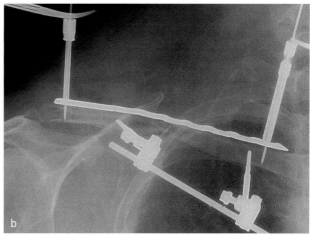

图 11.3-5 接骨板置入后用2根临时克氏针单皮质固定，通过2个不同的C形臂图像确认位置

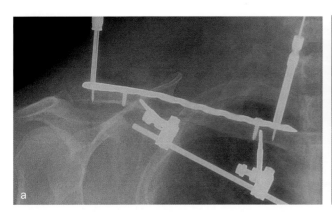
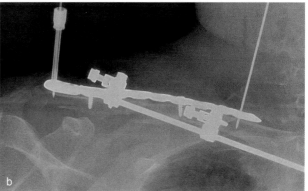

图 11.3-6 皮质螺钉固定在主骨的两侧，以便将接骨板压向锁骨表面。这一步骤最大限度地减少了皮下接骨板的凸出

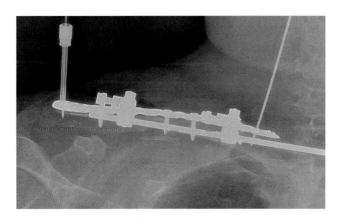

图 11.3-7 外固定架取出前固定其余螺钉

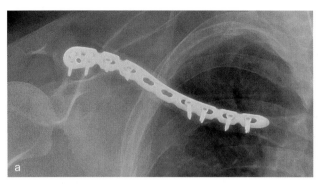
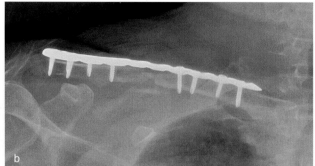

图 11.3-8 通过2个不同位置的C形臂图像证实，为了保持足够的稳定性，完成其余的螺钉固定

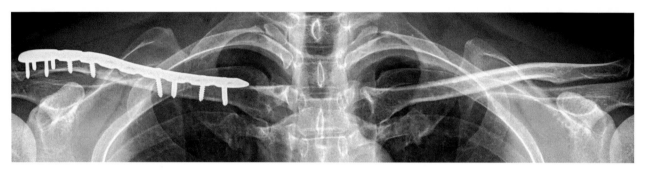

图 11.3-9 两侧锁骨术后即刻X线片，比较固定后形态和长度

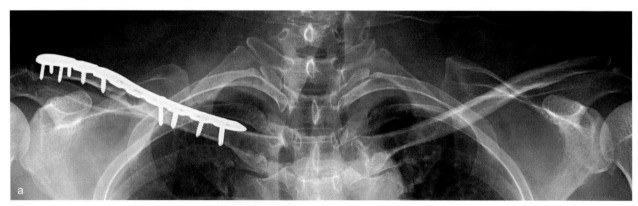

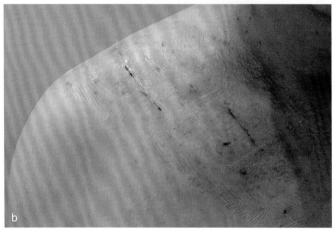

图 11.3-10 a.术后4周两侧锁骨前后位像显示桥接接骨板维持良好的对位。b.术后4周右锁骨MIPO后斜切皮肤状况

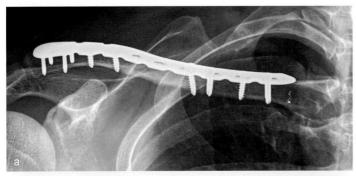

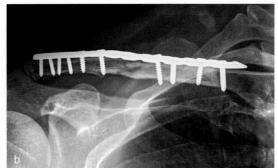

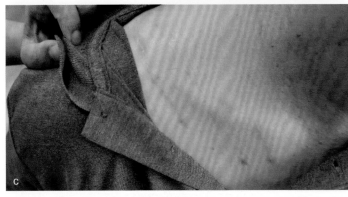

图 11.3-11　a~b.术后6个月随访X线片显示骨愈合良好，骨痂形成。c.术后6个月随访皮肤切口

11.4
锁骨骨折（15.2C）

Frank JP Beeres, Reto Babst

1 病例描述

45 岁男性，滑雪时摔倒致左肩受伤。标准 X 线片显示锁骨中段粉碎性骨折（图 11.4-1）。软组织损伤轻微。病史显示 22 年前有同侧锁骨骨折并行接骨板内固定手术，骨折愈合后接骨板被取出。

MIPO 的适应证

粉碎性伴移位的锁骨骨折可以用 MIPO 治疗，微创作为一种入路形式较传统的切开复位入路而言治疗效果相当，但微创入路对神经损伤更小。

2 术前计划

在锁骨的重建中，锁定加压接骨板较重建接骨板更有优势。直板可以通过弯曲和塑形实现与骨折块的贴附。接骨板的长度选择应参考骨折区域长度［板跨比（2~3）∶1］。

3 手术室准备

3.1 麻醉

手术通常在患者全身麻醉的情况下进行。

3.2 患者体位和 C 形臂的位置

选择透 X 线手术台，患者取沙滩椅位或仰卧位。整个上肢应能自由活动以方便术中操作。C 形臂的摆放应允许在整个锁骨头侧和尾侧方向的自由透视。必要时可使用气动臂架（Spider）（图 11.4-2）。

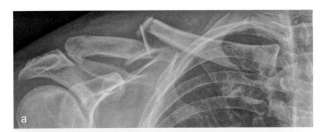
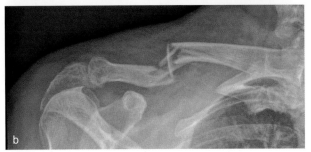

图 11.4-1 术前图像

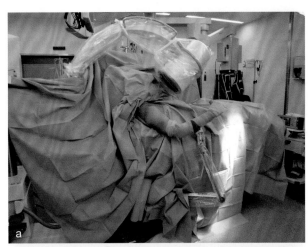
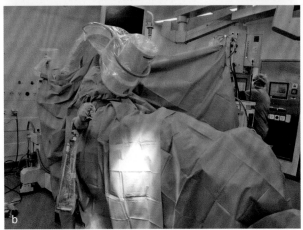

图 11.4-2 患者体位

3.3 器械准备

- 适应骨折长度的预塑形或直 LCP 接骨板
  （3.5mm）（图 11.4-3）
- 接骨板塑形器
- 克氏针
- 小型外固定器系统

4 手术入路、复位和固定

在锁骨上缘骨折的内侧和外侧预切开 2 个切口。通过切口在每个主要骨折块上预钻入 2 个小型 Schanz 螺钉。这些操作应在透视机控制下谨慎进行，以防止医源性损伤锁骨下神经血管结构。

利用透视机成像进行闭合复位并确定复位质量。复位满意后，用外固定器固定 Schanz 螺钉以达到临时维持骨折复位目的（图 11.4-4）。

选择合适长度的接骨板和确定接骨板安放位置后，于锁骨腹侧切开 2 个切口以方便插入接骨板和置入螺钉。

沿着锁骨前下表面用钝器做一个皮下隧道。然后沿隧道插入预轮廓板，并在透视机的支持下确定最佳置板位置（图 11.4-5）。

通过钻套插入克氏针将接骨板暂时固定。如

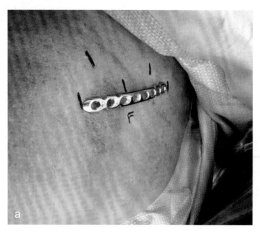
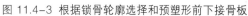
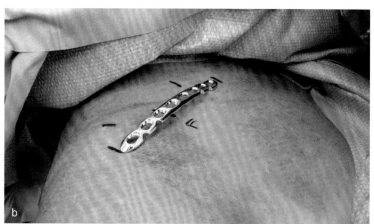

图 11.4-3 根据锁骨轮廓选择和预塑形前下接骨板

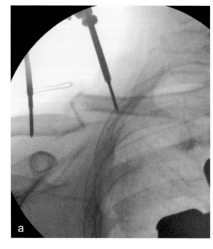
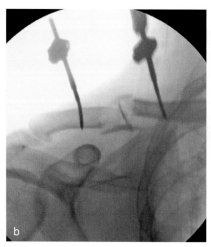
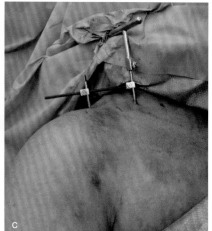

图 11.4-4 a~b.透视机引导下外固定器闭合复位图像。c.利用外固定器闭合复位骨折

果需要，可通过闭合复位技术或使用接骨板对骨折复位进行优化（图 11.4-6）。

待骨折复位和接骨板位置达到满意后，用双皮质螺钉固定接骨板（图 11.4-7）。常规螺钉可作为直接复位工具，维持骨折两侧固定。额外的 LHSs 可用于增加固定的稳定性。

移除临时外固定架，分层闭合伤口（图 11.4-8）。

术后复查 X 线片显示骨折复位情况和植入物的位置（图 11.4-9）。

5 康复

术后即刻允许患者进行不负重的自由功能康复锻炼。第一次门诊随访 6 周后允许增加运动强度（图 11.4-10）。伤后 15 个月的常规临床和放射随访显示骨折愈合无异常（图 11.4-11）。患者恢复到伤前运动和工作活动水平，无任何限制。伤后 8 年未行内固定取出（图 11.4-12）。

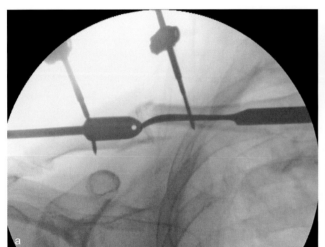

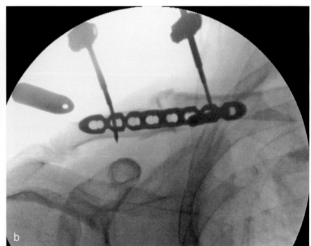

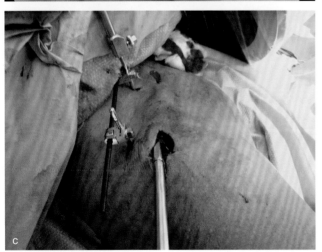

图 11.4-5　a~b.透视下皮下隧道建立和MIPO定位。c.MIPO接骨板的皮下隧道

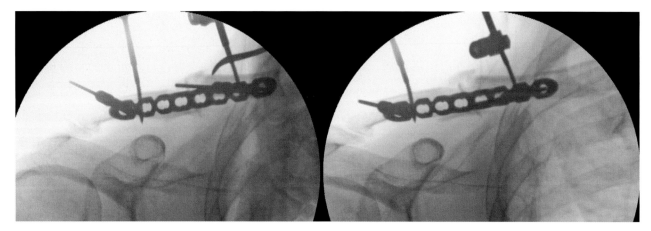

图 11.4-6 调整复位和临时固定

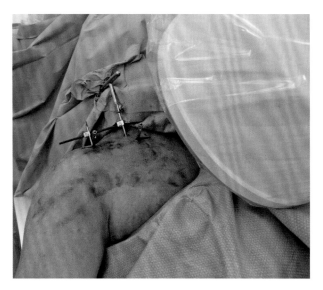

图 11.4-7 固定

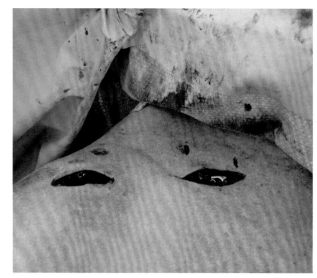

图 11.4-8 通过微创接骨板接骨术固定骨折

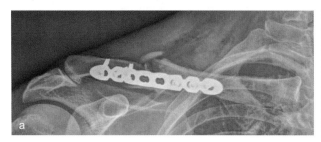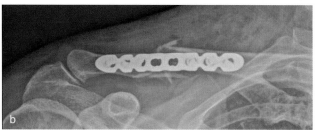

图 11.4-9 术后X线图像

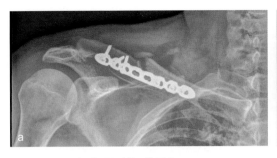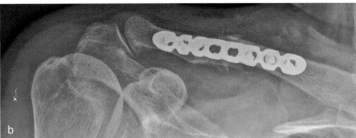

图 11.4-10　术后6周时的X线图像

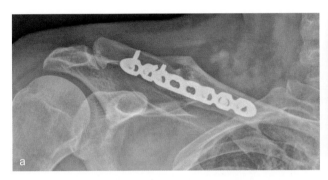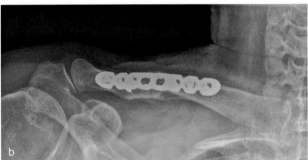

图 11.4-11　术后15个月随访时X线显示骨痂桥接愈合良好

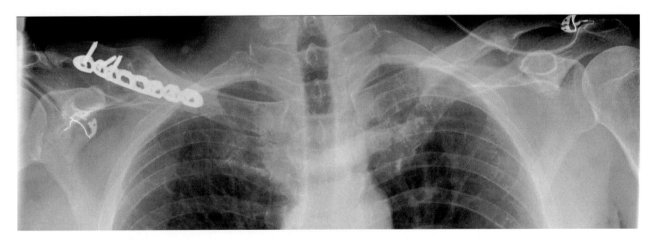

图 11.4-12　术后8年复查X线

6　扩展阅读

- Sohn HS, Shon MS, Lee KH, et al. Clinical comparison of two different plating methods in minimally invasive plate osteosynthesis for clavicular midshaft fractures: a randomized controlled trial. Injury. 2015 Nov;46(11):2230–2238.
- Sohn HS, Shin SJ, Kim BY. Minimally invasive plate osteosynthesis using anterior–inferior plating of clavicular midshaft fractures. Arch Orthop Trauma Surg. 2012 Feb;132(2):239–244.
- Lee HJ, Oh CW, Oh JK, et al. Percutaneous plating for comminuted midshaft fractures of the clavicle: a surgical technique to aid the reduction with nail assistance. Injury. 2013 Apr;44(4):465–470.

11.5
锁骨：干长斜形骨折（15.2A）

Vajara Phiphobmongkol

1　病例描述

40岁女性，因车祸导致颅底骨折、面颅骨折、眼损伤及右侧锁骨中段长斜形骨折（图11.5-1）。锁骨骨折最初采用保守治疗，1周后复查发现骨折出现明显移位（图11.5-2）。

MIPO 的适应证

对于这种非粉碎的简单骨折，常规切开复位内固定会在凸出的接骨板上形成看不见的疼痛瘢痕。采用常规的 MIPO 也难以闭合复位。通过采用骨折处小切口的 MIPO 再配合其他小切口对骨折进行解剖复位，可有效复位骨折并避免锁骨上神经损伤所致的皮肤麻木。

2　术前计划

在长斜形骨折的术前计划中，选择合适的接骨板长度对于获得足够的术后稳定非常重要。此外，在 3D 视角中，不同人群的锁骨在形态方面差异很大（直径、表面和曲线）。为了避免所选接骨板出现不匹配的情况，所准备的接骨板必须足够长，另外术中准备接骨板塑形器械也是很有必要的。

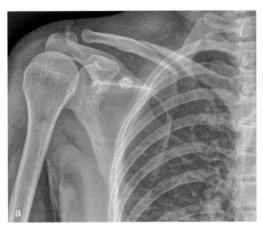
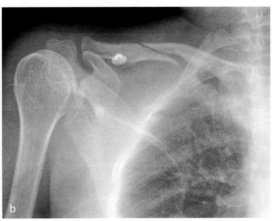

图 11.5-1 受伤后X线片。a.右锁骨长斜形骨折前后位片（AO/OTA分级15.2A）。b.切线位片

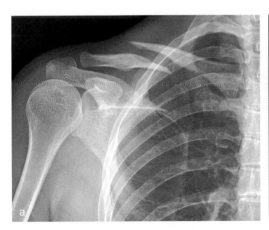
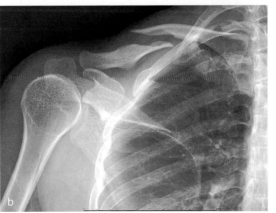

图 11.5-2 1周后X线片。a.前后位X线图像显示明显位移。b.切向（切线）视图显示明显位移

3 手术室准备

3.1 麻醉

全身麻醉是锁骨骨折内固定手术的标准麻醉方式。此外，部分麻醉师建议追加额外的局部麻醉以控制术后疼痛。

3.2 患者体位和 C 形臂的位置

患者仰卧于透 X 线的手术台上（图 11.5-3a）。在此过程中，外科医师应与麻醉师沟通术中患者头颈部的摆放位置。因为主刀医师需要站在骨折侧的台子头侧，合适的头颈部位能使接骨板和螺钉的置入变得方便很多。

C 形臂放置在患肢的另一侧，通过垂直于手术台移动，能实现术中前后正位、头侧倾斜位和尾侧倾斜位成像（切线视图）。这样放置 C 形臂能为外科医师在骨折侧进行手术提供更多的自由操作空间（图 11.5-3b）。此外，术前必须检查所有 C 形臂视图，以确定它们是否可以获得所需的体位图像（图 11.5-3c~e）。另外，建议将 C 形臂车轮在地板上的位置进行标记，以方便挪动 C 形臂后还可以准确复位。然后进行整个上肢的悬垂和无菌准备，准备结束后进行患肢消毒。

3.3 器械准备

- 3.5mm 皮质锁定螺钉组
- 锁骨上方解剖锁定 8 孔接骨板（LCP）

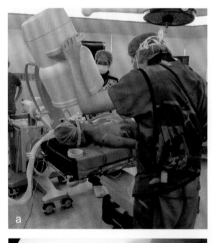
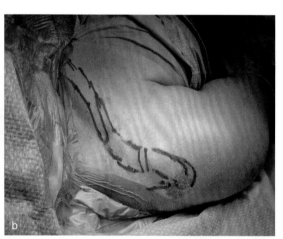
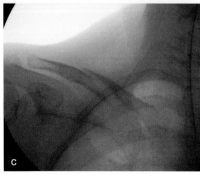
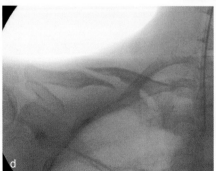
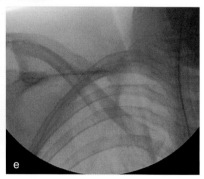

图 11.5-3 a.C形臂位于骨折的对侧并垂直于手术台。在皮肤准备和患肢悬垂固定前需检查3个位置的X线图像（前后正位、头侧倾斜位和尾侧倾斜位成像）。b.外科医师站在患者的患肢头侧侧面时手术能获得更多的操作空间。c~e.C形臂X线图像必须在患肢悬垂固定和消毒之前完成

- 弯板钳
- 术前预防性使用抗生素：第一代头孢菌素

4 手术入路

对于这种无粉碎性骨折的手术入路通常采用3个独立的切口。沿着皮肤折痕设计切口是减少瘢痕形成的首选方法。最外侧的切口选择相对垂直一些，最内侧的切口选择更水平一些，这样进行切口设计的好处是减少了接骨板与切口的直接接触。另外，外科医师也可以使用单独的横向切口，以更容易接近和操作接骨板。

5 复位和固定

对于简单无粉碎的长螺旋形骨折，间接复位和维持绝对稳定是不太可能的。但通过局部小切口可在最小程度干扰骨血供的情况下进行直接解剖复位。术中打开骨折部位，注意保留骨膜（图11.5-4a）。清理骨折表面的软组织后采用复位钳对骨折块进行复位和维持复位。骨折采用2.7mm皮质骨拉力螺钉固定（图11.5-4b）。在选定的接骨板中间插入一个锁定钻套作为手柄，然后通过小切口入路将接骨板插入准备好的皮下隧道（图11.5-4c）。建议接骨板首先从切口向内侧插入，然后横向滑动。之前内侧和外侧的小切口用于接

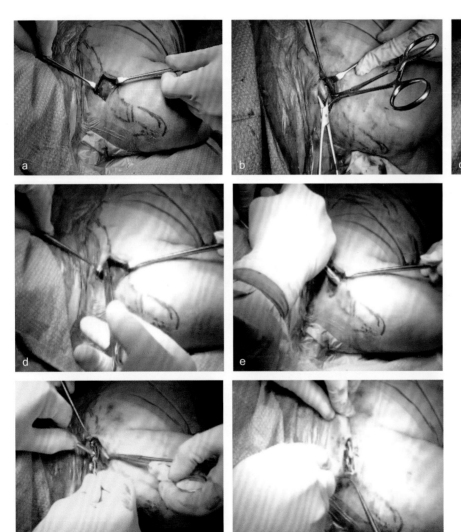

图 11.5-4 a.沿骨折部位皮肤折痕的小切口入路。b.在保留骨膜的情况下直接复位。应用小的骨折复位钳维持复位。c.用2.7mm皮质螺钉作为拉力螺钉垂直于骨折面固定骨折块。d~e.通过小切口向骨折的内侧和外侧建立皮下、骨膜上隧道。f~g.首先通过小切口将接骨板插入内侧皮下隧道，然后通过外侧皮下隧道将接骨板滑向骨折外侧

骨板定位和固定。

根据接骨板位置的不同，建议将皮质骨拉力螺钉进行埋头处理，以避免与接骨板的放置位置发生冲突。

锁骨上表面皮下隧道的建立：可以使用小的骨膜剥离器或合适尺寸的手术剪刀建立一个介于皮下和骨膜上的隧道（图 11.5-4d~e）。这一步很重要，如果隧道做得足够好，接骨板的正确定位（图 11.5-4f~g）就会简单很多，也不容易损伤锁骨上神经。

在锁骨上隧道的建立过程中必须非常谨慎以避免损伤任何危险的结构，如头部血管和神经丛。

通过接骨板内侧和外侧的小切口可直视化地调整锁骨上解剖 LCP 的位置，直至其与锁骨上表面适当吻合。接骨板定位可通过使用 3 个机位的 C 形臂图像进行验证。如果接骨板由于人体解剖结构的变化而不能正确贴合，则建议采用轮廓法对接骨板进行塑形后再贴合。

在接骨板两侧各置入 1 枚 3.5mm 皮质骨螺钉，并通过 C 形臂透视在头侧和尾侧倾斜位 X 线片中检查螺钉位置（图 11.5-5）。

通过初步的皮质骨螺钉固定并保证骨折复位和接骨板位置良好后，可加用锁定螺钉加固以获得足够的稳定性（图 11.5-6）。

6 康复

术后第一天应鼓励患者积极地进行被动辅助运动，以改善肩部活动范围，但不建议推抬重物。术后 1 周内可采用手臂吊带支撑以减少局部不适。

术后数周，患者肩部活动范围完全恢复（图 11.5-7）。

6 个月时，随访评估证实患者临床康复情况良好，未发现皮神经损伤症状，同时 X 线显示骨折愈合良好（图 11.5-8）。

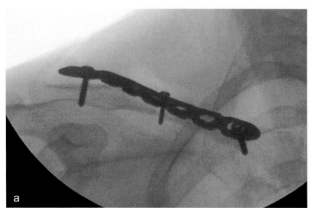
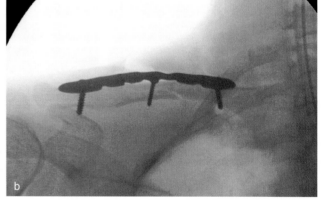
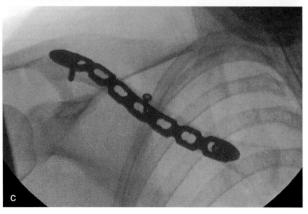

图 11.5-5 a.前后位X线视图显示接骨板的外侧端与锁骨不太吻合。为避免突出的接骨板对皮肤软组织的刺激，需将接骨板取出并进行修整塑形，直到合适为止。b.头侧倾斜位片。c.尾侧倾斜位片

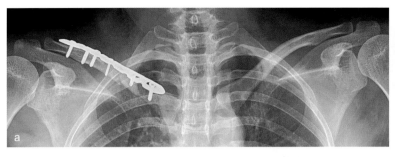
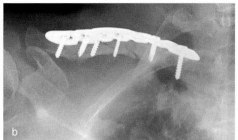

图 11.5-6 a.术后即刻前后位X线片。b.术后即刻头侧倾斜位片

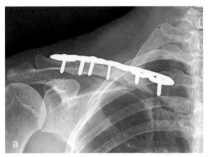
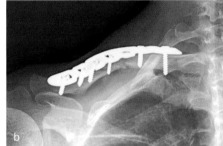
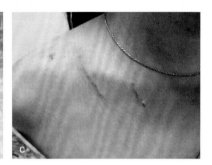

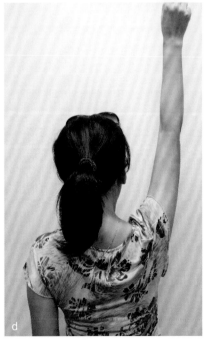
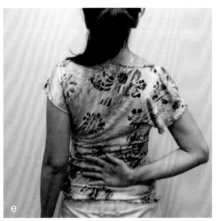
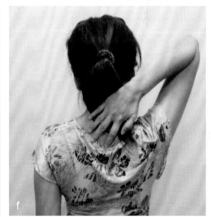

图 11.5-7 术后1个月复查。a.前后位X线片。b.头侧倾斜位片。c.皮肤切口。切口不在接骨板的同一条线上，避免了传统皮肤长切口常出现的疼痛瘢痕。d~f.术后1个月临床功能恢复情况。d.完全上举。e.内旋。f.外旋

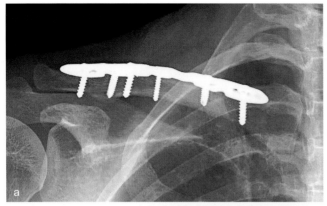
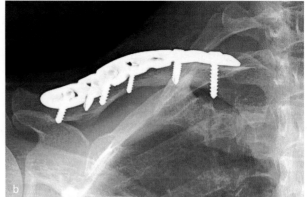
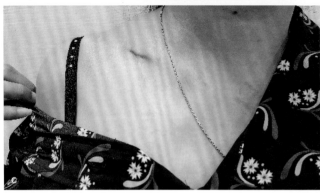

图 11.5-8　术后6个月复查。a.前后位X线片提示骨折愈合。b.头侧倾斜位片提示骨折愈合。c.沿皮肤折痕的皮肤切口愈合良好，即使有较短的瘢痕挛缩，也不像传统的长切口一样出现疼痛或刺激症状

7　扩展阅读

- Phiphobmongkol V, Bupparenoo P, Bavonratanavech S. Preliminary report of minimally invasive plate osteosynthesis with vertical incisions for midshaft clavicular fractures: a surgical technique and its results. Bangkok Med J. 2014;8:22–29.

- Zhao E, Zhang R, Wu D, et al. Comparison between minimally invasive plate osteosynthesis and conventional open plating for midshaft clavicle fractures: a systematic review and meta-analysis. Biomed Res Int. 2019 Oct 16;7081032.

- Kundangar R, Singh KA, Mohanty SP, et al. Clinical outcome of internal fixation of middle third clavicle fractures using locking compression plate: comparison between open plating and MIPO. J Orthop. 2019 May 3;16(5):414–418.

12
肩胛骨

12.1
肩胛骨：概述

Peter A Cole, Thomas Z Paull

1　引言

1.1　发病率

在过去的 10 年中，由于许多因素使得肩胛骨骨折的检出率较前有了很大提高。首先是 CT 的使用，其次是对肩胛骨骨折畸形愈合[1]后功能障碍及对肩胛骨骨折切开复位内固定术后功能改善认识的提高。肩胛骨骨折通常是高能暴力损伤机制的结果，并常常伴随其他部位的损伤[2]。

1.2　治疗现状

对于无移位的肩胛骨骨折可行非手术治疗，常规采用 2 周患肢吊带固定。然后循序渐进地开始被动运动范围练习，再逐步加强和调节对肩袖肌肉组织的训练。然而，相当比例的患者在受伤后 2 周内被发现肩胛骨骨折块出现了更大的移位，许多患者在此期间从无手术指征转为有手术指征。因此在伤后的 3 周内每周对患者进行随访和影像学评估是必要的[3]。

目前公认的急性肩胛骨骨折手术指征包括[4-7]：

- 侧边错位偏移 >20mm（图 12.1-1b）
- 盂极角 <22°
- 骨折成角 >45°（肩胛骨 Y 位 X 线片）
- 关节面错位 >4mm
- 肩部悬吊复合体两部分损伤（每部分移位 > 1cm）
- 肩部悬吊复合体（SSSC）三部分和四部分损伤
- 喙突骨折 > 10mm
- 肩峰骨折 > 5mm

大多数肩胛骨骨折手术采用肩后入路。经典 Judet 入路的适当改变能提供良好的肩胛骨体和颈部暴露，但同时也需要在一定程度上延伸切口和破坏肌肉，甚至还需要剥离肌肉皮瓣。

1.3　MIPO 的适应证和禁忌证

对熟悉肩胛骨骨折损伤的复位和固定技术的外科医师，建议使用微创肩胛骨入路。微创接骨术（MIO）需要术者对常见骨折形态、碎片移位及获得和维持复位技术有充分的了解和掌握。随着手术技能的提高和对骨折损伤机制的理解，适应证可以扩大。在使用 MIO 入路时，建议至少需要 2 名外科助手，特别是肌肉发达的患者，术中需要助手适时牵拉和放松切口以获得足够的手术窗口。

微创肩胛骨入路的理想适应证：

- 符合手术指征的肩胛骨体和颈部简单骨折类型（图 12.1-1）
- 手术可经后路进行
- 损伤后 2 周内手术

相对禁忌证：

- 前关节盂、喙突或肩峰骨折
- 受伤时间超过 2 周的骨折
- 复杂骨折，包括外侧支柱的节段骨折或肩胛骨内侧和外侧边缘或肩胛冈周围的多处骨折

2　手术解剖

肩胛骨约呈一扁平三角形，中间是薄而半透明的体部，周围是发达厚实的边缘，其上有大量肌肉附着。肩胛骨是上肩悬吊系统的一部分，连接着中轴骨和四肢骨。它的表面有 18 块肌肉起源或附着。它的前表面呈凹面，是肩胛下肌的起点。肩胛下肌为肩胛骨体提供丰富的血液供应。肩胛上动脉、肩胛背动脉和旋肩胛动脉为肩胛骨提供了丰富的血液供应。肩胛冈穿过肩胛骨后在肩胛骨的上下角之间形成骨分割，形成冈上窝和冈下窝，它们均是相应肌肉的起点。肩胛骨的外侧端形成肩峰，肩峰拱在肱骨头上，并与锁骨相连，是三角肌的起点。斜方肌起源于肩胛冈和肩峰的上部。肩胛骨的外侧缘从下角向上延伸到肩胛骨颈。它是大圆肌和小圆肌的起点，同时也是一部

分三头肌的长头和背阔肌的起点。内侧边缘是肩胛提肌、菱形肌和前锯肌的附着点。喙突是肩胛骨前颈内侧的一个弯曲的骨性突起，是喙肱肌、肱二头肌的短头和胸小肌的附着点。喙突基部的内侧是肩胛切迹，肩胛横韧带从其上方穿过。肩胛上动脉通常位于韧带上方，而肩胛上神经则在韧带下方。肩胛盂是肩胛骨的梨形关节面。其周围被纤维软骨唇包围，纤维软骨唇与关节缘相邻，能增加关节窝深度的50%。

3　术前评估

注意任何可能影响计划切口的擦伤或软组织损伤。检查双侧肩膀是否对称，注意受伤侧是否有内收表象。通常情况下，肩是下垂的，左右肩的角度会有所不同[9]。医师可触诊患者肩部，检查有无肿胀、骨擦音和不稳。被动前屈时可能出现极度疼痛，特别在伴随同侧肋骨骨折或相应关节的锁骨链损伤时症状尤为突出。此外，一定要做全面的神经血管检查。神经损伤是常见并发症，但早期因为疼痛限制了对患者的查体，可能不容易检查到。

骨折延伸至肩胛上切迹和（或）解剖学上的肩胛颈，应高度怀疑肩胛上神经损伤。X线片应包括肩胛骨的腋位和Y位，以及肩胛骨的Grashey位片。此外，对侧Grashey位片有助于比较盂极角。另外，三维CT重建[10]对于手术计划和手术指征测量评估至关重要。

4　手术室准备

4.1　麻醉

建议给予患者全身麻醉。考虑到肩胛骨骨折常伴发颈椎损伤，应小心排除颈椎损伤。此外，可以在手术前后加用斜角肌间阻滞，以延长术后镇痛时间。

4.2　患者体位和C形臂位置

患者取侧卧位，稍向前倾，以便操作后肩术区（图12.1-2）。专门设计的上肢手术定

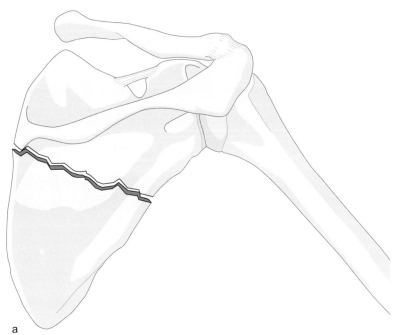

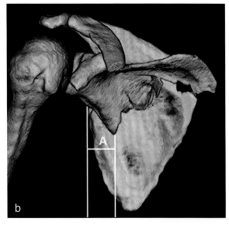

图12.1-1　a.Armitage等[8]发现适用于微创接骨固定的常见肩胛骨骨折类型。该骨折类型的骨折线从肩胛盂颈外侧开始向内，在肩胛冈下方穿过肩胛骨内侧边缘。b.图例示外侧边缘移位>20mm

位器可保护对侧手臂并将患者置于适当的位置（BoneFoam Inc，Corcoran，Minnesota，USA）。如果没有，可以使用沙袋或毛巾腋窝卷和扶手代替。悬垂整个前侧躯体，将肩部置于前屈90°左右。外科医师对肩胛骨骨折手术不是很熟悉时，如有必要可以准备肩胛骨模型或受伤肩胛骨的3D打印模型。另外，C形臂必须与成像台一起使用。C形臂从前臂台的正下方进入能获得最佳拍摄角度。

4.3 器械和内植物

用于肩胛骨骨折MIPO的器械：

- 一套小型骨折（2.4mm和2.7mm）钉板套装和相关器械
- 尖复位钳（至少2个）
- 4mm Schanz钉
- T形快接手柄
- Bankart肩锥（肩钩）
- 拉板扩张器（大型和中型）
- 弯板器
- Kocher夹（大型和小型）

对于侧缘的固定，我们推荐2.7mm动态加压接骨板和2.7mm内侧缘重建接骨板。目前内侧缘已成功使用2.4mm重建板。因为长板不能用于小的MIO手术窗口，因此小的锁定板是标准配置。

4.4 试模板和接骨板预弯

外侧板可以直接应用而不塑形。如果接骨板的工作长度较短，可以考虑用平行置板的方法。骨折头侧至少需要3颗螺钉或固定点固定。内侧板通常需要塑形：其上侧部分需包裹肩峰后内侧嵴，下侧部分则沿内侧边缘向下。这种复杂的弯曲要求接骨板在3个平面上进行轮廓设计（图12.1 3）。使用2个小的Kocher夹有助于塑形接骨板达到合适的形状。

5 术前计划

研究3D的CT图像，通过识别骨折的内侧和外侧断端，以确定切口的最佳位置。微创技术对于位于肩胛冈基底部附近且骨折线从肩胛冈外侧边界延伸至内侧边界的骨折尤为适用。切口选择在骨折断端上方。关键是要使内侧切口与所需的钻头/螺钉方向接近。当骨折线穿过肩胛骨体时，切口垂直于骨折路径能方便直接地观察复位情况。在规划切口时，要注意内侧切口的弯曲延伸远端可以朝向肩胛骨下角，并在必要时沿肩胛冈横向延伸，以实现适当的骨折区暴露、复位和固定。外侧切口远端可延伸至下角，近端可延伸至关节盂和肩锁关节。如有必要，可根据多个骨折断端沿肩胛冈设计第三个MIO切口。该入路能够对多

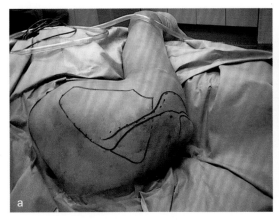
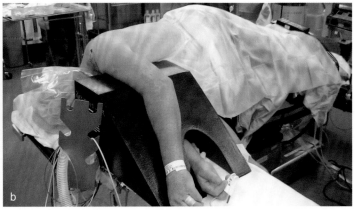

图12.1-2 患者取右侧卧位，手臂置于特殊设计的上肢泡沫定位器上（BoneFoam Inc，Corcoran，Minnesota，USA）

部位肩胛骨骨折（包括肩胛骨体、颈部和后关节盂骨折）进行治疗。

6 手术步骤

6.1 复位技术

我们可以使用中型或大型椎板撑开器操作骨折块的移动。外侧缘和肩胛颈是肩胛骨骨量最丰富的区域，因此，外侧边缘复位有利于内侧边缘的复位。将带有 T 形手柄的 Schanz 钉放置在肩胛颈（避开所需的接骨板放置），同时将 Bankart 肩锥放置在骨折侧缘尾侧的先导孔中，这样就能使用双手操作复位骨折碎片。复位的目标是恢复横向边界的连续性。这需要头侧骨折块从前倾位置向外侧移动并旋转，而尾侧骨折块向内侧复位（图12.1-4）。如果复位完成后仍不稳定，可使用小型改良尖头复位钳沿外侧边界放置在先导孔中（注意避开接骨板放置位置），钳夹骨块以保持复位。

用同样的方法可以复位并固定内侧缘。

6.2 接骨板和螺钉植入

外侧板可直接通过毗邻侧缘的切口放置，无须塑形。最好在关节盂颈骨折上方植入至少 3 颗螺钉，在骨折远端植入 4 颗螺钉。内侧接骨板在准确放置后需在骨折两侧植入 4~6 颗螺钉（图12.1-5）。这些螺钉通常只有 7~10mm 长。特别要注意的是为了减少摩擦到肋骨的风险，这些螺钉均不能超过肩胛骨前面 1mm。为了获得更加牢固的固定，这些螺钉的方向应保持不同。使用可变角度的锁定螺钉联合微型接骨板可以有效增强固定的牢固度。

6.3 手术步骤

如前所述，患者取侧卧位，前胸部应用铺巾覆盖，触摸并标记骨折端。以骨折端为中心，在

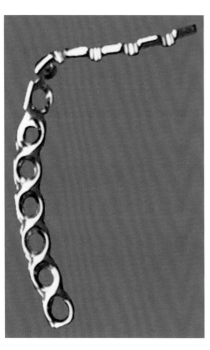

图 12.1-3 内侧接骨板所需的常见形状。这种多平面形状最好使用2个小的 Kocher 钳来塑形

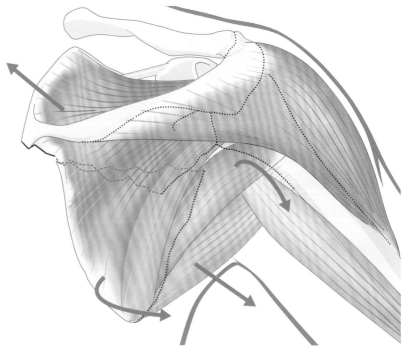

图 12.1-4 图示为一种常见的肩胛骨骨折类型，该类型可通过微创接骨术进行修复。注意与尾侧骨块相比，头侧骨块的内收和前倾，以及力的方向（绿色箭头）导致盂极角减小和较大的外侧边缘移位

内侧和外侧边缘各做约 6cm 长的切口。

通过外侧切口，向下分离到三角筋膜并沿其下缘分离，暴露出冈下肌和小圆肌的筋膜。利用肌间隙分离至外侧边缘骨折端。肩胛上神经在肩胛切迹内通过并离开肩峰基底，因此牵拉该处软组织时要小心避免损伤肩胛上神经。腋神经和旋肱后动脉穿四边形间隙，如切口太靠外侧也可能会遇到它们，必须避免损伤。旋肩胛动脉升支位于肩胛盂下方 5~6cm 处，必要时可进行烧灼止血[11]。内侧切口主要沿肩胛冈基底部和内侧边缘的下方分离筋膜和骨膜。沿骨膜下剥离并抬高冈下肌和三角肌可以提供良好的视野，以观察骨折块和方便后续复位骨折。

在应用接骨板之前，需要对骨折块进行精确的复位和加压。应首先应用外侧接骨板以维持外侧边缘的复位，外侧固定能间接复位和维持内侧缘骨折，同时也能使内侧重建接骨板的放置更简单。在肩胛骨内侧边缘通过利用改进的小钳子钳夹导向孔能对断端进行有效的复位和加压。

缝合前要确保充分止血，特别是旋肩胛动脉的分支或冈下肌前方肩胛上血管的分支段要尤为注意。内、外侧缘筋膜采用 0 号可吸收缝线修复。皮下组织采用 2-0 可吸收缝线修复。皮肤用 3-0 可吸收缝线缝合。此外，放置引流是很有必要的。

7 术后护理和康复

术后可使用患肢吊带以增加局部舒适度。我们要求患者在能耐受的情况下立即进行完全的被动和主动活动。同时可以使用滑轮、治疗师辅助的拉伸和推拉棒进行辅助。术后 1 个月，根据症状缓解情况，患者可以开始使用 3~5 磅（1 磅 =454 克）的重物和治疗带进行力量训练。同时也要强化本体感觉训练。术后 3 个月时，所有限制可以被取消，患者可以在充分适应的情况下重返正常运动。

需要在术后 2 周和 6 周进行随访，通常此时患者已准备好出院。在第 2 周和第 6 周的访视中需要拍摄前后位、肩胛骨 Y 位和腋窝侧位 X 线片。随后的随访只需要拍摄前后位 X 线片。

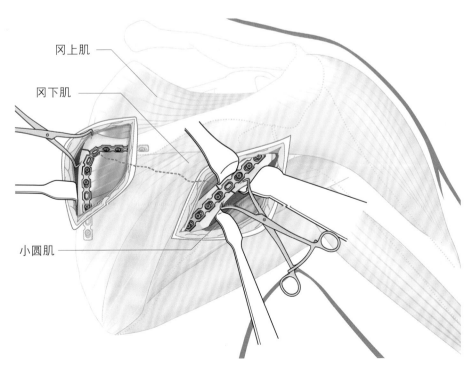

图12.1-5 微创入路及固定过程：通过抬高冈下肌暴露沿内侧边缘的骨折。经小圆肌和冈下肌之间的间隙可以进入外侧边缘。放置接骨板时，可利用尖头复位钳复位固定

冈上肌

冈下肌

小圆肌

8 要点

- MIO 入路至少需要 2 名助手，因为在"深且小"的切口内同时复位骨折时，需要在牵拉三角肌、冈下肌、小圆肌间隙的同时放置内固定物
- 应常规将带 T 形柄的 4mm Schanz 钉放置在肩胛盂颈处
- 在尾部外侧缘做一个导向远离骨折的导孔，并使其能与肩钩（Bankart 肩锥）有力地接触。这使得每只手都有一个操纵杆
- 为了增加强度，可以考虑在外侧边安装短平行板
- 肩胛骨的内侧边缘很薄。垂直的引导孔应设置在肩胛骨体的后内侧。通过引导孔可进行钳夹操作，而不是直接钳夹内侧边缘本身。这样可以给接骨板的应用保留更多的空间
- 内侧缘接骨板上的螺钉应有 30° 左右的角度变化，这样可以为每个螺钉增加 1~2mm 的工作长度。通过改变螺钉角度可以增强内固定的把持力从而最大限度地降低螺钉拔出风险

9 陷阱

- 延迟治疗会导致显著的骨痂形成，这可能会增加该入路的骨折块解锁和复位的困难。对于因合并其他部位或软组织损伤而需要延迟治疗的患者，可能需要扩大入路
- 复位钳放置不当会阻碍接骨板最佳位置的选择
- 部分内侧边缘没有髓腔，因此，钻孔可能只感觉到单皮质。注意避免过度穿透和刺穿肋骨或造成气胸
- 2mm 接骨板通常不足以提供内侧边缘需要的足够的固定强度
- 单纯外侧缘的固定强度对患肢早期活动和积极康复是不够的

10 参考文献

[1] Tatro JM, Schroder LK, Molitor BA, et al. Injury mechanism, epidemiology, and hospital trends of scapula fractures: a 10–year retrospective study of the National Trauma Data Bank. Injury. 2019 Feb;50(2):376–381.

[2] Court–Brown CM, Caesar B. Epidemiology of adult fractures: a review. Injury. 2006 Aug;37(8);691–697.

[3] Anavian J, Khanna G, Plocher EK, et al. Progressive displacement of scapula fractures. J Trauma. 2010 Jul;69(1):156–161.

[4] Ada JR, Miller ME. Scapular fractures: analysis of 113 cases. Clin Orthop Relat Res. 1991 Aug;(269):174–180.

[5] Nordqvist A, Petersson C. Fracture of the body, neck, or spine of the scapula: a long–term follow–up study. Clin Orthop Relat Res. 1992 Oct;(283):139–144.

[6] Romero J, Schai P, Imhoff AB. Scapular neck fracture: the influence of permanent malalignment of the glenoid neck on clinical outcome. Arch Orthop Trauma Surg. 2001 Jun;121(6):313–316.

[7] Schroder LK, Gauger EM, Golberston JA, et al. Functional outcomes after operative management of extra–articular glenoid neck and scapular body fractures. J Bone Joint Surg Am. 2016 Oct 5;98(19):1623–1630.

[8] Armitage BM, Wijdicks CA, Tarkin IS, et al. Mapping of scapular fractures with three–dimensional computed tomography. J Bone Joint Surg Am. 2009 Sep;91(9):2222–2228.

[9] Tatro JM, Anderson JP, McCreary DL, et al. Radiographic correlation of clinical shoulder deformity and patient perception following scapula fracture. Injury. 2020 Jul;51(7):1584–1591.

[10] Anavian J, Conflitti JM, Khanna G, et al. A reliable radiographic measurement technique for extra–articular scapular fractures. Clin Orthop Relat Res. 2011 Dec;469(12):3371–3378.

[11] Wijdicks CA, Armitage BM, Anavian J, et al. Vulnerable neurovasculature with a posterior approach to the scapula. Clin Orthop Relat Res. 2009 Aug;467(8):2011–2017.

11 扩展阅读

- Cole PA, Dubin JR, Freeman G. Operative techniques in the management of scapular fractures. Orthop Clin North Am. 2013 Jul 1;44(3):331–343.
- Cole PA, Marek DJ. Shoulder girdle injuries. In: Surgical Treatment of Orthopaedic Trauma. 1st ed. New York: Thieme Publishing; 2007:206–231.
- Gauger EM, Cole PA. Surgical technique: a minimally invasive approach to scapula neck and body fractures. Clin Orthop Relat Res. 2011 Dec;469(12):3390–3399.
- Hill BW, Thomas CN, Schroder LK, et al. Structures endangered during minimally invasive plate osteosynthesis of the upper extremity. J Am Acad Orthop Surg. 2021 Aug 15;29(16):e782–e793.

12.2
肩胛骨：MIPO 病例

Peter A Cole, Thomas Z Paull

1 病例描述

38岁男性，骑越野摩托车时受伤，导致肩胛骨关节外骨折。伤后11天由外部机构转诊。患者表示左肩明显疼痛，并且比1周前疼痛加剧。

2 术前计划

分别在受伤后2天和11天拍摄肩部影像（图12.2-1，图12.2-2）。回顾胸部前后位、肩部前后位和肩胛骨Y位平片和CT三维重建。初始影像显示外侧边界偏移18.4mm，盂极角（Glenopolar角）为37.2°，骨折端成角为9.9°。

伤后11天的影像显示肩胛骨侧向边界偏移20.8mm，盂极角为33.8°骨折端成角为11.2°（图12.2-3，图12.2-4）。因为肩胛骨骨折有渐进的位移趋势，所以对存在这类损伤患者的密切监测非常重要[1]。

该患者的手术适应证是关节盂显著向内侧移位超过20mm。简单的横向骨折类型被认为是微创入路的最佳选择，该患者在第二天接受手术治疗。

3 手术室准备

3.1 麻醉

采用全身麻醉，使用肌松药物可以减小手术中的形变力。

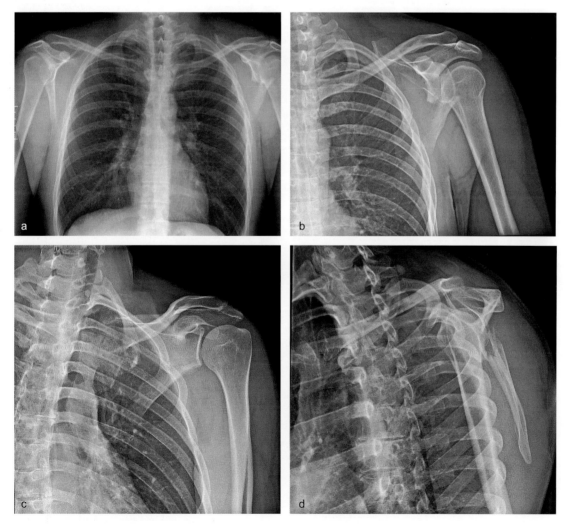

图 12.2-1 伤后2天的胸部前后位、肩部前后位、Grashey位和肩胛骨Y位平片

3.2 患者体位和C形臂位置

　　患者采取右侧卧位，使用一种专门设计的上肢手术体位装置（Bone Foam Inc. Corcoran, Minnesota, USA）使患者躯干可以略微前倾，手术中可以实现从后侧显露左肩部（图12.2-5）。整个左上肢都准备好。肩部前屈约90°。如果外科医师熟悉关节盂解剖变异，通常不需要C形臂影像增强器。

3.3 器械

- 一套小型骨折（2.4mm和2.7mm）钉板套装和相关器械
- 改良的点式复位钳（至少2把）
- 4mm或5mm Schanz针
- 通用T形夹头
- Bankart肩锥（肩钩）
- 椎板撑开器（大号和中号）

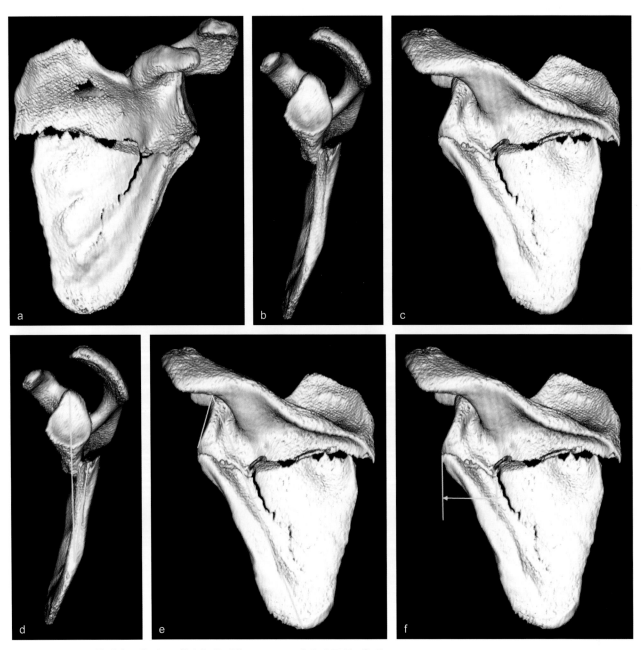

图12.2-2　CT三维重建：伤后2天的肩部前后位、Grashey位和肩胛骨Y位观

- 接骨板折弯器
- Kocher 夹钳（大号和小号）

4 手术入路

触诊和标记体表标志非常有用。手术从覆盖骨折的皮肤和皮下组织切开直到肩胛骨外侧边界，分离至三角肌浅层筋膜。切开三角肌深层筋膜并向上牵开。自冈下肌浅层筋膜切开，分离冈下肌及小圆肌之间的间隔，方可直视肩胛骨边界。于内侧边界标记另一个单独的切口。通过进一步的

分离从肩胛冈基底部的近端角提起三角肌和冈下肌，从其标准位置暴露内侧骨折块。

5 骨折复位

使用中号椎板撑开器使骨折端分离活动。将1个5mm的Schanz钉植入关节盂颈的头侧骨折块，在尾端骨折块沿着外侧柱钻一个引导孔，以便于放置肩关节钩（图 12.2-6a）。使用带有T形手柄夹头的Schanz钉控制骨折块旋转的同时向尾侧及内侧提拉肩关节钩，纠正关节盂的内移和前倾。

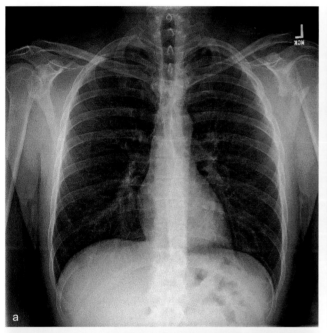

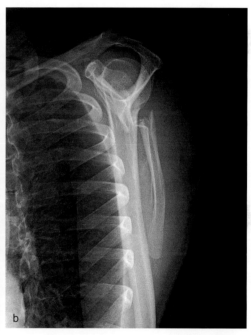

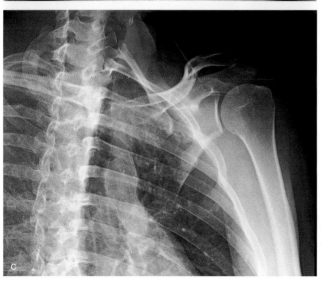

图 12.2-3 伤后11天的胸部前后位、肩胛骨Y位、Grashey位平片

通过借助几个小的引导孔，在肩胛骨边缘放置改良的点式复位钳，同时维持肩胛骨内外侧边界的复位。引导孔的位置和方向应适于容纳改良后的复位钳（图 12.2-6b，图 12.2-7）。

6 骨折固定

复位满意后，将一块 2.7mm 锁定系统的 6 孔接骨板放置在外侧柱，分别在远近端使用 2 枚螺钉实现固定，在此基础上平行地放置另一块 4 孔

的 2.7mm 锁定接骨板，以 2 枚螺钉固定肩胛盂颈，2 枚螺钉固定外侧边界。将一块 2.4mm 系统的 8 孔重建接骨板根据肩胛冈上角和体部内侧边界塑形，于肩胛骨体部及肩胛冈分别获得 3 个固定点。

7 康复

术后使用上肢吊带可以提高患者的舒适感。术后立即要求患者在可耐受的活动范围做完全的被动和主动运动，并制订正式的物理治疗方案。

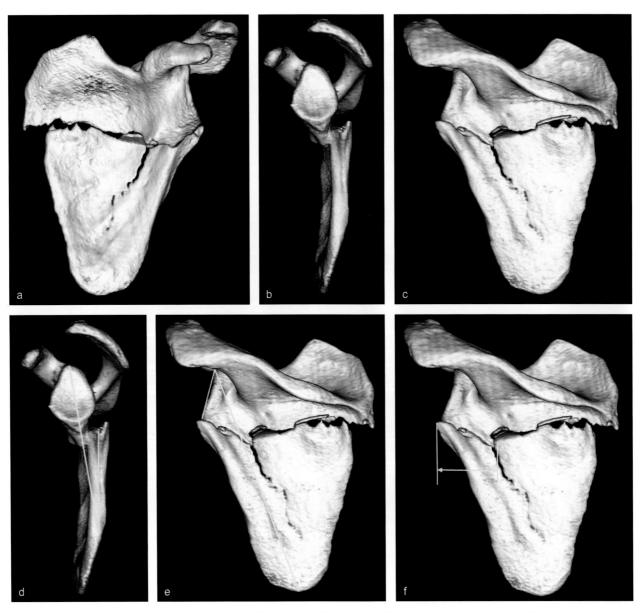

图 12.2-4 伤后第11天CT三维重建影像。单纯性横向骨折，骨折的外侧边界位于关节盂颈下方，内侧边界位于肩胛冈下方。显著的外侧边界偏移是该病例的主要手术指征

术后2周和6周时复查。每次复查时，拍摄肩部的前后位、肩胛骨Y位和腋位X线片（图12.2-8）。术后2周患者恢复良好，疼痛微弱，指导患者停用吊带并继续进行积极的主动和被动运动。4周时建议患者开始加强锻炼，使用3~5磅的重量、

治疗带和本体感觉练习，同时根据症状和耐受程度逐渐改进。在6周复查时，患者恢复了相较健侧全部的活动范围，并逐渐恢复力量，DASH问卷（手臂、肩和手的残疾得分）为0分。此时患者已经出院，可根据需要进行复查。

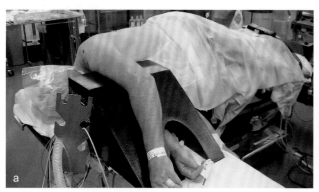
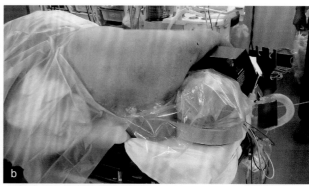

图 12.2-5 使用特殊设计的上肢手术体位装置实现正确的手术体位（Bone Foam Inc. Corcoran, Minnesota, USA）

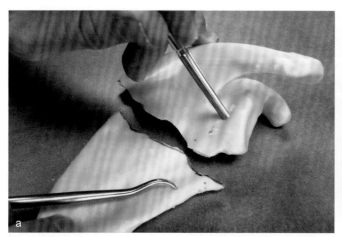
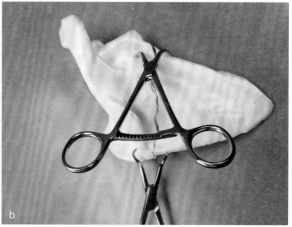

图 12.2-6 a.在肩胛盂颈部使用Schanz钉及通过肩胛骨外侧边界的导向孔使用肩关节尖锥获得骨折的解剖复位。b.在导向孔中放置改良的点式复位钳维持复位并提供断端加压

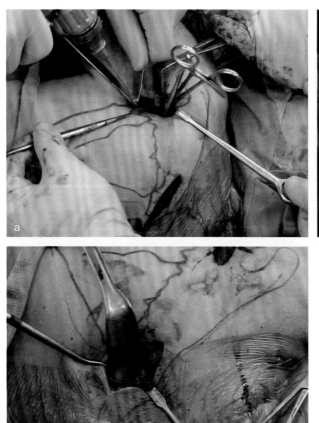

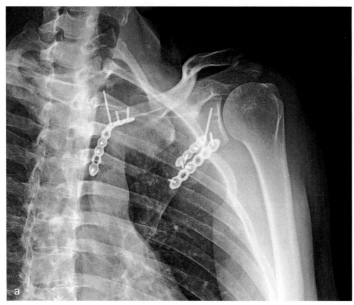

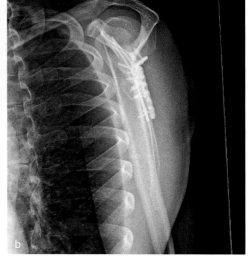

图 12.2-7　术中影像，a~b.需要2名手术助手通过微创手术窗口保持骨折断端的可视化。c.术中视野

图 12.2-8　术后3个月X线片显示骨折愈合满意

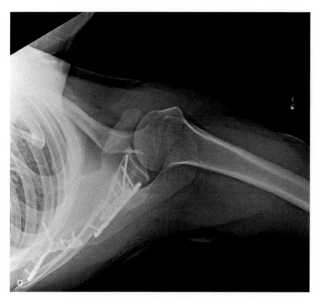

图 12.2-8 （续）术后3个月X线片显示骨折愈合满意

8 参考文献

[1] Anavian J, Khanna G, Plocher EK, et al. Progressive displacement of scapula fractures. J Trauma. 2010 Jul;69(1):156–161.

12.3
肩胛骨：肩胛骨微创固定

Frank JP Beeres, Reto Babst

1 病例描述

52 岁女性，骑自行车时摔伤右肩。标准 X 线和 CT 显示肩胛骨体部移位（AO/OTA 14B1）（图 12.3-1，图 12.3-2）。不伴有严重软组织损伤。

MIPO 的适应证

手术治疗的适应证需要根据骨折移位程度（关节盂相对于肩胛骨体的内侧移位程度和肩胛骨体部骨折块之间成角是否超过 45°）做出判断。为了同时处理外侧柱和内侧柱且不造成更大的切口，可以选择 MIPO[1]。因此，简单的外侧柱骨折可通过冈下肌和小圆肌之间的肌间平面固定[2]。内侧柱也可通过额外的小窗口复位并固定。

2 术前计划

建议根据术前 CT 扫描及三维重建评估骨折情况并进行充分的术前计划[3]。

手绘或计算机生成的术前计划允许治疗团队将手术步骤可视化，包括体位摆放、入路、复位步骤，以及如何在维持骨折复位的同时进行术中透视和最终固定。

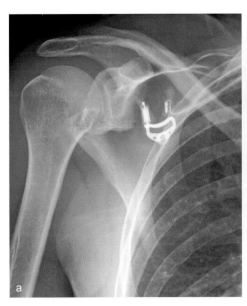
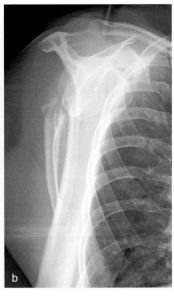

图 12.3-1 右肩胛骨X线片显示移位的关节外骨折

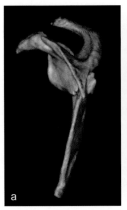
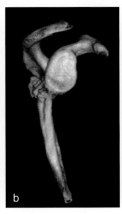
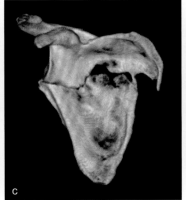
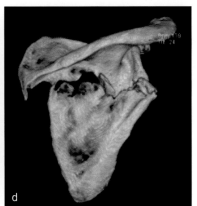

图 12.3-2 通过三维重建确认关节外骨折类型并为上述规划提供额外信息

3 手术室准备

3.1 麻醉

此类病例首选全身麻醉。额外的区域阻滞麻醉有助于控制患者的术后疼痛。肌肉松弛剂在手术过程中有极大的帮助。

3.2 患者体位和 C 形臂位置

对于 MIPO 手术来说，侧卧位优于俯卧位，因其可以更好地控制手臂的位置，有助于骨折复位，并且在必要时可以经皮通过喙突放置一个额外操纵杆以便于处理肩胛骨颈部骨折。

将患者置于可透 X 线手术台的悬臂一端。使用软垫适当保护胸部和健侧上肢。伤侧上肢自由放置在有软垫保护的支架臂上能够实现对患肢的支撑和位置的维持，同时有助于术中术区的透视成像（图 12.3-3）。

图像增强器应该垂直于患者和手术台放置，从患者的头侧进入（或可选择前侧）。术前应进行试验成像，以确认能够正确获得肩胛骨 Y 位视图和肩部前后位影像（图 12.3-4）。

3.3 器械

- 无菌单，包括用于包裹前臂和手部的弹力织物和弹性绷带

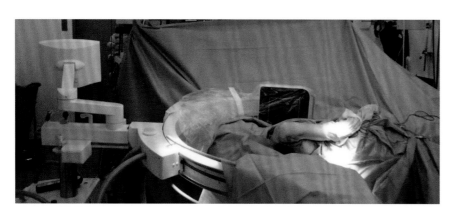

图 12.3-3 患者手臂能够自由放置的体位

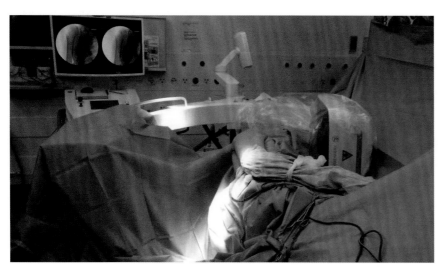

图 12.3-4 术中C形臂放置能够允许术中拍摄符合要求的影像

- 大号、小号点式复位钳
- 2.0mm、2.4mm、2.7mm锁定加压接骨板（LCP）动力加压接骨板，1/4或1/3管状接骨板，3.5mm系统重建接骨板和螺钉
- 克氏针
- 迷你外固定架
- Schanz钉
- 术前（在切开皮肤前）30分钟内应用第二代头孢菌素
- 根据指南使用低分子肝素预防血栓

4 手术入路

沿肩胛骨外侧边缘做直切口或向腋窝轻微弯曲做一个美观的切口（图12.3-5）[4]。

- 创建全厚皮肤和皮下组织皮瓣，保持三角肌浅筋膜完整
- 辨别三角肌边缘、冈下肌和小圆肌（图12.3-6）

通过触诊外侧柱形成小圆肌和冈下肌之间的间隔。冈下肌位于浅层，小圆肌位于深层并附着在肩胛骨外侧缘。当肩关节外展时，三角肌后侧缘将离开手术野，所以当关节盂不受累时，没必要剥离三角肌（图12.3-7）。

5 骨折复位及固定

在辨认冈下肌和小圆肌之间的肌间隔后，就能辨认出肩胛骨的外侧边缘，显露并清理骨折区域，除此之外，在肩胛骨内侧缘再做一个切口，骨折复位后用复位钳临时维持，纠正肩胛骨远端体部骨折块的外侧移位。然后使用迷你外固定架器械中的2枚Schanz钉通过外侧切口对外侧缘进行复位和对齐，这2枚Schanz钉通过连接外固定器连杆维持骨折复位（图12.3-8）。

对于固定肩胛骨骨折，作为复位板或内侧柱的张力带接骨板使用迷你接骨板（2.0mm或2.4mm

系统）就足够了（图12.3-9）。对于外侧柱，1块或2块2.7mm系统锁定接骨板（LCP）、动态加压接骨板（DCP）板或1/4或1/3管状接骨板或小号接骨板（手足器械）足以维持固定（图12.3-10）。

术中获得合适的肩关节自由投影X线以证实没有螺钉穿入盂肱关节非常重要（图12.3-11）。对于本病例，在拧紧外侧柱上的螺钉时，其中1枚螺钉断裂，为防止过多额外的软组织损伤而没有取出。大量冲洗手术野并逐层缝合关闭手术切口。

术后X线片提示骨折复位满意，内固定物位置正确（图12.3-12）。

术后康复

在物理治疗师的监督下，开始进行辅助活动范围练习，同时也要考虑到疼痛感。在6周后的第一次门诊随访时，允许阻力训练和负重。伤后1年常规临床和影像学随访显示顺利愈合（图12.3-13）。没有移除植入物。患者在受伤后7年时运动范围接近正常，日常活动中没有任何困难（图12.3-14）。

6 陷阱

- 手臂缺乏支撑会导致肩胛骨的位置不理想，影响手术显露和骨折复位。在处理关节内骨折时，使用气动臂支架有助于更好地显露
- 肌肉松弛不足和肩外展不足将限制外侧柱的显露
- 识别冈下肌和小圆肌之间的间隔可能具有一定的挑战性，从肩胛骨外侧缘向内侧缘探查找到它比在其自身层面或内侧找到它更容易
- 避免侵犯沿肩胛骨外侧缘走行的旋肩胛动脉上升支，它位于肩胛骨关节盂切迹下方约7cm处，一旦出血将难以控制

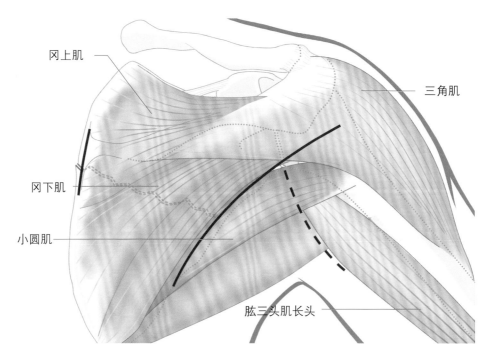

冈上肌

三角肌

冈下肌

小圆肌

肱三头肌长头

图 12.3-5 沿肩胛骨外侧边缘（用实线标记）或更朝向腋窝（用虚线标记）的切口

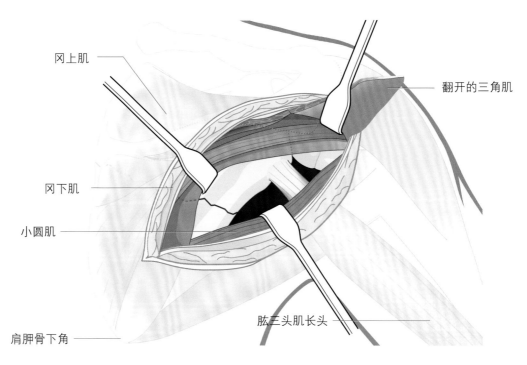

冈上肌

翻开的三角肌

冈下肌

小圆肌

肱三头肌长头

肩胛骨下角

图 12.3-6 辨认小圆肌和冈下肌之间的肌间隔

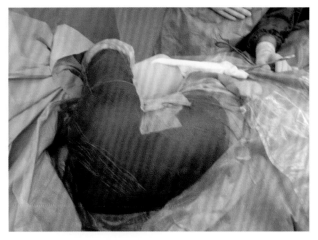

图 12.3-7 手臂的外展释放三角肌的张力，允许更好地观察

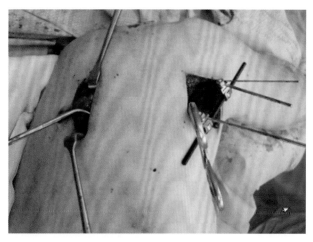

图 12.3-8 迷你外固定器（或牵开器）有助于骨折复位

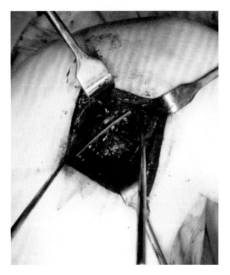

图 12.3-9 使用迷你接骨板有助于复位，也可作为内侧柱的张力带接骨板

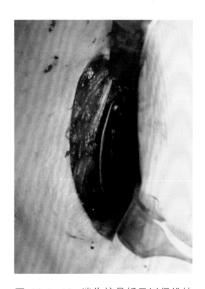

图 12.3-10 迷你接骨板足以保维持外侧柱的复位

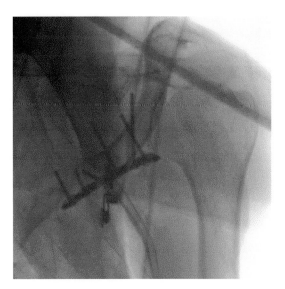

图 12.3-11 术中成像确认复位和关节外螺钉放置

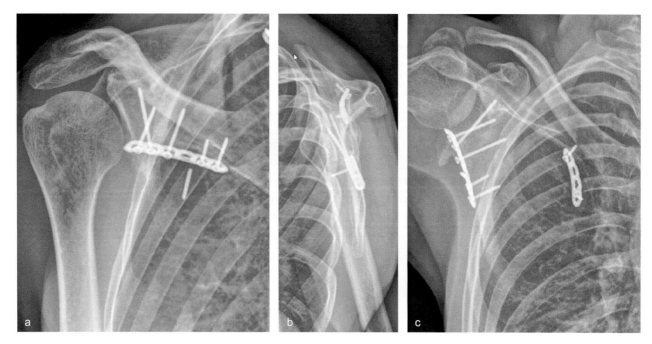

图 12.3-12 术后成像显示复位和固定满意

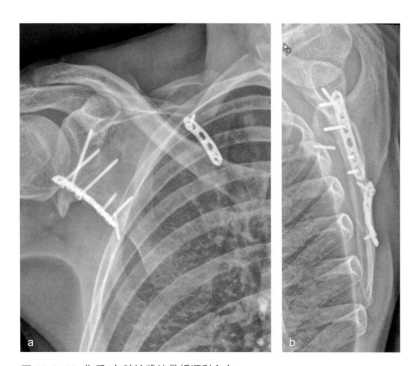

图 12.3-13 伤后1年随访确认骨折顺利愈合

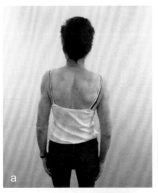
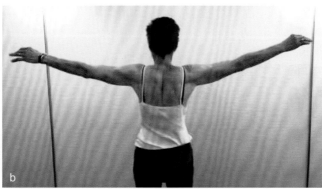
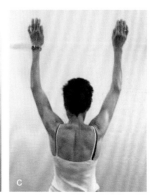
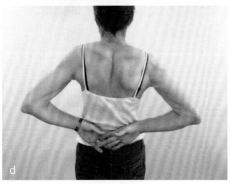
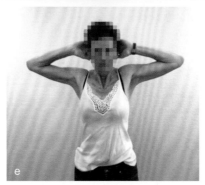

图 12.3-14 最终功能结果

7 参考文献

[1] Gauger EM, Cole PA. Surgical technique: a minimally invasive approach to scapula neck and body fractures. Clin Orthop Relat Res.2011 Dec;469(12):3390–3399.

[2] Obremsky WT, Lyman JR. A modified Judet approach to the scapula. J Orthop Trauma. 2004 Nov–Dec;18(10):696–699.

[3] Audigé L, Kellam JF, Lambert S, et al. The AO Foundation and Orthopaedic Trauma Association (AO/OTA) scapula fracture classification system: focus on body involvement. J Shoulder Elbow Surg. 2014 Feb;23(2)189–196.

[4] Wijdicks CA, Armitage BM, Anavian J, et al. Vulnerable neurovasculature with a posterior approach to the scapula. CORR. 2009 Aug;(8):2011–2017.

13
肱骨近端

13.1
肱骨近端骨折：概述

Vajara Phiphobmongkol, Christoph Sommer, Reto Babst

1 引言

1.1 发病率

肱骨近端骨折的定义为肱骨外科颈水平的骨折，约占所有肱骨骨折的 50%。老年人因为骨量减少和跌倒的风险较高，更容易发生此类骨折。年轻人多由高能量创伤如运动、工伤或交通伤害等造成。

1.2 治疗现状

应用前外侧劈开三角肌入路的 MIPO 治疗肱骨近端骨折已被开发和广泛应用。该术式切口小，对旋肱前动脉的干扰小，能够直接进入肱骨近端外侧平面，术后恢复快。接骨板放置于肌肉之间，沿着肱骨近端外侧皮质骨膜表面，深于三角肌的腋神经终末支。螺钉置入过程中对神经的保护至关重要。使用特殊的工具和瞄准装置，以及对外科医师的标准化培训，可以尽可能减少并发症。

肱骨近端骨折通常为关节周围或关节内骨折，常需要切开复位内固定，恢复大小结节的解剖位置及关节面的平整。微创技术在骨折固定中的基本原则是保留骨折块的血供，同时不延长皮肤切口的长度。对于严重移位的骨折、关节内骨折或骨折脱位，经典且标准的手术入路仍然是三角肌胸大肌入路。该入路允许对严重移位的骨折类型进行更直观和直接的操作。胸大肌三角肌入路可以更好地显露小结节和肱二头肌长肌腱。这两种入路均需要标记肩袖以进行操作和复位。

MIPO 技术通过牵引间接复位，术中更少剥离软组织，可以更好地保护血运。

1.3 MIPO 的适应证和禁忌证

首次应用 MIPO 治疗肱骨近端骨折的临床报道主要集中在应用螺旋接骨板治疗稳定的、骨折线通向肱骨近端的肱骨干骺端骨折。采用劈开三角肌入路的 MIPO 技术已被扩展到移位的两部分、三部分甚至四部分骨折，这些骨折可以通过牵引间接复位来达到基本的力线复位。对于伴有肱骨头脱位、肱骨头劈裂及严重移位的骨折，在经前外侧三角肌劈开切口（MIPO 入路）无法复位时，应考虑采用三角肌 - 胸大肌入路。

2 手术解剖

治疗肱骨近端骨折的 MIPO 入路始于肩峰前外侧缘。在三角肌的前部和中部纤维之间可以看到三角肌筋膜和前侧纤维束（图 13.1-1a）。沿三角肌纤维的方向分离三角肌，可见腋神经走行于大结节下方 3.5cm，肩峰下 6cm。神经位于三角肌下方，横向穿过手术区域，由肩峰下滑囊保护。腋神经的运动前支位于四边孔的后侧，手指很容易触及，神经卡压需要减压时易于显露。一般情况下，很少需要显露腋神经，如果骨折复位需要更大的入路，建议保留神经周围的邻近肌肉组织，以减少术中复位操作对神经的刺激。腋神经的前后支与骨之间都有纤维间隔，因此本入路不易损伤该神经。腋神经即使抬高 10mm 以上也不会产生太大的张力，可以留出足够的间隙放入手指进行触诊或放置接骨板和器械，以保证器械、接骨板与骨的良好接触，避免腋神经卡在骨和接骨板之间。

无血供的"裸区"就在三角肌前隙的下方，如果接骨板置于肱二头肌肌间沟外侧 5mm，不会影响旋肱前动脉和旋肱后动脉的血供。这种入路避免损伤旋肱前动脉，而在使用标准的三角肌胸大肌入路时易损伤此动脉（图 13.1-1b）。

大结节是中央有垂直隆起的 U 形结构，被三角肌所覆盖，大结节在骨的附着部长约 10cm，覆盖了肱骨干后外侧和后侧的大部位。置入肱骨近端接骨板时，需要剥离三角肌近端的附着部分。采用长接骨板固定累及肱骨干骺端的骨折时，三角肌远端的附着部分会产生不利于接骨板通过的阻力。因此，建议采用螺旋形接骨板，其近端远离桡神经，不需要剥离三角肌的附着部分，有一定的安全距离。桡神经绕过肱骨近端背侧，穿行于肱骨干中段外侧面，在肱骨远端1/3的前外侧面位于肱肌和肱桡肌之间。因此，当采用长接骨板固定肱骨近端骨折时，必须熟悉桡神经的解剖位置，避免损伤。在肱骨远端1/3，建议采用前外侧入路。分开覆盖肱二头肌的筋膜后，肱二头肌向内侧回缩。辨认肱肌和肱二头肌之间的肌皮神经。采用螺旋形接骨板时，劈开肱肌，接骨板固定在肱骨远端前侧面（图13.1-2）。当直的干骺端接骨板置于肱骨的外侧面，因桡神经和接骨板邻近，应该显露并保护桡神经。在该手术区使用Hohmann牵开器，可能会损伤桡神经。

3 术前评估

术前评估包括完整的病史、基础疾病、既往肩关节症状（尤其是年龄＞60岁、可能存在肩袖撕裂的患者）、详细全面的临床查体和X线检查。尤其在高能量损伤或骨折伴有脱位时，必须评估腋神经和血管的状态，包括臂丛和所有周围神经的状态。同时排除肩关节周围的其他相关损伤。

X线评估包括正侧位片、腋位片和肩胛骨侧位片。建议通过CT确定骨折线，三维重建有助于判断损伤和移位的程度，可以更好地确定骨折块及进行骨折分型。进行磁共振成像检查以排除可疑的肩袖撕裂。

MIPO接骨板长度是5孔PHILOS板，对于骨折线延伸至骨干的骨折，需要准备长接骨板。计划使用螺旋接骨板，术前在塑料骨上画出接骨板轮廓可以节省术中时间。

术前计划包括患者摆放体位和术中透视的定位、手术步骤以及对术中可能发生的问题的处理计划。

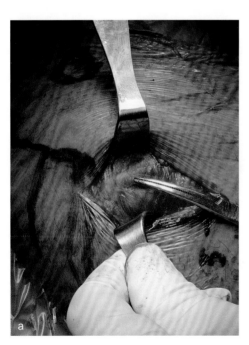
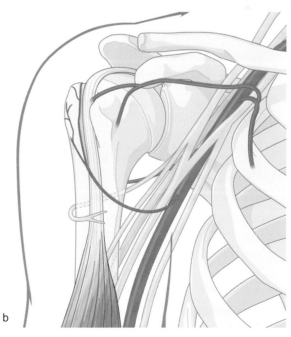

图 13.1-1　a.长3~5cm的前外侧切口，通过肌间隙辨别解剖结构。从肌间隙平面到肩峰下滑囊分离软组织。从中缝平面剥离到肩峰下滑囊，打开滑囊，在肱骨近端前外侧的远端容易触摸到腋神经。b.位于"裸区"水平的血管。旋肱前动脉前升支相对于骨平均穿出4mm，旋后动脉升支平均在接骨板后约7mm处

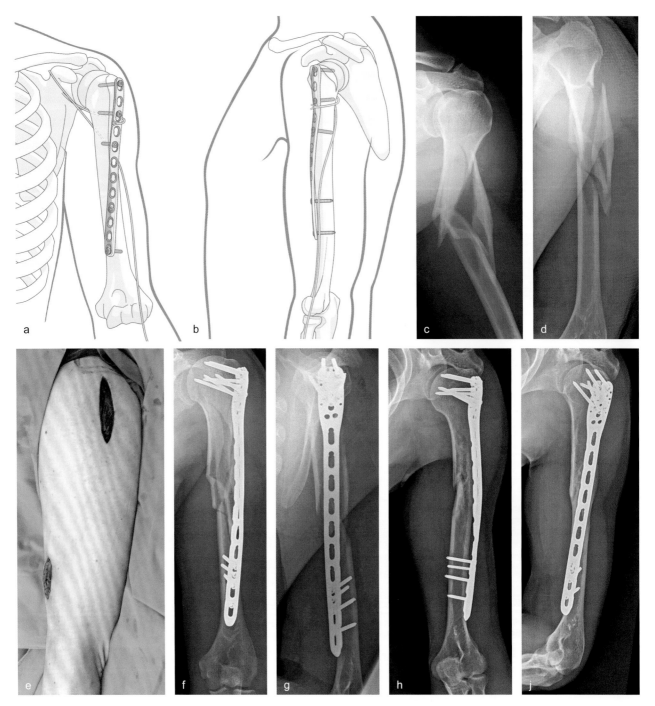

图 13.1-2　a~b.螺旋接骨板通过向前扭转避开了三角肌止点和桡神经。c~d.肱骨近端多发骨折，累及干骺端和近端骨干，适合应用螺旋接骨板进行MIPO。e~g.采用分离式MIPO切口，经三角肌劈开入路接骨板从近端置入腋神经下。分离肱肌与桡神经，接骨板远端置于肱骨干前方。h~i.术后9个月X线片显示MIPO螺旋接骨板骨折桥接愈合

4 手术步骤

如下介绍使用前外侧三角肌劈开入路采用 MIPO 应用 3.5mm 5 孔 PHILOS 接骨板和标准的手术器械固定三部分和四部分肱骨近端骨折。

4.1 患者体位和 C 形臂的位置

患者取沙滩椅位，患肢位于支撑物上或置于患者身体上。C 形臂置于患者头侧、肩关节上方。C 形臂球管置于肱骨的后方，X 线束垂直于肱骨。理想的情况是 X 线束平行于关节盂，为真正的前后位（图 13.1-3a~c）。另一种方法是患者平卧于可透视手术台上，透视机位于患肢对侧（图 13.1-3d~e）。通过内旋肩关节透视侧位，在整个操作过程中不需要挪动 C 形臂的位置。

对于干骺端粉碎性骨折，在 MIPO 中直接复位骨折块来评估旋转对线是不可能的。通常在术中进行内、外旋活动，同术前正常侧的物理检查进行比较。在手术前也可以获得正常侧颈干角的透视图像，作为复位时的参考（图 13.1-4）。

4.2 体表标志和手术入路

切口起于肩峰的边缘，肱骨的前外侧面。根据软组织的厚度决定皮肤切口的长度，一般为 5～8cm。在三角肌前中 1/3 纤维交界处沿肌纤维方向纵行劈开三角肌（图 13.1-5）。纵向切开肩峰下

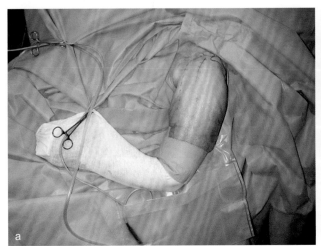

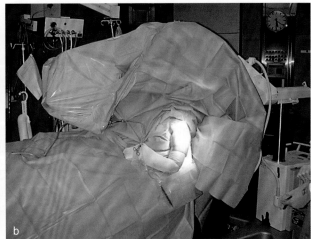

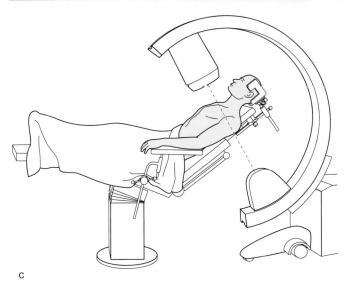

图 13.1-3 a~c.患者置于沙滩椅位，透视机位于患者头部

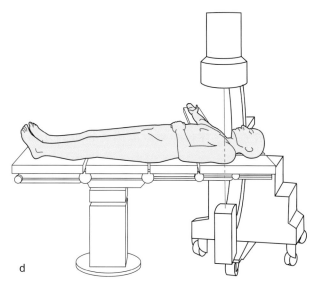
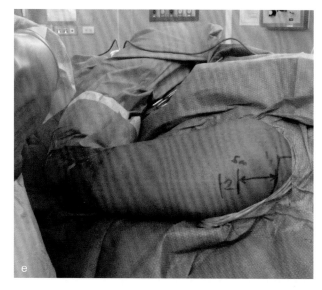

图 13.1-3 （续）d~e.患者呈仰卧位，透视机位于患肢对侧

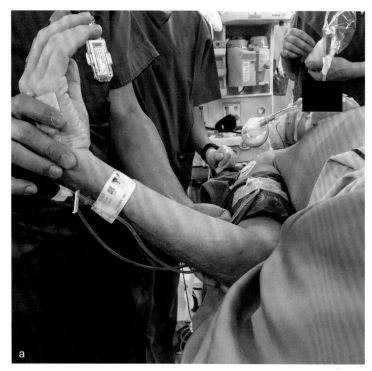
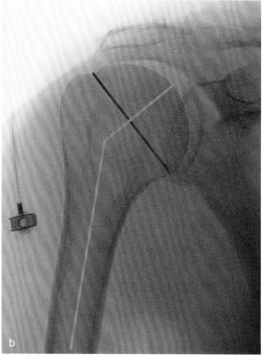

图 13.1-4 a.术前了解对侧上肢的外旋活动范围。b.术前透视对侧正位图像，作为术中参考

滑囊，清除血肿并松解粘连。在四部分骨折中大小结节之间的骨折间隙通常位于手术入路的中心视野。肱二头肌肌间沟的主要部分和小结节连在一起，因此也可在手术入路的视野中心显露。

4.3 复位和固定

肱骨近端骨折复位和固定的手术步骤多种多样，一般取决于术者的选择。然而，已成熟有效的策略之一是"6步复位固定技术"。

第一步：在肩袖的3个肌腱基底部（冈上肌、冈下肌和肩胛下肌）使用缝线牵拉及克氏针撬拨复位并固定头部骨折块，包括关节部分、大结节和小结节。将三部分或四部分骨折变为更简单的两部分骨折。

第二步：肱骨头骨块复位后接骨板临时固定肱骨近端，透视正侧位确保位置合适。这一步的目的是使头板角接近正常的颈干角范围，这必须透视确认。

第三步：复位近端骨块后，固定接骨板近端。部分锁定螺钉固定于肱骨头部，以维持头板角。

第四步：固定肱骨干，近端固定支撑于肱骨内侧距，通过检查二头肌间沟纠正旋转对线，临时固定骨干于接骨板。通过术中检查结合透视确定颈干角和旋转对线。

第五步：固定远近端螺钉。

完成第四步后，力线已经大致确定，同时固定剩余螺钉。螺钉的数量取决于骨折的几何形状和骨的质量。在MIPO技术中，需要使用肱骨距螺钉，避免经皮置钉以便于保护腋神经。做一个较长的皮肤切口，在螺钉置入时识别和保护腋神经。

第六步：大结节和小结节的缝线与接骨板孔固定，以稳定肩袖。同时增加近端稳定性，恢复肩关节功能。

第一步时，为了复位和确切固定，根据骨折的类型，在肩袖的3个肌腱基底部（冈上肌、冈下肌和肩胛下肌）至少置入3根不可吸收缝线。辨认肱二头肌肌间沟很重要，通常可以触及。一般在肱二头肌肌间沟的外侧5~15mm，冈上肌腱固定在大结节的中部。在有限的操作空间内，该步骤有助于接骨板放置在正确的位置（图13.1-6a）。

为了保护骨折块的血供和附着肌腱，避免分

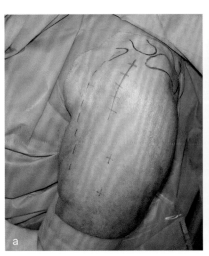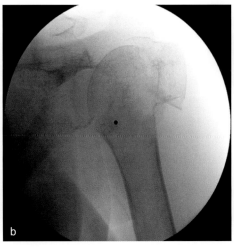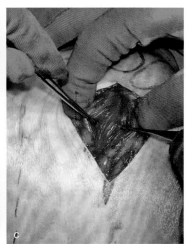

图 13.1-5　a.术前在体表画出锁骨、肩峰、肱骨头和三角肌-胸大肌肌间沟轮廓。b.术前正位透视显示肱骨近端三部分骨折。c.左肩关节前外侧三角肌劈开入路

离软组织显露骨性标志。因术野较小，术中正侧位透视有重要的参考价值。外科医师必须熟悉肱骨近端正常的透视影像（图13.1-6b）。大结节复位时须在关节面下方，同时也要注意纠正旋转。

在三部分和四部分骨折，首先用缝线作为张力带固定复位的肱骨头和大结节。将骨膜剥离器或骨凿插入骨折间隙复位肱骨头，大结节的高度可根据C形臂透视结果决定（图13.1-7a~b）。然后用2枚粗的克氏针置于接骨板的上方维持复位。克氏针可以作为复位的操纵杆。如果肱骨头的骨块复位正确，正位像透视呈现类似"甲壳虫车"样的图像（图13.1-7c~d）。

第二步是复位肱骨头，放置接骨板。缝线置入5孔接骨板近端的小缝合孔内。连接瞄准器和接骨板。2个套筒置入最近端的孔，接骨板置入时作为把手，有助于定位（图13.1-8a~b）。接骨板在肱骨近端的前外侧面创建一个通道。接骨板应紧贴骨面，避开腋神经。轻度外展上肢并用手指触摸神经以充分保护。接骨板置入之前用钝性器械（如骨膜剥离器、MIPO骨膜外剥离器或是特制的剪刀）创建肱骨近端和神经之间的间隙（图13.1-8c~d）。通过置入肱骨头的克氏针或肩袖上的缝线调整矢状面的轴向对线（外翻或内翻畸形）。操作结束后用C形臂透视检查。接骨板应放置在正确的高度，近端位于大结节顶点下5mm为理想高度。通过手术入路的边缘使用一钝性器械置入肱骨头的前后方，检查接骨板的位置是否正确。接骨板放置在正确位置后，用1.6mm克氏针置入相应的三套管针的袖套进行临时固定（图13.1-9）。

第三步，钻孔后置入第一枚锁定螺钉，随后用其他头端锁定钉稳定肱骨头和接骨板（图13.1-10）。

第四步，固定接骨板于肱骨干。肱骨干骨折复位后内侧干骺端得到支撑以增加骨折端的稳定性。轻微的短缩移位是可以接受的。肱骨干平行于接骨板时旋转畸形同时被纠正。将螺纹钻的套筒通过小切口置入接骨板最远端的孔。C形臂透视定位切口的正确位置。钻头作为把手置接骨板于肱骨干的中心位置，钻头通过两侧皮质之前，

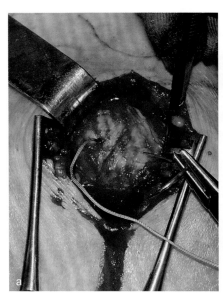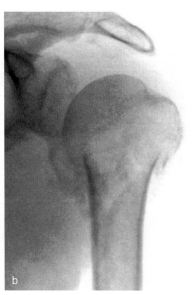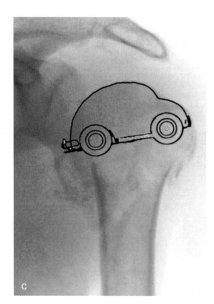

图13.1-6　a.缝线置于肩袖止点位置。b~c.肱骨近端在正位透视与"甲壳虫车"的图像类似，大结节类似前引擎盖，关节面侧面的坡度类似挡风玻璃，延续向内侧视为车顶

恢复肱骨的长度和旋转畸形，C形臂透视检查（图13.1-11）。如果力线不能接受，去除临时固定并重新进行力线纠正。任何屈曲或伸直位的力线不良均可通过手法或经皮置入器械完成矫正。

第五步，通过第二个切口，在第一个椭圆形孔或第二个骨干部分的孔置入3.5mm皮质骨螺钉。通常该枚复位螺钉可以最终在肱骨头下使接骨板和骨获得很好的贴附（图13.1-12）。在拧紧之前需取下接骨板最远端的螺纹套筒以避免置入的钻头断裂（图13.1-13）。拧紧皮质骨螺钉时会使接骨板轻度弯曲，如果有良好的内侧支撑，骨块在内侧会得到良好的加压。剩余螺钉置入接骨板的近端。如果骨质好，接骨板近端的4个孔全部置入螺钉。如果骨质疏松，建议在远端的接骨板孔再增加1~2枚螺钉，注意避开腋神经。腋神经横穿接骨板，正好位于螺钉孔的水平，置入螺钉时，保持肩关节外展，避免损伤（图13.1-14）。移除临时固定在接骨板最远端孔的钻头，换成双皮质骨锁定螺钉。多数情况下，骨干部2枚双皮质螺钉足以固定（5孔接骨板）（图13.1-15）。

完成第五步的固定螺钉后，拆下瞄准器，在第六步中对预留的缝线打结（图13.1-16）。这可

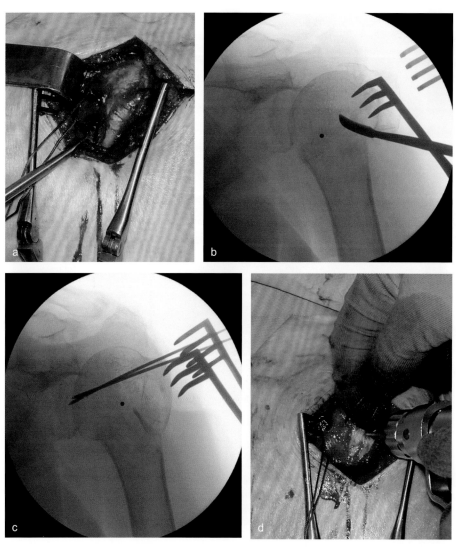

图 13.1-7　a~b.将骨膜起子插入骨折端向上抬起大结节和头部骨折块。c~d.缝线向下复位大结节骨折块并克氏针临时固定

以稳定肩袖止点及近端结构。然后，向不同方向活动肩关节，直视下观察肩袖的稳定性。据此，可更有信心地制订术后康复方案。

螺钉穿入关节面是常见的术中并发症。每颗螺丝钻孔后，克氏针钝头检查是否有肱骨头穿孔。螺钉置入后，内外旋30°~46°，从不同角度透视确认是否有螺钉穿出关节面，透视过程中C形臂位置不需要变化（图13.1-16）。术中CT扫描是最有效、最精确的确认技术。

4.4 术后护理和康复

术后早期采用前臂悬吊带支撑保护。麻醉医师可以通过局部镇痛提供有效的术后疼痛管理，有利于患者早期活动。从第一天开始进行钟摆训练和主动辅助关节活动训练。术后6周内，不允许推拉重物，根据骨折愈合情况，关节活动范围和肌肉的力量决定完全负重的时间。

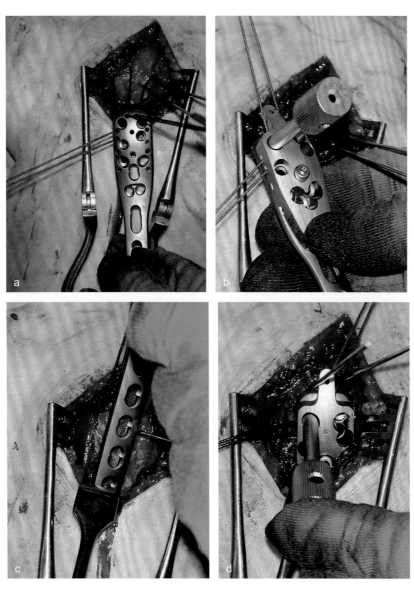

图 13.1-8　a~b.缝线穿过肱骨近端内锁定系统（PHILOS）接骨板的小孔，接骨板定位器固定近端。钻头通过套筒导向穿过定位器钻入肱骨头。c~d.PHILOS接骨板和定位器沿肱骨干向下滑动，定位克氏针插入定位器的最上孔

5 经验

- 总之，经三角肌劈开入路能够很好地显露大结节，处理小结节时也有足够的操作空间。复位骨折块时可以通过预留的缝线、置入骨折间隙的复位器械或克氏针进行复位。该手术入路不能直接显露肱骨干。因此，干骺端骨块移位较大时，术前应通过牵引间接复位。如果牵引不能复位，建议采用标准的三角肌胸大肌入路

- 在开始手术前对正常侧的肩关节进行全范围的体格检查，并将正侧位透视作为术中复位的参考

- 采用肩袖肌腱缝线复位骨折块，必要时捆扎维持复位。最后需要新的肌腱缝线固定肩袖

- 在第二步和第三步中，大小结节和肱骨头的骨块固定于接骨板维持正确的头板角（13.1-18a）是利用接骨板复位的一个方法

- 如果是内侧干骺端粉碎，干骺端轻度短缩，用肱骨距支撑肱骨头骨折块的技术虽然会在

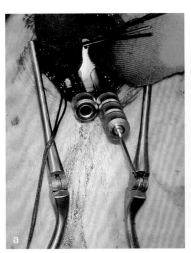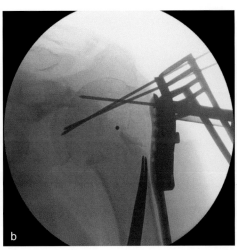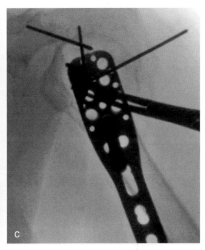

图 13.1-9　a~b.透视侧位检查接骨板的位置是否正确，并据此调整头板角度、颈干角及内外翻畸形。c.克氏针作为操纵杆，内旋肱骨头和接骨板透视侧位。这张图证实了接骨板在侧位图中位于肱骨头的中心，在后面的步骤中通过接骨板复位肱骨干

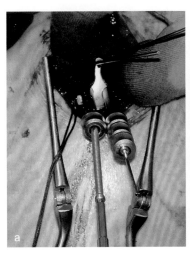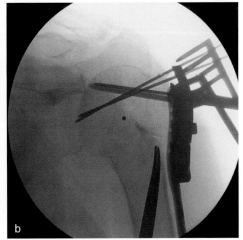

图 13.1-10　合适长度的锁定钉锁入近端孔

肱骨外侧面和接骨板之间留存一定的间隙（13.1-18b），但可以防止继发性内翻和固定失败，有利于整体的稳定性，促进骨折愈合

• 肥胖患者可采用延长的前外侧入路，皮肤切口向远端延伸。充分显露肱骨近端，同时能够保护腋神经的前升支和伴行的小血管（图13.1-19）。头下骨折较难复位时也可采用延长入路。如果通过有限的前外侧入路不能达到满意的复位，术中转成标准的三角肌胸大肌肌间隙入路

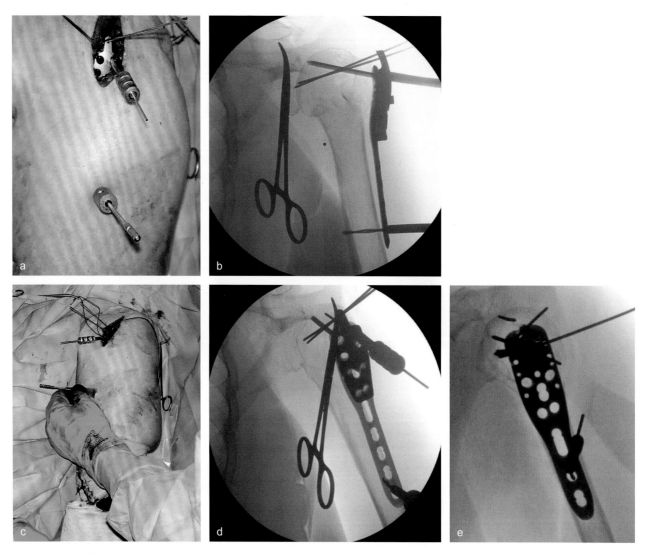

图 13.1-11　a.第四步，固定接骨板于骨干部位。在接骨板最远端的孔水平做一小切口。插入螺纹钻套筒，用钻或克氏针进行临时固定。b.透视确认正侧位。c~d.透视侧位确认接骨板的位置，确保接骨板平行且贴于肱骨外侧面。e.另一确认真正侧位的办法是透视显示接骨板位于肱骨头的中心并与肱骨干轴平行

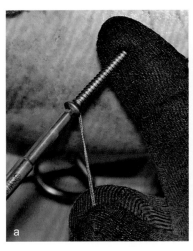
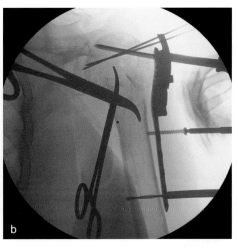

图13.1-12 在 PHILOS 接骨板的中央置入皮质骨螺钉作为间接复位工具，增加骨和接骨板的贴服。为了防止螺钉丢失于软组织内，在螺钉的颈部系缝线

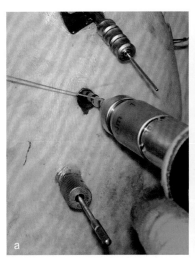
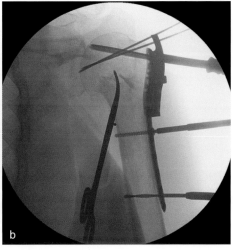

图13.1-13 a. 如果对线良好，通过皮质骨螺钉做牢固固定。b. 拧紧皮质骨螺钉之前，必须去掉接骨板最远端孔的螺纹钻套筒

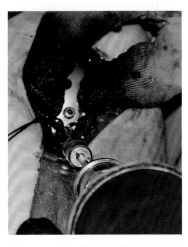
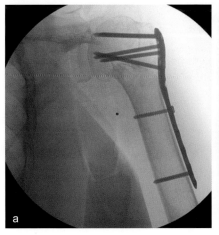
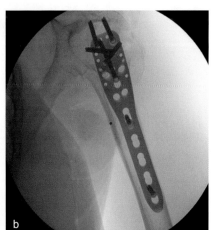

图 13.1-14 将LHS 置入PHILOS 接骨板近端

图 13.1-15 最终的术中透视正侧位影像

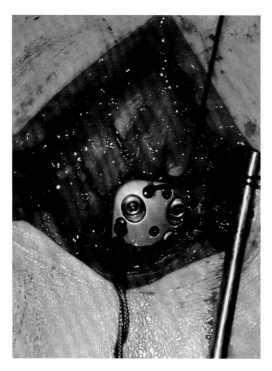

图 13.1-16 肩袖的缝线通过接骨板的小孔固定肩袖和接骨板

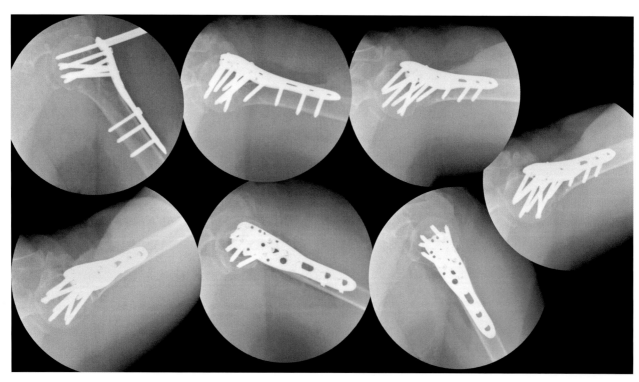

图 13.1-17 通过不同角度的内外旋和外展进行正侧位透视，确认螺钉没有穿出关节

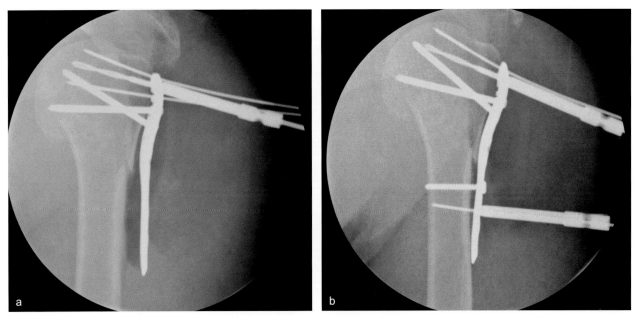

图 13.1-18 a.复位后的肱骨头骨块用接骨板以预制的头－板角度固定。b.使用复位螺钉固定骨干和接骨板，这需要在正位透视中调整颈干角。复位后稍有缩短，在骨干长轴侧面和接骨板之间可以看到一个可接受的小间隙

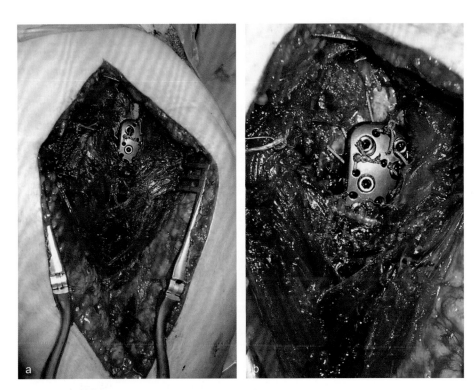

图 13.1-19 延长的劈开三角肌入路

6 扩展阅读

- Acklin YP, Jenni R, Walliser M, et al. Minimal invasive PHILOS-plate osteosynthesis in proximal humeral fractures. Eur J Trauma Emerg Surg. 2009 Feb;35(1):35-39.

- Apivatthakakul T, Arpornchayanon O, Bavonratanavech S. Minimally invasive plate osteosynthesis (MIPO) of the humeral shaft fracture. Is it possible? A cadaveric study and preliminary report. Injury. 2005 Apr;36(4):530–538.

- Beeres FJP, Quaile QM, Link BC, et al. Reduction technique for minimally invasive stabilization of proximal humerus fractures. Oper Orthop Traumatol. 2019 Feb;31(1):63–80. German.

- Brunner A, Honigmann P, Treumann T, et al. The impact of stereo-visualisation of three-dimensional CT datasets on the inter- and intraobserver reliability of the AO/OTA and Neer classifications in the assessment of fractures of the proximal humerus. J Bone Joint Surg Br. 2009 Jun;91(6):766–771.

- Fernández Dell'Oca AA. The principle of helical implants: unusual ideas worth considering. Case studies. Injury. 2002 Apr;33(Suppl 1):SA29–40.

- Gardner MJ, Boraiah S, Helfet DL, et al. The anterolateral acromial approach for fractures of the proximal humerus. J Orthop Trauma. 2008 Feb;22(2):132–137.

- Gardner MJ, Griffith MH, Dines JS, et al. The extended anterolateral acromial approach allows minimally access to the proximal humerus. Clin Orthop Relat Res. 2005 May;434:123–129.

- Gardner MJ, Voos JE, Wanich T, et al. Vascular implications of minimally invasive plating of proximal humerus fractures. J Orthop Trauma. 2006 Oct;20(9):602–607.

- Hepp P, Theopold J, Voigt C, et al. The surgical approach for locking plate osteosynthesis of displaced proximal humeral fractures influences the functional outcome. J Shoulder Elbow Surg. 2008 Jan-Feb;17(1):21–28.

- Kanchanatawan W, Sunikom S, Thanapon C, et al. Surgical technique for open reduction-internal fixation of an unstable displaced 3-part proximal humeral fracture using a proximal humeral locking plate. Arthrosc Tech. 2017 Jun 19;6(3):e807–e813.

- Laflamme GY, Roleau DM, Berry GK, et al. Percutaneous humeral plating of fractures of the proximal humerus: results of a prospective multicenter clinical trial. J Orthop Trauma. 2008 Mar;22(3):153–158.

- Morgan SJ, Furry K, Parekh AA, et al. The deltoid muscle: an anatomic description of the deltoid insertion to the proximal humerus. J Orthop Trauma. 2006 Jan;20(1):19–21.

- Phiphobmongkol V, Sukhum N, Suthorn B. Results of proximal humeral fracture fixation with anatomical locking compression plate using 6 stepwise intraoperative criteria in surgical procedures—a retrospective study. Bangkok Med J. 2016;12:1–9.

- Röderer G, Abouelsoud M, Gebhard F, et al. Minimally invasive application of the non-contact-bridging (NBC) plate to the proximal humerus: an anatomical study. J Orthop Trauma. 2007 Oct;21(9):621–627.

- Rüedi TP, Murphy WM. AO Principles of Fracture Management. Stuttgart: Thieme Publishing; 2001.

13.2
肱骨近端：关节外骨折（11A3）

Reto Babst, Frank JP Beeres

1 病例描述

36 岁女性，骑马摔伤左肩关节。X 线示移位明显的肱骨近端两部分骨折（图 13.2–1）。合并轻微脑震荡及一颗牙齿脱落。不伴有血管神经损伤。

MIPO 的适应证

移位的肱骨近端两部分骨折是 MIPO 技术良好的适应证，尤其对于年轻活跃的患者。保守治疗可通过手法牵引复位获得良好的对线。然而，年轻患者的治疗目标是解剖复位和稳定固定，推荐手术治疗。肱骨近端骨折可行的手术治疗方法有经胸大肌三角肌入路切开复位内固定（ORIF）、劈开三角肌前外侧入路的 MIPO 技术及肱骨近端髓内钉固定。年轻患者不合并肩袖损伤选择接骨板治疗。前外侧劈开三角肌入路可以最大程度地减少软组织损伤。

2 术前计划

手绘或计算机生成的术前计划能够可视化手术步骤，包括接骨板位置、手术入路、复位步骤及在透视和最终固定前如何维持骨折块的复位（图13.2–2）。

3 手术室准备

3.1 麻醉

全身麻醉，辅以腋神经区域阻滞麻醉有助于术后镇痛。

3.2 患者体位和 C 形臂位置

MIPO 技术的首选体位是沙滩椅位，通过悬挂上肢，利用重力或气动装置牵引有助于轴向的复位（图 13.2–3）。C 形臂置于头侧，进行肱骨近端的正位透视。术中旋转上肢，不改变 C 形臂的位置即可透视侧位。悬吊手臂，术中允许肩和肘

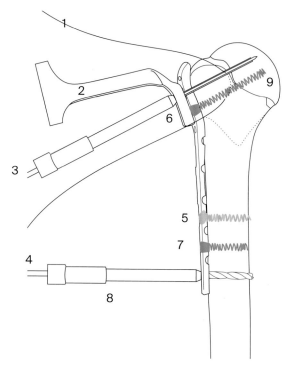

1.缝线穿过肩袖基底。2.接骨板连接导向器并插入软组织通道。3.确定接骨板位置并克氏针固定临时使用。4.套筒对准接骨板远端，钻头对接骨板进行临时固定。5.皮质螺钉复位肱骨干合接骨板，拧紧螺钉之前松开远端套筒。6.固定肱骨头锁定螺钉。7.重新固定套筒，拧入远端锁定钉。8.根据需要在远近端拧入锁定钉。

图 13.2–2 术前计划

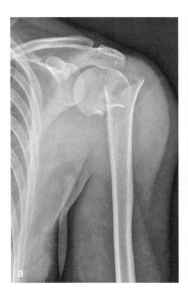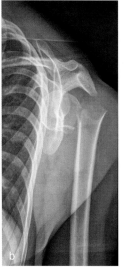

图 13.2–1 术前X线示移位的肱骨近端两部分骨折

关节自由活动,根据骨折块的移位方向进行复位。

3.3 器械

- 5 孔 PHILOS 接骨板
- 3.5mm LHS
- 3.5mm 皮质骨螺钉
- 经皮瞄准装置
- 爱惜邦或其他缝线
- 克氏针
- 切皮前 30 分钟输入第二代头孢菌素
- 低分子量肝素预防静脉血栓

- 气动肢体固定器(图 13.2–3b)

(内固定系统尺寸、器械和内植物可能由于解剖特点不同而发生变化)

4 手术入路

为了顺利完成 MIPO,切皮前行牵引复位并透视,通过间接复位获得最佳的力线对位(图 13.2–4)。于肩峰前角做一长 3~5cm 的前外侧切口,在前侧纤维囊劈开三角肌,该纤维分开锁骨和肩峰。打开肩峰下滑囊,进入肩峰下间隙(图 13.2–5a)。

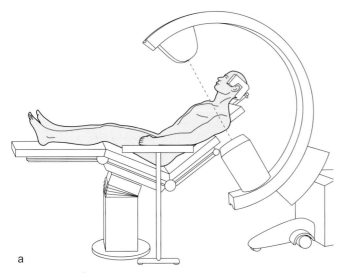

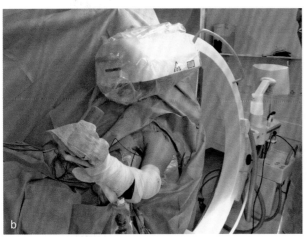

图 13.2–3 患者体位和C形臂的位置。a.沙滩椅体位和C形臂的位置。b.气动肢体定位器支撑上肢有助于手法牵引后的复位维持

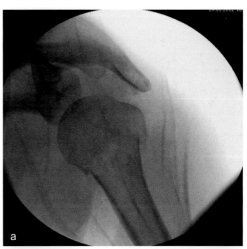

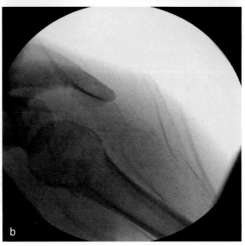

图 13.2–4 牵引复位骨折,气动肢体定位器维持复位,正侧位透视

5 复位和固定

冈上肌、冈下肌及肩胛下肌肌腱基底部用不可吸收缝线牵引，以便在复位时控制肱骨头的旋转。将 1.6mm 克氏针置于肱二头肌肌腱沟外侧缘，标记肌腱水平，防止接骨板太靠近端或肌腱（图 13.2-5a~b）。将 2.5mm 螺纹针插入大结节上方，作为复位的操纵杆。用 5 孔 PHILOS 接骨板在肱骨近端的前外侧面创建一个通道。通过软组织通道插入接骨板时，用手指触摸到腋神经并充分保护（图 13.2-5d）。通过冈上肌和冈下肌肌腱的缝线加强接骨板的稳定性（13.2-5c）。安装瞄准器（13.2-5e），置入螺纹套筒作为把手，接骨板从近端沿着通道置入，理想高度在近端位于大结节顶点下 4~5mm，在肱二头肌腱外侧克氏针临时固定接骨板（13.2-5f）。用螺纹钻套筒经皮固定接骨板的最远端孔。侧位位于骨的中心，并用钻头临时固定。透视检查骨折复位和接骨板临时固定（图 13.2-5g~h）。拧紧皮质骨螺钉复位肱骨干，同时使肱骨头外翻（图 13.2-5i~m）。拧紧螺丝之前松开套筒，避免皮质钉孔的螺纹剥脱，尤其对于骨质疏松患者。剩余螺钉置入接骨板的干部，接骨板近端孔全部置入螺钉（图 13.2-5n）。固定后，C 形臂透视正侧位，并对上肢进行 30° 的内转外旋，检查螺钉是否突出到关节内。使用缝合线固定接骨板和冈上肌及冈下肌肌腱（图 13.2-5o）。去除固定肩胛下肌缝线，减少二头肌肌腱炎的可能。关闭伤口（图 13.2-5p）。

6 康复

术后第一日开始，在物理治疗师的指导下进行主动辅助的关节活动度练习。术后前 6 周推荐使用舒适吊带和非负重吊带。术后 6 周、12 周和 1 年进行常规 X 线检查（图 13.2-6）。该患者术后恢复了肩关节全范围活动，但肩关节内旋时有疼痛，要求取出内固定物。行内固定去除和二头肌肌腱固定术后，患者恢复无痛、全范围的肩关节活动（图 13.2-7）。

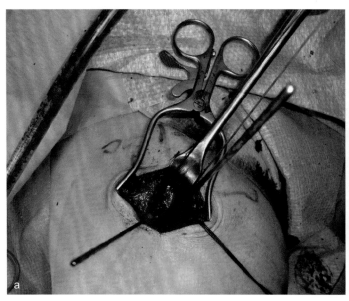
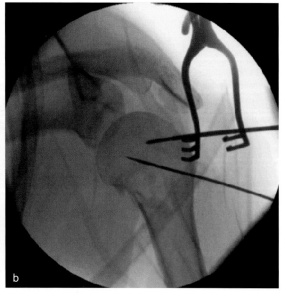

图 13.2-5　a.在肩峰前角切开三角肌前部纤维，打开肩峰下滑囊。缝线穿过冈上肌和冈下肌肌腱。打入2枚克氏针。第一个标记二头肌沟的前缘，第二个作为复位的操纵杆固定在大结节。b.插入2枚克氏针后的透视影像

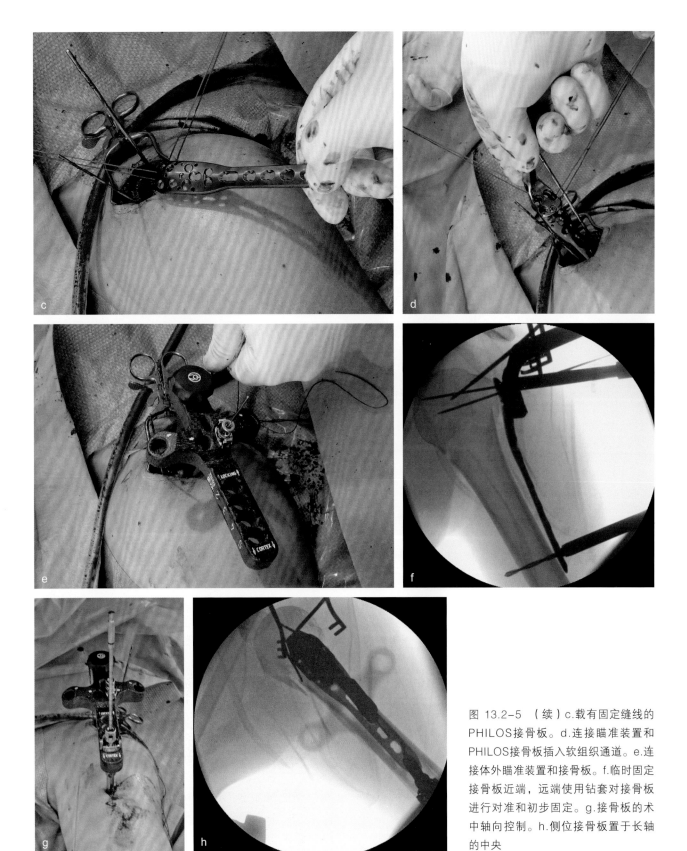

图 13.2-5 （续）c.载有固定缝线的
PHILOS接骨板。d.连接瞄准装置和
PHILOS接骨板插入软组织通道。e.连
接体外瞄准装置和接骨板。f.临时固定
接骨板近端，远端使用钻套对接骨板
进行对准和初步固定。g.接骨板的术
中轴向控制。h.侧位接骨板置于长轴
的中央

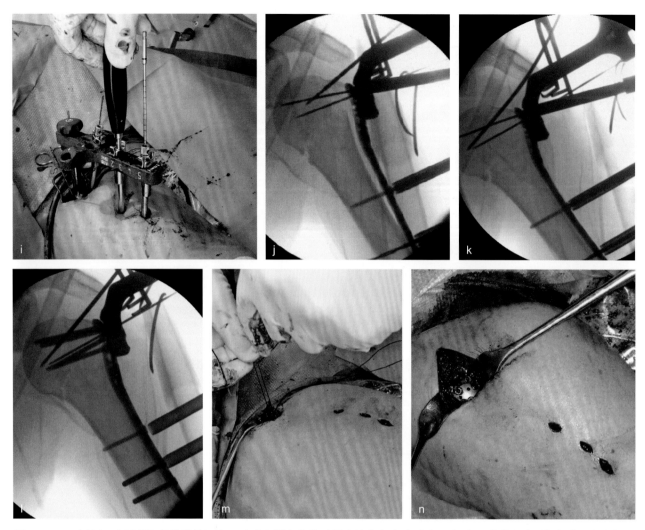

图 13.2-5 （续）i.皮质螺钉复位肱骨干（j~k）使用摇杆复位肱骨头的外翻（j）或内翻（k）。在拧紧皮质螺钉前，先松开远端钻套，以防止皮质螺纹脱落。l~n.固定远近端剩余的锁定钉（l）后拆除瞄准器。肩袖固定缝合与接骨板板紧密固定（m），缝合切口（n）

7 经验

肱骨距内侧接触支撑对肱骨头继发内翻移位和可能的内固定失败至关重要，推荐使用4枚以上的近端螺钉加1个肱骨距螺钉治疗无肱骨距支撑的内翻移位骨折，但这不能通过常规的前外侧入路完成。而对于内侧皮质接触的病例没有必要

置入距骨螺钉。如果需要额外的螺钉固定，可以通过外展肩关节完成。计划固定肱骨距螺钉，在术前设计时就应该确定使用更大的腋神经下切口或胸大肌－三角肌入路。骨水泥强化的肱骨头螺钉有助于降低内侧支撑缺失或严重骨质疏松骨折导致继发移位的风险。

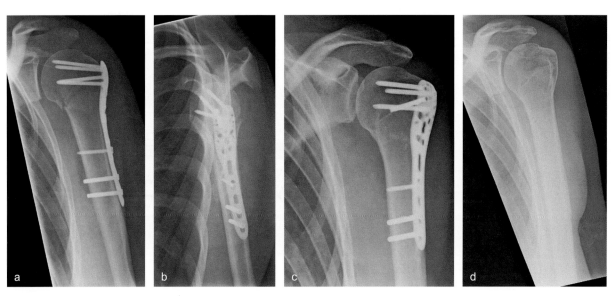

图 13.2-6 术后正位片（a）、侧位片（b），术后1年正位片（c），术后取出内固定（d）

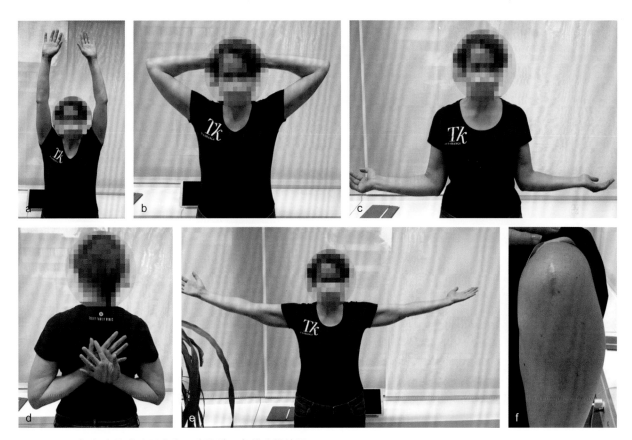

图 13.2-7 术后5年取出内固定和二头肌腱固定的功能结果

8 扩展阅读

- Beeres FJP, Quaile OM, Link BC, et al. Reduction techniques for minimally invasive stabilization of proximal humeral fractures. Oper Orthop Traumatol. 2019 Feb;31(1):63–80.

- Hengg C, Nijs S, Klopfer T, et al. Cement augmentation of the proximal humerus internal locking system in elderly patients: a multicenter randomized controlled trial. Arch Orthop Trauma Surg. 2019 Jul;139(7):927–942.

13.3
延伸至肱骨头的肱骨干近端骨（12B2.1）

Frank JP Beeres, Reto Babst

1 病例描述

62 岁男性，从山地自行车上摔下，左肩着地。该患者只有左肩受伤，标准左肩正侧位 X 线检查示肱骨干近端骨折，骨折延伸至肱骨头（图 13.3-1）。除此之外，还对患者进行了 CT 扫描及三维重建，对骨折向肱骨头的延伸情况进行了评估（图 13.3-2）。该患者未发生软组织损伤。在知情同意后，于受伤第二天行手术治疗。

MIPO 的适应证

患者局部肿胀，患肢剧烈疼痛、活动受限，希望尽快恢复正常生活。术前讨论认为手术有利于术后早期功能康复。选择 MIPO 技术可以减小手术创伤并降低桡神经损伤的风险。

2 术前计划

术前计划包括入路、复位技术和植入内固定的选择。如果没有螺旋形预塑形接骨板，建议将直形近端肱骨锁定内固定系统（PHILOS）接骨板进行扭转和弯曲，这样做能够将接骨板的远端放置在肱骨前外侧远端皮质上，以降低桡神经损伤的风险，这是因为接骨板放置的位置位于桡神经的内侧，并被肱肌的外侧部分覆盖。如果使用直形接骨板，则需要选择更靠外侧、更靠远端的手术入路，并且必须可以直视桡神经。如果时间允许，可以在术前使用骨骼模型作为模板对接骨板进行塑形，也可以在术中对接骨板进行扭转和弯曲塑形。

应在术前制订备选方案，如果通过微创入路未能达到充分复位，则可在肱骨前外侧做 2 个小切口，以帮助骨折复位。

3 手术室准备

3.1 麻醉

该手术通常在全身麻醉下进行。在使用全身麻醉剂的情况下，额外补充局部麻醉阻滞或置管也有助于控制术后疼痛。

3.2 患者体位和 C 形臂位置

在可透 X 线手术台上进行手术，患者取沙滩

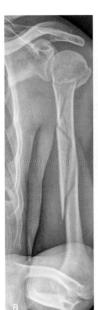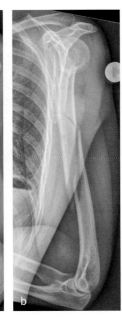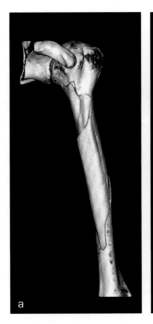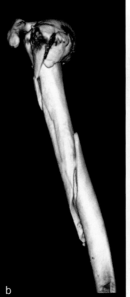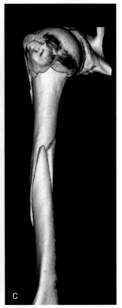

图 13.3-1 X 线片：延伸至肱骨头的肱骨干近端骨折

图 13.3-2 CT 扫描+三维重建：评估骨折向肱骨头的延伸情况

椅位。可使用气动臂架进行牵引，间接复位以辅助闭合复位。透视机置于患者头部，可以透视肱骨正位。临时复位固定骨折后，可以内旋上臂以透视肱骨轴位。

手臂自由下垂，以使患肢肩部和肘部能够自由活动。通过牵引和旋转辅助闭合间接复位，或者使用间接复位工具辅助闭合复位[1]。术前将接骨板长度标示在皮肤上，以便于在皮肤上规划手术切口

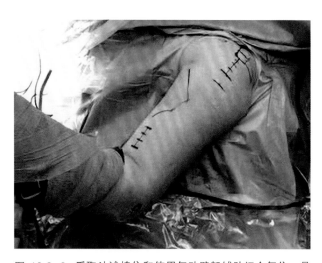

图 13.3-3 采取沙滩椅位和使用气动臂架辅助闭合复位。骨折部位和切口规划标示在皮肤上

（图 13.3-3）。弯曲并扭转接骨板，使接骨板的远端能够置于肱骨三角形远端骨干的前外侧，从而可以使接骨板从桡神经的内侧通过（图 13.3-4）。

3.3 器械

- PHILOS 接骨板（12 孔）
- 3.5mm 锁定螺钉和常规螺钉
- 带蝶形螺母的克氏针，在临时固定接骨板时可用作复位工具
- 克氏针（16mm 和 25mm，带螺纹）
- 丝线或 Ethiband 缝合线
- MIPO 隧道仪器
- 内植物的长度取决于骨折的长度，或者使用预塑形接骨板

4 手术入路、复位和固定

常规使用抗生素。

在肩峰的前缘做一个 5cm 前外侧切口。采用三角肌劈开入路，打开肩峰下滑囊。在滑囊内操

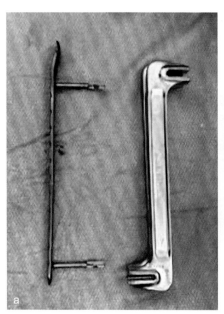
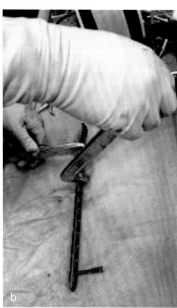
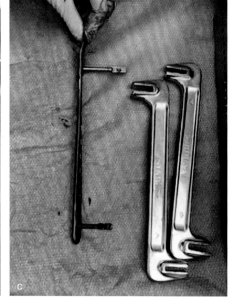

图13.3-4 a.PHILOS接骨板和折弯器。b.小幅度地逐步弯曲和扭转接骨板，使接骨板远端能够置于肱骨前外侧。c.螺旋形PHILOS接骨板

作可最大限度降低腋神经损伤风险。

可以插入 1 根克氏针标示肱骨结节间沟的外侧缘，作为定位标示。在冈上肌、冈下肌及小圆肌肌腱的起点处置入复位缝线（不可吸收），用于辅助复位工具，并在手术结束时用作接骨板张力带。在肱骨头内置入 1 根带螺纹的 2.5mm 克氏针作为控制杆，以进一步在内翻和外翻方向辅助复位（图 13.3-5）。

使用 MIPO 骨膜剥离器，为接骨板置入做一个近端肌下隧道，注意仔细操作不要损伤腋神经。通过肱骨前侧三角肌附着点到达肱骨干中段的过程中需要轻柔操作。

在接骨板远端水平，在肱骨的前外侧面上做一长 3~5cm 的切口（图 13.3-6）。

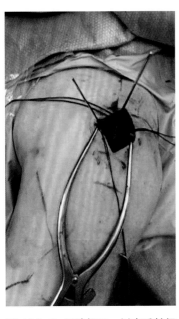

图 13.3-5 近端切口，以克氏针标示肱二头肌外侧缘，以及插入肱骨头的带螺纹的克氏针

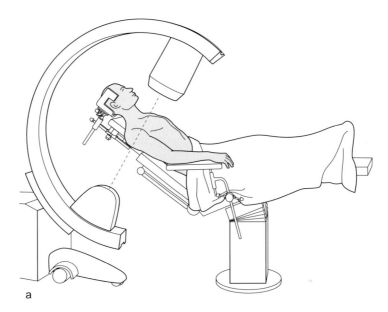

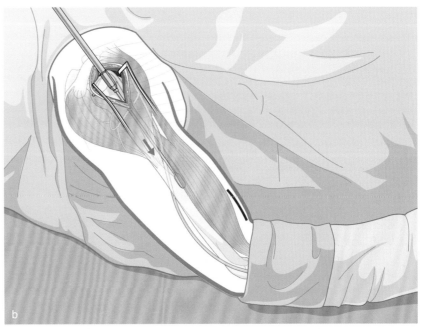

图 13.3-6 a.患者取沙滩椅位，标示肱骨远端前外侧切口。b.通过肱骨近端前外侧切口插入隧道开通器械，贴近骨骼，以避开腋神经并通过三角肌止点

确认肱二头肌的外侧缘，切开筋膜后将肱二头肌移开并翻向内侧，以暴露出肌皮神经。暴露肱肌并在中线劈开。将 Langenbeck 牵开器插入切口的外侧，以显露肱骨干，为避免损伤桡神经，此处不应使用 Hohmann 拉钩。

将扭曲的 PHILOS 接骨板从近端向远端插入。接骨板近端与肱骨结节间沟平齐，并用克氏针临时固定。而后在完成肱骨干的复位后，根据骨折固定所需的长度、轴线和旋转情况，将接骨板向远端对齐并临时固定。使用插入肱骨头的操纵杆和置入的缝线对肱骨头进行进一步的闭合复位。将接骨板用作复位工具，通过在肱骨干打入皮质骨螺钉[1]，或在接骨板近端和远端使用带蝶形螺母的带螺纹的克氏针进行临时固定。用止血带进一步闭合复位。通过临床试验和透视确认复位情况和接骨板位置。通过在肱骨头处打入单皮质角稳定螺钉，以及在肱骨干上打入双皮质螺钉来完成骨折的最终固定。

冲洗切口，并将复位缝线固定于接骨板近端，逐层缝合闭合切口（图 13.3-7，图 13.3-8）。术后第二天复查 X 线片（图 13.3-9）。

5 康复

术后患者可立即在不负重的状态下进行自由功能康复。在 6 周后的首次门诊随访后，如果骨折愈合进度正常，可进行抗阻力锻炼。建议在术后 3、6 和 12 个月进行常规临床和放射学随访。正常情况下术后 6 个月时骨折愈合（图 13.3-9）。

术后 12 个月时最终随访显示无并发症、骨折愈合（图 13.3-10）。患者的功能结果接近正常，快速 DASH 臂肩手障碍评分为 19 分。

内植物取出

通常不建议常规取出内固定。

6 陷阱

- 应用 MIPO 技术进行固定时，还需要充分复位肱骨头，使用骨撬和克氏针直接复位有助于使肱骨头骨折块恢复与肱骨结节正确的对位关系
- 在牵引时固定肱骨干可能导致骨折延迟愈合

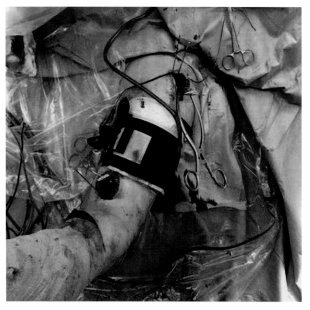

图 13.3-7 逐层缝合闭合切口后的最终结果，本图突出表现了微创方法

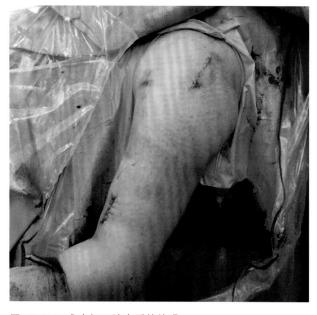

图 13.3-8 术中切口缝合后的外观

或骨不连。如有必要，可在肱骨干上做一个小切口，以便进一步复位骨折和置入复位螺钉。在肱骨中段，应避免使用前后向的螺钉，因为螺钉尖端可能损伤桡神经，这是由于在肱骨中段区域，桡神经紧贴着肱骨干皮质的后缘走行

- 在肩峰下滑囊下方和肩峰附近 5cm 范围内操作可降低腋神经的损伤风险

- 扭转并弯曲接骨板，使其能贴附于肱骨的前外侧面置入，使得手术过程中无须显露桡神经。在肱骨远端操作部分，不应使用 Hohmann 拉钩，以避免对桡神经造成牵拉损伤。小幅度逐渐扭转接骨板，注意不要损坏接骨板的角稳定锁定功能（图 13.3-5）。当螺旋形的接骨板弯曲不当时，接骨板可能会妨碍复位并对骨折周围的软组织造成刺激

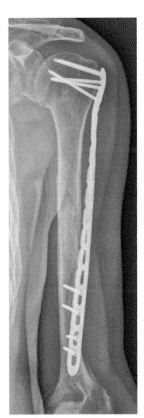
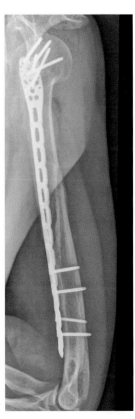

图 13.3-9　术后X线片显示接骨板位置恰当，正位和侧位复位良好

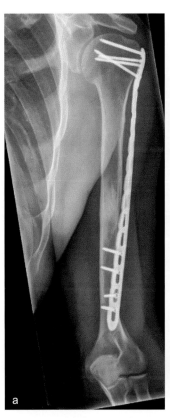
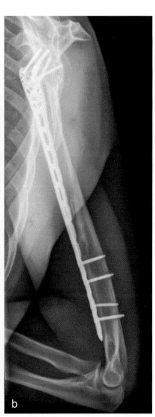

图 13.3-10　术后6个月X线片

7　参考文献

[1] Beeres FJP, Quaile OM, Link BC, et al. Reduction techniques for minimally invasive stabilization of proximal humeral fractures. Oper Orthop Traumatol. 2019 Feb;31(1):63-80.

13.4
肱骨近端: 四部分骨折，外翻对线不良(11C)

Vajara Phiphobmongkol

1 病例描述

58岁女性，被摩托车撞伤，即感左肩疼痛、肿胀并出现淤斑，无其他损伤。左肩X线片显示左肱骨近端外翻嵌插骨折（图13.4-1）。CT扫描显示左肱骨近端外翻错位，肱骨大结节向后上方明显移位，肱骨小结节部分骨折，稍有移位（图13.4-2）。

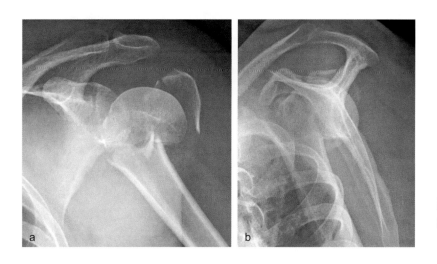

图 13.4-1 a.正位片示骨折及移位情况。b.肩胛骨外缘Y位片示骨折及移位情况

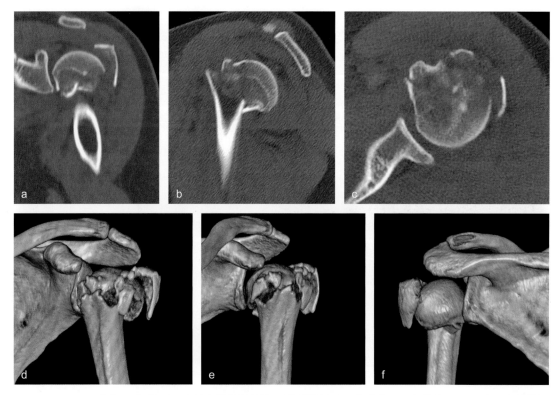

图 13.4-2 a.冠状位CT扫描显示肱骨大结节骨折块，骨折块较大且有移位。b.矢状位CT显示肱骨小结节轻度移位。c.轴位CT显示肱骨大小结节的粉碎性骨折碎片。d.三维CT前面观显示肱骨大结节和小结节粉碎性骨折。e.三维CT侧面观。f.三维CT后面观

MIPO 的适应证

该患者生活方式积极。建议坚强固定骨折以早期进行关节活动范围练习。该患者骨折累及肱骨大小结节，大结节明显移位，小结节移位较小；同时也考虑了肱骨头缺血性坏死和其他并发症的发生风险。尽管 MIPO 是可行的，但对于这种明显移位的骨折，开放复位可能更为适宜。

2 术前计划

接骨板的长度，以及所有需要的植入物和器械必须在术前预先确定。对于该患者，骨折水平较高，位于肱骨颈处；如果计划使用胸三角肌入路，那么 3 孔的肱骨近端锁定内固定系统（PHILOS）接骨板应该足够完成固定。处理这种颇具挑战的骨折最重要的一个方面是规划好手术步骤。可以参照以下 6 个步骤来规划复位和固定过程。

- 步骤 1：复位并固定肱骨头骨折块（关节部位、肱骨大小结节）
- 第 2 步：以复位的肱骨头定位接骨板，将接骨板临时固定于肱骨头上，并通过正侧位透视进行确认
- 第 3 步：将接骨板固定在已复位的近端肱骨头部骨折块上
- 步骤 4：将肱骨干贴附于接骨板上，使得肱骨干近端能够为肱骨内侧距提供支撑，复位旋转对线，并将肱骨干临时固定在接骨板上
- 步骤 5：打入所有需要固定于肱骨干和肱骨头的螺钉
- 第 6 步：在大结节和小结节上缝合，并绑在接骨板孔上，以稳定肩袖，增加肱骨近端固定的稳定性

3 手术室准备

3.1 麻醉

全身麻醉是肱骨近端骨折复位和固定手术的标准麻醉方式。

3.2 患者体位和 C 形臂位置

在可透 X 线的手术台上进行手术，患者取仰卧位。C 形臂置于患肢对侧，并垂直于手术台，以便术中透视正位。在地板上标记 C 形臂的位置，以便在手术过程中能够前后对比（图 13.4-3a）。图 13.4-2b 为 C 形臂正位拍片测试，以确认能够对肱骨近端进行正常透视。从肩部到手部进行备皮和铺单，以便在术中进行复位和固定时能够自由活动手臂。

3.3 器械

- 3.5mm 皮质螺钉和锁定头螺钉
- 克氏针
- PHILOS
- 用于缝合肩袖的不可吸收缝线
- 抗生素：第一代头孢菌素

4 手术入路

尽管 MIPO 可用于两部分并严重移位的肱骨近端骨折，但对于三部分甚至四部分严重移位的肱骨近端骨折，与使用三角肌劈开切口的 MIPO 入路相比，胸三角肌入路可以更好地直接复位，也可更好地对小结节和肱二头肌肌腱进行处理。但是，使用三角肌劈开的 MIPO 入路无须对附着于肱骨大、小结节的软组织进行剥离。

5 复位和固定

遵循以下 6 个步骤进行复位和固定。

第 1 步：复位并固定肱骨头骨折块（关节部位，大、小结节）。通过胸三角肌入路的手术平面，可将头侧结构与三角肌一起拉向侧面。在这一过程外展肩关节以减小三角肌的张力。无需进一步

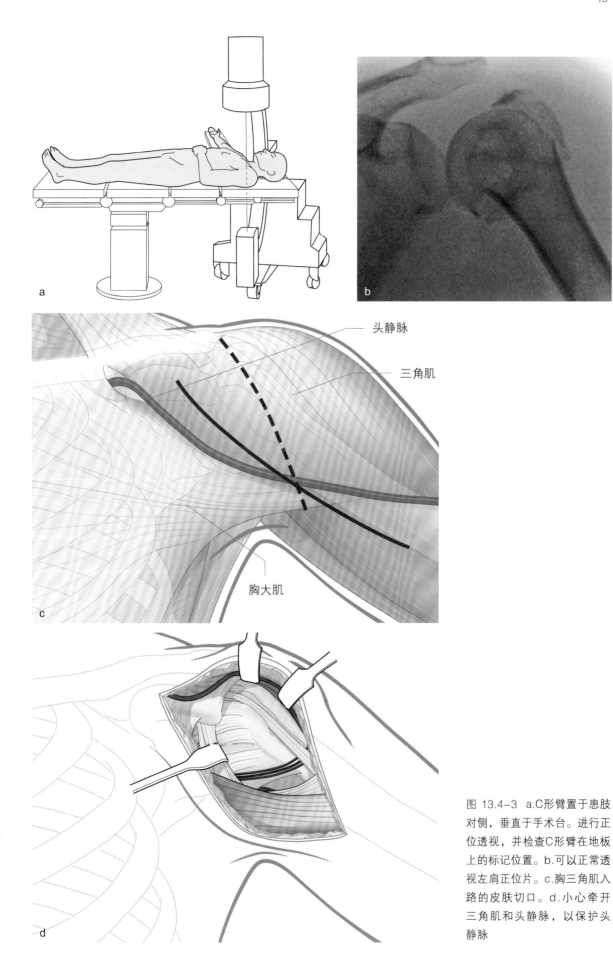

头静脉

三角肌

胸大肌

图 13.4-3　a.C形臂置于患肢
对侧，垂直于手术台。进行正
位透视，并检查C形臂在地板
上的标记位置。b.可以正常透
视左肩正位片。c.胸三角肌入
路的皮肤切口。d.小心牵开
三角肌和头静脉，以保护头
静脉

剥离附着于肱骨大结节和小结节的肩袖结构，以尽可能保留骨折部位的血供，而后将1根不可吸收缝线缝合到肩袖上，以牵拉移位的大结节骨折块（图13.4-4a）。使用这一固定缝线移动骨折块，完成复位和初步固定（图13.4-4b）。在直视和使用C形臂透视的情况下，在将肩关节骨折碎片旋转至正常角度的同时拉紧所有固定缝线。将固定缝合线绑在一起维持复位后，以C形臂进行正位确认透视可见"甲壳虫车样"外观，肱骨的肩关节面为"车顶"，肱骨大结节为"前发动机罩"，然后进行第2步，通过已复位完成的肱骨近端部分确定接骨板的放置位置。

第2步：用已经复位完成的肱骨头骨折块定位接骨板，将接骨板临时固定在肱骨头上，并通过正位和侧位透视进行确认。选择的植入物为3孔PHILOS。将接骨板放置在肱骨结节间沟外侧5mm处，接骨板尖位于肱骨大结节以下5~10mm处，同时在这一平面确定肱骨头–接骨板的角度。然后使用2根克氏针临时固定接骨板，并通过正位视图确认接骨板已被固定（图13.4-5）。侧视片可以通过保持C形臂不动，而将克氏针作为操纵杆将整个结构内旋将近90°进行透视，以确认接骨板近端的放置情况，透视显示接骨板位于骨骼中央部位，并且在矢状面上没有旋转移位。

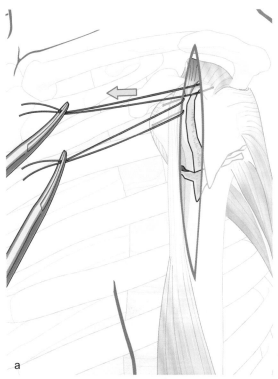

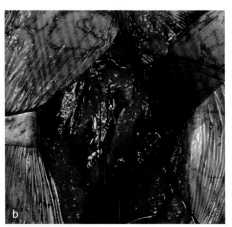

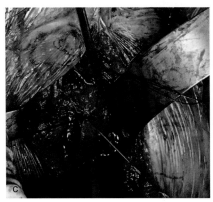

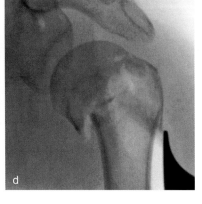

图13.4-4　a~b.在冈上肌腱上方和冈下肌腱后方以不可吸收缝线缝合，用于牵拉操作肱骨大结节。c.移动所有缝线以辅助复位，并将其绑在一起作为初步固定。d.C形臂正位透视显示，肱骨大结节相对于肱骨头的正常解剖位置得以恢复（"甲壳虫车样"外观），这一解剖位置通过位于肩袖上的固定缝线维持

第3步：将接骨板固定于复位完成的肱骨头骨折块的近端部分。通过在第2步中以正侧位透视再次确认好肱骨头–接骨板的位置关系后，在下一步将肱骨干与接骨板进行对位和固定之前，以锁定螺钉将接骨板固定于肱骨头近端，确保稳定性（图13.4-6）。

第4步：利用固定于肱骨头的接骨板定位肱骨干，使得肱骨干的近端轴能够支撑起肱骨内侧距，恢复旋转对线并将肱骨干临时固定于接骨板上。然后将肱骨干移动至已复位固定的肱骨头–接骨板结构上。考虑到肱骨头骨折块需要内侧支撑以防止继发性内翻移位，可将肱骨干稍向近端

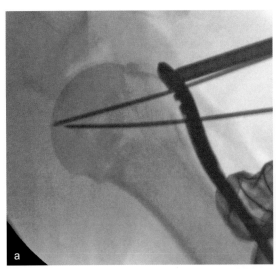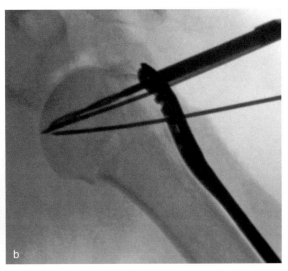

图 13.4-5　a.接骨板位于肱骨结节间沟的稍外侧，肱骨大结节的下方，肱骨头–接骨板的角度也维持在正常的肱骨头–干角，并置入2根克氏针。这些都通过正位透视得以确认。b.通过锁定套筒打入了一个钻头用于额外增加稳定性，并可与克氏针一起作为操纵杆转动肱骨头，以进行侧位透视

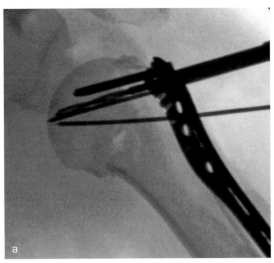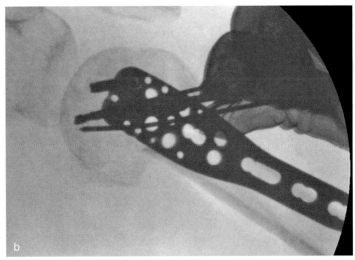

图 13.4-6　a.用螺钉固定接骨板后的正位透视图像。b.无须改变C形臂的位置，通过内旋克氏针和锁定套筒即可进行侧位透视，透视可见接骨板置于肱骨头的中央，注意：此时暂不移动骨折的肱骨干部分，直到第3步结束

和内侧移动，为肱骨头骨折块的内侧部分提供完全支撑。在直视下，以肱骨结节间沟作为参照，肱骨干骨折部分也被移动至接骨板上，同时纠正旋转对线。通过肱骨干上的锁定套筒插入克氏针进行临时固定，并通过透视进行确认（图13.4-7）。由于在上一步骤中已经固定了肱骨头–接骨板角度，因此在将肱骨干固定到接骨板上时，仅需与肱骨头–接骨板角度一致即可。在肱骨干上

暂时打入1枚位置螺钉，取下锁定套筒和克氏针。通过体格检查对骨折的旋转对线纠正情况进行确认（图13.4-8）。建议以术前健侧的查体情况作为参照。

第5步：将剩余的螺钉固定于肱骨干和肱骨头骨折块上。在完成第4步后，将所有剩余螺钉固定于肱骨干和肱骨头骨折块上，包括肱骨内侧距螺钉（图13.4-9）。

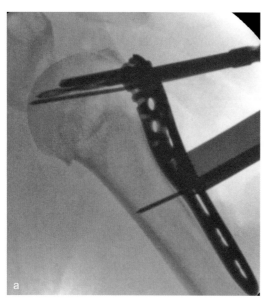 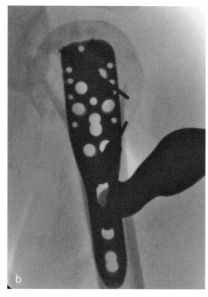

图 13.4-7　a.正位透视显示，将骨折的肱骨干部分向近端和内侧进行移动，以支撑肱骨头骨折块，防止继发性内翻。b.侧视透视显示，肱骨干与接骨板平行，在通过直视确认肱骨干恢复正确的旋转对线后，临时置入1根克氏针进行固定

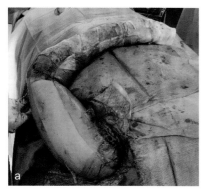 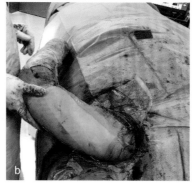 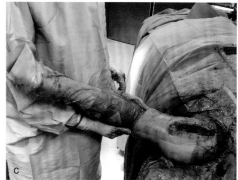

图 13.4-8　术中体格检查，以确认在附加螺钉固定之前已恢复了正确的旋转对线。a.上肢内旋，患肢可以触及躯干。b.上肢轻微外展，患肢可以触及口袋和裤子。c.患肢外旋

第6步：将置于肱骨大结节和小结节的缝线绑在接骨板孔上，以稳定肩袖，增加近端固定的稳定性。

另一组不可吸收缝线穿过冈上肌腱、冈下肌腱和肩胛下肌腱，并绑在接骨板孔上（图13.4-10）。所有这些缝线都使得肩袖固定于骨骼 - 接骨板结构上，恢复了肩袖的张力，并可为早期关节活动范围练习提供更高的稳定性。除了正侧位透视外，从不同的斜位透视也很重要，以确认没有医源性螺钉穿透到关节腔情况的发生（图13.4-11）。

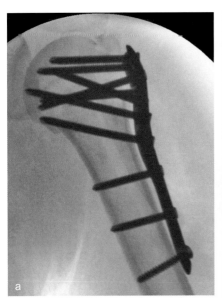
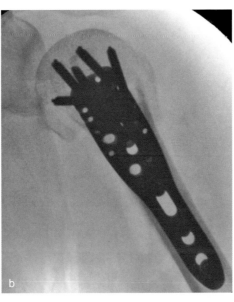

图 13.4-9 通过完全正位和侧位透视，对第5步中的所有螺钉固定情况进行确认。a.完全正位透视显示，将骨折的肱骨干部分向近端和内侧进行了移动，以支撑肱骨头骨折块，防止继发性内翻。b.完全侧视透视显示，接骨板位于肱骨头中央，螺钉呈爪形分散排列，肱骨干与接骨板平行

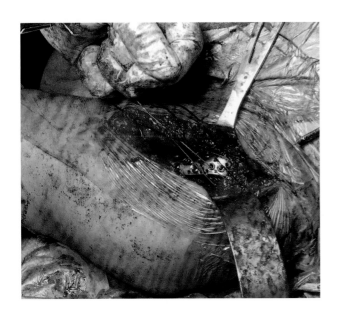

图 13.4-10 将肩袖缝线绑在接骨板孔上，以恢复肩袖的张力，并进一步加强骨折固定的稳定性

6 康复

术后第一天就可以开始进行肩关节摆动和主动辅助活动等肩关节活动范围练习。根据患者的疼痛和耐受情况，逐渐增大肩关节活动量和活动范围。1年以后，该患者肩关节活动范围良好，X线检查显示骨折愈合（图13.4-12）。

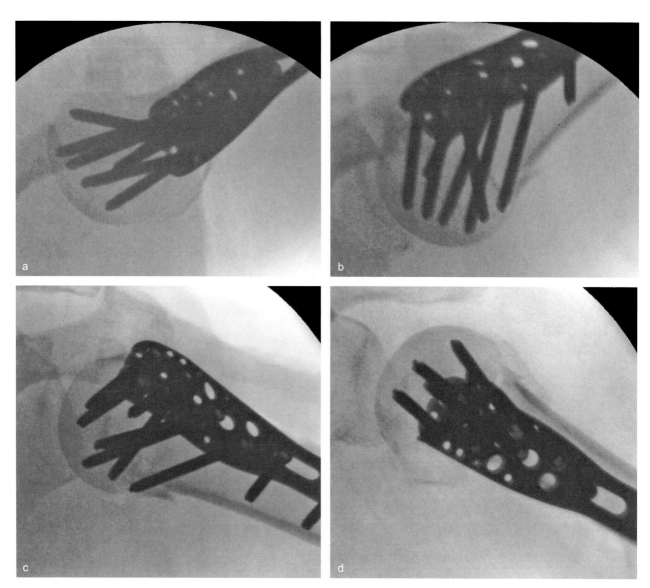

图13.4-11 不同的透视角度显示没有医源性螺钉穿透关节腔的情况发生

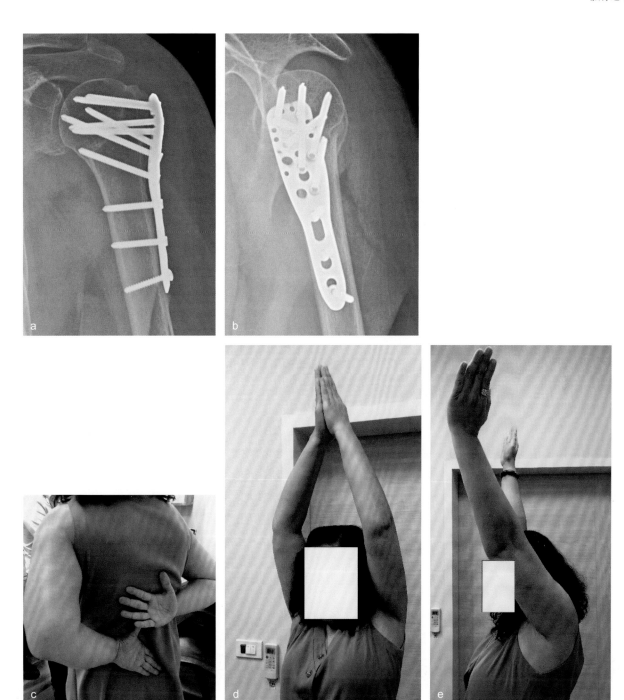

图 13.4-12 a~b.术后1年随访时的正侧位X线片。c~e.术后1年随访时肩关节的活动范围

14
肱骨干

14.1
肱骨干：概述

Theerachai Apivatthakakul, William D Belangero, Bruno Liviani

1 引言

1.1 发病率

肱骨干骨折占所有骨折的1%。大多数骨折可以通过功能性支架进行保守治疗，结果多令人满意[1]。肱骨是非负重骨，短缩超过3cm是可以接受的；同时，在冠状面超过20°、内翻和外翻超过30°的对线不良，都能通过肩关节和肘关节代偿。

1.2 治疗现状

以下情况，必须考虑手术治疗：

- 骨折对线不可接受
- 开放性骨折
- 合并关节内骨折的肱骨干骨折
- 伴有血管损伤
- 螺旋形肱骨干远端1/3骨折合并桡神经损伤（Holstein-Lewis分型）
- 骨折复位后出现桡神经麻痹
- 合并浮肘损伤
- 病理性骨折
- 双侧肱骨干骨折
- 多发伤

固定方法有多种，即切开复位、接骨板内固定、髓内钉和外固定。固定方法的选择要基于软组织的条件、骨折的位置、骨折的类型、骨的质量、髓腔直径、可用的设施和资源、手术团队经验等因素。外固定主要用于开放性骨折或合并严重软组织损伤的闭合性骨折，但大多数肱骨干骨折可采用接骨板或髓内钉治疗。锁定髓内钉可以通过相对较小的切口进行，从而减少软组织损伤[2]。另一方面，接骨板固定需要大范围显露和软组织剥离，但与髓内钉相比有一个主要优势，接骨板固定可以提供更加稳定的固定[3]。为了利用接骨板固定的优势，同时避免常规切开放接骨板的缺点，如过度软组织剥离或血供破坏等，可采用MIPO[4,5]

插入接骨板。MIPO用于肱骨干骨折的挑战在于毗邻的主要神经和血管，如果伤及，可能会导致严重后果。最容易受累的危险结构是桡神经。解剖学研究[6-9]表明，肱骨周围存在"安全区"，包括肱骨的前侧、前内侧或后侧，可以避免主要的神经或血管损伤。

1.3 MIPO的适应证和禁忌证

对于大多数闭合性肱骨干骨折，根据骨折的位置，可以采用前入路或后入路进行微创接骨板接骨治疗。

从二头肌长头腱沟远端5cm至喙突窝近端5cm范围内的肱骨干骨折可以采用前方入路，用直且窄的4.5mm锁定加压接骨板（LCP）进行固定[5,6]。接骨板必须用远近端的2颗或3颗螺钉固定，它就像一个灵活的髓外夹板刺激骨痂的形成。这种方法简单、安全，不需要显露桡神经。然而，在肱骨干远端骨折中，2颗或3颗螺钉固定所需的骨干长度受限。因此，MIPO前路采用逆行的肱骨近端内锁系统（PHILOS）接骨板[10,11]或MIPO前路采用窄LCP 4.5或LCP 3.5关节外接骨板是一种替代选择，具有优良的临床效果。Jitprapaikulsarn[11]等建议针对骨折远端超过鹰嘴窝以近2cm以上的肱骨干远端粉碎性骨折，采用逆行PHILOS接骨板前方入路MIPO。Gallucci等[12]描述了通过后方MIPO入路使用4.5mm LCP延伸至肱骨远端外侧柱，近端需显露并识别桡神经。Jiamton等[9]进行了经MIPO后路使用3.5mm LCP关节外肱骨远端板的解剖学研究，显示肱骨远端外侧柱有足够5~6颗螺钉固定的骨量，但在向近端插板之前要在肱三头肌长头和外侧头之间确认桡神经的位置。

在简单骨折（AO/OTA 12A型）中，通常很难通过闭合手法操作获得解剖复位。简单骨折固定后若骨折块之间遗留有间隙会导致骨折部位的高应变，可能导致延迟愈合。对于需要手术治疗的简单骨折，建议采用加压接骨板或骨折片间的加压以获得绝对稳定。相对稳定技术适用于多个骨折片的骨折，如 AO/ OTA 12B 型或 C 型[13]。

肱骨干 MIPO 的良好适应证包括：

- 干部粉碎性骨折
- 延伸到肱骨干近端或远端的骨折
- 节段性骨折
- 髓腔直径较细（＜8mm）
- 畸形愈合导致的肱骨干畸形
- 开放性骨骺损伤

  MIPO 的禁忌证包括：
- 严重软组织丢失，骨外露
- 骨髓炎
- 严重短缩的延迟手术治疗
- 延迟重建（例如需要切开植骨）
- 臂丛损伤和其他类型的上臂弛缓性麻痹；虽然骨折固定相对稳定，但肌肉活动缺乏会延缓或阻止骨痂形成

肱骨干骨折合并桡神经损伤并不是 MIPO 的绝对禁忌证。如果想应用 MIPO，建议先探查桡神经，再使用 MIPO 技术固定骨折。例如，对于桡神经麻痹，可采用前外侧或外侧入路对远端螺旋形骨折（Holstein–Lewis 分型）进行桡神经探查，MIPO 可通过前方入路进行。

2 手术解剖

2.1 骨

肱骨干从胸大肌止点的下缘延伸至远端的髁上嵴。这个区域包括整个肱骨的 3/5。肱骨的前方有一个由前外侧面和前内侧面相交形成的前嵴，特别是在肱骨干的近端。该嵴是前方 MIPO 螺钉放置的重要标志。肱骨后侧有一个宽而平坦的表面，从肱骨颈后方向远端延伸到鹰嘴窝和肱骨远端外侧柱。三角肌粗隆在肱骨干中部附近形成一个外侧突起。在对接骨板进行塑形以适应骨表面时，了解肱骨的解剖知识至关重要（图 14.1-1）。肱骨的横截面形状则从近端的圆形过渡到远端的三角形（图 14.1-2）。

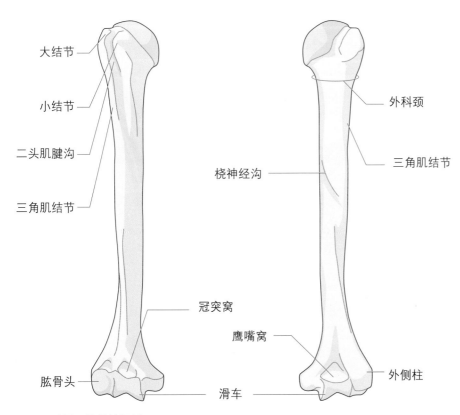

大结节
小结节
二头肌腱沟
三角肌结节
桡神经沟
冠突窝
肱骨头
滑车
外科颈
三角肌结节
鹰嘴窝
外侧柱

图 14.1-1 肱骨干的骨性解剖

2.2 肌肉和肌腱

上臂有 2 个主要的肌肉间室，即屈肌间室和伸肌间室，它们被内侧和外侧肌间隔分开。

屈肌或前间室包含 3 条肌肉：喙肱肌、肱二头肌和肱肌。除肱肌外侧部分外，其余部分均由肌皮神经支配。伸肌或后间室只有 1 块肌肉，即肱三头肌，由桡神经支配。三角肌与胸大肌一道，在三角肌粗隆和肱骨前嵴上有一个广泛的止点。这些筋膜附着物的充分分离对于近端隧道的扩展和接骨板在前嵴的放置是十分必要的。肱二头肌长头腱位于肱二头肌腱沟内，是肱骨前方重要的解剖标志，可以结合肱骨远端的双髁轴线评估肱骨近端的旋转（图 14.1-1）。

2.3 神经

桡神经是臂丛神经后束的延续。它沿着腋窝的后壁延伸，穿过由三头肌的长头、肱骨干和大圆肌形成的三边孔。桡神经在紧贴肱骨干中段后方的螺旋形桡神经沟中自内而外走行。桡神经穿过肱骨后表面后，穿过外侧肌间隔，进入位于肱肌和肱桡肌之间的前腔室。在此区域内，桡神经被肱肌与骨分开。

正中神经位于前间室，沿着上臂前内侧与肱动脉伴行。在上臂上半部，尺神经位于前腔室内肱动脉的后方；当走行至上臂 2/3 后，它穿过内肌间隔进入后间室，然后继续向远端走行到达内上髁后侧。肌皮神经是外侧束的一个分支，它在喙突内侧距离喙突以远 5~8cm 处进入喙肱肌。

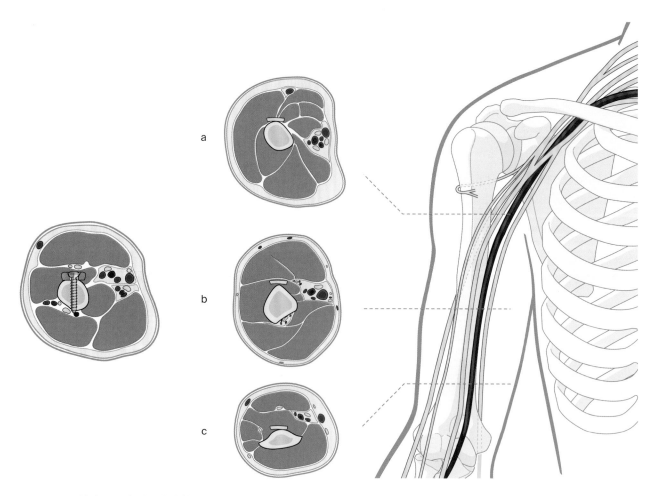

图 14.1-2　前臂从近端到远端的断层图像序列显示桡神经、神经血管束与肱骨干前表面接骨板之间的关系。a.近1/3。b.中间1/3。c.远端1/3

在穿透喙肱肌后，它在肱肌的前表面走行并发出分支营养肱二头肌和肱肌的内侧部分。该神经继续向远端走行并支配前臂外侧的感觉（前臂外侧皮神经）。在从中线劈开肱肌前，肌皮神经是确定肱二头肌和肱肌之间正确分离平面的一个重要的解剖标志。

2.4 肱骨的安全区

为了确定肱骨的安全区，有必要了解肱骨近端、中部和远端（图 14.1-2）的横断面解剖结构。

在肱骨近端，腋血管和 3 条神经（桡神经、正中神经和尺神经）沿着其内侧运行。腋神经的分支和旋肱后血管向后并向外侧延伸。肱深血管和桡神经在螺旋形的桡神经沟内紧贴肱骨干中段的后方。肱动静脉、正中神经和尺神经位于肱骨的内侧。肌皮神经位于肱二头肌下肱肌的前表面，这是确定正确剥离平面的重要标志。在上臂远端，桡神经向外侧移动，穿过外侧肌隔后，走行于肱骨外侧的肱肌和肱桡肌之间。

了解骨、肌肉、肌腱、神经和血管的解剖结构将指导外科医师在肱骨周围安全地进行 MIPO 手术。前方入路 MIPO 很简单，没有结构风险，但外科医师必须了解近端接骨板应放置在前脊的骨性解剖特点。当用套筒打钻时，钻头容易滑向平坦且更容易钻的内侧或外侧表面。对于后方入路，如果不能在打通隧道或接骨板插入前识别桡神经，就不可能进行 MIPO。肱骨内侧表面是最平坦的部分，没有任何肌腱或肌肉附着，有可能在肱肌和内侧神经血管结构的下方形成从内上髁到肱骨近端的 MIPO 隧道。

Apivatthakakul 等 [6] 描述了通过前方入路进行肱骨 MIPO 的解剖学研究。前臂必须完全旋后放置，以使肱骨远端的桡神经更加向外侧移动。近端切口位于三角肌和二头肌之间，向下到骨面的深层显露必须剥离三角肌和胸大肌作为止点的一部分。远端切口位于肱骨远端前方，在二头肌的外侧。在将肌皮神经牵拉到内侧之前，识别肌皮神经是必要的。然后沿肱肌的中线进行分割。避免在外侧使用 Hohmann 拉钩，因其会对正在穿过肌间隔的桡神经造成直接的压力和牵拉。因接骨板位于肱骨的前方，在肱骨中段或在 40%~60% 的肱骨长度从前向后钻孔或拧入螺钉有可能损伤前方肱二头肌下的肌皮神经或后方位于桡骨神经沟内的桡神经。经皮螺钉固定术发生肌皮神经损伤的风险较高。为避免损伤桡神经，建议不要在此水平放置穿透后方皮质的双皮质螺钉或使用单皮质固定 [7]。

在过去的几十年里，经前方入路的肱骨 MIPO 已被广泛应用并具有良好的临床和影像学结果。然而，在骨储备有限的短肱骨远端骨干骨折中，远端固定的足够稳定性仍然存在问题。Gallucci 等 [12] 报道了后方入路 MIPO 技术，可将固定延伸到肱骨远端外侧柱。Jamton 等 [9] 对该技术进行了进一步的解剖学研究。他们建议使用肱骨远端后外侧柱上的远端切口和三头肌长头与外侧头之间的近端切口。在伸展肘关节减轻桡神经张力的情况下，识别并轻轻抬起桡神经与肱深血管。用于穿过接骨板的隧道从三头肌和桡神经的深层自远端向近端拓展。该技术的缺点是需要进行桡神经剥离，使近端和远端切口之间的距离相对较长，从而形成桥接板结构。Buranaphatthana 等 [8] 描述了另一种采用前内侧入路 MIPO 治疗肱骨干远端骨折的方法。远端切口位于内上髁前方，近端切口与常规的前方 MIPO 入路相同，但向着肱骨干近端的前内侧面剥离。在肱肌、正中神经和肱动脉深层从远及近插入一个预弯的窄 LCP 接骨板。该入路的好处是，远端的 2 颗由内而外的螺钉比前后向的螺钉更长，且不需要剥离任何神经；缺点是需要将接骨板的肱骨远端部分预弯。由此可见，适当的入路取决于骨折的结构和位置、内植物的选择和骨科医师的偏好。

3 术前评估

术前必须进行完整的神经血管评估。肢体

的血管状态应通过触诊远端脉搏和毛细血管再充盈来评估。所有的周围神经都应进行评估，特别是桡神经，因为它靠近肱骨而有较高的损伤风险。

X线评估必须包括整个肱骨的正侧位投照，并包含肩关节和肘关节。该技术确保了骨折的准确诊断，并防止了邻近关节相关损伤的漏诊。

肱骨干骨折伴桡神经损伤约占11%，神经自发恢复者占70%~90%。针对这种情况的超声诊断评估可以将神经损伤区分为神经的挫伤、牵拉伤，或者是骨折局部的切割伤或卡压。如果检测到神经的连续性存在，建议只对神经损伤进行观察。而MIPO技术也可以不用神经探查。如果发现神经横断的征象或神经辨识得并不清晰，必须进行早期探查和手术骨折固定[14]。

肱骨MIPO技术简单，但需要精确的术前计划来确定如何选择正确的手术入路或必要的神经显露、间接复位、隧道化、接骨板长度、螺钉的数量和位置以及拧入顺序。术前逐步规划手术过程是必要的，包括术中评估肱骨旋转。

3.1 麻醉

肱骨干的固定通常在全身麻醉下进行。

3.2 患者体位和C形臂的位置

3.2.1 肱骨干MIPO前方入路

患者取仰卧位，手臂放在可透X线的上肢台上，肩关节外展60°~90°，前臂完全旋后以保证桡神经尽可能地移向外侧。外科医师站在侧面。将透视机放置在上肢台的另一侧，位于手术医师的对面。

3.2.2 肱骨远端MIPO后方入路

患者取俯卧位，肩关节外展90°使上臂置于托架上，使肘部自然弯曲约90°并允许术中完全伸直。外科医师站在患者的肘关节位置。将透视机放置在外科医师对面的上臂托架的另一侧。

3.3 内植物

3.3.1 肱骨干MIPO前方入路

接骨板的长度仍然是一个有争议的问题，但在大多数情况下可以使用12孔窄的动力加压接骨板（DCP）或窄的4.5mm LCP接骨板。使用MIPO技术，可以通过最少的额外软组织剥离来增加接骨板长度。接骨板可分为三部分：近端、中间最近的2枚螺钉之间的骨折部位和远端。将接骨板近端最小程度地预弯以适配肱骨干的前嵴。

接骨板的远近端部分应分别允许在每个主要的骨折块上应用至少2~3个分散螺钉（螺钉之间留下1个空孔）的置入。最近端螺钉应在二头肌腱沟远端约3cm，最远端螺钉应靠近冠突窝但未到达。

在骨折的两侧各留下至少2个螺钉孔没有螺钉置入，以允许一定程度的微动来刺激骨痂的生成。避免在肱骨干的中段使用双皮质螺钉，因为桡神经从后方绕过肱骨干进入前间室，在此过程中有可能被钻头或拧入的螺钉伤及[7]。

首先在最远端的螺钉孔中拧入1枚皮质骨螺钉，但不要完全拧紧。复位骨折，拧入最近端的皮质骨螺钉，并拧紧这2颗螺钉。通过术中透视确认骨块的复位情况，在简单骨折中骨折块之间有接触。在每个骨折块中插入额外的（1或2枚）螺钉，数量取决于骨的质量。

带有锁定螺钉的LCP可类似内置的外固定架而发挥作用。接骨板与骨表面很少或根本没有接触，对血供的进一步损害也很小。每个骨块中至少需要2枚螺钉才能实现稳定固定。LCP更容易应用于肱骨干前嵴，是老年骨质疏松患者的首选。

当使用LCP时，使用锁定螺钉（LHS）复位矢状面的骨折更难实现，因为锁定螺钉不会将接骨板向下推到骨上。在用锁定螺钉完全固定之前，通常 4.5mm 皮质骨螺钉可作为复位螺钉。若使用锁定钉作为复位螺钉，可使用螺钉把持器遮挡钉头，在松开螺钉把持器之前将接骨板推到骨上，然后拧紧螺钉。但是，须将锁定螺钉垂直于接骨板，以避免锁定机制不良。

逆行 PHILOS 是治疗肱骨干远端有较短骨折块的前方 MIPO 的替代选择，远端骨折块可用至少 5~6 枚 [10] 螺钉进行固定。对于远端骨块长度至少超过冠状窝 2cm 的肱骨干远端多骨折块骨折，逆行 PHILOS 是安全而有效的 [11]。

3.3.2 MIPO 肱骨远端干后方入路

桥接接骨板的原理与前方入路相同。3.5mm LCP 关节外肱骨远端接骨板就是为肱骨干远端骨折而设计的。接骨板的远端部分呈锥形，以匹配肱骨远端外侧柱，减少对软组织的激惹，2 个远端螺钉孔朝向肱骨头和滑车。远端骨块可以通过双皮质螺钉用至少 5 个孔固定。在分流结构中，至少 3~4 个螺钉固定近端骨块。大多数时候，螺钉是在桡神经的上方或下方，或者上下方拧入的。肱骨远端解剖型接骨板的第 4 和第 5 组合孔与远端肱骨干的不匹配已被描述，接骨板从骨面翘起约 8°。建议在此部分对接骨板进行预弯 [15]。

4 手术步骤

4.1 MIPO 肱骨干前方入路

4.1.1 手术入路

将患者的上臂和前臂完全旋后并支撑于手术桌上，在上臂的前表面开 2 个小窗。最近端的窗口位于肱二头肌近端外侧边界和三角肌内侧边界之间。在肩峰前部以远约 6cm 处开始做一个 3cm 的纵行切口。使用上述肌肉间隔剥离至肱骨（图 14.1-3a）。三角肌和胸大肌止点的部分剥离是必

要的，从而在肱骨前嵴为插板准备足够的隧道空间。在远端，在肘关节屈曲折痕的中线近端 3cm 处做一个 3cm 的纵行切口（图 14.1-3b）。确认肱二头肌和肱肌之间的间隔。与位于肱肌前表面的肌皮神经外侧皮支一起向内侧牵拉二头肌（图 14.1-3c）。然后沿着肱骨的中线纵向劈开肱肌，到达肱骨远端前皮质的骨膜（图 14.1-3d）。使用陆军海军拉钩牵拉肌皮神经的外侧皮支和劈开的肱肌内侧半。

肱肌的外侧半可作为缓冲垫保护桡神经。此时桡神经已经穿透了外侧肌间隔，位于肱桡肌和肱肌之间。

4.1.2 接骨板的准备及引导

在引导插入接骨板之前，要采取的关键步骤是为通过肱肌、胸大肌和三角肌之间的紧密肌腱段的隧道准备足够的空间，并确保隧道在正确的平面和方向上。在插入接骨板之前，必须首先复位骨折，以实现正确的对准和旋转。一旦接骨板被放置在紧密的隧道内且一枚螺钉拧入一个骨折块，旋转就不能再改变。隧道可以从近端或远端开始拓展。手动将接骨板直接从近端窗口引导至远端窗口，使肘关节保持屈曲在 90°，前臂旋后以保护桡神经。接骨板在上臂中部的肱肌下穿过时，可能会遇到一些困难。重要的是接骨板要一直贴着骨面滑动，直到它到达远端窗口。在这个过程中，肘部必须由助手保持牵引并维持力线。将 2 个套筒连接到 LCP 接骨板的一端，像把手一样引导接骨板的插入。

另一种引导接骨板的技术是使用一种隧道工具，从肱肌深部将接骨板自远端切口向近端切口引导（图 14.1-4）。由于肱肌、胸大肌和三角肌纤维的复杂混合，接骨板在通过隧道的近端部分时可能会遇到一些困难。为避免肱骨远端外侧的桡神经损伤，隧道工具在推进时应沿着肱骨前方或轻微到达肱骨前内侧。然后，将选好的窄 DCP 或 LCP 用缝线与隧道工具尖端的一个孔打结，继

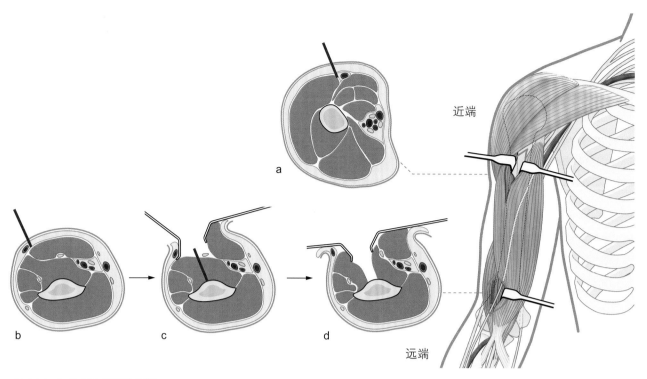

图 14.1-3 肱骨干近端和远端

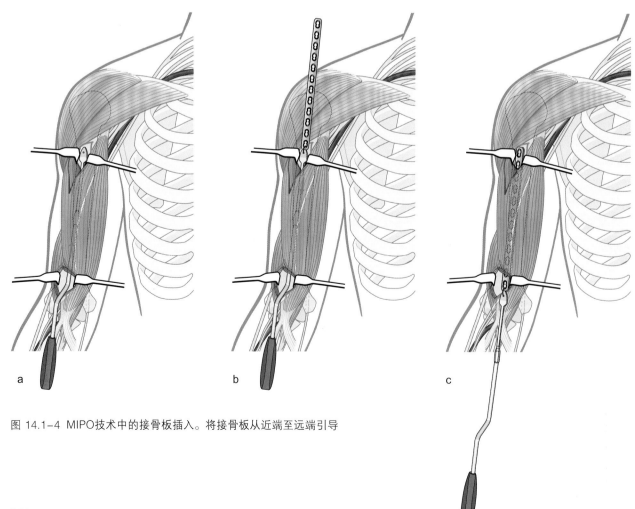

图 14.1-4 MIPO技术中的接骨板插入。将接骨板从近端至远端引导

而沿着创建的隧道拉回（图 14.1-4）。

4.1.3 复位固定

当使用 LCP 时，连接在接骨板两端的锁定套筒有助于调整接骨板到正确的位置。这些套筒被用于引导接骨板垂直于肘关节的双髁平面，从而正确地将接骨板放置在肱骨的前表面。如果使用 DCP，双髁平面必须垂直于近端切口的二头肌长头，并且必须使用螺丝刀作为导向器，将接骨板放置在正确的位置。

将接骨板放置在肱骨远端前表面中心后，远端用 1 枚未完全拧紧的皮质骨螺钉固定。骨折的复位通常通过牵引来恢复长度、外展和纠正内翻（图 14.1-5）。髁间轴保持垂直于肱二头肌的长头，以纠正旋转畸形（图 14.1-6）。助手保持这个位置，并通过透视机检查对线是否纠正。在近端窗口中，使用钻孔导向器保持接骨板就位，并通过导向器钻孔。将近端的螺钉拧入，并拧紧远近 2 个螺钉。通过透视机验证骨折块在冠状面和矢状面的对线

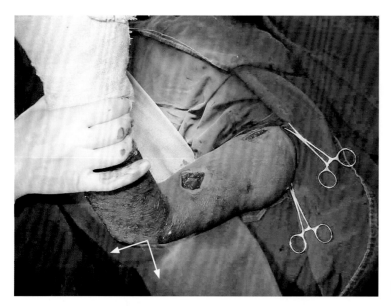

图 14.1-5 通过牵引和外展纠正短缩和内翻

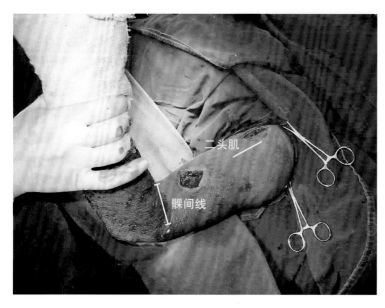

图 14.1-6 注意髁间线与二头肌长头腱相垂直表明肱骨干的旋转得到纠正（白色线）

情况。利用术中透视机，将肱二头肌腱沟或小结节的外侧部分作为肱骨近端前方的标志，与肱骨远端的正位 X 线相对照以验证旋转是否纠正。如果对线正确，在每个骨块中插入 1 或 2 枚螺钉（图14.1-7）。

使用 DCP 或有限接触的 DCP 时，最好将螺钉固定在不同的方向，以抓持更多的骨皮质。螺钉不同的方向也需要更小的切口。当使用 LCP 时，谨慎的做法是首先在每个骨折块中拧入 1 枚传统的单皮质螺钉来复位矢状面骨折，然后再用 2 枚锁定螺钉固定。通常不需要放置抽吸引流管。

另一种复位骨折并维持复位的技术是使用外固定架[5]。近端的 Schanz 针置于肩峰下方约 2cm处的肱骨近端外侧。远端的 Schanz 针从外侧髁置入，平行于肘关节面的方向指向内侧髁。通过牵引以调整长度和旋转来复位骨折，然后拧紧外固定架。冠状面和矢状面的对线可以通过手法纠正（图 14.1-8）。

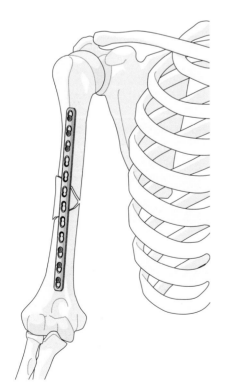

图 14.1-7 纠正对线后，远近骨折端至少各拧入3枚螺钉完成固定

4.2 MIPO 肱骨干远端后方入路

4.2.1 手术入路

做 2 个单独的切口。近端 5cm 长的切口位于肱骨干中部的近端，有可能触及肱三头肌外侧头与长头之间的间隙（图 14.1-9a）。进行深层解剖以识别肱三头肌的肌肉部分。越靠近端肱三头肌长头与外侧头的分离就看得越清楚。在这两个头之间纵行劈开以识别走行于肱三头肌内侧头上方的桡神经及伴行的肱深血管（图 14.1-9b）。

通过伸展肘关节，桡神经和血管很容易被解剖并通过一个血管环抬起（图 14.1-9c）。将肱三头肌的内侧头劈开并从肱骨的后方剥离。在远端，在外上髁上做一个 5cm 长的切口，并沿外侧肌间隔向近端延伸，以显露关节面上方的肱骨远端外侧柱（图 14.1-9d）。横断面解剖见图 14.1-10。

4.2.2 接骨板的准备及引导置入

三头肌深层的肌下隧道通过使用隧道器械或使用在远端安装 2 个套筒的 LCP 关节外远端接骨板来准备和拓展。肘关节的轻微伸展通过放松三头肌、桡神经和血管的张力来使隧道的拓展更为便利。当隧道拓展器械靠近神经和血管时，轻轻地向后牵拉血管环，使其从血管神经的深层穿过并到达肱骨干的近端（图 14.1-11a）。

4.2.3 复位和固定

用透视机检查接骨板的位置。首先在远端部分，向近端或远端移动接骨板，找到接骨板在外侧柱上最合适的位置，以确保接骨板不会影响外上髁上的软组织，并在套筒引导下用克氏针临时固定。手法牵引并结合骨折部位的 X 线透视来确认是否恢复了肱骨干的长度，并使用肱骨近端正位 X 线结合肱骨远端的形状（如前方入路部分所述）确认旋转的纠正。内翻和外翻的力线纠正可通过手法整复获得。一旦骨折获得复位，将 1 根克氏针通过近端套筒钻入。通过使用 1 枚皮质骨螺钉在骨折近端或远端将接骨板压到骨面来纠正向前或向后成角。在骨折端的两侧，每侧至少再拧入 1~2 枚锁定螺钉（图 14.1–11b）。

另一种复位和维持复位技术是如前所述的在外侧应用外固定架。

4.3 合并桡神经麻痹的肱骨骨折

肱骨远端 1/3 的螺旋或斜形骨折可能会由于在骨折部位出现桡神经的切割、挫伤或卡压而导致并发症。关于与原发性桡神经麻痹相关的肱骨骨折的治疗，在文献中还没有达成共识。一项对发表在过去 40 年里的研究的系统分析 [16,17] 表明，肱骨骨折桡神经损伤发生率为 10%，其中大多数与肱骨干中段和远端 1/3 骨折有关，且超过 70% 的神经麻痹能自发恢复。早期探查桡神经可改善神经恢复的结果尚无共识。然而，在高能量创伤中，需要修复的撞击或神经切割伤的概率似乎很高。

桡神经麻痹发生在肱骨干中段 1/3 的骨折时可自发恢复，因为神经在通过肌间隔时被累及所导致的最常见的并发症是神经失用。而在肱骨远端 1/3，桡神经被与骨密切接触的肌间隔固定，它被卡压在骨折部位的概率很高，使自发恢复不可预测。

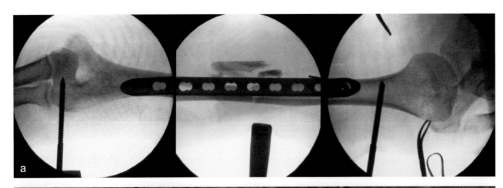

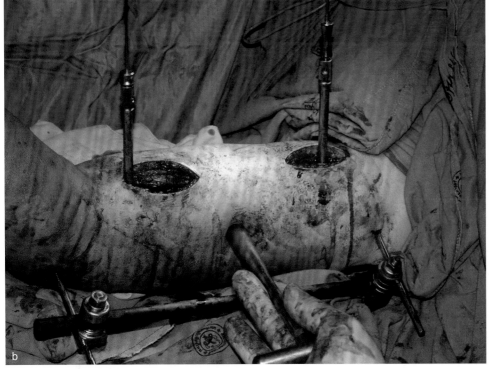

图 14.1–8 在固定前使用一套外固定架维持复位

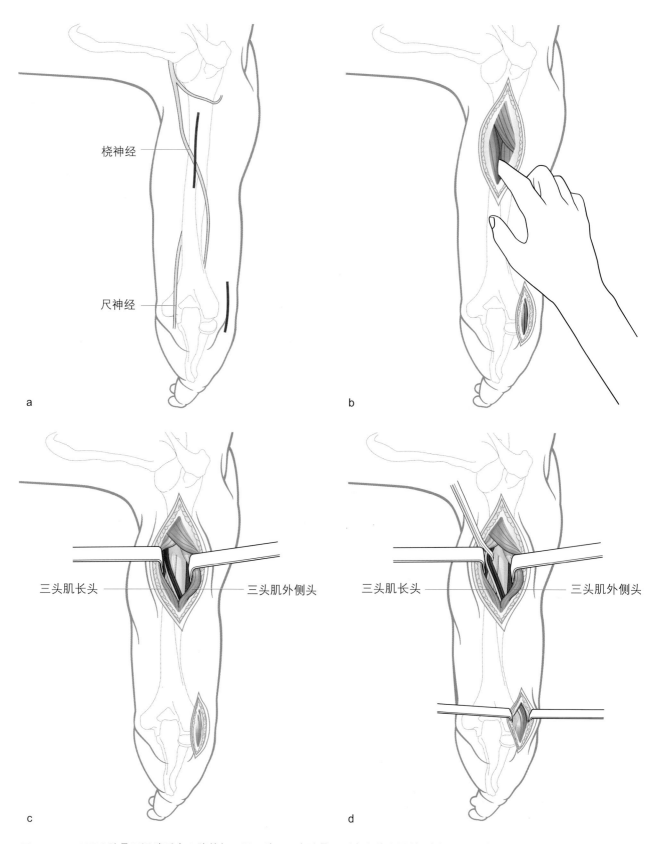

桡神经

尺神经

a

b

三头肌长头

三头肌外侧头

c

三头肌长头

三头肌外侧头

d

图 14.1-9 MIPO肱骨干远端后方入路的切口及入路。a.在肱骨干后方和外上髁的2个切口。b.在近端切口分离肱三头肌长头与外侧头。c.辨识桡神经和肱骨深血管。d.远端切口，暴露外侧柱

超声是一种有用的方法，能够确定神经的状况是完整、被挤压、被卡压或是被撕裂[18,19]。当神经完好时建议进行临床观察，而当之前描述的其他情况出现时则需要早期手术探查。

如果需要 MIPO，对这类桡神经麻痹骨折的治疗方法如下：

1.通过诊断性超声，如果桡神经完整或保持连续性，可以在不探查神经的情况下进行 MIPO。

2.在没有诊断超声的情况下，做一个切口来探查骨折部位的桡神经，然后采用本章所述的 MIPO 技术。

5　术后护理

如果有抽吸引流管，在 24~48 小时后拔除。如果患者能够耐受，鼓励患者在术后 1 周内进行被动的肩关节和肘关节运动。

分别在术后 6 周、3 个月和 6 个月时拍摄肱骨侧位和正位 X 线片，以评估骨折愈合情况和检查继发性对线丢失。在平衡个人风险和获益基础上考虑移除内固定物。

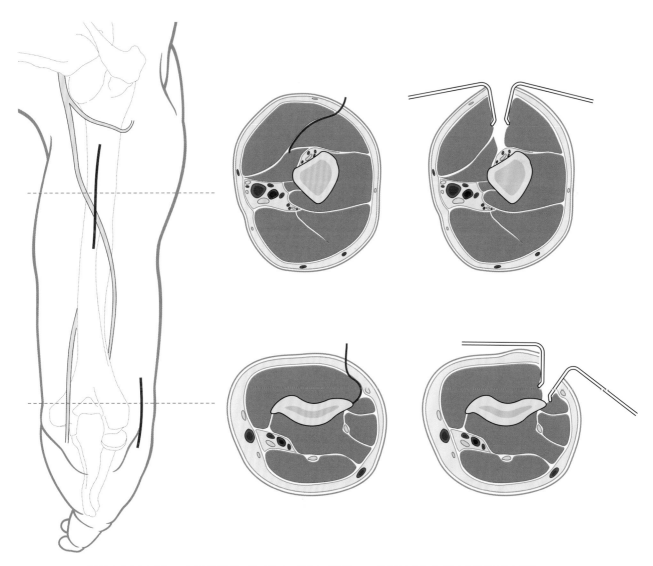

图 14.1–10　肱骨近端和远端切口水平的横断面解剖图。横切面显示了三头肌长头和外侧头之间的剥离平面

6 陷阱

MIPO 前方入路

- 如果在上臂远端过于偏外侧的位置行远端切口，可能会进入肱肌和肱桡肌的间隙，从而损伤桡神经
- 桡神经在骨折复位、隧道化和接骨板插入过程中很脆弱。手术前后都必须评估桡神经功能
- 在远端切口，不应在肱肌被沿中线劈开后用Hohmann 拉钩牵开其左右两半，因为在杠杆作用下桡神经可被拉钩压迫和牵拉
- 在劈开肱肌、隧道化或接骨板插入时，肌皮神经可能受到损伤。这种损伤可以通过在劈开肱肌前识别神经来预防。然而，由肌皮神经损伤引起的感觉障碍很轻微，并且在大多

数情况下是可逆的
- 如果通过肱肌、胸大肌和三角肌紧密肌腱部分的近端隧道准备不当，或者隧道不够宽以容纳接骨板，就会发生对位不良。因此，虽然接骨板的远端部分可以自由移动，但在紧密的隧道中固定的近端部分会导致骨折成角

MIPO 后方入路

- 近端切口必须在肱骨干近端，以确定三头肌外侧头和长头之间的间隙。在更远的切口，这两个头的肌肉混合，很难找到间隔和桡神经
- 关节外肱骨远端 LCP 的解剖不匹配可能导致后方的尖端成角，可以考虑对接骨板进行预弯
- 接骨板的远端部分必须首先固定，以与肱骨

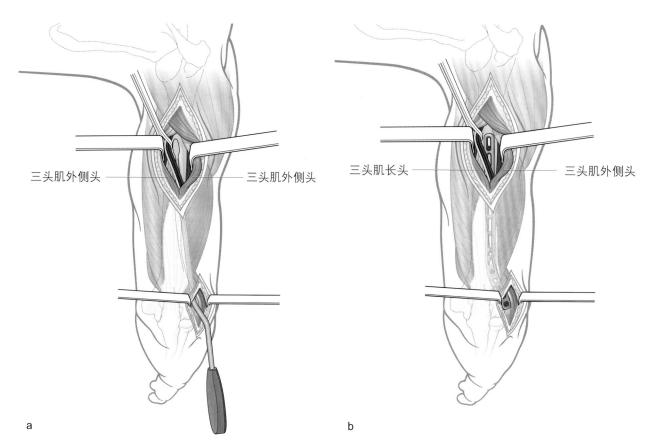

三头肌外侧头 ——　　　　　　—— 三头肌外侧头

三头肌长头 ——　　　　　　—— 三头肌外侧头

a　　　　　　　　　　　　　　　　　b

图 14.1-11　a.使用穿隧器或在近端2个孔安装了2个套筒的接骨板从桡神经和血管下方穿过，从远端向近端准备隧道。b.用桥接接骨板对骨折远近端进行最终固定

远端外侧柱的远端皮下区域相匹配，防止植入物突出和激惹

7 经验

MIPO 前方入路

- 远端切口必须在上臂远端前方的中线上，跨越肱二头肌的外侧缘
- 为了保护桡神经，在术中前臂必须保持完全旋后。当前臂旋后时，桡神经更向外侧远离肱骨远端，受伤的可能性更小
- 当显露肱骨干远端进行隧道准备和接骨板插入时，将肱肌沿着其中线劈开。然后用陆军海军拉钩将肱肌的两半分开。肌肉的外侧半部分保护桡神经，而内侧半部分保护肌皮神经（图 14.1–4）
- 为避免损伤桡神经沟内的桡神经，建议不要在肱骨干中部从前后方向置入螺钉。在使用螺钉固定肱骨干中段时，螺钉只能单皮质置入[7]
- 如果在肱骨远端从肱肌下且伸肘位开始穿隧道，则更容易控制隧道器的方向。为了避免错误的方向，隧道器的尖端或接骨板的尖端在到达近端切口的过程中必须始终保持与骨面接触
- 如果近端隧道不够宽，可以通过剥离和松解三角肌、胸大肌和肱肌更多的腱性部分来加宽，以防止螺钉固定后的旋转不良
- 粉碎性骨折比横形骨折更容易复位。节段性骨折是最困难的，因为外科医师需要同时复位 2 个简单骨折。为了复位中间骨折块，有可能需要过牵肱骨来制造空间，以便于中间骨折块重新移动到原先位置，或使用外固定架来复位，并在复位中间骨折块之前保持长度和旋转
- 要始终在标准的正位 X 线透视图像中检查肱骨近端，二头肌腱沟的内侧部分（小结节的外侧部分）应在肱骨头的中心。然后，检查

肱骨远端的形状，其应在肘关节正位 X 线透视图像中。第一颗近端和远端的螺钉置入应位于髓腔的中心并垂直于骨面，以防止力线和旋转不良（见第 9 章并发症和处理）

MIPO 后路

- 从远端向近端准备隧道。在肘部处于屈曲状态时，更容易插入穿隧器。需要做近端切口以穿透更多的肌肉组织，这会更有利于隧道的形成
- 在近端切口，桡神经与血管一起有许多分支，神经和血管与它们的鞘和软组织一起被剥离。不要解剖每条神经分支或血管

在桡神经下方穿过隧道器时，伸展肘部减少了神经的张力。当隧道器的尖端靠近神经时要仔细观察，在距离神经远端几厘米处应停止拓展隧道，轻轻地提起神经和血管后，再通过神经血管束下的隧道器或接骨板。

8 参考文献

[1] Sarmiento A, Kinman PB, Galvin EG, et al. Functional bracing of fractures of the shaft of the hu-merus. J Bone Joint Surg Am. 1977 Jul;59(5):596–601.

[2] Lin J, Hou SM. Antegrade locked nailing for humeral shaft frac-tures. Clin Orthop Relat Res. 1999 Aug;(365):201–210.

[3] Bell MJ, Beauchamp CG, Kellam JK, et al. The results of plating humeral shaft fractures in patients with multiple injuries. The Sunnybrook experience. J Bone Joint Surg Br. 1985 Mar;67(2):293–296.

[4] Livani B, Belangero WD. Bridging plate osteosynthesis of humeral shaft fractures. Injury. 2004 Jun;35(6):587–595.

[5] Lee HJ, Oh CW, Oh JK, et al. Mini-mally invasive plate osteosynthe-sis for humeral shaft fracture: a reproducible technique with the assistance of an external fixator. Arch Orthop Trauma Surg. 2013 May;133(5):649–657.

[6] Apivatthakakul T, Arpornchayanon O, Bavornratanavech S. Minimally invasive plate osteosynthesis (MIPO) of the humeral shaft fracture. Is it possible? A cadav-eric study and preliminary report. Injury. 2005 Apr;36(4):530–538.

[7] Apivatthakakul T, Patiyasikan S, Luevitoonvechkit S. Danger zone for locking screw placement in minimally invasive plate osteo-synthesis (MIPO) of humeral shaft fractures: a cadaveric study. Injury. 2010 Feb;41(2):169–172.

［8］ Buranaphatthana T, Apivatthakakul T, Apivatthakakul V. Anteromedial minimally invasive plate osteo-synthesis (MIPO) for distal third humeral shaft fractures—is it pos-sible? A cadaveric study. Injury. 2019 Jun;50(6):1166–1174.

［9］ Jiamton C, Ratreprasatsuk N, Jarayabhand R, et al. The safety and feasibility of minimal invasive plate osteosynthesis (MIPO) of the posterior aspect of the humerus: a cadaveric study. Clin Anat. 2019 Mar;32(2):176–182.

［10］ Sohn HS, Shin SJ. Modified use of a proximal humeral internal locking system (PHILOS) plate in extra-articular distal-third diaphyseal humeral fractures. Injury. 2019 Jul;50(7):1300–1305.

［11］ Jitprapaikulsarn S, Neti N, Thremthakanpon W, et al. Anterior minimally invasive plating osteo-synthesis using reversed proximal humeral internal locking system plate for distal humeral shaft frac-tures. Eur J Orthop Surg Traumatol. 2020 Dec;30(8):1515–1521.

［12］ Gallucci GL, Boretto JG, Alfie VA, et al. Posterior minimally invasive plate osteosynthesis (MIPO) of distal third humeral shaft frac-tures with segmental isolation of the radial nerve. Chir Main. 2015 Oct;34(5):221–226.

［13］ Rellán I, Gallucci GL, Donndorff AG, et al. Time until union in absolute vs. relative stability MIPO plating in simple humeral shaft fractures. Eur J Orthop Surg Traumatol. 2022 Jan;32(1):191–197.

［14］ Esparza M, Wild JR, Minnock C, et al. Ultrasound evaluation of radial nerve palsy associated with humeral shaft fractures to guide operative versus non-operative treatment. Acta Med Acad. 2019 Aug;48(2):183–192.

［15］ Zhou Z, Tang Z, Zhao X, et al. Mis-match of AO anatomically shaped distal humeral plate with humeral shaft forward flexion angulation in adult Chinese population. Eur J Orthop Surg Traumatol. 2014 Oct;24(7):1145–1150.

［16］ Ilyas AM, Mangan JJ, Graham J. Radial nerve palsy recovery with fractures of the humerus: an updated systematic review. J Am Acad Orthop Surg. 2020 Mar 15;28(6):e263–e269.

［17］ Hendrickx LAM, Hilgersom NFJ, Alkaduhimi H, et al. Radial nerve palsy associated with closed humeral shaft fractures: a sys-tematic review of 1758 patients. Arch Orthop Trauma Surg. 2021 Apr;141(4):561–568.

［18］ Shepet KH, Liechti DJ, Kuhn JE. Nonoperative treatment of chronic, massive irreparable rotator cuff tears: a systematic review with syn-thesis of a standardized rehabilita-tion protocol. J Shoulder Elbow Surg. 2021 Jun;30(6):1431–1444.

［19］ Tanaka Y, Gotani H, Maeyama M, et al. Effectiveness of ultrasono-graphic evaluation under general anesthesia for radial nerve palsy associated with humeral fractures during the first operation. J Ultra-sound. 2020 Sep;23(3):327–334.

14.2
肱骨干：楔形骨折，弯曲楔形（12B2）

Pornpanit Dissaneewate

1 病例描述

28 岁男性，车祸伤，右侧锁骨干闭合性骨折（图 14.2-1），两侧肱骨干闭合性骨折（图 14.2-2）。没有神经血管损伤，情况稳定。

MIPO 的适应证

由于双侧受累，这名患者需要同时对肱骨和右侧锁骨进行手术，以便进行功能康复训练。传统接骨板固定是一种选择，但粉碎性骨折需要广泛的软组织剥离，而 MIPO 可以使软组织损伤最小。

2 术前计划

根据楔形骨折的形态，肱骨的长度可以由皮质的碎片对位来确定。计划用一枚 12 孔窄形锁定加压接骨板（LCP）来桥接肱骨前方的楔形骨折。

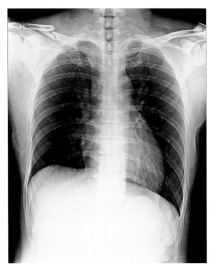

图 14.2-1 胸片显示右侧锁骨中段骨折

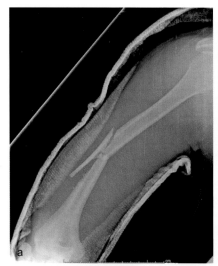

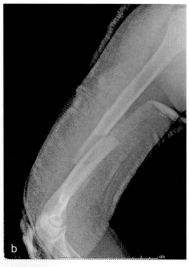

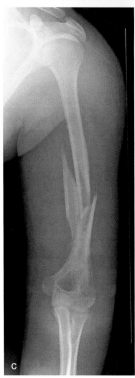

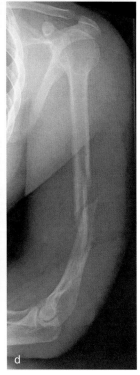

图 14.2-2 术前双侧肱骨 X 线片。a~b. 右肱骨干中 1/3 处的简单楔形骨折。c~d. 左肱骨干中 1/3 处的简单楔形骨折

由于远端骨折块较短，这种情况下 LCP 优于动力加压接骨板。接骨板的远端位置在冠状窝上方。计划在每个主要骨折段内固定 3 枚螺钉，同时不使用皮质螺钉，以免损伤尺神经（图 14.2-3）。

3 手术室准备

3.1 麻醉

患者采用全身麻醉。

3.2 患者体位及 C 形臂位置

患者仰卧于手术台上，因双臂受累，双上肢外展 40°~60° 置于双侧的透光扶手台（图 14.2-4）。透视机从患者足部向头侧置入。这一位置可以确保透视机顺利地透视到双臂。

3.3 器械

- MIPO 隧道器
- 克氏针
- LCP 钻套
- 12 孔窄 LCP
- 4.5mm 和 5.0mm 皮质和锁定螺钉

（系统、器械和植入物的尺寸可能因解剖结构而变化）

4 手术入路

在肱二头肌的外侧缘和三角肌的内侧缘之间做近端切口，直达骨骼。远端切口位于肱二头肌外侧缘和肱肌之间（图 14.2-5a）。在远端切口处需进行仔细解剖。必须确定远端切口处肱二头肌下方的肌皮神经位置。肱二头肌与肌皮神经一起向内侧走行。将肱肌纵向劈开显露肱骨的前表面。使用 MIPO 隧道扩张器形成从远端到近端的肌下隧道（图 14.2-5b）。使用 12 孔 LCP 窄板从远端切口处沿着肌下隧道滑入（图 14.2-5c）。

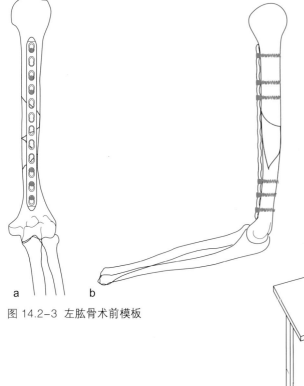

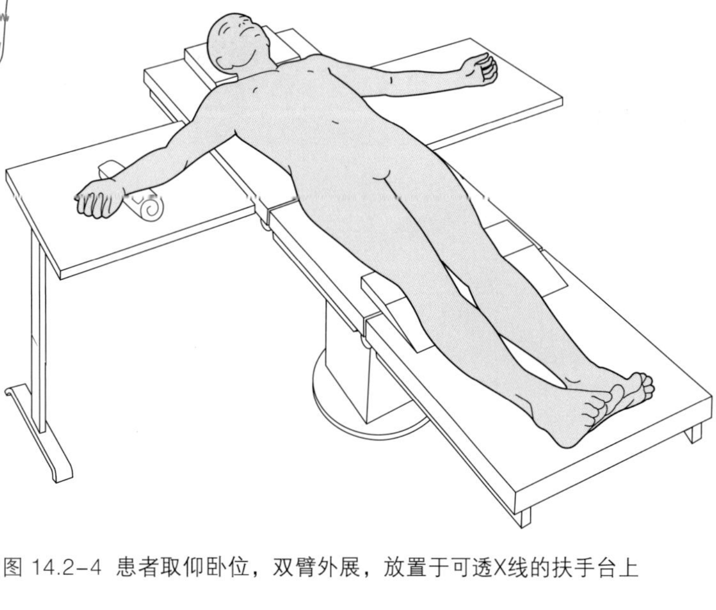

a b

图 14.2-3 左肱骨术前模板

图 14.2-4 患者取仰卧位，双臂外展，放置于可透X线的扶手台上

5 复位

接骨板对准肱骨远端前表面的中心后，用透视机检查接骨板的位置（图 14.2-6a）。用克氏针穿过 LCP 套筒临时固定接骨板（图 14.2-6b）。

拧入皮质螺钉，将接骨板加压至远端骨块。皮质螺钉必须以中立旋转的方式垂直于肱骨干插入。通过手动牵引进行间接复位，并通过 LCP 钻套用克氏针临时稳定近端骨折。

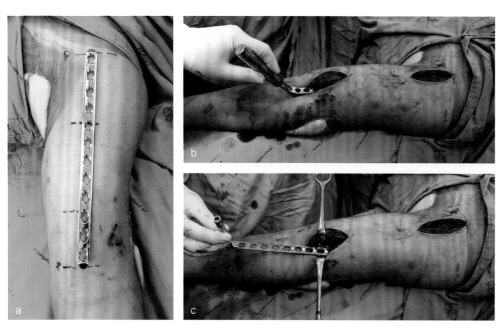

图 14.2-5　a.根据纵向牵引后的接骨板长度标记近端和远端切口。b.使用MIPO隧道器建立肌下隧道。c.将LCP钻套连接到接骨板的一端，作为接骨板插入的手柄。将12孔窄形LCP经肌肉下方从远端到近端插入

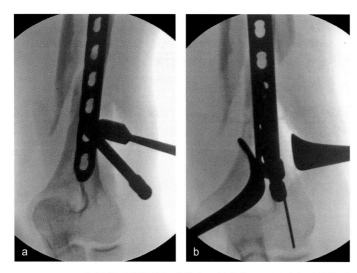

图 14.2-6　a.接骨板对准肱骨远端前表面的中心。b.通过克氏针临时将接骨板固定在冠突窝上方的远端骨块上

6　固定

获得满意的对位对线（图 14.2-7）后，在近端骨块垂直拧入皮质螺钉，使近端骨块贴附在接骨板上。在用锁定螺钉固定 2 个骨折块之前，要注意检查长度、力线和旋转（图 14.2-8）。

7　康复

鼓励患者尽早开始肩部和肘部的活动度训练。允许在双臂可耐受的情况下即刻负重。术后 6 个月复查时 X 线片显示骨痂形成良好（图 14.2-9）。患者的功能状态良好（图 14.2-10）。

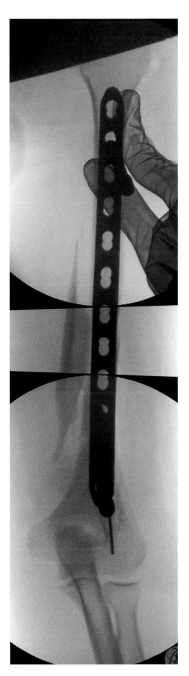

图 14.2-7　术中影像显示左侧肱骨对线良好。将1枚皮质螺钉置入远端骨块，并在防辐射手术手套下手动对齐近端骨块

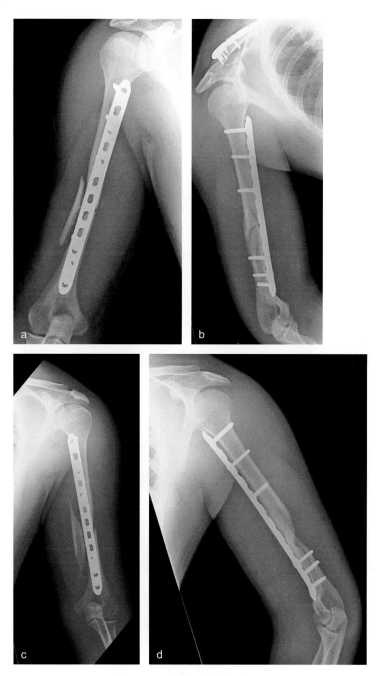

图 14.2-8　术后X线片显示双侧肱骨对位满意

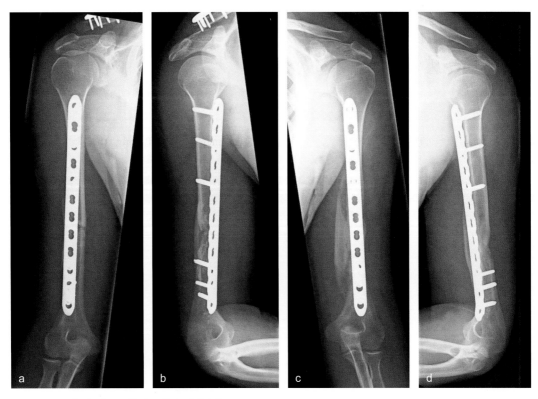

图 14.2-9 术后6个月X线显示骨痂形成良好

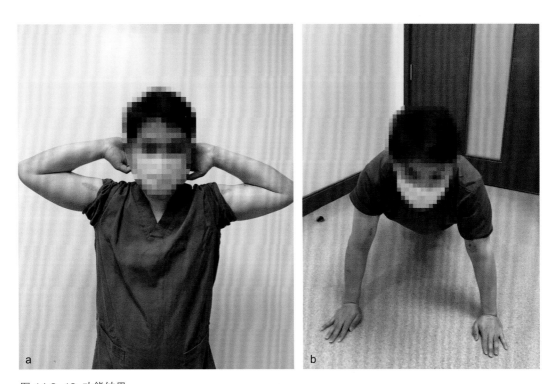

图 14.2-10 功能结果

8 经验

- 术前计划桥接接骨板的最佳长度对于获得足够的相对稳定性很重要
- 如果遵循桥接接骨板原理，MIPO 技术既可以使用常规接骨板，也可以使用锁定加压接骨板
- 使用接骨板进行间接复位时，在开始钻孔之前，必须使肱骨保持中立位。在肱骨前表面的中心，远近骨折端垂直于肱骨干置入 1 枚皮质螺钉极为关键
- 使用此技术可获得正确的轴线和旋转

9 扩展阅读

- Apivatthakakul T, Patiyasikan S, Luevitoonvechkit S. Danger zone for locking screw placement in minimally invasive plate osteosynthesis (MIPO) of humeral shaft fractures: a cadaveric study. Injury. 2010 Feb;41(2):169–172.
- Buranaphatthana T, Apivatthakakul T, Apivatthakakul V. Anteromedial minimally invasive plate osteosynthesis (MIPO) for distal third humeral shaft fractures—is it possible? A cadaveric study. Injury. 2019 Jun;50(6):1166–1174.
- Jiamton C, Ratreprasatsuk N, Jarayabhand R, et al. The safety and feasibility of minimal invasive plate osteosynthesis (MIPO) of the posterior aspect of the humerus: a cadaveric study. Clin Anat. 2019 Mar;32(2):176–182.
- Grechenig S, Hohenberger G, Bakota B, et al. Humeral shaft cerclage wiring: a safe technique to prevent radial nerve injury. Injury. 2017 Nov;48 (Suppl 5):S12–S14.

14.3
肱骨远端 1/3：粉碎性骨折（12B3）

William D Belangero, Bruno Livani

1 引言

1.1 发生率

肱骨干骨折占所有骨折的 1%~3%，占所有肱骨骨折的 13%~20%[1]。肱骨干骨折的部位位于近端 1/3 者约为 13%，骨干约为 66%，远端 1/3 约为 21%[1,2]。当存在斜形或螺旋形骨折时，远端骨干骨折可能会合并桡神经损伤，桡神经可能会因受压、挫伤、牵拉或被卡在骨折间隙内而受到损[3]。肱骨干骨折相关的桡神经麻痹发生率为 2%~17%[2~4]。

1.2 治疗现状

大多数肱骨干骨折可采用非手术治疗，愈合效果良好，特别是远端 1/3 骨折。然而，当骨折对线不能接受或多发伤、多处骨折、双侧病理性骨折、漂浮肘损伤、开放性骨折、血管性或继发性桡神经麻痹，以及 Holstein 和 Lewis[5] 所描述的特定骨折模式与桡神经麻痹相关[4] 时，必须进行手术治疗。

手术治疗可采用切开复位接骨板内固定、髓内钉固定，较少采用外固定架。自 2004 年引入 MIPO 以来，其一直是治疗肱骨干骨折的良好选择[6,7]。这种治疗的主要优势是接骨板固定效率高，避免了软组织的过度暴露、骨剥离和血运破坏。这项技术通过前方肱肌深层的安全通道操作，没有损伤神经血管的风险，并可固定从肱骨颈到远端 1/3 的骨折[6~11]。

1.3 MIPO 的适应证和禁忌证

对于大多数闭合性肱骨干骨折，可以采用前路 MIPO。使用前路接骨板，可以固定从肱骨外科颈到冠状窝之间的任何骨折。经接骨板使用 2~3 枚螺钉将每个骨块固定，就像内部夹板一样，可刺激骨痂形成。

1.3.1 MIPO 的适应证

- 粉碎性骨干骨折
- 骨折从近端延伸至远端骨干
- 节段性骨折
- 髓腔过细（＜8mm）
- 畸形愈合导致骨干变形
- 开放式生长板
- 多发伤患者，尤其是需要同时进行多项手术的患者
- 骨折伴有神经血管损伤需要修复

1.3.2 MIPO 的禁忌证

- 上臂前方严重软组织丢失，无法覆盖裸露的骨骼和植入物
- 骨髓炎
- 伴有明显短缩的延迟手术
- 延迟重建（需要开放植骨）
- 臂丛损伤和其他类型的上臂软性瘫痪；若使用相对稳定的结构，肌肉动作的缺乏会延迟或阻止骨痂的形成

1.4 MIPO 在远端 1/3 骨干骨折中的适应证

对于肱骨远端粉碎性骨折，可以选择后路切开复位内固定或 MIPO 进行治疗。前者是传统方法，但需要切开解剖复位和骨折间加压以获得绝对的稳定性。在粉碎性骨折中很难实现解剖复位，即使实现了解剖复位，周围软组织和骨块血运的破坏也容易导致并发症。微创接骨板接骨术是最好的选择，保留了软组织和骨骼血运。传统的 MIPO 技术不适用于远端骨折，因为远端骨折块太短，无法从前方用 2 枚螺钉固定。为了解决这个问题，我们可通过前外侧入路（肱骨外侧柱）[8]、前内侧入路[12,13]、前方入路并使用对侧肱骨近端内固定系统[14] 或微创后方入路[15] 来改良 MIPO 手术。

对于本病例，MIPO 手术选择了另一种远端入路，通过在肱骨远端前外侧柱放置窄型 4.5mm 动力加压接骨板（DCP）来实现良好的固定。无论是 DCP 还是 LCP 都必须以两种方式塑形：①为了匹配远端外侧柱，接骨板必须折弯；②为了使其适应肱骨干前侧，必须将其扭转 15°~20°。

1.5 病例报告

28 岁男性，发生摩托车撞车事故，表现为腹部损伤、右侧桡骨远端骨折、左侧肱骨干粉碎性骨折，无桡神经麻痹（图 14.3-1）。

2 术前计划

计划将接骨板从远端外侧柱桥接至肱骨近端前外侧来固定骨折。为了使接骨板匹配这一位置，必须在操作前对其进行预塑形（图 14.3-2）。

患者使用第一代头孢菌素进行抗生素预防性治疗。

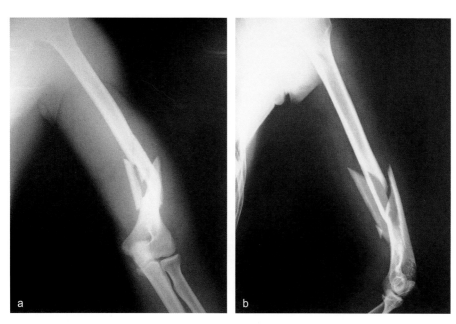

图 14.3-1 术前前后位和侧位X线片显示左肱骨干远端楔形骨折，分型AO/OTA 12B3

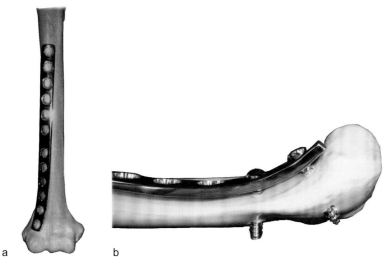

图 14.3-2 前后位和侧位显示塑形后的接骨板（塑料骨）

手术操作的 10 个重要步骤

1. 将接骨板置于皮肤上作为模板，确定 2 个切口的位置。

2. 需要对接骨板进行塑形来适配远端外侧柱表面的形态。为了与骨干的前方相匹配，接骨板的近端必须向内扭转 20°。

3. 通过手法牵引来复位骨折力线，并由助手维持。

4. 使用器械或仿形接骨板，从远端紧贴骨面扩张隧道，直到它出现在近端切口。

5. 使用 C 形臂通过前后位透视检查力线及接骨板在骨面上的贴附情况。

6. 将第一枚螺钉拧入最远端的孔中，但不完全拧紧。钻孔的方向朝向外侧髁的后内侧。

7. 在骨折对齐的情况下，将第二螺钉拧入最近端的孔中，稍向近端方向倾斜，并完全拧紧。

8. 将第一枚螺钉完全拧紧。

9. 使用 C 形臂拍摄前后位和侧位影像进行验证。

10. 拧入第二枚远端螺钉和第二枚近端螺钉（需空出相邻的孔）。使用 C 形臂进行最终检查，并对肘关节屈曲和肩关节内外旋转进行临床评估。根据外科医师的判断，可以在骨折近端再拧入 1 枚以上螺钉。

3 手术室准备

3.1 麻醉

建议对患者进行全身麻醉。

3.2 患者体位及 C 形臂位置

患者取仰卧位，手臂外展 90° 置于可透视手术台上。患者的体位和 C 形臂的位置是专为肱骨干骨折设置的。

3.3 器械

- 10~12 孔窄 DCP 或 10~12 孔窄 LCP。
- 接骨板折弯器。
- 钳子。

4 手术入路、复位和骨折固定

首先做远端切口，从肱骨外上髁沿肱骨嵴向近端切开约 6cm（图 14.3-3a）。将肱桡肌和肱肌从前方的骨面分离，完全显露外侧柱和外侧髁的骨面，使外科医师的手指可以触摸到它们，从而准确地知道接骨板可以滑动的位置（图 14.3-3b）。依照接骨板的长度确定近端切口的水平（图 14.3-3c）。近端前方切口以肱二头肌外侧缘和三角肌内侧缘为参照，分离二者并深达骨面（图 14.3-3d）。从近端切口到骨折端，在肱肌下方建立一条隧道。从远端切口处，使用接骨板创建隧道。将接骨板通过该隧道从远端切口插入至近端切口（图 14.3-3e）。

在插入接骨板的过程中，极为重要的是外科医师需感觉接骨板始终与骨面保持接触。助手抓住肘部的肱骨髁，在肘关节屈曲 90°、前臂完全旋后的情况下对远端骨折端进行牵引，通过同时纠正内翻/外翻和旋转畸形来实现骨折对线（图 14.3-4）。接骨板必须很好地放置于远端外侧柱和肱骨干的前方。使用 C 形臂摄片以确认接骨板位置和骨折的对线是非常必要的。有时必须对接骨板进行塑形以避免出现旋转畸形。

首先拧入最远端的螺钉进行固定，钻孔的方向朝向外侧髁后内侧。该螺钉不完全拧紧，便于接骨板放置于近端合适的位置。下一步，在接骨板的最近端孔置入第二枚螺钉并完全拧紧，该孔略微向近端方向倾斜，以获得更高的固定强度。此时拧紧最远端螺钉，并用 C 形臂透视前后位和侧位来确认骨折对线接骨板位置是否正确。

紧邻最远端孔拧入第二枚远端螺钉，然后隔一孔拧入第二枚近端螺钉。这 2 枚近端螺钉必须

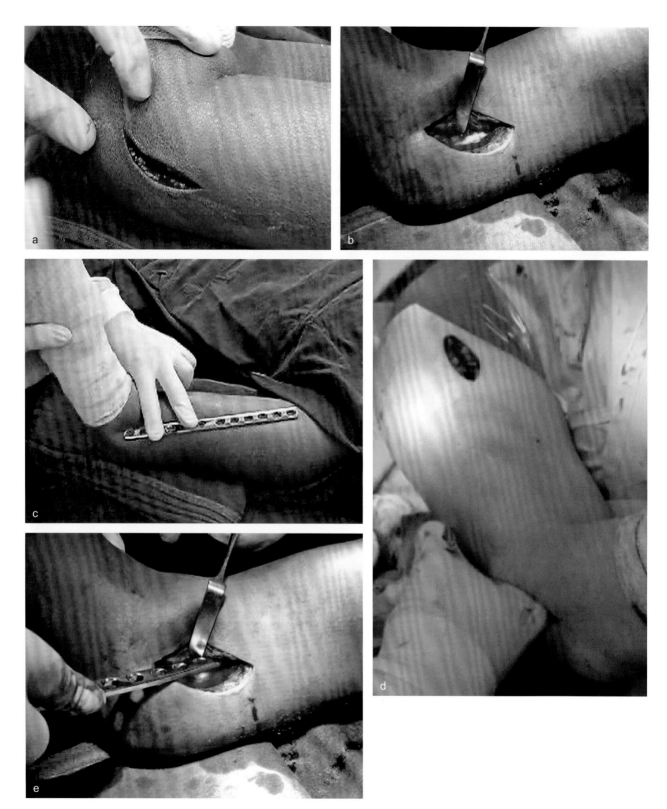

图 14.3-3　a.远端入路，外侧柱的显露。b.从前方骨面分离肱桡肌和肱肌，以完全显露骨面。c.根据接骨板的长度确定近端切口位置。d.近端入路经肱二头肌和三角肌之间。e.将接骨板从远端切口导入近端切口

稍微倾斜置入，以增加固定强度。通常，2枚远端螺钉置入时在前后位和侧位影像显示是分离的，以获得良好的固定强度。

4.1 术后转归

上肢无须固定，并鼓励患者开始肘和肩的主动运动。约12周后骨折愈合（图14.3-5）。

4.2 MIPO在肱骨远端骨折及桡神经探查中的应用

存在桡神经麻痹的情况时，MIPO手术可以通过另一种入路实施，即从上臂后间室至肘关节沿桡神经走行方向探查桡神经。在这种情况下，在已经描述的远端和近端切口上增加了第三个纵向或斜形切口（图14.3-6）。

内植物取出

在这种情况下，内植物没有被取出。

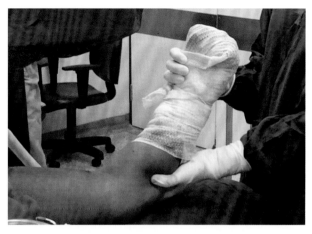

图14.3-4 骨折的牵引和复位

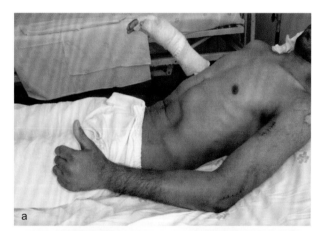

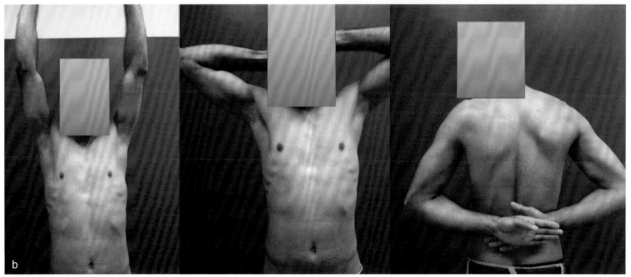

图14.3-5 a.术后48小时。b.术后12周，患者肩部和肘部可以全范围活动

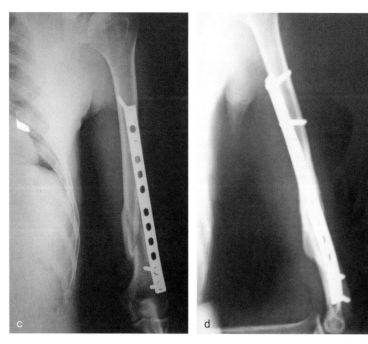

图 14.3-5（续） c~d.骨折愈合

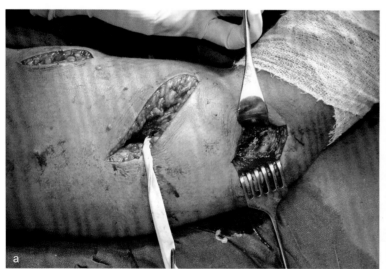
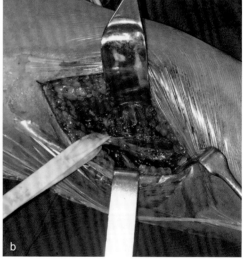

图 14.3-6 另一名患者使用纵向（a）或斜形切口（b）进行桡神经探查

5 参考文献

[1] Ekholm R. Humeral shaft fractures: epidemiology and outcome. Karolinska Institute, Department of Clinical Science and Education. Available at: http://hdl.handle. net/10616/38254. Accessed Nov 16, 2007.

[2] Belangero WD, Zublin CM, Martinez Siekavizza SN, et al. Demographics and clinical features of humeral shaft fractures: the Latin American multicenter prospective study (HSF_ LAMPS). J Orthop Surg. 2019 Sep-Dec;(3):27.

[3] Chang G, Ilyas AM. Radial nerve palsy after humeral shaft fractures: the case for exploration and a new classification to guide treatment and prognosis. Hand Clin. 2018 Feb;34(1):105–112.

[4] Belangero WD, Zublin CM, Quintero RAC, et al. Quick-DASH as a main early outcome of humeral shaft fractures: a Latin American multicenter prospective study. J Orthop Surg. 2020 Jan-Apr;28(2): 2309499020929436.

[5] Holstein A, Lewis GM. Fractures of the humerus with radial: nerve paralysis. J Bone Joint Surg Am. 1963 Oct;45A(7):1382–1388.

[6] Livani B, Belangero WD. Bridging plate osteosynthesis of humeral shaft fractures. Injury. 2004 Jun;35(6):587–595.

[7] Apivatthakakul T, Phornphutkul C, Laohapoonrungsee A, et al. Less invasive plate osteosynthesis in humeral shaft fractures. Oper Orthop Traumatol. 2009 Dec;21(6):602–613.

[8] Livani B, Belangero WD, Castro de Medeiros R. Fractures of the distal third of the humerus with palsy of the radial nerve: management using minimally invasive percutaneous plate osteosynthesis. J Bone Joint Surg Br. 2006 Dec;88(12):1625–1628.

[9] Lee HJ, Oh CW, Oh JK, et al. Minimally invasive plate osteosynthesis for humeral shaft fracture: a reproducible technique with the assistance of an external fixator. Arch Orthop Trauma Surg. 2013 May;133(5):649–657.

[10] Lee SK, Yang DS, Chang SH, et al. LCP metaphyseal plate fixation for fractures of the distal third humeral shaft using brachialis splitting approach. Acta Orthop Belg. 2016 Mar;82(1):85–93.

[11] Lee HM, Kim YS, Kang S, et al. Modified anterolateral approach for internal fixation of Holstein-Lewis humeral shaft fractures. J Orthop Sci. 2018 Jan;23(1):137e–143.

[12] Cañada-Oya H, Cañada-Oya S, Jiménez CZ , et al. New, minimally invasive, anteromedial-distal approach for plate osteosynthesis of distal-third humeral shaft fractures: an anatomical study. JBJS Open Access. 2020 Mar 12;5(1):e0056.

[13] Buranaphatthana T, Apivatthakakul T, Apivatthakakul V. Anteromedial minimally invasive plate osteosynthesis (MIPO) for distal third humeral shaft fractures. Is it possible? A cadaveric study. Injury. 2019 Jun;50(6):1166–1174.

[14] Jitprapaikulsarn S, Neti N, Thremthakanpon W, et al. Anterior minimally invasive plating osteosynthesis using reversed proximal humeral internal locking system plate for distal humeral shaft fractures. Eur J Orthop Surg Traumatol. 2020 Dec;30(8):1515–1521.

[15] Balam KM, Zahrany AS. Posterior percutaneous plating of the humerus. Eur J Orthop Surg Traumatol. 2014 Jul;24(5):763–768.

14.4
肱骨干：不规则的复杂骨折（12−B3）

Hyoung-Keun Oh

1 病例描述

88 岁女性，滑倒致右肱骨干粉碎性骨折。伤后无桡神经麻痹症状（图 14.4-1）。17 年前，右肩曾行双极半肩置换。除右肩关节活动受限外，患者其他健康状况良好。

MIPO 的适应证

由于髓腔已被假体柄占据，髓内钉固定不适用于该肱骨干远端骨折患者。对于肱骨干粉碎性骨折，采用传统的切开复位接骨板内固定，需要广泛的软组织剥离，同时会造成骨折区域血管损害。而对于骨质疏松的患者，切开接骨板内固定又很难获得绝对稳定。因此，对该患者，建议采用 MIPO 技术。

2 术前计划

计划采用前方微创入路。该入路通过肱骨前方近端和远端 2 个小切口进行操作。对于粉碎性骨折，骨折的复位常采用外固定架进行间接复位。但对于该患者，外固定架近端的 Schanz 钉打入位置被假体柄占据。因此，该患者的骨折复位和对线恢复采用手法牵引肱骨远端和手法骨折复位。

3 手术室准备

3.1 麻醉

对于肱骨干骨折的手术治疗，建议采用全身麻醉。

3.2 患者体位及 C 形臂位置

患者取仰卧位，臂部外展 40°~60° 放置在能透 X 线的 Mayo 支架上。透视机放置于患肢侧，便于术中透视。

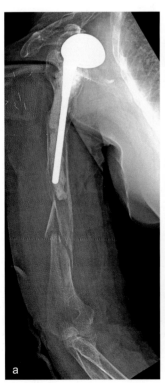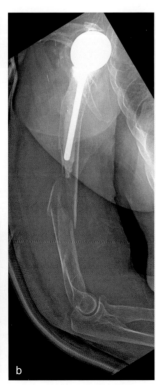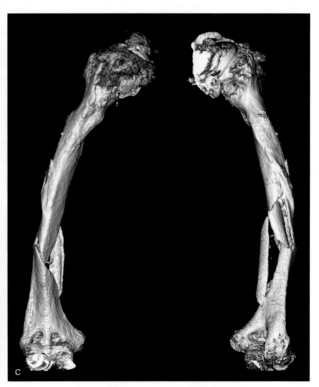

图 14.4-1 正位（a）和侧位（b）X 线片显示肱骨远端骨折，肱骨近端可见肩关节置换术后假体。3D 计算机断层扫描（c）显示肱骨远端后方的楔形骨块

3.3 器械

- 隧道器
- 肱骨近端锁定接骨板（PHILOS）：因为肱骨远端骨折块较短，其他接骨板无法在肱骨远

端打入足够的螺钉以达到稳定固定。该患者采用PHILOS进行固定（图14.4-3）

（器械、植入物具体的尺寸根据患者肱骨解剖而有所不同）

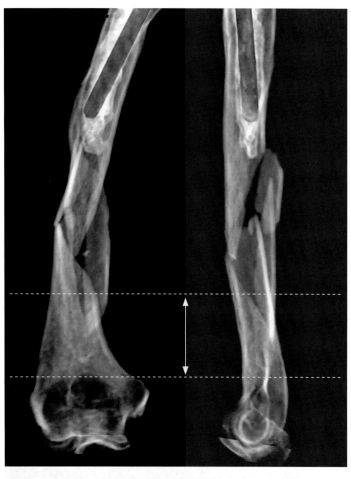

图 14.4-2 术前X线片显示肱骨远端骨块较短，锁定加压接骨板难以获得稳定的固定；因此，计划采用倒置的肱骨近端锁定接骨板

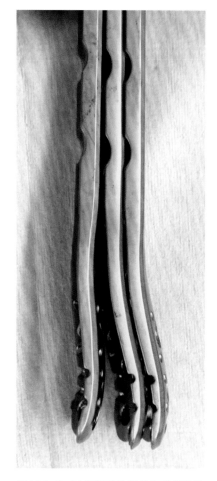

图14.4-3 采用倒置的肱骨近端锁定接骨板，可以在较短的远端骨折块上打入更多的螺钉，使骨折稳定。接骨板可以在术前依据肱骨塑料模型进行预弯，以便术中能够匹配肱骨外形

4 手术入路（图 14.4–4）

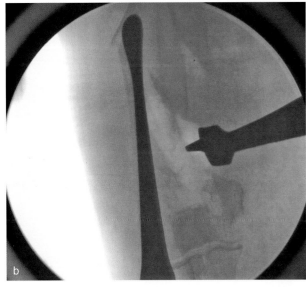

图 14.4–4　a.在肱二头肌和肱肌之间，做远端切口。将肱二头肌向内侧牵开。沿肱肌中线纵向切开。将内侧半部肌肉连同皮神经向内侧牵开，外侧半肌肉向外侧牵开，以保护桡神经。b.近端采用三角肌胸大肌入路显露。使用圆形刃口的Cobbs骨剥作为隧道器，从远端切口插入，并在肱肌下方向近端手术切口通开隧道

5 复位及固定（图 14.4–5）

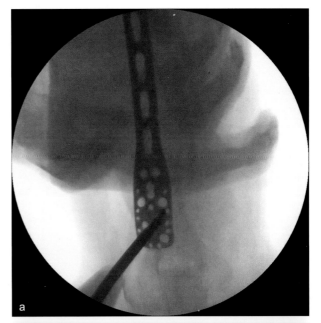

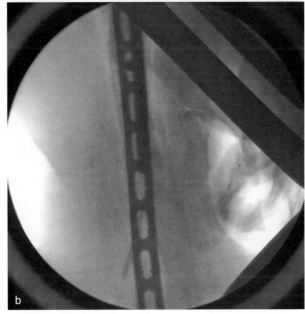

图 14.4–5　将PHILOS从肱骨远端切口缓慢插入预先建立的肱肌下隧道，并缓慢推至肱骨近端切口（注意，在透视过程中，术者尽量避免将手进入X线区，以减少放射损害）。a.X线透视下，将接骨板放置在远端骨块的中间位置。为了维持接骨板在肱骨前方骨皮质的位置，可采用皮质螺钉进行临时固定。b.为了维持接骨板和肱骨的对线，在骨折近端打入皮质骨螺钉

6 康复（图 14.4-6~ 图 14.4-8）

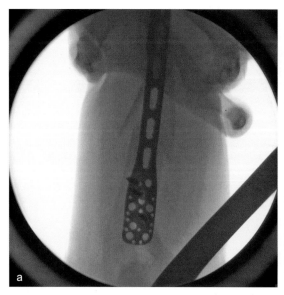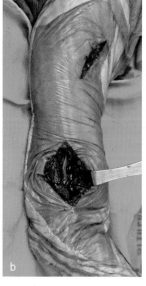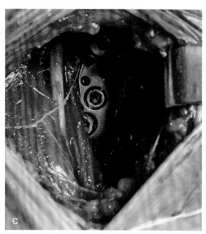

图 14.4-6　a.接骨板位置和骨折端对位对线满意后，在骨折远端打入锁定螺钉，以增加骨折的稳定性。b.在粉碎的骨折断端，避免再做单独的手术切口，作为观察或固定窗。c.在远端手术切口内显露并观察到桡神经，可有效避免桡神经损伤

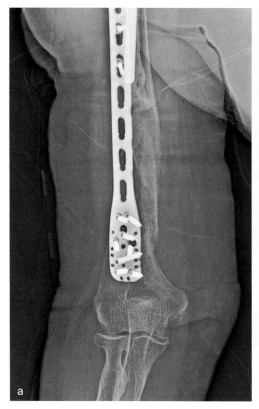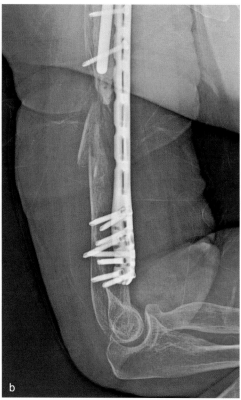

图 14.4-7　术后X线片可见肱骨对位对线良好。在骨折远端，共有8枚锁定螺钉固定很短的远端骨块。如果采用加压锁定接骨板，无法实现该效果

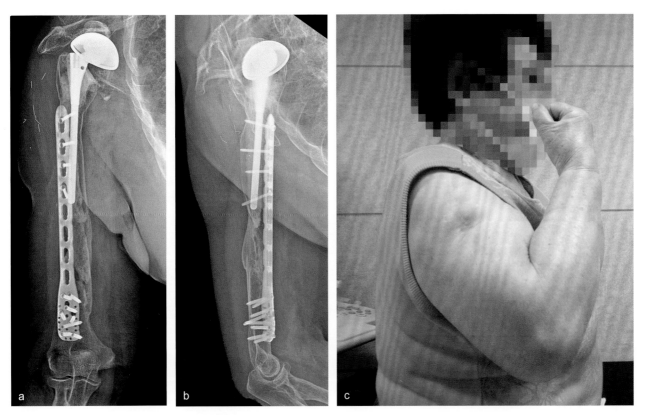

图 14.4-8 a~b.术后14个月X线片可见骨折愈合良好，螺钉无松动迹象。c.术后14个月肘关节屈曲功能

14.5
肱骨干：下 1/3 骨折（12B）

Surasak Jitprapaikulsarn

1 病例描述

22 岁男性，骑摩托车受伤致左肱骨干楔形骨折（图 14.5-1）。神经血管检查未见异常。

MIOP 的适应证

复杂骨折是使用 MIPO 的适应证之一，因为 MIPO 可以避免手术操作中骨折区域的血管损害。由于该患者远端骨折块较短，故闭合复位髓内钉固定并不适用。切开复位内固定可以作为一种选择，但是，相较于 MIPO 入路和间接复位方法，切开复位内固定会对骨折区域的血供造成较大破坏。对该患者，不追求解剖复位，而应以恢复上肢对位和力线为目标。

2 术前计划（图 14.5-2）

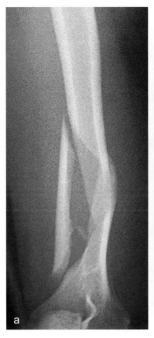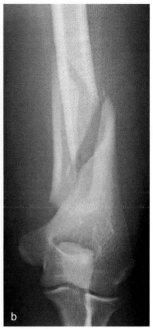

图 14.5-1 X线示左侧肱骨远端楔形骨折

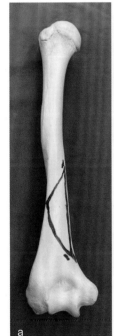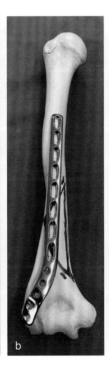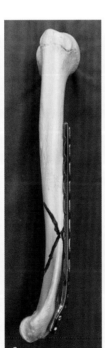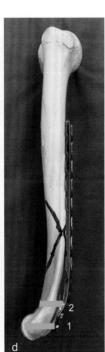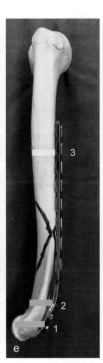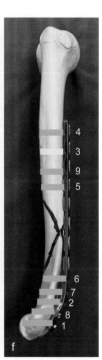

图 14.5-2 术前计划。a.肱骨干部远端楔形骨折。b~c.将提前预弯好的接骨板插入肱骨后方肌肉下的隧道内，并放置到合适的位置。d.接骨板的远端与肱骨远端后外侧柱贴附，并打入2枚锁定螺钉固定骨折远端骨块（1~2螺钉号）。e.通过轴向牵引，将骨折复位。接骨板的近侧部分，放置于肱骨后面的中线位置。将3号皮质骨螺钉垂直于接骨板打入，可以作为复位工具，同时可将接骨板压在肱骨上。术中透视可以确定骨折复位情况和接骨板的位置。f.对位对线纠正后，打入其余的锁定螺钉，以增加结构的稳定性（4~9号螺钉）

3 手术室准备

3.1 麻醉

肱骨干骨折建议采用全身麻醉。

3.2 患者体位与 C 形臂位置

患者左臂受伤，手术体位采用右侧半俯卧位（褥疮位）。患臂置于透 X 线的平台或垫子上，肘关节悬空。透视机放置在手术台右侧，透视机 C 形臂部分推至术者一侧，并保持与手术台平行。

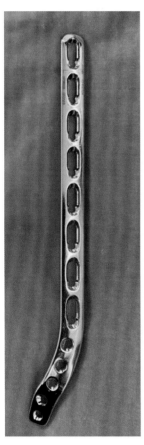

图 14.5-3 肱骨远端关节外 3.5mm 加压锁定板，可沿肱骨远端后外侧柱放置。接骨板的远端增加了 3.5mm 的锁定孔的数量。同时，为 3.5mm 的皮质骨螺钉设置了加长的结合孔，便于向近端和远端移动接骨板

3.3 器械

- 3.5mm 肱骨远端关节外锁定加压板（图 14.5-3）
- 3.5mm 锁定螺钉
- 3.5mm 皮质骨螺钉
- 隧道器

4 手术入路

通过肘关节后外侧入路显露肱骨远端外侧柱。在鹰嘴和肱骨外侧髁之间做一长 4~6cm 的纵行皮肤切口。在肱三头肌和肱肌之间识别肱三头肌外侧缘，将其从远端骨折块的后外侧皮质上锐性分离下来，牵向内侧，显露放置接骨板的区域。（图 14.5-4）

在上臂中间区域，做一个长 4~6cm 的纵行切口。在肱三头肌长头和外侧头之间，由近端向远端切开，分离软组织并识别桡神经（图 14.5-5）。对桡神经做适度游离后，将肱三头肌纵向劈开，显露肱骨近端部分。

5 复位与固定

使用隧道器在肱三头肌下方建立联通肱骨近和远端手术切口的隧道。将预塑形接骨板从肱骨远端切口，经桡神经下方，沿隧道插至肱骨近端切口。当接骨板经过桡神经下方时，需要对桡神经进行直视下的检查与保护，防止造成医源性损伤。在接骨板插入后，接骨板远端应位于远端骨块的后侧骨皮质上，可通过术中透视保证其位置准确。之后，打入 2 枚锁定螺钉固定远端骨块。对于骨折短缩畸形，可采用屈肘纵向牵引来纠正。短缩畸形纠正后，可用接骨板复位技术：先将接骨板近端部分放置在近端骨折块的中间位置上，并在近端骨块上打入 1 枚 3.5mm 皮质骨螺钉。透视下确认接骨板的位置和骨折对位良好后，打入其他锁定螺钉，作为最终固定（图 14.5-6a~b）。

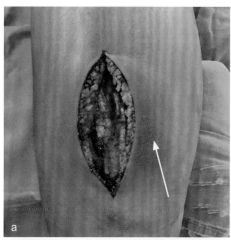
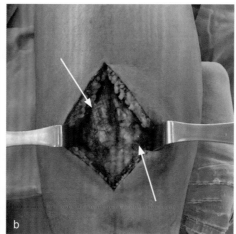
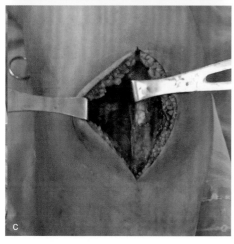

图 14.5-4　a.在鹰嘴和肱骨外侧髁之间做一纵向切口。b.识别出肱三头肌和肱三头肌外侧缘。c.将肱三头肌外侧缘与远端骨折块后外侧皮质进行锐性分离后牵向内侧，以显露放置接骨板的区域

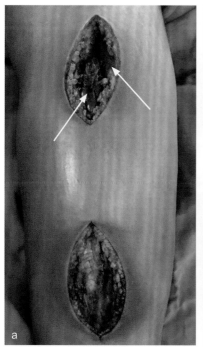
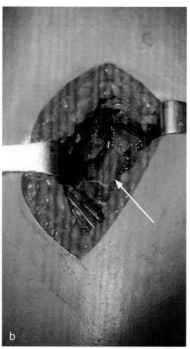
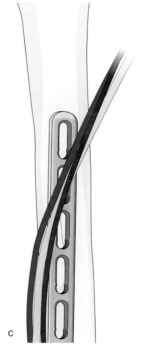

图 14.5-5　在近端的手术窗内，切开肱三头肌长头和外侧头，并识别出桡神经。接骨板必须放置在桡神经的下方

在复位骨折和固定过程中，避免牵拉和干扰桡神经。在最终固定前，要通过近端手术窗，确认桡神经位于接骨板上方（图14.5-7a~b）。

6 康复

术后第一天即开始进行肘与肩关节辅助下的全范围主动活动。术后8周后可开始提举重物。术后X线检查显示骨折对位对线可接受（图14.5-8a~b）。术后1年骨折愈合（图14.5-8c~d），患肢功能完全恢复（图14.5-8e）。

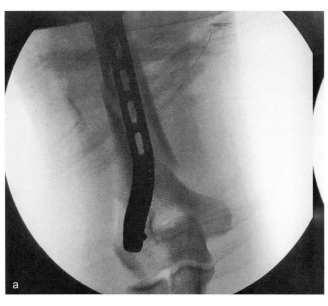
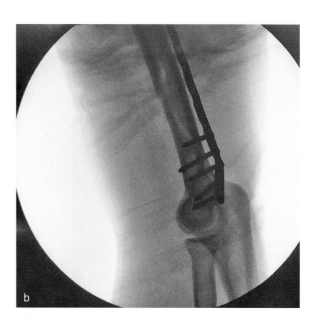

图 14.5-6 透视机显示骨折对位对线良好，接骨板和螺钉位置佳

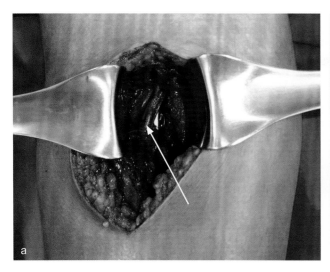
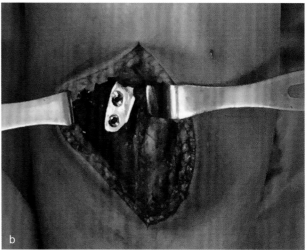

图 14.5-7 a.在进行最终固定前，在近端手术窗内观察确认桡神经在接骨板的上方。b.接骨板位于远端骨折块后外侧皮质的合适位置

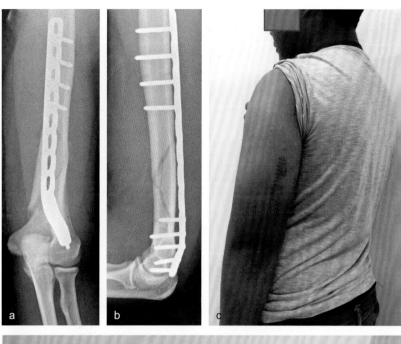

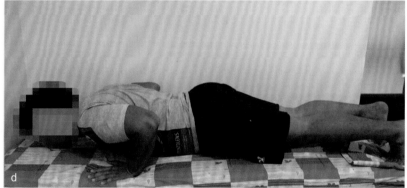

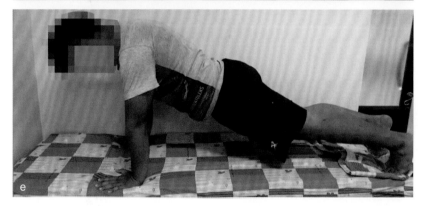

图 15-8　a~d.术后1年，骨折愈合。e.患侧上肢功能完全恢复，无神经功能障碍

7　扩展阅读

- Jiamton C, Ratreprasatsuk N, Jarayabhand R, et al. The safety and feasibility of minimal invasive plate osteosynthesis (MIPO) of the posterior aspect of the humerus: a cadaveric study. Clin Anat. 2019 Mar;32(2):176–182.

- Gallucci G, Boretto J, Vujovich A, et al. Posterior minimally invasive plate osteosynthesis for humeral shaft fractures. Tech Hand Up Extrem Surg. 2014 Mar;18(1):25–30.
- Balam KM, Zahrany AS. Posterior percutaneous plating of the humerus. Eur J Orthop Surg Traumatol. 2014 Jul;24(5):763–768.

15.1
前臂：概述

Surasak Jitprapaikulsarn, Frank JP Beeres

1 引言

手术治疗是成人前臂骨折的主要治疗方法。恢复尺、桡骨正常的解剖结构及其对合关系，对于恢复从手腕到肘部的载荷传递及前臂旋转功能非常重要。因此，前臂骨折被视为"间接"的关节内骨折，需要解剖复位和坚强固定，以便早期活动。对于简单骨折来说，常规切开复位接骨板内固定是金标准，临床疗效确定，并发症发生率低。对于粉碎性骨折或因软组织损伤严重而无法行切开复位的患者，MIPO 是一种合理的选择。

1.1 发生率

与桡骨远端骨折相比，前臂骨干骨折的发生率低 10 倍，主要发生于 15~40 岁男性。大多数前臂骨折是由运动损伤和高能量损伤所致，导致尺、桡骨的单骨折、两骨折（图 15.1-1a）或一处骨折

另一处脱位的孟氏（Monteggia）骨折（图 15.1-2b）和盖氏（Galeazzi）骨折（图 15.1-3c），后两种骨折类型通常发生在严重创伤患者中。人体为保护身体和面部免受打击，正常情况下会反射性地抬高前臂，尺骨正好位于皮下，在前臂受到直接击打后常会发生尺骨骨折。

1.2 治疗现状

由于前臂骨折被认为是"间接"的关节内骨折，尺、桡骨的解剖结构通常需要切开复位来恢复。当前治疗前臂骨折的金标准依然是传统的切开复位小动力加压接骨板（DCP）/锁定加压接骨板（LCP）内固定术。尽管科学的临床证据有限，但在粉碎性骨折无法进行解剖重建和（或）软组织条件不允许切开复位的情况下，MIPO 可作为重要的替代方法。MIPO 技术的优点是通过间接复位来获得相对稳定性，避免了骨折区域的广泛剥离，

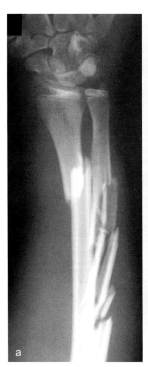 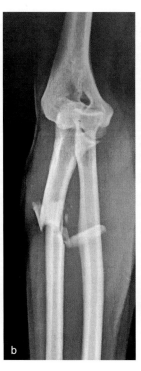 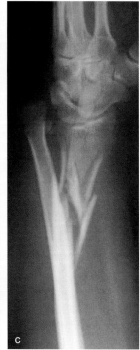

图 15.1-1 a.尺、桡骨双骨折；b.孟氏骨折；c.盖氏骨折

不破坏血供。髓内固定在下肢股骨和胫骨骨折中是首选，但在前臂骨折中并未得到广泛推广，因为前臂对载荷分担的要求不像下肢骨折那样高。此外，前臂尺、桡骨髓腔的生理性弯曲也是设计髓内植入物面临的难点。

在某些情况下，MIPO 具有与髓内钉相同的潜在益处，包括多节段骨折、骨质疏松性骨折和软组织覆盖缺失的骨折。

对于合并严重软组织损伤的开放性骨折及多发伤患者，外固定架固定通常被用作临时治疗（图

15.1-2），但很少被用作最终固定。

1.3 MIPO 的适应证和禁忌证

1.3.1 适应证

MIPO 是前臂粉碎性骨折（C 型和部分 B 型骨折）的一种手术选择，优点是可以保护骨愈合所需要的生物环境，避免对骨折断端血供的破坏。其他适应证包括皮肤软组织条件差，不适合做传

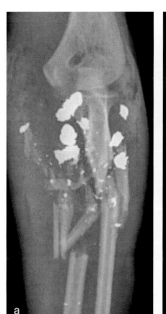
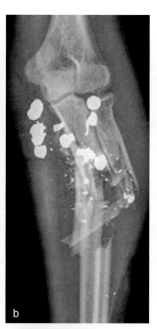
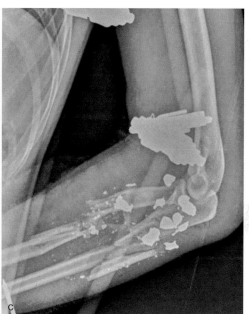
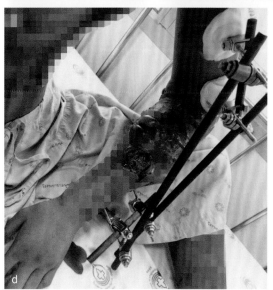

图 15.1-2 a~c.X线显示，霰弹枪损伤导致桡骨近端和尺骨严重粉碎性骨折；d.对该严重软组织损伤患者，采用外固定架固定作为初始稳定治疗

统切开复位内固定的闭合性骨折患者。

此外，MIPO 可用来治疗肥大性骨不连（具有足够的长度、轴向和旋转），增加稳定性，无须显露骨不连部位（图 15.1-3）。

1.3.2 禁忌证

- 前臂简单骨折，需要解剖复位和绝对稳定
- 当间接复位不可行时，延迟骨折（损伤后 2 周以上）是 MIPO 的相对禁忌证

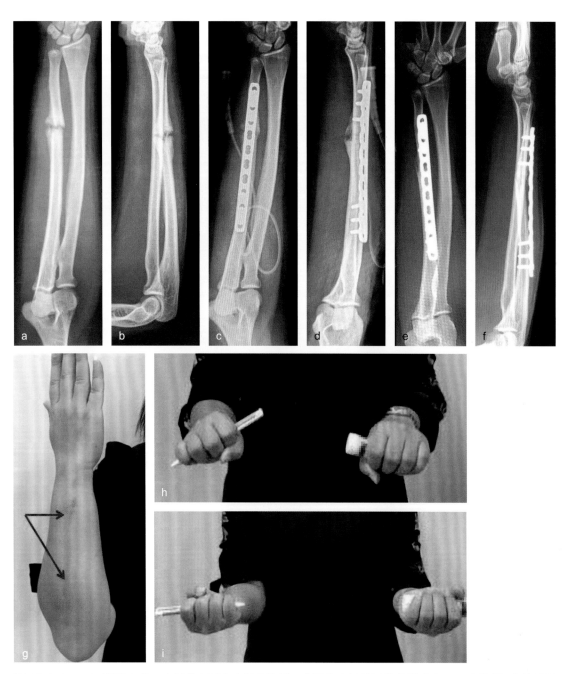

图 15.1-3　a~b.25岁女性，直接撞击导致右尺骨骨折，术后发生了骨不连并伴疼痛；c~d.伤后4个月进行 MIPO；e~f.术后6个月骨折愈合；g~i.受伤的前臂恢复了旋转功能。箭头所示为愈合后的手术切口（g）

2 手术解剖

桡骨干的定义是肱二头肌结节和远端干骺端之间的区域。桡骨干外形为棱柱形，掌侧皮质平坦，在进行 MIPO 时可作为判断骨折断端有无轴向旋转的参考依据（图 15.1-4）。桡骨干从肱二头肌结节延伸至远端关节面尺侧的生理弯曲称为桡骨弓，桡骨弓的恢复对于恢复前臂旋转功能至关重要。

桡骨掌侧 Henry 入路是正中神经支配肌肉和桡神经支配肌肉之间神经间平面入路。通过该入路进行手术显露，在前臂中部区域沿指浅屈肌尺侧走行的正中神经和在肱桡肌下方穿行的桡神经浅支就比较安全，不容易损伤。对植入物的软组织覆盖也要比背侧的 Thompson 入路好。桡骨骨折的 MIPO 中，桡骨平坦的掌侧皮质特别实用，可

作为断端之间是否发生轴向旋转的参考。掌侧入路的缺点是因肱二头肌肌腱的阻挡，难以显露靠近肱二头肌结节部位的区域。

桡骨背侧 Thompson 入路可以显露整个桡骨，但该入路有两个主要缺点：①软组织覆盖不良；②在显露桡骨近端部分时有损伤骨间背神经的风险。内固定物对肌腱的刺激主要见于骨干远端。此外，由于桡骨呈棱柱形，背侧皮质表面成角，在进行 MIPO 手术时，矫正断端之间的轴向旋转相对困难（与掌侧入路相比）。

尺骨近端在乙状小切迹处与桡骨头关节连接，尺骨头在远端与桡骨远端的乙状切迹关节连接，在前臂旋转活动时桡骨以尺骨为轴心转动。尺骨嵴是从鹰嘴到尺骨远端的一条接近笔直的线，将尺侧腕屈肌和尺侧腕伸肌的附着点分开（图 15.1-5），可作为判断骨折断端之间有无轴向旋转的

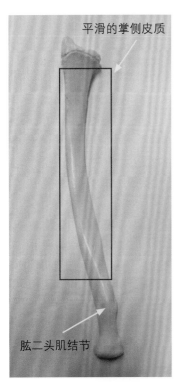

图 15.1-4　桡骨干外形为棱柱形，掌侧皮质平坦，在进行 MIPO时，可用作判断轴向旋转的参考

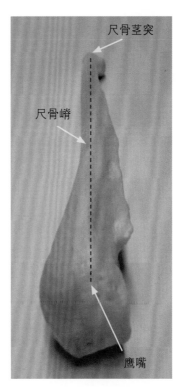

图 15.1-5　尺骨嵴是从鹰嘴到尺骨远端的一条接近笔直的线，将尺侧腕屈肌和尺侧腕伸肌的附着点分开，当进行 MIPO手术时，可作为判断骨折断端之间轴向旋转的参考

参考。此外，将接骨板放置在尺骨嵴上，从生物力学上优于放置在背侧或掌侧，缺点是软组织覆盖差。

桡骨和尺骨在上尺桡关节、骨间膜和下尺桡关节形成稳定的连接。因此，如果其中一个发生伴有严重移位和成角的骨折，另外一个通常在尺桡关节远端或近端也发生骨折或脱位，即盖氏或孟氏骨折。

3 术前评估

术前必须进行详细的神经血管检查。孟氏骨折中骨间背神经有损伤的危险。在严重的软组织损伤中应评估骨筋膜室综合征的风险，尤其是在严重创伤伴粉碎性骨折、浮动肘或伴有手部多发骨折的情况下。在制订包括 MIPO 手术在内的骨折固定计划时，应考虑到筋膜切开术的后遗症（图15.1-6）。

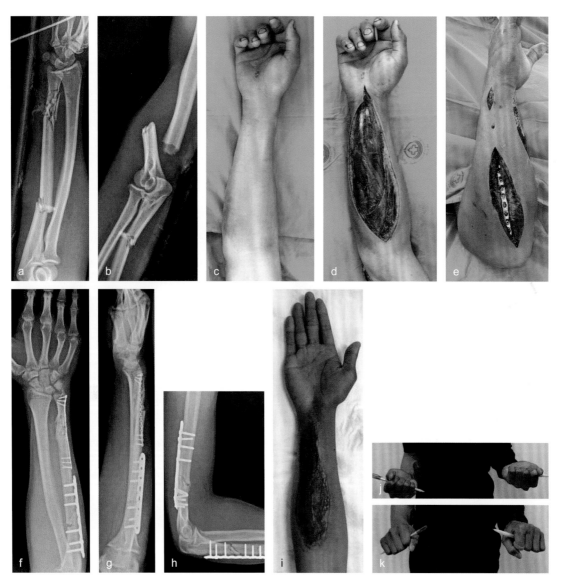

图 15.1-6 a~c.22岁男性，右肱骨干远端开放性骨折，右尺骨闭合性多节段骨折，伴有严重软组织肿胀和前臂即将发生的骨筋膜室综合征；d~h.实施的手术包括右前臂筋膜切开术、清创术、肱骨干远端开放性骨折切开复位内固定术（ORIF）、尺骨近端ORIF和尺骨远端MIPO；i~k.伤后4个月，伤口完全愈合，前臂旋转恢复到可接受的功能范围

骨损伤附近有伤口时要高度怀疑开放性骨折或脱位（图 15.1–7）。对于合并严重软组织损伤的闭合性和开放性骨折，需要用外固定架固定作为初始临时固定。待软组织损伤修复后，再进行从外固定到内固定的转换。软组织损伤修复的可靠表现为软组织肿胀消退，形成皮肤皱褶，并且皮肤水疱消失。

对前臂损伤的放射学评估必须始终包括腕关节和肘关节（图 15.1 8）。最常发生的问题是漏诊桡骨头或尺骨头脱位，因此，应在术前和术中仔细评估肘关节桡骨头的位置和腕关节下尺桡关节尺骨的变异。

对侧肢体的 X 线评估有助于判断正常情况下尺、桡骨解剖结构情况（尤其是尺骨相对于桡骨的长度）。

4 手术室准备

4.1 麻醉

患者前臂内固定通常在全身麻醉或臂丛神经阻滞下进行。

4.2 患者体位和 C 形臂位置

患者取仰卧位，患肢外展 90°，将上臂和前臂放置在可透 X 线的手术台上。应用掌侧入路固定桡骨时，前臂完全旋后平放在手术台上（图 15.1–9a）。固定尺骨时，肘关节过屈，前臂处于旋转中立位置（图 15.1–9b）。术者可以在前臂的头侧或尾侧。术中 C 形臂摆放于患者手臂的头侧或外侧。

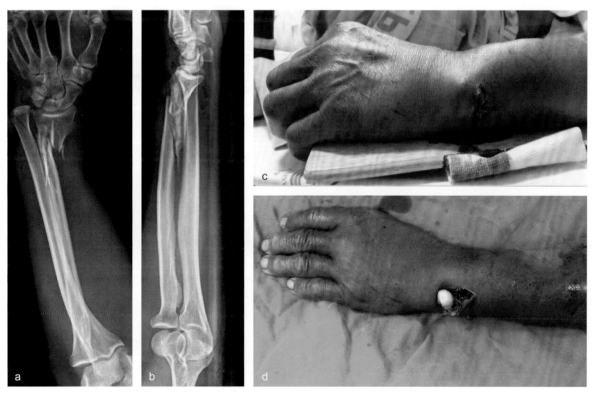

图 15.1–7　a~c.X线显示左桡骨干骺端粉碎性骨折，查体发现左腕关节尺侧有开放性伤口；d.术中发现为开放性脱位，尺骨头从伤口中外露

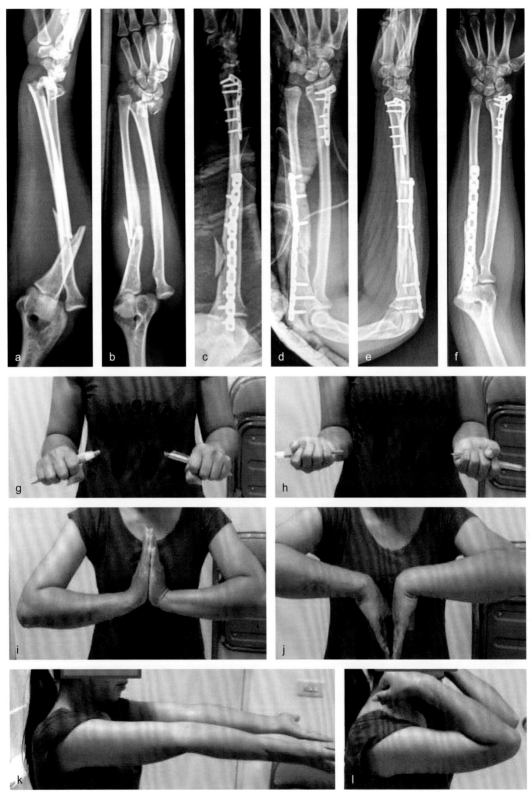

图 15.1-8　a~b.35岁女性，车祸导致右尺骨近端楔形粉碎性骨折、右桡骨远端关节内粉碎性骨折和桡骨头脱位；c~f.对患者实施桡骨远端切开复位内固定术，桡骨头（此处原文为ulnar head，译者理解应为笔误，仅供参考）脱位闭合复位，尺骨近端骨折MIPO；g~l.伤后1年，两处骨折愈合，桡骨头解剖复位，手腕、前臂和肘关节恢复了全范围的活动

4.3 器械和植入物

前臂骨干骨折的 MIPO 可选择 DCP 3.5 或 LCP 3.5（图 15.1-10a~b）。接骨板长度应允许在骨折远、近端各植入至少 3 枚螺钉（图 15.1-11）。根据接骨板跨度比，桡骨和尺骨的 MIPO 至少需要 9 孔接骨板。

需要在骨折的远、近端各自先植入 1 枚 3.5mm 的皮质螺钉，以纠正矢状位成角，帮助间接复位。然后再分别植入 2 枚 3.5mm 的锁定螺钉完成固定。

在桡骨远端骨干骨折伴或不伴向干骺端延伸时，可能需要用到长的桡骨远端 LCP（图 15.1-10c）。同样，在尺骨近端骨折中，可能会用到尺骨鹰嘴 LCP（图 15.1-10d）。

应用隧道器沿桡骨表面开通肌肉下隧道，沿尺骨骨嵴表面开通皮下隧道。如果没有隧道器，

也可以用大点的止血钳、骨膜剥离器或应用接骨板来建立隧道，前臂肌肉和骨骼之间的间隙很容易分开。

4.4 试模和接骨板预弯

对于长骨骨干的 MIPO，所选接骨板的长度取决于骨折长度。举例来说，如果骨折长度跨越接骨板的 4 个孔，接骨板的长度应至少为 12 个孔，允许每个骨折端使用 3 枚螺钉固定，螺钉与接骨板孔比值为 0.4~0.5（图 15.1-12）。对于桡骨干较长的粉碎性骨折，接骨板需要在冠状面上轻微弯曲，以适应桡骨弓的解剖结构。在近端或远端骨折中，DCP 或 LCP 的轮廓应符合关节周围的解剖形状，或者选择解剖接骨板。

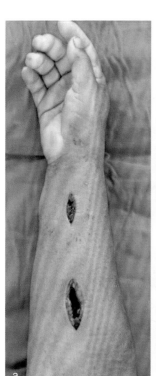
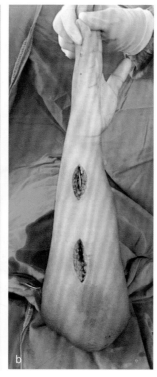

图 15.1-9　a.通过掌侧入路固定桡骨时，前臂完全旋后。b.固定尺骨时，肘关节处于过屈状态，前臂处于旋转中立位置

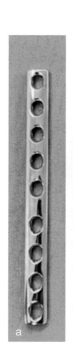
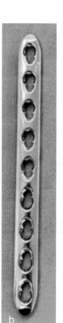
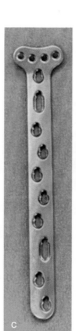
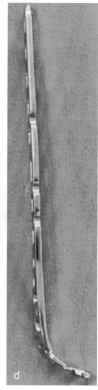

图 15.1-10　a.动力加压板3.5。b.锁定加压板3.5。c.长的桡骨远端LCP。d.鹰嘴LCP

5 术前计划

对于桡骨横形骨折和尺骨粉碎性骨折，需要先固定较简单的桡骨骨折，然后再进行尺骨 MIPO（图 15.1-13）。

术前行对侧肢体 X 线检查有助于在粉碎性骨折的情况下恢复骨折的长度（图 15.1-14）。

6 手术步骤

6.1 手术入路

前臂骨折的手术治疗应遵循从相对简单的骨折开始进行固定的原则。对于盖氏或孟氏骨折，应首先复位脱位的尺骨头或桡骨头。

6.1.1 桡骨 MIPO 手术入路

患者取仰卧位，前臂旋后平放在可透射线的桌子上。助手在手术期间维持轴向牵引，或者应用临时外固定架或微型牵开器来恢复长度、轴向和旋转。桡骨的 MIPO 手术建议采用掌侧 Henry 入路。先做远端切口，在前臂远 1/3 处沿桡侧腕屈肌肌腱走行方向，取 3~4cm 的纵切口，打开桡侧腕屈肌腱鞘，在桡动脉与桡侧腕屈肌、指浅屈肌和拇长屈肌肌腱之间分离，识别旋前方肌并纵

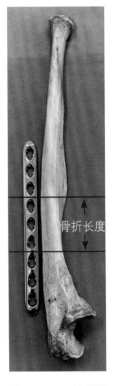
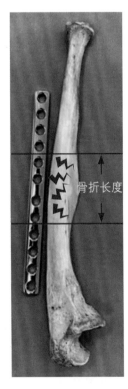
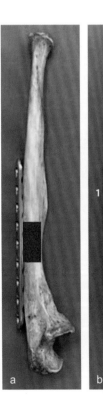
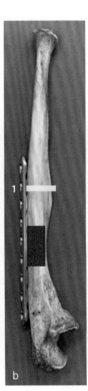
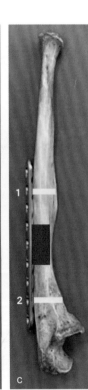
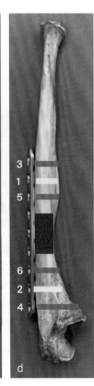

图 15.1-11 接骨板长度应允许至少3枚螺钉植入远、近骨折端。根据接骨板跨度比，至少需要一块9孔接骨板，用来做桡骨和尺骨的 MIPO手术

图 15.1-12 如果骨折长度跨越接骨板的4个孔，接骨板的长度应至少为12个孔，允许骨折远、近端均使用3枚螺钉固定，接骨板螺钉密度为0.4~0.5

图 15.1-13 a.通过皮下隧道将适当长度的锁定加压板放在尺骨表面。b.将接骨板的远端部分与远端骨折端对齐，植入3.5mm皮质螺钉1枚。c.应用复位钳纠正骨折断端的冠状位成角，并将3.5mm皮质螺钉植入近端骨折端。d.每侧再分别植入2枚3.5mm的锁定螺钉

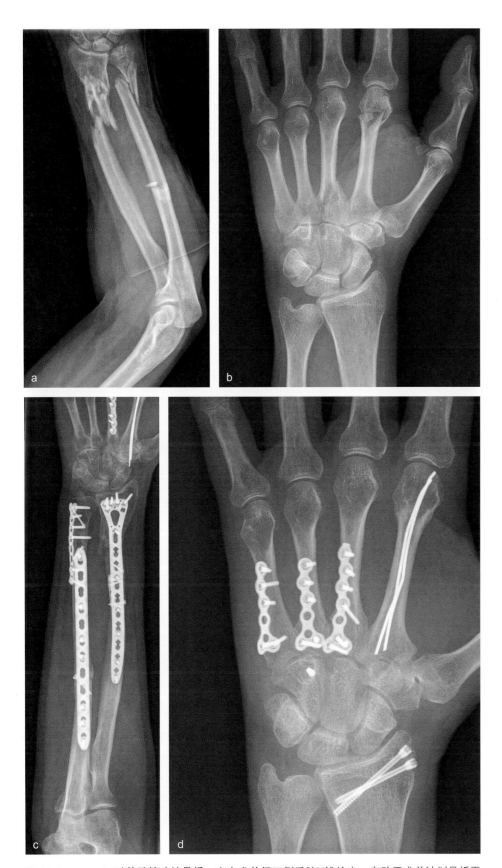

图 15.1–14 a~b.对前臂粉碎性骨折，应在术前行双侧手腕X线检查，有助于术前计划骨折需要矫正的长度；c~d.术后X线显示恢复了长度、轴线和旋转。受伤后6个月病历记录显示患者恢复了全范围的活动

形切开，显露远端骨折端的掌侧皮质（图 15.1-15）。在个别情况下，隧道可以建立在旋前方肌下方，不切开旋前方肌。

在前臂的近 1/3 处做第二个切口，桡侧为桡动脉和肱桡肌，尺侧为桡侧腕屈肌、指浅屈肌和指深屈肌。劈开旋前圆肌，显露近端骨折端的掌侧皮质。应用隧道器在肌肉下方建立两切口之间的隧道。

6.1.2 尺骨 MIPO 手术入路

患者肘关节过屈，前臂旋转中立位。分别在尺骨骨折端的远、近端取 3~4cm 长的纵向皮肤切口（图 15.1-16）。由于尺骨位于皮下，没有重要组织通过，因此可以直接向下切至骨嵴。从嵴上稍许剥离尺侧腕屈肌和尺侧腕伸肌，便于放置接骨板。应用隧道器在两切口之间建立皮下隧道。

6.2 复位和固定

前臂骨折的典型畸形包括短缩、矢状位成角、冠状位成角和轴向旋转等。

两处骨折中先固定较简单侧的骨折，将此侧作为正常长度的依据。助手需在手术期间维持轴向牵引（图 15.1-17）。将 3.5mm LCP 通过准备好的隧道。接骨板的远端部分与远端骨折端对齐，并植入 1 枚皮质螺钉。LCP 套筒连接在接骨板近端的孔上（图 15.1-18），借助套筒将接骨板的近端部分放置到近端骨折端理想的位置处。可通过向远端推动接骨板以纠正短缩畸形。当长度恢复到合适位置时，应用 1 枚皮质螺钉植入到近端骨折端。该螺钉可用作复位，将近侧骨折端复位至接骨板，从而校正矢状面成角。

通过两侧的切口，在桡骨和接骨板周围使用复位钳（图 15.1-19），将皮质螺钉稍微松动，通

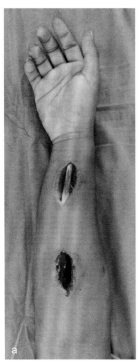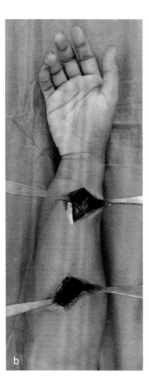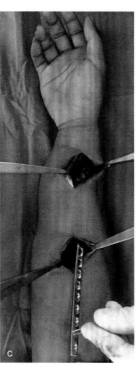

图 15.1-15　a.沿桡侧腕屈肌肌腱走行方向做2个皮肤切口。b.在桡动脉和桡侧腕屈肌、指浅屈肌及拇长屈肌肌腱之间进行深层分离。c.通过肌下隧道安放合适长度的锁定加压板

过复位钳操作来矫正冠状位成角和侧方移位。待复位满意后，在植入双侧锁定螺钉后锁紧螺帽前，一定要确认将两侧的皮质螺钉拧紧。

对于桡骨 MIPO，接骨板需要放置在骨折远、近端平坦的掌侧皮质上，以确保矫正骨折端之间的旋转畸形。同样，对于尺骨 MIPO，接骨板应放置于骨折远、近端的尺骨嵴上（图 15.1-20）。

当明确骨折复位满意，接骨板位置合适后，再分别在两端植入 2 枚锁定螺钉。在固定完成后，要检查前臂旋转是否受限。此外，远端尺骨变异应与对侧相同，近端桡骨头应位于肘关节的正常位置（图 15.1-21）。

典型病例：77 岁女性，车祸导致多发伤，MIPO 治疗前臂骨折具有明显的优势（图 15.1-22）。初始应用外固定架进行损伤控制手术，先治疗危及生命的损伤，待病情平稳后再使用 MIPO 治疗前臂骨折。之所以选择 MIPO，是因为该患者合并严重软组织损伤，皮肤条件差，同时还有其他合并伤。

首先，对桡骨简单的短斜形骨折进行解剖复位，并用拉力螺钉固定。然后用长的桡骨远端角稳定接骨板，预弯出桡骨弓的弧度后，桥接桡骨远端多段的粉碎性骨折，恢复桡骨的长度和轴线。使用对侧作为模板，对尺骨骨折进行闭合复位，在骨折断端两侧分别做 2 个长 3cm 的切口，植入 1/3 管形接骨板。之所以选择此接骨板，是因为接骨板位于皮下，与 3.5mm LCP 相比对皮肤激惹

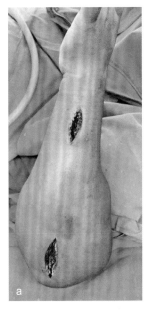
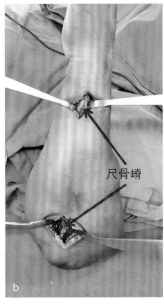

图 15.1-16　a.在尺骨骨折远、近端分别行皮肤切口。b.可以直接向下切至骨嵴（箭头所示）

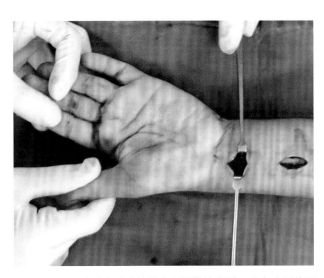

图 15.1-17　助手在手术过程中需要维持牵引，或者应用外固定架（临时）或微型撑开器，帮助恢复长度、轴向和旋转

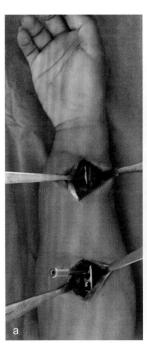
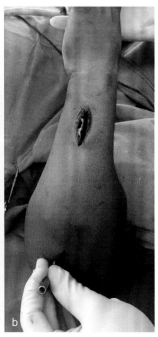

图 15.1-18　锁定加压板套筒连接在接骨板近端的孔上，用来操控接骨板，矫正短缩畸形

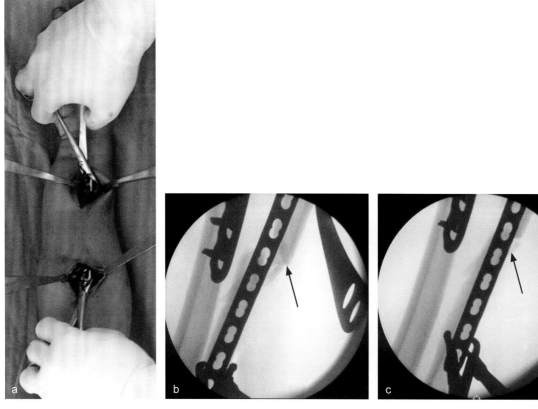

图 15.1-19 通过远、近端的手术窗口，在骨和接骨板周围使用复位钳，纠正冠状位成角和侧方移位（箭头所示）

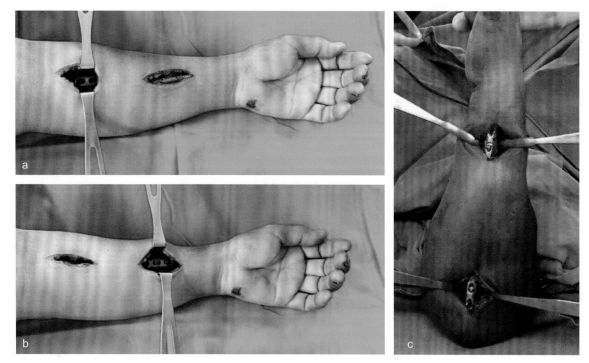

图 15.1-20 a~b.对于桡骨MIPO手术，接骨板放置在骨折远、近端平坦的掌侧皮质上，以确保矫正断端之间的旋转畸形。c.同样，对于尺骨MIPO手术，接骨板应放置在骨折远、近端尺骨嵴上

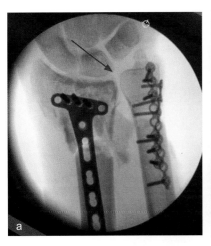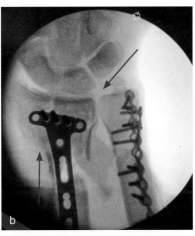

图 15.1-21 a.术中影像显示骨折短缩畸形导致正性尺侧变异（箭头所示），需要纠正。b.在远端植入3枚螺钉后，可通过近端连接的钻套向远端推动接骨板（箭头所示），撑开骨折来恢复至零尺侧变异

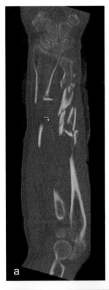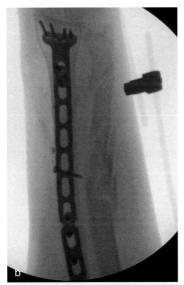

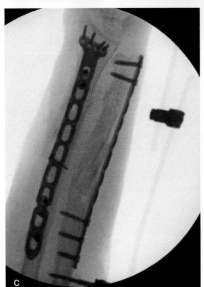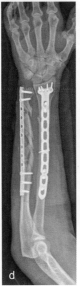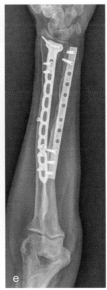

图 15.1-22 a.术前CT扫描。b.使用拉力螺钉固定桡骨近端的短斜形骨折，通过桥接接骨板恢复粉碎性骨折后桡骨的长度、轴线和旋转。c.使用1/3管形接骨板通过MIPO技术桥接尺骨粉碎性骨折，尺骨长度的恢复参照对侧下尺桡关节的位置关系。d.术后X线复查。e.伤后1年，骨折愈合，患者恢复全范围的活动

小。2.7 LCP 的长度不足以桥接骨折，因此不适合该骨折。术后 1 年骨折愈合，功能完全恢复（图 15.1-23）。

7 术后护理和康复

手术后，患者应立即开始手指、手腕、前臂和肘部的非负重全范围的主动运动。在术后第 6、

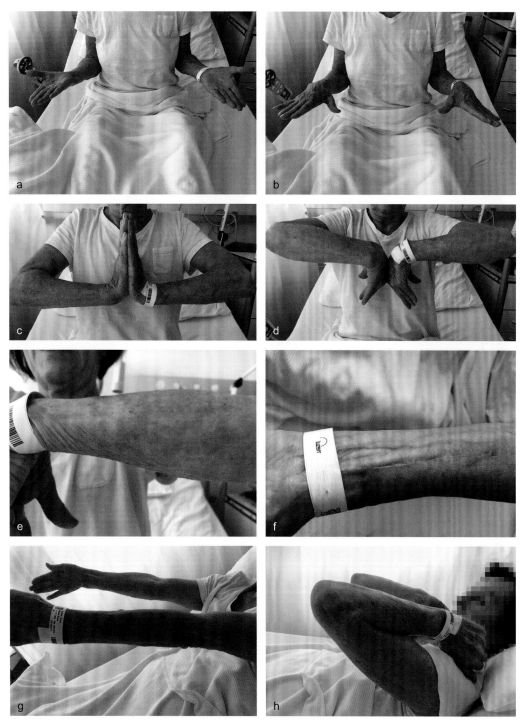

图 15.1-23 伤后1年，患者恢复全范围的活动

12、36 和 52 周进行 X 线检查，以评估骨折愈合情况。

8 陷阱

- 对于前臂 MIPO，不建议使用 1/3 管形接骨板和 DCP 3.5mm 重建板。这些接骨板的强度低于 DCP 3.5mm 或 LCP，特别是在骨折线长、邻近螺钉之间距离长的骨折中，这些接骨板会弯曲或断裂

- 在对骨折范围较长的桡骨干骨折（如多节段骨折或长的粉碎骨折）进行 MIPO 时，桡骨弓很容易丢失。通过使用对侧作为模板，在冠状面预弯接骨板，使其与正常的桡骨弓匹配，可以避免这种并发症的发生（图 15.1-24）

- 对于孟氏或盖氏骨折，骨折固定后桡骨头或尺骨头不可复位的常见原因是骨干处骨折复位不良，尤其是粉碎性骨折。如果骨折固定后，桡骨头或尺骨头不在正确位置，要重新评估骨折复位的质量，包括成角、轴向旋转和缩短

- 在尺桡骨双骨折均为严重粉碎性骨折时，很难确定正确的长度。在这种情况下，选择先固定尺骨还是桡骨比较困难。在此类手术中，要经常检查下尺桡关节，并将其作为参考。如果出现正性或负性尺骨变异，则要分别怀疑桡骨或尺骨是否发生了短缩（图 15.1-25）

9 经验

- 对于 MIPO 手术，早期手术（伤后 48 小时内）有利于骨折复位。如果骨折时间超过 2 周，

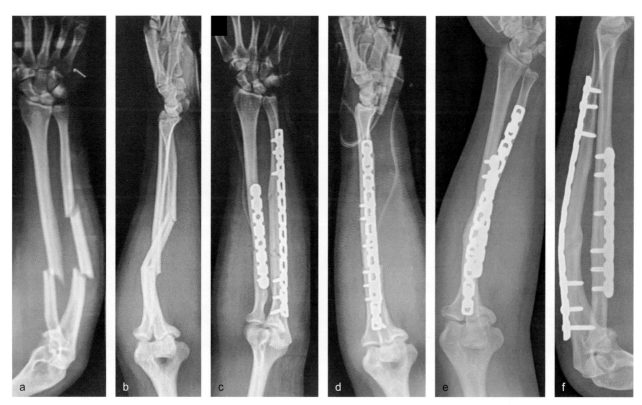

图 15.1-24　a~b.X线显示桡骨短斜形骨折和尺骨多段骨折；c~d.使用2块重建锁定加压接骨板3.5，桡骨常规切开复位内固定，尺骨MIPO；e~f.术后1年，尺骨接骨板弯曲，尺骨畸形愈合

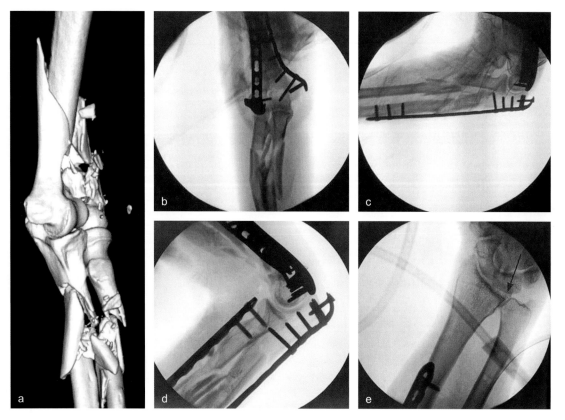

图 15.1–25　a.55岁男性高处坠落伤，肱骨远端、桡骨近端和尺骨近端粉碎性骨折。b~d.肱骨远端切开复位内固定，桡骨和尺骨MIPO。e.手术过程中，通过检查下尺桡关节的匹配性避免桡骨或尺骨发生短缩畸形

由于血肿机化的原因，通过间接复位可能无法实现满意的复位效果

- 应多准备几种不同长度和类型的接骨板，特别是在长的粉碎性骨折和多节段骨折的情况下。如果骨折累及骨干近端或远端，需要准备围关节的 LCP
- 制订术前计划，包括参照对侧 X 线
- 接骨板的合适长度取决于接骨板跨度比，应在术前计划中完善
- 术中必须要详细评估所有的骨折对线情况。术中透视用于评估冠状位和矢状位成角情况

通过检查下尺桡关节的匹配来验证骨折长度的恢复情况。放置接骨板后，在初步和（或）最终固定后做前臂全范围的被动旋转活动，是预防骨折对位不良的先决条件。

10　扩展阅读

- Capo JT. Forearm, shaft. In: Buckley RE, Moran CG, Apivatthakakul T, eds. Principles of Fracture Management, Third Edition. New York: Thieme Publishing; 2017;2:657–672.
- Strubel PN, Pesantez RF. Diaphyseal fractures of the radius and ulnar. In: Court-Brown CM, Heckman JD, McQueen MM, et al, eds. Rockwood and Green's Fracture in Adult. 8th ed. Philadelphia: Wolters Kluwer Health; 2015;1:1121–1177.
- Eathiraju S, Mudgal CS, Jupiter JB. Monteggia fracture-dislocations. Hand Clin. 2007 May;23(2):165–177.
- Imatani J, Noda T, Morito Y, et al. Minimally invasive plate osteosynthesis for comminuted fractures of the metaphysis of the radius. J Hand Surg Br. 2005 May;30(2):220–225.
- Ring D, Jupiter JB, Simpson NS. Monteggia fractures in adults. J Bone Joint Surg Am. 1998 Dec;80(12):1733–1744.
- Sen MK, Strauss N, Harvey EJ. Minimally invasive plate osteosynthesis of distal radius fractures using a pronator sparing approach. Tech Hand Up Extrem Surg. 2008 Mar;12(1):2–6.

15.2
前臂：尺骨近端 1/3
粉碎性骨折（孟氏骨折，2U2B3.a）

Surasak Jitprapaikulsarn

1 病例描述

36岁男性，车祸伤导致右侧孟氏（Monteggia）骨折（图15.2-1）。尺骨近端粉碎性骨折合并桡骨头脱位，骨间背神经检查正常。

MIPO 的适应证

这例患者选择做 MIPO 是因为尺骨骨折严重粉碎，不适合做传统的切开复位内固定，应用 MIPO 技术可保护骨愈合的生物环境，减少对骨折区域血供的破坏。

2 术前计划

术前计划不能只关注尺骨接骨板的长度。尺骨不是完全直的，在近端有向后的成角（the proximal ulna dorsal angulation，PUDA）。PUDA平均5.7°（0°~14°），鹰嘴尖到 PUDA 顶点的平均距离为57mm（34~78mm）。如果植入物需要放置在 PUDA 顶点的上方，必须在术前拍摄对侧肘关节 X 线侧位片测量 PUDA，按照 PUDA 的角度预弯动力加压接骨板（DCP），这样可以避免用直行接骨板导致的向前成角。另一种方法是使用锁定加压板（LCP），将近端骨折端的皮质螺钉置于 PUDA 顶点的远侧，在 PUDA 顶点近端应用锁定螺钉。

如果接骨板不经过 PUDA，而是放置在 PUDA 的远端，则不用预弯接骨板，可直接用直的接骨板（图15.2-2）。

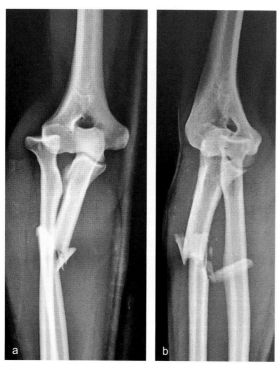

图 15.2-1　X线片显示右尺骨近端1/3粉碎性骨折伴右桡骨头脱位

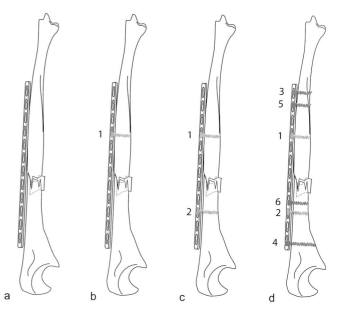

图 15.2-2　a.将小型锁定加压接骨板通过皮下隧道，放置在远、近骨折端的尺骨嵴上。b.将接骨板的远端部分与尺骨嵴对齐，然后应用1枚皮质螺钉（1号黄色）固定。c.接骨板的近端部分放置于近端骨折端，骨折复位满意后，应用1枚皮质螺钉（2号黄色）固定。d.分别植入剩余的锁定螺钉（3~6号绿色）

3 手术室准备

3.1 麻醉

进行尺骨干固定的患者需全身麻醉或臂丛神经阻滞。

3.2 患者体位和 C 形臂位置

以右前臂损伤为例，患者取仰卧位，患侧前臂放置在可透视的手术台上。手术过程中，肘部处于过屈状态，前臂处于旋转中立位置。C 形臂放于患者右侧，与术者相对。

3.3 器械

- 12 孔小型 LCP 3.5
- 如果选择小 DCP 3.5，则可能需要参照对侧尺骨近端的 PUDA 对接骨板进行预弯
- 3.5mm 锁定螺钉
- 3.5mm 皮质螺钉
- 隧道器

4 手术入路

手术先做远端切口，沿着尺骨嵴做 3~4cm 纵切口，直接切到尺骨嵴，分离尺骨嵴两侧的尺侧腕伸肌和尺侧腕屈肌，便于放置接骨板（图15.2-3）。

接下来做近端切口，在尺骨近端骨折块的尺骨嵴上做 3~4cm 的纵切口，深部分离同远端切口。在两切口之间建立皮下隧道。

5 复位和固定

通过纵向牵引、前臂旋后和肘部过屈的手法复位脱位的桡骨头。待桡骨头复位后进行尺骨固定。将 12 孔小 LCP 穿过准备好的皮下隧道，

将接骨板的远端部分放置在尺骨嵴上，应用 1 枚皮质螺钉固定。C 形臂透视下将接骨板的近端部分安放在骨折近端部分的骨嵴上。复位钳应用于接骨板的近端和远端部分，将接骨板与尺骨对齐，完成对冠状位成角和侧方移位的矫正。在获得良好复位后，将 1 枚皮质螺钉植入近端骨折块PUDA 顶点的远侧（图 15.2-4）。再次 C 形臂透视检查骨折复位情况、桡骨头位置和下尺桡关节的尺骨变异。确认无误后，分别在骨折断端两侧再植入 2 枚锁定螺钉（图 15.2-5）。完成固定后，前臂应能完全被动旋转活动，桡骨头应同心复位。

6 康复

术后第 1 天开始，指导患者行肘关节和前臂的主动、辅助活动训练。术后影像显示尺骨对位良好，桡骨头解剖复位（图 15.2-6）。术后 1 年，

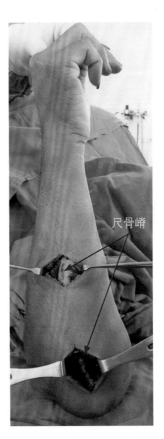

尺骨嵴

图 15.2-3 在骨折的远、近端取手术切口，直接切开至尺骨嵴，以便放置接骨板

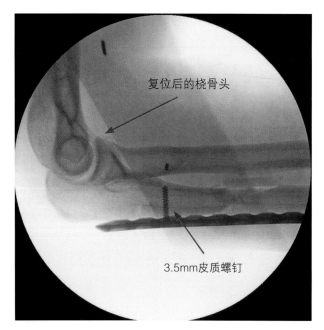

复位后的桡骨头

3.5mm皮质螺钉

图 15.2-4 桡骨头复位至正确的位置，表明尺桡关系和尺骨长度恢复正常。在实现桡骨头的良好复位后，下一步是将1枚皮质螺钉植入尺骨的近端

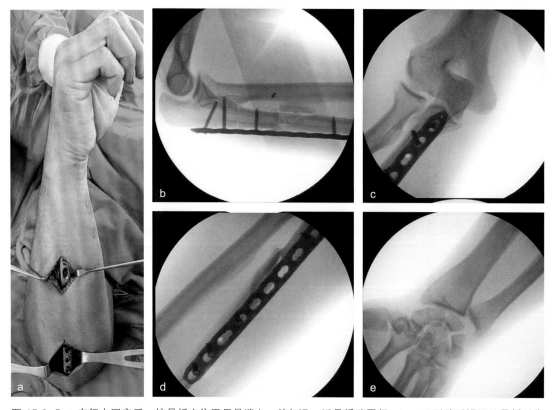

图 15.2-5 a.在行内固定后，接骨板应位于尺骨嵴上，并与远、近骨折端平行。b~e.C形臂透视显示骨折对位良好，接骨板在尺骨上的植入位置良好，桡骨头同心复位，尺骨变异为零。该例患者根据术中情况改变了术前计划，术中发现在最近端的孔内植入皮质螺钉后，骨折对位变得更好。于是决定保留最近端的皮质螺钉，拆除先前的皮质螺钉，植入2枚锁定螺钉实现最终固定

骨折愈合，受伤肢体恢复了全范围的活动（图15.2-7）。

7 陷阱

- 在尺骨近端骨折中，近端部分长度不足以容纳 3 个螺钉固定，可以选择尺骨近端 LCP
- 如果尺骨固定后桡骨头仍然脱位或半脱位，需要重新评估尺骨骨折复位的质量。尺骨畸形复位是导致孟氏骨折桡骨头无法复位的常见原因。如果确认包括缩短、冠状位及矢状角成角和轴向旋转在内的所有畸形都得到了矫正，则要怀疑桡骨头关节内是否卡入了软组织，通常需要进行桡骨头的切开复位

- PUDA 是影响骨折复位质量的另一个参数。建议术前拍摄对侧 X 线测量 PUDA
- 在尺骨粉碎性骨折的情况下，恢复尺骨长度具有挑战性。在复位固定尺骨骨折之前，应先复位脱位的桡骨头

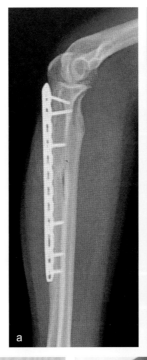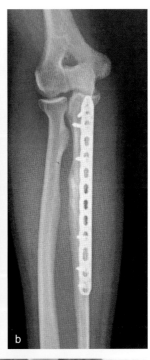

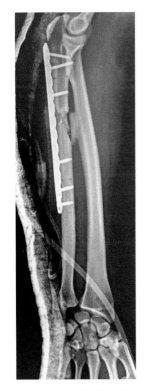

图 15.2-6 术后图像显示尺骨复位满意，桡骨头复位良好

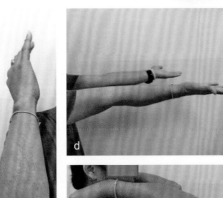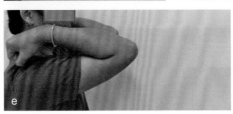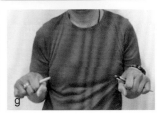

图 15.2-7 术后 1 年骨折愈合，受伤肢体恢复了全范围的活动

15.3
前臂：骨干骨折

Juan Manuel Concha Sandoval

1 引言

前臂是一个类似关节的复杂单位,其主要功能是旋前和旋后。为避免医源性损伤,关于神经血管结构的复杂解剖和传统切开复位内固定(ORIF)术早有报道。骨干骨折复位不良会导致前臂旋转功能丧失、肘关节僵硬和残疾。治疗成人前臂骨干骨折的金标准是切开复位加压接骨板固定[1,2]。

然而,前臂的单一骨或双骨的粉碎性骨折,如处理由枪击引起的骨折(图 15.3-1)或带有楔状粉碎骨块的骨折是一项挑战,很难达到解剖复位,且常需植骨[3]。

关于前臂骨干骨折微创固定的研究很少[4,5];然而,对于复杂骨折,使用接骨板的桥接内固定被认为是一种稳定的可替代方法,保护了局部生物学环境以允许二期愈合,同时恢复长度,获得正确的旋转和序列。

2 手术计划

应仔细规划手术入路、接骨板的位置和长度,以获得足够的复位。使用止血带以优化手术视野。而且,术中透视也是必不可少的。对于单一骨折,如枪伤,未受影响的骨有助于获得足够的复位(图 15.3-2)。对于双骨骨折,可先行相对简单骨折的 ORIF;对于简单骨折,行解剖复位和稳定固定,通过 ORIF 以恢复骨的长度、轴线和旋转;因此,复杂骨折也能获得充分的复位。

3 手术入路

微创入路采用经典的掌侧 Henry 入路或背侧 Thompson 入路至桡骨,以及经皮至尺骨。

近端前掌侧 Henry 入路位于外侧肌与旋前屈肌肌群之间。手臂置于桌子上,肘部伸展并完全旋后。切口从肱二头肌外侧开始,长度为 5~7cm,在旋前圆肌和肱桡肌之间置板,沿着肱二头肌到达肱二头肌结节。注意骨间后神经(PIN)和桡动脉。PIN 在近端靠近桡骨颈,并穿过旋后肌肌间行向远端。当旋后肌从骨上剥离时,前臂必须完全旋后以便 PIN 进一步向背侧移动。前臂旋后显露出桡骨的掌侧面,有助于将尺侧腕屈肌从桡侧的伸肌和肱桡肌间剥离。在旋后肌止点处

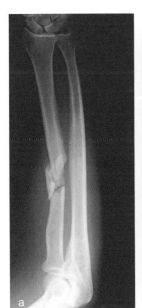
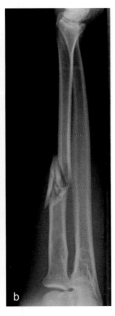

图 15.3-1 桡骨粉碎性骨折,枪伤

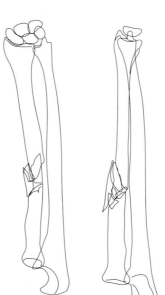
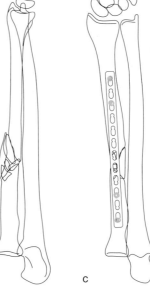
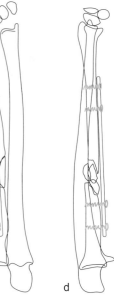

图 15.3-2 术前计划

切开而不是劈开旋后肌，以暴露桡骨近端的前面，进而插入接骨板，这样不会损伤 PIN[6]。

远端改良 Henry 入路使用桡侧腕屈肌腱与桡动脉之间的间隙，而经典 Henry 入路则使用肱桡肌与桡动脉之间的间隙。改良入路位于桡动脉内侧。桡动脉向外侧牵开，桡侧腕屈肌向内侧牵开。之后将拇屈肌肌腹向内侧牵开，暴露旋前方肌。骨的暴露是通过切开旋前方肌的侧缘和远端完成的，使肌腹从桡骨远端的前方牵开[7]。

背侧入路位于伸肌和外侧肌之间的间隙。通过在桡侧腕短伸肌和指总伸肌之间分离以暴露近端的 PIN。至于掌侧入路，更多情况下远端骨折中不需要暴露神经。然而，在近端，需要仔细解剖以保留桡神经的感觉分支（图 15.3-3）。

4 手术步骤

一旦选择了入路部位和接骨板长度，就可以切开进行解剖分离直达骨面。使用钝性分离，将桡骨或尺骨的骨膜从置板位置剥起。要确保分离是在骨面上进行的，尤其是在骨折的近端，术中透视有助于确认。随后，通过隧道插入接骨板。根据骨折的形态，起初使用 1 枚皮质螺钉将远端或近端固定，随后通过透视确认骨折是否解剖复位（图 15.3-4）。

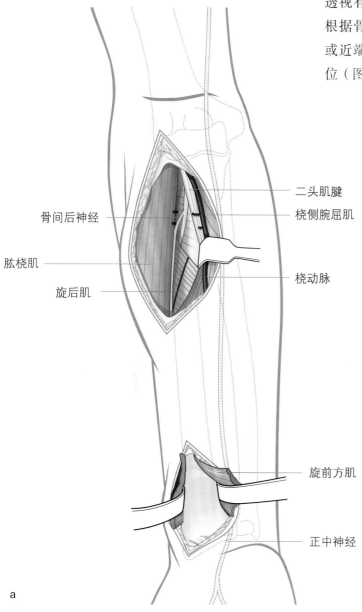

二头肌腱
骨间后神经
桡侧腕屈肌
肱桡肌
旋后肌
桡动脉

旋前方肌
正中神经

a

图 15.3-3 MIPO的手术入路

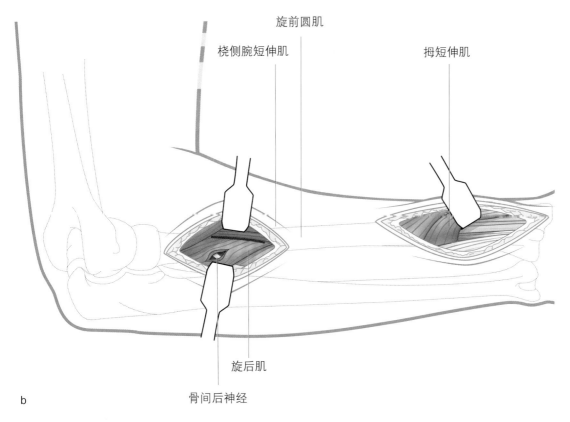

桡侧腕短伸肌　旋前圆肌　　　　　　拇短伸肌

旋后肌

骨间后神经

b

图 15.3-3（续） MIPO手术入路

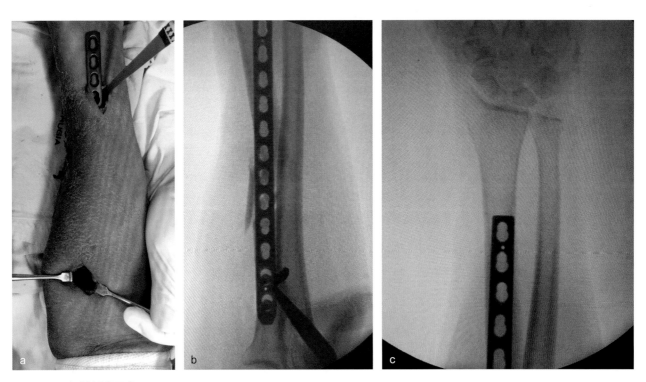

a　　　　　　　b　　　　　　　c

图 15.3-4 初始近端固定

通常来说，通过手动牵引、使用撑开器、推进螺钉或使用外固定架来复位骨折。随后在骨折近端置入皮质螺钉固定，后将骨折块复位到接骨板上（图 15.3-5）。

骨折复位还可完全旋前和旋后远尺桡关节，通过匹配度进行评估（图 15.3-6）。确认后，完成固定，通常在近端和远端总共使用 2 个或 3 个螺钉（图 15.3-7），随后常规关闭伤口。

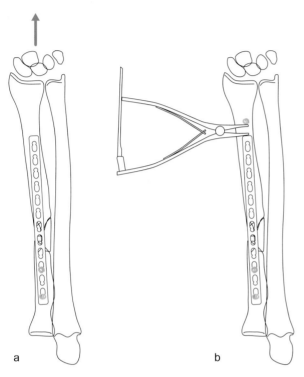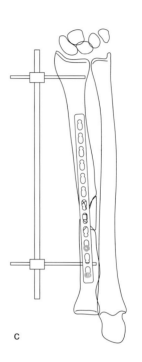

a　　　　　　　　　　　b　　　　　　　　　　　c

图 15.3-5　间接复位。a.牵引。b.撑开器。c.外固定架

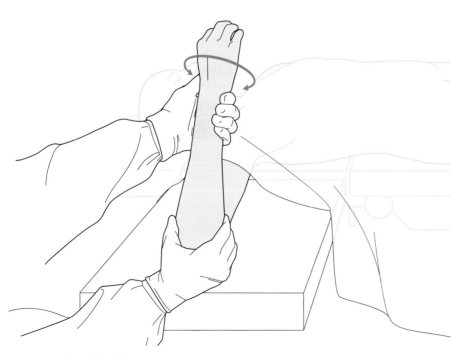

图 15.3-6　旋前旋后检查

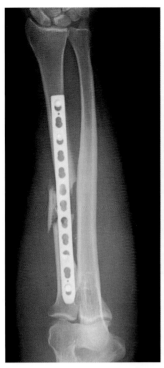
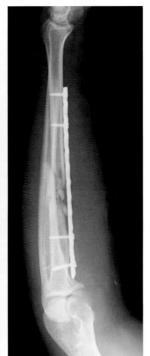

图 15.3-7 术后X线片

5 病例展示

病例 1：多段桡骨骨干骨折（2R2C3）

28 岁男性，右前臂中弹，桡骨和尺骨骨干粉碎性骨折（图 15.3-8）。将接骨板与近端骨块相连后，在接骨板末端和远端骨块间的孤立螺钉之间放置撑开器，帮助矫正短缩和成角畸形（图 15.3-9）。尺骨稳定后，桡骨行掌侧入路。通过前 Henry 入路窗，使用撑开器再次复位，最后使用 3.5mm DCP 完成固定。

病例 2：尺桡骨干多发粉碎性骨折（2R2B3 和 2U2B3）

38 岁男性，枪伤，左桡骨干粉碎性骨折（图 15.3-12）。彻底清创后，使用微创技术通过远端切口穿行并显露至 Thompson 的桡外侧入路固定骨折（图 15.3-13，图 15.3-14）。骨折愈合，功能恢复良好（图 15.3-15）。

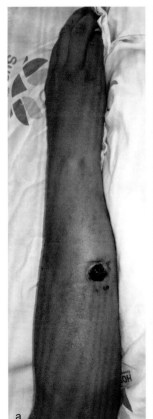
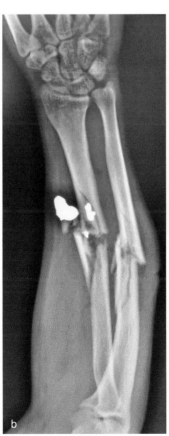
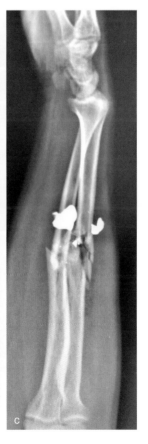

图 15.3-8 前臂双骨粉碎性骨折

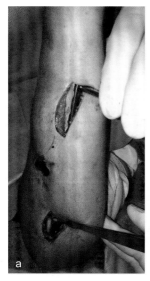
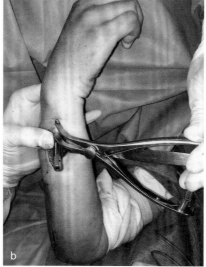
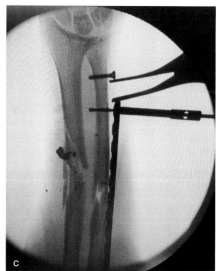

图 15.3-9 使用撑开器对骨折块进行间接复位

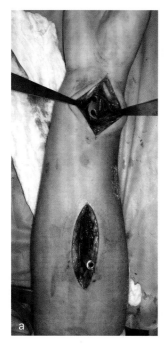
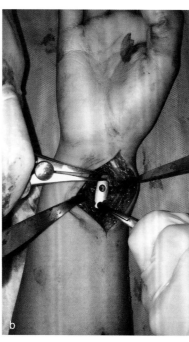
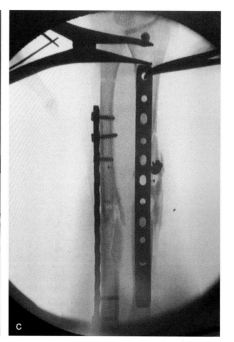

图 15.3-10 使用撑开器间接复位桡骨骨折

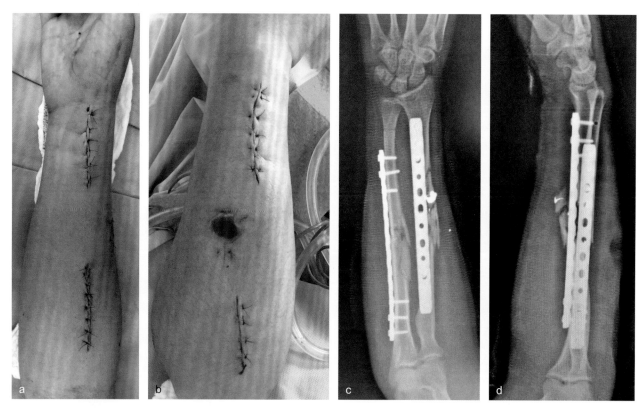

图 15.3-11 术后X线片。a.掌侧。b.尺侧，弹孔进行了清创处理。c~d.术后正侧位X线片

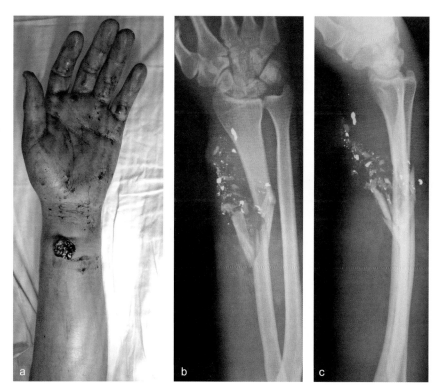

图 15.3-12 枪击致桡骨粉碎性骨折

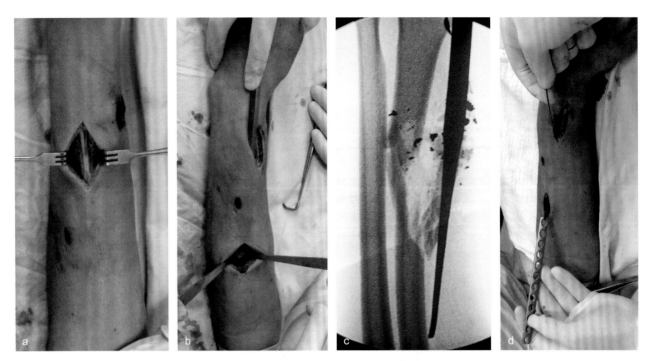

图 15.3–13 背外侧的有限Thompson入路，建立隧道，使用牵引缝线插入接骨板

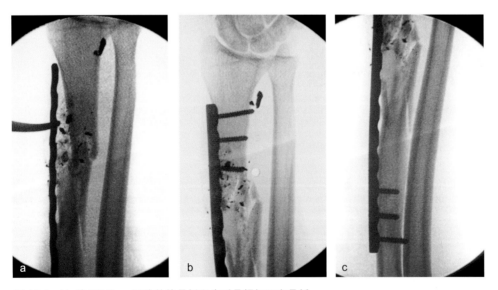

图 15.3–14 使用3.5mm系统的接骨板和皮质骨螺钉固定骨折

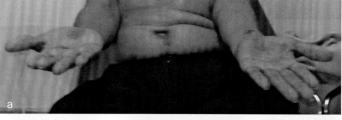
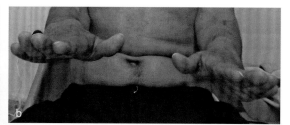
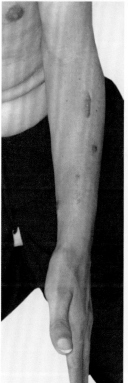
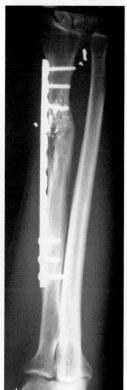
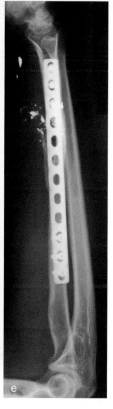

图 15.3-15 术后外观照以及完全旋前/旋后位照

6 参考文献

[1] Anderson LD, Sisk D, Tooms RE, et al. Compression-plate fixation in acute diaphyseal fractures of the radius and ulna. J Bone Joint Surg Am. 1975 Apr;57(3):287–297.

[2] Schemitsch EH, Richards RR. The effect of malunion on functional outcome after plate fixation of fractures of both bones of the forearm in adults. J Bone Joint Surg Am. 1992 Aug;74(7):1068–1078.

[3] Chung Da W. Low-velocity gunshot fractures of the radius and ulna: case report and review of the literature. J Trauma Injury Infect Critic Care. 1995 Nov;39:1003–1005.

[4] Je KH, Sejin K, Woong CJ, et al. Minimally invasive plate osteosynthesis of comminuted one bone fractures of forearm shaft. Hand. 2016 Sep;11(1):55S–56S.

[5] Shrestha SK, Pramod D, Laxmi PM. Minimally invasive plate osteosynthesis in the treatment of isolated ulnar bone fractures. Malays Orthop J. 2012 Jun;6(Suppl A):16–19.

[6] Catalano L, Zlotolow D, Hitchcock P, et al. Surgical exposures of the radius and ulna. J Am Acad Orthop Surg. 2011 Jul;19(7):430–438.

[7] Surgery Reference. Available at: https://surgeryreference. aofoundation.org/orthopedic-trauma/adult-trauma/forearm-shaft/approach/anterior-approach-henry

15.4
前臂：桡骨远端 1/3 粉碎骨折［Galeazzi 骨折 / 盖氏骨折，2R2B3（g）］

Surasak Jitprapaikulsarn

1 病例描述

35 岁男性,因骑摩托车受伤,导致右侧 Galeazzi 骨折(图 15.4-1)。X 线显示左侧桡骨干及桡骨远端干骺端骨折,并有尺骨头脱位。神经血管未受损。

MIPO 的适应证

作为间接关节内骨折,Galeazzi 骨折通常需要切开复位,解剖复位并坚强固定桡骨。然而,对于这种情况下的节段性粉碎性骨折,MIPO 是合理选择,可以避免粉碎性骨折区的血供被破坏,并保证骨愈合的生物学环境。具体而言,对于该部位的骨折,MIPO 对旋前方肌(PQ)的损伤小于常规技术。

2 术前计划

良好的术前计划对于施行外科手术非常重要

(图 15.4-2)。接骨板置于桡骨远端的掌侧。使用掌侧 Henrry 入路作为远端窗口,近端窗口位于前臂中段。选择适当长度的掌侧 2.4mm 系统的锁定加压接骨板(LCP)桥接固定骨折区。将接骨板插入旋前方肌的下方隧道,远端固定 2 枚螺钉后,进行手动牵引,以使骨折对位对线。然后,通过近端窗口置入 2 枚螺钉。在术中透视确定复位状态后随即置入另外的 2 枚或 3 枚螺钉。

3 手术室准备

3.1 麻醉

桡骨干固定需全身麻醉或臂丛神经阻滞。

3.2 患者体位和 C 形臂位置

左前臂损伤患者取仰卧位,手臂外展 90°,

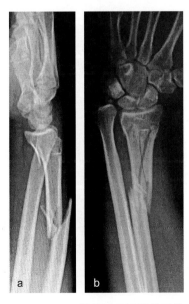

图 15.4-1 X 线片显示远端骨干节段性骨折,左侧桡骨远端骨折和尺骨头脱位

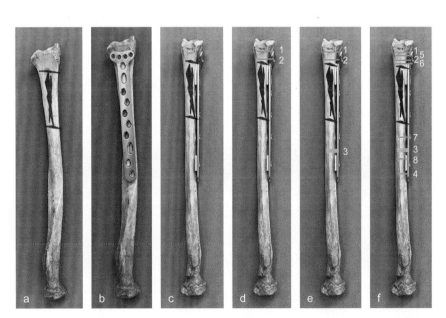

图 15.4-2 a.左桡骨远端骨干和干骺端多段粉碎性骨折。b~c.掌侧 2.4mm 系统的锁定加压接骨板置于桡骨远端肌下隧道,并放置在远、近端的掌侧皮质上。d.接骨板的远端与远端骨块对齐,后置入 2 枚锁定螺钉(1,2)。e.接骨板的近端部分置于近端骨块上。在获得良好的骨折复位后,将 1 枚皮质螺钉(3)置入近端骨块。f.置入其他锁定螺钉(4~8)

前臂完全旋后置于可透视的小桌上。术者可以在外展手臂的近侧或远端。C 形臂置于患者左侧，与术者相对。

3.3 器械

- 2.4mm LCP 桡骨远端掌侧板，2.4mm 锁定螺钉
- 2.4mm 皮质螺钉
- 导向器（Tunneler）

4 手术入路

对于桡骨的 MIPO，建议采用掌侧入路，因为掌侧的骨皮质光滑，可以作为近端和远端骨块间是否有轴向旋转的参考。手术从桡骨掌侧入路以暴露远端骨块开始，在前臂远端触摸桡侧腕屈肌（FCR）肌腱并做一个 2.5~3cm 的皮肤切口，

纵向切开 FCR 腱鞘，将肌腱牵向尺侧。继续切开并将拇长屈肌（FPL）肌腱牵拉至尺侧以暴露旋前方肌（PQ）（图 15.4-3a）。纵向切开 PQ 远端1.5~2cm，暴露骨折远端的掌侧皮质。

于前臂中部触摸到 FCR 肌腹，在其上做一个2.5~3cm 的皮肤切口。在尺侧的 FCR、指浅屈肌腱（FDS）、指深屈肌腱和桡侧的肱桡肌腱（BR）和桡动脉之间进行解剖。纵向劈开 PQ 肌，暴露近端骨块的掌侧皮质（图 15.4-3b~c）。使用导向器制作肌下隧道连通远近端的窗口。

5 复位与固定

通过前臂旋后并轴向牵引来复位桡骨骨折与尺骨脱位。术中需要一名助手维持牵引。在 C 形臂的引导下将 2.4mm LCP 沿桡骨轴方向置于其远端掌侧的骨面上，然后在远端骨块上置入 2 枚锁定螺钉（图 15.4-4a）。接骨板的近端置于骨折近

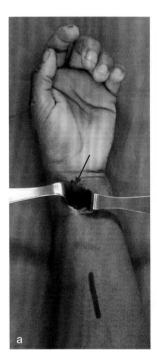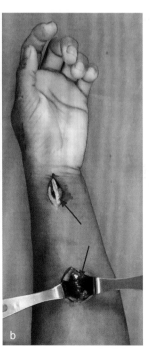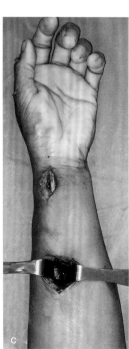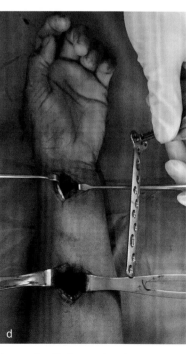

图 15.4-3　a.将拇长屈肌腱向尺侧牵拉，显露PQ。b~c.在近端，向深部分离尺侧的桡侧腕屈肌腱、指浅屈肌腱和指深屈肌腱，以及桡侧的肱桡肌腱和桡动脉。纵行劈开PQ，暴露近端骨块的掌侧皮质。d.将2.4mm的桡骨远端锁定加压板从远端到近端穿过肌下隧道

端掌侧的骨皮质上，并在 C 形臂辅助下明确接骨板及骨折的位置。如果下尺桡中尺骨存在正变异，则证明桡骨仍然短缩，通过推移接骨板上的套筒以增加桡骨的长度，直到下尺桡关节正确匹配，可以健侧为模板。使用复位钳将接骨板与近端骨块对齐，以纠正成角和轴向偏移。良好复位后，将 1 枚皮质螺钉置入骨折近端（图 15.4-4b~c）。使用 C 形臂确认骨折复位、尺骨头复位且接骨板位置满意后，将剩余的锁定螺钉置入远近端骨块。内固定置入完毕后，应确保前臂能够完全旋前或旋后且下尺桡匹配良好。

6 康复

在术后疼痛得到缓解且软组织肿胀消退后，即开始腕关节和前臂的主动辅助活动。术后影像显示桡骨骨折及尺骨头脱位复位良好（图 15.4-

5）。术后 3 个月，左腕和左前臂活动恢复到功能范围（图 15.4-6）。

7 陷阱

- 对于长节段的桡骨干粉碎性骨折使用 MIPO 技术，由于接骨板较直会导致桡骨弓丢失，故可以在冠状面上折弯接骨板以重塑正常的桡骨弓

- 如果固定后尺骨头仍然存在脱位或半脱位，则需要重新评估骨折复位的质量。桡骨对线不良是尺骨头复位不良的常见原因。如果所有的畸形包括缩短、冠状位、矢状位和轴向的旋转都得到了矫正后仍有尺骨头脱位，应考虑有软组织嵌顿，特别是尺侧腕伸肌腱嵌顿，则需要对尺骨头行切开复位

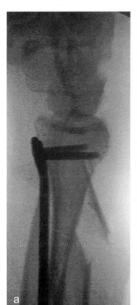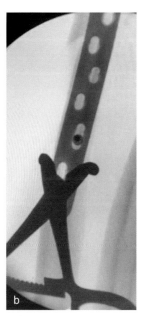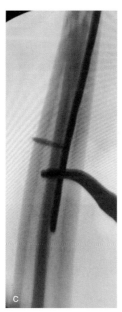

图 15.4-4 a.C形臂透视下，将接骨板置于远端骨块的掌侧皮质，后置入2枚锁定螺钉。b~c.使用复位钳对齐接骨板和近端骨块，纠正冠状位的成角和轴向平移。在正位和侧位实现良好对位后，在按计划置入其余锁定螺钉之前，使用1枚皮质骨螺固定近端骨折块

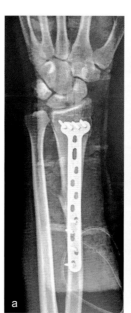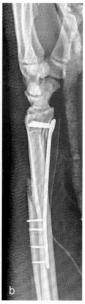

图 15.4-5 术后影像显示桡骨对位良好，尺骨头复位良好

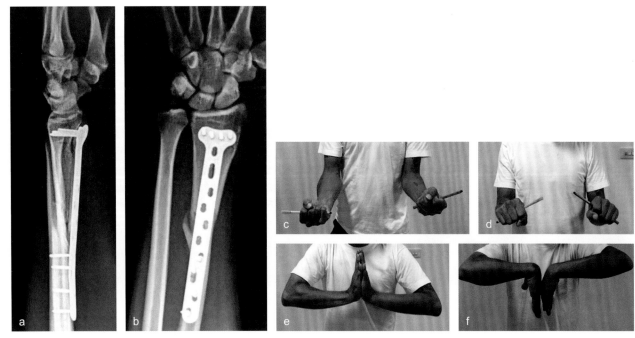

图 15.4-6　术后6个月，除旋后功能少量丢失外，左腕和前臂活动恢复到了正常功能范围

15.5
前臂：桡骨远端骨折伴脱位（2R3B2.3）

Frank JP Beeres, Reto Babst

1 病例描述

30岁男性，从楼梯上摔下，左手伸直。常规X线片显示桡腕骨折脱位和舟骨骨折（图15.5-1）。神经血管未受损，无软组织损伤。于手术室中进行了闭合复位跨关节外固定架固定（图15.5-2）。为进一步术前计划，完善了术后CT，显示关节内粉碎性骨折并关节塌陷（图15.5-3）。骨折位于远端，可用于螺钉支撑的区域很小。

MIPO 的适应证

骨折脱位表现为远端的粉碎性骨折；此外，还有其他韧带损伤（舟月韧带和掌侧唇撕脱骨折，包括舟月韧带，长、短桡月韧带）；骨折远端无支撑或极少量支撑；需要较长时间固定的其他韧带损伤均是微创关节桥接内固定的良好指征。

此外，该技术还适用于桡骨远端严重粉碎性骨折，乃至干骺端需要早期负重的患者，如多发伤患者和骨量低下的老年创伤患者。

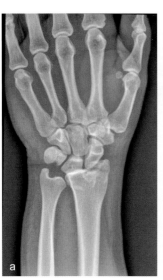
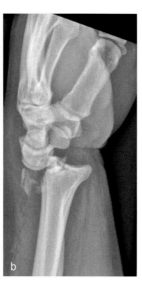

图 15.5-1 常规正位X线片（a）和侧位X线片（b）显示桡腕骨折脱位并舟骨骨折

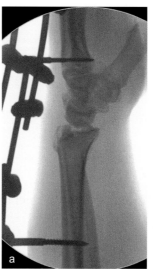
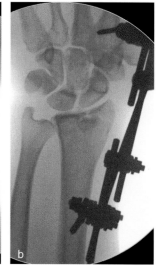

图 15.5-2 闭合复位并使用关节桥接外固定架固定后的术中影像

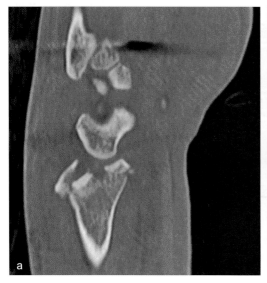
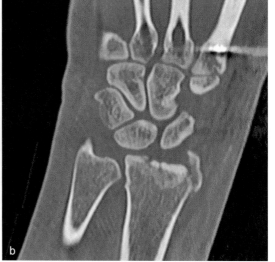

图 15.5-3 使用外固定架的术后CT

禁忌证

复杂的手部损伤导致无法在第二、三掌骨处安全置板的情况。

2 术前计划

优选解剖预塑形锁定加压接骨板，也可以使用 2.7mm 或 3.5mm 直型锁定加压接骨板（LCP）作为替代。接骨板应足够长以跨越骨折长度，并在骨折近端和第二、三掌骨上实现固定。

3 手术室准备

3.1 麻醉

该手术可在局部麻醉或全身麻醉下进行。

3.2 患者体位及 C 形臂位置

患者仰卧于手术台上，患肢自然放置于可透X 线的手术桌中央。建议使用上肢止血带。

3.3 器械

- 用于软组织和骨科的标准手术器械
- 不同尺寸的克氏针和（或）接骨板，用于切开复位和内固定（如有必要）
- 用于固定小骨片的螺钉（1.5 或 2.0mm）
- 背侧的骑跨接骨板（预塑形 2.4/2.7mm 或使用直型 3.5mm LCP 替代）
- 用于皮肤、筋膜和关节囊缝合的材料

4 手术入路、复位及内固定

使用闭合、经皮或开放手段对桡骨远端骨折行切开（有限）及固定（临时）。根据骨折类型，既可使用掌侧接骨板入路，也可使用克氏针或螺钉固定的背侧入路（图 15.5-4）。在最开始，可使用外固定牵引以获得良好的复位。

4.1 骑跨接骨板的应用

骑跨接骨板可通过 2 个微创切口置入：一个

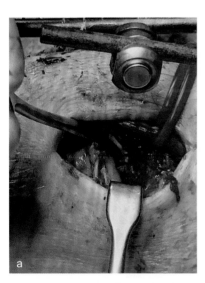
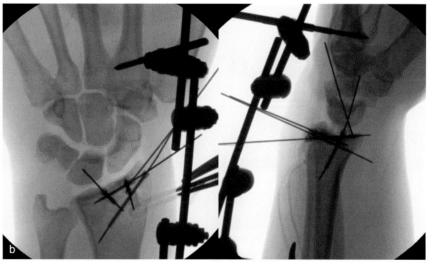

图 15.5-4　a.腕关节背侧入路。牵开拇长伸肌腱以便接骨板后续穿过。切开关节囊以进行关节内复位。在切口内切断骨间后神经。b.置入空心钉克氏针临时固定复位

在前臂远端，另一个在第二或第三掌骨。建议在Lister结节处额外做一小切口，用来显露第三伸肌间室。这使得拇长伸肌得以移位进而降低其后续断裂的风险。同时，可以通过切断骨间后神经以实现腕部去神经化。这种MIPO技术最大限度地降低了软组织损伤及血运破坏的风险。

如有必要，可通过该切口切开腕背侧关节囊，可在直视下复位并通过克氏针或螺钉固定关节内骨块。

一旦选择使用骑跨接骨板，就可以将其直接置于皮肤上，通过透视引导在掌骨和桡骨干的远端1/3处确定切口位置。选择第二或第三掌骨固定取决于接骨板的解剖形态及预置的外固定架位置。如果外固定于第二掌骨，则建议接骨板固定在第三掌骨上，以降低感染的风险。第一处切口位于第二或第三掌骨的背侧，使用钝性分离直至显露掌骨的骨膜，同时安全地牵开桡神经浅支和伸肌腱。以接骨板为模板，在桡骨远端的背侧行第二切口，之后切开前臂的筋膜并探查桡侧腕

长（ECRL）/短（ECRB）伸肌腱，从ECRL和ECRB之间钝性分离直达桡骨干。该技术避免了桡神经浅支的损伤。该神经沿着ECRL和肱桡肌腱之间的间隔走行。

然后通过远端切口，将骑跨接骨板通过骨膜逆行置于ECRL和ECRB下方。

这时接骨板即可沿着皮下隧道和第四伸肌间室的路径通过。应注意将掌骨侧接骨板的远端部分置于伸肌腱桡侧的关节囊处（如固定于第二掌，则位于示指伸肌腱的桡侧）肌腱。反之置放接骨板亦可。

首先，在C形臂引导下确定接骨板的置放位置及轴向，通过远端接骨板的滑动孔将非锁定螺钉置于掌骨干中。通过轴向牵引，在桡骨干上的近端滑动孔中置入同种螺钉固定。通过术中透视的侧位图，拧紧皮质螺钉，同时间断透视腕部轴线以确保腕骨排列正确（图15.5-5）。头状骨的中心可用作对桡骨复位的参考。在接骨板最终固定前，检查所有手指的被动屈曲活动以防止肌腱断裂。这时接骨板远/近端的其余螺钉孔可置入螺钉（总共3个远端螺钉和3个近端螺钉）（图15.5-6）。

手术结束时，于旋前、中立和旋后位检查下尺桡关节的稳定性。下尺桡关节不稳时应予以固定。分层关闭切口。

术中透视和术后X线片显示手术过程及术后影像（图15.5-7）。

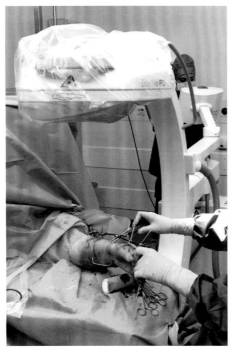

图15.5-5 拧紧皮质螺钉，同时通过间断进行术中侧位透视监测腕部轴线，以确保腕骨排列正确

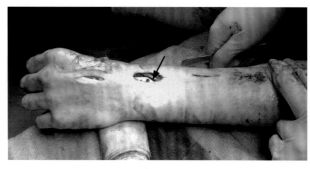

图15.5-6 在关闭切口前手的最终解剖位置。注意转位的拇长伸肌腱（箭头）

4.2 康复与内固定取

术后 2 周拆除腕部夹板。在可以耐受的情况下立即进行患侧腕部的负重练习。只有在术后 3 个月行 CT 证实骨折愈合后，才能拆除内固定（图 15.5-8）。术后 1 年随访，桡腕关节无症状（图 15.5-9），手掌功能良好，PRWE 评分为 3 分，DASH 评分为 5.8 分（图 15.5-10）。

5 陷阱与技巧

- 要将螺钉置于掌骨的中央以避免医源性骨折，尤其是在使用 3.5mm LCP 时
- 在逆行插入骑跨接骨板时适度弯曲手掌有助于接骨板在桡骨远端背侧获得合适的置放位置
- 在拧入非锁定螺钉时，侧位透视可帮助避免腕骨排列不齐

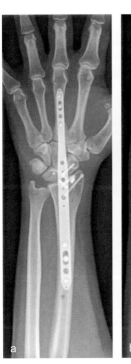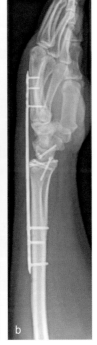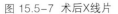

图 15.5-7 术后X线片

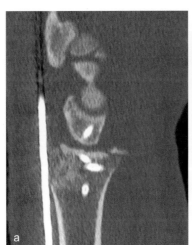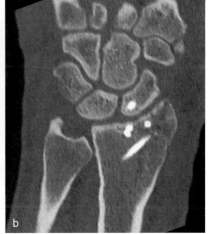

图 15.5-8 通过术后3个月的CT证实骨折愈合，此时可行内固定取出术

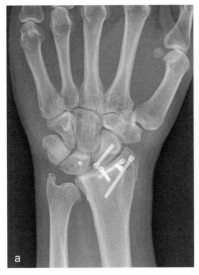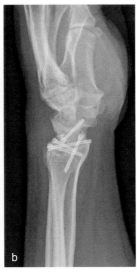

图 15.5-9 X线片显示术后1年桡腕关节无关节炎

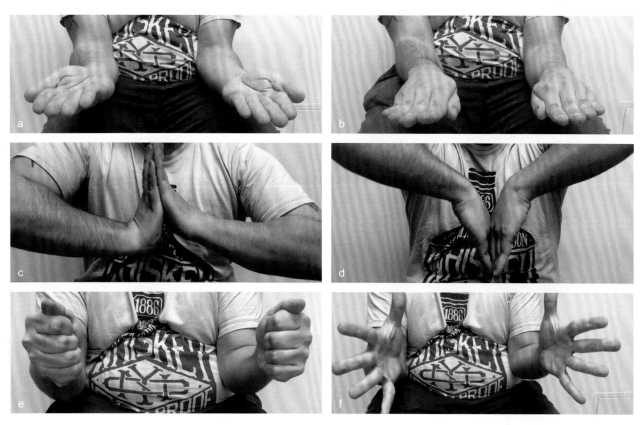

图 15.5-10 术后1年的临床效果

16
骨盆、髋臼

16.1A
骨盆环骨折

Björn C Link, Rodrigo Pesantez, Mark Rickman

1 引言

1.1 总体原则：微创接骨术在骨盆骨折中的作用

通常，骨盆环骨折常由可能危及生命的高能量创伤引起。为了挽救生命，通常需要立即进行手术，例如剖腹探查、开胸探查术或盆腔填塞止血术等。在这种紧急情况下，应用微创接骨术时可能除了外固定架或 C 型夹的使用外，其他并不重要。然而，在对患者进行初始复苏和稳定后，可以考虑进行微创接骨治疗。

近期，低能量创伤导致的骨盆骨折发生率提高，在预期寿命较高的社区中，其患病率已开始超过高能量骨盆创伤[1,2]。学界普遍认为，骨盆脆性骨折对老年患者的活动能力、独立能力和生存率有重大影响。骨盆脆性骨折的微创固定提供了一种适合此患者群体的治疗方法[3]。

鉴于骨盆的位置较深，骨盆骨折的标准开放手术入路比较复杂。外伤后，解剖结构通常会进一步扭曲，并且骨折碎片的安全暴露可能很困难。骨盆损伤后的相关并发症很常见，外科医师在治疗时的主要作用是尽量减少治疗过程中出现的困难。骨盆扩大手术入路有损伤主要血管或神经的风险，可能导致伤口愈合问题，约 25% 的病例可能发生感染[4-6]。目前，手术方法有了进一步的发展，暴露较多，如扩展的髂股骨入路已经过时，甚至髂腹股沟入路的流行程度也在下降[7]。相比之下，侵入性较小的方法，例如 Stoppa 入路（骨盆前方入路）[8]，现在已成为标准方法。

微创暴露经皮固定骶髂螺钉是固定骶髂关节脱位和骶骨骨折的标准骨科手术，安全性和可重复性均较高，出血和感染风险较低[9,10]。同样，一些骨盆前环骨折可以通过经皮顺行或逆行螺钉穿过耻骨上支来治疗[11,12]。在某些情况下，骨折介于骨盆环骨折和髋臼前柱之间，应用更长的螺钉通过髋关节上方可实现微创固定。另一种常用的螺钉是所谓的 LC2 螺钉[13]，它从髂前下棘正下方

的区域向后穿过，进入坐骨大切迹上方坚固的皮质骨，可用于控制内旋侧向压缩性骨盆骨折，通常长于 120mm，可以在骨质良好的区域获得骨折的稳定。

1.2 基础理论：适应证和禁忌证

不稳定的骨盆环损伤需要复位和固定以促进早期康复。在多发伤和孤立的骨盆骨折中尤其如此。稳定的骨盆环会使血流动力学稳定性得到早期改善，随后疼痛减轻，从而使患者能够更早活动。骨的稳定也有助于软组织愈合，包括不严重神经损伤的神经功能恢复。早期活动能力对老年患者至关重要，因为长期不动是有害的，手术治疗的目的是让患者在受伤后尽快恢复行走[14-16]。

经皮固定的好处很多。盆腔区域的解剖结构复杂，盆腔周围和盆腔内有多个重要结构；因此，尽量减少手术暴露是有益的。防止较大的复杂暴露可缩短手术时间和减少出血，并且通过不打开盆腔血肿，可以降低患者在手术台上循环失代偿的风险。由于软组织剥离较少，感染率可能会降低，同理，医源性疼痛的程度和术后发病率也会较低。微创治疗的缺点包括非解剖复位、与接骨板或其他固定相比可能无法提供足够的稳定性，以及错误放置的内固定对周围血管、神经或内脏造成的损伤。对骨盆（或髋臼）骨折进行经皮固定所需的技术与切开复位内固定术中通常使用的技术不同，应对这些技术进行深入研究。

骨盆环经皮固定术的适应证是不稳定（或潜在不稳定）骨折，可以复位到可接受的位置，并且该处的骨性解剖有骨道可以使经皮螺钉通过。骨折类型还必须适合螺钉固定，以便仅通过螺钉固定即可实现足够的稳定性。禁忌证即为不满足上述要求者，通常与骨折类型或移位程度有关。此外，经皮固定在很大程度上依赖于术中透视，因此，若因肠胀气、身体其他部位使用造影剂或肥胖等原因无法显示骨骼解剖结构，则无法使用该技术。

如果骨折移位超过数毫米，或者骨盆环内有多处骨折，则可以假设骨盆环不稳定。稳定性评估是多因素的，应考虑损伤机制、相关损伤、影像学表现（包括韧带起点 / 止点的撕脱骨折）和临床检查（尤其是活动时的疼痛）。

通常情况下，使用影像增强器射线照相术对麻醉患者进行检查可以提供更多信息，但这并不必要，紧急情况下应谨慎使用，因为存在血块脱落的风险，随后会增加出血的风险。评估还取决于相关技术和操作者，在二者皆可的情况下，需要足够充分的信息以决定是否需要稳定骨盆[17]。

近年来，对于疑似骨盆骨折患者，要求在转移到治疗医院之前，在受伤部位放置骨盆兜外固定。使用原位骨盆兜固定后进行早期影像学检查。重要的是要意识到骨盆兜可以减少不稳定骨折，特别是旋转不稳定类型，其在 X 线片上看起来似乎没有损伤。拍片时需要将骨盆兜取掉再获取影像，否则可能会忽略相关损伤[18]。

常用的经皮内固定治疗骨盆环骨折包括前方耻骨支骨折和后方骶骨骨折。骶髂关节损伤也可以用经皮螺钉固定，但通常需要解剖复位，可能需要切开复位，证明了使用经皮固定并不阻碍切开复位，反之亦然，这两种方法通常是相辅相成的。如果要经皮固定，则骨折复位的通路有限；无论手术固定计划如何，如果无法实现闭合复位，都应该进行切开复位。

2 手术解剖

骨盆的复杂三维立体结构使微创手术具有挑战性。不仅要了解解剖结构，还要充分了解如何更好地使用术中成像，并熟悉经皮复位和固定技术。这些技术与长骨固定技术不同，并且更为复杂。

骨盆的前环由两侧的耻骨组成，在耻骨联合处有纤维软骨盘。骶骨与 2 个髂骨中形成骶髂关节。骶髂关节由骶髂骨间韧带、骶髂前韧带和骶髂后韧带 / 髂腰韧带形成骶髂后复合体稳定结构。骨本身并不能为关节提供稳定性。Tile 等[6]将骶髂复合体比作悬索桥，骶骨通过韧带悬在髂后上棘之间。

骨盆的各种韧带结构提供了不同平面的稳定性。半骨盆的外旋受前耻骨联合韧带和骶棘韧带 / 骶髂前韧带的限制。骶结节韧带防止矢状面旋转。每个韧带结构都有助于限制垂直位移。前环韧带被破坏的情况下，如果骨间韧带和骶髂后韧带、髂腰韧带完好无损，则可以控制垂直移位。因此，如果后韧带结构完好无损，则外旋转不稳的半骨盆可以保持垂直稳定。进一步外旋往往会损伤这些剩余韧带，并导致垂直不稳定和旋转不稳定。垂直不稳定也可能由于髂骨骨折、邻近骶髂关节、合并前环损伤等导致。相比之下，内旋损伤很少导致垂直不稳定，因为盆底和骶棘 / 骶结节韧带往往会因内旋而缩短而非撕裂。

在进行微创骨盆手术时，除了了解骨盆本身复杂的三维立体结构外，还要注意位于骨盆附近的内部器官。外科医师必须了解每个螺钉的安全区域，以避免损伤重要结构，例如靠近耻骨的膀胱和髂血管，以及骶骨周围的主要神经和血管。重要的是要避免螺钉打入髋臼内缘，发生髂外血管损伤风险。

骨固定通路（OFP）的概念（图 16.1A-1）定义了螺钉植入骨盆的安全区域。这不仅有助于外科医师规划植入物的定位和尺寸，还有助于识别阻碍某些通路的畸形解剖结构（图 16.1A-2）。

骶翼的前上表面通常是倾斜的（图 16.1A-2），从近端后方延伸到远端前方，称为骶翼斜坡。髂血管和 L5 神经根在骶翼前方走。骶髂螺钉进入"安全区"的界限，S1 体前部为骶翼斜坡，后部为 S1 神经根孔。骶骨发育不良患者，骶翼斜坡度通常更倾斜，因此"安全区"变窄（图 16.1A-3，图 16.1A-4）。Routt 等[19]的一项研究显示，通过入口 / 出口和真实侧面影像评估发现，80 名骨盆骨折患者中有 28 名患有骶骨发育不良。术前 CT 扫描有助于确定"安全区"的大小，还有助于识别 S1 凹陷畸形的骶骨翼，这种情况下置入所谓的"in-out-in"螺钉时的风险将增加。该螺钉可能穿出骨通路并损伤 L5 神经根。

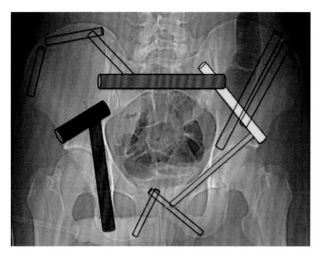

图16.1A-1 骨固定通路（OFPs）位于整个骨盆内。这些OFP是复杂骨盆骨学中潜在的骨内固定路径（照片由RamiMosheiff和ChipRoutt提供）

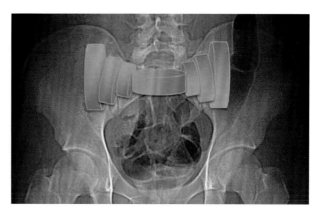

图16.1A-2 为了能够植入骶髂螺钉，外科医师必须识别骶骨解剖学形态和X线片上的变化，这些变化可能影响手术操作。骨盆后环经皮固定技术取决于可用的OFP（蓝色）。骶骨上方通常有可变形态，称为"正常"或"畸形"。约40%的成年患者有上骶骨畸形，这是由于脊柱节段引起的。畸形的骶骨也具有OFP，但与正常解剖结构有显著差异（照片由RamiMosheiff和ChipRoutt提供）

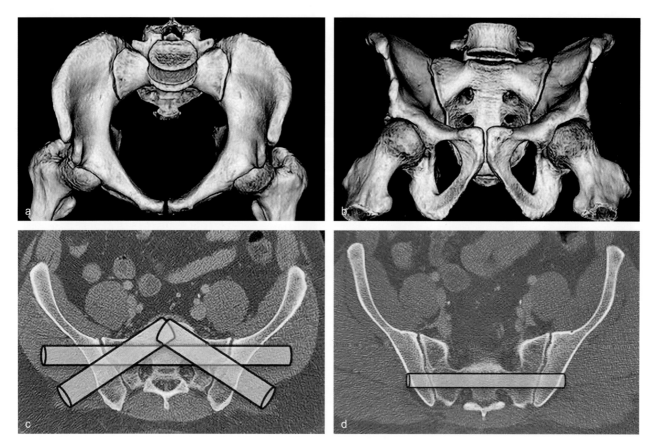

图16.1A-3 骨盆3D重建和S1、S2单独轴位图像展示了"正常"非畸形骶骨可用的骨固定路径。骶骨 S1具有足够的骨通过结构，可以使用倾斜位，甚至水平的骶髂螺钉穿到对侧（c）。骶骨S2节段尺寸更窄，仅允许水平螺钉置入固定（d）（照片由RamiMosheiff和ChipRoutt提供）

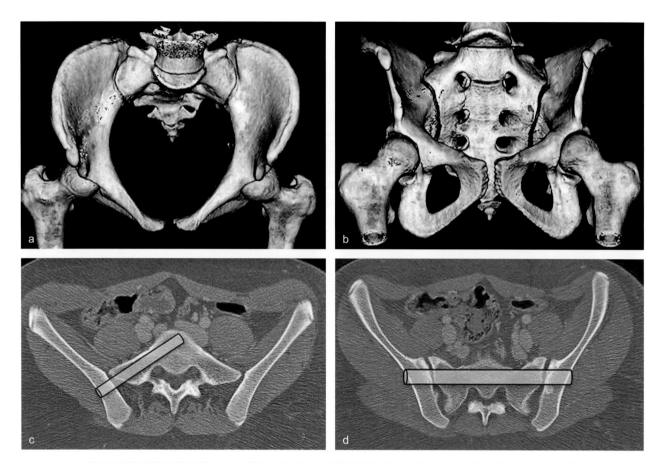

图16.1A-4　畸形的骶骨翼部非常倾斜，在S1节段有较小的安全骶髂螺钉植入区域。因此，螺钉的方向必须倾斜，以避免不慎挤压和损伤局部神经、血管和内脏结构。畸形的S2椎体两侧翼前方皮质通常质有凹陷，但仍有足够的区域植入骶骨螺钉（照片由RamiMosheiff和ChipRoutt提供）

逆行和顺行耻骨螺钉固定同样要求严格，应谨慎操作。如果术前影像显示髋臼水平的OFP异常狭窄，则应避免这种类型的固定（图16.1A-1，绿色管）。

所有螺钉的OFP尺寸高度依赖骨折复位程度；骶髂螺钉通过的安全通道因复位不良而显著变窄[20]。与之类似，能否沿狭窄的耻骨支骨穿入螺钉取决于接近解剖的复位程度，并且必须在尝试穿入经皮螺钉之前制定并执行复位计划（如果骨折移位明显）。

3　术前评估

3.1　术前准备

在非直视下插入任何内固定装置都会给周围的解剖结构带来风险，外科医师必须熟练掌握安全可靠的插入技术。这只有在充分了解相关解剖结构的情况下才有可能，尤其是对可能的解剖变异要有足够的认识，以及有解读术中影像的能力。器械通常很简单，但对于安全使用，培训至关重要。

在骨盆内/周围安全地进行任何经皮手术之前，外科医师必须满足以下标准：

1. 了解患者的个体解剖结构和具体的骨折模式。

2. 通过研究术前CT确定是否存在足够的骨通道以实现经皮螺钉固定，并确定其确切位置和方向。

3. 必须准备好所有必需的器械，包括导针、长度不超过200mm且具有不同直径和长度的空心螺钉。

4. 必须有实现复位和评估骨折复位的计划。

如有必要，在最终置入螺钉时需要维持复位。

5. 必须提供相关影像，并且在进行任何切口之前评估影像质量。

6. 如果不能进行闭合复位或经皮固定不能达到预期的稳定性，则考虑备选方案，如切开复位内固定。

3.2 临床评估

外伤患者的临床评估始于病史和充分查体。脱掉衣服并给伤口覆盖敷料后，仔细检查患者是否有其他伤口（开放性骨盆骨折除外），包括检查背部/臀部。这很困难，尤其是在使用骨盆兜的情况下；然而，漏诊开放性骨折可能会导致更严重的损害。在确定排除额外伤口前，任何伤口都需要假定与骨折有关。

骨盆环的明显变形很少见；但是，如果进行评估，可以看到细微的迹象，例如腿部旋转或短缩。治疗团队应该避免通过大幅度操作评估骨盆稳定性，例如髂嵴的内旋或外旋。这些操作很少提供有用信息，但有很大风险，可能会使骨折部位周围或软组织内形成的血凝块脱落。通过骨结构的触诊可以了解耻骨联合间隙的存在，但这种损伤最好用骨盆兜复位固定，拍片前，这些额外信息通常不是很重要。尿道出血可能是相关泌尿生殖系统损伤的重要征兆；因此，必须检查生殖器。此外，必须进行直肠和阴道检查，以便对骨盆骨折患者进行全面评估，同时评估下肢神经功能状态。

3.3 影像类型

多年来，一直采用骨盆正位 X 线片结合入口位和出口位进行评估，是骨盆影像评估的最低标准。入口视图主要提供有关后环前后平移的信息，而出口视图提供有关垂直位移的信息，但在受伤后患者评估/复苏的早期阶段不需要此信息。在急诊科，只需要单次骨盆正位 X 线检查就可以识别大多数骨盆骨折，这将提醒治疗团队该骨盆骨折是否可能会导致大出血。

在大多数中心，CT 扫描现已成为标准，并且大多数急性骨盆骨折患者都需要进行 CT 扫描（老年患者的低能量损伤除外）。现代技术通常可以快速重建图像，既可以重新转化为 3D 图像，也可以重建入口和出口位视图。通过 CT 扫描不仅可以清楚地辨别骨折移位的程度和方向，也可以识别解剖学变异（例如骶骨畸形），测量骨通道以确定是否可以安全地植入螺钉，如果使用造影剂，则可能会看到活动性出血。所以，在很大程度上，首先获得一个普通的正位 X 线片就足够了，然后进行 CT 扫描以获取其他信息。因此，在配备相应成像软件的医院中，初始评估不需要入口位和出口位。

大多数情况下，手术成像仅限于从影像增强器获得的 2D 视图，通常包括 AP 视图加上入口位和出口位图像。如果无法从术前 CT 扫描（取决于可用的软件）中重建类似视图，则应在手术前获取入口位和出口位视图。这对于可见骨折的复位和固定都是必要的，而且可以作为模板与术中图像进行比较。后续随访影像通常也仅限于前后位、入口位和出口位。

如果存在尿道或膀胱损伤，则成像还应包括膀胱尿道造影，方法包括顺行或逆行造影、CT、图像增强或 X 线。以上信息对于最终的患者管理至关重要，并且膀胱损伤可能会影响手术计划的决策，但所获得的信息不会影响不稳定患者的复苏，不应延误急诊室的护理。如果已经通过尿道或耻骨上穿刺获得膀胱的通路建立，膀胱和尿道的成像可根据需要安全地延迟 1 或 2 天。

3.4 植入物的选择

螺钉常用于经皮骨盆固定手术。空心螺钉技术为手术提供了可行性，先放置导针，通过透视监视其位置，最后用螺钉替代。6.5~8.0mm 的较大直径空心螺钉通常用于骶髂关节固定。全螺纹和部分螺纹螺钉可提供不同的应用模式，如果需要，可以添加垫片。在某种情况下也可以选择其他方式，特别是对于骨质疏松患者，可以使用包括骶骨远端的螺栓进行固定或在空心螺钉置入后，使用骨水泥加固。

可以使用相同的螺钉固定骨盆前环，但在某些情况下，耻骨支的骨性通道较小。在这种情况下，可以使用 3.5 或 4.5mm 长的非空心螺钉。

外固定架是常用微创固定方式。由于骨盆兜的应用，其在紧急情况下的使用已大大减少，但外固定架在某些情况下仍然是有用的装置，可进行长达 12 周的固定，并作为终极治疗。针道感染是常见问题，避免这种情况的另一种方法是皮下方式放置"infix"固定。这种固定方式在解剖型锁定板和脊柱内固定装置中已得到应用，在进行骨盆固定时则通过建立皮下隧道将横连杆连接到两侧的髋臼螺钉（图 16.1A–5）。脊柱手术技术的最新发展允许微创复位和固定，即使在脊柱骨盆分离的情况下也是如此 [21–23]。

普通骨盆重建板或解剖预塑形板也可用于微创固定 [24]。

重要的是，骨盆手术的先决条件是可以使用一套完整的骨盆装置，其带有复位器械和相关植入物。复位必须在固定前进行，如果不能进行闭合复位或经皮固定，则必须制定备用计划。

3.5 手术时机

如果计划进行闭合复位，最好在受伤后的前 2 天内尝试。即使已经施加牵引力，任何进一步的延迟都会使闭合复位变得困难或不可能实现。在多发伤情况下，确定骨盆骨折固定的时间通常由其他损伤决定。对于骨盆骨折，直到患者适合接受手术前，使用外固定器临时固定，伴或不伴骨骼牵引固定都是合理的。在某些情况下，如果小心处理，骨盆兜可留在原位。然而，应尽可能限制骨盆兜应用的持续时间，以尽量减少软组织并发症。骨盆脆性骨折的早期手术治疗主要是出于纠正骨折畸形、恢复正常解剖形态的考虑，目的是让患者立即活动 [14–16]。

3.6 术前计划

与所有骨科手术一样，术前计划至关重要，应包括手术入路、骨折复位、维持复位和骨折稳定，这些因素相互依存，便于阐明计划，从而减少医疗团队在术中出现的意外情况。具体而言，在微创或经皮入路中，应始终准备备选计划，以

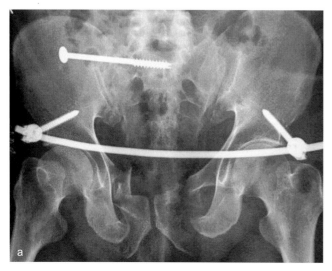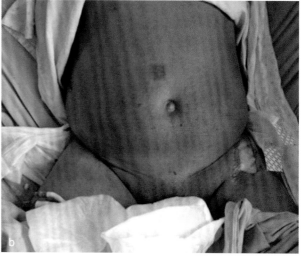

图16.1A–5 骨盆前环骑跨骨折患者骨盆内固定器的X线片（a）和临床照片（b），另一枚骶髂螺钉放置在右侧以增宽骶髂关节

防无法进行闭合复位固定。促进骨盆骨折解剖学 3D 理解的重要步骤是 3D CT 重建的出现。

截至目前，有多种选择可帮助外科医师了解损伤情况和规划手术。所有这些都基于 CT 数据。最简单的规划方法是使用多平面重建和标准图片存档和通信系统，这在装备精良的医院中通常可用[25]。更复杂的方法利用计算机辅助设计软件，允许骨折碎片的分割、虚拟复位和骨折固定的模拟手术。最近，随着 3D 打印机的普及，出现了另一种术前计划方法。骨盆骨折的 3D 打印模型便于外科医师熟悉骨折类型、规划复位和内植物的位置，甚至可以预先塑形接骨板。这项技术的成本正在降低，使其得到更广泛的应用；然而，尽管该方法的早期应用热度较高，但到目前为止还没有证据表明它比单纯的 CT 计划对患者预后有影响[26]。

手术计划的下一个阶段可能包括使用虚拟现实。一些中心正在开发允许外科医师在虚拟世界中操纵骨折并在手术前练习复位技术的系统。人们甚至可以"走进"骨盆环并从各个角度进行观察。

4 手术室准备

4.1 麻醉

无论是通过开放还是闭合方式手术，骨盆骨折的复位都取决于骨折块的活动性。这只能通过包括肌肉松弛/麻痹在内的麻醉来促进完成。此外，在急性情况下，通常不建议将外伤患者侧翻以实施椎管内麻醉。由于以上原因，最常使用全身麻醉。治疗团队应该意识到，对于血流动力学不稳定的急性病例，全麻会导致腹腔容积增加，继而导致盆腔出血量突然增加，因为腹壁的阻挡作用被释放了。在麻醉实施前，手术团队必须与所有必要人员一起出现在手术室。

4.2 患者体位

骨盆骨折手术患者的体位取决于手术入路、

患者的血流动力学稳定性及是否存在其他损伤。可透 X 线的手术床是必要的，最好是完全射线可透的床，以便实现所有部位的手术成像。骨盆骨折的手术时间可能很长，因此，受压部位护理至关重要。尽可能使用保暖毯，并且在整个手术的过程中，麻醉团队应密切关注导尿管袋的情况。

4.3 术中控制（导航、混合 OR、CT 引导）

骨盆的复杂结构需要医师具有专业的解剖知识和卓越的空间感，尤其是在无法直视骨折的情况下。此外，解剖学变异，如骶骨畸形，十分常见，会提高手术复杂性。可以使用不同的工具来帮助外科医师识别和避免可能发生的意外。

标准的术中成像和丰富的经验有助于对手术全程的控制。然而，据报道，25% 的病例出现螺钉错位[10,27]。标准 X 线成像在植入物位置和骨折复位的术后评估方面不如 CT。因此，具有 3D 功能的影像对于实现复位和内固定物的定位非常重要。然而，其通常成像质量低，并对患者和工作人员造成辐射危害。使用术中 CT 可以实现更好的成像质量，并且根据设置，对工作人员的辐射暴露可在保护下降至最低。

计算机辅助导航系统通常与术中成像模式相结合。导航的潜在优势是手术器械和植入物在手术时，通过同步实时显示精确定位。此外，根据设置，可以在术前计划内固定物位置，并显著减少术中辐射。定位器固定在易于接近的骨突处，例如髂前上棘或髂后上棘，术前或术中采集的成像数据在患者身上的定位器就位时进行匹配。通过放置在手术区域上方并连接到计算机的红外摄像机，观察患者身上的定位器及手术器械上的定位器。计算机生成的实时图像可指导外科医师，而无须继续使用基于 X 线的成像。但是，匹配程序出错可能会导致术中出现问题，原因是患者定位器误操作会阻碍红外摄像机的视野，或者通过复位操作改变了原本的解剖结构。该技术还存在成本和可用性方面的问题。

混合手术室配备先进的成像设备，例如机器人C形臂、CT或术中MRI等。这种新兴技术主要用于心血管或神经外科手术。路径规划软件与术中实时成像相结合，在放射影像投影中显示计划轨迹的重叠情况，使其成为微创骨科手术的有用工具。现场成像允许外科医师实时验证手术计划是否仍然合理。此外，在手术过程中的任何时候都可以对实际情况进行3D扫描，从而无须进行术后CT扫描。混合现实手术的另一潜在优势是可对骨盆损伤后潜在的或已发生出血的血管进行造影以控制出血，在相同的手术环境中由介入医师操作。

5 手术步骤

5.1 骨盆前环损伤

骨盆前环轻微移位骨折通常很适合经皮固定。由于解剖因素出现的限制较少，一般可通过适当的内固定解决。对于移位骨折，复位通常是主要问题。

5.1.1 手术入路

患者取仰卧位，复位和固定的切口取决于计划的复位操作和稳定损伤所需的内固定物。

5.1.2 复位技术

无创操作

手动复位难以维持复位并进行固定，存在一定的局限性。简单的下肢内旋和将膝盖绑在一起可能有助于减少外旋。在某些情况下，牵引会有所帮助。

侵入性复位技术

可以经皮通过Schanz针植入骨盆任一侧来执行简单的微创复位操作。Schanz针可以用T形手柄操作，并在任何平面上操作骨折块（图16.1A-6a）。最常见的是髂嵴和髂前下嵴，由于表浅，易于接近而常被用于放置Schanz针。骨盆外固定装置可通过Schanz针使骨盆压缩、牵引或倾斜操作，一旦实现复位，就可以通过将2个针与外固定杆连接起来轻松完成固定。一些手术台允许将固定针固定到手术台上，因此，半骨盆可以相对于手术台保持静止，从而可以更简单地操作活动的骨折块。

根据骨折形态，可以应用经皮复位钳，在一些开放性骨折中，可以通过骨折伤口进行夹钳操作。球钉顶棒可用于以相对安全的方式通过最小创口操纵骨折块。通过有限的手术入路，例如髂腹股沟入路的外侧窗，可以实现临时复位并通过应用支撑接骨板（图16.1A-6a~e）保持复位，直到骨折经皮固定（图16.1A-6f~h）。

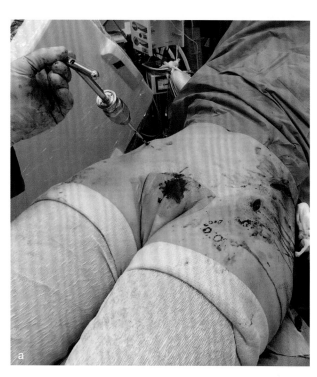

图16.1A-6 a.通过位于髂前上棘水平的Schanz针操纵右半骨盆的临床示例。在左髂嵴上方，有限的外侧窗用于应用支撑接骨板进行复位（e），而左髂前下棘上的切口用于髂骨螺钉（与f比较）

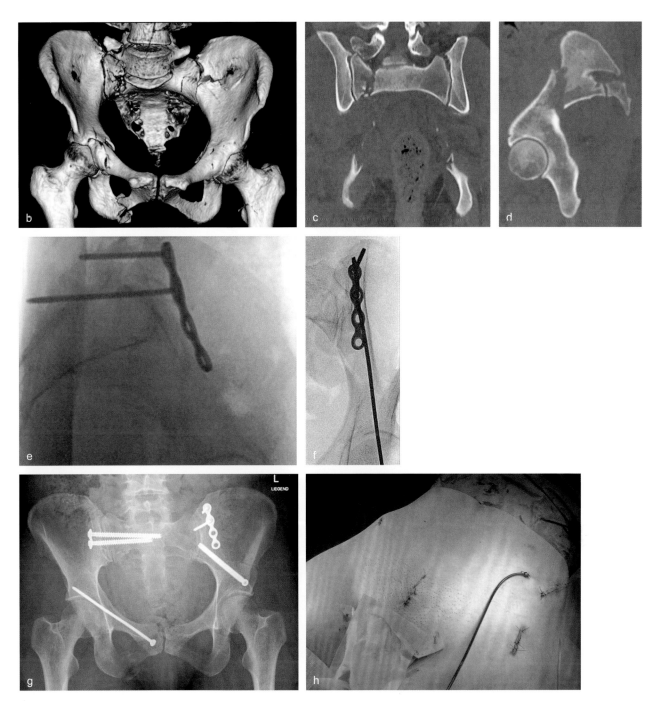

图16.1A-6 （续）b.骨盆骨折的计算机断层扫描3D重建。c.右半骨盆可见Tile C型骨折，伴有骶骨翼完全骨折。d.左侧显示移位的髂骨骨折，这在3D重建中可能被忽略了。e.通过有限的外侧窗应用支撑接骨板复位髂骨骨折。f.引入1根导针，入针点位于髂前下棘上方，以固定髂骨骨折。后来更换为螺钉，使用7.3mm空心螺钉（与图16.1A-6g比较）。g.术后AP骨盆X线片显示最终的骨折固定结构。h.手术结束时的切口，外侧窗入路放置引流管。2个骶髂螺钉的额外切口在右臀部，不可见

经皮螺钉

耻骨上支螺钉可通过接触骨折两端的内皮质对齐骨折以促进复位。如果存在骨折分离，应用拉力螺钉可能会提供一些加压效果。

5.1.3 固定技术

外固定术是经皮骨盆前路固定术最常用的方法之一。使用螺纹针和多平面框架结构时，可实现更高的稳定性。然而，在骨折愈合所需的较长时间内将外固定器留在原位会带来针道感染的风险，从而因过早拆除固定而影响结构的稳定性。使用涂有羟基磷灰石的螺钉可以在一定程度上防止这种情况的发生。应用类似"桥接"或"框架"不同的内固定方法 [28,29] 已有描述。应用最常见的脊柱椎弓根螺钉固定在髋臼上区域，并通过皮下穿过的杆进行连接完成固定。也可以使用皮下接骨板或杆-接骨板组合，文献证明与外固定相比具有同等稳定性 [30]。内外框架结构在生物力学研究和临床经验上均弱于内固定，一般内固定更容易被患者接受。因此，骨内顺行和逆行耻骨上支螺钉已经发展成为修复骨盆前环损伤的首选微创手术。

耻骨上支较窄，但通常可以通过至少 4.5mm 的皮质螺钉。理想情况下，使用较大直径的空心螺钉。首先，通过导针插入螺钉具有一定的优势（参见 5.1.2）。其次，螺钉直径越大，预期的刚度和失效载荷越高。耻骨上支螺钉的最佳骨通路在很大程度上取决于患者的解剖结构。髋臼附近骨折可以通过顺行螺钉或逆行螺钉固定，起点位于耻骨结节的远端和外侧。相反，靠近耻骨联合的耻骨上支骨折最好通过靠近耻骨联合植入的逆行螺钉解决。某些情况下，甚至通过纤维软骨的起点，可能需要联合耻骨联合纤维盘或对侧耻骨支以提供足够的稳定。

耻骨联合破坏损伤也可以微创方式得到修复。该技术首先在人体解剖标本研究中进行了描述，该研究使用螺钉通道，入口点位于耻骨结节的外缘，出口点位于对侧结节的外缘 [31]。如果需要，在远端平行于第一个螺钉放置第二个螺钉。虽然很少有研究调查这项技术，但与开放式手术相比，好处似乎微乎其微（由于开放式手术对于简单联合骨盆破坏的性质已经很小了），而且这项技术尚未获得任何临床的推动。

5.2 骨盆后环损伤

许多骶骨骨折、骶髂骨折脱位和骶髂关节分离都适合经皮复位内固定技术。经皮固定也适用于从髂嵴延伸至坐骨大切迹的髂骨骨折。

5.2.1 手术入路

大多数后路经皮螺钉可以在患者仰卧或俯卧时放置，二者各有利弊。患者俯卧时，骶髂螺钉的操作更简单。然而，如果在同次治疗中伴随骨盆前环损伤的处理，则患者采取仰卧位可以为两个手术提供足够的通路，而无须重新摆体位。此外，从麻醉的角度来看，仰卧位可以使手术更简单，而且可能更安全。

与骨盆前环一样，复位和固定的切口取决于计划的复位技术和使用的内植物。最好在切开皮肤之前，通过 C 形臂的透视定位确定进针点和方向。借助先进的成像或虚拟化技术，建议的螺钉轨迹可以通过激光显示在皮肤上。无论采取哪种方式，都需要考虑骨盆后方较厚的软组织可能会阻挡导针的方向。

5.2.2 复位技术

原则上，无创和有创复位操作与用于骨盆前环的操作没有区别（见 5.1.2），可将 Schanz 针放入髂后上棘进行操作。与前环损伤相比，后环移位往往更难使用简单的技巧达到解剖复位，但是切开复位通常需要大量的软组织剥离。解剖复位的要求由受伤区域决定；涉及骶髂关节的损伤最好尽可能准确复位。另一方面，髂骨骨折更能承受数毫米的残余位移。通常，骶骨外侧压缩性骨折不需要复位，而在外旋损伤中，纠正前环损伤可能会很好地将后环损伤复位到令人满意的位置。后路经皮螺钉固定通常可以改善骶髂关节前方的间隙。将经皮螺钉作为拉力螺钉置入以加压分离的损伤区域。在治疗经骶孔区骨折时，小心避免过度加压，因为可能会发生医源性神经压迫。

骶髂拉力螺钉可应用在紧急情况下对骨盆后环进行复位和加压。同样，对于某些损伤模式，骨盆C形夹被用作复苏装置，以复位加压不稳定的骨盆后环损伤，恢复骨盆容积，并可能提供适当的复位。C形夹的应用可能不适用于某些骨折类型，例如新月形骨折脱位涉及进针的部位，并同时需要谨慎地对经骶孔的骨折施加压力。后期治疗时，C形夹也可能阻碍骶髂螺钉的植入。作为与术中成像（例如混合或术中CT）结合的复位工具，C形夹是一种多功能工具，可以帮助微创复位操作（图16.1A-7）。如果需要，可以使用术中3D成像直接评估和矫正复位。此外，先进的术中成像通常有助于在C形夹周围应用导航放置骶髂螺钉。

最后一种可能的复位技术是使用脊柱骨盆固定，其中，在放置螺钉后，在螺钉之间应用脊柱器械进行加压或分离操作。

5.2.3 固定技术

骨盆后环最常用的固定技术是经皮骶髂螺钉固定术。该方法在文献中有描述，并被广泛使用。标准的术中图像包括骨盆入口位、出口位和真正的骶骨侧位。骨盆入口位确定了骶骨的前翼皮质边界和椎体边界。术前CT扫描可用于确定术中C形臂需要调整的倾斜角度，以显示相应骶骨前皮质（图16.1A-8）。

通过倾斜C形臂获取骨盆出口位图像，耻骨联合与S2神经孔水平重叠。骨盆出口位图像识别

骶骨翼皮质界限、骶骨前神经孔和相应的骶神经根管。请注意，骨盆入口位和出口位从不相互正交，也很少有超过60°的差异。这意味着在一个平面上定位的每一次变化都会改变另一个平面上的轨迹。从侧位透视开始可能更好。获得真实的骶骨侧面图像比入口位和出口位视图更困难，并且对患者在床上的任何横向成角都很敏感，也很难判断骨折复位前图像的准确性，因为需要通过叠加图像以确认骨性标志（例如坐骨切迹、髂嵴）的移位情况；解剖变异也可能影响侧位图像。真实的侧位图像可识别骶管和骶前骨皮质界限、S2神经根管。

如果应用现代成像和虚拟化技术，获得真实的侧位图像就不那么重要了。图像导航可以快速、安全地完成真正的侧位影像。尽管如此，对骨盆3个位视图的影像、解剖学的充分了解可以让外科医师安全地植入骶髂螺钉。

髂骨骨折，包括较大的新月形骨折，可以通过皮质内螺钉固定。通常，髂骨螺钉从髂后上棘经过坐骨大切迹上方朝向髂前下棘或相反方向植入。这个解剖区域通常可以毫无困难地植入7mm以上的较大直径螺钉，其固定的多是质量好的骨骼（图16.1A-9）。

通过后方髂棘植入的椎弓根螺钉作为髂骨螺钉可以通过皮下横杆以微创的方式连接。如果根据骨折形态或解剖情况，植入骶髂螺钉风险太大，则可使用此方法。此外，它还可以用于补充骶髂螺钉的固定。髂骨螺钉通常用于锚定脊柱骨盆（腰髂）固定，其中髂骨螺钉与放置在脊柱的椎弓根螺钉相连。在双侧骶骨骨折、骶骨H形或U形骨折导致的脊柱骨盆分离的情况下，或L5/S1小关节损伤的情况下，脊柱骨盆固定是一种强大的后方固定方式，可跨越脊柱骨盆交界处（图16.1A-10）。如果与骶髂螺钉结合使用，即使在不稳定的损伤中也能提供极其牢固的固定。脊柱骨盆固定已经发展成为微创手术，并为创伤外科医生提供了相关工具。

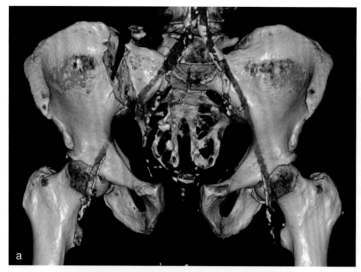

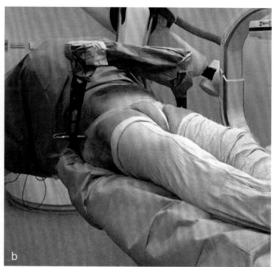

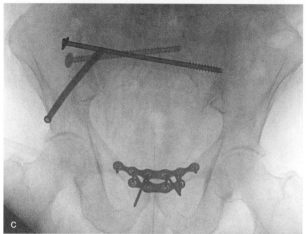

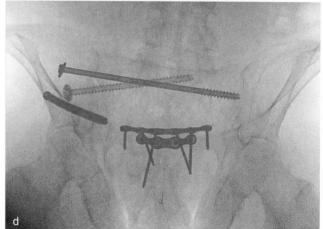

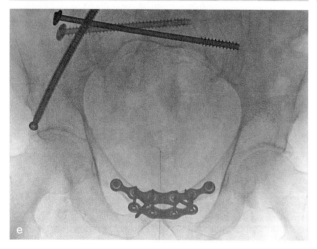

图16.1A-7　a.体重140kg的62岁男性在骑摩托车时受伤。患者到达复苏室后血流动力学稳定，但在创伤扫描后很快恶化，立即应用C形夹复位稳定。b.准备好的带有附加C形夹的手术区域。背景中可以看到混合手术室中的机器人C形臂。安装好C形夹后，即可进行3D成像并规划螺钉。c~f.手术结束时拍摄术中X线片。采用前后前下髂骨棘螺钉固定新月形骨折块

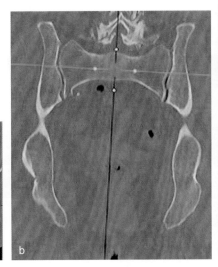
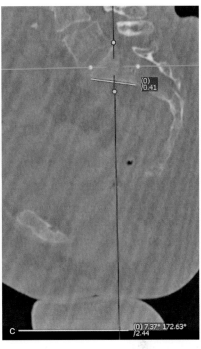

图16.1A-8 骨盆CT的多平面重建。在矢状面（c）中，可以测量S1椎体前皮质的线与轴向平面（红线，此处为7°）形成的角度。鉴于骶骨倾斜不受患者仰卧在CT或手术台上的影响，该角度将确保在术中入口位上看到的S1前皮质代表骶前边界

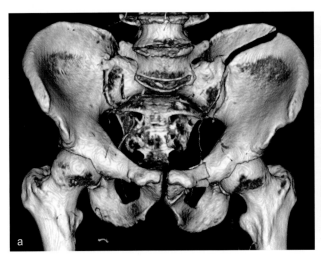
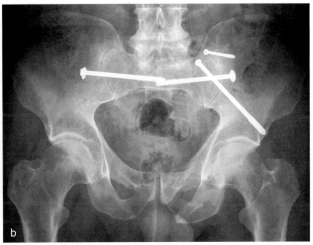

图16.1A-9 a.左侧移位的新月形骨折和未移位的右侧骶骨翼骨折。另有孤立的耻骨上支骨折。b. 骨折已在术后1年愈合，包括非手术治疗的左耻骨上支骨折

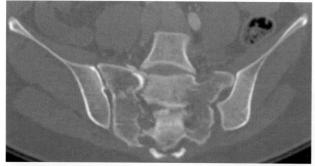

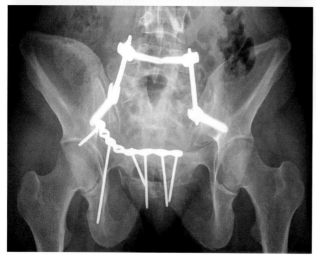

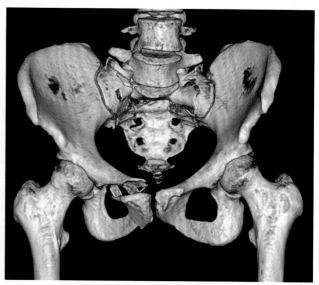

图16.1A–10 a~b.创伤后脊柱骨盆分离的骶骨H形骨折。右侧移位的耻骨支骨折。c.脊柱–骨盆固定L5至髂骨的固定，以及右侧耻骨支骨折的跨越耻骨联合固定。在高度不稳定的骶骨骨折中，可以通过用骶髂螺钉补充脊柱骨盆固定来形成三角形稳定

6 并发症

Reilly 等[20] 描述了复位不良对骨盆后环的影响。如果骶骨骨折向头侧移位 1cm，经皮骶髂螺钉的放置会危及神经根，2cm 的移位会阻碍螺钉安全通过。在前环中，Starr 等[32] 研究表明，复位不良会导致 15% 的患者在经皮螺钉固定后出现不稳定和固定失败。复位不良直接导致并发症风险增加。

据报道，螺钉位置不良率高达 24%，而外科医师的手低至 4° 的偏差都可能导致螺钉错位。可能造成的损伤涉及 L5 神经根、腰丛或脊神经根，应立即进行螺钉翻修[33–34]。

血管损伤可发生在骶前的髂静脉及臀上动脉。在人体解剖标本研究中，经皮放置的骶髂螺钉距离臀上动脉和神经的距离为 9.1mm ± 6.8mm。在

另一项研究中，臀上神经血管束的损伤风险在使用 S1 骶髂螺钉、S2 贯穿螺钉固定时小于应用 S1 骶髂贯穿螺钉[35–37]。

在前骨盆环固定中，骨折可能刺破膀胱导致膀胱损伤。位于髋臼内侧的骨折块可使髂外血管处于危险之中。必须仔细辨别任何穿过髋臼周围的螺钉，以确认没有螺钉进入髋关节内。

7 总结

微创骨盆环固定具有挑战性，但在骨盆骨折治疗中具有明确的作用。解剖学、骨固定通路、影像学和不同透视技术的知识是成功的关键。了解损伤、复位顺序和固定技术是成功复位和固定的最佳方法。

8 参考文献

[1] Kannus P, Parkkari J, Niemi S, et al. Low-trauma pelvic fractures in elderly Finns in 1970-2013. Calcif Tissue Int. 2015 Dec;97(6):577–580.

[2] Holstein JH, Stuby FM, Herath SC, et al. [Influence of the pelvic trauma registry of the DGU on treatment of pelvic ring fractures]. Unfallchirurg. 2016 Jun;119(6):475–481.

[3] Rommens PM, Hofmann A. Comprehensive classification of fragility fractures of the pelvic ring: recommendations for surgical treatment. Injury. 2013 Dec;44(12):1733–1744.

[4] Gilliland MD, Ward RE, Barton RM, et al. Factors affecting mortality in pelvic fractures. J Trauma. 1982 Aug;22(8):691–693.

[5] Pennal GF, Tile M, Waddell JP, et al. Pelvic disruption: assessment and classification. Clin Orthop Relat Res. 1980 Sep(151):12–21.

[6] Tile M, Pennal GF. Pelvic disruption:principles of management. Clin Orthop Relat Res. 1980 Sep(151):56–64.

[7] Rickman M, Varghese VD. Contemporary acetabular fracture surgery: treading water or swimming upstream? Bone Joint J. 2017 Sep;99-B(9):1125–1131.

[8] Archdeacon MT, Kazemi N, Guy P, et al. The modified Stoppa approach for acetabular fracture. J Am Acad Orthop Surg. 2011 Mar;19(3):170–175.

[9] Routt ML Jr, Nork SE, Mills WJ. Percutaneous fixation of pelvic ring disruptions. Clin Orthop Relat Res. 2000 Jun(375):15–29.

[10] Routt ML Jr, Simonian PT, Mills WJ. Iliosacral screw fixation: early complications of the percutaneous technique. J Orthop Trauma. 1997 Nov;11(8):584–589.

[11] Mosheiff R, Liebergall M. Maneuvering the retrograde medullary screw in pubic ramus fractures. J Orthop Trauma. 2002 Sep;16(8):594–596.

[12] Routt ML Jr, Simonian PT, Grujic L. The retrograde medullary superior pubic ramus screw for the treatment of anterior pelvic ring disruptions: a new technique. J Orthop Trauma. 1995 Feb;9(1):35–44.

[13] Starr AJ, Walter JC, Harris RW, et al. Percutaneous screw fixation of fractures of the iliac wing and fracture-dislocations of the sacroiliac joint (OTA Types 61-B2.2 and 61 B2.3, or Young-Burgess "lateral compression type II" pelvic fractures). J Orthop Trauma. 2002 Feb;16(2):116–123.

[14] Bell KE, von Allmen MT, Devries MC, et al. Muscle disuse as a pivotal problem in sarcopenia-related muscle loss and dysfunction. J Frailty Aging. 2016;5(1):33–41.

[15] Hvid L, Suetta C, Nielsen JH, et al. Aging impairs the recovery in mechanical muscle function following 4 days of disuse. Exp Gerontol. 2014 Apr;52:1–8.

[16] Reito A, Kuoppala M, Pajulammi H, et al. Mortality and comorbidity after non-operatively managed, lowenergy pelvic fracture in patients over age 70: a comparison with an age-matched femoral neck fracture cohort and general population. BMC Geriatr. 2019 Nov;19(1):315.

[17] Sagi HC, Coniglione FM, Stanford JH. Examination under anesthetic for occult pelvic ring instability. J Orthop Trauma. 2011 Sep;25(9):529–536.

[18] Fagg JAC, Acharya MR, Chesser TJS, et al. The value of 'binderoff' imaging to identify occult and unexpected pelvic ring injuries. Injury. 2018 Feb;49(2):284–289.

[19] Routt ML Jr, Simonian PT, Agnew SG, et al. Radiographic recognition of the sacral alar slope for optimal placement of iliosacral screws: a cadaveric and clinical study. J Orthop Trauma. 1996;10(3):171–177.

[20] Reilly MC, Bobo CM, Litkouhi B, et al. The effect of sacral fracture malreduction on the safe placement of iliosacral screws. J Orthop Trauma. 2003 Feb;17(2):88–94.

[21] Koshimune K, Ito Y, Sugimoto Y, et al. Minimally invasive spinopelvic fixation for unstable bilateral sacral fractures. Clin Spine Surg. 2016 Apr;29(3):124–127.

[22] El Dafrawy MH, Shafiq B, Vaswani R, et al. Minimally invasive fixation for spinopelvic dissociation: percutaneous triangular osteosynthesis with S2 alar-iliac and iliosacral screws: a case report. JBJS Case Connect. 2019 Dec;9(4):e0119.

[23] Pearson JM, Niemeier TE, McGwin G, et al. Spinopelvic dissociation: comparison of outcomes of percutaneous versus open fixation strategies. Adv Orthop. 2018 Apr 10;5023908.

[24] Ruchholtz S, Bücking B, Zettl R, et al. Two-incision minimally invasive approach for the treatment of anterior column acetabular fractures. JBJS Essent Surg Tech. 2015 Jul 8;5(3):e13.

[25] Roetman B, Ilchuk I, Khatib B, et al. [Precise sacroiliac joint screw insertion without computed tomography, digital volume tomography or navigation systems.] Oper Orthop Traumatol. 2019 Dec;31(6):474–490. German.

[26] Cimerman M, Kristan A. Preoperative planning in pelvic and acetabular surgery: the value of advanced computerised planning modules. Injury. 2007 Apr;38(4):442–449.

[27] Tonetti J, Cazal C, Eid A, et al. [Neurological damage in pelvic injuries: a continuous prospective series of 50 pelvic injuries treated with an iliosacral lag screw]. Rev Chir Orthop Reparatrice Appar Mot. 2004 Apr;90(2):122–131.

[28] Kuttner M, Klaiber A, Lorenz T, et al. [The pelvic subcutaneous cross-over internal fixator]. Unfallchirurg. 2009 Jul;112(7):661–669.

9 扩展阅读

• Tile M, Kellam J, Helfet D, Vrahas M. Fractures of the Pelvis and Acetabulum: Principles and Methods of Management, Fourth Edition. Stuttgart: Thieme Publishing; 2015.

16.1B
髋臼骨折

Zhiyong Hou

1 引言

1.1 治疗的基本原则和目标

髋臼骨折手术是骨科手术中最复杂、最具挑战性的手术之一。除了髋臼骨折治疗的复杂性外，这些患者通常还合并其他损伤。首先，必须排除危及生命的损伤，如果发现则必须优先处理。

其次，要评估相关肌肉骨骼损伤。当出现髋臼骨折时，要仔细检查同侧膝关节和大腿有无损伤，尤其是在高能量车祸伤（仪表盘损伤）时。当所有肌肉骨骼损伤评估完成后，骨科医师必须决定何时及如何处理这些创伤。

准确诊断髋臼骨折的类型是取得满意预后的基础。Judet-Letournel 分类基于双柱构成概念，自1964年提出以来已被创伤外科医师广泛接受[1]。然而，越来越多的证据表明，这种传统的分类方法不完整且难以理解，这可能会对临床应用产生不利影响[2]。，针对目前髋臼骨折诊断中存在的问题，有研究提出了基于髋臼解剖结构的三柱分类法[3]。髋臼顶作为维持髋关节稳定性的关键结构被定义为顶壁（图 16.1B-1）。该分类方法首次强调顶柱/壁脱离的情况（髂耻线和髂骨线完整）

及其治疗策略（图 16.1B-2）。它可以消除针对上述骨折类型的争议性诊断。该分类系统可作为传统 Judet-Letournel 分类系统的补充[3]。

骨折微创手术是一种不断发展的骨科创伤手术技术，特别是涉及髋臼固定的技术及其适应证。通过良好的机械稳定性和降低软组织并发症的风险，实现令人满意的关节复位的潜力使经皮技术备受推崇[4]。经皮微创技术具有生物学优势，可以保护骨折血肿及软组织覆盖。经皮髋臼骨折手术的主要目标是：在最小的局部或全身损伤代价下，复位并固定移位的髋臼骨折。另一个更具争议的目标是为轻微移位的骨折提供稳定性以允许早期活动及负重。微创手术比开放手术减少了并发症且无须外固定辅助。某些情况下，早期活动的优势可以使手术风险降低，特别是复合性损伤或老年患者，更需要积极的手术干预。

本章节讨论髋臼骨折微创接骨术（MIO）的风险、优势、适应证、技术和特殊的技巧。

1.2 MIO 的适应证及禁忌证

一般来说，负重区移位超过 2mm 的髋臼骨折需要手术固定。顶弧测量（>45°）和（或）通

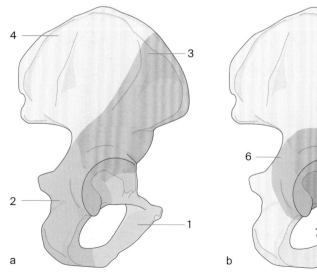
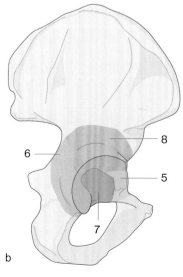

1.前柱；2.后柱；3.顶柱；4.支撑柱；5.前壁；6.后壁；7.内壁；8.顶壁。

图 16.1B-1 髋臼三柱分类中的各结构。a.髋臼的三柱。b.髋臼的四壁

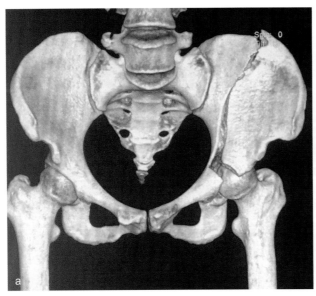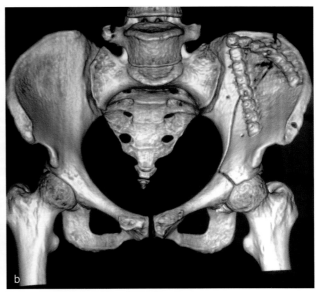

图 16.1B-2 三柱分类中的顶柱脱离。a.术前三维重建中顶柱脱离。b.术后3D重建

过髋臼顶的 CT 扫描位于负重区以外的移位超过 3mm 的骨折可行非手术治疗 [5,6]。髋臼骨折时，影像学上非牵引状态或应力像的关节半脱位也可能是手术治疗指征。髋臼骨折手术治疗前应充分考虑患者的伴发疾病、活动能力及其他与患者相关的因素。

目前，单纯经皮治疗移位的髋臼骨折不一定能达到解剖复位。特别是对于伴有复杂骨折的年轻患者，闭合操作可能不足以获得预后良好的解剖复位。但是，对于老年患者，当选择开放手术解剖复位弊大于利时，经皮固定对他们而言可能更合适。另有证据显示，老年患者比年轻患者更能耐受有缺陷的复位 [7]。只要有足够的骨量，老年患者关节复位不良还可以晚期行全髋关节置换术。

对于非移位和轻度移位的髋臼骨折而言，微创技术有利于早期活动及控制疼痛，有利于减少继发性骨折移位的发生，有利于患者的术后护理。由于肢体力线维持正常，且微创切口损伤小，如果出现创伤性关节炎，可以较方便地进行初次关节置换术，而不需要通过松解瘢痕和挛缩的组织增加手术风险。

某些髋臼骨折类型比其他类型更加适合微创接骨术。单独的前柱骨折、横形骨折、后半横形骨折、某些双柱骨折可以采用闭合或微创复位技术并经皮螺钉固定。但是，移位的后壁骨折、后柱骨折、T 形骨折使用目前的微创技术难以复位和固定。边缘的压缩性骨折不能单纯通过微创接骨方式治疗，但可以间接通过有限前方入路，利用四边形区上方的骨窗进行。从某种程度上说，当前复位和固定技术的限制是因为缺乏特殊的器械安全地进入并处理骨折块。髋臼微创接骨术的支持者们介绍了许多改良的器械来改进手术技术 [7]。微创接骨术的范围包括单纯经皮固定、辅助小切口的经皮固定、采用 Stoppa 入路固定复杂骨折、结合传统入路的经皮螺钉固定。

2 手术解剖

髋臼的特殊解剖

使用微创接骨术时，必须熟悉骨盆和髋臼的三维解剖。髋臼由髂骨、坐骨、耻骨组成。约 2/5 的结构由坐骨构成，提供了髋臼的底和侧边。髂骨构成了髋臼的顶部，约占髋臼结构的 2/5。其余部分由耻骨构成，靠近中线。髋臼拉丁语的意思是"罗马小蘸酱碟"，是一个杯状解剖结构，轻度朝向前尾侧。

髋臼的周围有一个凹凸不平的边界，上部粗大且强固，为髋臼盂唇所附着，盂唇可以减小开口，加深容积。形成髋关节髋臼下部的是髋臼切迹，为位于髋臼底部髋臼窝圆形凹陷的延续。髋臼的其余部分由弯曲的、新月形的表面构成，即月状面，并与股骨头构成关节。此与肩胛带的关节窝相对应（图 16.1B-3）。

3 术前评估

3.1 骨折及软组织评估

髋臼骨折应该按照高级创伤生命支持条例进行评估。初级评估包括仔细的物理检查和相关 X 线回顾。髋臼骨折的经皮固定较切开复位具有一定优势，它减少了可能造成影响血运或神经的软组织损伤。髋臼骨折的物理检查应该包括完整的骨盆和下肢神经系统评估，以及转子和臀部软组织的评价。由于累及髋臼后壁或后柱的髋臼骨折损伤坐骨神经的比例高达 20%，故必须仔细评估

下肢运动和感觉功能[8]。

闭合软组织损伤，包括局部伤口和擦伤，以及闭合脱套伤，经常出现于髋周，特别是转子上区域。闭合脱套性损伤称为"Morel-Lavallee 损伤"[9]。这些空腔内的积液应行细菌培养以排除感染。一旦发现脱套伤，必须给予清创冲洗，并推迟内固定，直至该区清洁为止。

3.2 X 线和 CT 扫描的类型

髋臼骨折的 X 线评估应拍摄前后位和 Judet 位（髂骨斜位、闭孔斜位）进行仔细评估。每一种影像均可提供关于髋臼骨折不同解剖面的最佳成像。骨盆正位像中，髂耻线、髂坐线分别代表前柱及后柱的轮廓（图 16.1B-4）。闭孔斜位像可显示闭孔环、后壁及前柱的下部。患者仰卧、患侧向前旋转 45°、X 线管球与胶片垂直即可获得闭孔斜位像。髂骨斜位像可显示髂骨翼、坐骨

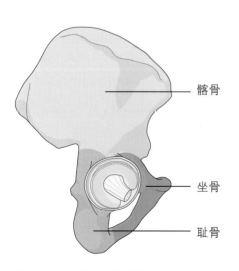

图 16.1B-3 髋臼的外侧面

髂骨
坐骨
耻骨

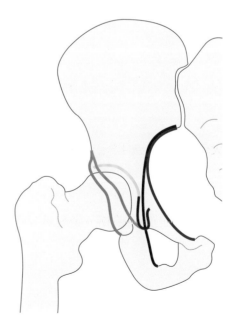

图 16.1B-4 髋臼前后位图像：后壁（绿色线），前壁（橙色线），臼顶（圆顶或顶盖）（黄色线），泪滴（褐色线），髂坐线（后柱）（红色线），髂耻线（前柱）（蓝色线）

大切迹、后柱、前壁缘。患者仰卧、健侧向前旋转45°、X线管球与胶片垂直即可获得患髋的髂骨斜位像（图16.1B-5）。如果骨盆环受累、结构紊乱，必须拍摄入口位、出口位像。

受累髋臼以 1.5~2mm 断层的 CT 扫描能够为骨折类型提供最多的细节和有用的信息，包括骨折的粉碎性、边缘受累（壁骨折）、关节内骨折。CT 扫描的骨折线可以直接确定骨折类型（图16.1B-6）。轴位像上，冠状面的劈裂通常意味着柱的骨折。髋臼顶的矢状位劈裂通常见于横形或 T 形骨折。未累及四边形区的斜形骨折见于壁的骨折[3]。

骨折的二维和三维重建有利于了解移位骨折的旋转畸形，但除了描述边缘受累的范围外，其对于传统的决策或手术计划并非必需。CT 三维重建有助于术前计划，包括描述骨折类型和髋臼微创接骨术所用的复位工具的位置（图16.1B-7）。三维影像能为外科医师更好地描绘所需的空间概念，以计划复位和放置固定物。

3.3 手术时机

一些研究指出手术干预的时机至关重要[5~7,10]。如果患者的血流动力学稳定，微创接骨术宜尽快进行，大多数手术在伤后 2~5 天进行。由于合并骨折血肿，过度推迟手术会导致复位困难。推迟

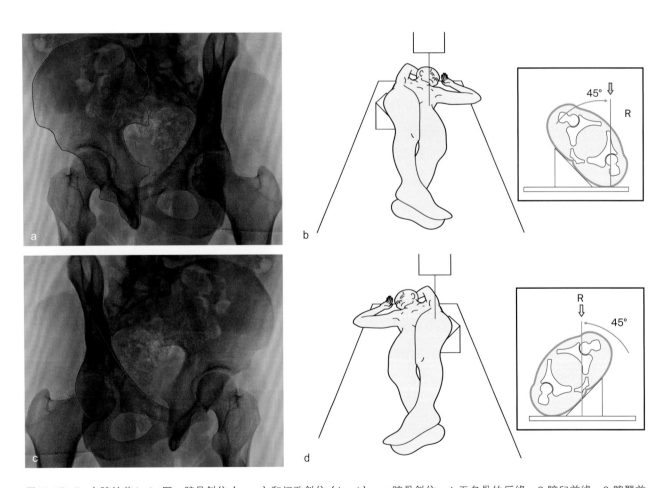

图16.1B-5　右髋关节Judet图。髂骨斜位（a, c）和闭孔斜位（b, d）。a.髂骨斜位：1.无名骨的后缘；2.髋臼前缘；3.髂翼前缘；4.髋臼后缘。b.髂骨斜位的X线管球应垂直于右髋关节固定，左髋抬起 45°。c.闭孔斜位：1.髂耻线（前柱）；2.髋臼后缘；3.髋臼顶；4.闭孔孔；5.髂前上棘。d.闭孔斜位的X线管球应垂直于右髋关节固定，右髋抬起 45°

手术还会并发下肢深静脉血栓及皮肤问题。如果采取 Stoppa 入路，这样的部分经皮复位，对早期固定是有帮助的，但并非必要。

3.4 术前计划

与创伤手术一样，应该努力改善患者的生理状况。手术准备非常重要，因为微创接骨术需要相应的技术，也需要适合的设备和人力。利用影像资料制订的手术计划能够预期到大多数的问题以及准备好一切所需的设备。经验丰富的助手同样非常重要。主要术前计划步骤如下：

- 术前预防性应用抗生素
- 麻醉
- 患者体位为：仰卧位、俯卧位、侧卧位
- 可透 X 线的手术台

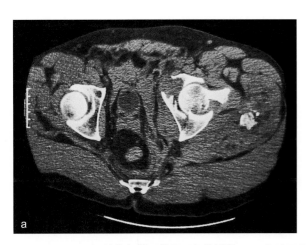
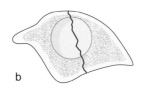
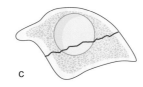
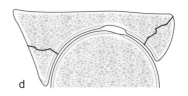

图 16.1B-6 a.CT轴位扫描可获得更好的影像。b.穿过圆顶的垂直（冠状面）骨折线。c.横形（矢状位）骨折线。d.如CT图像所示，骨折线累及前壁和后壁

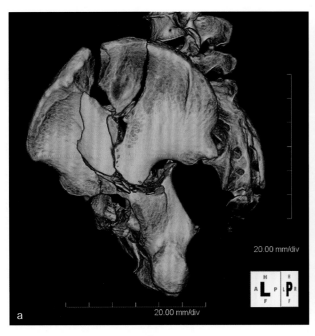
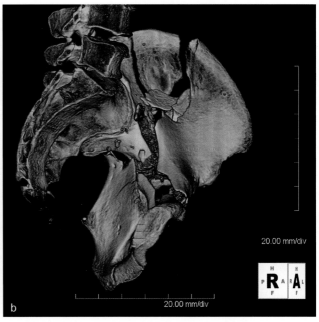

图 16.1B-7 髋臼三维CT重建图

- 术中透视设备
- 合适的骨盆器械，包括特殊复位工具
- 复位技巧（有些骨折得益于术中牵引，应用手术台附件或应用股骨牵引器。术中神经监测有过报道，但在大多数中心不作为常规使用）
- 手术入路
- 置入导针
- 适当地置入内植物
- 术后预防血栓形成

4 手术室准备

4.1 麻醉

髋臼骨折微创接骨术应在全身麻醉下进行。肌肉松弛对骨折复位至关重要，可以减少强力的人工牵引。麻醉师应注意不应使用一氧化氮，因为这种气体可以进入肠道，在透视时影响骨结构的成像。

4.2 计算机辅助导航的作用

微创接骨术精确的螺钉位置需要手术室内配有性能较好的术中透视，还需要应用合适的骨盆影像标记。术中透视的使用有较高的技术要求，从 C 形臂的摆放到患者的体位都有要求。且术中常常需要反复进行各个投射位的透视，以确定内固定的位置。满意的前后位、Judet 位、骨盆入口和出口位影像对于导航和置入螺钉非常重要。

计算机辅助导航具有缩短手术时间和术中透视时间的潜力，还可以减少由于透视不清楚导致的错误，与标准影像增强技术相比，能够提供相等的或更好的准确性。

4.3 内镜辅助手术的作用

内镜同样适用于骨盆微创接骨术。内镜辅助

下复位和固定骨盆前环于 2002 年由 Zobrist 首次报道 [11]，内镜下可视所有重要的骨及软组织结构。他们在内镜的帮助下设计了有限的髂腹股沟入路，包括内侧（Pfannenstiel）切口和外侧髂棘切口。与传统的 Letournal 髂腹股沟入路相比，内镜技术利于对伴有轻度软组织损伤的骨盆前环骨折进行可靠内固定。虽然内镜辅助下固定骨盆前环符合 MIO 定义，但该技术要求高且需要特殊器械，故并未在创伤中心广泛应用。

4.4 内植物和器械

目前的内植物除空心、大直径螺钉外均非微创骨盆内固定物。6.5mm 和 7.3mm 螺钉主要用作经皮螺钉固定，因为它们在前或后通道内拧入的过程中没有偏差，且有足够的机械强度和刚度起到固定作用。3.5mm 重建接骨板配有合适长度的螺钉可作为微创接骨板使用。与大空心钉匹配的超长导针（350mm 长）有助于通过周围软组织进入骨盆。

复位工具包括用于开放或半开放手术的外固定架、共线钳和传统钳（图 16.1B-8）。不同的中心设计了多种专用器械，包括切割空心螺钉导向器、重建夹钳和软组织保护器。

5 手术步骤

5.1 患者体位和 C 形臂位置

微创接骨术治疗髋臼骨折有两个主要的常规入路：K-L 入路和髂腹股沟入路 [12]。两种手术方式均需采用可透 X 线手术台。K-L 入路推荐采用侧卧位（图 16.1B-9a），髂腹股沟入路推荐采用仰卧位（图 16.1B-9b）。经皮螺钉固定时无须再次摆放患者体位，可同时进行。如果患者仰卧，骶骨下应使用手术单垫高。

C 形臂放置于患者骨折的对侧。有时旋转手术台降低患侧能改善髂骨斜位影像。消毒前，术

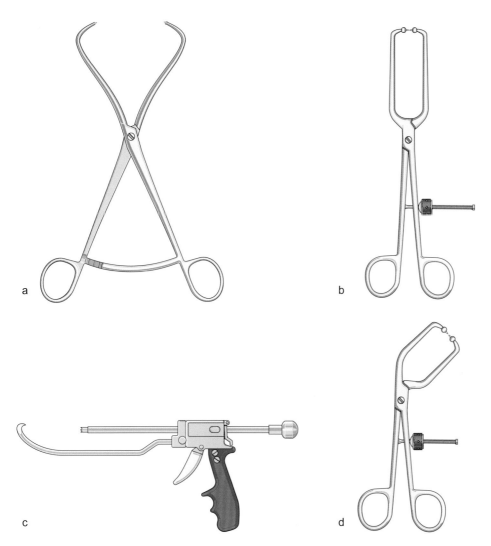

图 16.1B-8 用于开放或半开放手术中的复位工具，包括共线钳（c）和传统钳（a,b,d）

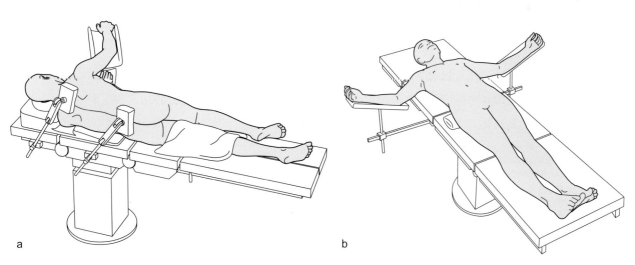

图 16.1B-9 a.K-L入路推荐侧卧位。b.髂腹股沟入路推荐仰卧位

者必须确定骨盆前后位、出口位、入口位、斜位影像清楚，并标记 C 形臂在地板上的位置。

5.2 手术入路

MIO 最常应用于无移位或轻度移位的骨折，可以通过闭合或有限切开实施。任何入路的主要目标均是得到充分复位及放置合适的内固定。手术入路的选择通常根据移位的类型。MIO 结合经典入路的联合方式可使骨折精确复位，同时减轻软组织损伤。

如果双柱骨折应用 MIO，间接复位最小的移位骨折并使 MIO 技术固定。最大移位的柱使用单柱切口。一般来说，双柱骨折其中一柱可闭合复位，单柱有限切口（K–L 入路或髂腹股沟入路）行接骨板固定，另一柱采用长螺钉固定。

5.3 复位技术

5.3.1 闭合复位

在 MIO 中，关节骨折的闭合复位仍然是一项挑战。可通过腿部或直接对骨盆和股骨进行牵引，以便在保持软组织连接的情况下进行复位。在某些骨折中，骨折位移存在显著的旋转分力。这些情况下，使用 Schanz 钉控制骨折块获得移位髋臼骨折的解剖复位。将 2 枚 Schanz 钉从前路直接或在透视引导下置入两侧髂嵴，作为操纵杆来控制骨折块。旋转移位纠正后，将 2 枚 Schanz 钉以一根碳棒相连形成外固定支架，临时维持复位[7]。成功经皮固定后去除外固定。

对于后柱骨折，在髋臼下沟处下方的坐骨内置入 1 枚 Schanz 钉实施复位。Schanz 钉上安装 T 形把手，可将旋转移位的后柱骨折复位。如果需要，大转子处置入第二枚 Schanz 钉进行额外牵引。

臀部上方置入一个球形尖端推进器可将髂骨翼推行至更好的位置。钝性分离外展肌群可使球形尖端直接抵在髂骨翼外侧皮质上，向内施加压力改善髂骨相对于其他骨折块的对位。一枚 Schanz 钉可通过小切口置入髂前下棘或坐骨结节（图 16.1B–10）。止血钳钝性分离创建一个可以与骨直接接触的通路，这是操作游离骨折块的关键手法。

造成骨折的损伤机制通常导致四边形区和尾部骨折块向内侧移位，需要将髂骨翼下方的四边形区复位。骨盆复位钳可用来完成复位。将复位钳的一个尖端戳入髂前上棘的近端内侧，屈曲髋关节放松髂腰肌；另一个尖端向下沿髂骨翼的内

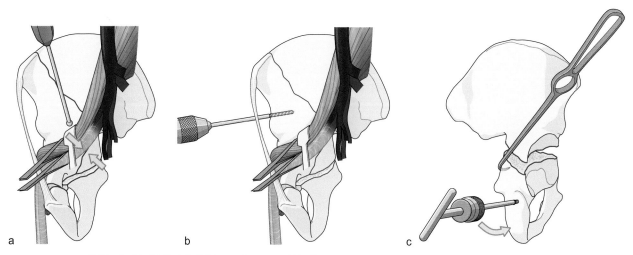

图 16.1B–10　a.放置1个球钉以推动髂骨翼。b.髂Schanz螺钉作为手柄置入髂前下棘。c.在坐骨结节中放置坐骨Schanz螺钉作为柄

侧皮质，到达真骨盆的边缘腰大肌的深面，沿四边形区内侧面向下。沿四边形区表面下行时，通常可感觉到骨折。尾部骨折通常向内侧移位。将复位钳的尖端自骨折处提起放置于骨折远端四边形区平坦的表面。复位钳的外侧尖端穿过外展肌群放置于头侧骨折块的髋臼上的区域。夹紧复位钳可使尾侧骨折块向外移位并复位骨折。

目前尚无髋关节面垂直台阶和粉碎性骨折的复位理念。相应的工具在研发中。内镜对监视复位过程可能是重要的。

5.3.2 有限切开复位

某些情况下，经皮固定装置可用于改善复位。如果未能达到满意的复位，需要额外的K-L、髂腹股沟或Stoppa入路。任何情况下，外科医师必须警惕存在于经皮固定装置入路中的软组织结构。此时可完成直接复位。有限切开的入路允许看到髋臼关节面前柱或后柱的骨折。医师的另一只手可通过触及骨盆的内板或四边形区引导复位。坐骨切迹也是辅助复位的有效标志（图16.1B-11）。

5.3.3 固定技术

Starr等[7]最早报道了经皮髋臼骨折固定技术、螺钉固定通道和配套的器械设备等。随后的研究完善了该技术，增加了使用联合或全经皮入路的固定技术等一系列选择[13]。6.5mm或7.3mm半螺纹空心螺钉常用于经皮髋臼骨折的固定。螺钉的螺纹部分可全部穿过骨折线实现加压。

5.3.4 前柱

C形臂应垂直于耻骨上支以引导前柱螺钉的固定。在螺钉固定过程中要旋转C形臂以获得骨盆髂骨斜位像和闭孔斜位像（图16.1B-12）。髂骨斜位像有助于防止导针穿破耻骨上支内侧皮质，闭孔斜位像有助于防止导针穿入髋关节。前柱螺钉可顺行（从头侧向尾侧）或逆行（从尾侧向头侧）置入。

顺行和逆行置入的螺钉均可用于固定前柱骨折。耻骨支骨折根据骨折线的位置可分为三区。Ⅰ区定义为闭孔内侧，Ⅲ区定义为闭孔外侧，Ⅱ区代表Ⅰ区和Ⅲ区之间的闭孔附近区域。一般而

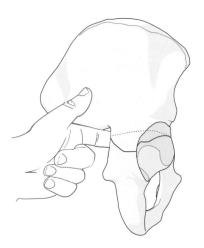

图 16.1B-11 手指触摸四边形区或坐骨切迹检验复位情况

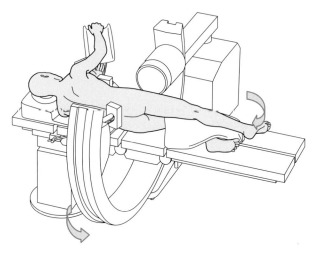

图 16.1B-12 C形臂朝向耻骨上支并旋转以获得骨盆髂骨斜位和闭孔斜位像

言，Ⅲ区骨折建议采用顺行技术，Ⅰ区和Ⅱ区骨折建议采用逆行技术。

如果患者取仰卧位，顺行或逆行螺钉的操作如下（顺行螺钉固定也可用于侧卧位）：顺行螺钉固定，进针点由大转子尖和髂前上棘后4~5cm点的连线确认。对于瘦小患者，导针皮肤切口位于此线中点的上方。对于肥胖患者，切口靠近髂嵴。进针点确认后，导针沿着耻骨上支向耻骨联合方向走行（图16.1B-13a）。利用闭孔斜位和髂骨斜位透视引导导针的固定。入口位透视评估前后固定。

对于肥胖患者，逆行螺钉因钻头或导针可能受到对侧大腿的阻挡而置入困难；对于身材瘦小患者，逆行螺钉相较顺行螺钉更容易实施。逆行螺钉置入时，使用微小的Pfannenstiel切口（3mm），标准的导针置入点为伤侧的耻骨结节。导针朝向髂前上棘的后下方穿出（图16.1B-13b）。导针穿过耻骨上支，利用髂骨斜位和闭孔斜位透视确保导针未切出耻骨上支内侧皮质及未进入髋关节。

如果螺钉从骨的内侧和下部穿出，将危及闭孔神经血管束和潜在的"死亡之冠"，而如果螺钉从骨的前方和上部穿出，则会损伤股血管。

使用术中透视确认正确位置后，反向标尺测量螺钉长度，螺钉顺导针方向置入。最终透视确认准确的螺钉固定位置。

5.3.5 后柱

对于后柱骨折，空心的半螺纹螺钉同样可经顺行或逆行路径使用。顺行固定，患者取仰卧位，进针点为髂窝。导针应插入骨盆边缘外侧1~2cm，并向髋关节后方倾斜，以固定坐骨结节致密处的皮质骨。在髂骨前后位和闭孔斜位下，将导针沿坐骨下支穿过，以确保导针不会切出坐骨下支皮质或进入髋关节（图16.1B-13c）。

逆行入路的入路起点更容易，但定位和透视困难。为了放置逆行后柱螺钉，助手需要固定患者腿部，保持髋关节屈曲外旋、膝关节屈曲位。屈膝和髋关节外旋可以放松坐骨神经。保持下肢体位，术者触及坐骨结节。导针自结节中央置入，向上进入后柱穿越骨折。为了降低坐骨神经医源性损伤的发生率，应尽量避开外侧粗隆起点。应频繁进行髂骨斜位、闭孔斜位透视引导导针置入，确保其未穿破后柱皮质。导针置入后，将7.3mm

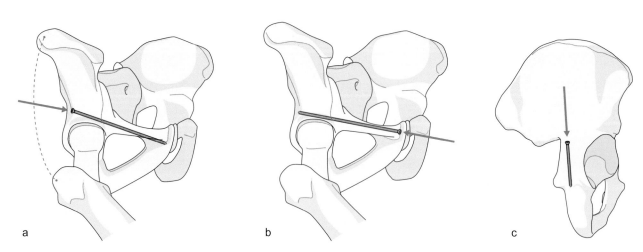

图 16.1B-13　a.侧位像显示顺行螺钉沿前柱在髋臼上方走行的通道。b.仰卧位逆行前柱螺钉通道，沿前柱自耻骨结节走行。c.顺行后柱拉力螺钉固定后柱骨折的通道

自攻空心螺钉沿导针置入（图 16.1B-14）。

5.3.6 横形骨折

如果横形骨折无移位或轻度移位，采用闭合方式复位、经皮螺钉固定双柱是可取的。如果未获得足够的复位，对于移位最大的柱采用单柱入路。通过单柱入路，可直接复位并接骨板固定。另一柱可使用长柱螺钉间接获得稳定。

5.3.7 T 形骨折

复位 T 形骨折的过程与横形骨折类似，可用单柱入路处理最大的移位，另一有限切开入路用于复位最小移位的柱并使用经皮技术固定。

5.4 术中评估复位质量和内植物位置

如何避免内植物穿入髋关节或穿破皮质

螺钉穿入关节内可导致创伤性关节炎，应通过确保准确的术中透视尽可能避免这种并发症。应利用不同位置的影像引导导针穿过前 / 后柱。因髋臼为球形，故一枚螺钉仅需在一个视图上被识别为关节外，即可确认其关节外位置。另一有效方法是沿着螺钉的轴线透视。术后 CT 扫描可确认螺钉的位置。

6 术后处理

术后，患者应用低分子肝素，并结合弹力袜和气动加压装置。肢体的神经、血管状态应该在术后即刻检查并记录。患者短期内接受预防性静脉输入抗生素。利用超声检查下肢有无深静脉血栓。物理治疗通常在术后第一天开始。术后即刻使用膝关节制动装置，通过防止髋关节屈曲来保护后柱和后壁的固定。对患者进行临床评估非常重要，术后 2 周行 X 线检查评估固定是否有复位丢失。如果发生移位，最好在术后 3 周内进行处理。术后 8~12 周开始完全负重之前，可部分负重10~15kg，但固定不牢固的病例除外。2 个月后患者可完全负重。

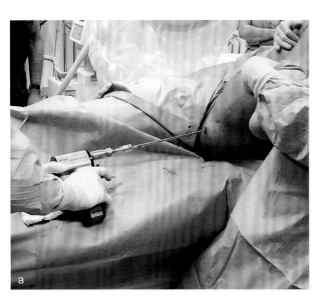
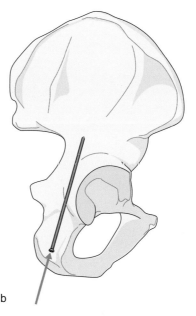

图 16.1B-14 a.置入逆行后柱螺钉导针的髋关节体位。助手保持髋、膝关节屈曲。b.逆行后柱螺钉的通道

7 并发症

MIO 失败后的补救

如果随访时对患者进行临床及影像评估发现移位，应在术后 3 周内实施切开复位内固定。

8 微创技术的方法和技巧

外科医师精巧的 MIO 手术和放射科医师仔细的影像引导可以让患者早期下地活动。要获得良好的 MIO 结果，良好的复位至关重要。如果采用闭合方法不可能获得良好的复位，应该实施开放复位手术（图 16.1B-15）。螺钉应当垂直骨折线固定，并应足够长以穿过骨折线。Stoppa 入路结合经皮固定技术使 MIO 在骨盆手术中的应用得到进一步推广。

9 展望

髋臼骨折使用微创接骨术引人注目的原因与其在身体其他部位的应用相同。与开放技术相比，它可以在有限或无骨膜剥离及有限的周围软组织分离的情况下提供良好的稳定性。该技术要求有经验的人员操作术中透视以引导螺钉置入，否则是无法实现的。对于符合适应证的患者可以取得很好的效果。创伤外科医师和掌握复杂影像技术的放射科医师合作，在适应证判断正确的前提下，MIPO 能够减少并发症，免除开放手术的不利之处。新的器械仍需要进一步研发，内镜在监视复位过程中可以发挥重要作用。

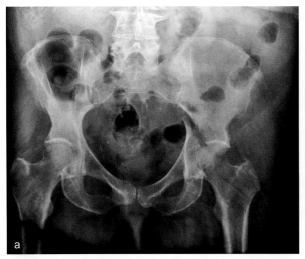

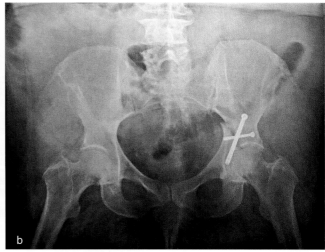

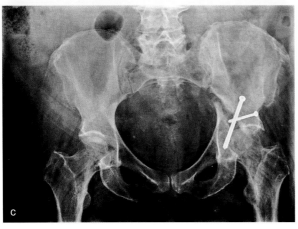

图 16.1B-15 失败病例说明 MIO 技术在无良好复位和稳定固定情况下不能使用

10 参考文献

[1] Judet R, Judet J, Letournel E. Fractures of the acetabulum: classification and surgical approaches for open reduction. Preliminary report. J Bone Joint Surg Am. 1964 Dec;46:1615–1646.

[2] Polesello GC, Nunes MA, Azuaga TL, et al. Comprehension and reproducibility of the Judet and Letournel classification. Acta Ortop Bras. 2012;20(2):70–74.

[3] Zhang R, Yin Y, Li A, et al. Three-column classification for acetabular fractures: introduction and reproducibility assessment. J Bone Joint Surg Am. 2019 Nov 20;101(22):2015–2025.

[4] Routt ML Jr, Kregor PJ, Simonian PT, et al. Early results of percutaneous iliosacral screws placed with the patient in the supine position. J Orthop Trauma. 1995 Jun;9(3):207–214.

[5] Matta JM, Merritt PO. Displaced acetabular fractures. Clin Orthop Relat Res. 1988 May;230:83–97.

[6] Olson SA, Matta JM. The computerized tomography subchondral arc: a new method of assessing acetabular articular continuity after fracture (a preliminary report). J Orthop Trauma. 1993;7(5):402–413.

[7] Starr AJ, Reinert CM, Jones AL. Percutaneous fixation of the columns of the acetabulum: a new technique. J Orthop Trauma. 1998 Jan;12(1):51–58.

[8] Middlebrooks ES, Sims SH, Kellam JF, et al. Incidence of sciatic nerve injury in operatively treated acetabular fractures without somatosensory evoked potential monitoring. J Orthop Trauma. 1997 Jul;11(5):327–329.

[9] Hak DJ, Olson SA, Matta JM. Diagnosis and management of closed internal degloving injuries associated with pelvic and acetabular fractures: the Morel Lavallée lesion. J Trauma. 1997 Jun;42(6):1046–1051.

[10] Letournel E, Judet R. Fractures of the Acetabulum, Second Edition. Berlin Heidelberg New York: Springer-Verlag; 1993.

[11] Zobrist R, Messmer P, Levin LS, et al. Endoscopic-assisted, minimally invasive anterior pelvic ring stabilization: a new technique and case report. J Orthop Trauma. 2002 Aug;16(7):515–519.

[12] Matta JM. Fractures of the acetabulum: accuracy of reduction and clinical results in patients managed operatively within three weeks after the injury. J Bone Joint Surg Am. 1996 Nov;78(11):1632–1645.

[13] Sanders B, Starr A, Reinert C, et al. Percutaneous screw fixation of acetabular fractures in elderly patients. Curr Opinion Orthop. 2006;17(1):17–24.

16.2
老年完全和双侧前、后环骨盆骨折（61C）

Peter A Cole, Michael C LaRoque

1 病例描述

92 岁女性，车祸导致骨盆创伤，车速为 72km/h。患者被送达医院时，血流动力学不稳定，CT 扫描过程中血压下降。复苏并实施左臀上动脉血管造影栓塞。患者为双侧骶骨 1 区骨折，双侧均为完全性骨折，双侧骨折都延续到后皮质。出入口 3D CT 重建中可见伴有双侧耻骨上、下支骨折，耻骨联合旁骨折且延伸至耻骨联合（图 16.2-1）。

骨盆桥接的适应证 —— 骨盆前微创接骨（MIO）

尽管她是一名 92 岁的社区门诊患者，但由于骨质疏松症导致的不稳定及患者的老年状态，该骨折进行手术治疗。前方固定不稳定骨盆环损伤，可让患者早期活动、早期负重，更快地解除疼痛[1]。

无论使用哪种前路固定策略，骨盆后环的复位和稳定至关重要[2]。通过左侧行轴向牵引合并 Schanz 针植入左侧髂骨进行左侧骶骨骨折闭合复位。通过牵引台与向远端和向前的力量进行无阴柱对抗的牵引。使用 Schanz 针向外将左髂骨去旋至原位，然后在左侧骶髂关节植入 7.3mm 的半螺纹空心螺钉并拧紧。另外一颗 7.3mm 的全螺纹空心螺钉从左髂骨穿过右骶髂关节，穿过 S1 体。

骨盆桥接是一种先进的前骨盆固定方法，可为患者提供足够的稳定性，允许下床活动，且并发症比前盆腔外固定架更小[3-11]。

出于一些原因，骨盆桥接前固定器有利于复杂的耻骨支或耻骨联合旁骨折。由于组织密封，桥接内固定器感染机会较小，而外固定架的进针部位感染很常见[12]。内固定器可以提高骨盆的稳定性，因为内固定器可以直接应用于骨上。与外固定不同，桥接内固定器不会阻碍可能需要进行开腹的普通外科手术，也不会干扰坐位、性活动或穿衣。

骨盆桥接的许多好处通常被描述为类似骨盆前环内固定器。

- 植入物沿髂前上棘（ASIS）与耻骨结节连线方向放置并操作得当，股外侧皮神经不应有刺激或损伤。当椎弓根螺钉放置于髂前下棘（AIIS）[8,10]时，相关报道约 1/3 的病例出现股外侧皮神经的刺激或损伤

- 固定到耻骨结节，稳定性有所提高。这第三个固定点增强了整个环的稳定性

- 由于是多块肌肉的重要起点，耻骨联合旁区需要稳定性。例如，腹外斜肌、腹直肌和内收肌起于或止于耻骨和耻骨下支。无法控制该区域的技术会导致该节段不稳定，而该节段是众多肌肉控制躯干和髋关节运动过程的基础平台

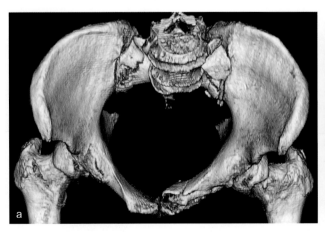
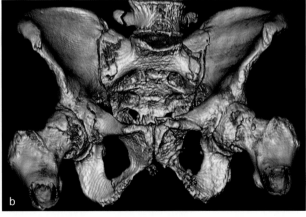

图 16.2-1　入口位（a）和出口位（b）三维重建可见对侧挤压（LC-1）骨盆环损伤（b）

- 单侧损伤时，未受伤侧不必侵入，通常情况下发生单侧耻骨上下支骨折
- 这些体表标志对于外科医师来说很容易触及和操作
- 这种内固定器的概念可以通过椎弓根螺钉和脊柱棒，或通过锁定接骨板和螺钉实现

2 术前计划

术前计划需要了解骨盆的三维解剖结构。外科医师必须注意入口和出口 X 线上的盆腔旋转移位情况（内收外展或屈伸的旋转，以及向头尾侧和前后的移位）。

在进行前骨盆 MIO 固定前，必须首先进行骨盆后复位，并先进行后方骨盆固定。优先处理后部病变，明确处理（无论是切开复位内固定还是经皮固定），然后处理前部骨折和残余不稳定（图16.2-2）。

如果是单侧支型骨折，则可以在同侧前嵴和两个耻骨结节之间的皮下通道应用单侧骨盆内固定器。对于双侧支型骨折，骨盆固定器可以类似地双侧应用，并在耻骨联合附近重叠，并用交叉连接器连接重叠的棒。使用这种技术时，作者建议在进入手术室前在塑料骨模型上预弯 4mm 脊柱棒。或者预弯一个 14~16 孔的 3.5 螺钉锁定接骨板。小心预弯植入物的轮廓，使其不会对腹壁或腹股沟区域造成压迫。

根据额外的骨盆或髋臼骨折模式或骨质量，

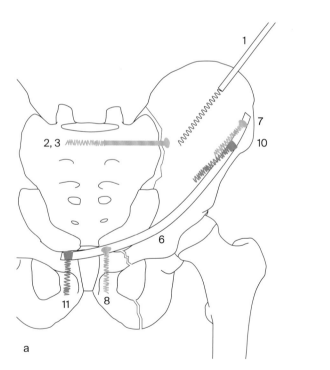
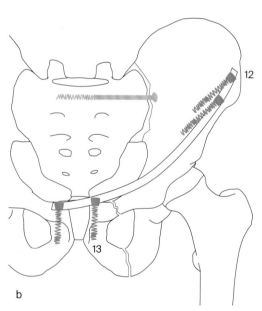

a

b

1.对于骶髂骨固定，用 Schanz 针插入髂骨。使用它作为摇杆以适当的矢量力量实现复位。股骨髁上牵引也可用于术中。在入口位上复位骨盆（处理前后移位），在出口位上复位骨盆（头尾侧移位）。2.放置7.3mm空心钉的螺纹导针（视患者情况选用直径5.5~8.0mm空心钉）。在出、入口位影像上将导针放置在S1椎体中部，并且导针尖端达到椎体远端。空心钻穿过骶髂关节（年轻患者进入骶骨）。3.测量螺钉并放置入S1体内。4.在臀中肌结节和髂前上棘之间的髂骨上切口。之后，在可触及耻骨结节处取长约5cm的切口（图16.2-5）。5.使用骨膜剥离器在远近端切口间腹外斜肌浅层创建皮下隧道，隧道略靠近腹股沟镰（图16.2-6）。6.将植入物从近端穿向远端，居中放置在髂骨前部和耻骨上方。7.将皮质螺钉拧入髂骨前柱。8.将皮质螺钉拧入耻骨。9.透视确保植入物按需要居中。10.向髂骨上添加锁定螺钉（LHSs）或椎弓根螺钉。11.在耻骨上加入锁定螺钉（或椎弓根螺钉）。12.更换髂骨侧皮质螺钉为锁定螺钉。13.更换耻骨侧皮质螺钉为锁定螺钉。14.冲洗伤口，保存最终图像。

图16.2-2 左侧骨盆骨折术前计划，前后平面图（单侧应用）。a.后骨盆：闭合或开放复位后骨盆

可能需要额外的手术固定。例如，前柱的强化可以通过将附加椎弓根钉以连杆方式植入髂下棘或耻骨结节实现（图 16.2-3）。这允许多平面锁定固定，以增加强度。

3 手术室准备

患者仰卧在可透视手术台上。如果需要，可通过牵引带助复位半骨盆。通常在髂骨上应用 Schanz 针足以闭合复位，特别是伤后几天内进行手术时。急性骨折中，通常使用阴柱，如果牵引力太强，可能会阻碍耻骨联合骨解剖结构的复位。

影像增强器放置于骨盆损伤的对侧。植入物可以是锁定接骨板 3.5 系统或脊柱融合系统（首选直径 4mm 的枕颈融合棒，J&J Synthes，Paoli，Pennsylvania，USA），用于椎弓根螺钉固定到前柱（通过嵴）和耻骨。Schanz 针或通用导针可用作操作辅助工具。

3.1 麻醉

手术通常需要全身麻醉，也可采用脊髓麻醉。

3.2 患者体位和 C 形臂位置

将患者置于可透 X 线的手术台上，骨盆居中。BoneFoam 透视机，如 SI PROP（BoneFoam Inc，Corcoran，Minnesota，USA）可用于定位患者的髂骶或顺行经柱螺钉固定。这种定位体位垫使得使用经皮螺钉技术时，臀后方有更多的部分被用作入针点。重要的是要消毒足够大面积，允许采取后臀部手术入路。作者更倾向于让 C 形臂球管放置在骨折手术野的对侧（图 16.2-4）。

在左侧股骨远端插入牵引针，以便向远端牵引。髋关节屈曲 15°~20°，股骨远端牵引沿此方向。

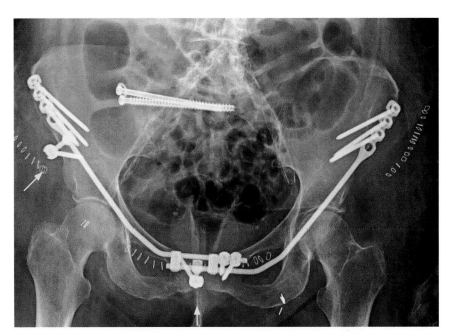

图16.2-3　术后前后位X线片显示附加椎弓根螺钉内固定骨盆。（箭头）以不同的锁定角度放置在髂前下棘（AIIS）和右侧耻骨结节中

3.3 器械

- 盆腔植入物包括：
  - 3.5mm 接骨板和 30~100mm 螺钉
  - 4mm 脊柱棒和 4mm 椎弓根螺钉系统，采用

30~50mm 的椎弓根螺钉
- 7.3mm 空心螺钉固定骶髂关节最长可达 150mm
- 头孢唑林：成人在麻醉诱导前静脉注射 1~2g
- 下肢持续加压
- Schanz 针用于通过髂翼进行手法整复

（系统、器械和植入物的大小可能因患者的解剖结构而异）

4 手术入路

对于需要后路稳定的病例，应首先固定骨盆后环骨折，然后进行术中推拉试验以评估动态移位。消毒铺单后，切开皮肤和皮下组织。切口包括从髂前上棘到臀肌结节的单侧或双侧切口，以及以耻骨联合为中心的切口（图 16.2-5）。使用骨膜剥离器或钝性器械，在外斜筋膜、腹股沟韧带和直肌鞘（图 16.2-6）浅层构建皮下组织通道。

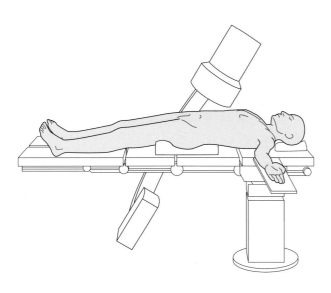

图 16.2-4 患者仰卧在可透视手术床上，定位SI PROP（BoneFoam Inc, Corcoran, Minnesota, USA）

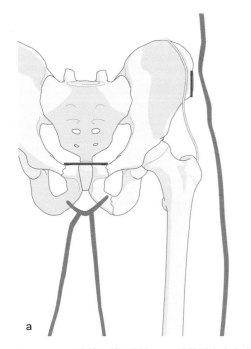

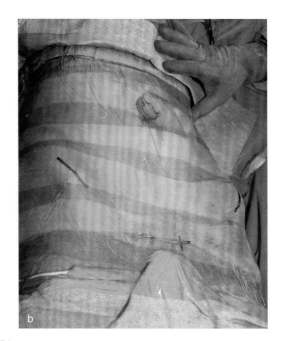

图 16.2-5 髂前上棘双侧切口，耻骨联合中心中线横切口

5 复位

对入口和出口影像进行骨折移位的分析，通过放置在股骨的牵引针，经牵引支架连接到手术台，或通过使用放置在髂骨顶部或髋臼上区域的 Schanz 针的操纵杆方法进行闭合复位。在进行内固定时可临时放置骨盆外固定器或万能牵引器，用于保持适当的复位。

6 固定

将钉杆穿过隧道，将对侧耻骨结节上的 4.5mm 万向椎弓根螺钉与同侧髂嵴上的螺钉相互连接。

利用同样方法，置入对侧螺钉，使二者在耻骨联合位置相互交叉连接（图 16.2-7）。对于有骨质疏松等危险因素的患者，可以在耻骨联合区旁或耻骨结节处放置额外的椎弓根螺钉，以进行额外的多平面固定。这可能需要使用更长的连杆（图 16.2-8）。如有必要，可置入 1~2 个 Schanz 钉辅助复位。

这种经前路的钉棒固定手术方式比较灵活，可以根据手术医师的设备情况和特定的损伤类型进行选择。锁定接骨板和融合螺钉均可成功应用于单侧或双侧骨盆环损伤（图 16.2-9）。

7 康复

通常，患者可以在助行器或拐杖的辅助下负重行走。对于骨质疏松症或严重骨折移位的患者，手术医师更倾向让患者延长卧床到坐起的时间，或尽可能地将重力转移到未受伤侧的骨盆。但不建议骨盆骨折术后患者卧床或住院时间超过数周。

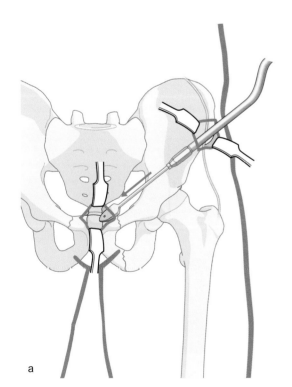

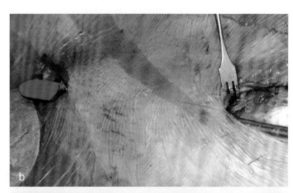

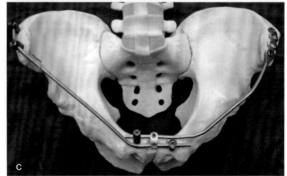

图 16.2-6 a.插入骨膜剥离器，以创建隧道。b.皮下组织下和外斜筋膜上方的钝性内固定隧道。c.作者更倾向于术前在骨盆模型上预弯植入物的轮廓，特别是在医师的早期经验较少时

总体而言，如果复位良好、内固定稳固，即刻允许正常运动和适度负重。经前路固定的手术方式有利于患者康复，可减少因自我保护而不敢康复锻炼的情况。

建议患者在术后第2、6、12周时进行定期临床随访，并在术后第6个月时再次进行临床随访。从术后6周直到骨折完全愈合，应进行部分负重活动。

8 取出内固定

术后6~12周，通过原手术切口取出内固定（图16.2-10）。大多数情况下，在腹股沟区并不能直接触到钉尾，需要切开取出内固定。

有些患者没有不适主诉，可保留内固定。长期的随访观察尚不清楚保留内固定是否存在相关问题，但是对于肥胖患者，没有内固定不适的主诉。

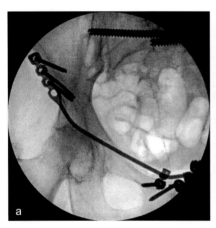
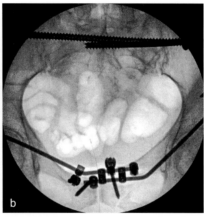
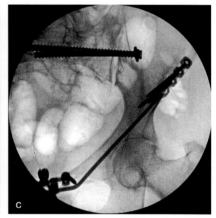

图 16.2-7 术中透视可见髂前上棘和耻骨结节上椎弓根螺钉固定（a~c），耻骨联合区连接杆相互交叉固定（b）

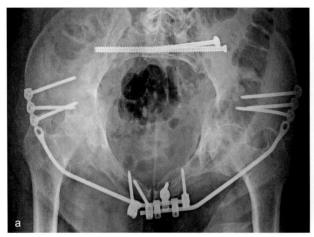
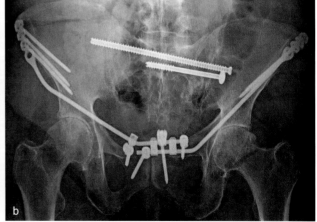

图 16.2-8 术后入口位（a）和出口位（b）X线可见枕颈融合棒和万向椎弓根螺钉固定

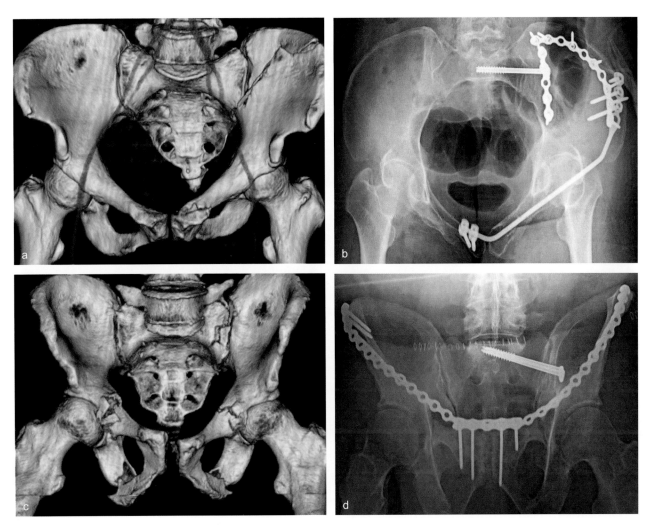

图 16.2-9 a~b.术后骨盆的CT三维重建可见单侧钉棒固定，辅助接骨板加强固定。c~d.通过微创接骨板内固定可对骨盆骨折实施桥接固定

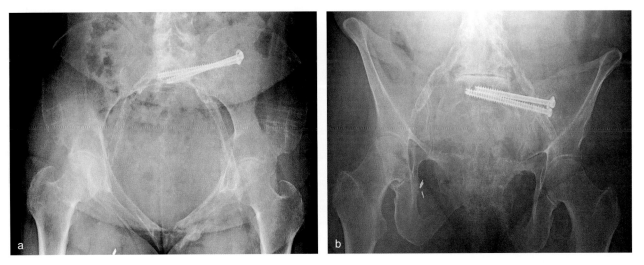

图 16.2-10 术后7周，入口位（a）和出口位（b）X线片可见内固定完全取出。术后，28岁女性患者皮肤处留下的微小瘢痕

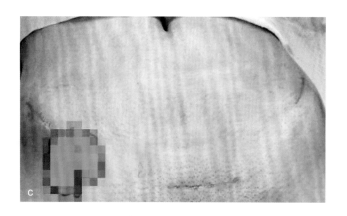

图 16.2-10 （续） 术后7周，入口位（a）和出口位（b）X线片可见内固定完全取出。术后，28岁女性患者皮肤处留下的微小瘢痕

9 参考文献

[1] Barei DP, Shafer BL, BeingessnerDM, et al. The impact of open reduction internal fixation on acute pain management in unstable pelvic ring injuries. J Trauma. 2010 Apr;68(4):949-953.

[2] Wojahn RD, Gardner MJ. Fixation of anterior pelvic ring injuries. J Am Acad Orthop Surg. 2019 Sep15;27(18):667-676.

[3] Marecek GS, Scolaro JA. Anteriorpelvic ring: introduction to evaluation and management. JOrthop Trauma. 2018 Sep;32:S1-S3.

[4] Vaidya R, Martin AJ, Roth M, et al.Midterm radiographic and functional outcomes of the anterior subcutaneous internal pelvic fixator (INFIX) for pelvic ring injuries. J Orthop Trauma. 2017 May;31(5):252-259.

[5] Bi C, Wang Q, Wu J et al. Modified pedicle screw-rod fixation versus anterior pelvic external fixation for the management of anterior pelvic ring fractures: a comparative study. J Orthop Surg Res. 2017 Dec 1;12(1):185.

[6] Cole PA, Gauger EM, Anavian J, et al. Anterior pelvic external fix ator versus subcutaneous internal fixator in the treatment of anterior ring pelvic fractures. J Orthop Trauma. 2012 May;26(5):269–277.

[7] Gardner MJ, Mehta S, Mirza A, et al. Anterior pelvic reduction and fixa tion using a subcutaneous internal fixator. J Orthop Trauma. 2012 May;26(5):314–321.

[8] Hiesterman TG, Hill BW, Cole PA. Surgical technique: a percutaneous method of subcutaneous fixation for the anterior pelvic ring: the pelvic bridge. Clin Orthop Relat Res. 2012 Aug;470(8):2116–2123.

[9] Kuttner M, Klaiber A, Lorenz T, et al. Der subkutane ventrale Fixateur interne (SVFI) am Becken [The pelvic subcutaneous cross-over in ternal fixator]. Unfallchirurg. 2009 Jul;112(7):661–669. German.

[10] Moazzam C, Heddings AA, Moodie P, et al. Anterior pelvic subcutane ous internal fixator application. J Orthop Trauma. 2012 May;26(5): 263–268.

[11] Vaidya R, Colen R, Vigdorchik J, et al. Treatment of unstable pelvic ring injuries with an internal ante rior fixator and posterior fixation: initial clinical series. J Orthop Trauma. 2012 Jan;26(1):1–8.

[12] Lee C, Sciadini M. The use of exter nal fixation for the management of the unstable anterior pelvic ring. J Orthop Trauma. 2018 Sep;32:S14–S17.

16.3
髋臼、骨盆：左髋臼高位前柱移位骨折（62A3）

Zhiyong Hou

1 病例描述

63 岁男性，从树上坠落致髋臼高位前柱移位骨折（AO/OTA 62A3 三柱骨折分型中的顶柱骨折[3]）（图 16.3-1）。

MIPO 的适应证

适用于髋臼高位前柱移位骨折（62A3），骨折块位于髋臼的顶部，并且髂耻线和髂坐线完整。这类骨折曾被 Letournel-Judet 定义为特殊类型的前壁骨折[1]。然而，Lenarz 和 Moed 将此类骨折定义为未累及骨盆边缘的髋臼前柱骨折[2]。为了减轻疼痛、早期活动和负重行走，关节内骨折应该手术治疗。MIPO 技术（髂骨接骨板和经皮长螺钉）是一种很好的选择，可提供可靠的固定。

2 术前计划

完整的术前计划，包括骨折块的复位技术、手术入路和选择合适的内植物（图 16.3-2）。

3 手术室准备

3.1 麻醉

患者接受气管内全身麻醉。肌肉完全放松对于骨折闭合性复位十分必要。避免使用一氧化二氮，因为气体进入肠道后影响透视，使透视图像模糊不清。

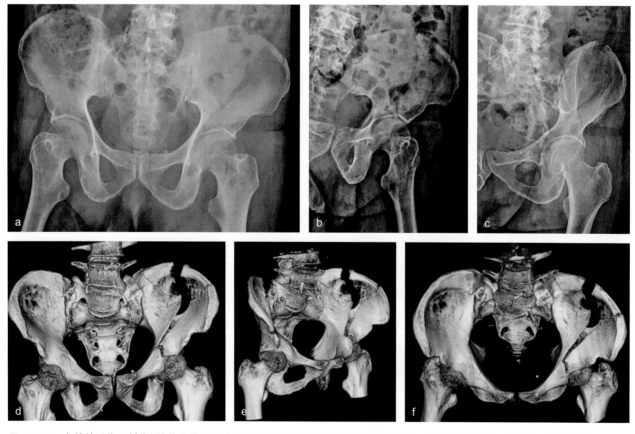

图 16.3-1 术前前后位、斜位X线片和骨盆、髋部CT三维重建显示髋臼前柱移位骨折，骨折线通过髋臼顶延伸至左髂骨翼

3.2 患者体位和C形臂位置

患者仰卧于可透视手术台上。透视机放置在骨折的另一侧（图16.3-3a）。在皮肤消毒前，应先确定透视点位，检查能否获得满意的骨盆前后位、入口位、出口位和斜位透视图像。采用骨科

常规无菌技术进行消毒铺单（图16.3-3b）。

3.3 器械

- 透视手术台
- 克氏针（导针）
- 7.3mm空心螺钉
- 3.5mm皮质骨螺钉
- 重建接骨板
- 预防性使用抗生素
- 术后预防血栓栓塞

4 手术入路

髂窝入路，切口从髂嵴中部开始至髂前上棘。用电刀切开臀肌和腹外斜肌的肌间隔，然后将腹外斜肌从髂骨上剥离，使用骨膜剥离器将髂肌剥离，使用纱布垫在下方，防止向内侧回缩。

在髂前下棘水平，取约1.5cm长的切口（图16.3-4），然后用止血钳在髂前下棘水平进行钝性剥离软组织。

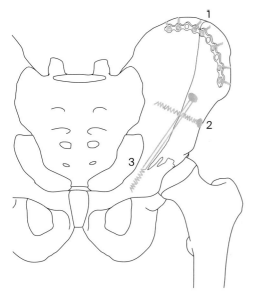

1.重建接骨板。2. 3.5mm 皮质骨螺钉。3. 7.3mm 空心螺钉。

图 16.3-2 术前计划

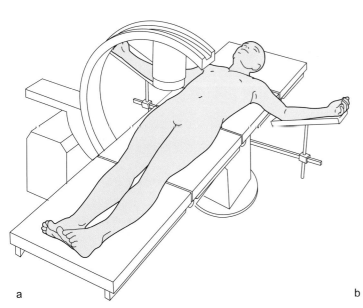

a

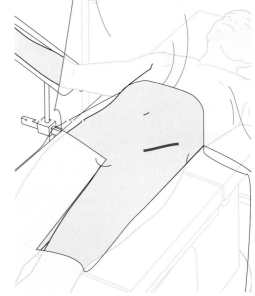

b

图 16.3-3 a.透视机位于骨折的对侧。b.左下肢使用无菌敷料包裹

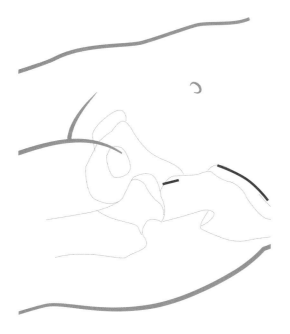

图 16.3-4　采用髂窝入路和一个小切口对骨折实施复位和固定

5　固定

使用 11 孔重建接骨板和 3.5mm 皮质骨螺钉对髂骨翼骨折实施切开复位内固定，然后进行微创螺钉固定术。使用 7mm 空心螺钉从髂前上棘上至耻骨上支方向固定高位前柱骨折。另外，从髂前下棘朝向坐骨切迹置入 1 枚皮质骨螺钉，增加稳定性（图 16.3-5）。

6　康复

术后第 2 天，在患者能耐受的情况下可进行部分负重行走。术后 2 个月，逐步增加负重。术后 3 个月，髋臼骨折完全愈合，患者无疼痛，并恢复了损伤前的活动。

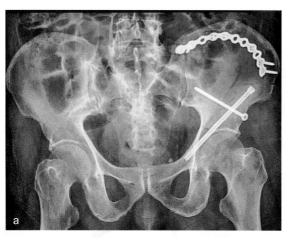
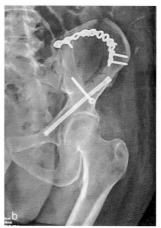
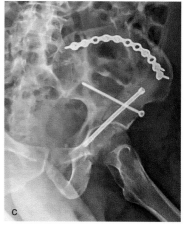

图 16.3-5　术后骨盆前后位及斜位X线片显示髋臼前柱骨折复位良好

7　参考文献

[1] Letournel E. Acetabulum fractures: classification and management. Clin Orthop Relat Res. 1980 Sep;151:81–106.

[2] Lenarz CJ, Moed BR. Atypical anterior wall fracture of the acetabulum: case series of anterior acetabular rim fracture without involvement of the pelvic brim. J Orthop Trauma. 2007 Sep;21(8):515–522.

[3] Zhang R, Yin Y, Li A, et?al. Three-column classification for acetabular fractures: introduction and produc ibility assessment. J Bone Joint Surg Am. 2019 Nov 20;101(22):2015–2025.

16.4
骨盆、髋臼：左前柱合并后半横髋臼骨折（62B2），伴右侧骶骨、双侧耻骨上下支骨折的骨盆环损伤（61B2）

Jonathan Eastman

1 病例描述

75 岁女性，骑自行车时与小轿车相撞，致轻度移位的骨盆环损伤和髋臼骨折。其损伤包括左前柱后半横形变异性髋臼骨折、右侧完全骶骨骨折、右侧耻骨支骨折、左侧节段性上支骨折和双侧下支骨折（图 16.4-1，图 16.4-2）。

MIPO 的适应证

虽然左侧髋臼和右侧骶骨骨折均为轻度移位，为了减轻疼痛和允许早期活动，这两处骨折均需手术治疗。CT 检查显示轻微移位，但 MRI 显示骶骨骨折有严重移位[1]。患者还有肱骨近端骨折，

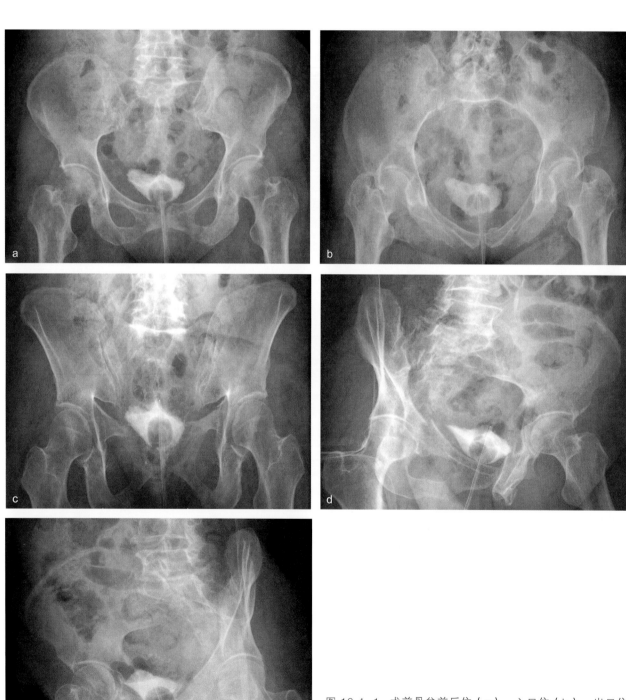

图 16.4-1 术前骨盆前后位（a）、入口位（b）、出口位（c）、左侧髂骨斜（d）、左侧闭孔斜位（e）X 线片显示左前柱合并后半横形轻度移位骨折、轻微移位的粉碎性右骶骨骨折、双侧耻骨上下支骨折

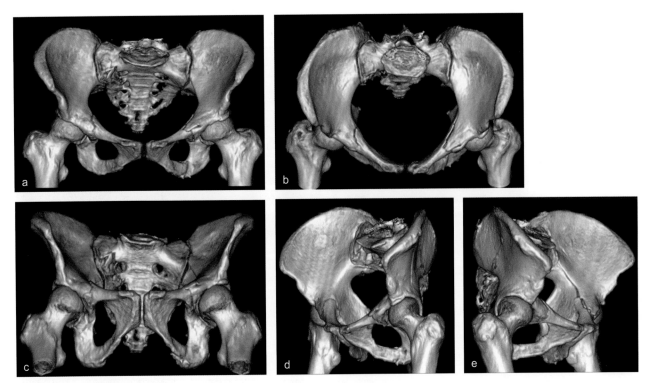

图 16.4-2 术前骨盆前后位（a）、入口位（b）、出口位（c）、左髂骨斜位（d）、左闭孔斜位（e）CT三维重建显示：左前柱合并后半横形轻度移位骨折，右骶骨轻微移位粉碎性骨折，双侧耻骨上、下支骨折

需要切开复位内固定。手术固定骨盆环损伤和髋臼骨折，将会改善理疗效果和允许下肢负重[2,3]。对于老年患者，手术能促进早期活动，对于预防围手术期并发症，如深静脉血栓形成、尿路感染和肺不张或肺炎尤为重要[4]。经皮螺钉置入对该患者是一个很好的选择，因为它可以减少手术损伤，并提供足够的稳定性，允许患者早期活动，同时维持复位[2,3]。

2 术前计划

经过最初的创伤评估和复苏，患者有条件实施手术固定。患者住院第 1 天，首次接受了肱骨近端骨折手术。医师与患者和家属讨论了伤情和治疗方案，患者卧床休息 2 天，由于骨盆处疼痛，甚至不能在床上翻身。住院第 3 天，进行手术固定。

术前仔细研究 CT 检查，包括轴位像、矢状面和冠状面图像（图 16.4-3），全面了解骶骨骨折的形态和移位程度，可用的手术入路，以及术中的进、出口位 X 线透视点位。另外，预计螺钉大小、螺钉长度，以及是使用实心螺钉还是空心螺钉[5-7]。通过研究发现，此患者骶骨有轻度畸形。轴位像提示经 SI 可实施固定，但矢状位像提示经S1 无法实施固定[8]。右侧骨盆环轻度移位，可通过体位、骨牵引和经皮 Schanz 针对右侧髂骨实施复位。

虽然，左侧髋臼骨折轻度移位，但由于肌肉收缩和患者在检查时的体位影响，骨折可发生较重移位（图 16.4-4）。髋臼骨折的术前计划是在手术开始后确认骨折没有移位，然后在需要时进行连续的经皮或骨牵引。

3 手术室准备

全身麻醉下实施手术。患者仰卧在可透视手术床上，腰骶部放置体位垫。通常将 2 个体位垫

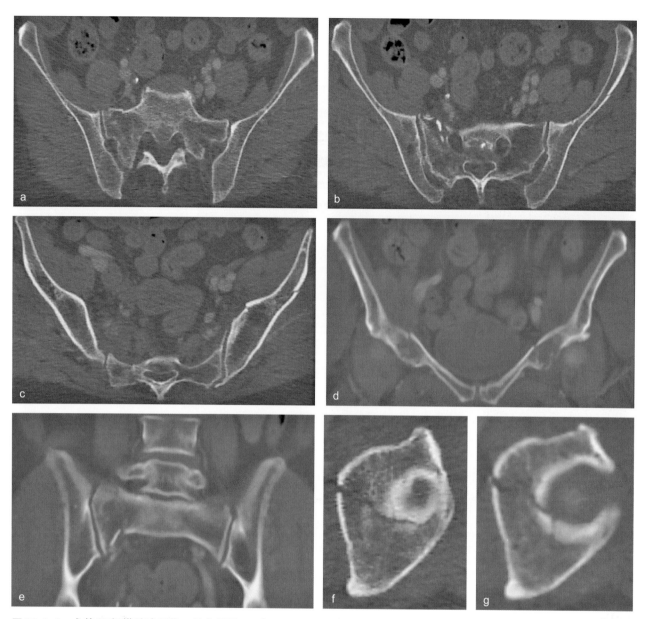

图16.4-3　术前CT扫描重建图像。骨盆后环s1（a）、S1~S2（b）、 S2~S3（c)轴位图像；骨盆前环（d）、骨盆后环（e）、冠状位图像。左髋臼图像（f~g）显示左髋臼前柱后侧半横形骨折右骶骨粘碎性骨折，伴右上、下支骨折，左侧节段性上支骨折，左下支骨折

叠一起使用，但当计划实施逆行后柱螺钉时，通常需要3个垫子。这可避免手术床阻挡手术医师的手在合适的位置实施手术。3个体位垫比2个体位垫更能固定患者，因为患者可能存在旋转不稳定。手术医师还必须将体位垫放置在靠近头侧端，以便通路能够顺利地进入坐骨结节。腰骶部的体位垫更靠近头侧，可使腰骶脊柱矢状面后凸相对增加。手术医师必须意识到这一点，并验证

和调整术中进、出口X线透照角度，同时与术前CT检查的原始图像进行相比[7]。应获得期初的图像，在患者准备和铺单之前进行充分评估，避免改变体位和移动体位垫的位置。

根据术前计划，我们决定首先固定右侧骶骨和上支骨折，因此透视机放置在左侧。当进行左侧髋臼骨折手术时，透视机应位于患者右侧。

清洁、消毒腹部和预期手术部位，包括从剑

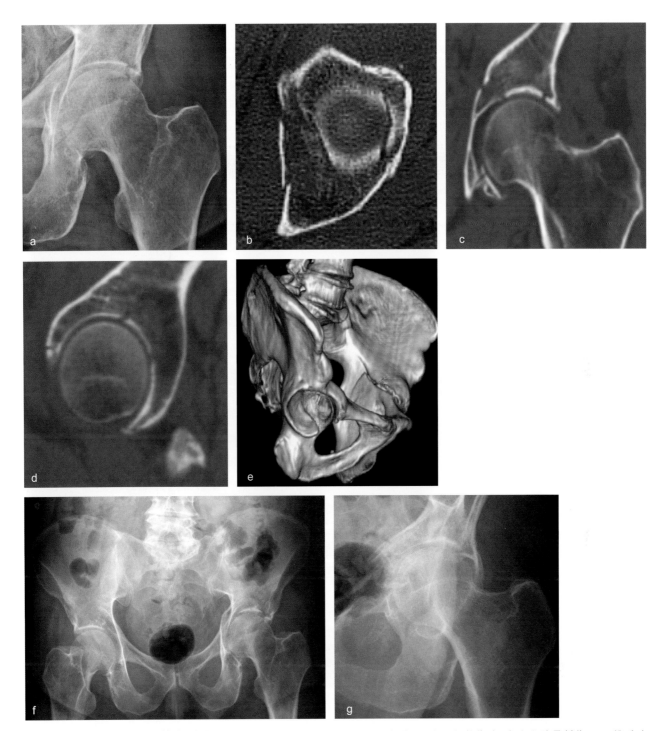

图16.4-4 受伤时的骨盆X线（a）和CT图像：左髋关节轴位（b）、冠状位（c）、矢状位（d）和左髂骨斜位CT三维重建（e）显示：68岁女性，在平地走路时跌倒，左前柱合并后半横髋臼骨折，骨折轻度移位。患者转移到病区后，8小时内进行骨盆前后位（f）和左闭孔斜位（g）X线检查。值得注意的是，当没有任何一般活动或负重的情况下，如果股骨头和髋臼间隙超过1cm,说明关节有显著脱位

突到外生殖器上缘的皮肤，低至患者两侧的臀部下表面到腰骶部体位垫之间的区域。

如果计划行逆行后柱螺钉固定，应将会阴和臀部周围的皮肤小心隔离，并将坐骨结节暴露出来。对于肥胖患者，这样做有一定的困难，可考虑采取俯卧位。在皮肤切开前60分钟内，预防性使用抗生素。

器械

- 可透视手术床
- 克氏针：直径1.6mm和2.0mm
- 4.5mm空心钻头
- 大型外固定架
- 7.0mm部分和全螺纹空心螺钉，最长180mm
- 4.5mm实心皮质骨螺钉，最长150mm
- 术前及术后24小时预防性使用抗生素
- 术后预防血栓栓塞

（固定物和手术器械因解剖不同而不同）

4 手术入路

如上所述，选择经皮手术入路。通过多角度透视验证骨盆的复位情况，直到通过牵引和手法操控髂嵴来实现解剖复位。为了避免S2骶髂螺钉对S1螺钉的遮挡，提升S1螺钉植入的精确性，一旦骶骨骨折复位良好，则先置入S1骶髂螺钉。按照先前描述的方法，将带有垫圈的1枚适当长度的全螺纹螺钉置入S1通道中[9,10]。选用全螺纹螺钉，以最大限度提高螺钉固定的稳定性。适度加压仍然是需要的，在骨质疏松患者中可选用全螺纹较粗的内置物[11]。然后，以同样的技术置入S2骶髂螺钉。垫圈置于髂骨后侧，以增大螺钉尾端的面积，同时尽可能减少垫圈侵入骨质和降低相关的压缩力，这对于老年骨质疏松症患者尤为重要[11,12]。使用C形臂透视机确定螺钉的长度，防止垫圈侵入骨质[13]。接着固定耻骨上支，如果骨折有轻度粉碎和倾斜，提示骨折不

稳定，术前可致疼痛和活动受限。经皮置入右耻骨上支螺钉[14]。

右侧耻骨上支固定后，再固定左侧髋臼骨折。多角度透视，证实骨折位置良好，可实施经皮固定。根据Eastman和Routt描述的标准手术方法，通过逆行耻骨上支螺钉固定[14]。从髂前下棘到髂后的通道螺钉，耻骨上支和前柱螺钉更重要，因为该螺钉固定更确实。如果将髂前下棘到髂后的螺钉先置入，则会阻挡耻骨上支或前柱螺钉置入（图16.4-5）。逆行置入螺钉后，将注意力转移至髂前下棘到髂后的螺钉。在闭孔斜位和出口位X线上，使用弯曲的1.6mm克氏针确定起始点。透视下可见弯曲克氏针的头端，而且手术医师的手可不被暴露。一旦确定位置，先剪断部分克氏针，再向前置入1cm。然后，通过1cm的切口，使用4.5mm空心钻顺克氏针插入。通过闭孔器斜位、入口位和髂骨斜位X线确定钻孔方向。钻孔3~4cm后拔除钻头，置入3.2mm螺纹导针。使用相同的透视角度，将导针沿坐骨大切际上缘伸至骶髂关节外侧，在髂骨内外侧骨板之间置入。导针位置合适后，使用校准的空心测量器测量长度，并置入适当长度的直径7.0mm部分螺纹空心钉。与S1骶骨体相比，该通道的骨密度更大，因此选择了部分螺纹钉。

这里不需要使用垫圈，因为与髂骨外板相比，髂前下棘的骨量足够多，螺钉尾端并不容易侵入骨质。螺钉完全置入后，再次透视确定螺钉位置，应注意后柱逆行螺钉。随着前柱稳定，髋关节可屈曲60°~90°，外展45°，无须担心前柱骨折移位，并且螺钉可能进入坐骨结节。在坐骨结节上放置1根1.6mm克氏针，小心不要将克氏针放置在后外侧[15]。在骨盆前后位和髂骨斜位X线上确定起始部位。一旦确定，将4.5mm空心钻头通过1cm的切口顺克氏针插入。沿髋臼后上方至坐骨大切际前方钻孔。取出钻头，并放置1枚3.2mm螺纹导针。使用3.2mm导针，与特定的螺钉系统进行校准对比。也可重新插入1.6mm或类似直径的导针对比，为导针提供准确的位置和触觉感受。

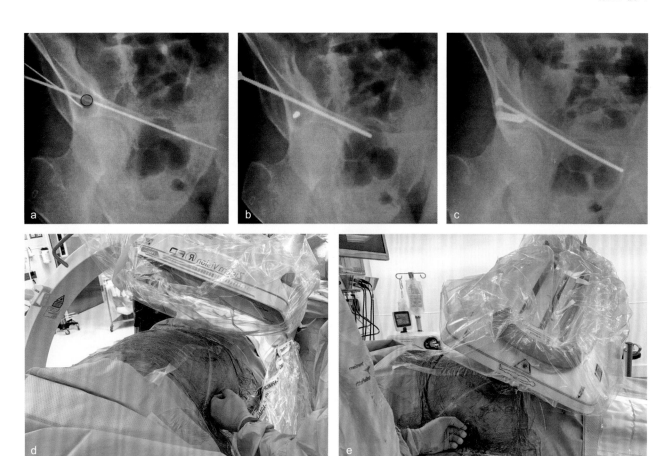

图 16.4-5 术中患者取仰卧位，联合闭孔斜位和出口位透视，依次观察右侧耻骨上支螺钉、前柱螺钉和从髂前下棘到髂后的逆行后柱螺钉，右侧耻骨上支螺钉和前柱骨折的钻头完全沿着骨通道置入，定位尾部和外侧位置。弯曲的克氏针（a），用3.2mm导针钻孔（b），置入7.0mm螺钉（c）。注意，如果先置入了从髂前下棘到髂后的逆行后柱螺钉，就会影响耻骨上支和前柱螺钉的通道。通常，耻骨上支或前柱通路易受骨盆边缘、髋臼顶、骨盆边缘和闭孔的骨性限制，在这些区域不可能有替代的起始点和通道。术中照片（d，e）显示闭孔斜位联合出口位透视C形臂的位置。患者取仰卧位，头侧在照片的左侧以供参考。从患者的头侧拍摄的图像（d）和在患者的右侧直接拍摄的图像（e）显示C形臂向患者倾斜约30°，然后向手术医师倾斜约25°

尽量避免使用更小直径的导针，并监测大直径空心螺钉插入长度，以免在插入过程中切断导针。导针植入骨盆边缘后，通过触觉和听觉进行验证，并通过透视进行确认。测量长度后，将适当长度的7.0mm全螺纹空心螺钉顺导针置入，并拔除导针。

最后，通有多种透视角度再次验证骨折复位情况和螺钉植入的位置[16]。所有手术切口均以标准方式进行冲洗和缝合。清洁皮肤，擦干，无菌敷料覆盖伤口，撤除铺单。将患者挪至床上，拔除气管插管，并转运到恢复室。术后进行X线和CT检查。

5 固定

如上所述，不同尺寸内置物的选择由患者本身的解剖结构大小和方向决定。耻骨上支或前柱通道有一定弧度，有时还需要增加1个空心螺钉。同样，有时S1或S2通道很窄，可允许放置一个较小的内置物，如5.5mm空心螺钉。对于该患者，骨盆后环的通道足够大，允许安全放置直径为7.0mm的螺钉。骨盆前环通道狭窄，没有过度弯曲，两处骨折均可用2颗4.5mm皮质骨螺钉达到充分稳定。逆行后柱通道或从髂前下棘到髂后的通道空间足够大，允许安全放置7.0mm空心螺钉（图 16.4-6）。

6 康复

允许患者双侧下肢和右上肢进行全范围活

动和负重。由于左侧肱骨近端骨折，6 周内需要限制负重活动。通过物理治疗和住院康复治疗，患者恢复良好。术后 3 周出院。1 年后，患者功能完全恢复正常，X 线显示所有骨折均愈合（图 16.4-7）。

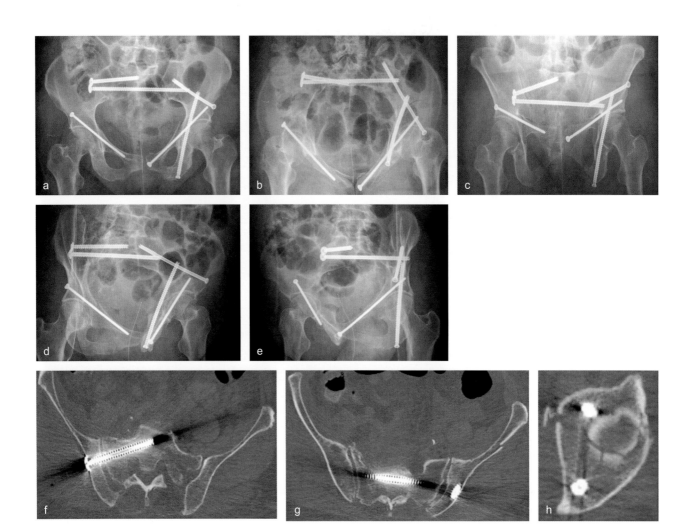

图 16.4-6　术后，前后位（a）、入口位（b）、出口位（c）、左髂骨斜位（d）、左闭孔斜位（e）的骨盆X线片，骨盆后环 S1水平（f）、S2水平（g）和左侧髋臼顶部（h）CT，成功置入右侧S1髂骶螺钉、右侧S2骶髂螺钉、右侧耻骨上支螺钉、左侧逆行耻骨上支螺钉或前柱螺钉、左逆行髂前下棘至髂后螺钉或左侧逆行后柱螺钉。髋臼骨折复位良好，骨盆环结构正常，近似解剖复位

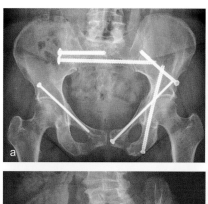
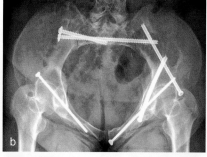
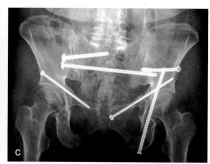
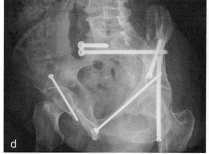
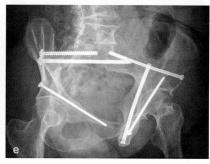

图16.4-7 术后1年，前后位（a）、入口位（b）、出口位（c）、左髂骨斜位（d）、左闭孔斜位（e）X线可见骨折完全愈合，内置物没有松动，骨盆环结构复位无丢失，髋关节未见关节炎征象

7 参考文献

[1] Rommens PM, Hofmann A. Comprehensive classification of fragility fractures of the pelvic ring: recommendations for surgical treatment. Injury. 2013 Dec;44(12):1733–1744.

[2] Kazemi N, Archdeacon MT. Immediate full weightbearing after percutaneous fixation of anterior column acetabulum fractures. J Orthop Trauma. 2012 Feb;26(2):73–79.

[3] Busuttil T, Teuben M, Pfeifer R, et al. Screw fixation of ACPHT acetabular fractures offers sufficient biomechanical stability when compared to standard buttress plate fixation. BMC Musculoskelet Disord. 2019 Jan 24;20(1):39.

[4] Ottesen TD, McLynn RP, Galivanche AR, et al. Increased complications in geriatric patients with a fracture of the hip whose postoperative weight-bearing is restricted: an analysis of 4918 patients. Bone Joint J. 2018 Oct;100-B(10):1377–1384.

[5] Miller AN, Routt ML Jr. Variations in sacral morphology and implications for iliosacral screw fixation. J Am Acad Orthop Surg. 2012 Jan;20(1):8–16.

[6] Bishop JA, Routt ML Jr. Osseous fixation pathways in pelvic and acetabular fracture surgery: osteology, radiology, and clinical applications. J Trauma Acute Care Surg. 2012 Jun;72(6):1502–1509.

[7] Eastman JG, Routt ML Jr. Correlating preoperative imaging with intraoperative fluoroscopy in iliosacral screw placement. J Orthop Traumatol. 2015 Dec;16(4):309–316.

[8] Lucas JF, Routt ML Jr, Eastman JG. A useful preoperative planning technique for transiliac-transsacral screws. J Orthop Trauma. 2017 Jan;31(1):e25–e31.

[9] Routt ML Jr, Kregor PJ, Simonian PT, et al. Early results of percutaneous iliosacral screws placed with the patient in the supine position. J Orthop Trauma. 1995 Jun;9(3):207–214.

[10] Eastman JG. The iliosacral screw: anatomy, equipment, and technique [VuMedi web site]. December 2013. Available at: https://www.vumedi.com/video/the-iliosacral-screwanatomy-equipment-and-technique. Accessed May 21, 2020.

[11] Eastman J, Deafenbaugh B, Christiansen B, et al. Achieving interfragmentary compression without special drilling technique or screw design. J Orthop Res. 2018 Apr;36(4):1099–1105.

[12] Bishop JA, Behn AW, Castillo TN. The biomechanical significance of washer use with screw fixation. J Orthop Trauma. 2014 Feb;28(2):114–117.

[13] Firoozabadi R, Oldenburg F, Krieg J, et al. Prevention of iliosacral intrusion screw through the lateral iliac cortex. Tech Orthop. 2015;30:57–60.

[14] Eastman JG, Chip Routt ML Jr. Intramedullary fixation techniques for the anterior pelvic ring. J Orthop Trauma. 2018 Sep;32 Suppl 6:S4–S13.

[15] Azzam K, Siebler J, Bergmann K, et al. Percutaneous retrograde posterior column acetabular fixation: is the sciatic nerve safe? A cadaveric study. J Orthop Trauma. 2014 Jan;28(1):37–40.

[16] Shaw J, Gary J, Ambrose C, et al. Multidimensional pelvic fluoroscopy: a new and novel technique for assessing safety and accuracy of percutaneous iliosacral screw fixation. J Orthop Trauma. 2020 Nov;34(11):572–577.

16.5
骨盆、髋臼：髋臼双柱骨折（62C1）

Mark Rickman, Björn C Link

1 病例描述

54岁男性，从4m高的梯子上跌落，导致左侧髋臼双柱骨折（AO/OTA 62C1）、第1~4腰椎左侧横突骨折和左下肋骨折（第11、12肋）、气胸。

MIPO的适应证

前柱明显移位，髋臼骨折手术适应证明确（图16.5-1）。虽然后柱骨折没有移位，但有一个大的后壁骨折块需要稳定（图16.5-2）。由丁前柱移位严重及其中间碎块，需要进行切开复位。前柱骨折向髋臼下和髋臼上的延伸，以及大的后壁/柱骨折可以通过经皮技术处理。

2 术前计划

首先，患者在复苏室进行治疗，然后行全身创伤CT扫描。患者的呼吸和血流动力学一直保持稳定。由于肋骨骨折和横突骨折均无移位，因此可以保守治疗。气胸轻微，不需要进行引流。住院监测后，评估入院第2天进行髋臼骨折的手术固定是安全的。全面的术前计划包括患者体位、手术入路、复位和固定顺序及合适的植入物。因为该患者患有紧张性精神分裂症，所以对负重限制存在担忧。

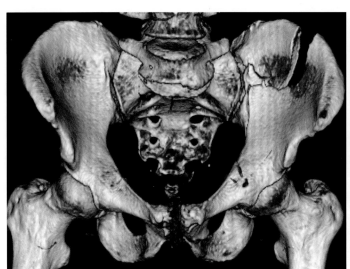
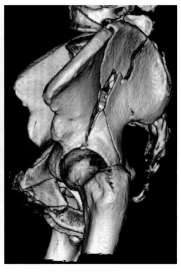

图16.5-1 骨盆3D重建提供了髋臼损伤的全貌。无移位的后柱和前柱下方骨折未完全显示

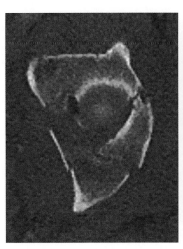
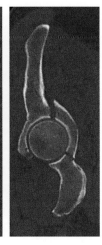

图16.5-2 CT多平面重建显示后壁和后柱骨折。通过后柱的骨折线主要是大的后壁骨折块的延伸

3 手术室准备

3.1 麻醉

对于该患者，使用气管插管全身麻醉从而使肌肉完全放松。术前给予预防性抗生素和氨甲环酸。

3.2 患者体位及 C 形臂位置

患者仰卧在可透射线的手术床上。图像增强器位于患者的对侧。有时用楔形垫垫起同侧臀部，为进入"第一窗"提供合适的无菌区域。消毒前，应先检查是否能获得令人满意的透视图像。

3.3 器械

- 可透视手术床
- 克氏针（导针）
- Cobb 骨剥、Schanz 螺钉、骨盆复位钳和持骨器
- 4.5mm 和 7.3mm 部分和全螺纹空心螺钉
- 骨盆重建板，3.5mm 和 4.5mm 皮质骨螺钉
- 预防性使用抗生素
- 术后血栓栓塞的预防

4 手术入路

髂腹股沟入路的"第一窗"或外侧窗开始于从髂前上棘向后沿着髂嵴做一个 10~15cm 的切口。暴露筋膜后，确定臀肌和腹肌之间的间隔。在肌肉分界处切开筋膜，锐性剥离髂嵴内侧，然后钝性分离，将髂肌从髂内窝提起，直到骨盆边缘。仔细识别通常从髂骨翼表面出现的滋养血管，多在髂脊向下到骨盆缘约 2/3 的位置出现。该血管破裂会导致持续性出血（使用骨蜡很容易止血）。随后，向下朝向骨盆边缘可以完全看到髂骨的骨折移位，包括部分四边体表面。屈曲同侧髋关节

可以降低髂腰肌的张力，有助于视野扩大。对于肥胖患者难以进入或需要看到更下方区域，髂前上嵴截骨术可能会有所帮助，因其可使腹股沟韧带向内侧翻转。

5 复位和固定

通过用 Farabeuf 钳夹住髂翼，将髂骨的活动部分复位到接近解剖的位置。或者，可以通过带有 Schanz 螺钉的操纵杆复位。解剖复位后，用克氏针临时固定髂嵴，该克氏针作为与髂骨骨折远端部分的外周铰链。通过在骶髂关节外侧使用支撑接骨板（就复位接骨板而言）完成低位髂骨的复位。在拧紧接骨板螺钉以实现解剖复位之前，使用骨盆复位钳将后壁 / 柱骨折块卡入两个髂骨主要骨块之间。使用经皮导针固定后壁/柱骨折块，尽可能远离坐骨神经走行（图 16.5-3）。髂嵴中

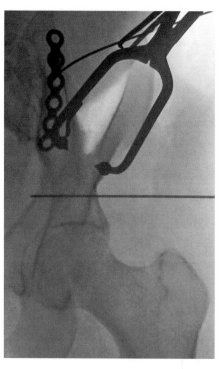

图 16.5-3　术中X线片。髂骨骨折由支撑接骨板和沿髂嵴的克氏针维持复位。骨盆复位钳加压两个髂骨主要骨折块之间的后壁/柱楔形骨折块。外侧置入髋臼上螺钉的导针

的克氏针用 4.5mm 皮质螺钉替换，而导针则使用 4.5mm 空心螺钉经皮置入。为了增强后壁 / 柱骨折块的楔入和前柱的固定，从髂前下棘向骶髂关节方向经皮置入 1 枚空心 7.3mm 部分螺纹空心钉（图 16.5-4）。最后，轻度移位的髋臼下骨折经皮操作并用 7.3mm 全螺纹空心钉逆行固定。

6 康复

患者术后不能遵从部分负重，因此，允许在可耐受范围内负重。术后即允许髋关节的全范围活动。术后 1 年完成随访，患者对手术满意且患髋可以全范围无痛活动（图 16.5-5，图 16.5-6）。

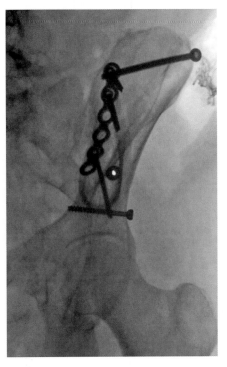

图16.5-4 术中X线片。与图16.5-3相比，现在克氏针已被螺钉（4.5mm）代替，支撑钢板增加了皮质骨螺钉。此外，1枚7.3mm空心螺钉沿着髂骨放置在髋臼上方

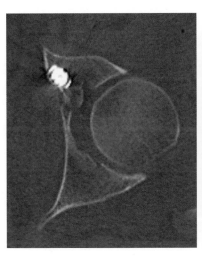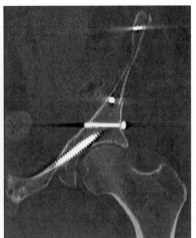

图 16.5-5 术后CT显示髋臼复位和固定

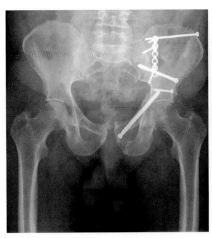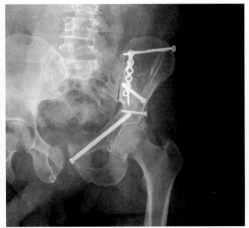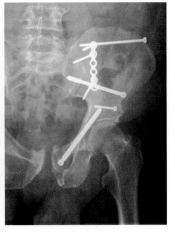

图 16.5-6 术后1年骨盆正位、闭孔位和髂骨位片

17

股骨近端

17.1
股骨近端：概述

Paphon Sa-ngasoongsong, Suthorn Bavonratanavech

1 引言

股骨近端骨折在遭受低能量创伤的老年人中很常见，这通常是由于骨质疏松症引起的。这些骨折在年轻人中不太常见，通常由高能量损伤引起。

股骨近端骨折一般采用手术治疗，固定装置有空心螺钉、动力髋螺钉（DHS）、股骨近端锁定加压接骨板（PF-LCP）、动力髁螺钉（DCS）、95°髁接骨板和不同类型的髓内钉。也有一些新的可使用选择，例如股骨颈系统（FNS）、骨水泥增强的股骨近端防旋髓内钉以及倒打的对侧股骨远端锁定加压接骨板（DF-LCP）。

手术步骤和植入物的选择取决于以下因素：
- 骨折位置和形态
- 软组织情况
- 髓腔大小
- 合并损伤和患者状况
- 干预时机
- 手术团队经验
- 可用设备

1.1 发病率

转子骨折（31A）和股骨颈骨折（31B）是老年人常见的股骨近端骨折，可向远端延伸至股骨干，或可合并股骨干骨折。股骨头骨折（31C）是一种罕见的损伤，很少向股骨干延伸，但可能与髋关节脱位和髋臼后壁骨折有关。

1.2 治疗现状

如果存在手术固定的指征，通常采用3枚空心螺钉或带侧板的DHS来固定股骨颈骨折。此外，新的角度固定装置（例如FNS）是股骨颈骨折的替代选择，具有与DHS相近的生物力学稳定性[1]。

转子骨折的手术治疗主要取决于骨折的形态和外侧壁的完整性。简单和稳定的转子间骨折

（31A1）可以用髓外或髓内装置治疗，但也有倾向使用髓内植入物的趋势，因为其手术时间更短，切口更小。不稳定转子间骨折（31A2和31A3）通常采用髓内装置治疗，采用或不用骨水泥增强。对于骨质疏松性骨质，推荐使用骨水泥强化来提高固定结构的稳定性并防止内固定物失效和再次手术[2]。髓外固定，如95°髁接骨板、DCS、PF-LCP和倒打的对侧DF-LCP适用于由于入针点受阻、髓管狭窄、生长板不适合髓内钉固定的病例，或被另一种内置物或假体占据髓腔并且内固定失效后的困难病例，畸形愈合或不愈合。

股骨近端骨折向远端延伸或节段性骨折应尽可能使用单一植入物进行治疗，例如固定角度的刃接骨板、DHS或带长侧板的DCS、PF-LCP或可以固定股骨颈的髓内钉（例如，非扩髓的股骨髓内钉、股骨近端髓内钉、转子髓内钉）。股骨颈骨折伴有同侧骨干骨折，如果无法用单一固定物进行固定，则必须考虑两种不同的固定系统，例如3枚空心螺钉（CS）或2孔板的DHS固定股骨颈骨折，长且宽的动力加压接骨板（DCP）、有限接触动力加压接骨板（LC-DCP）、LCP固定干部骨折。但是使用逆行股骨髓内钉治疗股骨干骨折时，建议采用DHS 4孔板，可与髓内钉在近端重叠。固定远端干部骨折。

1.3 MIPO 的适应证和禁忌证

MIPO在治疗股骨近端骨折中是适用的，尤其当髓内钉存在禁忌或在技术上不可行时特别有利[3,4]，例如：
- 多发伤或存在肺损伤的患者
- 同侧股骨颈合并股骨干骨折
- 股骨转子骨折向远端延伸并累及髓内钉入钉点
- 骨折伴有非常远端的干部骨折
- 小或畸形髓管
- 生长板未闭合
- 假体周围骨折

累及转子下区域是复杂的股骨近端骨折，采

用传统的开放式接骨板技术存在发生骨不连和内固定失效的重大风险。通过限制内侧和外侧剥离的范围，MIPO 可以降低骨不连的发生率以及初次或二次植骨率和并发症发生率。为了便于间接复位，必须是新鲜骨折，否则软组织挛缩和血肿机化会导致难以通过闭合方式获得令人满意的间接复位。

2 手术解剖

重要的神经血管结构，如股神经、股动脉及其分支，位于股骨近端的内侧，通常没有风险，因为在手术固定过程中，股骨近端骨折大多采用外侧入路。然而，在应用器械时要小心，例如钻头和螺钉以及环扎穿线器置入时 [5]，要避免医源性神经血管损伤。

一般人群的股骨近端大小形状不一，总的来说，股骨头直径 40~54mm，股骨颈长度约 5cm，颈干角为 130°±7°，前倾角为 10°~20°。股骨干的前弓和冠状面变异各不相同，尤其是在老年患者中，这可能导致难以在骨折远端放置接骨板。由于个体解剖差异及防止对线不良，建议术前检查健侧，作为正常解剖的参考。

在移位的转子和转子下骨折中，骨折近端由于周围肌肉附着导致外展、屈曲、外旋畸形（臀中肌和臀小肌、髂腰肌和短外旋肌群）（图 17.1-1）。除非这些力量被抵消，否则将导致复位不良。

大转子后方呈喇叭状，它不是股骨颈的一部分，在规划角固定装置的入针点时必须考虑到这一点。在使用 95° 角内植物时，大转子的入针点位于其外侧隆起的前 1/3 处，股骨嵴近端 2cm 处。后方入针将导致从股骨颈后皮质穿出。使用 135° 角内植物时，入针点应直接位于外侧皮质中部，股骨嵴远端 2.5cm 处，小转子水平的后内侧。这些操作降低了股骨颈前皮质穿出的风险（图 17.1-2）。

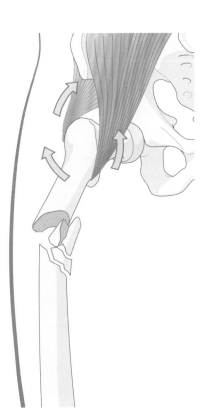

图 17.1-1 屈曲、外展和外旋肌肉牵拉产生的畸形力

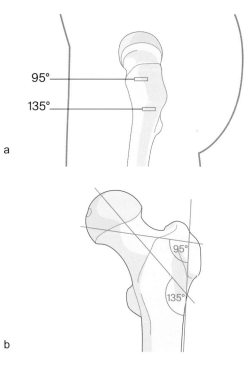

图 17.1-2 固定角度内置物进入点的差异。a.95° 角固定物，如95° 髁接骨板或髁螺钉，必须置入大转子外侧前1/3处；135° 角固定物，例如动力髋螺钉，在侧位上必须置入外侧皮质的中部或后1/3处。b.95° 角固定物在股骨近端的置入位置位于股骨嵴上方2cm 处，135° 角固定物的置入位置在远端 2.5cm，小转子水平

3 骨折复位的目的

在股骨颈骨折中，骨折复位的目的是在固定前获得解剖或轻微外翻的稳定结构，以减少并发症，例如骨不连、缺血性坏死和内固定失效。通常，复位质量通过 Garden 指数评估，该指数定义为股骨头压力骨小梁相对于股骨干内侧皮质在正位片的角度以及压力骨小梁在侧位片的角度。在正位片上应为 160°，在侧视图上应为 180°。2 个投照角度上可接受的复位力线都在 155°~180° 范围内（图 17.1-3）。当角度超出此范围时，特别是内翻畸形时，缺血性坏死和内固定失效的风险会增加。轻微的外翻复位本质上更稳定，而内翻复位则与更高的内固定失效风险相关。闭合方式未能达到令人满意的力线指数则是股骨颈骨折切开复位的指征。

如果股骨颈骨折合并后方粉碎，解剖复位可能会导致后方支撑作用丧失，随后发生复位丢失和骨不连。在这种情况下，可以通过增加复位外翻角度来增加 3 枚平行空心钉或 FNS 固定的稳定性（图 17.1-4，图 17.1-5）。

在转子骨折中，复位的目的是在股骨近端和远端骨折块之间形成具有良好力线和足够骨接触的稳定结构，以提高骨折愈合的潜力。在稳定的骨折模式中，解剖复位带来内侧接触支撑以抵抗内翻塌陷。如果不稳定骨折伴有内侧支撑缺失，轻微的外翻复位和足够的骨接触可以增加骨折块间的压力并降低骨内植物的应力。根据移位碎片的数量和移位大小，通常可以将股骨近端闭合复位至其解剖形态。

4 术前评估和手术时机

理想情况下，越早复位并采用 MIPO 技术，预后越好。但是，应正确评估患者的状况，包括：

- 血流动力学稳定性
- 合并损伤
- 合并症
- 软组织状况
- 骨骼质量

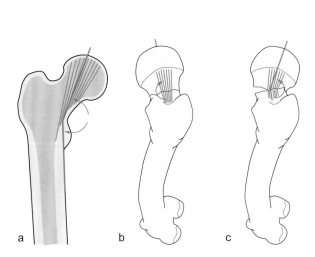

图 17.1-3 Garden复位指数。在正位片（a）中，股骨头压力骨小梁的中轴相对于股骨干内侧皮质的角度应为 160°，而在侧位片（b）中应为180°。超出可接受的对线范围（155°~180°）表示骨折复位不良（c）

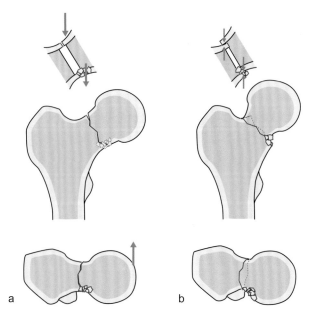

图 17.1-4 股骨颈骨折复位的稳定性。a.后方粉碎的股骨颈骨折解剖复位会导致不稳定。b.为了获得稳定的复位，股骨颈断端复位在轻度外翻位

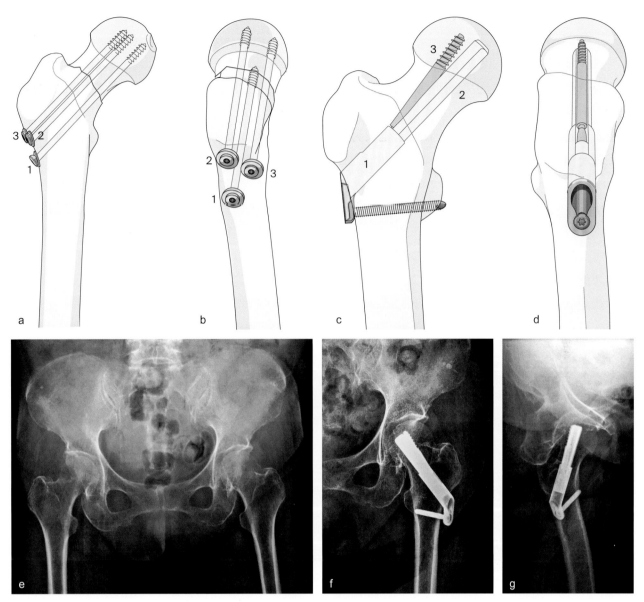

图 17.1–5　股骨颈骨折固定。a~b.3枚空心钉的三角固定结构。推荐的螺钉位置—在正位（a）中，下方螺钉（螺钉 1）靠近股骨距，而后上螺钉（螺钉 2）靠近股骨颈后皮质，前侧螺钉（螺钉 3）以三角方式向近端旋转（b）。复位应该使得头端的骨皮质靠近颈段近端的骨皮质。在骨质疏松的情况下，建议使用垫圈，尤其是下方螺钉（螺钉 1）[6]。c~d.股骨颈系统（FNS）设计为小侧板（1）、螺栓（2）和防旋螺钉（3）之间的锁定固定结构，允许螺栓–螺钉组件一起滑动。可以采用微创接骨板技术置入股骨颈系统，即使在较小的股骨颈中也可以置入。这种设计结合了角度稳定性的优点和股骨颈的动态固定特点。e~g.78岁女性，左髋外翻嵌顿性股骨颈骨折，采用FNS治疗的临床案例

5　术前计划

术前计划应包括以下内容：

- 2 个平面上患髋和股骨的 X 线片
- 2 个平面上对侧髋关节和股骨的 X 线片
- 骨盆 X 线片，健侧髋关节内旋

- 使用传统技术（使用健侧作为模板在纸上绘制图形）或数字模板软件进行骨折固定术前计划：
  - 选择合适的固定物
  - 确定所选内植物的刀片或螺钉进针点和倾斜度

– 确定刀片或螺钉的合适长度及侧板的长度

– 确定螺钉的数量、类型和使用顺序

– 选择可以获得间接复位的最佳技术

– 如果间接复位不成功，则考虑 B 计划采用直接复位技术

6 手术室准备

6.1 麻醉

可以选择全身麻醉或区域阻滞麻醉，这取决于患者的一般情况和生理状况。然而，对股骨近端骨折患者进行区域阻滞麻醉可能导致严重疼痛和紧张。

6.2 患者体位和 C 形臂位置

如果可以闭合复位，并且可以在整个手术过程中保持复位，则可以使用牵引床，例如，在稳定的转子间骨折中（图 17.1-6a）。在高位转子下骨折、节段性骨折或不能使用牵引床的情况下，最好使用可透视手术床，以便更容易复位骨折，也便于检查骨折复位和临时固定后的肢体长度、轴向和旋转力线，操作时间也更短。

使用可透视手术床，患者取仰卧位，健侧肢体支撑在支架上，髋关节屈曲、外展（图 17.1-6b~c）。或者，健侧肢体也准备并置于无菌条件下可自由活动，以便在手术过程中对术侧和健侧进行对比。

应准备可用于定位并拍摄股骨近端正位和侧位 X 线片的 C 形臂。在消毒铺单前，试拍图像并检查。C 形臂应正确定位股骨近端，然后用胶带在地板上标记其位置以避免不必要的辐射暴露。必须特别注意正确使用 C 形臂，尤其是在获取和评估股骨近端侧位片时，以减少对手术室在场人员不必要的辐射，提高复位和内固定物位置的质量[7]。

在开始手术前，使用不同测量方法检查健侧肢体的长度、轴向和旋转，例如米尺技术、线缆技术、髋关节旋转试验和小转子形态标志等（见第 9 章并发症和处理）。以上手段用于在手术期间与患侧进行比较。

7 器械和内植物

空心螺钉通常适用于稳定且可复位的股骨颈骨折，在股骨下或经颈区域无粉碎。也可以作为其他内固定物的辅助固定，例如转子间骨折倒打的 DF-LCP，远端延伸至股骨干。然而，虽然认为 3 枚平行空心钉是标准固定，但需要精确放置以最大限度提高稳定性（图 17.1-5a~b）。此外，每个空心钉的稳定性独立于其他空心钉，与固定角度装置相比，稳定性较差，也无法控制骨折塌陷的量。最近，引入了一种用于股骨颈骨折的新型微创植入物 FNS。它结合了角度和旋转稳定性及动态固定、MIPO 手术技术的优点。与 DHS 相比，该设备还具有更小的侧板，从而减小了内植物的体积[1]（图 17.1-5c~d）。

带抗旋螺钉的动力髋螺钉适用于不稳定的股骨颈骨折，例如垂直剪切型骨折（Pauwels 3 型）或股骨颈后方粉碎性骨折。使用长侧板的 DHS 进行微创接骨板接骨术是固定同侧股骨颈和股骨干骨折的一种选择。在此类病例中，应先用螺钉固定股骨颈骨折，再选择长侧板 DHS，侧板至少有 4~5 个孔超出远端骨干骨折。动力髋螺钉仍然是稳定性转子间骨折的推荐植入物，因为它具有满意的结果、简单的手术技术、较低的成本及可用于微创技术的可能性。在这些稳定的转子间骨折中有使用髓内钉的趋势，与其结果相当。

远端延伸至股骨干的转子骨折和复杂的转子下骨折是 MIPO 技术的良好适应证。骨折延伸得越长，越适合应用 MIPO 技术。这些骨折固定的选择包括 95° 髁接骨板、DCS、PF-LCP 和倒打的 DF-LCP。在这些固定物中，由于 DCS 或 95° 髁接骨板技术要求螺钉和刀片两平面或三平面对齐，如今已较少使用。尽管如此，95° 髁接骨板

因其强度和对骨折的出色控制可用于骨不连或翻修手术。在低收入和中等收入国家，95°髁接骨板仍是急性骨折的首选固定物。

PF-LCP 是一种解剖板，旨在适应大转子和股骨近端的形状，可与 MIPO 手术技术一起使用。它允许锁定头螺钉以 3 个不同的角度固定到股骨头和颈部，提供稳定的结构，并已被证明在生物力学上等同于用于转子下骨折的髁板。虽然 PF-LCP 微创治疗转子下粉碎性骨折可预期良好的愈后和高愈合率，但 PF-LCP 在转子间骨折或转子下骨折累及大转子的骨折中需要更精确地复位、重建内侧支撑和外侧压缩以防止内翻塌陷和内固定失效，特别是在缺乏后内侧支撑且无法在术后实现采用足尖触地方案的情况下[8]。此外，PF-LCP 与 95°髁接骨板和 DCS 一样采用直型设计，不适应股骨干的前弓和侧弓。因此，在置入近端锁定螺钉之前，必须检查长 PF-LCP 在股骨干的位置。

倒打的对侧 DF-LCP 也是一种替代方法，对于转子下骨折[9]和股骨近端骨折不愈合[10]具有良好的疗效。尽管应用在反向位置，但该板与近端股骨解剖结构相匹配，可应用于 MIPO 技术。因为有 6 个锁定螺钉可置入股骨近端，并且接骨板弯曲的形状与股骨干前弓相匹配，使其具有增强

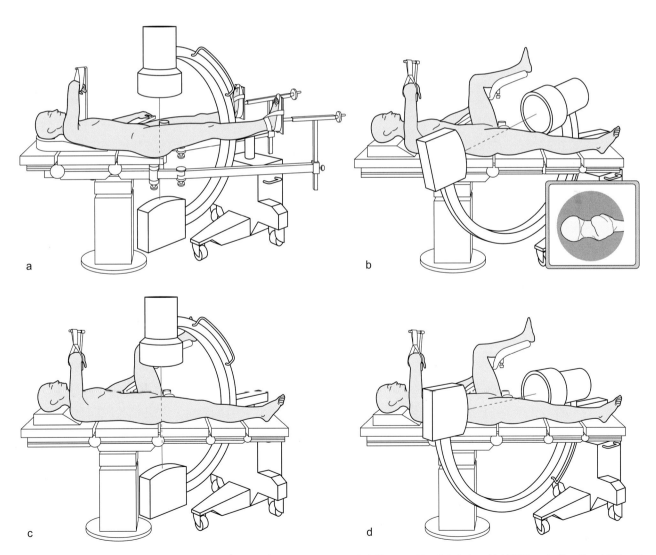

图 17.1-6　a~b.患者仰卧在牵引床上，双腿之间放置C形臂。c~d.患者位于可透视手术床上，健侧腿处于半截石位，以便C形臂拍摄患侧的正位片（c）和侧位片（d）

股骨近端把持力和更大的放置安全范围的优点。然而，当使用长 DF-LCP 时，需要弯曲远端板部分以适应股骨干[9]。

8 手术步骤

8.1 手术入路

患者仰卧，膝盖下方放置支撑物，纵向牵引以恢复大腿力线。髌骨应朝向正前方。对于 95° 角固定物，做一个直的外侧切口，从大转子的尖端开始，向远端延伸 5~8cm。对于 135° 角固定物，切口从小转子水平开始并向远端延伸 5~6cm。劈开髂胫束，从粗线上将股外侧肌向前牵开约 1cm。辨认股外侧肌，可作为入针点的参考（图 17.1-7）。

8.2 复位技术

在透视手术床上，可以通过外固定架、大撑开器或作为复位工具的接骨板间接复位。如果近

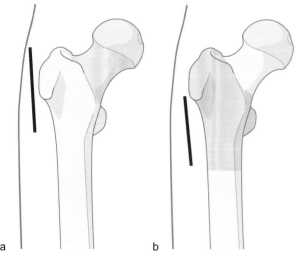

图 17.1-7　手术入路。a.用于 95° 角固定物（髁接骨板、动力髁螺钉）、股骨近端锁定加压接骨板和倒打股骨远端锁定加压接骨板。b.用于 135° 角固定物（动力髋螺钉和股骨颈系统）

端骨折块较短，则将 Schanz 针置入以把持骨折块从而起到辅助复位的作用，以对抗附着肌肉的牵拉，并且维持复位位置，从而透视获得正常的正位影像（图 17.1-8a）。也可以用复位钳通过小切口来复位骨折（图 17.1-8d）。

在长螺旋形骨折中，使用 MIPO 环扎过线器将环扎线缆穿过小切口是实现和维持复位的良好选择。与使用多个复位钳复位并固定骨折相比，其创伤更小。在股骨的近端部分，环扎过线器的手柄在闭合时应在背侧，并在粗线水平从后方穿过肌间隔，尖端始终紧贴后内侧皮质，以避免对股深动脉和股浅动脉的医源性损伤[5]。

9 固定

正确放置内固定物有助于防止螺钉从股骨头切出，尤其在使用动力髋螺钉（例如，DHS）时股骨头钉的位置。尖顶距的定义为在正位和侧位 X 线片上测量的从拉力螺钉尖端到股骨头顶点的距离之和（以毫米为单位）。Baumgaertner 等[11] 测量的 120 颗螺钉的尖顶距为 25mm 或更小，没有一颗螺钉切出。非常重要的是尖顶距增加与股骨头螺钉切出风险增加之间存在直接关系。因此，导针的置入对于确定螺钉的正确位置至关重要[11]。

图 17.1-8 展示了在粉碎性转子下骨折中应用倒打对侧 DF-LCP 的 MIPO 技术。在骨折部位的上方和下方各做一个单独的切口。将 Schanz 螺钉置入大转子的前面，通过抵消邻近肌肉的牵拉，将股骨近端骨折块复位至正位片中的解剖位置。在股骨颈前方置入 1 根与其轴线平行的导针以标记前倾角（图 17.1-8b）。或者在骨折两侧各置入 1 枚半针，采用股骨牵开器或外固定架维持复位。在不干扰骨折部位的情况下，在股外侧肌下预备一条肌肉下骨膜外通道，然后将接骨板滑过这条肌肉下通道到达远端切口（图 17.1-8c）。接骨板长度选择为骨折长度的 2~3 倍，通过透视调整和检查接骨板的位置。如果计划使用较长的 DF-LCP，则需要在其远端部分折弯接骨板以适应股

干。复位钳可用于骨折复位（图 17.1-8d）。在近端，至少需要置入 5 枚通过接骨板髁部与股骨颈前倾平行的锁定螺钉。然后在股骨干外侧顶点使用皮质螺钉将接骨板固定到远端骨折块上（图 17.1-8e）。检查股骨的长度、旋转和轴向力线。如果正确，则置入其余螺钉。远端至少置入 3 枚锁定螺钉，使接骨板螺钉密度达到 0.4~0.6（图 17.1-8f~g）。

10 术后处理和康复

术后处理包括延长预防性抗生素的使用时间，但通常不超过 24 小时 [12]，早期活动和血栓预防。患者可卧床 1~2 天，髋关节和膝关节轻度屈曲。但为防止肺部并发症，患者应尽快活动并借助助行器或拐杖进行部分负重。患肢负重的大小取决于骨折类型和骨折固定的稳定性。通常，在看到骨痂形成后允许完全负重。

11 陷阱

- 复杂或节段性骨折难以通过牵引床进行骨折复位。评估肢体长度和轴向力线也很困难，可能会导致力线不良。对于复杂的股骨近端骨折，推荐使用可透视手术床。考虑采用切开复位内固定时，侧卧位也是一种选择

- 使用角度固定的固定物时，如果导针置入位置不正确，特别是对丁髁接骨板，会导致内植物位置不当从而带来相应并发症，例如股骨头颈的过度前倾或后倾、内翻或外翻畸形、螺钉从股骨颈皮质穿出（图 17.1-9）

- 使用长接骨板时，在固定近端骨块前必须检查和确认接骨板在远端的位置以及是否需要折弯，尤其是股骨前弓较大的患者。位置不当会导致螺钉把持差或接骨板突出和激惹。图 17.1-10 显示了倒打 DF-LCP 的适当位置

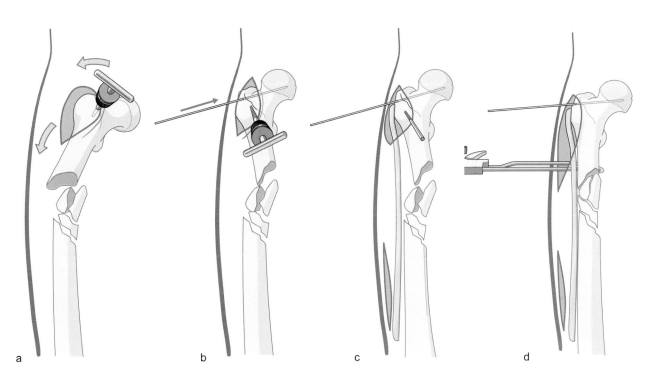

图 17.1-8 使用倒打的反向股骨远端锁定加压接骨板固定股骨近端骨折的微创接骨板接骨术。a.将Schanz 螺钉置入股骨近端以抵消肌肉牵拉并使股骨近端在正位片上保持在中立位。b.在正位及侧位片置入前倾角度正确的导针。c.通过准备好的肌肉下通道，将接骨板在骨膜上穿过股外侧肌下方。d. 通过小切口采用线性复位钳复位骨折。使用克氏针或单皮质螺钉临时固定

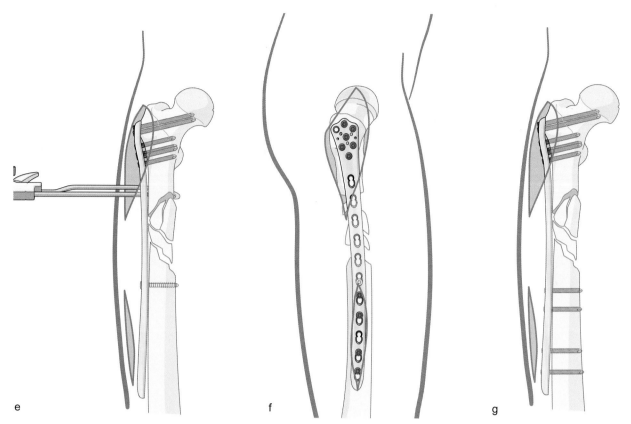

e   f   g

图 17.1-8 （续） e~g.牵引，置入1枚皮质骨螺钉作为复位螺钉（g），在置入锁定螺钉前使用健侧大腿作为模板检查力线，以防止固定在力线畸形的位置。最后锁定螺钉固定后可以取掉皮质骨螺钉

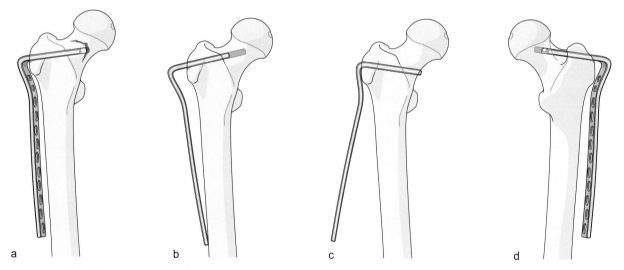

a   b   c   d

图17.1-9 髁接骨板位置放置不当可能会导致各种并发症。a.如果刀片插入时前倾太大，刀片可能从股骨颈前皮质穿出。b~c.在正位中如果髁接骨板刀片的插入角度不正确，当侧板对齐贴到股骨干的外侧皮质时，将导致近端内翻或外翻畸形。d.如果插入刀片后倾过多，可能会从股骨颈后皮质穿出。如果刀片插入太靠近端，可能会从股骨颈上皮质穿出

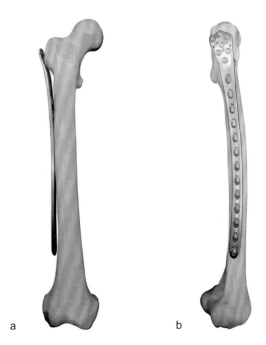

图 17.1–10　倒打的对侧股骨远端锁定加压接骨板。a.正位。b.侧位

12　参考文献

[1] Stoffel K, Zderic I, Gras F, et al. Biomechanical evaluation of the femoral neck system in unstable Pauwels III femoral neck fractures: a comparison with the dynamic hip screw and cannulated screws. J Orthop Trauma. 2017 Mar;31(3):131–137.

[2] Kammerlander C, Hem ES, Klopfer T, et al. Cement augmentation of the proximal femoral nail antirotation (PFNA)—a multicentre randomized controlled trial. Injury. 2018 Aug;49(8):1436–1444.

[3] Apivatthakakul T, Chiewcharntanakit S. Minimally invasive plate osteosynthesis (MIPO) in the treatment of the femoral shaft fracture where intramedullary nailing is not indicated. Int Orthop. 2009 Aug;33(4):1119–1126.

[4] Link BC, Apivatthakakul T, Hill BW, et al. Minimally invasive plate osteosynthesis (MIPO) of periprosthetic femoral fractures with percutaneous cerclage wiring for fracture reduction: tips and technique. JBJS Essent Surg Tech. 2014 Sep;4(3):e13.

[5] Apivatthakakul T, Siripipattanamongkol P, Oh CW, et al. Safe zones and a technical guide for cerclage wiring of the femur: a computed topographic angiogram (CTA) study. Arch Orthop Trauma Surg. 2018 Jan;138(1):43–50.

[6] Zlowodzki MP, Wijdicks CA, Armitage BM, et al. Value of washers in internal fixation of femoral neck fractures with cancellous screws: a biomechanical evaluation. J Orthop Trauma. 2015 Feb;29(2):e69–72.

[7] Rikli D, Goldhahn S, Blauth M, et al. Optimizing intraoperative imaging during proximal femoral fracture fixation—a performance improvement program for surgeons. Injury. 2018 Feb;49(2):339–344.

[8] Wieser K, Babst R. Fixation failure of the LCP proximal femoral plate 4.5/5.0 in patients with missing posteromedial support in unstable per-, inter-, and subtrochanteric fractures of the proximal femur. Arch Orthop Trauma Surg. 2010 Oct;130(10):1281–1287.

[9] Oh CW, Kim JJ, Byun YS, et al. Minimally invasive plate osteosynthesis of subtrochanteric femur fractures with a locking plate: a prospective series of 20 fractures. Arch Orthop Trauma Surg. 2009 Dec;129(12):1659–1665.

[10] Dumbre Patil SS, Karkamkar SS, Patil VS, et al. Reverse distal femoral locking compression plate a salvage option in nonunion of proximal femoral fractures. Indian J Orthop. 2016 Jul-Aug;50(4):374–378.

[11] Baumgaertner MR, Curtin SL, Lindskog DM, et al. The value of the tip-apex distance in predicting failure of fixation of peritrochanteric fractures of the hip. J Bone Joint Surg Am. 1995 Jul;77(7):1058–1064.

[12] Bryson DJ, Morris DL, Shivji FS, et al. Antibiotic prophylaxis in orthopaedic surgery: difficult decisions in an era of evolving antibiotic resistance. Bone Joint J. 2016 Aug;98-B(8):1014–1019.

17.2
股骨近端：关节外转子间骨折（31A3）

Eakachit Sikarinkul

1 病例描述

63 岁男性，在平地跌倒导致左股骨近端闭合性骨折。采用皮牵引进行初始治疗。2 天后，进行最终的骨折固定手术。无其他合并损伤。X 线显示左股骨逆转子骨折，骨折线延伸至股骨干（图17.2-1）。入院时无深静脉血栓形成的证据。

MIPO 的适应证

该病例通过股骨近端髓内钉重建可能也是可行的，但由于近端骨折块短，这在技术上具有挑战性，可能会由于骨折延伸至股骨干导致内翻畸形和固定不稳定。因此，加长的股骨近端髓内钉是稳定固定的更好选择。

桥接接骨板——角度固定接骨板（髁接骨板、

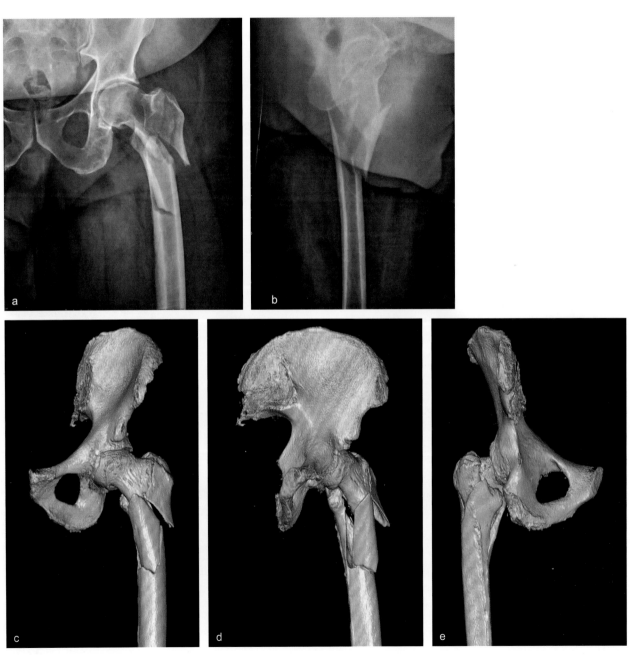

图 17.2-1 a~b.股骨近端转子间闭合骨折的X线片，在正位和侧位X线片中可以看到反斜形骨折线延伸至近端股骨干。c~e.CT三维重建显示闭合性股骨转子间骨折延伸至近端股骨干

动力髁螺钉、股骨近端锁定板或倒打的对侧股骨远端锁定板）是很好的髓外固定物，适用于骨折延伸至干部的转子间骨折，可结合 MIPO 技术固定。这样可以以最小的软组织损伤获得稳定的固定。对侧远端股骨板的弧度正好与股骨前弓匹配。

2　术前计划

MIPO 技术结合倒打对侧股骨远端锁定接骨板用于骨折固定。由于其解剖型设计，该板可当作桥接板跳过骨折部位，作为间接复位工具使用。近端骨折块由于肌肉牵拉而产生屈曲、外展和外旋移位。大多数情况下，可以通过牵引进行复位，评估肢体长度和力线。但是在斜形或螺旋形骨折中，可考虑使用微创置入的环扎钢丝直接复位。当使用 C 形臂确定复位后，接骨板的位置和长度必须在置入螺钉前加以确认。

3　手术室准备

3.1　麻醉

全身麻醉和区域阻滞麻醉均可；但是，对于

股骨近端骨折患者来说，在进行区域阻滞麻醉时摆放体位会很痛苦。选择性神经阻滞可减轻术后疼痛。

3.2　患者体位和 C 形臂位置

在多段骨折中骨折手术床没有用处，因为它不能靠牵引复位。患者仰卧在可透视手术床上，健侧肢体的腓骨头和外踝处用硅胶垫保护（图 17.2-2）。患侧的臀部用可透射线的枕垫垫高，桌子稍微向健侧倾斜，以便更容易透视侧位片。图像增强器置于健侧便于拍摄正位和侧位片。建议铺单前进行正位和侧位的预透视，并且在地面标记 C 形臂的位置。

3.3　器械

- 使用 4.5mm 锁定螺钉的对侧股骨远端锁定接骨板
- 标准 4.5mm 器械
- Hohmann 牵开器
- 线缆过线器和线缆
- 骨钩
- 复位钳

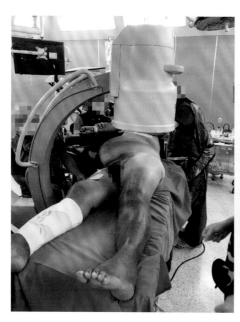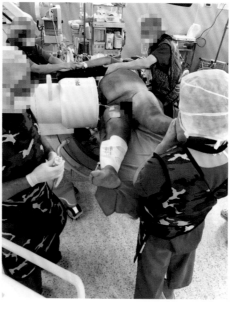

图 17.2-2　患者仰卧在可透视手术台上，用透光垫支撑臀部并稍微倾斜以抬高伤侧。C形臂位于对侧以获得正位和侧位片

4 手术入路

该入路沿股骨干轴线在股骨近端外侧（图17.2-3）劈开阔筋膜张肌和股外侧肌到达股骨，向远端延伸至干部螺旋骨折的尖。股骨嵴作为远端股骨板在近端的止点，股骨颈和股骨头导针置入的标志点位于股骨颈旁边的股骨嵴近端约2cm处。

5 复位

第一步是通过2个小切口环扎复位，逐渐收紧并保持牵引获得正确的旋转，使用C形臂加以验证（图17.2-4）。股骨近端通过骨钩或Schanz螺钉操纵，将髋关节重新置于中立位。

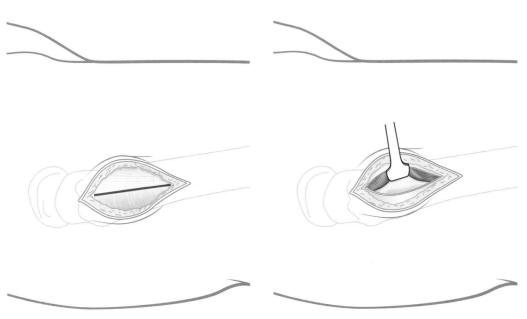

图 17.2-3 股骨近端外侧入路

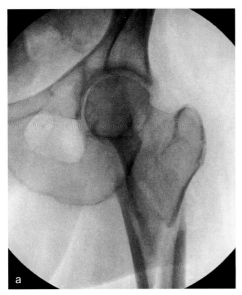
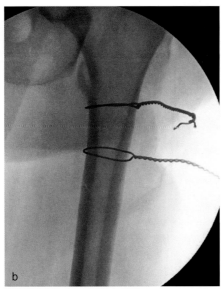

图 17.2-4 a.手动牵引直到获得接近复位。b.逐渐收紧环扎钢丝，并通过牵引、旋转和屈曲复位螺旋骨块

6 固定

在用环扎钢丝复位固定股骨近端骨折后，很容易将接骨板置于合适的位置，而无须考虑邻近附着肌肉牵拉的变形力。如术前计划，远端切口位于远端接骨板水平（图 17.2-5）。在股外侧肌下方从近端向远端插入接骨板。在远端窗口将接骨板放置平行于股骨干。为确定股骨远端反向锁

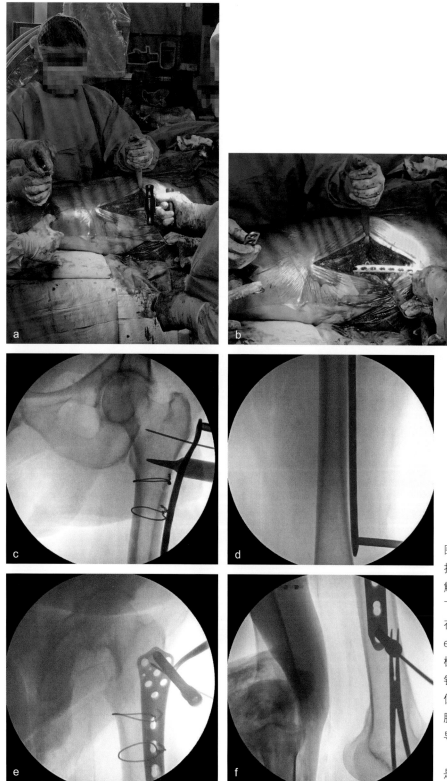

图 17.2-5　a.使用隧道器向远端轻轻推进并始终与股骨干的外表面保持接触，在股外侧肌和骨膜之间建立肌肉下通道。c~d.紧贴股骨干外侧骨面，在肌下通道从近向远插入接骨板。e~f.将倒打的股骨远端锁定加压接骨板（LCP-DF）放置在近端，克氏针临时固定，使用图像增强器检查正位和侧位片（c，e）。接骨板远端和股骨干平行（d），然后置入第二枚导针临时固定，通过C形臂加以确认（f）。接骨板近端的理想位置通常是股骨嵴近端2cm

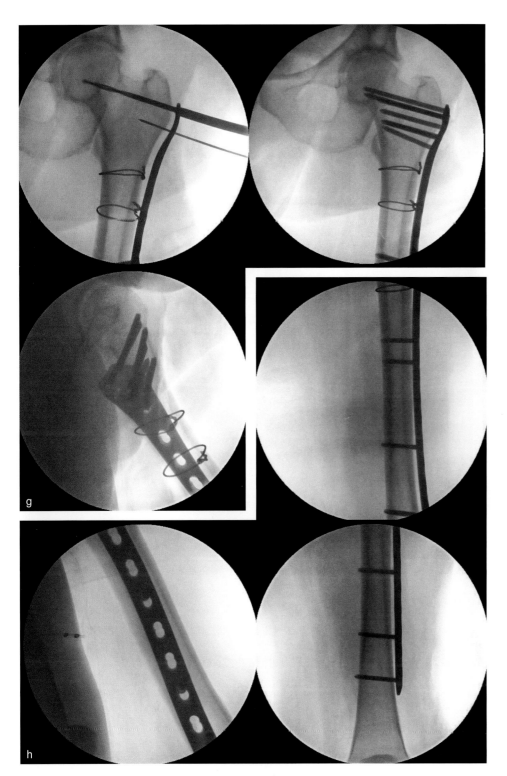

图 17.2-5（续） g.在正确放置并使用克氏针临时固定DF-LCP后，通常在股骨嵴上方2cm处，置入锁定螺钉固定骨折近端。旋转图像增强器获取髋关节侧位影像。h.在远端通过小切口经皮技术置入其余的锁定螺钉。最后通过C形臂检查正位和侧位的固定情况

定加压接骨板的正确位置，接骨板近端与转子对齐，位于股骨嵴上方 2cm 处。接骨板平行于股骨近端前缘。前倾导针通过股骨颈前方并作为参照。将导向器插入近端锁定孔中，并使用前倾导针作为参考引导锁定螺钉置入股骨颈。然后在置入锁定螺钉前检查钻头在正位和侧位的位置（图 17.2-6）。

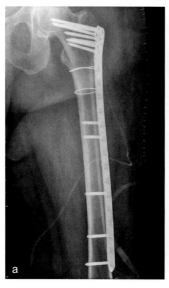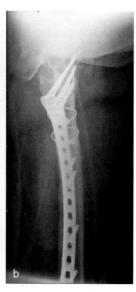

图17.2-6 术后X线片。a.正位片。b.侧位片

7 康复

微创接骨板接骨术通过桥接技术为髋关节和膝关节在术后使用拐杖或助行器进行部分负重提供了足够的稳定性。通常 4~6 周骨痂形成，并具有相对稳定性和完整的血管分布。此类病例无须取出内植物。

8 经验

- 环扎钢丝是一种有效的螺旋骨折复位技术。在长螺旋骨折中，可以通过几个分开的切口经皮置入多个钢丝维持复位。一旦获得复位并能够维持，内固定物的放置就很容易了

17.3
股骨近端：关节外转子间骨折（31A1）

Pongtorn Sirithianchai, Suthorn Bavonratanavech

1 病例描述

77岁男性，在家中从站立的高处摔伤，右臀部和大腿疼痛，右侧无法承重，伤后1小时入院。无开放性伤口或其他相关损伤。X线片显示右侧转子间稳定骨折（图17.3-1）。受伤前状态为可在社区内活动，行走无须助行器。

MIPO的适应证

右股骨的稳定股骨转子间骨折可通过内植物治疗，如动力髋螺钉（DHS）。对于骨质疏松症老年患者而言，具有动态髋关节刀片的新型DHS设计提供了更好的稳定性，因为在插入刀片期间骨骼受到加压，而不是像原来的DHS那样移除骨骼。DHS内固定可通过MIPO使用微创技术进行，切口较小，因此可以减少软组织损伤。由于大多数股骨转子间骨折发生在老年患者中，因此微创手术技术具有缩短手术时间和减少失血的优势。术后疼痛减少，则对镇痛药的需求降低，从而使患者早日康复。

MIPO技术可用于任何年龄的稳定和不稳定转子间骨折患者，可通过闭合复位技术或结合工具经皮复位。

2 术前计划

通常，未受伤的一侧可用作确定螺钉和侧板长度的模板，长度为4~5个孔。在大多数稳定的股骨转子间骨折中，手动牵引闭合复位可减少骨折移位，并在整个手术过程中由骨折专用手术台来维持。

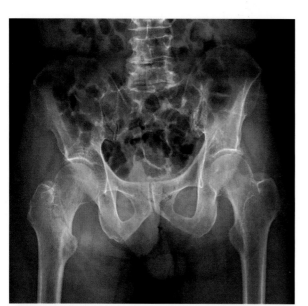

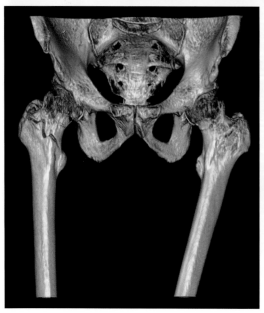

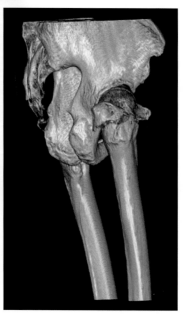

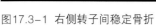

图17.3-1 右侧转子间稳定骨折

3 手术室准备

3.1 麻醉

选择全身麻醉或局部麻醉取决于患者的一般情况、基础疾病和身体状况。

3.2 患者体位和 C 形臂位置

通常患者被放置在牵引床上，上半身稍微抬高，并斜向一侧。健侧髋关节外展，为 C 形臂留出空间（图 17.3-2）。通过这种准备，可以获得患侧髋关节的真实 AP 和侧位图。在骨折移位的情况下，需要闭合操作和复位。通过髋关节屈曲进行闭合复位后，在伸直和外展的情况下进行人工牵引，并保持中立旋转。骨折复位保持在手术台上。避免过度外展健侧腿，以防止健侧髋关节受到医源性损伤。

C 形臂放置在患者两腿之间（图 17.3-3a~b），图像显示在 AP 和侧视图中的减少（图

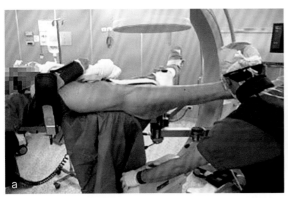
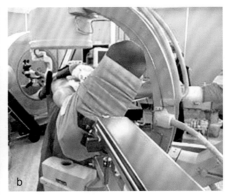

图17.3-2 患者在手术床上的体位

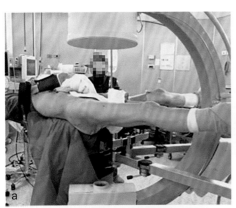
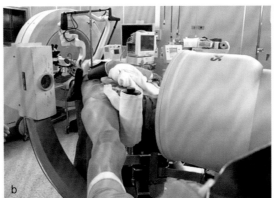
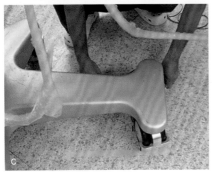
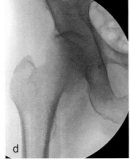
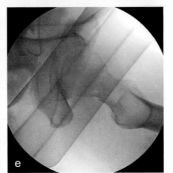

图17.3-3 C形臂的位置

17.3-3d~e）。在良好的 AP 视图中，大转子是三角形的，与股骨颈上部轮廓相连，没有重叠。可以看到小转子的一部分，证明了髋关节处于中立位。在侧位图中，C 形臂应显示股骨颈的轴线与股骨轴线几乎在同一直线上（图 17.3-3e）。在获得良好的 AP 和侧位视图后，用胶带标记地面（图 17.3-3c）。

3.3 器械

- 2~4 孔的短筒锁定动力髋侧板

- 动力髋刀片或 DHS

（动力系统、器械和植入物的大小可能因解剖学而异）

4 手术入路

DHS 刀片和 DHS 侧方接骨板通过微创技术置入。与直接在股骨近端外侧上做皮肤切口不同，引导器放置在大腿前方并按照标准 DHS 技术进行定位（图 17.3-4）。

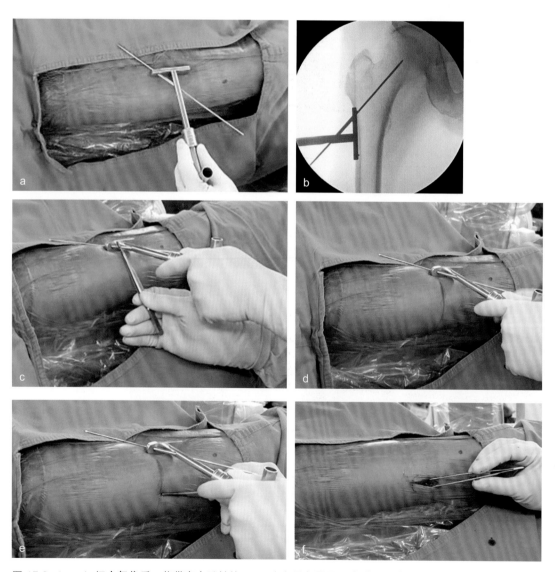

图 17.3-4 a~b.闭合复位后，将带有克氏针的135°夹角导向器置于皮肤上，确保导向器侧方接骨板与股骨干平行，导向器位于股骨颈中心。在透视的AP位中检查导针的位置。c~e.从股骨外侧的导针插入部位开始，用垂直线画出皮肤切口。f.平行于股骨干切一个长4~5cm的切口。切开阔筋膜张肌并用骨膜撑开器撑开股外侧肌以显露肌下隧道

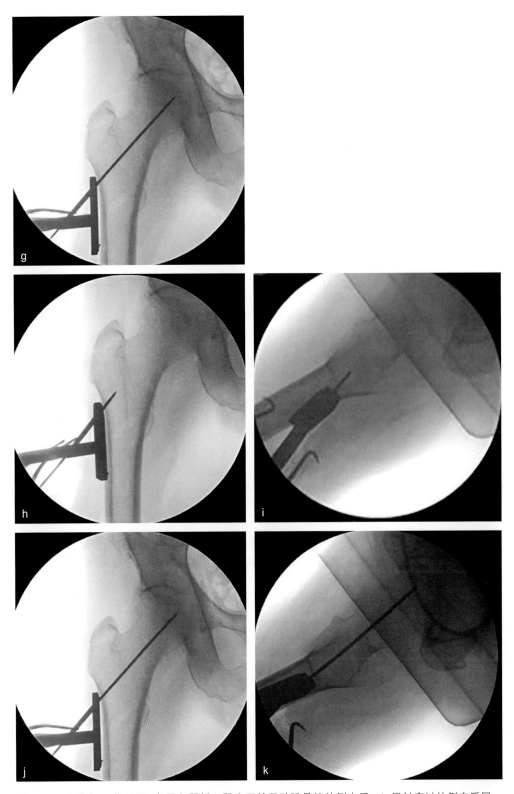

图17.3-4（续）g.将135°角导向器插入肌肉下并紧贴股骨的外侧皮质。h.导针穿过外侧皮质层，在AP投影中对齐股骨颈中心，同时考虑股骨颈15°前倾。前倾导针没有插入，通常是不可靠的参考。导针插入至尖端距股骨头10mm处。i.AP确认正确的克氏针位置后，将C形臂转换为侧位投影，并检查导针位置。导针在AP中应位于股骨颈中心，在侧位上应与股骨颈前倾对齐。如果需要更换侧位位置的导针，则C形臂应保持侧位位置。j~k.如果第一根导针位置不理想，则在AP视图和侧位视图中以第一根导针为参考，插入第二根导针

5 固定（图 17.3-5）

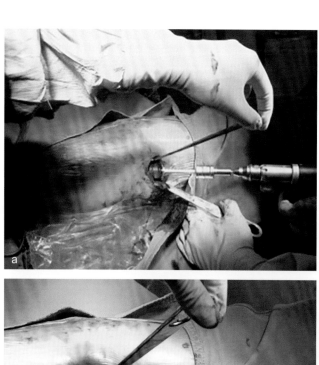

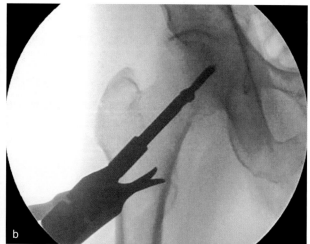

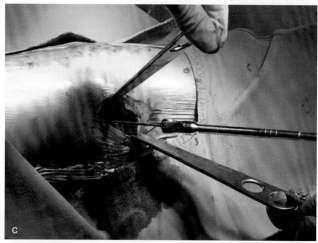

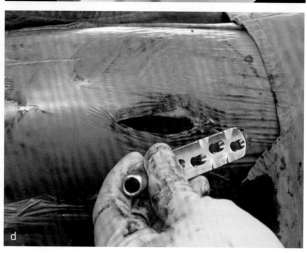

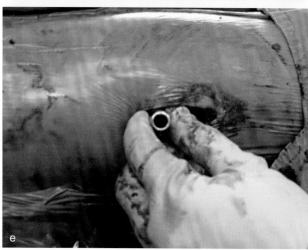

图17.3-5　a~b.测量导针长度。外侧皮质钻孔，根据计划和测量的螺钉长度选择三角铰刀。在这种情况下，使用了带有短套筒的铰刀。动力髋刀片提高了对内翻塌陷的抵抗力和对头颈端的旋转控制。与螺钉固定相比，它具有更好的保持力和更少的切口，与传统髋螺钉相比，动力髋刀片压缩了骨量。为了允许在外侧股骨皮质处触诊其末端，在测量的刀片长度上添加5mm，便于使用MIPO技术插入侧板。c.动态髋刀刃是用插入柄引入的，并以轻轻敲击的方式将其插入。用透视机检查其位置。d~e.4孔锁定加压接骨板动力髋螺钉（LCP-DHS）滑入股外侧肌下方，套筒朝外。LCP-DHS是DHS侧方接骨板的改进，允许通过锁定孔置入锁定头螺钉。此外，凹槽和钝化板端允许更容易应用MIPO。由于角稳定性，LCP-DHS抗拔出性增加，对骨质疏松患者有利。当只使用短套筒时，侧方接骨板更容易插入。当侧方接骨板沿股骨干完全插入时，用套筒将接骨板旋转180°面对螺钉的末端

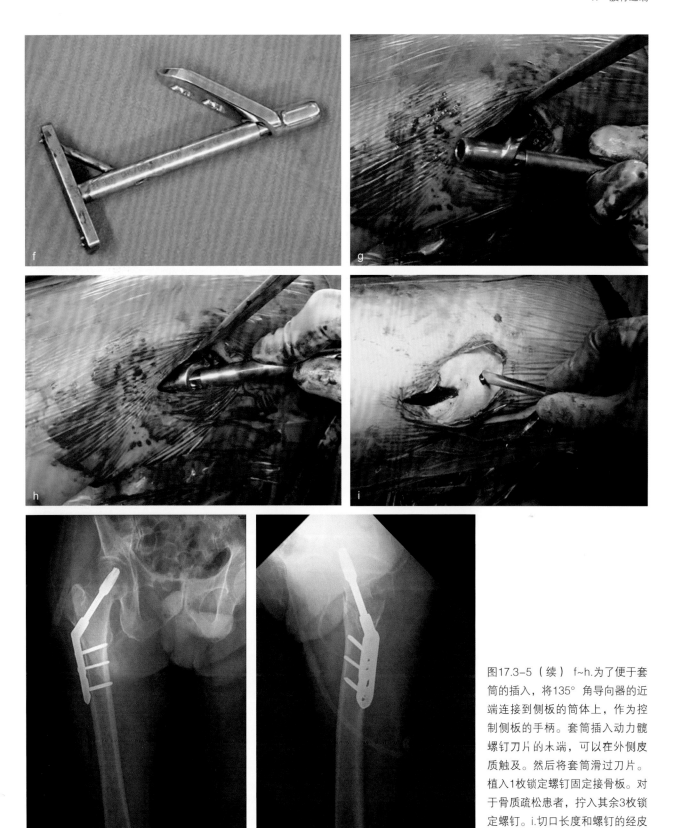

图17.3-5（续） f~h.为了便于套筒的插入，将135°角导向器的近端连接到侧板的筒体上，作为控制侧板的手柄。套筒插入动力髋螺钉刀片的末端，可以在外侧皮质触及。然后将套筒滑过刀片。植入1枚锁定螺钉固定接骨板。对于骨质疏松患者，拧入其余3枚锁定螺钉。i.切口长度和螺钉的经皮插入。j~k.术后X线片

6 康复

鼓励患者尽快开始主动活动和下床活动，以防止因固定和卧床引起的并发症。在骨折稳定的情况下，允许患者使用助行器承受负重。术后推荐预防静脉血栓治疗。

取出内固定

对于没有相关症状的老年患者，不建议拆除内固定。在这种情况下，患者不应该接受额外的手术，因为有潜在的风险，如麻醉、康复等。

7 陷阱

- 大多数并发症源于患肢复位不良所致的内翻、后倾
- 不正确的定位会导致错误的 C 形臂视图。可能导致内固定位置不佳和旋转不良
- 导针的位置不佳会导致内固定放置不当，并增加失败的风险
- 如果手术步骤准确，就有可能避免不必要的辐射暴露

8 经验

- 手术成功的关键是无论在正位还是侧位，导针都准确地放置在股骨头中心。在两个平面上，刀片尖端或螺钉尖端应在股骨头关节面10mm 以内，以减少潜在的螺钉切出情况
- 如果第一根导针的位置不理想，应将其留在原位，作为准确放置第二根导针的参考，由此，很容易实现精确的螺钉定位
- 如果第一根导针被阻挡，则使用新的导针插入进行矫正。插入第二根导针，与第一根导针平行且相邻，并留有足够的空间，然后拔出第一根导针。以第二根导针为参考，插入新的导针进行矫正，然后拔出第二根导针

9 扩展阅读

- Bavonratanavech S. Femur, proximal: extraarticular frac ture, trochanteric area pertrochanteric simple—31A1. In: Babst R, Bavonratanavech S, Pesantez R, eds. Minimally Invasive Plate Osteosynthesis, Second Edition. Stuttgart: Thieme Publishing; 2012:351–357.

17.4
股骨近端：转子下粉碎性骨折（32B3.1）

Joon-Woo Kim

1 病例描述

44岁男性，从5m高处坠落后，出现闭合性左股骨近端转子间周围骨折。伴有侧方压缩性骨盆损伤和右侧跟骨骨折（图17.4-1）。

2 术前计划

对于粗隆间骨折，从生物力学角度考虑，闭合髓内钉可作为一线治疗。但是，也存在不适用的情况，例如髓腔狭窄、肺损伤或多发伤。在这种情况下，MIPO是很好的选择。应避免切开直接复位，以维持骨折部位的生物环境。股骨远端微创稳定系统（LISS）接骨板或对侧股骨远端锁定加压接骨板（DF-LCP）可倒置使用（反转使用）。

3 手术室准备

3.1 麻醉

在这种情况下，全身麻醉和局部麻醉都是可能的。然而，对股骨近端骨折患者进行局部麻醉会导致不适感。全身麻醉中使用的肌肉松弛剂可以放松大腿肌肉，对骨折复位有帮助。

3.2 患者体位和C形臂位置

患者仰卧在可透视手术台上。健侧腿置于截石支架上，外展、弯曲。另一种方法是将双下肢一起悬垂在可透视手术台上，将健侧腿抬起并屈曲以获得髋关节和股骨的侧位片。牵引床可根据外科医师的偏好使用。测量健侧肢体的长度，特别是在严重粉碎的情况下。记录未受伤的髋关节和膝关节中立位图像，进行术中旋转比较。C形臂位于手术肢体的对侧。

3.3 器械

- 股骨远端锁定加压接骨板（DF-LCP）4.5/5.0
- Schanz钉和把持器
- 股骨牵张器或外固定器

（系统、器械和内植物的大小可能因解剖结构而异）

4 手术入路

根据接骨板长度在骨折部位上方和下方分别开2个5cm长的切口。近端切口从大转子尖端开始向远端延伸。切开阔筋膜张肌，分离股外侧肌，而保持骨膜完整。插入点在股骨近端2cm处。通过转子近端切口，在不干扰骨折部位的情况下，在股外侧肌下形成一个肌下隧道。在与接骨板远端相对应的远端皮肤切口后，直接切开阔筋膜张肌和股外侧肌。

5 复位

可以使用各种器械间接复位骨折，包括复位夹、弹性钉和Schanz钉（图17.4-2）。对于螺旋

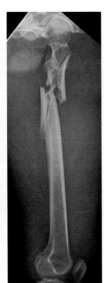
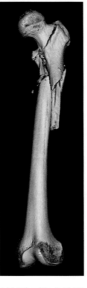

图17.4-1　X线和CT三维重建扫描图像显示转子下粉碎性骨折，延伸至股骨颈基部。髓内钉进针点可能由于股骨近端入钉点的破坏出现困难。因此，MIPO是治疗选择之一

形骨折，通过环扎钢丝或骨折块间螺钉固定进行小切口直接复位。将 Schanz 螺钉插入近端股骨骨折块，用作操纵杆以抵消肌肉力量。可以通过股骨牵引器或每侧各有一个 Schanz 螺钉的临时外固定器暂时维持复位。在复位和固定时，重点放在恢复肢体长度、轴线和旋转力线上。

此外，皮质螺钉用于经皮固定近端骨折块的冠状位骨折。

6 固定

在使用临时外固定器维持复位后，将接骨板通过肌下隧道从骨膜外滑动至远端切口。板长应选择骨折区长度（板跨宽度）的 2~3 倍，至少固定 3 颗双皮质螺钉，使板螺钉密度达 0.4~0.6。螺钉可以通过穿刺切口经皮固定。然后通过近端切口在 LCP-DF 的髁突部分固定 4~5 颗螺钉。在两侧用螺钉初步固定后，在剩余螺钉最终固定之前，使用图像增强器或术中 X 线检查正确对位和旋转对位情况（图 17.4-3）。

7 康复

术后第 2 天开始康复，进行股四头肌训练和主动活动范围训练。出院后，鼓励患者继续进行肌肉和运动范围的锻炼。第 1 周内允许使用拐杖或助行器部分辅助负重。如果 X 线片显示骨痂连接，则允许独立负重（图 17.4-4）。

移除内固定

由于大转子区域的一些刺激和不适，内植物被拆除。

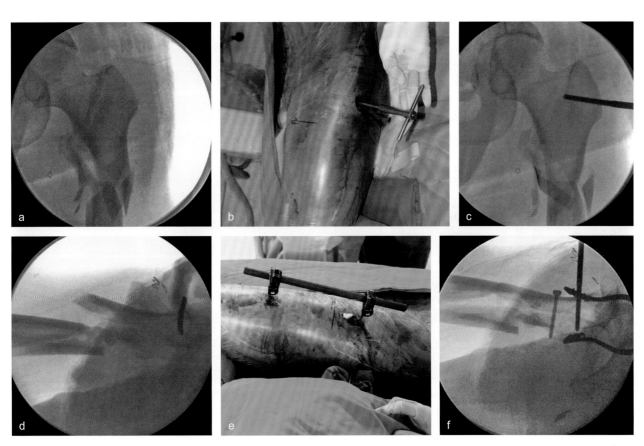

图 17.4-2　a.术中图像显示近端骨折块外旋畸形。b~c.在大转子处插入 Schanz 螺钉并通过将其抬起来矫正外旋畸形。d.侧位图像显示近端骨折块的屈曲畸形。e~f.通过使用 Schanz 螺钉作为操纵杆间接复位骨折。此后，可通过临时外固定维持复位

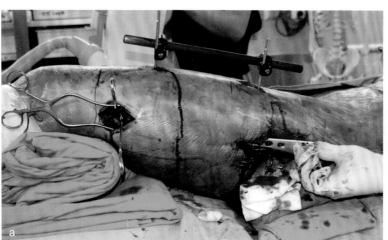
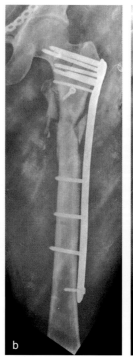
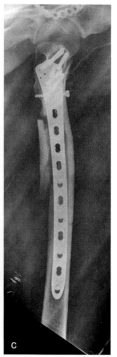

图 17.4-3 a.通过肌下隧道引入用于股骨远端的 11 孔锁定加压接骨板，同时使用外固定架保持复位。骨折部位没有切开，保持原样。b~c.术后 X 线显示复位固定、解剖对位满意

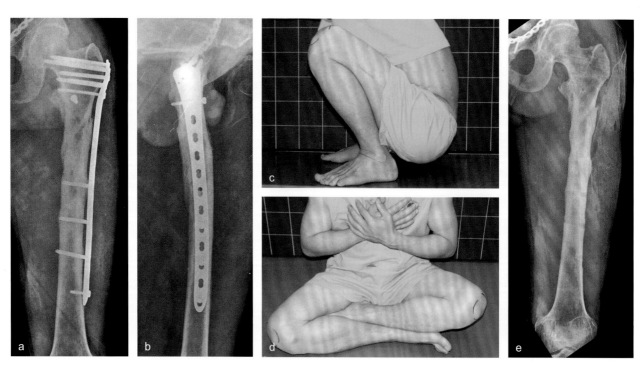

图17.4-4 a~b.2年后的X线片显示骨折已完全愈合。c~d.照片显示功能完全恢复。e.取下接骨板后拍摄的X线片

8 扩展阅读

- Babst R, Bavonratanavech S, Pesantez R. Minimally Invasive Plate Osteosynthesis, Second Edition. Thieme Publishing: New Y ork; 2012.
- Oh CW, Kim JJ, Byun YS, et al Minimally invasive plate osteosynthesis of subtrochanteric femur fractures with a locking plate: a prospective series of 20 fractures. Arch Orthop Trauma Surg. Dec;129(12):1659–1665.
- Ozkaya U, Bilgili F , Kilic A, et al Minimally invasive management of unstable proximal femoral extracapsular fractures using reverse LISS femoral locking plates. Hip Int. Apr-Jun;19(2):141–147 .
- Hasenboehler EA, Agudelo JF , Morgan SJ, et al Treatment of complex proximal femoral fractures with the proximal femur locking compression plate. Orthopedics. Aug;30(8):618–623.

17.5
股骨近端：关节外转子间骨折（31A3）和转子下楔形骨折（32B2.1）

Pongsakorn Bupparenoo

1 病例描述

60 岁男性，从 2m 高的卡车上坠落，造成闭合性股骨转子间粉碎性骨折，左大腿畸形伴剧烈疼痛。患者伴有左肺挫伤和左胸廓多处肋骨骨折。X 线片显示左侧转子间骨折，骨折线延伸至转子下区域，内侧存在楔形骨块（图 17.5-1）。在左侧转子间区域还有一条无移位的骨折线。在等待术前评估时，对患者进行了骨牵引固定治疗。

MIPO 的适应证

这种类型的损伤可以通过几种内植物进行治疗。与髓外内固定相比，头颈髓内钉是一种微创技术，对血运破坏小，生物力学方面获益，是大多数外科医师首选的治疗方法。然而，闭式复位在技术上要求很高，在置入髓钉之前可能需要小切口来实现适当的复位。未能获得适当的复位可导致畸形愈合、不愈合和随后的内植物固定失败。

桥接接骨板也是一种选择。在最终固定前，解剖接骨板可作为骨折复位的工具。股骨髁接骨板和动力髁螺钉是使用 MIPO 技术稳定转子间骨折并向转子下延伸的另一种选择。该技术提供了稳定的内固定且不过分损伤软组织。

由于患者存在左肺挫伤伴多处肋骨骨折，为避免髓内固定因扩髓可能导致肺栓塞的情况发生，我们采用了 MIPO 技术，选择股骨近端 13 孔锁定加压接骨板（LCP）进行固定（图 17.5-2）。

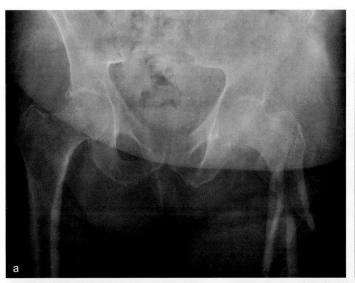
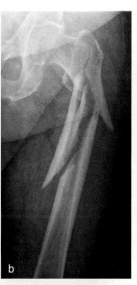
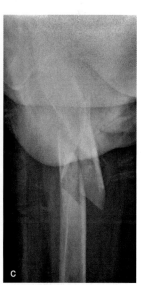
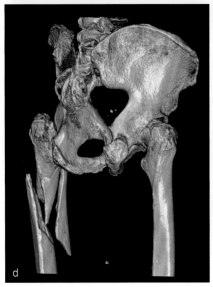
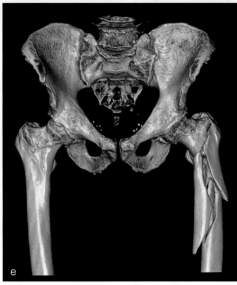

图 17.5-1　a.双侧髋部正位X线片排除了右侧髋部和骨盆的其他损伤。b~c.左股骨近端正侧位X线片显示在小转子水平向下延伸至股骨干区域有一处移位较大的内侧楔形骨折块。d~e.三维CT扫描确认骨折的更多细节

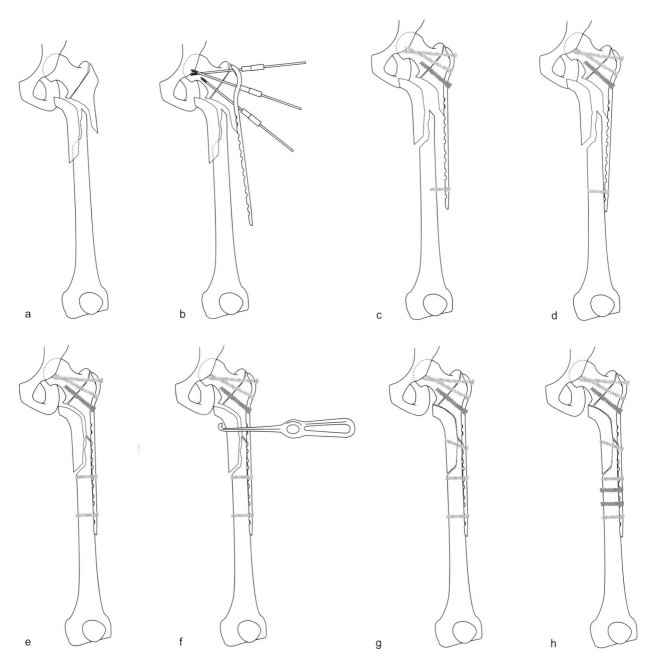

图 17.5-2　a.移位性转子下骨折伴内侧巨大楔形骨块和无移位的转子间骨折。b.选择股骨近端锁定加压接骨板与螺纹导针连接，并通过近端切口植入，向上延伸与股骨大转子对齐。分别在95°、120° 和135° 下植入3根导针，通过正位和侧位片检查导针所在位置。值得注意的是，在容积较小的股骨近端，可能不可实现使用长螺钉沿股骨距进入股骨头。 一旦位置校正合适，植入3枚空心锁定螺钉（LHSs）。将接骨板以正确的位置固定在股骨近端骨折块上之后，接骨板的侧方将作为后续远端骨块复位的模板及参照。c~e.通过手动牵引，恢复股骨长度和位置。在远端垂直于股骨中外侧皮质植入皮质骨螺钉，使股骨干复位并与接骨板对齐。 然后，确认股骨正确的长度、轴位和旋转力线，使用锁定螺钉进行固定。f.通过使用复位骨钩将内侧楔形骨块向接骨板侧进行复位，缩短骨块与接骨板之间的距离。 注意确保插入骨钩时对软组织的破坏最小。g~h.皮质骨螺钉通过接骨板孔向楔形骨块方向进行固定，作为复位拉力螺钉。 然后添加额外的LHSs以提供固定结构的最佳稳定性

2 术前计划

建议进行图谱绘制（图 17.5-2）或通过商业软件进行数字化图像描述来制定手术计划，使外科医生及团队明确手术的操作步骤。

3 手术室准备

3.1 麻醉

根据患者的一般情况，可以选择全身麻醉或局部麻醉。此例患者接受全身麻醉。

3.2 患者体位和 C 形臂位置

患者仰卧于可透视手术台上。患肢股骨远端使用卷好的毛巾垫高，对侧下肢取截石位，以方便术中进行侧位透视（图 17.5-3）。铺无菌巾前检查正位和侧位透视视图，以确保术中透视没有障碍。术前应评估记录健侧髋关节外旋和内旋的情况，作为初步固定后与患侧进行比较的参考标准。

3.3 器械

- 股骨近端 13 孔锁定加压接骨板（LCP）
- 隧道器械
- 螺纹导针
- 复位骨钩和 Schanz 螺钉

（固定系统、器械和内植物的大小可能根据患者的解剖结构而有所不同）

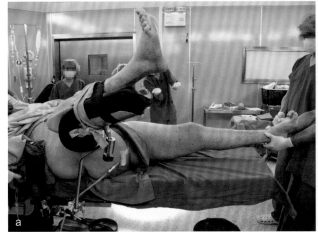
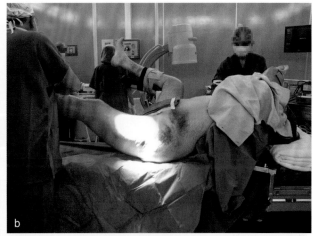
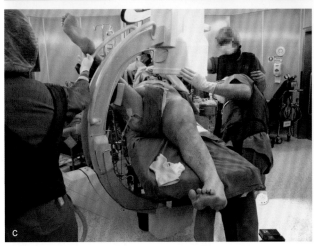
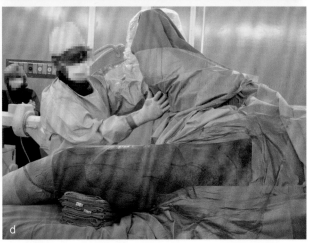

图 17.5-3　a~c.患者取仰卧位，对侧下肢取截石位。术中透视机放在对侧。d.用卷好的毛巾抬高大腿。标记好髂前上棘、大转子和髌骨的位置

4 手术方法

从股骨近端大转子尖端部位做一长 6cm 的皮肤切口，切开阔筋膜张肌和股外侧肌直至股骨表面。识别定位大转子尖端，利用隧道器械或接骨板本身制造肌肉下隧道。在此过程中，外科医师应保持接骨板尖端与股骨之间的接触，以确保接骨板相对于股骨外侧处于正确的横向位置。远端皮肤切口水平于接骨板末端与近端切口相同。术中透视可作为近端和远端皮肤切口的定位指导（图 17.5-4）。

5 复位

这是 MIPO 固定的关键步骤。由于髂腰肌的强大拉力，近端骨块屈曲并外旋移位，这是难以控制的。可能需要开放复位操作以确保断端正确对齐。

如果采用闭合置板技术，应在接骨板插入前进行初步复位。一旦接骨板连接到近端骨块上，就可以实现长度、旋转和轴线的最终复位。

初步复位[1]有以下选择（图 17.5-5）：
- 使用骨锤体外按压近端骨块
- 将 Schanz 螺钉植入其中一个主要骨块
- 使用牵引器 / 外固定器
- 使用环扎线

6 固定

使用 Hohmann 牵开器撑开近端骨块，通过近端切口进行间接复位。用骨钩或 Schanz 螺钉操纵股骨近端，使髋关节重新对准至中立位置。此过程中，必须确保这些复位工具不会干扰最终的接骨板固定。将接骨板的近端部分与股骨近端的轮廓对齐。将 2 个近端接骨板孔与股骨近端以 95°和 120°角对齐，植入 2 枚直径 7.3mm 空心螺钉

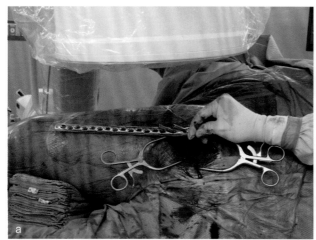
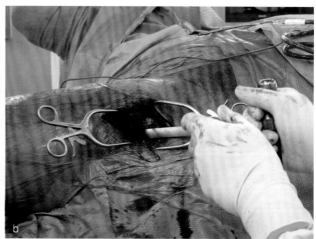
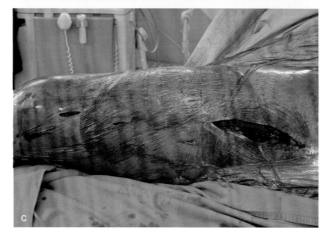

图 17.5-4　a.近端切口完成后，用接骨板标记远端切口。切口一直深入直至骨表面。b.肌肉下隧道的建立是利用隧道器械或锁定加压接骨板（LCP）本身完成的。隧道始于近端切口，穿过骨折部位，在远端切口结束。一定要确保在隧道和骨表面之间没有软组织介入。c.在股骨近端将13孔LCP沿预备隧道植入。以螺纹导向器作为手柄，使接骨板沿着隧道前进，并将接骨板压向骨表面

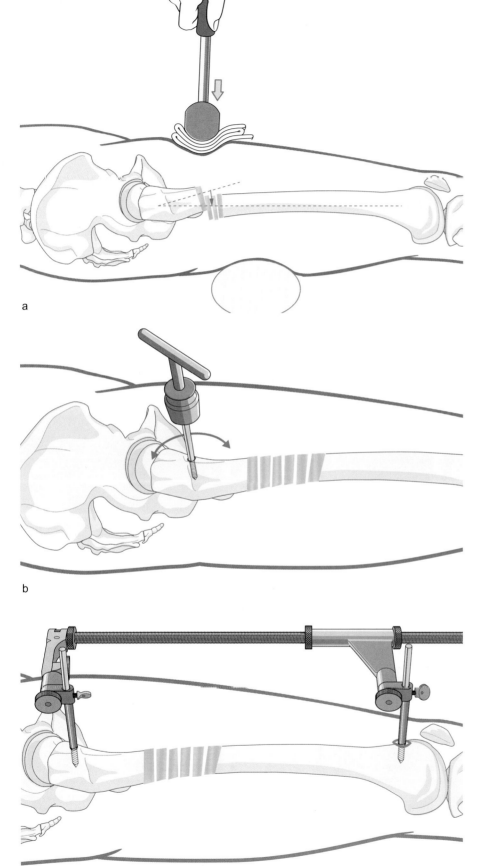

a

b

c

图 17.5-5　a.使用骨锤按压近端
移位的骨块。但是，如果近端骨
块很短，这将是很困难的。b.使
用Schanz螺钉植入主要的骨折
块。单皮质Schanz螺钉有助于直
接控制移位的主要骨块。这种直
接复位比用骨锤进行复位更加可
靠。c.使用一个大型牵引器。一
枚固定针置于大转子，另一枚固
定于股骨干，固定针放置后连接
大型牵引器。必须注意，牵引针
固定的位置不能与接骨板放置位
置冲突。在闭合复位过程中，每
一步都应在透视下进行操作。通
过拧紧大型牵引器的夹具来进行
初步的复位

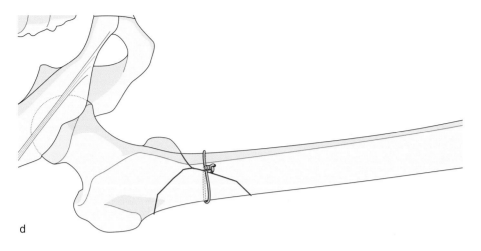

d

图 17.5-5（续） d.为了实现完整楔形骨块的复位，可以通过最小的切口应用环扎捆绑固定

导针。第三枚直径 5.0mm 空心螺钉导针需沿颈干角 135°方向经股骨距植入。对于股骨近端体积较小者，可能无法植入这枚长螺钉。使用术中透视进行正位和侧位视图成像，检查 3 枚导针的位置（图 17.5-6）。

接骨板的近端使用相应的空心螺钉固定在股骨近端。在螺钉植入过程中，应保持压力使接骨板靠近骨质，以免在 LCP 和骨质之间产生间隙。

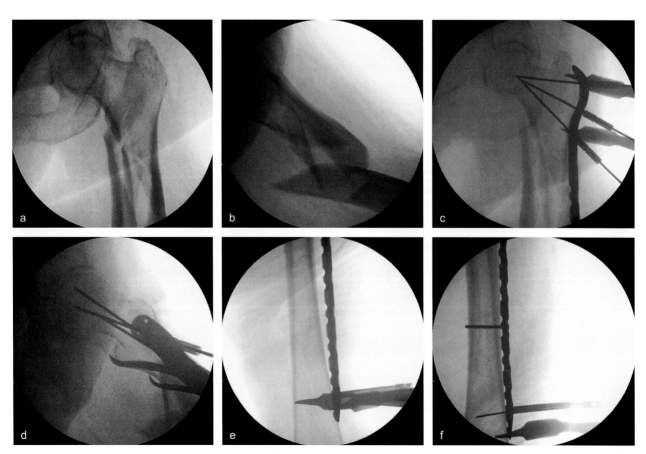

图17.5-6 a~b.正位和侧位X线视图显示骨折形态。c~d.以设计的角度将导针植入股骨近端。e.接骨板远端与股骨远端平行。f.作为间接复位技术，应用皮质骨螺钉通过接骨板组合孔对接骨板远端进行复位贴附，不需要使用骨夹

股骨近端 LCP 的解剖学设计可以作为模板，便于对远端骨块进行复位。在控制膝关节屈曲和轴向旋转的情况下，手动进行纵向牵引复位。当确定长度、力线和旋转复位后，在远端骨块可插入临时克氏针固定，并再次检查复位情况。在远端骨块植入皮质骨螺钉。当螺钉拧紧时，股骨远端向接骨板移动。在进行初步固定后，可以通过与术前健侧肢体的测量数据进行比较来检查患肢长度。

近端完成固定后，用皮质骨螺钉固定远端接骨板，检查长度、轴向力线和旋转情况。使用损伤最小的直接复位技术，通过 2 个骨钩经近端切口和另一个小切口，复位重建内侧移位的骨块。植入皮质骨螺钉以复位和固定楔形骨块，以减小骨块间隙并缩短愈合时间。为了获得最佳的固定稳定性，远端依次植入 LHSs 螺钉。在每个骨折块间保持一小段距离将允许一些微动，由于相对

稳定作用，将促进诱导骨组织重建。在每个主要骨折块中应植入足够的（至少3枚）双皮质螺钉（图17.5-7）。

7 康复

建议术后早期使用拐杖或助行器，不负重情况下进行髋关节和膝关节的活动。在 6~8 周时开始部分负重，此时可以看到一些愈合的骨痂，然后在 10~12 周时开始完全负重[2]。

本病例不需要移除内固定物。

8 陷阱

复位不良是导致手术失败的常见原因。在应用股骨近端锁定接骨板治疗失败的病例报告中，内

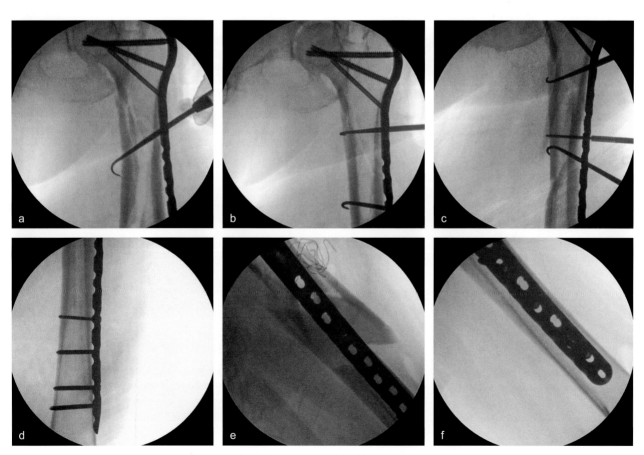

图 17.5-7　a~b.应用2个骨钩复位内侧较大的楔形骨块。c.使用皮质骨螺钉将楔形骨块复位并固定在接骨板上。d.随后植入额外的锁定螺钉以稳定接骨板结构。e~f.侧位X线片显示接骨板位置良好，位于股骨皮质侧方

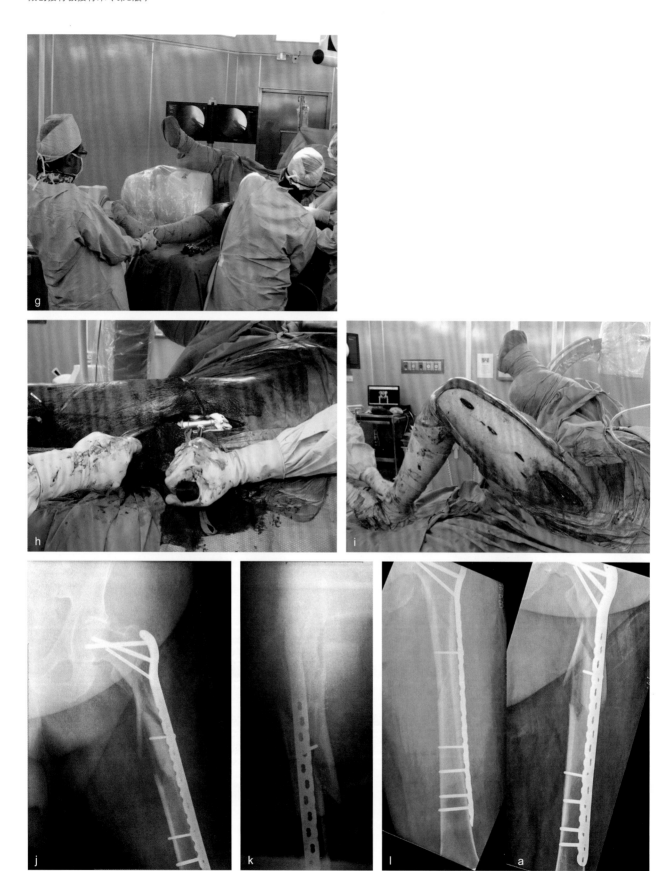

图 17.5-7（续）　g.术中进行人工复位，膝关节轻度屈曲，中立位扭转下肢，以达到正确的长度和旋转角度。h.应用骨钩复位内侧楔形骨块，另外使用骨锤对抗骨钩的侧向应力。i.缝合之前近端和远端的手术切口。j~l.术后X线正位和侧位片显示采用微创接骨板接骨术固定骨折

固定失效、内翻畸形和需要再次翻修是常见问题[3]。MIPO 技术复位不良病例见图 17.5-8。

- 骨折区域广泛的软组织剥离将导致骨折愈合延迟、骨不连和内固定失败
- 当复位螺钉植入接骨板远端时，接骨板和股骨近端之间的间隙可导致骨折部位内翻畸形
- 在不稳定骨折类型中使用股骨近端 LCP 的先决条件是限制负重，直至看到骨痂形成。但对于老年患者来说，这往往很困难，可能是造成内固定失败的原因之一 [2,4]

9 经验

- 在每个角度下植入空心螺钉之前，应在术中透视的正位和侧位的视图中检查 3 根导丝的位置
- 解剖接骨板需要放置在设计的解剖位置。接骨板近端部分的轮廓应位于股骨的中外侧皮质，与骨表面贴合，以确保在透视下的正位和侧位视图中，以正确的颈干角度和位置植入螺钉。当接骨板近端位置固定正确时，可以有利于远端复位

- 在近端植入空心螺钉时，必须将接骨板按压贴附骨面，以避免接骨板与骨面之间存在间隙
- 接骨板近端固定在正确的位置后，接骨板远端应与股骨干对齐。皮质骨螺钉的植入有助于将远端骨折块间接复位到接骨板上

PF-LCP 的其余 4~16 个螺钉孔为 LCP 组合孔，允许植入皮质骨螺钉（4.5mm）或锁定螺钉（5.0mm）。这个设计可以使外科医师更加灵活地实现接骨板与骨质的良好对位及轴向加压和旋转稳定性。

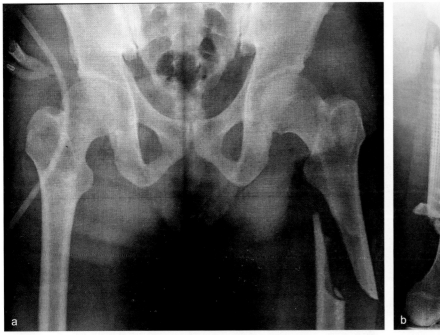
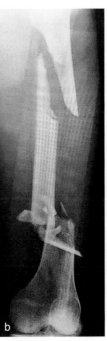
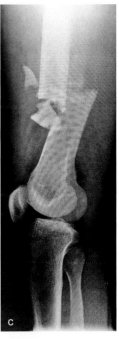

图 17.5-8　a~c.32岁男性，因驾驶摩托车受伤的术前X线检查结果。X线片显示左股骨节段性骨折，左股骨颈无移位骨折

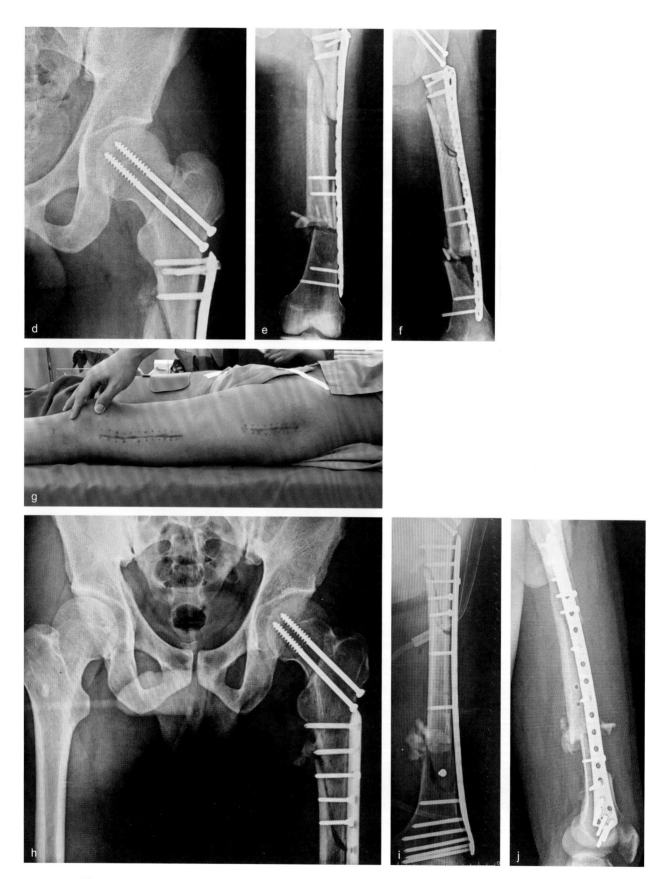

图17.5-8（续） d~f.第一家医院的术后X线片。医师采用LCP进行了MIPO。X线片显示骨折复位不良，内翻畸形，股骨远端固定不充分，但左股骨颈固定良好。 g.术后MIPO切口显示第一位外科医师手术时未触及骨折部位。h~j.切开复位翻修术后的X线片显示去除了骨折断端的纤维硬化组织，在2处骨折断端添加了拉力螺钉，并使用股骨远端LCP进行固定，股骨力线得到了改善

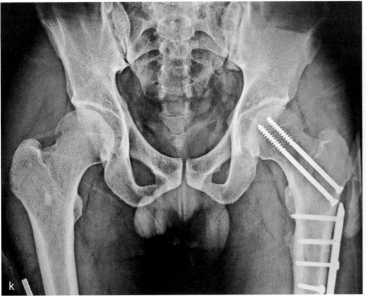
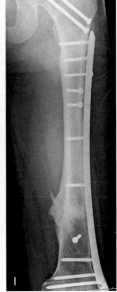
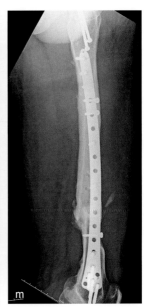

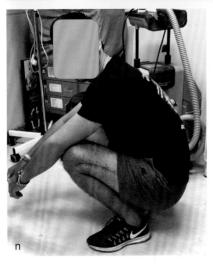

图 17.5-8（续） k~m.术后6个月随访时的X线片显示骨折愈合。n.骨折愈合后，患者可以正常行走和工作

10 参考文献

[1] Giannoudis PV, Schütz M. MIO—Bridge plating (locking plate). Wedge, intact, proximal 1/3 fractures Available at:https://surgeryreference.aofoundation.org/orthope- dic-trauma/adult-trauma/femoral-shaft/wedge-intact-proximal-1-3-fractures/mio-bridge-plating-locking-plate#principles. Accessed Sep 2022.

[2] Wieser K, Babst R. Fixation failure of the LCP proximal femoral plate 4.5/5.0 in patients with missing postero - medial support in unstable per-, inter-, and subtro - chanteric fractures of the proximal femur. Arch Orthop Trauma Surg. 2010 Oct;130(10):1281–1287.

[3] Collinge CA, Hymes R, Archdeacon M, et al. Unstable proximal femur fractures treated with proximal femoral locking plates: a retrospective, multicenter study of 111 cases. J Orthop Trauma . 2016 Sep;30(9):489 – 495.

[4] Hasenboehler EA, Agudelo JF, Morgan SJ, et al. Treat- ment of complex proximal femoral fractures with the proximal femur locking compression plate. Orthopedics. 2007 Aug;30(8):618–623.

11 致谢

感谢 Vajara Phiphobmongkol 教授提供的病例资料。

18
股骨干

18.1
股骨干：概述

Chittawee Jlamton, Suthorn Bavonratanavech

1 引言

1.1 发病率

股骨骨折在所有骨折中的发生率为 1%~9%，由于高能量机制造成的伤害缘故，通常与其他骨折合并出现。股骨干骨折在性别分布、损伤机制和骨折模式方面呈双峰分布。年轻男性患者，通常由高能量创伤引起，导致复杂的骨折模式和相关损伤；老年女性患者骨折通常与低能量机制有关，导致简单的骨折模式，但却因骨质差和原有的关节假体使治疗更加复杂化。

目前，大多数股骨骨折采用内固定治疗。儿童和青少年股骨骨折也有例外情况，但即使在这个年龄段，选择手术的趋势也在增长。

传统上，成人股骨干骨折采用闭合复位髓内钉固定或切开复位接骨板固定治疗。虽然每种方法都有其优点和缺点，但固定方法的选择不仅取决于患者的病情，还取决于外科医师的经验和可获得的设施。然而，随着髓内固定的发展，传统切开复位接骨板的使用已经减少。如下原因支持以髓内钉为代表的微创手术方法：常规切开复位接骨板植入需要广泛的软组织剥离，导致失血更多、感染风险增加、内置物失败和膝关节活动丢失的可能性升高。

随着间接骨折复位和 MIPO 生物骨折固定技术的发展，传统开放式接骨板存在的许多不足被克服。目前的技术可通过较少的软组织和肌肉剥离、骨膜外骨暴露、间接骨折复位、粉碎性骨折桥接，并最大限度地减少软组织和骨的剥离，以稳定而不是刚性固定来保持骨膜的血液供应。对于某些骨折类型，由于股骨髓腔狭窄、被占用或生长板开放而无法钉入时，MIPO 是一种有价值的选择。然而，这种技术要求很高，在使用这种方法时，对于细节的关注将有助于避免技术困难和并发症。

1.2 治疗现状

在骨干骨折中，不需要精确地复位每个骨碎片。治疗的目的是通过恢复长度、轴向和旋转移位来实现功能性复位。无论是顺行还是逆行入路，股骨闭合髓内钉是治疗股骨干骨折的金标准。无论骨折裂缝形态如何，它都能提供相对稳定性。然而，在髓内钉禁忌或技术上不可行的特定情况下，推荐接骨板固定术。总之，固定时需要根据骨折的特点考虑两种不同的固定方法。

32-A 型骨折的标准治疗是解剖复位和绝对稳定，利用骨折块间压缩原则实现骨折直接愈合。虽然需要在骨折处小切口直接复位以获得准确复位，使用各种临时固定装置维持复位，然后进行接骨板固定，但使用 MIPO 技术是可能的。如果横向骨折没有受压，只能实现相对稳定。这种固定方式会导致小骨折间隙的高应变，并导致骨折延迟愈合和内固定失败。

对于 32-B 和 32-C 型骨折，以桥接接骨板技术为原则，以获得相对稳定为目标，通过骨痂形成实现骨折间接愈合。不暴露骨折部位的标准 MIPO 技术通常是可行的。

Rozbruch 等 [1] 证实了股骨干骨折外侧接骨板固定技术的发展。基于对骨折愈合生物学和骨折固定生物力学的更好理解，有更多的趋势强调使用更长的接骨板和更少螺钉的"生物"内固定。数据显示临床结果的改善包括较短的愈合时间、较低的内固定失败率、较少的骨折愈合并发症及较低的再手术次数。

通过对 57 例 32-A 型骨折患者应用波状接骨板治疗的前瞻性研究，Angelini 等 [2] 认为，在髓内钉受可用性、成本和患者身体特征等限制的情况下，这是一种安全有效的治疗方法，可以替代髓内钉治疗简单的股骨骨折。

在对 36 例股骨骨折的回顾性研究中，Apivattakakul 等 [3] 认为，存在髓内钉使用禁忌时，MIPO 可作为替代治疗。他们的结论是，尽管接骨板固定的生物力学稳定性不如髓内钉固定，但所获得的机械稳定性足以稳定骨愈合。结果与髓内钉治疗的股骨骨折相当。

近年来，MIPO 是特殊情况下股骨内侧入路的一种替代方法。Jiamton 和 Apivattakakul[4] 在人体解剖标本的注射研究中证明了这种方法的安全性和可行性。研究表明，适当的剥离和接骨板应用技术预防股浅动脉损伤具有可行性和安全性。在需要内侧接骨板支撑的情况下这一概念的有效性需要临床研究来进一步证明。

1.3 MIPO 的适应证

- 股骨骨折伴髓腔极窄
- 先前畸形愈合周围或邻近骨折（髓管畸形）
- 骨折近端延伸至转子区或远端延伸至干骺端区
- 同侧股骨颈和骨干骨折
- 假体周围骨折
- 内植物周围骨折
- 合并开放生长板的儿童股骨干骨折，或弹性。钉不能提供足够的稳定性
- 多发创伤患者，尤其是胸廓损伤[5]
- 股骨骨折伴相关损伤

1.4 MIPO 的禁忌证

如果初次损伤后手术延迟超过 2 周，则不应进行微创接骨板固定术。由于软组织挛缩和骨折机化血肿减少了间接复位骨折的可能性，除非骨折在初始稳定时适当复位并使用临时外固定架维持。

2 手术解剖

2.1 股骨干血供

股骨和周围肌肉有丰富的血液供应，主要有两个来源。首先，皮质内 2/3 的血液供应来自股深动脉的营养动脉，并在粗线区域进入股骨。其次，皮层的外 1/3 由骨膜动脉供应，这些骨膜动脉来自穿孔动脉供应的周围肌肉（图 18.1-1）。骨折后，骨折碎片移位，因为髓内血液供应中断，股骨干的循环模式急剧改变。然而，骨膜血管很少被广泛剥离，因为它们垂直于皮质表面。在骨内循环恢复之前，骨膜血管是骨折区周围血液供

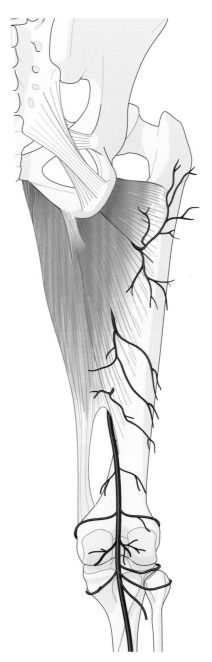

图18.1-1　股骨干后部血供，注意，股深动脉在股骨干周围有多个穿支

应的主要来源，因此，保护骨膜血管和穿支动脉是很重要的。通过 MIPO 技术将接骨板置于肌肉下的骨膜外通道，可最大限度地减少对这些血管的损伤，并有助于使骨愈合过程不受干扰。

2.2 股骨形状

股骨为管状骨，前外侧弓平均半径 120cm。在股骨干的上部和下部也有皮质增宽。近端增宽发生在转子下区域的交界处，远端增宽发生在远端干骺端裂隙处。使用长接骨板预塑形时，必须考虑这些特征（图 18.1-2）。

在股骨冠状位上，常规接骨板需要在末端描摹轮廓，以匹配股骨近端和远端解剖形状。锁定接骨板本身起着内固定的作用，可能轮廓不完美。然而，这将导致软组织刺激，接骨板不能用于间接复位，因此长接骨板可能需要塑形（图 18.1-2a~c）。

在矢状位上，解剖学设计的宽弯曲 LCP 在需要长接骨板横跨整个股骨的情况下更容易维持股骨前弓（图 18.1-2d~e）。

3 术前评估

尤其在年轻患者中，股骨干骨折通常是高能量损伤的结果。因此，应仔细评估患者的血流动力学状态和相关损伤的可能性。头部、胸部和内脏损伤都有可能出现。同侧股骨颈骨折、膝关节周围损伤和同侧胫骨骨折并不少见。治疗方案中必须评估并考虑患肢的神经血管状况、皮肤和软组织状况。

所有股骨干骨折患者均应进行整个股骨的正、侧位 X 线检查，如有必要，应单独检查骨盆、同侧髋关节、膝关节和胫骨，以免遗漏可能发生的同侧骨折。对侧未受伤股骨的 X 线片也应考虑，特别是在复杂骨折类型中，以便使用对侧进行术

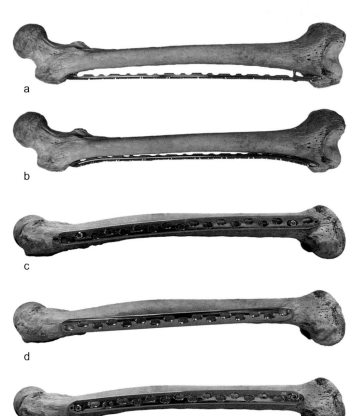

图 18.1-2　接骨板和股骨外侧之间的关系。a~c.如果应用从股骨转子延伸到股骨外侧髁区域的长接骨板，则需要对接骨板进行预塑形，以适应近端和远端干骺端形状。a.没有塑形的18孔接骨板（LCP）与干骺端近端和远端形状均不匹配。b~c.18孔预弯的长LCP，冠状面和矢状面已预塑形。d.当使用长直接骨板时，即使接骨板的近端和远端位于股骨外侧的中心，接骨板的中间部分也会略微位于骨的后方，原因是股骨的前弓，骨复位到接骨板上会导致后侧成角。解剖设计的已预弯长LCP使其更容易维持股骨的前弓

前计划。

手术时机

在多发创伤患者中，股骨干骨折通常伴有其他损伤。在这种情况下，外科医师必须根据血流动力学状态和其他生理参数，如体温、损伤严重程度评分（ISS）和患者的共病状态，决定是早期手术还是损伤控制评估、对症治疗。

对于病情稳定的患者，应立即固定股骨干骨折。对于多发创伤患者尤其如此，因为早期稳定可降低急性呼吸窘迫综合征[7]的发生率。即使是孤立性骨折，早期固定也有很多好处：减少出血和肿胀，减轻肌肉痉挛和挛缩，更容易实现间接复位，患者可以早期活动，缩短住院时间。

4 术前计划

彻底的术前计划应包括复位步骤的顺序，选择合适长度和类型的接骨板，评估预塑形，使用螺钉的类型和数量以及插入顺序（图18.1-3）。

对侧未受伤的股骨应作为评估模板，在MIPO中进行术中比较，特别是粉碎性骨折。

5 手术室准备

5.1 麻醉

根据患者的情况和损伤类型，可采用全身麻醉或局部麻醉。

5.2 患者体位与C形臂位置

患者仰卧在可透视手术台上。在膝关节下方放置一个支撑垫，使其保持屈膝40°~60°，髌骨指向中立位（图18.1-4）。从髂骨到足部消毒铺单，以便术中评估长度和旋转。对于多发骨折，建议对侧肢体也消毒准备，以便术中与患侧进行比较。

将C形臂置于患肢对侧。应能在冠状面倾斜，使X线束垂直于股骨干轴线。允许手术台控制从髋关节到膝关节和踝关节的整个小腿长度，术中使用C形臂检查力线。在准备工作和铺单前检查C形臂透视成像情况。在地板上标记C形臂的位置，以协助快速定位骨折区域。

5.3 内植物与器械

股骨干骨折MIPO可采用宽型4.5mm LCP、直型或弯型，以及宽型4.5mm动态加压板（DCP）或4.5mm有限接触动态加压板（LC-DCP）。对于骨质疏松、假体周围骨折或相对较短的碎片，推荐使用LCP。如果需要长接骨板贯穿整个股骨长度，则推荐使用具有解剖矢状弯曲的股骨干弯曲LCP，因为这样更容易维持股骨干的前曲率（图18.1-2e）。

骨折向近端延伸到转子区或远端延伸到髁部区域时，也可以考虑髁部接骨板或动力髁螺钉（DCS）。

为了使至少3枚螺钉插入近端和远端主要骨折区域，接骨板应足够长。如果骨折类型和位置允许，建议在骨折两侧各开6个接骨板孔。对于多块骨折，接骨板跨度比为3；对于接骨板螺钉密度为0.5的简单骨折，接骨板跨度比为8~10，这些指标可作为选择合适长度接骨板的指导（图18.1-3）。通常14~18孔接骨板用于股骨干骨折MIPO。

通常情况下，特别是当使用传统接骨板时，术前使用骨模型或对侧未受伤股骨的X线片制作的模型对接骨板进行塑形是必要的。接下来对预塑形的接骨板进行消毒。已塑形的接骨板也可用作间接骨折复位的辅助工具。

外固定架组或大的牵引器，也可以在接骨板应用和固定前使用。还应准备有助于骨折复位的器械，如经皮环扎针、共线复位钳、操作器或Schanz螺钉。

6 手术步骤

一般情况下，股骨干骨折 MIPO 间接复位有两种方法。

1. 骨折首先用外固定架或大型牵张器复位，在接骨板固定前保持复位状态。

2. 将预塑形接骨板作为复位工具，从而在骨折固定前取得间接复位。

6.1 骨折固定前用外固定器进行间接复位

这一方法适用于所有接骨板，主要步骤如下（图 18.1-5）：

- 将 2 枚 Schanz 钉置入股骨前方，一枚位于近端骨折端，另一枚位于远端段。2 枚 Schanz 钉应接近骨折部位，并从前向后垂直于股骨干，从而更好地控制骨折块

- 接下来，将这些螺钉用作操纵杆，在 C 形臂的帮助下，进行骨折的复位和处理。为了避免外科医师的手被直接辐射，应使用钳夹将 2 根管子分别连接到 Schanz 钉上，以方便操作

- 如果骨折复位比较成功，用第三根管子锁住这 2 枚 Schanz 钉，用之前安装在 Schanz 钉上的钳夹作为辅助，从而维持复位

- 接下来，在股骨侧面，做 2 个分别与接骨板近端及远端对应的切口

- 然后将接骨板置入肌肉下的骨膜外通道

- 将单皮质螺钉置入接骨板的最近端和最远端钉孔，将接骨板临时固定到股骨的外侧皮质

- 用 C 形臂检查接骨板的位置，如果满意，用合适的螺钉固定

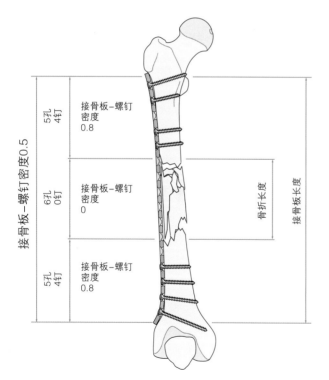

图 18.1-3 桥接板的最佳板长选择取决于计算结果和跨越骨折断裂带的板孔数量。在裂缝的每一侧规划至少5~6个孔。但是，不需要用螺钉把所有板孔都填满；通常3~4个螺钉就足够了。推荐的接骨板－螺钉密度为0.4~0.5

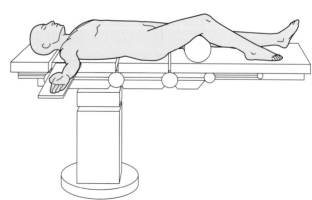

图 18.1-4 患者取仰卧位，膝关节屈曲40°~60°，髌骨前向中立位

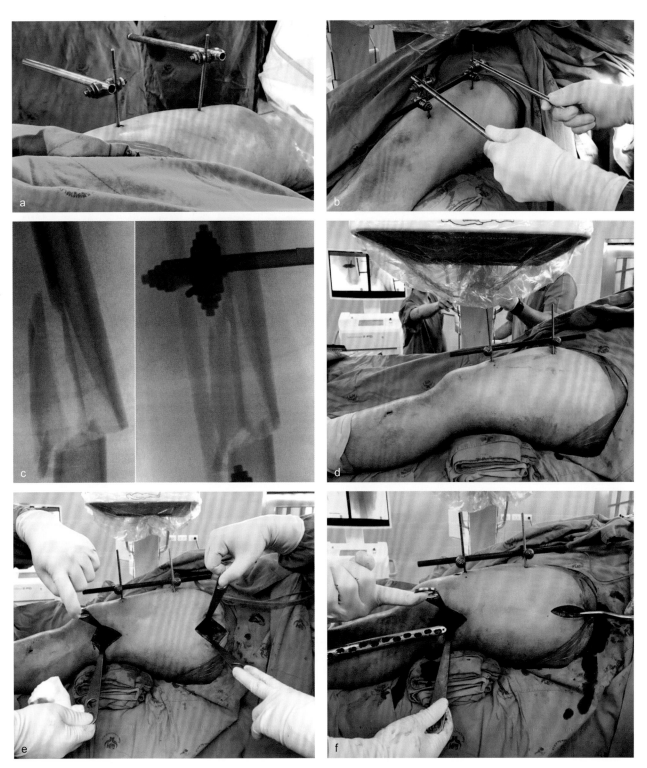

图 18.1-5 接骨板固定前使用外固定架进行股骨间接复位技术。a.在靠近骨折部位前后方向将Schanz螺钉置入近端和远端骨折段。每枚Schanz螺钉都用钳夹固定，并连接一个长管，以保护外科医师的手免受C形臂的辐射暴露。c.将Schanz螺钉用作操纵器，直到透视显示骨折复位满意。d.一旦实现复位，将长管插入Schanz钉上预先安装好的钳夹并锁定。外固定架将在接骨板应用过程中维持骨折复位。e.在股骨外侧开2个切口，分别对应接骨板的近端和远端。使用2个Hohmann牵开器暴露股骨干。F.从近端切口到远端切口形成肌下骨膜通道。接骨板的一端孔用缝线固定后，经缝线牵拉过肌肉下骨膜通道以协助放置接骨板

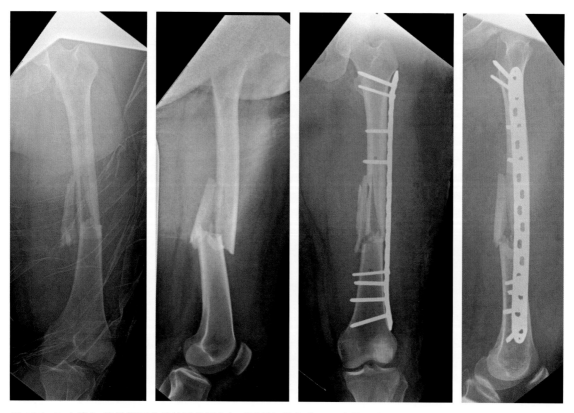

图 18.1-5 （续） 接骨板固定前使用外固定架对股骨间接复位。g.术前和术后X线片显示股骨干楔形骨折，采用16孔宽弯曲锁定加压接骨板，接骨板螺钉密度适当

6.2 采用预塑形接骨板作为复位工具进行间接复位

　　如下描述采用 MIPO 技术，使用预塑形宽 LC-DCP 或 LCP 固定股骨干骨折的主要步骤（图 18.1-6）。

- 患者仰卧在可透视 X 线的手术台上，使用支撑垫使膝屈曲 40°~60°，且髌骨在中间位置保持向上
- 患肢消毒，术区铺单
- 牵引股骨后，使用所选定的接骨板作为模板，标记近端和远端切口的位置（它们和接骨板近端和远端相应），以恢复长度和对位（图 18.1-6a）
- 做近端和远端长 5~7cm 的切口，切开髂胫束和股外侧肌（但不是到达骨膜），注意应锐利切开且方向与纤维保持一致

- 使用 2 个 Hohmann 牵开器（一个为腹侧，另一个为背侧）显示股骨近端的外侧皮质
- 通过近端切口置入工作套筒，形成肌肉下骨膜外通道。该工具的尖端应与股骨方向一致并贴附骨面，直至在远端切口中可以看见通道工具远端。值得注意的是，工作套筒不能反复往返移动，因为这将损伤和磨损骨膜，增加感染的风险（图 18.1-6b~c）
- 用切口缝合线将所选定的接骨板的近端系于通道工作套筒尖端处的孔上。将接骨板拉入通道中。将接骨板近端置于股骨近端外侧皮质的中心，皮质骨螺钉双皮质置入接骨板最近端的钉孔（该孔垂直于外侧皮质）固定。螺钉不完全拧紧（图 18.1-6d）
- 使用 2 个 Hohmann 牵开器显露远端主要骨折段的外侧皮质并对齐至中立位，应用纵向牵引以恢复股骨长度并对齐（图 18.1-6e）

将接骨板的末端上下滑动并贴附于外侧皮质的中心，并用烧灼标记出接骨板在骨上的倒数第二个孔的位置

- 移开接骨板，通过最后一个接骨板孔，用皮质螺钉沿双皮质垂直于皮质表面进行钻孔和攻丝固定（图 18.1-6f）
- 在骨两侧各固定一颗皮质螺钉后，透视下检查正位和侧位的整体对齐。侧位片上，近端和远端主碎片的后皮质应与接骨板对齐。在塑形接骨板作为复位工具的帮助下，通常可以很好地进行冠状位复位
- 然后使用第 9 章概述中的方法检查股骨的长度、旋转和轴向对齐并发症和解决方案
- 如果复位满意，则使用经皮刺入的锁定头螺钉和三套管技术（见第 3 章 器械）完成固定。每个主要骨折块的近端和远端均应使用至少 3 枚双皮质螺钉固定

7 术后护理

常规控制疼痛和预防血栓栓塞。鼓励患者早期活动髋关节和膝关节。接骨板固定稳定，不再需要外固定等支撑。在术后第 1 天或第 2 天开始使用拐杖（部分负重）行走。一旦骨痂形成，允许负重量逐渐增加。骨折愈合情况要用常规 X 线检查密切监测。如果 3 个月后未见骨痂，则需要植骨和（或）植骨翻修。

8 陷阱

- 对线不良：由于不打开骨折部位采用闭式复位，MIPO 技术可能会发生骨折错位，包括旋转和轴向错位，如果没有发现和纠正，将导致骨折不愈合。在第 9 章中描述了避免这种问题的各种技术

旋转不良是一个常见问题，特别是在近端骨干，其横截面相对圆，高变形力常使近端骨折段移位，术中通常通过与健侧的透视成像和临床测量，与健侧比较后再评估旋转程度（图 18.1-7）。皮质对合情况和周径比较可以用于相对简单的骨折类型，但不能用于多碎片骨折，因为粉碎区使这些无法进行比较。在这种情况下，小转子形态体征和临床髋关节旋转试验是首选方法。臀部下的垫高会使髋关节旋转的评估不正确。为便于手术需要升高时，建议在骶骨下放置一个垫子。

为了防止旋转不良和平移，近端和远端螺钉都必须插入垂直于股骨皮质表面的外侧皮质中心，因为螺钉决定了接骨板相对骨的旋转程度（图 18.1-8）。在钻孔前，应使用 2 个 Hohmann 牵开器将骨折断端中立位对位。骨的最近端和最远端的后皮层或粗线应与接骨板的后边界水平对齐。

如果股骨固定在缩短的位置，可能导致矢状面对位不良。没有恢复正确的长度，成角也不能被纠正（图 18.1-9）。用长直接骨板固定单纯性骨折也会引起同样的问题。使用弯曲的宽 LCP 则不会这样（图 18.1-2）。不恰当的侧位透视成像也可能导致矢状成角。透视下股骨外侧髁和股骨内侧髁的重叠可以为远端骨折块提供一个中性旋转的参考。透视侧位视图时，肢体或蛙腿位置的外旋是不可靠的。正确的侧位视图是通过将 C 形臂球管定位到股骨的侧位投影，同时支撑膝盖以避免另一侧的阻碍。在准备双下肢的情况下，将对侧肢体抬高远离 X 线轨迹。

冠状面错位在干部不常见，但在干骺端可发生。术前对接骨板进行预塑形以适应骨的解剖形状可以防止这一问题（图 18.1-2，图 18.1-10）。

- 股骨骨折，特别是粉碎性骨折可发生肢长差异，通常为伤侧缩短。术前对未受伤侧的评估应作为参考。建议术中准备健侧以进行临床比较
- 在单纯性骨折中避免牵张：虽然在单纯性骨折中可以使用 MIPO 技术，但需要精确的复位技术，因为在这种骨折类型中牵张会导致延迟愈合或不愈合。为了精确地直接复位，建议在骨折部位取小切口。通过使用偏心钻孔和常规螺钉或在接骨板末端使用拉拔技术，可以将断裂间隙最小化

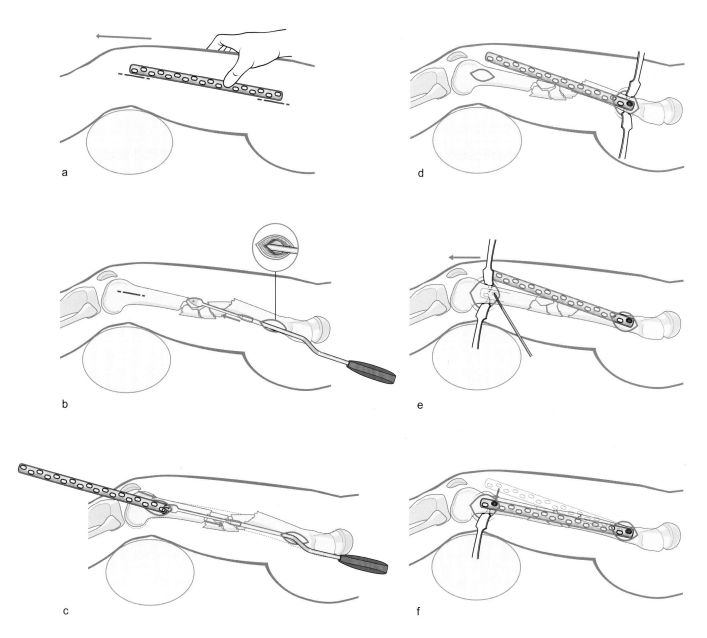

图 18.1-6 a.选择接骨板作为模板，标记近端和远端皮肤切口，同时对股骨进行纵向牵引，膝关节屈度为40°~60° 。b.隧道器械用于为接骨板准备肌下骨膜外隧道。c.所选接骨板的近端通过缝线固定在隧道器械尖端的孔上。d.用2个Hohmann牵开器暴露股骨近端。将接骨板放入准备好的肌下隧道，将螺钉插入垂直于股骨外侧皮质的最近端接骨板孔进行初步固定。在侧位图中，有必要使接骨板的后缘与粗线对齐。e.应用纵向牵引：使用2个Hohmann牵开器暴露股骨远端。接骨板位于外侧皮质的中心，并在骨表面的第二个最后孔处标记钻孔的位置。将接骨板移开，直接垂直于骨进行钻孔和敲击。f.将比测量长度长2mm的皮质螺钉通过接骨板的倒数第二个孔插入股骨内

9 经验

- 使用接骨板作为复位工具：确保近端和远端主骨折碎片在中立位置正确定位是至关重要的。如果接骨板的近端和远端对齐到股骨外侧皮质的中心，并且近端和远端螺钉垂直于皮质插入，所得到的骨折对齐通常是可以接受的。恢复骨折长度至关重要，否则骨折末端重叠导致骨折碎片阻碍复位。预修按骨板轮廓，使其与干骺端近端和远端骨骺端突出相匹配，可防止对准不良。使用板弯曲 LCP 有助于保持股骨的不变形

- 维持股骨前弯：股骨前弯可以通过放置在股骨中轴下的垫支撑来恢复。一种特殊的矢状弯曲 LCP 可维持股骨前弯（图 18.1-2e）。

如果没有这样的接骨板，可以用一块直接骨板，将其修整为凸形，放在股骨的前外侧皮质。然后从前外侧到后内侧方向倾斜置入螺钉（与水平面成 40°）

- 矫正短缩：急性骨折时，手动牵引通常可以实现，否则可以使用牵张器或外固定架进行矫正。远端骨折块（图 18.1-11）的第一颗螺钉应当通过接骨板远端最后一个孔置入。随后，如果检测到缩短，如欠状面成角，则将螺钉取出，进行纵向牵引，直到螺钉孔与最后一个接骨板孔对齐，然后将螺钉重新插入（图 18.1-11a）。通过这种方法获得的长度取决于两个板孔之间的距离，这取决于所使用的接骨板类型（图 18.1-11b）

- 较大的中间碎片：当存在较大且广泛分离的楔

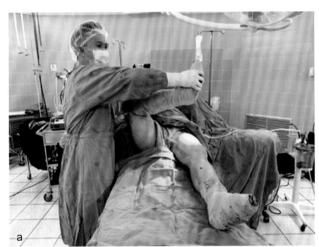
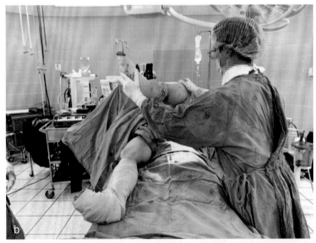
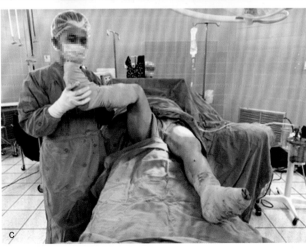
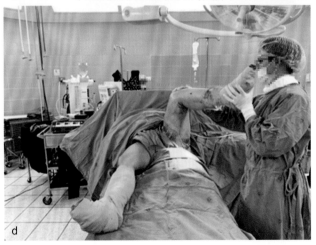

图 18.1-7 通过髋关节旋转试验对股骨旋转进行评估，以比较手术侧肢和健侧肢。这只有在两条腿都是自由的情况下才有可能，所有的参数必须在悬垂前检查

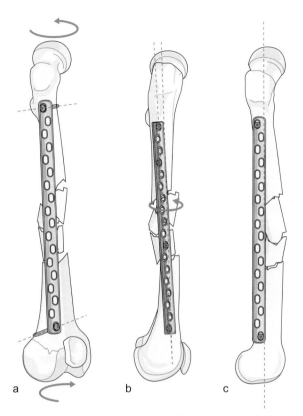

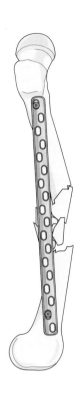

图 18.1-8 a.螺钉以不同的角度插入外侧皮质，导致螺钉拧紧以将接骨板推向骨时旋转不良。b.如果接骨板没有放置在两个节段的中心，拧紧螺钉时骨折处会发生成角和旋转。c.如果接骨板位于外侧皮质最高顶点的背侧，由于股骨干的前弓，接骨板的中央节段可能不会覆盖外侧皮质，因此插入接骨板的这一节段的螺钉可能不会接触到骨质

图 18.1-9 如果螺钉正确地插入中心并垂直于近端和远端骨折块，将会有正确的解剖旋转和轴向对齐。然而，如果出现矢状面成角，唯一的解释可能是股骨短缩，通过重新置入螺钉进行额外的延长将纠正骨折部位的成角

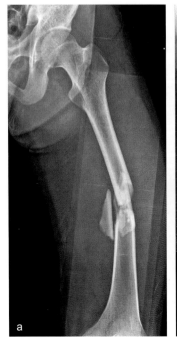

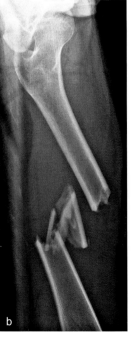

图 18.1-10 a~b.X线显示多碎片股骨干骨折。

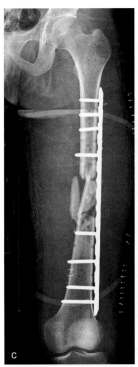
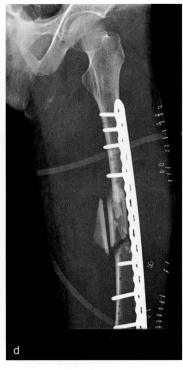
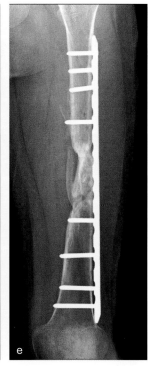
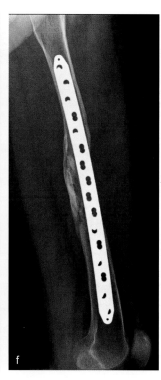

图 18.1-10（续） c~f.采用16孔宽弯曲锁定加压接骨板，并结合MIPO固定骨折。请注意，当将骨作为复位工具推入接骨板时，接骨板远端未正确预塑形，导致轻微内翻对准不良

形碎片（骨折类型32B）时（图 18.1-12a），减少该碎片可能是有益的。这通常需要大量的软组织剥离，其目的不是实现解剖复位，而是减小骨折间隙以促进骨折愈合。在近端和远端固定接骨板后，可使用经皮 Schanz 螺钉作为操纵杆进行楔形碎片复位，复位由复位螺钉固定（图 18.1-12b~c）。减小间隙的其他选择包括共线复位钳或骨钩（图 18.1-13）

- 由于错位是 MIPO 的常见并发症，复位技术至关重要。在简单骨折（A 型）中，复位技术取决于骨折形态。经皮环扎术在 MIPO 固定前可有效地从解剖学角度复位骨折。螺旋形或长斜形骨折与横形或短斜形骨折不同，采用小切口直接复位或外固定架（B 型）可协助复位。如果骨折类型简单，可以看到清晰的骨折复位参照，单腿准备就足以通过 C 形臂图像获得足够的透视视野。对于较为复杂的骨折类型（C 型），建议外固定或使用接骨板作为复位工具。双下肢应铺单覆盖，

以使用健侧腿作为术中参考

- 锁头螺钉经皮螺钉固定技术：通过切口分离阔筋膜张肌和肌肉后，将光滑的 Steinmann 针（直径 3.5~4mm）插入螺纹钻套（图 18.1-14）。该钉的光滑末端用于识别定位组合孔，并向螺纹部分推入。然后将带螺纹的钻套沿着管套推进，作为空心导向。这种技术可以加快将螺纹钻套插入组合孔的速度

- 锁头螺钉的钻头上标有长度测量值：将橡胶环向下滑动，以测量钻头穿透远端皮层的距离（图 18.1-15）。然而，当钻头穿过远侧皮层后，外科医师可能不能立即停止钻孔。故长度测量并不完全准确，正确的长度测量经常需要测深尺。使用测深尺可能具有挑战性，特别是经皮螺钉。建议的技巧是当钻头击打远端皮层时停止钻孔，然后在继续钻穿对面的皮层之前读取骨内钻头的长度。螺钉的总长度将包括剩余的远端皮质的厚度，占4~6mm

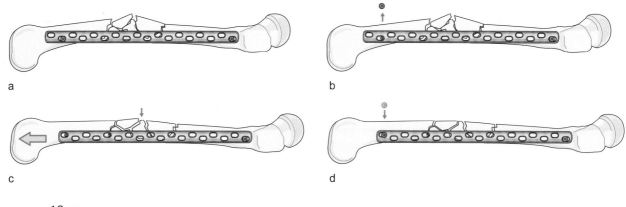

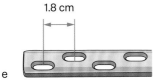

图 18.1-11 a.增加长度的一种简单方法是将接骨板末端第二个孔的临时螺钉移除。应用纵向人工牵引，直到在最后一个孔中看到钻孔，然后重新插入螺钉。b.通过这种技术获得的长度将等于两个板孔之间的距离

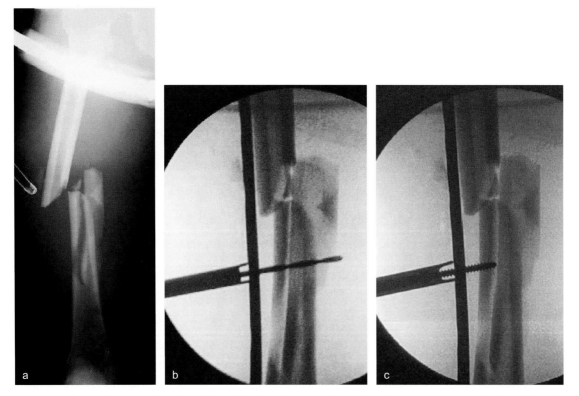

图 18.1-12 a.术前X线片显示股骨干骨折内侧楔形大碎片。b.近端和远端碎片接骨板固定后，可以用复位螺钉钻穿接骨板孔，使内侧楔形碎片靠近骨折区。c.通过板孔插入螺钉以捕获内侧碎片

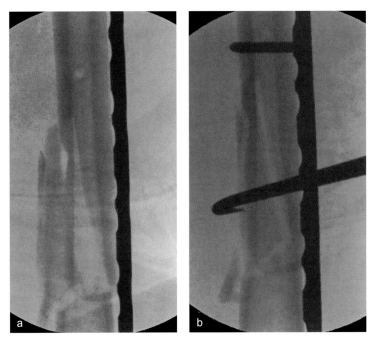

图 18.1-13 在移位楔形碎片（a）中，可通过小切口使用骨单钩缩小骨折间隙，防止延迟愈合（b）

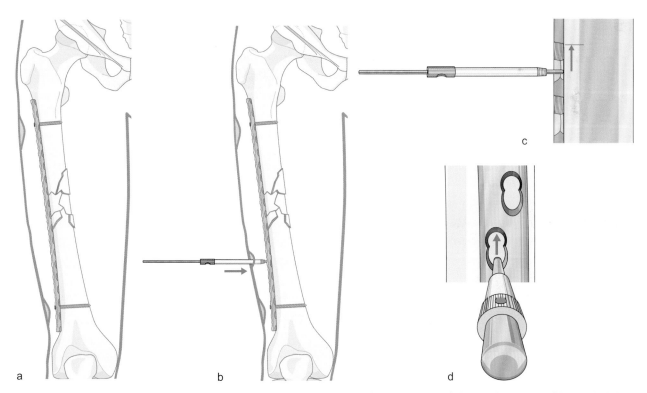

图 18.1-14 a.接骨板固定近、远端骨折块后，用相同长度的接骨板确定螺钉孔，以标记螺钉孔的位置。b.通过切口，将直径为4.0mm的光滑Steinmann针插入螺纹钻套，向下插入组合孔。c.Steinmann针穿过组合孔移动，并推到螺钉孔螺纹部分的一侧。d.将螺纹钻套固定在组合孔的螺纹部分

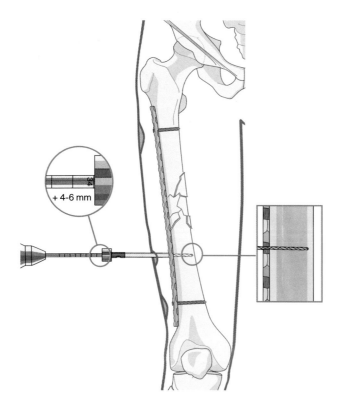

图 18.1-15 如果钻头穿过近侧皮层并击中远侧皮层，外科医师应停止钻孔，并通过滑动测深尺来读取钻头上的长度。在钻头显示的数字上增加4~6mm，可以使皮层厚度平均。读取该长度后，外科医师可以继续钻孔，直到远端皮层被穿透

10 参考文献

[1] Rozbruch R, Muller U, Gautier E, et al. The evolution of femoral shaft plating technique. Clin Orthop Relat Res. 1998 Sep;354:195–208.

[2] Angelini AJ, Livani B, Flierl MA, et al. Less invasive percutaneous wave plating of simple femur shaft fractures: a prospective series. Injury. 2010;41(6):624–628.

[3] Apivatthakakul T, Chiewcharntanakit S. Minimally invasive plate osteosynthesis (MIPO) in the treatment of the femoral shaft fracture where intramedullary nailing is not indicated. Int Orthop. 2009 Aug;33(4):1119–1126.

[4] Jiamton C, Apivatthakakul T. The safety and feasibility of minimally invasive plate osteosynthesis (MIPO) on the medial side of the femur: a cadaveric injection study. Injury. 2015 Nov;46(11): 2170–2176.

[5] Pape HC, Auf'm'Kolk M, Paffrath T, et al. Primary intramedullary femur fixation in multiple trauma patients with associated lung contusion—a cause of posttraumatic ARDS? J Trauma. 1993;34(4):540–548.

[6] Farouk O, Krettek C, Miclau T, et al. Minimally invasive plate osteosynthesis and vascularity: preliminary results of cadaveric injection study. Injury. 1997;28 Suppl 1:A7–12.

[7] Pape HC, Rixen D, Morley J, et al. Impact of the method of initial stabilization for femoral shaft fractures in patients with multiple injuries at risk for complications (borderline patients). Ann Surg. 2007;246:491–501.

11 扩展阅读

• Balogh ZJ. Femur, shaft (including subtrochanteric fractures). In: AO Principles of Fracture Management, Third Edition. Buckley R, Moran CG, Apivatthakakul T, eds. Stuttgart: Thieme Publishing; 2017:789–814.

• Krettek C, Muller M, Miclau T. Evolution of minimally invasive plate osteosynthesis (MIPO) in the femur. Injury. 2001 Dec;32 Suppl 3:SC14–23.

• Krettek C, Miclau T, Grün O, et al. Intraoperative control of axes, rotation and length in femoral and tibial fractures. Technical note. Injury. 1998;29 Suppl 3:29–39.

• Link BC, Apivatthakakul T, Hill BW, et al. Minimally invasive plate osteosynthesis (MIPO) of periprosthetic femoral fractures with percutaneous cerclage wiring for fracture reduction: tips and technique. JBJS Essent Surg Tech. 2014 Jul 9;4(3):e13.

• Nayagam S, Davis B, Thevendran G, et al. Medial submuscular plating of the femur in a series of paediatric patients: a useful alternative to standard lateral techniques. Bone Joint J. 2014 Jan;96-B(1):137–142.

• Wenda K, Runkel M, Degreif J, et al. Minimally invasive plate fixation in femoral shaft fractures. Injury. 1997;28 Suppl 1:13–19.

• Zlowodzki M, Vogt D, Cole PA, et al. Plating of femoral shaft fractures: open reduction and internal fixation versus submuscular fixation. J Trauma. 2007 Nov;63(5):1061–1065.

18.2
股骨干：楔形粉碎骨折（32B3）

Pornpanit Dissaneewate

1 病例描述

34 岁女性，车祸伤。患者腹部钝性损伤，L1 椎体前缘压缩性骨折，右股骨干闭合性骨折（图 18.2-1）。患者无神经血管损伤，病情稳定。

MIPO 的适应证

这种骨折模式适合进行相对稳定的治疗。可以通过髓内钉或微创桥接接骨板实现固定。一般来说，髓内钉固定是金标准；然而，考虑到髓内钉在牵引床上摆放的体位可能会影响 L1 骨折处理，在这种情况下首选接骨板固定。

2 术前计划

由于股骨的楔形骨折结构，股骨的长度可以通过骨块与皮质的复位来确定。应确定桥接接骨板有足够的长度。在骨折的近段和远段各有 3 ~ 4 枚螺钉固定在接骨板的钉孔中，跨越骨折区域的接骨板没有置入螺钉（图 18.2-2）。

复位技术有外固定架和牵张器两种选择。另一种方法是使用预塑形接骨板进行间接复位（见 18.1 股骨干：概述）。

3 手术室准备

3.1 麻醉

因为患者腰椎骨折，所以采用全身麻醉。

3.2 患者体位和 C 形臂位置

患者仰卧于可透视手术台上。C 形臂置于手术台的对侧。患者右膝下放置一个垫枕，髌骨保持中立位（图 18.2-3a）。双下肢摆好体位并消毒铺单。在抬高左下肢后，这种体位可以保证 C 形臂顺利透视右侧股骨近端（图 18.2-3b~c）。

3.3 器械

- 接骨板折弯器
- MIPO 通道开通工具
- 克氏针
- 锁定加压钢板（LCP）钻头套筒
- 5.0mm 14 孔宽 LCP / 预弯 LCP
- Schanz 钉

（根据解剖结构具体情况，所需器械的种类、

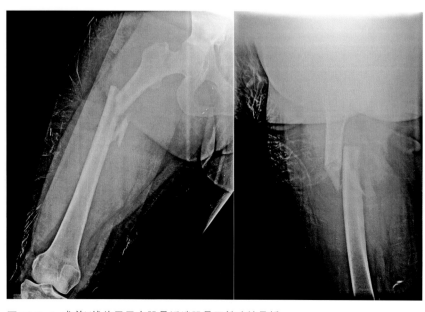

图 18.2-1 术前 X 线片显示右股骨近端股骨干粉碎性骨折

规格不同）

4 手术入路

根据术前计划，近端切口从大转子顶点到转子下区。劈开分离股外侧肌，依据接骨板长度，在手法牵引后，做远端切口（图 18.2-4a）。在肌肉下从骨折的近段至远段或者相反方向，用通道开通器制作肌肉下通道（图 18.2-4b）。对于该患者，使用带刃的髁接骨板作为模板，预先弯曲 14 孔的宽 LCP，从而使接骨板在股骨近端适应干骺端的形状（图 18.2-4c）。将接骨板从骨折近端切口置入肌肉下通道并向远端滑动（图 18 2-4d）。

5 复位

接骨板放置于股骨外侧表面，最近端孔对齐股骨大粗隆外侧凸起处，通过 LCP 钻头套筒用克氏针将接骨板临时固定（图 18.2-5a）。用 C 形臂透视检查接骨板的位置，以确保接骨板位于股骨外侧皮质。置入皮质螺钉将接骨板临时固定到骨折近段上（图 18.2-5b）。在下肢中立位无旋转时垂直于股骨干轴线打入皮质螺钉。通过手动牵引间接复位，骨折远段通过 LCP 钻头套筒打入克氏针暂时固定。Schanz 钉可作为经皮操纵杆，置入骨折远段以促进骨折复位（图 18.2-5c）。

6 固定

在初步固定后，用 C 形臂检查骨折对位对线情况。手法牵引使股骨远端位于中立位无旋转，接骨板末端向下移动并位于外侧皮质的中心，定位皮质螺钉固定位置，并用电刀烧灼标记。解除手动牵引，在股骨外侧皮质标记处垂直打入皮质螺钉，将骨折远段与接骨板固定。在插入锁定螺钉，并将皮质螺钉替换为锁定螺钉之前，要检查长度、对齐和旋转（图 18.2-6），并使用锁定螺钉更换皮质螺钉。

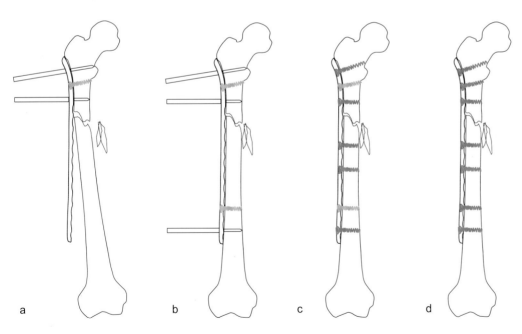

图 18.2-2 术前计划。a.14孔宽预弯的锁定接骨板位于股肌嵴水平。在接骨板最近端用克氏针临时固定。用皮质螺钉把接骨板临时固定到股骨上。b.远端手法牵引和临时固定。c~d.置入锁定螺钉（LHS）之前，检查股骨的长度，轴向和旋转对线，皮质螺钉替换为LHS。总的接骨板螺钉密度为0.5

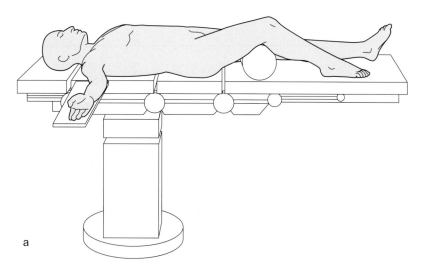

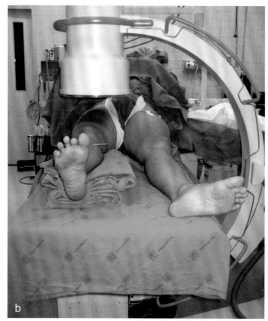

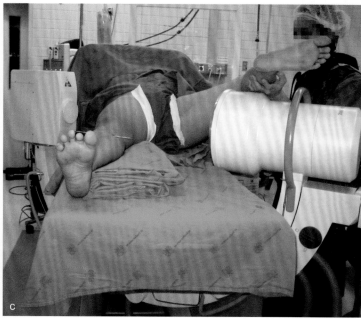

图 18.2-3　a.患者仰卧在可透视手术台上，膝下垫一个衬垫，C形臂横跨过胸部。b~c. C形臂放置在手术台的对侧，当双下肢消毒铺单后，可以很容易地透视股骨近端前后位和侧位影像

7 康复

鼓励患者早期开始髋关节和膝关节活动度锻炼。在最初的 2 个月内允许使用拐杖进行部分负重。当随访 X 线显示骨痂形成增加时，可进行渐进负重。该患者术后 3 个月完全负重行走（图 18.2-7a~b）。6个月随访X线显示骨折完全愈合(图 18.2-7c~d）。

8 经验

- 术前规划桥接接骨板的最佳长度对于获得足够的相对稳定性很重要。接骨板的外形必须根据股骨近端和远端形状来进行预弯塑形，用于间接复位
- 如果遵循桥接接骨板的原则，MIPO 技术可以使用常规板或锁定接骨板

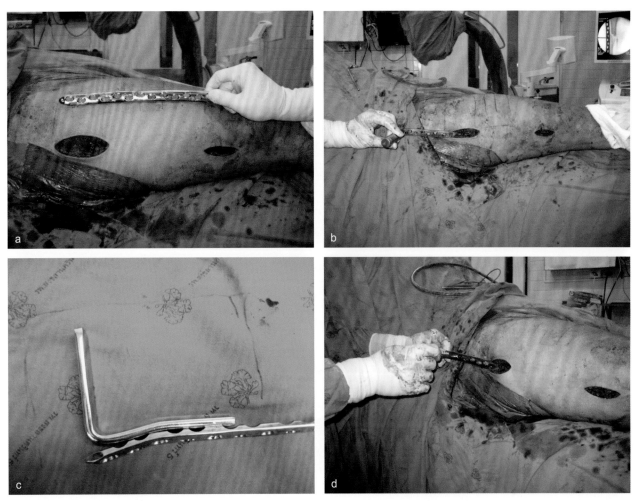

图 18.2-4 a.根据接骨板长度在纵向牵引下制备近端切口和远端切口。b.使用通道开通器建立肌肉下通道。c.带刃的髁接骨板作为模板对接骨板近端进行预弯，以匹配股骨近端干骺端形状。d.从近端切口向远端切口沿肌肉下通道插入预弯的宽14孔LCP固定骨折

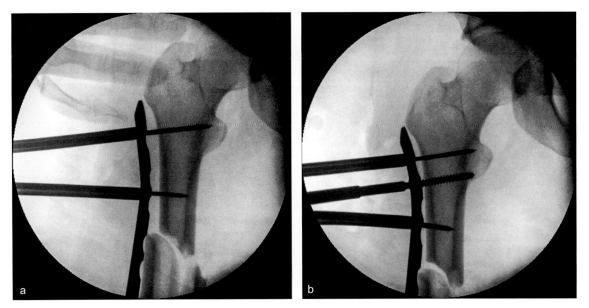

图 18.2-5 a~b.克氏针和皮质螺钉暂时将接骨板固定在股嵴水平的近端骨折块上

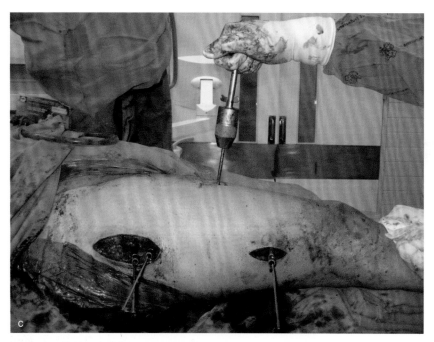

图 18.2-5（续） c. Schanz钉可作为经皮操纵杆打入以促进复位

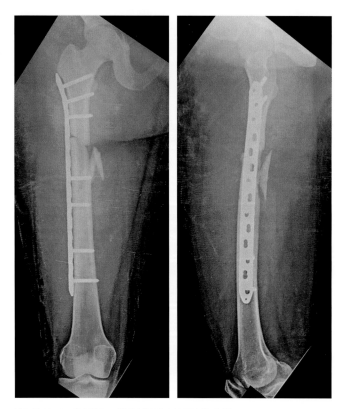

图 18.2-6 术后正、侧位X线片显示对位良好

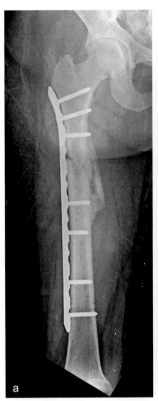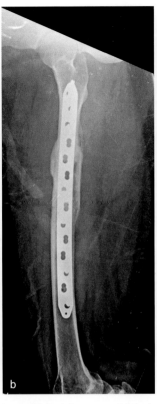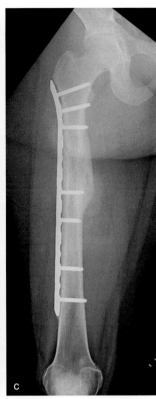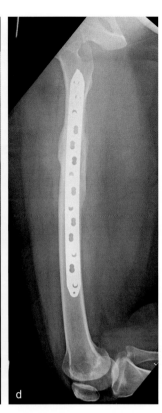

图 18.2-7 a~b.术后3个月X线片显示骨痂形成。c~d. 术后6个月复查X线片示骨折完全愈合

- 复位有两种选择，第一种是使用外固定架或牵引器，在进行固定时需保持复位。第二种选择是使用接骨板间接复位

- 当使用接骨板进行间接复位时，开始固定前，股骨必须维持中立位旋转对齐。在股骨近端和远端垂直于外侧皮质的中心置入皮质螺钉是至关重要的。使用这种技术，轴向移位和旋转移位将得到纠正

- 在粉碎性骨折中，固定后的长度很难判断。术中建议对健侧消毒铺巾进行比较

- 对于股骨骨折的 MIPO，在手术台上而不应用牵引床进行手术是有益的，因为操作和复位骨折的限制较少。术中可以很容易地检查力线，以避免错位

9 扩展阅读

- Apivatthakakul T, Chiewcharntanakit S. Minimally invasive plate osteosynthesis（MIPO）in the treatment of the femoral shaft fracture where intramedullary nailing is not indicated. Int Orthop. 2009Aug;33（4）:1119–1126.

- Apivatthakakul T, Phornphutkul C, Bunmaprasert T, et al. Percutaneous cerclage wiring and minimally invasive plate osteosynthesis（MIPO）: a percutaneous reduction technique in the treatment of Vancouver type B1 periprosthetic femoral shaft fractures. Arch Orthop Trauma Surg. 2012 Jun;132（6）:813–822.

- Min BW, Cho CH, Son ES, et al. Minimally invasive plate osteosynthesis with locking compression plate in patients with Vancouver type B1 periprosthetic femoral fractures. Injury.2018 Jul;49（7）:1336–1340.

18.3
股骨干：粉碎楔形骨折（32B3）

Chatchanin Mayurasakorn

1 病例描述

26 岁女性，枪击伤，右股骨近端 1/3 处孤立性开放性骨折。最初的 X 线片显示位于转子下区域的粉碎楔形骨折（图 18.3-1）。无神经血管损伤。

MIPO 的适应证

此类骨折适用于相对稳定和间接复位。可供选择的两种治疗方案是髓内钉或 MIPO。枪伤造成的开放性骨折是一种伴有大面积软组织损伤的高能量损伤。尽管髓内钉是一个可行的选择，但髓内钉后的感染将是一大挑战。因此，MIPO 被认为是该患者更合适的治疗选择。

2 术前计划

一旦决定做 MIPO，良好的术前计划将有助于后续手术的执行。计划应包括患者的体位、手术台的类型、手术入路、骨折碎片的图示、预期的复位技术、最合适的植入物及应用所需的连续步骤。

相对稳定固定从而实现骨折间接愈合是本病例的适应证。因此，桥接式接骨板是一个选择。因为骨折在转子下区域，故选择股骨近端锁定接骨板。为了确定接骨板长度，需要考虑接骨板跨度比和接骨板－螺钉密度原理（参见 17.1 股骨近端：概述）。骨折结构表明，楔形碎屑的轻微移位导致骨折部位缩短。股骨的精确长度应通过与未受伤股骨的长度比较来确定，使用钢缆技术或在牵引过程中放置皮质碎片。因此，选择 14 孔股骨近端锁定接骨板。

由于来自臀肌和大腿肌肉的强大外力作用，转子下骨折的形变通常会表现为典型的畸形。近端骨折受到牵拉而外展、屈曲和外旋，远端骨折表现为内收及缩短。强大的变形力给实现正确的复位带来困难。为了实现适当的复位，标准透光手术台是首选。因为骨折需要多平面复位，通常需要手动复位，仅使用单向复位牵引台可能会妨碍外科医师在转子下骨折中实现适当的复位。

各种复位工具和技术可以联合使用，如使用带纵向牵引的外固定架、骨钩、经皮 Schanz 针作为操纵杆、球钉推杆（ball spike pusher）、股骨牵引器和经皮环扎线。外科医师应注意转子下区血液供应脆弱，因为它是骨干[1]中从松质转子区到皮质骨的过渡区。在粉碎性骨折中，不要尝试在该区域直接复位，以避免已经受损碎片进一步

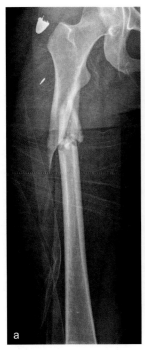
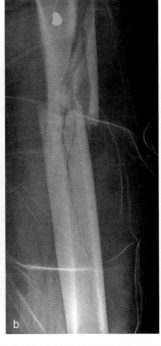
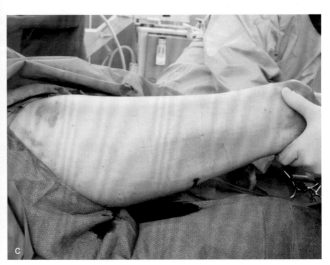

图 18.3-1 a~b.AP和侧位X线片显示右股骨转子下区粉碎楔形骨折。 c.右大腿临床照片，大腿后外侧可见子弹射入伤

造成阻断血供。

计划的手术步骤假设通过人工牵引复位，则可将接骨板和经皮钩作为复位工具，并用骨钩经皮复位远端碎片（图 18.3-2）：

- 接骨板放置于股骨外侧皮质，并在近端碎片上临时用克氏针固定
- 定位 3 根导丝后（1~3 号螺钉，图 18.3-2d~e），通过不同角度的 AP 和侧位矫正，将空心螺钉插入股骨近端
- 通过手动牵引恢复长度、轴和旋转
- 用克氏针将接骨板暂时固定在股骨远端，确保接骨板的整体对齐和最佳位置

- 在长度不变的情况下，通过经皮骨钩复位远端碎片（5 号螺钉，图 18.3-2 d）。一旦角度恢复，将皮质螺钉（4 号螺钉，图 18.3-2d）固定在远端碎片上
- 随后进行锁定螺钉固定（6~9 号螺钉，图 18.3-2e）

3 手术室准备

3.1 麻醉

患者接受全身麻醉。

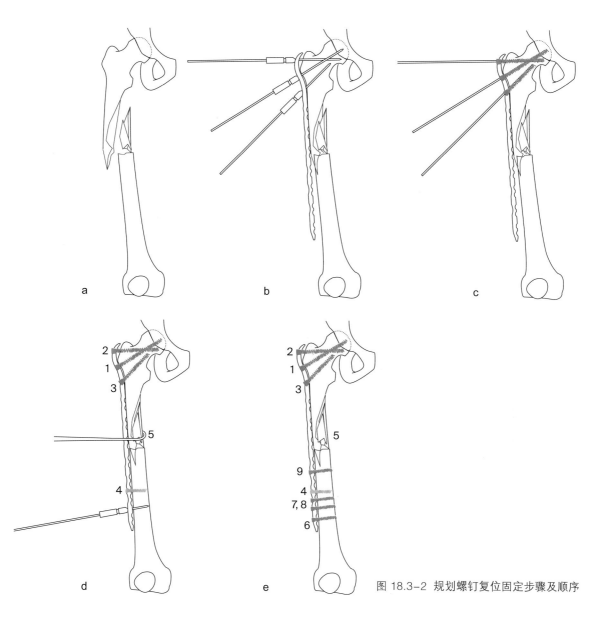

图 18.3-2 规划螺钉复位固定步骤及顺序

3.2 患者体位与 C 形臂位置

患者仰卧于可透视手术台上。在右大腿下面放一个垫枕。C 形臂位于对侧。

3.3 器械

- MIPO 软组织孔道器
- 经皮套管螺钉插入
- 骨钩
- 14 孔股骨近端 LCP

（内植物系统、器械和植入物的尺寸可能根据解剖结构而异）

4 手术入路

近端皮肤切开后，分离阔筋膜张肌，避免剥离骨膜。从切口近端到远端在肌肉下插入隧道器。另外，带有钻孔套筒的板也可以用作隧道器。然后将接骨板置于股骨近端（图 18.3-3），确认 AP 视图和侧位视图中的位置。在股骨近端板的不同角度插入导丝，并在 AP 和侧位视图中检查 C 形臂图像。接下来，将空心螺钉通过导丝插入近端固定。

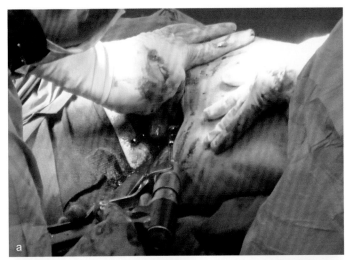
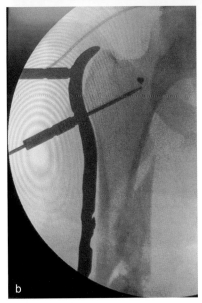
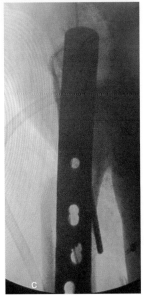

图 18.3-3 切开皮肤后，分离阔筋膜张肌，避免剥离骨膜。从切口近端到远端在肌肉下插入隧道器。另外，带有钻孔套筒的板也可以用作隧道器。将接骨板放置在股骨上，确认AP视图和侧位视图中的位置。以1枚克氏针将接骨板暂时固定在股骨近端

5 复位（图 18.3-4，图 18.3-5）

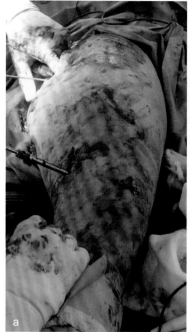

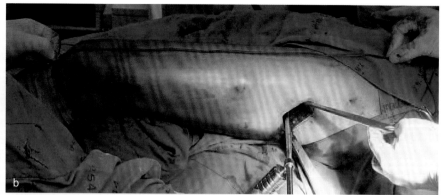

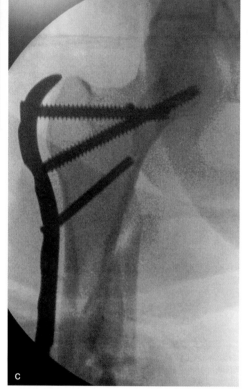

图 18.3-4　a.接骨板正确固定于股骨近端外侧皮质后，进行人工牵引以恢复股骨长度和旋转。接骨板远端暂时用克氏针固定到股骨远端。b.用电刀的电缆测量股骨是否对齐，并与未受伤侧进行比较。可以用电刀电缆和C形臂检查，证明髋关节、膝关节和踝关节的中心在同一条直线上［图片来自《微创接骨板接骨术（第二版）》17.3股骨干：螺旋楔形骨折（32-B1）］。远端骨折块初步螺钉固定后，内旋和外旋髋关节旋转可与未伤侧术前旋转进行比较。c.用锁定螺钉固定股骨近端

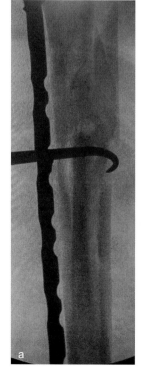

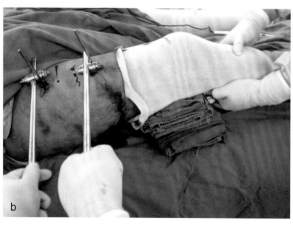

图18.3-5　a.通过经皮骨钩恢复远端碎片成角。b.外固定架联合人工纵向牵引复位技术演示（但本病例未进行）

6 固定（图 18.3-6~ 图 18.3-8）

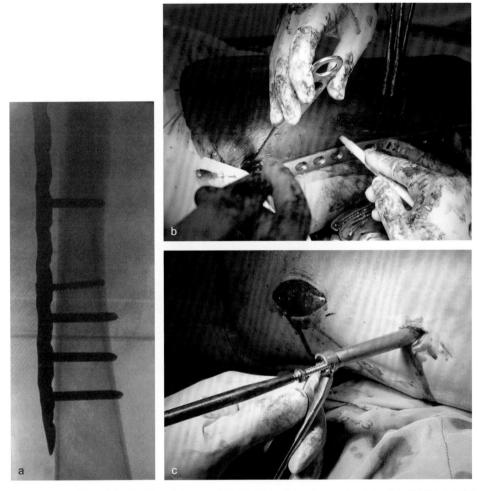

图18.3-6　a.矫正成角后，置入皮质螺钉使股骨干靠近接骨板。随后，根据术前计划进行锁钉固定。b~c.通过另一个锁定板标记皮肤切口，用于经皮螺钉插入（在另一个案例演示）

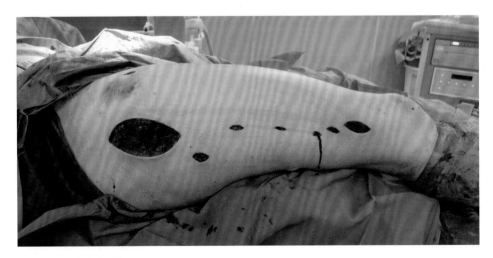

图18.3-7　最终皮肤切口

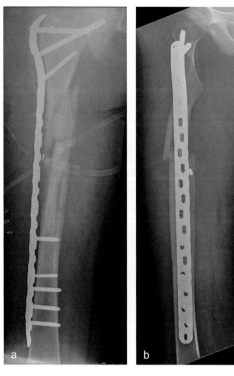

图 18.3-8　术后X线片

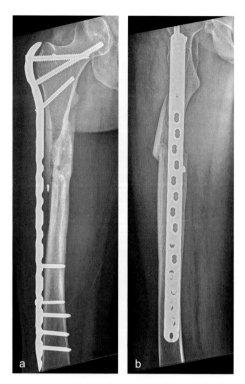

图 18.3-9　术后4个月的AP和侧位X线片显示桥接骨痂，骨折稳固性良好

7　康复

鼓励患者尽早开始全范围活动锻炼和早期活动。建议患者使用腋下拐杖进行部分负重。优化疼痛控制，促进术后康复。

8　内植物移除（图 18.3-10~ 图 18.3-12）

通常，内植物并不需要常规移除。然而，该患者术后 18 个月求诊，主诉内植物刺激大转子区域，并要求移除。

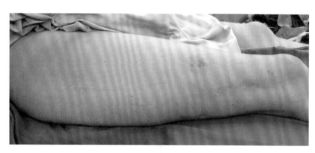

图 18.3-10　在MIPO中，通过良好的缝合技术，伤口愈合通常具有良好的美容效果，几乎看不到瘢痕形成

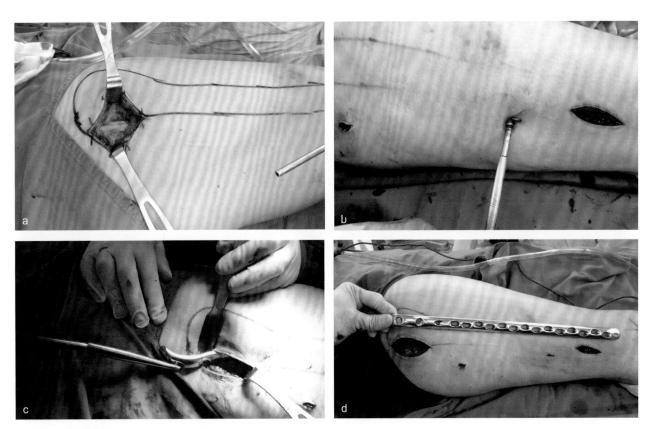

图 18.3-11 接骨板移除可在先前手术瘢痕的有限切口上进行

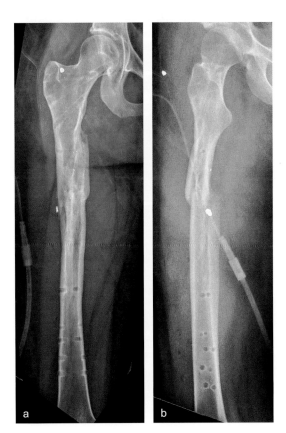

图 18.3-12 内植物移除后的X线片

9 参考文献

[1] Panteli M, Mauffrey C, Giannoudis PV. Subtrochanteric fractures: issues and challenges. Injury. 2017 Oct;48(10):2023–2026.

10 扩展阅读

- Saini P, Kumar R, Shekhawat V, et al. Biological fixation of comminuted subtrochanteric fractures with proximal femur locking compression plate. Injury. 2013 Feb;44(2):226–231.
- Hodel S, Beeres FJP, Babst R, et al. Complications following proximal femoral locking compression plating in unstable proximal femur fractures: medium-term follow-up. Eur J Orthop Surg Traumatol. 2017 Dec;27(8):1117–1124.
- El-Desouky II, Mohamed MM, Kandil AE. Clinical outcome of conventional versus biological fixation of subtrochanteric fractures by proximal femoral locked plate. Injury. 2016 Jun;47(6):1309–1317.

18.4
股骨干：节段性骨折（32C2）

Joon-Woo Kim

1 病例描述

48 岁女性，被卡车撞伤，左股骨干节段性骨折伴同侧胫骨节段性骨折、对侧胫骨干骨折（图18.4-1）。多处肋骨骨折伴血气胸。节段性骨折位于转子下和远端骨干。

2 术前计划

对于下肢节段性骨折，从生物力学角度来看，闭合髓内钉是治疗首选。然而，MIPO 是一种合理的替代方法，用于无法进行髓内钉治疗的下肢节段性骨折。特别是对于这位胸部受伤并有多处长骨骨折的患者，打入髓内钉后可能导致脂肪栓塞综合征。使用钛弹性钉（TEN）或 Schanz 螺钉可以促进骨折的复位和维持。

3 手术室准备

3.1 麻醉

全身麻醉和区域阻滞麻醉均可选择。然而，在下肢多处骨折的情况下，建议选择全身麻醉，因为对患者进行区域阻滞麻醉时体位非常痛苦。

3.2 患者体位和 C 形臂位置

患者仰卧于可透视手术台上。记录无损伤髋关节和膝关节中性旋转图像，用于术中旋转比较。将 C 形臂放在对侧，检查位置是否正确。

3.3 器械

- 倒置使用股骨远端锁定加压接骨板（LCP-

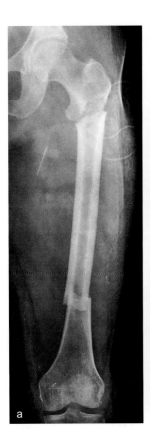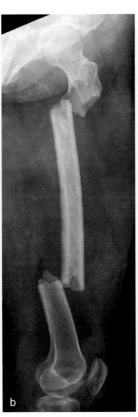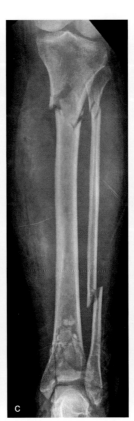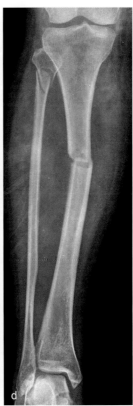

图 18.4-1 a~b.术前X线片显示左股骨转子下和远端骨干骨折。c~d.伴有双侧胫骨骨折

DF）（4.5/5.0），在这种情况下，左股骨选择右侧内植物

- 钛弹性钉（TEN）
- Schanz 螺钉
- 股骨牵张器或外固定器
- 折弯器用于接骨板的塑形

（内植物系统、器械和植入物的尺寸可能根据解剖结构而异）

4 手术入路

根据接骨板跨度，在骨折的最上部和最下部分别做 2 个约 5cm 长的独立切口。近端切口由大转子尖端向远端延伸。分离阔筋膜张肌，向上抬起股外侧肌，确保骨膜完好无损。插入点位于股嵴近端 2cm 处。通过转子近端切口，在不干扰骨折部位的情况下，在股外侧肌下形成一个肌下隧道。在与接骨板远端相对应的远端做长 4~5cm 的皮肤切口，将阔筋膜和股外侧肌直接切开。为了使用 TEN 作为复位工具，在膝关节前髌下区域做一个约 3cm 的纵向中线切口，然后垂直切开髌腱。

5 复位

将 Schanz 螺钉在骨折段的前部插入，用作操纵杆以复位骨折（图 18.4-2）。将 TEN 从股骨远端髁间切迹逆行插入（图 18.4-2a~c）。这可能有助于间接复位节段骨折并维持复位。另外，TEN可以从大转子尖端插入。外固定架也可用于维持复位。

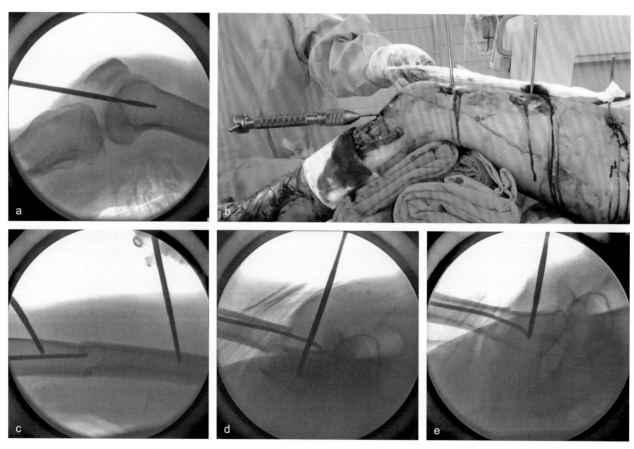

图 18.4-2　a~c.用Schanz螺钉间接复位骨折后，从股骨远端髁间切口插入TEN。d~e.矢状面上移位的转子下骨折用Schanz螺钉间接复位，用TEN维持复位

6 固定

在使用 TEN 维持复位后，将接骨板从切口近端至远端通过肌下隧道引入（图 18.4-3），然后进行螺钉固定。在可能的情况下，应选择足够长度的接骨板以跨越两处骨折，每个骨折节段应至少固定 3 颗螺钉，以获得足够的接骨板 – 螺钉密度。近端，通过 LCP–DF 的髁部固定 4 或 5 颗螺钉。如有需要，可使用皮质螺钉作为复位工具进行进一步复位（图 18.4-4）。在某些情况下可能需要对接骨板预塑形。使用 C 形臂或术中 X 线检查正确的对位和旋转（图 18.4-5）。

7 康复

术后应尽快开始康复，进行股四头肌复位和活动范围锻炼。出院后，鼓励患者进行肌肉锻炼。第 1 周内允许使用拐杖或助行器进行部分辅助负重。如果 X 线片显示骨痂桥接，则允许独立负重。

内植物移除

由于大转子区出现刺激和不适，内植物被移除（图 18.4-6）。

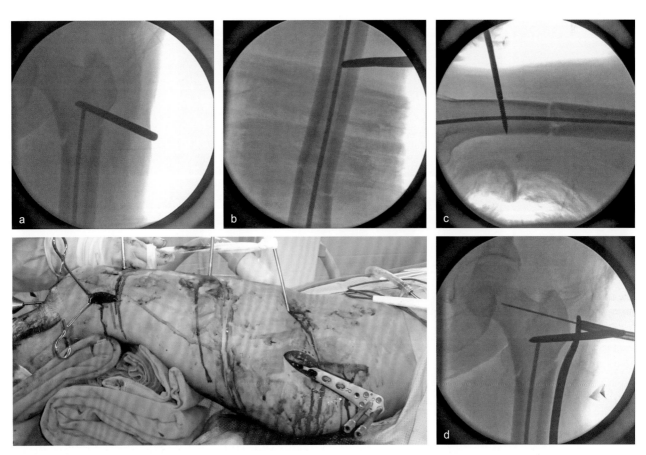

图 18.4-3 a~c.用Schanz螺钉复位骨折，用钛弹性钉维持复位。d~e.通过肌下隧道引入用于股骨远端的锁定压缩接骨板。骨折部位未打开

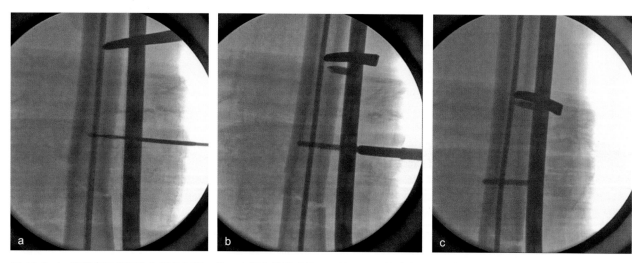

图 18.4-4　使用皮质螺钉作为复位工具，进一步复位节段碎片。a.用3.2mm钻头在4.5mm螺钉上钻孔。b.插入4.5mm皮质螺钉并缓慢拧紧。c.中间的部分被拉到板上，以获得更好的还原

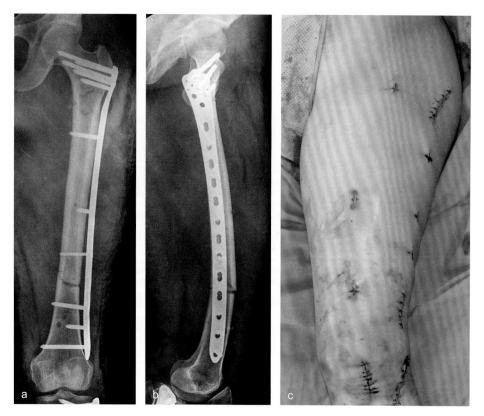

图 18.4-5　a~b.术后X线显示复位后对位对线满意。c.缝合切口。注意前面的小刺切是为了插入Schanz螺钉。外侧多刺切口经皮螺钉固定

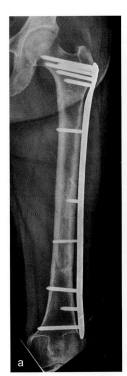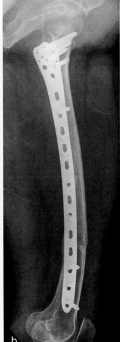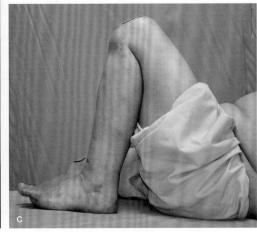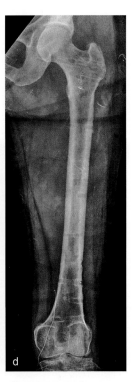

图 18.4-6　a~b.术后36个月X线片显示骨折完全愈合。c.术后36个月临床照片显示功能满意。d.植入物移除后的X线片

8　扩展阅读

- 8 Further readings Babst R, Bavonratanavech S, Pesantez R. Minimally Invasive Plate Osteosynthesis, Second Edition. Thieme Publishing, New York: 2012;377–405.

- Gautier E, Sommer C. Guidelines for the clinical application of the LCP. Injury. 2003 Nov;34 Suppl 2:B63–76.

- Angelini AJ, Livani B, Flierl MA, et al. Less invasive percutaneous wave plating of simple femur shaft fractures: a prospective series. Injury. 2010 Jun;41:624–628.

- Höntzsch D, Oh CW, Fernandez A, et al. Spezielle Repositionsinstrumente [Special reduction instruments]. Unfallchirurg. 2019 Feb;122(2):120–126. German.

19
股骨远端

19.1
股骨远端：概述

Chatchanin Mayurasakorn, Suthorn Bavonratanavech

1 引言

大多数股骨远端骨折需要接受外科手术治疗，因为除无移位的骨折外，此类损伤的保守治疗效果通常不满意。

可用于固定股骨远端骨折的内植物很多，包括 95° 角接骨板、动力髁螺钉（DCS）、逆行股骨髓内钉，以及 20 世纪 90 年代后期开始使用的股骨远端微创稳定系统（DF-LISS）和股骨远端锁定加压接骨板（DF-LCP），通过这些方法可以提高外科手术技术从而改善治疗和预后。最近，可变角度锁定压缩板（VA-LCP）的引入使锁定螺钉轨迹更加灵活，这在复杂的关节周围和假体周围骨折中尤其有价值。

股骨远端骨折治疗中的大部分困难，是因为这些骨折常发生在高能量创伤的年轻人或骨质疏松症老年患者中。前者常表现为严重的软组织损伤和关节内、干骺端粉碎性骨折，而后者则表现为内植物把持力不够，内植物松动和固定失败的可能性很高。为实现关节解剖复位的手术创伤，也会导致广泛的软组织破坏。

股骨远端骨折治疗后常见并发症包括感染、延迟愈合、骨不连、畸形愈合、膝关节僵硬和植入物失败。随着间接骨折复位、桥接接骨板、微创接骨板技术和锁定加压接骨板（LCP）的引入，一些有关骨愈合问题和感染的并发症已经减少。然而，避免复位不良导致畸形愈合仍然是一项技术挑战，需要综合的治疗理念和一定的学习曲线。

1.1 发病率

股骨远端骨折约占所有股骨骨折的 6%。通常是由于年轻患者高能量创伤或老年骨质疏松患者低能创伤而引发的。高能量损伤的患者，如机动车碰撞，通常会导致相当大的软组织损伤。近 50% 的高能股骨远端关节内骨折为开放性损伤。随着人口老龄化的加剧，近年来假体周围骨折的发生率呈上升趋势。

1.2 治疗现状

自 20 世纪 70 年代早期引入角接骨板和动力髁螺钉以来，手术治疗股骨远端骨折已成为标准。使用长腿夹板或膝关节固定支具的非手术治疗仅适用于无移位、关节外（A 型）骨折或不能行走且不适合手术的患者。

传统的股骨远端骨折切开复位内固定（ORIF），包括扩大入路至干骺端多碎片骨折区，由于骨不连和固定失败率高，已不再适用。

20 世纪 90 年代初，由于临床结果对骨折愈合更有利，并发症更少，微创间接复位技术开始流行。LISS-DF 的引入促进了这种方法。

目前推荐的股骨远端骨折治疗方法是手术复位、角度稳定内固定和术后早期康复。这也包括生物固定的概念，减少创伤性暴露和小心的软组织处理。本章描述了特定类型的股骨远端骨折的手术治疗。

1.3 MIPO 的适应证和禁忌证

间接骨折复位和肌肉下固定治疗股骨远端骨折的好处是骨折周围的软组织包膜基本保持完整；由此，可保留生物学和增加骨折愈合的机会，降低植骨的需要和感染的发生率。虽然这适用于骨折的干骺端 / 骨干骺端部分，通常需要恢复长度、旋转和轴向对齐，但骨折的关节部分通常需要切开解剖复位。此外，虽然干骺端 / 骨干区域的相对稳定性足够，但对于关节骨折，使用拉力螺钉加压固定的绝对稳定性是必要的。

股骨远端骨折的 MIPO 指征为 33A2、33A3 和 33C1.3 型骨折，伴有不同长度的干骺端 / 干骺端延伸。在临床情况下，如果股管狭窄或变形，有开放的骨骺，或被植入物占据，首选入路也是 MIPO。骨质疏松症患者膝关节周围假体骨折是 MIPO 使用角度稳定植入物的良好适应证。

在 33B 型骨折中，部分关节受累需要解剖复位。因此，除非伴有股骨干骨折，否则 MIPO 不会带来任何好处。对于孤立 33B 型骨折，治疗选择是切开复位关节碎片，然后使用拉力螺钉进行碎片间加压，如有必要，辅以额外的支撑板。在超过 2 周的骨折中，由于瘢痕和软组织挛缩，MIPO 变得越来越困难，难以实现满意的复位。

在伤口污染或感染严重的情况下，不应尝试 MIPO。

2 手术解剖

为了避免植入物错位和关节穿透，在植入任何植入物或接骨板时，掌握股骨远端独特解剖细节的专业知识至关重要。横断上看股骨远端呈梯形（图

19.1–1）。内侧表面倾角为 20°~25°，外侧表面倾角为 10° 左右。接骨板应保持在这个侧面。

在股骨远端外侧放置接骨板时，插入螺钉前，接骨板应平贴在股骨外侧髁上，否则在螺钉固定完成时，存在远端关节块旋转不对齐的风险。螺钉错位也可能破坏髁间切迹，损伤十字韧带。应该避免这种情况，特别是在使用可变角度锁定接骨板时。

有关正常关节线角度的经验有助于评估术中的对齐情况。股骨干相对于膝关节的正常解剖轴线称为股骨远端外侧角（ALDFA），为 81° ±2°（图 19.1–2）。测量对侧 ALDFA 可作为评估冠状排列的参考。

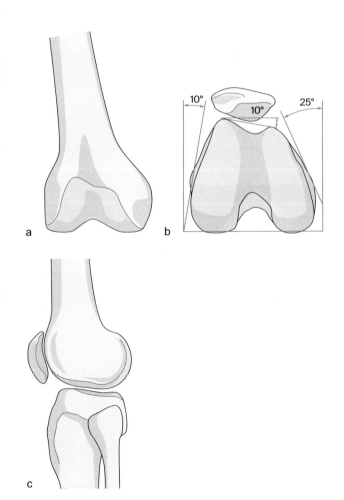

图 19.1–1 右侧股骨远端解剖。a.股骨远端前后观。b.膝关节屈曲位时轴向位观察股骨远端显示外侧面与垂线约成 10° 角，内侧面倾斜 20°~25°。从股骨外髁前面至股骨内髁前面的连线与水平面约成 10° 角。c.股骨干与髁相关的侧位图

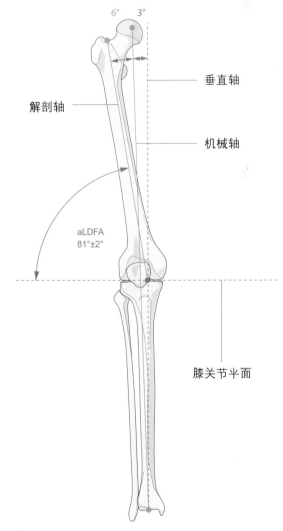

图 19.1–2 右腿垂直轴、机械轴和解剖轴

不同种族的股骨弯曲有所不同，这可能导致与股骨远端预塑形接骨板的解剖不匹配，特别是在亚洲人。从 LCP-DF 的第 7 个孔开始，如果外科医师试图将骨靠近接骨板[1]的近端，会出现一致的不匹配现象，可能导致外翻对齐不良（图19.1-3）。因此，建议在这个水平弯曲接骨板，以防止软组织刺激。

股骨远端附着的肌肉是骨折后远端关节典型移位的原因，即短缩伴内翻和伸展畸形。短缩是由于股四头肌和腘绳肌的牵拉，而内翻和伸展畸形分别是由内收肌和腓肠肌的无阻力牵拉引起的。

腘窝血管、胫骨和腓总神经位于股骨远端后方的近端。在股骨远端骨折中，近端骨折造成血管损伤者约 3%，神经损伤约 1%（图 19.1-4）。

3 术前评估和手术时机

术前临床评估应包括血流动力学状态、软组织状态和相关损伤。仔细检查神经血管状态是必不可少的。在有问题的情况下，可能有必要用多普勒超声或更准确地用血管造影术来证实股浅动脉没有损伤——它在穿过内收肌进入腘窝时有危险。高能量创伤造成的骨折可能有严重的软组织损伤，开放性骨折也可能有相关的骨丢失。对于低能量骨折的老年患者，通常需要评估骨质量和其他合并症。在接骨术前检查膝关节韧带的稳定性是很痛苦的，也没有帮助，应该在骨折稳定后进行评估。

放射学评估应包括股骨和膝关节的 AP 和侧位 X 线片。当骨折有明显缩短时，牵引 X 线片可提供更多有关骨折形态的信息。在没有 CT 的情况下，膝关节斜面图在关节内受累的情况下可提供额外的细节。外科医师应警惕冠状面骨折的存在，例如 Hoffa 骨折，因为在最初的评估和 X 线检查中经常会漏诊。建议在关节内骨折中进行 CT 扫描和 3D 重建，以便进行全面的术前计划，特别是在内侧髁粉碎性骨折或 Hoffa 骨折的情况下（图19.1-5）。如果临床怀疑血管损伤，应进行双超声、CT 血管造影或血管造影。MRI 可提供软组织信息，

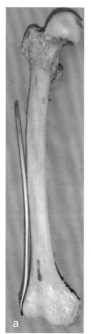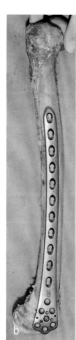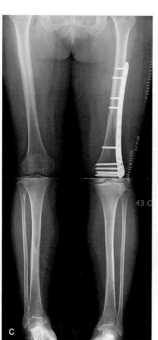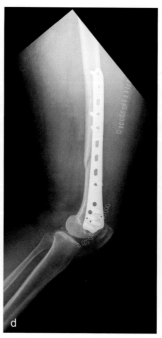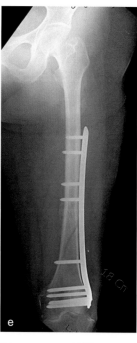

图 19.1-3 a~b.股骨远端11孔锁定压缩接骨板（LCP-DF）应用于股骨干，接骨板近端典型不匹配（经Hwang JH等[1]授权）。c~e.61岁女性，32A1螺旋状骨折。9孔LCP-DF微创接骨板手术后的X线片显示，骨折几乎实现了解剖复位，接骨板位置理想。外旋视图清楚地显示了在板的近端尖端有一个间隙。如果外科医师试图使骨靠近接骨板的近端，可能会导致外翻错位

但其重要性尚未在急性骨折中得到证实。

手术时机取决于患者的一般情况、是否存在相关损伤、软组织状况及手术团队的经验。伴有严重污染的开放性骨折、血管损伤或多发性创伤患者，其病情需要损伤控制手术并要求分阶段治疗。最初的稳定是通过膝关节外固定支具。开放性骨折的初始治疗包括彻底的清创和冲洗。一旦伤口清洗干净或患者病情稳定，有经验丰富的团队为术前计划提供足够的影像学资料，微创接骨板接骨术就可以作为确定的手术。

闭合性骨折的明确治疗可作为一种选择性手术，在可行的情况下尽快进行。对于严重的软组织肿胀，手术应推迟，直到肿胀消退。骨折最初可通过桥接外固定架或骨牵引固定。

4 术前计划

术前计划中应考虑以下因素（图 19.1-6）：

- 第一步也是最重要的一步是通过直接可视化的解剖复位来恢复关节面
- Hoffa 骨折是一种涉及膝关节承重区域的关节内骨折，需要在绝对稳定的情况下进行解剖复位和固定
- 对于内侧干骺端皮质接触缺失、广泛干骺端粉碎、节段性骨丢失和低位假体周围骨折[2]，应考虑采用内侧内固定作为外侧外固定的附加支撑，即所谓的双侧内固定。仅用单侧板固定这些骨折与固定失败、内翻塌陷有关，并可能易发生骨不连。补充内侧固定可实现双柱稳定。只有当外侧软组织不允许标准外侧内植物或已存在外侧内植体的骨折时，才可考虑单侧内植体
- 为了恢复长度和旋转轮廓，评估对侧未受伤肢体。测量未受伤股骨的解剖轴，在股骨轴

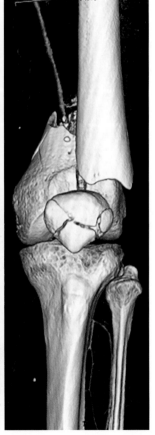

图 19.1-4 三维计算机断层扫描血管造影显示股骨远端骨折患者的典型畸形。股浅动脉在内收管处有危险因为远端骨折块进入腘窝

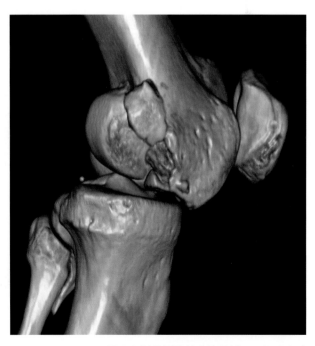

图 19.1-5 Hoffa股骨髁内侧骨折伴粉碎性骨折。三维重建计算机断层扫描为术前计划提供了重要信息

中心画一条线，并平行于股骨远端关节面。男性通常有 6°~7° 远端关节面外翻，而女性这个角平均为 8°~9° 。老年患者可能有一定程度的骨关节炎伴膝关节内翻畸形，在术前计划中也应考虑

- 使用常用的数字 X 线片，可以在各种软件或基于网络的工具上进行虚拟术前计划。许多虚拟工具还提供制造商匹配的植入物模板，用于虚拟骨折复位和固定的切割工具。然而，术前计划的基本原则是不变的。这包括放大系数的修正、骨折复位步骤、植入物长度和植入顺序
- 无论术前计划是常规 X 线还是数字 X 线，外科医师都应该意识到术中可能面临的任何隐匿性骨折或骨粉碎
- 骨折复位的战术和方法，以及复位工具的准备
- 外科手术方法

5 手术室准备

5.1 麻醉

可采用全身麻醉或区域麻醉；选择取决于患者的一般情况和麻醉师的判断。为了控制术后疼痛，可以插入硬膜外导管。充分放松肌肉有助于骨折复位。术前给予预防性抗生素和预防血栓。

5.2 患者体位和 C 形臂位置

建议检查未受伤侧的髋关节旋转情况作为参考。手术时患者仰卧于可透视手术台上。手术膝关节下垫高，使之 45°~60° 屈曲对放松腓肠肌牵拉至关重要，腓肠肌牵拉可导致膝反屈畸形（图 19.1-7）。无菌铺单应允许受伤侧髋关节和膝关节的暴露和自由活动。对侧未受伤的肢体也可以准备好并覆盖，以便在手术中与手术侧进行比较。

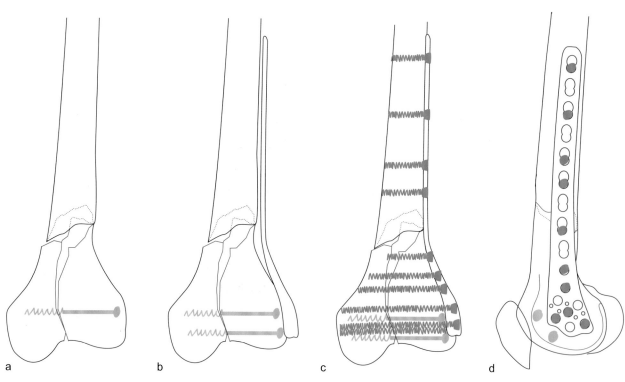

图 19.1-6 术前计划。a.第一步是通过解剖复位骨折块和预置克氏针固定来恢复关节面。用 2 枚 3.5mm 拉力螺钉固定骨折。这些螺钉的位置不应该干扰后续放置 LISS-DF 或 LCP-DF。b.LCP-DF 的模板应放在图上以选择合适长度的接骨板。间接复位技术能减少对骨折周围血供的破坏。c~d.正确放置 LCP-DF 有利于骨折恢复恰当的力线和矫正力线

如果有的话，手术中可以使用无菌金属标记带测量长度。

C 形臂位于患肢对侧。

5.3 内植物和器械

适合股骨远端骨折 MIPO 的内固定物有 LCP-DF、LISS-DF、VA-LCP 髁接骨板等固定角度的内固定物。

由于刀片或螺钉与侧板之间的固定角度，固定角度装置有助于防止复位关节块的内翻塌陷。正确放置接骨板和螺钉平行于髌股和股胫骨关节线将有助于复位股骨远端正常的正面和矢状面对齐。因此，这些植入物既可以作为复位辅助工具，也可以作为固定工具。

LISS-DF 是一种专门为股骨远端骨折的微创应用而设计的植入物。它由一个板状装置和锁定头螺钉（LHSs）组成，它们共同起着内固定器的作用。其特点包括多个固定角度螺钉，锁定在固定器的远端，以及一个插入手柄，作为侧板肌下导入的引导，以及经皮插入锁定头螺钉，以固定骨折骨干部分。

当骨折复位并使用外固定架维持复位时，可使用这些预制解剖接骨板。首先，必须将接骨板通过钻套用克氏针或螺纹钻头临时固定在外侧髁上的关节块上。牵引装置，如旋翼机，提供侧板的临时固定，作为骨骺/骨干的复位工具。这种技术通常应用于 LISS DF 板。

LCP-DF 在概念上与 LISS-DF 相似，但优点是在接骨板上有组合孔，因此它可以与皮质螺钉或 LHS 一起使用。

一旦接骨板正确定位在关节块上，并通过手动牵引使轴位与侧板对齐或使用共线复位钳，通过组合孔插入皮质螺钉将骨带至接骨板，可实现一定程度的间接骨折复位（图 19.1-8）。

在应用这些间接复位技术时应格外小心，因为可能存在与预塑形解剖板的解剖不匹配，特别是在亚洲患者中（图 19.1-3）。使用植入物特定

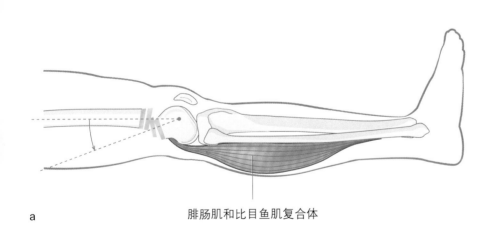

腓肠肌和比目鱼肌复合体

a

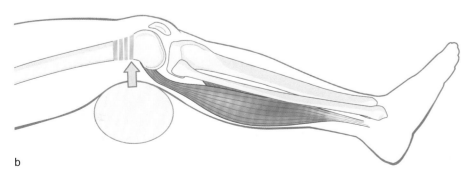

b

图 19.1-7 a.股骨远端骨折的标准畸形意味着患者的体位对便于手术至关重要。b.将骨折部位下方垫起，膝关节屈曲30°，骨折通常可复位。可以使用跨越膝盖的股骨牵张器和放置在远端骨折块中的操纵杆来补充

模板进行仔细的术前计划可解决这种不匹配问题。未能认识到这种不匹配可能导致骨折部位外翻错位。

　　在过去，非锁定髁状突扶壁接骨板被用于33C2 或 33C3 型骨折。然而，由于该种植体只接受皮质螺钉，因此其角度不稳定，故不再推荐使用。

这增加了螺钉移位和松动的风险，导致骨折内翻错位，特别是在缺乏内侧皮质支托和骨质疏松的老年患者中。

　　复位工具包括大型牵引器、外固定架、牵引钳、关节周围复位钳、共线复位钳、经皮穿线器和 Schanz 螺钉。

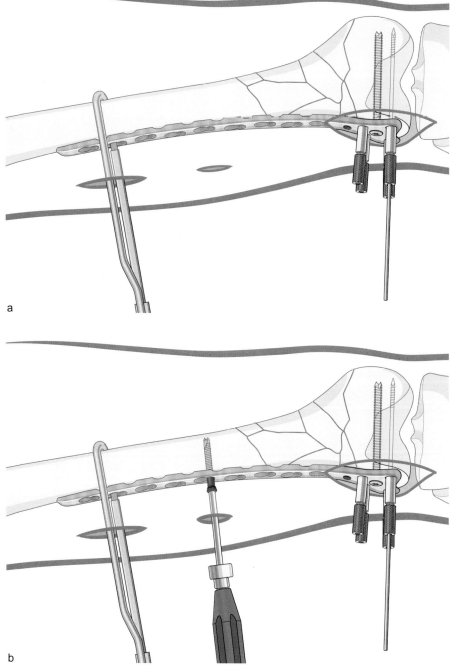

a

b

图 19.1-8　a.将接骨板对准外侧中皮层近端，并用共线复位钳固定。b.在C形臂引导下（必要时），插入所选自攻4.5mm螺钉。其长度可以估计，但必须检查，一般为38~42mm

6 手术步骤

6.1 手术入路

正确的手术入路取决于骨折是关节外还是关节内。对于关节外骨折，采用改良的标准外侧入路。对于关节内骨折，采用外侧或内侧髌旁入路或内侧股下入路。开放性伤口可能决定手术入路。在最初的伤口清创过程中，周密的计划是必要的，以促进最终的手术方法。

6.1.1 改良标准侧入路

在改良的标准侧入路中（图 19.1-9），皮肤切口从 Gerdy 结节近端开始，向近端延伸 5~8cm。沿髂胫束纤维方向切开，露出外侧关节囊。关节囊可沿着髂胫束的分裂方向打开。虽然在关节外骨折中不需要打开关节囊，但其优点是直接可见，确保了植入物在股骨外侧髁外侧表面的正确位置。在股外侧肌下肌间隔前的肌下隧道沿股骨干外侧表面准备，以容纳所选的植入物。然后在接骨板尖端做一个近端切口，以骨为中心，螺钉通过这个切口或沿股骨干的多个刺入切口插入。

6.1.2 关节外侧或内侧髌旁入路

暴露内侧和外侧髁及髌股关节的关节切开术可显著促进复杂关节骨折的直接复位（图 19.1-10）。髌旁外侧和内侧入路均可采用，选择取决于 Hoffa 骨折的软组织损伤位置和开放性伤口的位置。两种入路均可通过髌旁外侧入路收缩髌骨或髌旁内侧入路脱位髌骨来实现良好的暴露。在髌骨外侧缘内侧约 1cm 处做一个皮肤直切口。剥离向下进行到伸肌支持带。然后做外侧或内侧髌旁曲线支持带切口以暴露膝关节。在髌旁外侧入路中，外侧支持带切口可在股直肌和股外侧肌之间的腱部向近端延伸。在内侧髌旁入路中，内侧支持带切口可在股直肌和股内侧肌之间近端延伸。关节切开术必须留下足够宽约 1cm 的软组织袖带，附着在髌骨上以便修复。髌旁内侧入路下髌骨外翻通常更容易，髌腱止点的有限骨膜下松解也能促进髌骨外翻。内侧髌旁入路也适用于髌骨骨折和内侧 Hoffa 骨折的固定。关节内骨折重建后，髌骨复位。隧道是在股骨外侧形成的，用于引入股外侧肌下面的接骨板。

对于髌骨肌腱相对较短的患者，存在肌腱撕脱的风险。在这种情况下，对胫骨结节进行长冠状截骨术可以改善暴露并保持伸肌的连续性，可以在伤口闭合时用 1 个或 2 个拉力螺钉固定。可以通过允许干骺端短暂缩短和改变膝关节屈曲角度来改善关节碎骨块的暴露。近端切口是指当接骨板沿肌下隧道穿过时，在接骨板近端处所做的股外侧裂开。这有助于确保接骨板固定后骨折的正确对齐。

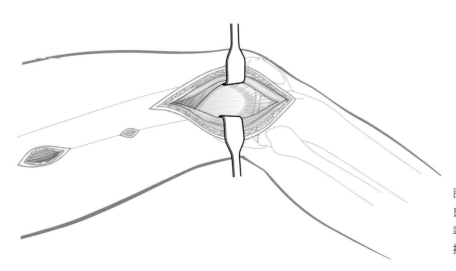

图 19.1-9 对于 33A 型骨折，采用改良的标准外侧入路是足够的。股骨远端切口仅暴露部分股骨髁和关节。在接骨板近端部分做间断的近端切口

6.1.3 股内侧下入路

股内侧下入路有两个主要适应证（图19.1–11）：①沿股骨干内固定；②股骨内侧髁复位固定。对于股骨内侧髁周围骨折的复位和固定，内侧股下入路与内侧髌旁关节切开术相比，能更好地暴露股骨内侧髁的后部。当固定内侧Hoffa小碎片时，这种方法是有用的，其中髁突碎片很小，小于内侧髁[3]的28.7%。

皮肤切口从内收肌结节开始，向近端延伸至股内侧肌后方。确定股内侧肌和缝匠肌之间间隔，抬高股内侧肌以暴露股骨内侧髁。内侧关节切开术用于直接观察关节面。腘窝维管束位于大收肌和肌间隔后面。如有必要，可通过此入路暴露腘窝近端血管。

从大转子尖端到膝关节外侧关节线测量的股骨长度60%以下的手术，股骨内侧的微创接骨板接骨也是可行的。在此水平以上的手术暴露中，

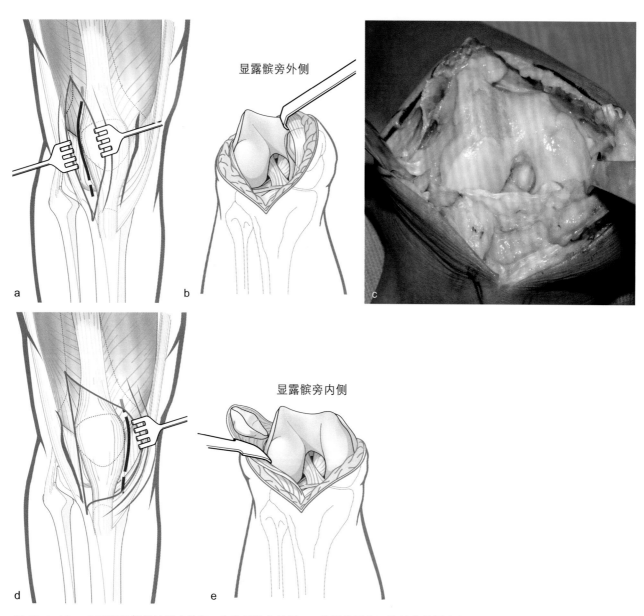

图 19.1–10　a.33C型骨折的外侧皮肤切口和外侧髌旁显露。b.膝关节屈曲可使关节骨折完全暴露。c.使用2个Hohmann拉钩，屈膝暴露关节面。d~e.内侧髁冠状骨折中33C型骨折的外侧皮肤切口和内侧髌旁显露。当主要粉碎性骨折或Hoffa骨折累及股骨内侧髁时，需要采用这种入路

旋股外侧动脉降支可能需要被识别和保护。

对于有直接骨板的 MIPO，远端在内上髁上做一个 5cm 的中矢状切口，深部手术剥离与标准的内侧股下入路相似。在可触及缝匠肌外侧髂前上棘与髌骨内侧缘连线处近端开一个 5cm 的切口，就在内收肌结节前面。切开股直肌和缝匠肌之间的平面，缝匠肌向内侧缩回以保护神经血管结构。股直肌向外侧收缩。纵向切开股中间肌，露出股骨（图 19.1-12）。

6.2 关节骨折复位固定

对于 33C 型骨折，下一步包括解剖复位和关节骨折内固定。可以使用 5 种工具来获得关节骨折碎片的复位：

- Schanz 螺钉可插入股骨髁内侧和外侧作为操纵杆，以促进骨折复位。对于 33C1 和 33C2 型骨折尤其有效
- 大型尖头复位钳、关节周围复位钳或盆腔复

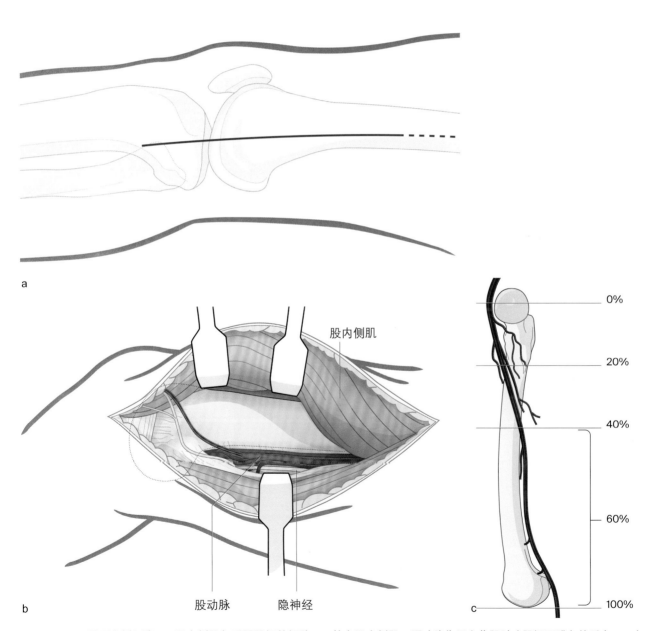

图 19.1-11 股下内侧入路。a.股内侧肌与后腿肌间的间隙。b.抬高股内侧肌。腘动脉位于大收肌腱（肌间隔膜）的后方。c.在矢状面上，股浅动脉从股骨远端约60%处穿过股骨内侧

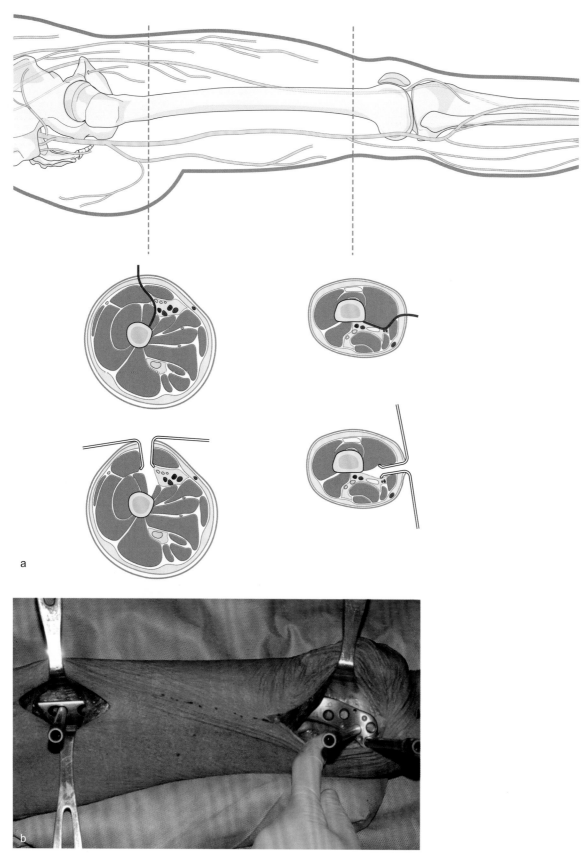

图 19.1-12　a.股骨内侧微创接骨板内固定入路。b.内侧板滑过肌下隧道

位钳可在股骨髁复位后将其固定在一起

- 克氏针也可用于髁突骨折碎片的临时固定

复位关节骨折后采用拉力螺钉固定，最好使用 3.5mm 皮质拉力螺钉或 3.5mm 空心拉力螺钉。在多碎片性关节骨折中，可能需要使用定位螺钉而不是拉力螺钉，以防止股骨远端关节面狭窄。对于髁间骨折，拉力螺钉从外侧到内侧引入。这些拉力螺钉的位置不应影响后续固定髁上骨折的最终植入物的放置（图 19.1-13）。

6.3 Hoffa 骨折复位固定

对于 Hoffa 骨折（AO/OTA 33B3.2），后方大的 Hoffa 碎片通常可通过髌旁入路获得。复位后进行前后方向拉力螺钉固定。对于小的 Hoffa 碎片，无论是外侧螺钉还是内侧螺钉均采用后 – 前方向固定。小外侧 Hoffa 骨折的入路是标准外侧 / 前外侧入路，或者可考虑更多的后路。对于小型内侧 Hoffa 骨折，可采用直接内侧入路，注意避免损伤隐神经髌下支。至少应该使用 2 个螺钉，以防止碎片旋转，并达到满意的压缩。

Hoffa 碎片的复位可以用骨膜升降机和一个大的、尖的复位钳进行。从关节外表面插入一个小 Schanz 螺钉的操纵杆技术也是有用的。随后直接复位导丝尽可能垂直于裂缝面插入。髁突表面不能穿孔，以确保螺钉尖端不会侵犯关节面。然后

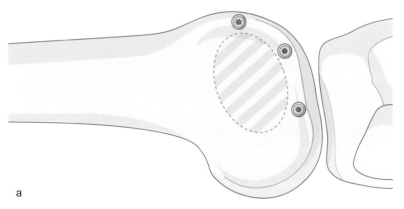

a

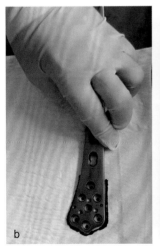

b

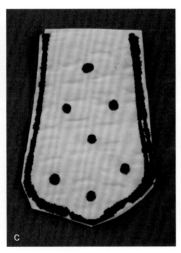

c

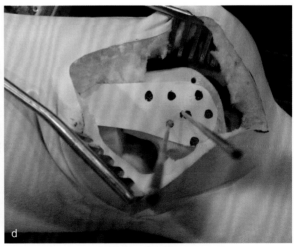

d

图 19.1–13　a.关节表面固定。螺钉可沿股骨外侧髁关节面的周缘从外侧向内侧放置，以压迫髁间裂开。这些螺钉可以是3.5mm全螺纹拉力螺钉，也可以是3.5mm中空、部分螺纹的拉力螺钉。以这种方式插入螺钉会留下一个"自由区"，可以在其中插入侧向的接骨板系统（虚线圈）。b~c.拉力螺钉可能会干扰股骨远端锁定加压接骨板（LCP–DF）的位置。为了避免这种结果，使用LCP–DF纸模板在骨上标记接骨板位置，如图所示。该纸模板是在术中使用手套的标记笔和纸套绘制的。d.纸模板用克氏针固定在股骨远端，拉力螺钉不应插入该区域

进行沉孔，使螺钉头完全埋入。使用电动工具时，要注意避免沉入松质骨太深。当计划使用无头加压螺钉时，不要进行反沉（图 19.1–14）。

6.4 将关节块复位至股骨轴

下一步是将关节块复位至股骨远端干骺端 / 骨干。必须确保长度、旋转和对齐的恢复，这可以通过临时使用跨关节外固定架或大型牵张器来帮助实现。

- 目的是实现干骺端 / 干骺端的闭合间接复位
- 采用 LISS、LCP、VA–LCP 固定的微创接骨板内固定依赖于桥接原理，在不需要解剖复位干骺端粉碎的多碎片性骨折（33A3、33C2 和 33C3）中效果最佳。如果软组织附着在干骺端碎片上，且骨折碎片排列正确，则愈合不会受损
- 在干骺端骨折有 1 个或 2 个简单平面的情况下，确保缩小的干骺端没有可能导致高应变的大间隙。如果封闭还原无法达到令人满意的还原效果，则可以强制进行开放式直接还原。由于锁定板的相对刚度，简单骨折和楔形骨折之间的主要间隙可能导致高应变和较

高的不愈合风险
- 各种复位工具可用于复位骨折干骺端部分：
  - 将垫片置于股骨远端髁上区域后方，以保持膝关节屈曲并放松腓肠肌，纠正关节块的频繁过伸畸形
  - 将 Schanz 螺钉从前向后方向插入关节块近端关节缘，可作为操纵杆处理超伸的远端骨折块
  - 将另一个 Schanz 螺钉插入，轴在 AP 方向便于旋转控制
  - 以髁上垫为支点，对踝关节进行人工牵引，将力矢量指向后方，有助于减少骨折，恢复肢体长度，并纠正旋转和轴向对齐
- 一旦获得复位，关节块用克氏针暂时固定在轴上，或将 Schanz 螺钉合并到关节跨外固定架中以维持复位
- 简单的螺旋状或斜向骨折可在接骨板定位前通过微创环扎线支持进行复位

6.5 干骺端 / 骨干部位骨折固定

如果选择 LISS–DF，只能使用锁紧螺钉；因此，在置入接骨板和螺钉固定前，必须保证和保持适

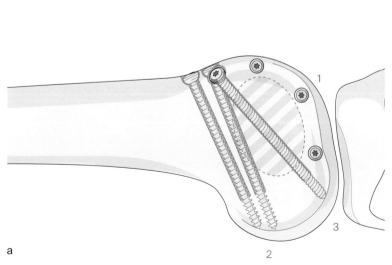
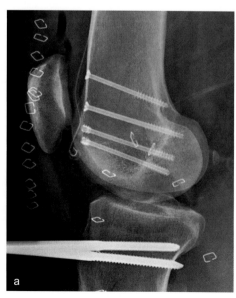

图 19.1–14　a.Hoffa骨折用埋头皮质螺钉固定。b.用埋头螺钉固定Hoffa骨折。使用埋头螺钉时，不需要打沉。埋头螺钉的好处在于它提供最大的皮质包裹而不突出部分到关节面

当的复位。

　　提供联合孔的接骨板，如 LCP-DF、锁定髁突扶壁板、V – A-LCP 髁突板等，可作为间接复位辅助，通过皮质螺钉固定将骨牵引至接骨板等有助于重建股骨远端正常的额位、轴位和矢状位。如前所述，要非常谨慎，因为由于股骨弯曲，可能与预制解剖板的解剖结构不匹配。

　　LCP-DF 和 VA-LCP 髁接骨板应用的主要步骤如下：

- 插入手柄装配在所选板上或使用 LCP 钻导插入螺纹部分作为手柄
- 通过远端切口插入接骨板，并向近端滑动进入股外侧肌和股外侧皮层骨膜之间的肌下隧道，直到固定物的近端出现在位于股骨干中外侧的近端切口（图 19.1–15）

- 接骨板的远端必须平放于股骨外侧髁的外侧斜坡斜面上，以确保最佳的配合
- 接骨板远端距关节面 1~1.5cm。插入一根导丝，以检查 C 形臂的正确水平位置，并应平行于连接线
- 平板的位置必须用直接可视化和 C 形臂仔细评估。接骨板远端部分的前后边界必须平行于股骨远端前皮层和后皮层。这一参照将确保股骨髁在侧板沿股骨干对齐时，在屈伸时能正确定位。这种关系的不协调将导致膝关节屈曲或过伸的丧失
- 将 Schanz 螺钉或 Steinmann 针插入接骨板远端中心孔。在 AP 视图上，参考针或螺钉需要平行于股骨远端关节线，以避免内翻或外翻对准不良。侧位片上，皮质后线应可见并

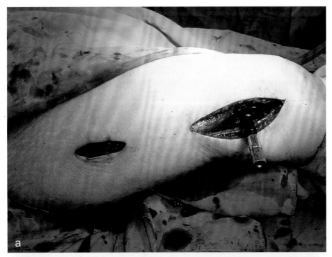

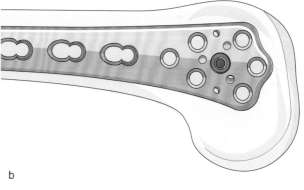

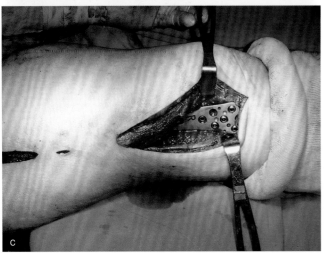

图19.1–15 a.股骨远端用手柄插入锁定压缩板，在导向块上钻孔使用克氏针进行临时固定。C形臂用于检查接骨板的正确位置，然后在髁突区域插入锁定螺钉（LHSs）。b.解剖关系显示接骨板前后边界均平行于股骨远端前后边界。c.在膝关节屈曲的情况下进行手动牵引，同时使用单皮质插入皮质螺钉将骨折复位并将接骨板临时固定在远端碎片上。确保接骨板与骨头的中心对齐。检查骨折方向和接骨板位置。锁定头螺钉通过剩余的板孔插入;皮质螺钉可由LHS代替

平行于接骨板后缘

- 应用手法牵引以达到骨折的正确长度和旋转，然后在最近端的接骨板孔放置临时克氏针固定。使用通过螺纹孔插入的皮质螺钉可以完成对冠状排列的微小调整
- 如果骨折的复位和接骨板的位置令人满意，则可以借助插入手柄或使用另一块接骨板作为孔的参照物经皮插入 LHS
- 对于单纯性干骺端骨折，使用铰接式张力装置压缩骨折的干骺端部分可能有帮助
- 建议双面放置锁定螺丝，以减少拔出风险并增加螺丝工作长度
- 一般来说，骨折的每个节段都应该固定 3~4 颗螺丝钉。选择的接骨板长度应该允许股骨近端有大致相同数量的空骨板孔。在非骨质疏松性骨中，仅用标准螺丝钉近端固定即可获得良好的固定效果
- 在螺钉插入完成后，使用 C 形臂对骨折复位和固定进行最后检查。建议使用 C 形臂 25° 左右的内旋切面，以避免股骨远端的内侧螺钉突出，因为这会引起疼痛刺激和需要取出内固定物

如果最后一次内固定后有残余的干骺端骨缺损，则应推迟一期植骨。几个月后随访，如果没有骨愈合进展的迹象，应考虑二次自体骨移植。在开放性骨折合并骨质丢失和可能感染的情况下，将加有抗生素的聚甲基丙烯酸甲酯骨水泥填充到

缺损处，以便随后进行分期植骨（ Masqulet 技术)[5]。

6.6 增加内侧固定

对于严重的干骺端粉碎、节段性骨丢失、内侧皮质接触丧失或低位假体周围骨折患者，单一的外侧接骨板可能不能提供足够的稳定性，应考虑增加内侧接骨板以实现双柱稳定。

如上所述，内侧接骨板可采用标准内侧下入路或 MIPO 方式进行。沿股骨髁内侧固定一块直的 3.5mm 非锁定或锁定接骨板。

内侧接骨板可以采用沿股骨内侧的直接骨板，也可以采用预先弯曲的螺旋接骨板。预弯螺旋接骨板已被一些作者证明是一种安全的替代技术 [6,7]，因为接骨板的近端位于远离股神经血管束的前外侧（图 19.1-16 ）。手术从股骨远端 MIPO 内侧切口开始，将接骨板由近侧向股内侧肌下方骨外推进。近端切口在股骨前外侧。由于螺旋板的弹性特性，螺旋板和侧板在同一水平面上的近端不会产生应力上升效应 [7]。

7 术后护理及康复

应鼓励患者开展术侧腿的早期功能康复。通过适当的疼痛控制，如果软组织损伤允许，最早可以在术后 48 小时开始主动辅助活动髋、膝和踝关节。持续的被动运动也是有效的。重点应

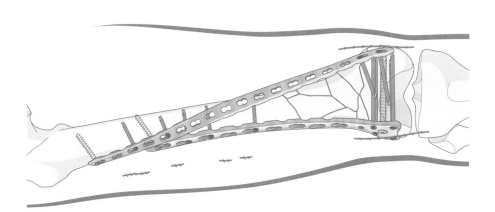

图 19.1-16 股骨远端骨折AO/OTA型33C2伴内侧皮质粉碎，双接骨板螺旋接骨板固定

放在加强股四头肌和活动范围锻炼上。对于骨质量良好的简单骨折，允许在手术后早期部分负重（10~15kg）。对于粉碎性骨折或骨质疏松性骨折，建议使用拐杖或助行器进行脚趾接触负重。一旦在术后 6~12 周的随访期间证实骨痂形成，可以进行渐进式负重。

术后根据当地治疗指南给予抗生素和血栓预防。

8 陷阱

- 无论使用何种固定设备，重要的是确保植入远端关节块的内植物平行于髌股关节和胫股关节表面，以避免关节穿透和骨折碎片定位不良，导致轴向或旋转对准不良

- 固定装置应放置于股骨外侧髁前 1/3 和中 1/3 连接处的外侧表面，与股骨骨干对齐，再次避免固定装置近端与骨干碎片固定后骨折对准不良

- 使用带锁孔的 LISS-DF 时，重要的是要确保固定器的近端位于股骨干外侧皮质的中心。这是因为 LHS 必须垂直于固定物的表面插入，如果固定物偏离中心或没有平置于外侧皮层，螺钉可能无法在皮层上获得足够的张力，从而可能导致螺钉脱落

对于常规接骨板，LCP-DF 或 VA-LCP 接骨板近端定位不太重要，因为可以通过使用皮质螺钉将钻头斜向接合两个皮质来进行一些调整。

9 经验

- 无论使用何种类型的螺钉，建议采用双皮质螺钉固定以增加拔出强度。对于骨质疏松性骨折尤其如此，当皮质变薄时，螺钉的工作长度变得很重要

- 远端关节骨折块过伸常由于腓肠肌的牵拉导致。必须通过在股骨髁上区域放置合适的衬垫以矫正该畸形，如果必要，作为补充，

可以置入前后方向的斯氏针作为操纵杆来处理

- 使用 LCP-DF 时，接骨板的前缘和后缘必须和股骨远端的前缘和后缘平行。这一位置能够预防股骨髁的屈曲或伸直畸形

- 当将 LCP-DF 或 LISS-DF 用于股骨干远端粉碎性骨折，使用解剖型接骨板作为复位工具时，应用牵引器能够使间接复位和骨折对位变得容易（图 19.1-17）

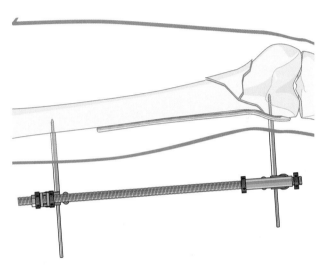

图 19.1-17 通过股骨远端微创稳定系统或股骨远端锁定加压接骨板将接骨板暂时固定到股骨髁上后，使用牵引器作为间接复位工具以复位骨折

10 参考文献

[1] Hwang JH, Oh JK, Oh CW, et al. Mismatch of anatomically preshaped locking plate on Asian femurs could lead to malalignment in the minimally invasive plating of distal femoral fractures: a cadaveric study . Arch Orthop Trauma Surg. 2012 Jan;132(1):51–56.

[2] Steinberg EL, Elis J, Steinberg Y , et al. A double-plating approach to distal femur fracture: a clinical study . Injury . 2017 Oct;48(10):2260–2265.

[3] Orapiriyakul W, Apivatthakakul T , Phornphutkul C. Relationships between Hoffa fragment size and surgical approach selection: a cadaveric study . Arch Orthop Trauma Surg. 2018 Dec;138:1679–1689.

[4] Jiamton C, Apivatthakakul T . The safety and feasibility of

minimally invasive plate osteosynthesis (MIPO) on the medial side of the femur: a cadaveric injection study . Injury . 2015 Nov;46(11):2170–2176.

［5］ Masquelet AC, Begue T . The concept of induced membrane for reconstruction of long bone defects. Orthop Clin North Am. 2010 Jan;41(1):27–37 .

［6］ Hohenberger GM, Schwarz AM, Grechenig P , et al. Medial minimally invasive helical plate osteosynthesis of the distal femur—a new technique. Injury . 2021 Sep;52 Suppl 5:S27-S31.

［7］ Lenz M, Varga P , Mischler D, et al. Helical plate: the stress riser issue. The specific issue of implant and coupling loads. ICUC Newsletter. 2019;42.

11 扩展阅读

- Beltran MJ, Gary JL, Collinge CA. Management of distal femur fractures with modern plates and nails: state of the art. J Orthop Trauma. 2015 Apr;29(4):165–172.

- Buckley R, Moran C, Apivatthakakul T . AO Principles of Fracture Management, Third Edition. Stuttgart New Y ork: Thieme Publishing; 2018.

- Consigliere P , Iliopoulos E, Ads T , et al. Early versus delayed weight bearing after surgical fixation of distal femur fractures: a non-randomized comparative study . Eur J Orthop Surg Traumatol. 2019 Dec;29(8):1789–1794.

- Mast J, Jakob R, Ganz R. Planning and Reduction Technique in Fracture Surgery , First Edition. Berlin Heidelberg New Y ork: Springer-V erlag; 1989.

- McDonald TC, Lambert JJ, Hulick RM, et al. Treatment of distal femur fractures with the DePuy-Synthes variable angle locking compression plate. J Orthop Trauma. 2019 Sep;33(9):432–437 .

- Piétu G, Ehlinger M. Minimally invasive internal fixation of distal femur fractures. Orthop Traumatol Surg Res. 2017 Feb;103(1S):S161–S169.

- Pires RE, Giordano V , Fogagnolo F , et al. Algorithmic treatment of Busch-Hoffa distal femur fractures: a technical note based on a modified Letenneur classification. Injury . 2018 Aug;49(8):1623–1629.

- Ricci WM, Streubel PN, Morshed S, et al. Risk factors for failure of locked plate fixation of distal femur fractures: an analysis of 335 cases. J Orthop Trauma. 2014 Feb;28(2):83–89.

- Rosenkranz J, Babst R. ［A special instrument: the LISS tractor.］ Oper Orthop Traumatol. 2006 Mar;18(1):88–99. German.

- Zlowodzki M, Bhandari M, Marek DJ, et al. Operative treatment of acute distal femur fractures: systematic review of 2 comparative studies and 45 case series (1989 to 2005). J Orthop Trauma. 2006 May;20(5):366–371.

19.2
股骨远端：假体周围骨折（V.3-B1）

Frank JP Beeres, Reto Babst

1 病例描述

98 岁女性（ASA Ⅲ 级，体重指数 39），跌倒致股骨髁上假体周围骨折（SU Ⅱ 型）（图 19.2-1），不伴软组织损伤。患者既往有骨质疏松症、心功能不全，2001 年行全膝关节置换术（2011 年行翻修术），2012 年行全髋关节置换术。

作者[1] 对这项技术包括部分图表进行了完整而详细的描述。

MIPO 的适应证

体弱多病的老年患者可以通过直接负重来减少并发症，并保持独立的日常活动。因此，骨折治疗的目标是获得稳定的骨结构，允许直接负重。对于这种假体周围骨折，不能选择髓内钉固定。

与传统接骨板接骨术相比，微创入路可减少软组织损伤，保留了血肿和骨膜。在股骨内侧放置螺旋接骨板只需要很少的额外暴露，而且不需要额外显露骨折部位，增加了稳定性。

肥胖患者面临的额外挑战突出了 MIPO 的优势。

2 术前计划

- 对整个股骨和相邻关节进行正侧位 X 线检查，建议通过额外的 CT 扫描进行术前计划，并根据 Lewis 和 Rorabeck 分级[2] 评估全膝关节假体的稳定性
- 对患者进行查体，并记录受累肢体（患肢）

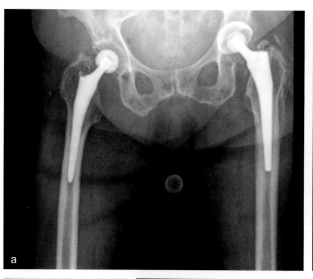
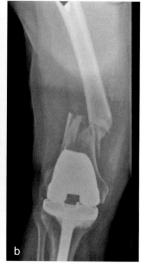
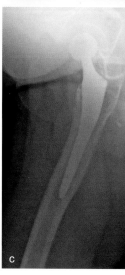
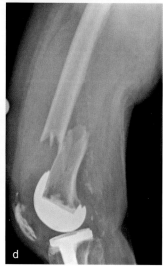

图 19.2-1 X线片显示股骨假体周围骨折（SU Ⅱ型）

的感觉、运动功能和血液循环状况

- 选择远端外侧不同角度的股骨锁定接骨板，接骨板的长度依据骨折长度选择［接骨板跨比为（2~3）：1］
- 使用折弯器、压弯机和标准股骨模型将窄长的锁定加压板（4.5mm窄板）塑形为螺旋接骨板（图19.2-2）。接骨板预塑形，使远端部分符合内侧髁的形状，近端部分位于股骨腹侧（图19.2-3）。塑形可以在术前进行（如果时间允许），也可以在术中进行
- 如果术前进行了塑形，则对预塑形的螺旋接骨板进行消毒
- 在取皮肤切口前30分钟静脉输入2000mg头孢唑林（Kefzol）
- 当髌骨位于健侧腹侧时，记录小转子轮廓

3 手术室准备

3.1 麻醉

该手术通常在患者全身麻醉的情况下进行。

3.2 患者体位和C形臂位置

- 患者取仰卧位
- 全身麻醉或区域麻醉
- 双下肢行手术皮肤消毒，以通过健侧下肢评估术中旋转
- 膝关节轻度屈曲，以缓解股骨远端腓肠肌张力（图19.2-4）
- 可透X线的手术床。通过抬高腿或降低对侧腿板进行侧位X线检查

3.3 器械

- 4.5mm（预塑形）窄螺旋板和大LCP接骨板
- 适用于侧方接骨板（V ALCP 4.5/5.0或LISS板）的器械和瞄准装置
- 大碎片LCP器械和植入装置
- 克氏针（1.6mm）
- Schanz螺钉
- 大牵引器或外固定器
- 复位钳和点状复位钳

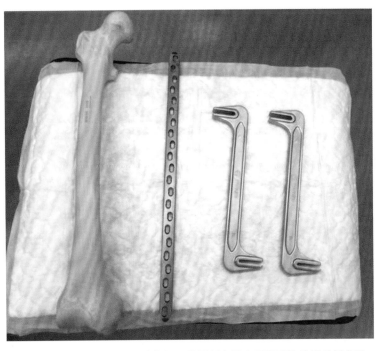

图 19.2-2 骨骼模型、直形锁定加压接骨板和用来预塑形接骨板的折弯器

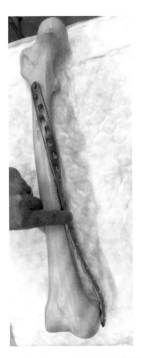

图 19.2-3 术前预塑形螺旋接骨板

- 微创钻孔器
- 鸟嘴钳
- 锁定附着板

4 手术入路、复位、固定

一些研究[3-5]阐述了股骨远端骨折外侧微创入路、复位和固定的完整手术技术指南。

本病例采用闭合复位技术（牵引、屈膝和经皮复位钳）的微创入路如图 19.2-4 所示。只有当骨折得到充分的复位并从外侧固定后，才能进行股骨内侧接骨板的固定。

对股骨远端的解剖标志进行体表标记（图 19.2-5a），使用预塑形螺旋接骨板可在股骨前内侧标记出远端和近端的切口部位（图 19.2-5b），在与股骨连线一致的髁状突中心上方做皮肤切口，然后牵开股内侧肌以显露肌下区域（图 19.2-6）。

在植入接骨板之前，小心地在股内侧肌和股中间肌下插入长的骨膜起子，从远端到近端以及从内侧到腹侧创建一条肌肉下骨膜隧道（图 19.2-7）。骨膜剥离器必须指向股骨近端的腹侧部分。或者，接骨板本身可以用来滑过股骨的内侧以形成自己的隧道。

在内侧髁上方植入预塑形螺旋接骨板的同时引导至股骨近端腹侧部分（图 19.2-8）。

在股骨近端腹侧或腹外侧，分离股外侧肌和股中间肌以贴近股骨，在骨干两侧放置 2 个 Hohmann 牵引器，接骨板的末端与骨干对齐，在前后位和侧位视图上使用图像增强器控制接骨板位置适宜。将螺旋接骨板在钻套筒引导下使用克氏针临时固定在远端和近端股骨上，最好使用带翼螺母的螺纹克氏针（图 19.2-9）。

通过使用共点状复位钳使接骨板与内侧髁突相贴合，在前后位和侧位视图上用 C 形臂确认接骨板位置。螺旋接骨板远端和近端均使用皮质螺钉或锁定螺钉固定（图 19.2-10）。建议在接骨板的两端分别用 2~3 个螺钉固定[6]。在某些情况

下，在锁定螺钉植入前，首先使用皮质螺钉使接骨板更贴近骨骼。图 19.2-11 显示了伤口的逐层闭合。

4.1 康复

术后第 1 天拍 X 线片（图 19.2-12）。

在理疗师的监督下允许患者立即进行非限制性负重（图 19.2-13）。

术后 6 周、12 周、26 周和 52 周进行门诊临床和放射学对照，随访 12 个月时的 X 线片显示骨折愈合（图 19.2-14）。

4.2 误差、危险和并发症

- 避免两个接骨板上的两个螺钉完全处于同一水平，并利用两个接骨板上的螺钉轨迹方向不同的优势，从而分散股骨近端不同部分的应力

- 神经血管损伤：任何非完全可视下操作都应采取适当的预防措施。在股骨远端使用微创环扎器械进行股骨外侧复位时要格外小心，我们建议在使用该设备时要紧贴骨骼进行[4]。此外，在股骨内侧插入螺旋接骨板时，一定要将接骨板插入股内侧肌下的肌肉下 / 骨膜外隧道，因为内收肌管（包括股动脉和股静脉）正好走行在股内侧肌缘的下方

- 旋转误差：在应用外侧接骨板时，临床上应在术中控制相对于对侧的旋转。也可以使用其他技术，例如将小转子的轮廓或皮质宽度与对侧进行比较。如果术后有任何旋转不确定的情况，应做双腿螺旋 CT 检查[3]

- 轴线偏差：考虑到 7°~9° 度的生理偏差，图 19.2-15 所示的格栅状模板是控制长骨轴的实用装置[7]。此外，还允许术中与健侧进行比较。或者，也可以使用"电缆线技术"即将电缆线穿过股骨头、膝关节和踝关节[3]

- 长度差异：如果长度差异超过 1.5~2cm，则

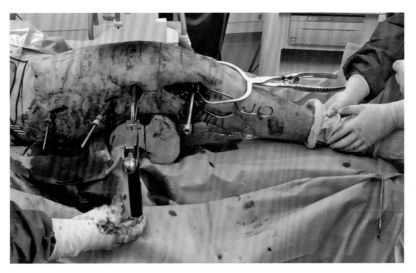

图 19.2-4 采用闭合复位技术（牵引、屈膝和经皮复位钳）和X线透视控制的微创入路

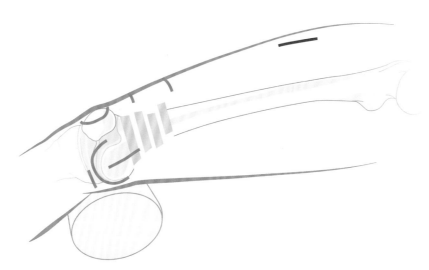

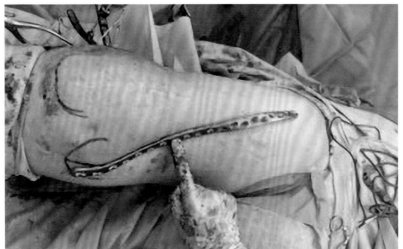

图 19.2-5 股骨远端解剖标志。预塑形螺旋接骨板可用于标记股骨前内侧的切口部位

应讨论和评估进行翻修
- 骨愈合延迟：在不允许完全负重的情况下，由于双接骨板的坚强固定，骨愈合可能会延迟

- 骨折无法愈合时的植入物接骨板断裂：重新接骨及可能会改变愈合过程

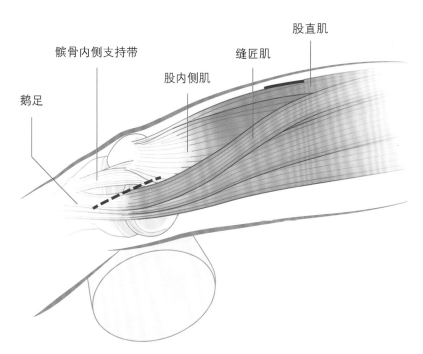

图 19.2-6　螺旋接骨板植入固定的内侧入路、远侧入路和前侧入路

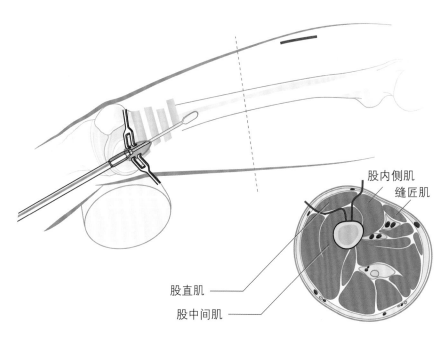

图 19.2-7　通过小心地在股内侧肌和股中间肌下插入长的骨膜起子，从远端到近端和从内侧到腹侧建立了一条肌肉下骨膜外隧道

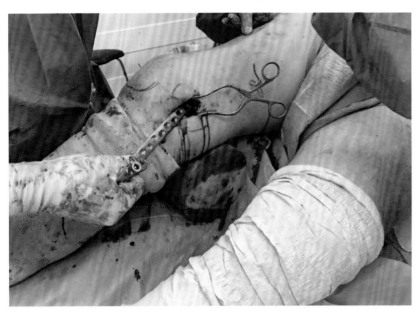

图 19.2-8 植入内侧髁状突上方的预塑形螺旋接骨板。在近端，将2个Hohmann牵引器放置在股骨骨干的两侧，螺旋接骨板的末端与股骨轴线对齐

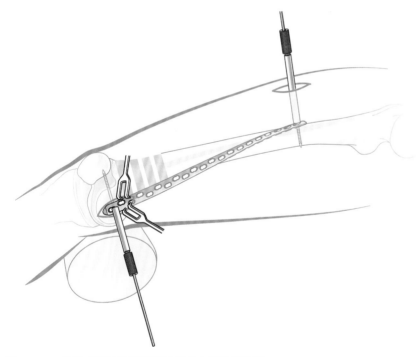

图 19.2-9 使用点状复位钳将接骨板与内侧髁相贴近

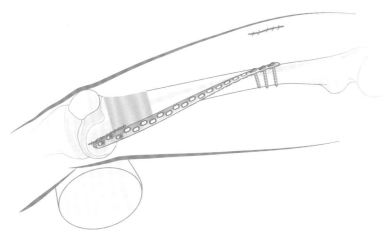

图 19.2-10 螺旋接骨板可根据需要采用皮质螺钉或锁定螺钉固定

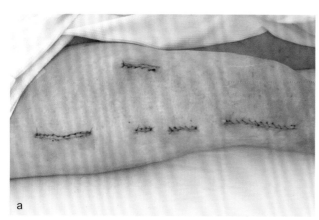
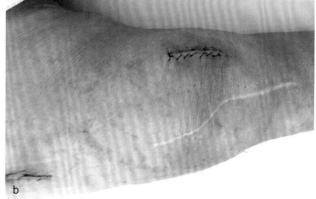

图 19.2-11 外侧（a）与内侧（b）微创伤口

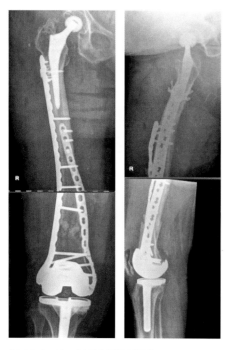

图 19.2-12 术后正侧位X线片

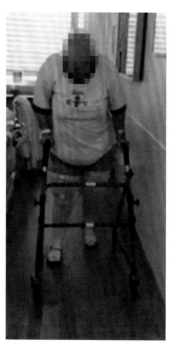

图19.2-13 在理疗师的监督下允许患者立即进行非限制性负重

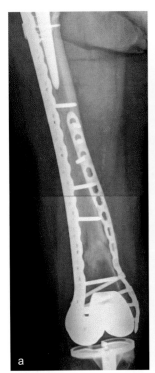
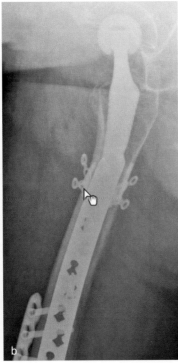
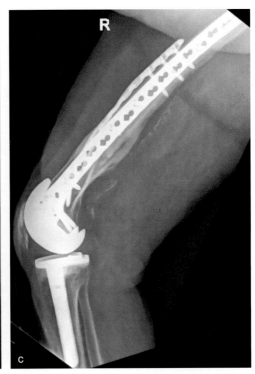

图 19.2-14 术后3个月X线片显示骨折愈合

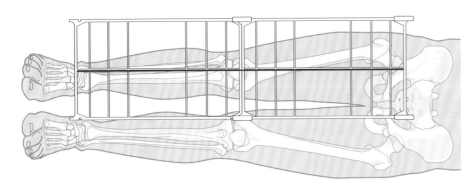

图 19.2-15 格栅状模板是控制长骨轴的实用装置

5 参考文献

[1] Beeres FJP, Emmink BL, Lanter K, et al. Minimally invasive doubleplating osteosynthesis of the distal femur. Oper Orthop Traumatol. 2020 Dec;32(6):545–558.

[2] Rorabeck CH, Taylor JW. Classification of periprosthetic fractures complicating total knee arthroplasty. Orthop Clin North Am. 1999 Apr;30(2):209–214.

[3] Link BC, Rosenkranz J, Winkler J, et al. [Minimally invasive plate osteosynthesis of the distal femur]. Oper Orthop Traumatol. 2012 Sep;24(4–5):324–334.

[4] Link BC, Apivatthakakul T, Hill BW et al. Minimally invasive plate osteosynthesis (MIPO) of periprosthetic femoral fractures with percutaneous cerclage wiring for fracture reduction: tips and technique. JBJS Essent Surg Tech. 2014 July 9;4(3):e13.

[5] Rosenkranz J, Babst R. [New minimally invasive methods of stabilizing distal femoral fractures]. Ther Umsch. 2003 Dec;60(12):757–761.

[6] Regazzoni P, Perren SM, Fernandez AA. MIO helical plate: technically easy, improving biology and mechanics of "double plating." ICUC Newsletter. Sept 1, 2018.

[7] Babst R, Beeres FJP, Link BC. Definitionen und Erklärungen zum Thema Frakturreposition. Unfallchirurg. 2018 Feb 1;122(2):88–94.

19.3
股骨远端：关节内骨折（33C2）

Pongsakorn Bupparenoo

1 病例描述

16岁男性，遭遇摩托车事故，左膝疼痛、畸形、活动范围受限，左膝前外侧有一处3cm长的撕裂伤，轻度污染，相当于Gustilo-Anderson ⅢA型开放性骨折。左膝X线片显示左股骨远端骨折伴关节内移位，股骨外侧髁明显脱位（图19.3-1）。干骺端似乎有一些小的粉碎性骨碎片，X线未见明显的Hoffa骨块。冠状位和矢状位CT显示内侧干骺端有粉碎，但未发现Hoffa骨块。入院后2小时内静脉注射抗生素并对开放性骨折进行手术清创。以髌旁入路扩大开放性伤口，并行左膝关节切开术。采用6.5mm松质螺钉直接切开复位关节骨折并内固定关节内碎片。采用跨越外固定架以保持股骨的对齐。

术后X线片显示关节复位良好，股骨内、外

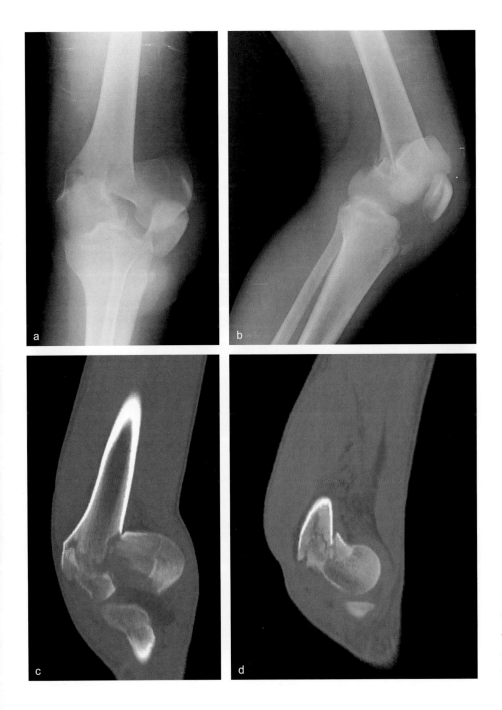

图 19.3-1 a~b.X线片显示股骨远端严重移位骨折伴股骨外侧髁脱位。c~d.膝关节CT显示干骺端粉碎性骨折，没有Hoffa骨折块的证据

侧髁骨折固定良好，关节内骨折块有一定的轴向移位（图 19.3-2）。与内侧相比，外侧关节间隙有一定的增宽。应在最终固定后评估外侧副韧带（LCL）是否损伤。

MIPO 的适应证

对于移位的关节内骨折，需要解剖复位和早期活动，因而有明确的手术指征，最适合的方法是接骨板内固定。针对这一病例，逆行髓内钉是一种选择[1]，但术前计划必须确认拉力螺钉不会阻碍髓内钉的植入。Demitras 等[2] 的一项研究显示，ⅢA 型开放性骨折采用接骨板固定和逆行髓内钉固定治疗的感染率无显著性差异。

骨折类型允许关节内骨折块固定在干骺端，以获得解剖对位。对于干骺端粉碎性骨折，首选间接复位，获得相对稳定，以保留骨折块的血运。该病例使用股骨远端锁定加压接骨板（LCP）进行微创接骨板内固定似乎是合适的植入物。

2 术前计划

在初次手术后 7 天进行最终固定，此时患者一般情况趋于稳定。建议通过绘制骨折图来制定术前计划，包括详细的手术步骤、采用的复位技术和所选的植入物（图 19.3-3）。

3 手术室准备

3.1 麻醉

患者在全身麻醉下进行手术。

3.2 患者体位和 C 形臂位置

患者仰卧在可透 X 线的碳纤维床上，在受伤的膝关节和臀部下方放置一个垫块，以便于复位

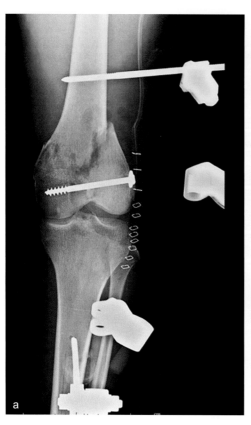
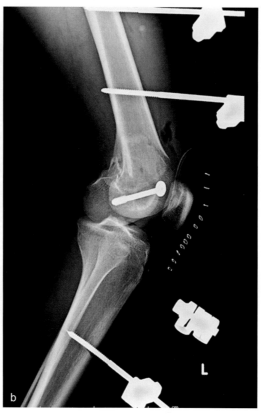

图 19.3-2 术后X线片显示关节内骨块用6.5mm半螺纹松质骨螺钉复位固定良好

和侧位 X 线检查。C 形臂位于对侧。该病例中，骨折的内侧皮质被用作模板以确定正确的腿部长度。对于严重粉碎性骨折患者，建议双下肢均做好准备，用于比较和确定正确的长度、轴线和旋转。

3.3 器械

- 大 LCP 接骨板和植入器械
- 4.5mm 皮质螺钉和器械
- 1.6mm 克氏针
- MIPO 接骨板隧道器
- 左 7 孔锁定加压股骨远端接骨板（LCP-DF）
- 第二代头孢菌素作为预防性抗生素
- 低分子肝素预防血栓

（系统、器械和植入物的大小依据解剖结构变化）

4 手术入路

初次手术股骨髁获得解剖复位固定后，则可选择直接外侧 MIPO 入路，并消毒和覆盖先前的外固定器用于维持长度和获得一定程度的术中复位（图 19.3-4）。

考虑到之前的外侧髁旁切口，直接外侧切口应与前一个切口之间有足够宽的皮桥，以防止皮瓣坏死。沿与股骨干轴线一致的外上髁上方做切口，长度为 3~4cm。第二个小切口在近端接骨板末端。

5 复位固定

部分松开外固定架，以允许外科医师调整力线，纠正外翻和向后移位。使用骨膜剥离器进行直接复位，以纠正股骨远端向后移位（图 19.3-5），并使用克氏针维持复位。7 孔 LCP-DF 经外侧皮肤切口植入，与股骨外髁一致。通过前后位和侧位透视检查接骨板与股骨干对齐，以获得准确的接骨板位置。在实现两个透视图像上的正确对位后，用 2 个平行于关节线的锁定螺钉固定远端骨折块。然后通过插入皮质骨螺钉矫正前后位

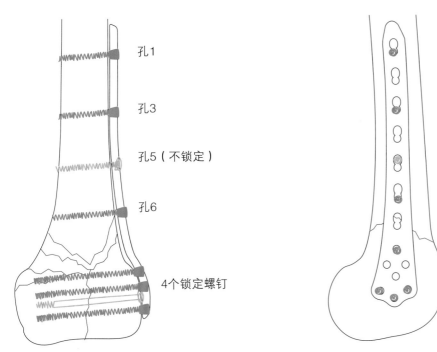

图 19.3-3　术前计划。a.前后位像显示计划采用股骨远端7孔锁定加压接骨板（LCP-DF）桥接股骨远端关节内骨块至骨干。b.侧位像显示术前计划

透视图中的外翻对位。使用 C 形臂检查整体复位情况，并与健侧腿进行比较。最后，按计划插入其余的锁定螺钉，并取出复位螺钉，在完成最终固定后取出外固定架。对膝关节稳定性进行全方位测试，未发现膝关节不稳定。

6 康复

术后立即开始在持续被动活动机上进行全活动范围练习（图 19.3-6）。根据 X 线片显示的愈合指征，允许患者在术后 6~8 周在患侧使用拐杖情况下不负重行走。8 周时，允许患侧完全负重，4 个月时恢复正常的日常活动。

7 经验

在治疗该患者时，以下要点可以在下一个病例中得到改善：

- 关节内骨块固定应使用 3.5mm 皮质骨拉力螺钉，而不是 6.5mm 半螺纹松质骨螺钉，因为这不会干扰 LCP-DF 及其锁定螺钉的置入。较小的皮质骨螺钉头不会造成凸起以阻挡接骨板。3.5mm 拉力螺钉应做好计划放置在 LCP-DF 的边缘。拉力螺钉的方向应根据股骨髁的倾斜度而定

- 关节骨块与骨干的初始固定存在一定的复位不良。然而，就负重轴而言，关节内骨块的

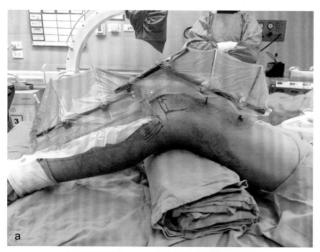
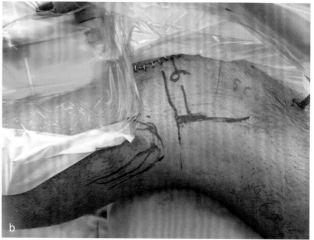
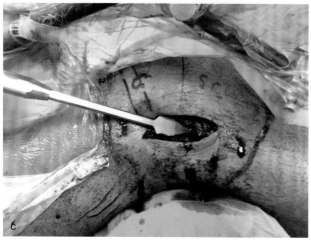

图 19.3-4 直接外侧手术入路。a.患者仰卧在可透视手术台上，在膝关节下方放置垫块，消毒外固定架并无菌覆盖。C形臂位于对侧。b.在股骨外上髁上方做长4cm的皮肤切口，皮桥长度为距先前的外侧髌旁入路6cm。近端切口位于沿股骨干在接骨板末端处。c.肌下骨膜隧道使用骨膜剥离子实现

复位似乎是可以接受的，外科医师决定不翻修关节内骨块的固定

- 因为外固定架没有完全移除以实现更好的复位，所以接骨板位置相对于远端股骨干没有很好地对齐

- 在去除弯曲的非锁定皮质骨螺钉后，最终的固定在近端只有 3 个锁定螺钉，第 4 个锁定螺钉应插入最近端的孔，以获得最佳稳定性。

- 接骨板位置比较靠后，股骨远端一些锁定螺钉过长，可能会刺激内侧软组织，导致疼痛

- 外科医师决定做新的切口（直接外侧入路），因为这位患者在最初清创后第 7 天接受了终极固定，最初的髌旁伤口已部分愈合，关节内骨块解剖复位。皮桥应该足够宽，以避免皮肤并发症

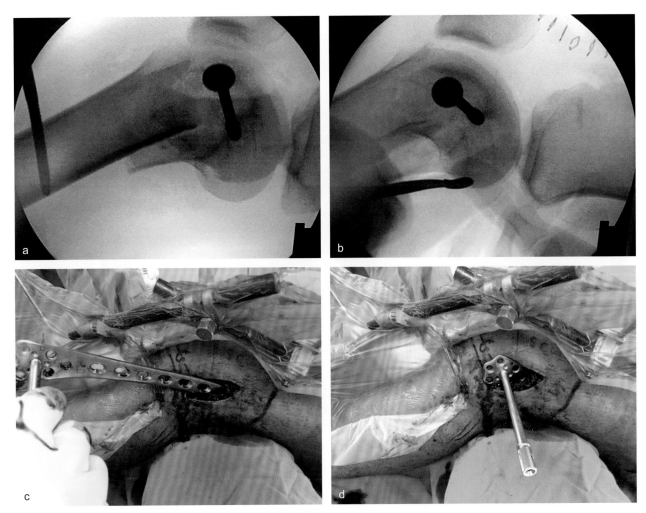

图 19.3-5　a~b.用骨膜起子直接复位远端骨折块的向后移位。c~d.将股骨远端7孔锁定加压接骨板（LCP-DF）经外侧皮肤切口置入，与股骨髁对齐

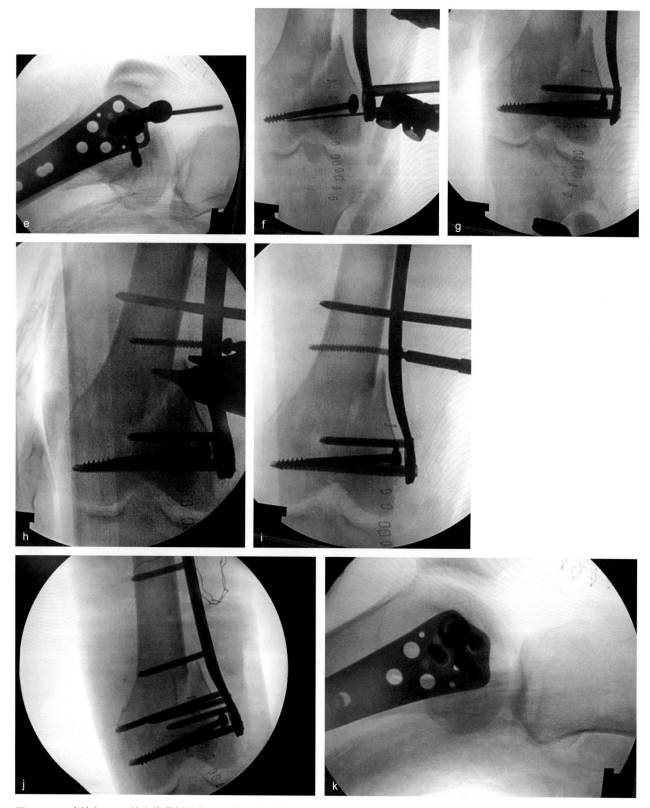

图 19.3-5 （续）e~g.检查接骨板的位置，并用克氏针初步固定。然后将2枚锁定螺钉植入远端骨折块内。h~i.通过在骨折区域附近的近端骨块处植入皮质骨螺钉作为间接复位的复位螺钉来矫正外翻对位不良。在完成最终固定后，取下弯曲的复位螺钉。j~k.术中X线显示最终固定情况

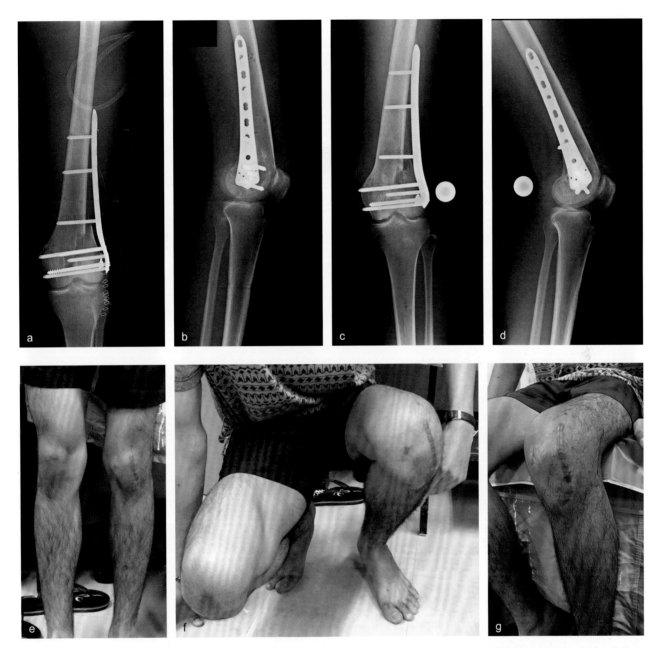

图 19.3-6 a~b.术后即刻X线片显示左侧股骨干骺端接骨板下方有间隙，而且在股骨远端的前表面有一些台阶。侧位X线片显示接骨板的位置稍微靠后一点。c~d.术后4个月X线片显示骨折完全愈合，股骨机械轴位置良好。e~g.患者膝关节活动范围为0°~130°，膝关节功能完全恢复

8 参考文献

[1] Papadokostakis G, Papakostidis C, Dimitriou R, et al. The role and efficacy of retrograding nailing for the treatment of diaphyseal and distal femoral fractures: a systematic review of the literature. Injury. 2005 Jul;36(7):813–822.

[2] Demirtas A, Azboy I, Ozkul E, et al. Comparison of retrograde intramedullary nailing and bridge plating in the treatment of extra-articular fractures of the distal femur. Acta Orthop Traumatol Turc. 2014;48(5):521–526.

19.4
股骨远端：关节内骨折（33C1）

Apipop Kritsaneephaiboon

1　病例描述

68 岁女性，因从高处坠落导致右膝疼痛和畸形被送到医院。初步治疗为临时使用石膏夹板固定膝关节。除已获得良好控制的高血压外，患者其他一般情况良好。患者右膝 X 线片和 CT 扫描显示，右股骨远端干骺端有一轻微移位的斜形骨折，伴髁间延伸（图 19.4-1）。

MIPO 的适应证

患者活动时右膝有局部软组织肿胀，明显血肿和捻发音。由于患者总体健康状况良好，考虑使用 MIPO 手术恢复干骺端长度、旋转和轴向对齐，以尽量减少对软组织和血液供应的损害。然而，移位的单纯关节部分仍然需要进行开放解剖复位，并通过拉力螺钉加压技术获得绝对的稳定。

2　术前计划

建议采用手绘或计算机制定的术前计划，包括入路、采用的复位技术，并选择内植物（图 19.4-2）。

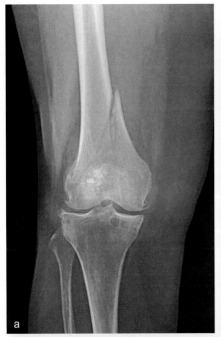
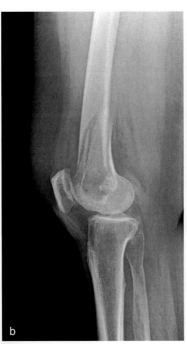
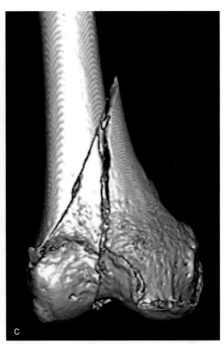
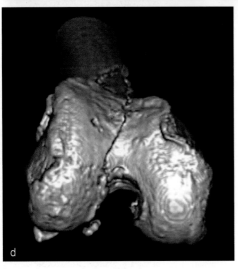

图 19.4-1　术前前后位和侧位X线片显示股骨远端螺旋形骨折，主要位于干骺端。CT扫描的3D图像可以清楚地显示骨折延伸到了关节部位

3 手术室准备

3.1 麻醉

根据患者的情况，可以使用全身麻醉或区域麻醉。本病例使用全身麻醉。

3.2 患者体位与C形臂位置

患者取平卧位，选择可透视手术床，双腿自由位放置。用毛巾支撑患者膝关节后部，放松腓肠肌对股骨远端碎片的牵拉（图19.4-3a）。由于骨折线结构简单，因此双腿自由放置时很容易比较双腿旋转，以及外翻/内翻、屈伸和长度。C形臂应放置于患肢对侧。若要拍摄股骨近端侧位片，则必须抬起对侧未受伤的股骨（图19.4-3b）。

3.3 器械

- MIPO接骨板隧道工具

- MIPO环扎导向器
- 右侧股骨远端9孔锁定加压接骨板（LCP-DF）
- 克氏针
- 大型尖头复位钳
- 应用第一代头孢菌素作为预防性抗生素
- 低分子肝素用于预防血栓形成

（根据解剖结构具体情况，所需器械和内植物的种类、规格不同）

4 手术入路

在髌骨外侧缘内侧1cm处切开皮肤，于髌骨上极上方约5cm处，向下延伸至胫骨结节（图19.4-4a）。由外侧切开皮下组织。行外侧髌旁关节切开，膝关节弯曲至90°，将髌骨移向内侧，显露股骨远端整个关节面（图19.4-4b~c）。

5 复位

使用大点式复位钳，对单纯干骺端和关节内

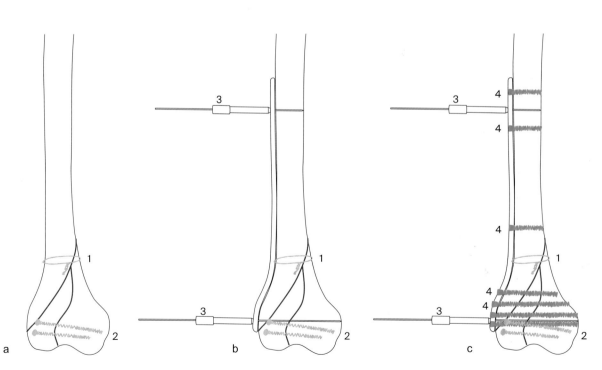

1.髌旁外侧入路，用克氏针维持关节复位，用环扎线维持干骺端骨折复位。2.用3.5mm皮质骨拉力螺钉固定关节骨折块。3.插入接骨板及定位，用克氏针在远端和近端进行临时固定。4.按计划插入锁定螺钉（LHS），以提供足够的稳定性

图19.4-2 术前计划

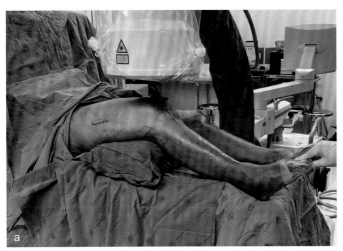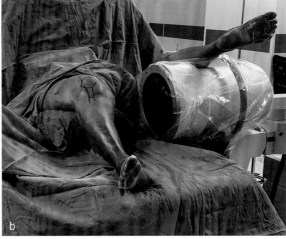

图19.4-3 患者仰卧于可透视手术台上，双腿自由位放置，伤侧膝关节下有支撑。健侧腿应抬起以获得良好的股骨侧位视图

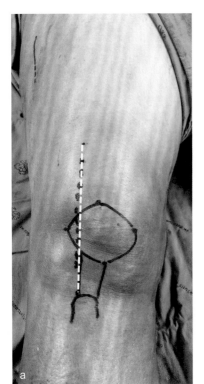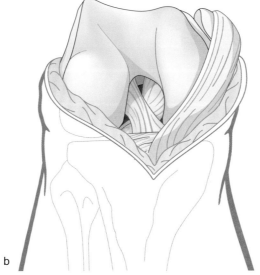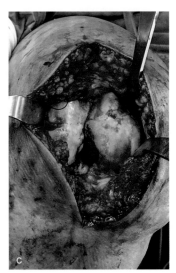

图 19.4-4 髌旁侧入路皮肤纵向切口（白色虚线）。由外侧切开髌旁关节，暴露股骨内侧髁和外侧髁

骨折进行解剖复位，然后用2根克氏针进行临时固定（图19.4-5）。

正确位置，就使用锁定螺钉将髁突和股骨干与接骨板固定（图19.4-6f~h）。

6 固定

用2颗3.5mm全螺纹拉力螺钉沿股骨外侧髁由外向内放置，以加压髁间裂缝（图19.4-6a）。然后用骨钳复位干骺端骨折，用环扎线维持复位，对骨质疏松性骨折提供相对稳定性（图19.4-6b）。接下来将9孔右侧LCP-DF通过外侧软组织通道插入，并对准股骨外侧髁（图19.4-6c）。在前后位和侧位投影中，在膝关节的正确高度将接骨板对齐，以使股骨远端后方皮质与LCP-DF后缘平行（图19.4-6d~e）。一旦接骨板近端获得

7 康复（图19.4-7）

术后第2天，患者开始在连续被动运动机上进行连续被动活动度锻炼，随后在可耐受范围内进行主动活动度锻炼。术后第6~8周，患者可以拄着拐杖行走，脚趾着地承重。根据骨折愈合情况，负重逐渐增加，在第10~12周允许完全负重。

内固定物取出

仅在软组织受激惹的情况下才需要考虑将内固定物取出。

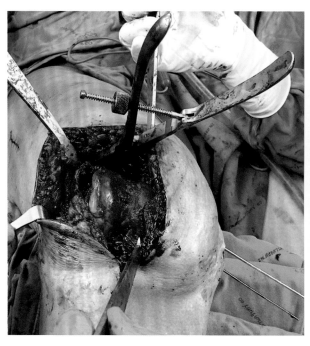
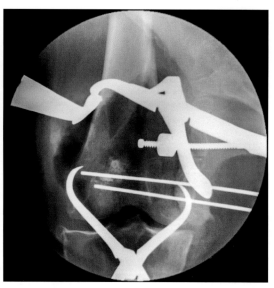

图 19.4-5 实现了单纯性关节骨折和干骺端骨折的解剖复位，并暂时用2根克氏针固定

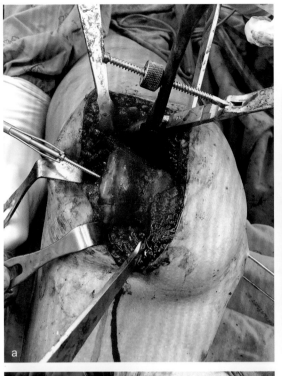

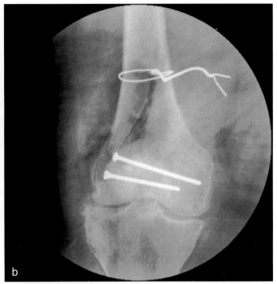

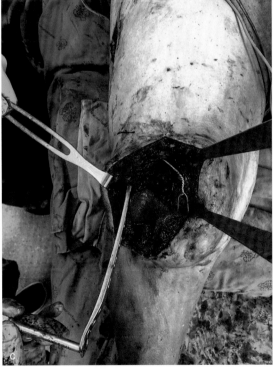

图 19.4-6 a~b.使用2个3.5mm皮质骨拉力螺钉稳定关节内骨块，并使用环扎线维持干骺端骨折。c.将用LCP钻套为手柄的锁定加压股骨远端接骨板（LCP-DF）通过外侧微创接骨板接骨隧道插入

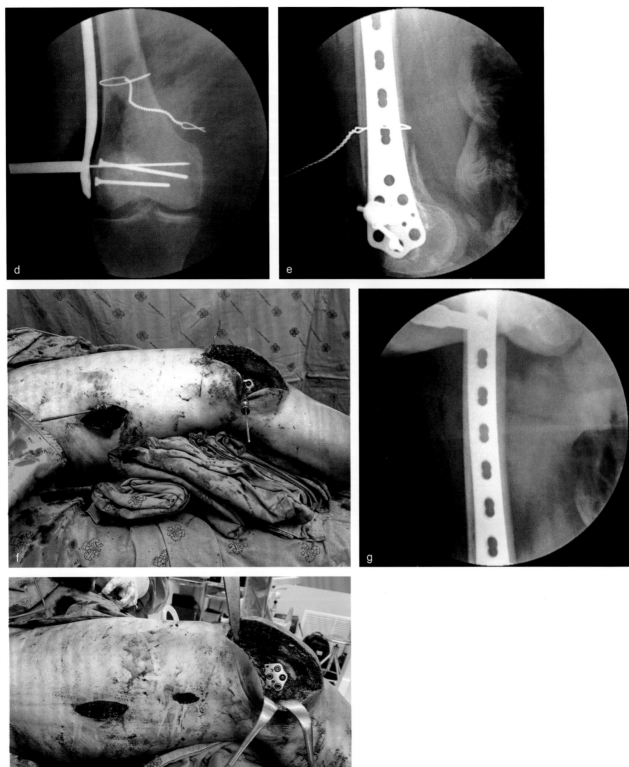

图 19.4-6（续） d~e.用C形臂在前后位和侧位视图上检查接骨板位置。f~g.当接骨板在股骨干近端获得正确位置时，临时将克氏针插入近端骨干。h.在闭合切口前获得明确的近端和远端固定

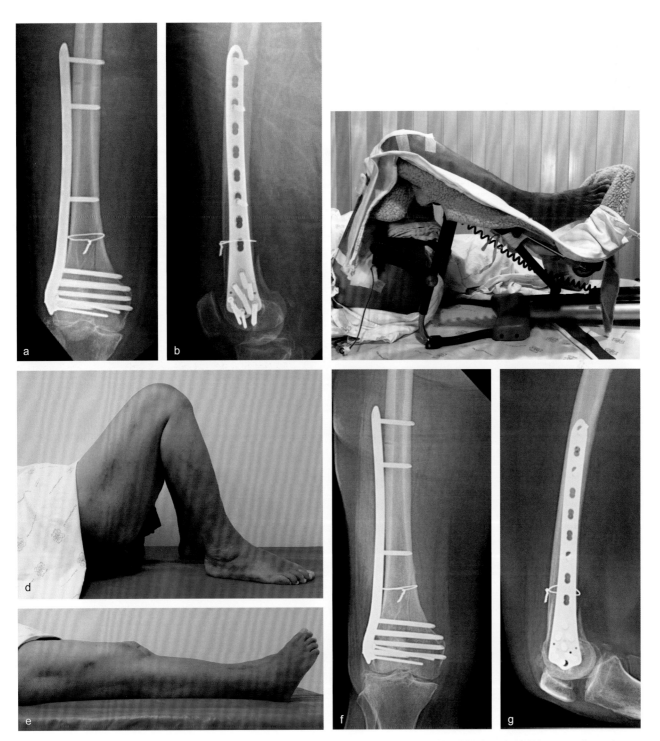

图 19.4-7 a~b.术后前后位和侧位X线片显示对线正确。c.在连续被动运动机上进行膝关节被动活动度训练。d~g.术后3个月，患者活动范围良好，无膝关节疼痛；X线片显示骨折愈合

19.5
股骨远端：关节内骨折（33C3）

Apipop Kritsaneephaiboon

1 病例描述

20 岁女性，在高能车祸中左膝受伤，左股骨远端发生 Gustilo-Anderson ⅢA 型开放性粉碎性骨折（图 19.5-1a~c）。患者未发现合并伤或神经血管问题。初步治疗包括对开放性骨折的清创及跨关节外固定以进行临时稳定（图 19.5-1d）。随后对膝关节进行 CT 扫描和三维重建，以获得更多关于受累关节的信息，特别是 Hoffa 骨折，这对术前计划[1]很有帮助（图 19.5-1e~f）。

MIPO 的适应证

移位的关节内骨折有明确的手术指征，最合适的方法是接骨板固定。由于存在短且多平面的关节内骨折块，所以不适合采用逆行髓内钉固定。首先直接复位实现关节内骨折的解剖复位，然后对股骨远端干骺端部分的粉碎性骨折实现间接复位。在这种情况下适合选用 LCP-DF 进行 MIPO 技术。

2 术前计划

建议采用手绘或计算机生成的术前计划，包括入路、应用的复位技术和选择的植入物（图 19.5-2）。创伤发生后 1 周，患者总体情况稳定、膝关节周围软组织情况稳定时，对骨折进行最终固定。

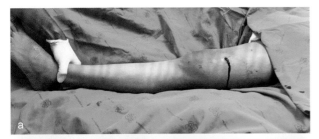

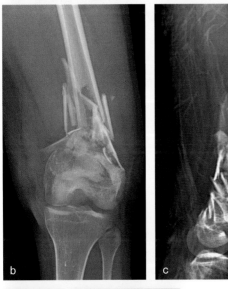

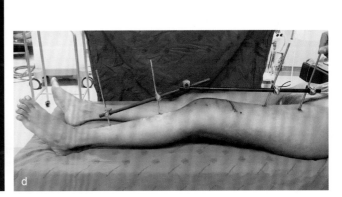

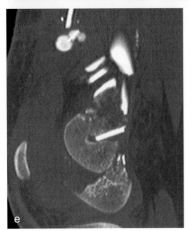

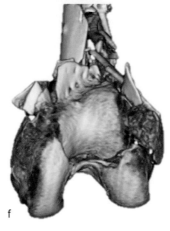

图 19.5-1　a.左大腿远端前外侧有一个1cm长的开放性伤口，有脂肪组织露出。b~c.术前左膝X线片显示股骨远端多碎片骨折，累及股骨内侧髁和外侧髁。d.跨膝外固定提供临时稳定。e~f.膝关节CT扫描显示外侧Hoffa骨折和髁间骨折

3 手术室准备

3.1 麻醉

根据患者的情况，可以使用全身麻醉或区域麻醉。本病例使用全身麻醉。

3.2 患者体位与C形臂位置

患者取平卧位，选择可透视手术床，双腿自由位放置。用毛巾支撑患者膝关节后部，放松腓肠肌对股骨远端碎片的牵拉（图19.5-3）。由于在干骺端有严重的粉碎性损伤，当双腿自由放置时很容易比较双腿旋转，以及外翻／内翻、屈伸和长度。C形臂放置于患肢对侧。

3.3 器械

- MIPO接骨板隧道工具
- 左侧股骨远端13孔锁定加压接骨板（LCP-DF）
- 克氏针
- 3.5mm长皮质骨螺钉
- 大尖头复位钳

（根据解剖结构具体情况，所需器械和内植物的种类、规格不同）

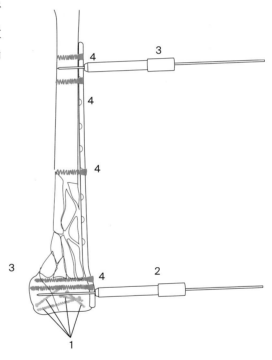

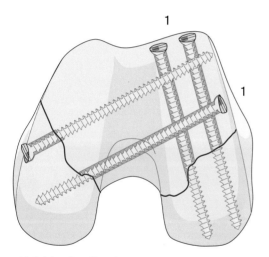

1.髌旁侧入路，使用多个3.5mm皮质骨拉力螺钉复位固定关节骨折。2.插入接骨板，用临时克氏针定位远端接骨板。3.手动牵引复位粉碎性干骺端骨折，在股骨干近端用克氏针临时固定。4.用5.0mm锁定头螺钉（LHSs）固定接骨板

图 19.5-2 术前计划

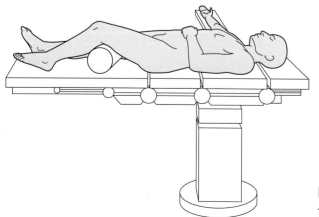

图 19.5-3 患者仰卧于可透视手术台上，双腿自由位放置，受伤膝关节下放支撑物

4 手术入路

移除外固定架。在髌骨外侧边缘的内侧做一个 10cm 的皮肤切口，向下延伸至胫骨结节。该切口延续了在开放性骨折初次清创时所做的 2.5cm 横向手术切口（图 19.5-4a）。由外侧切开皮下组织。行外侧髌旁关节切开，膝关节弯曲至 90°，将髌骨移向内侧，显露股骨远端整个关节面（图 19.5-4b、c）。

5 复位与固定

分别从外侧 Hoffa 骨折和髁间裂处开始，使用 5.0mm Schanz 针作为操纵杆和尖头复位钳解剖复位关节骨折。采用多根克氏针进行临时固定以维持骨折复位（图 19.5-5a）。

置入 2 颗 3.5mm 全螺纹拉力螺钉，从关节面近端开始，由前向后（蓝色箭头）固定外侧 Hoffa 骨折（图 19.5-5b、d、f）。然后沿股骨髁外侧和内侧非关节面处从外侧向内侧（绿色箭头）置入 2 颗 3.5mm 皮质骨拉力螺钉，固定斜形髁间裂（图 19.5-5c~d、f）。

下一步的目标是通过外侧肌下骨膜外通道插入 13 孔左侧 LCP-DF 接骨板，连接关节骨块与远端股骨干（图 19.5-5e）。然后将接骨板对准股骨外侧髁。在前后位和侧位投影中，该接骨板应相对于膝关节放置在正确的水平，因此股骨远端后方皮质与 LCP-DF 远端后缘平行（图 19.5-5f~g）。采用手法牵引间接复位，以恢复股骨的解剖对线和长度。在近端股骨干获得接骨板的正确位置后，立刻使用克氏针进行初步固定，以便术中评估接骨板的对线、长度和旋转情况，然后使用锁定螺钉进行最终固定（图 19.5-5h~k）。

固定后，在股骨远端干骺端连接处发现一段

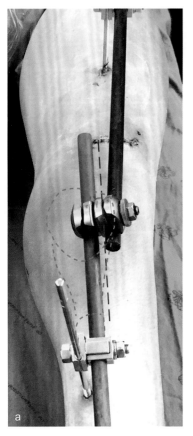
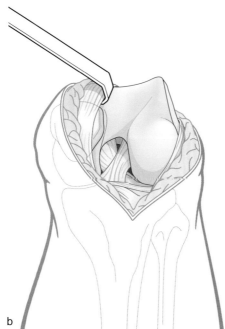
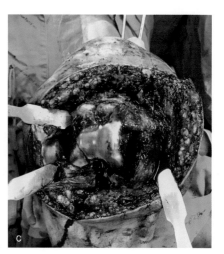

图 19.5-4　a.髌旁外侧入路皮肤纵向切口（红色虚线）。b.行髌旁外侧关节切开术，通过将髌骨牵向内侧显露股骨髁内侧和外侧。c.可见外侧Hoffa骨折和髁间骨折

7cm 的节段性骨缺损（图 19.5-5l）。因此，使用第一阶段膜诱导（Masquelet）技术，将装载庆大霉素的 PMMA 填充放置在该骨缺损中[2-4]（图 19.5-5m）。

6 康复

术后第 2 天，患者开始在连续被动运动机上进行连续被动活动度锻炼，随后在可耐受范围内进行主动活动度锻炼。术后第 6~8 周，患者可以拄着拐杖行走，脚趾着地承重。

第一次手术后第 8 周，进入膜诱导技术第二阶段，通过股骨远端外侧入路去除骨水泥填充物（蓝色曲线箭头），保留诱导形成的膜，并将自体髂骨移植（白色箭头）填充到间隙中（图 19.5-6a~b）。负重逐渐增加，第 16 周允许完全负重。第二次手术后 1 年，骨折完全愈合，患者左膝活动范围完全正常（图 19.5-6c~e）。

内固定物取出

仅在软组织受激惹的情况下才需要考虑将内固定物取出，对本例患者，内植物未取出。

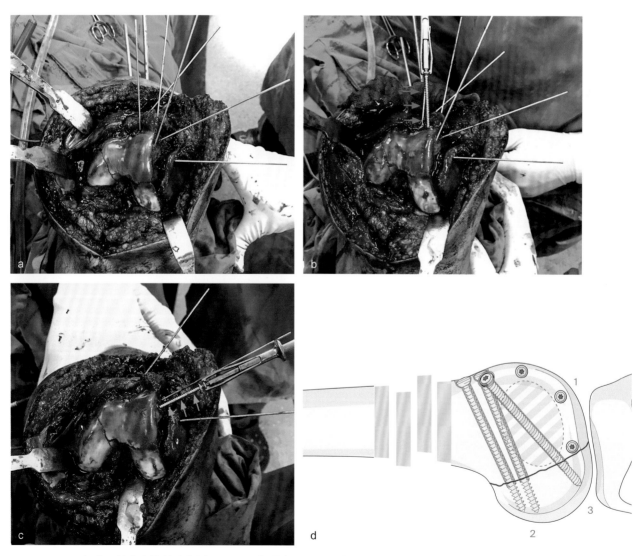

图19.5-5　a.实现了关节内骨折（外侧Hoffa和髁间骨折）的解剖复位，并用多根克氏针临时固定。b.外侧Hoffa骨折用2颗3.5mm皮质骨拉力螺钉前后方向进行固定（蓝色箭头）。c.从股骨髁外侧至内侧（绿色箭头）置入2颗3.5mm皮质骨拉力螺钉固定髁间骨折。d.以这种方式插入螺钉，为接骨板系统（绿色虚线圈）留出一块没有螺钉的区域

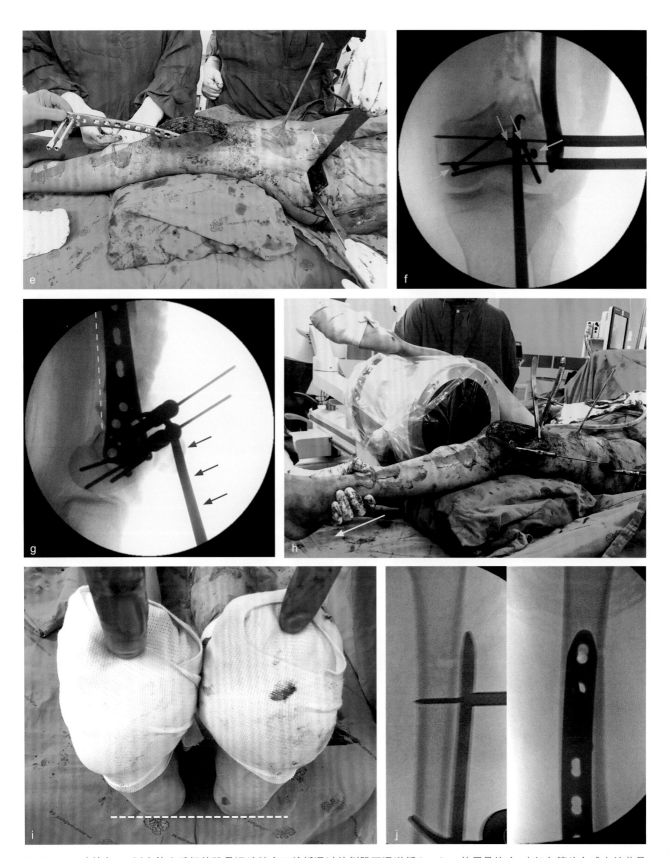

图 19.5-5（续） e.以套筒为手柄的股骨远端锁定压缩板通过外侧肌下通道插入。f~g.使用骨钩（g中红色箭头）减少关节骨块的后部位移，并使用C形臂拍前后位和侧位视图来检查远端接骨板的正确位置（g中蓝色虚线）。h~j.手动牵引（h中黄色箭头）矫正股骨缩短。待肢体长度与对侧相等，并检查近端接骨板位置良好后，置入临时克氏针

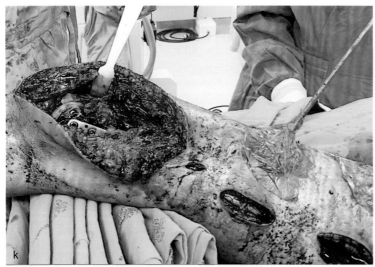
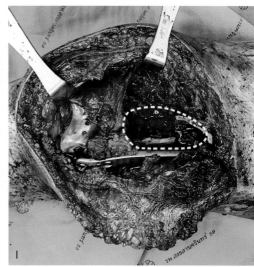
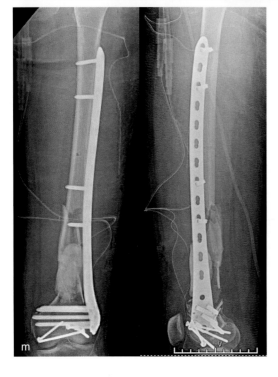

图 19.5-5（续） k.最终近端和远端螺钉固定。l.股骨远端有一段7cm的干骺端骨缺损（白色虚线）。m.术后立即行前后位和侧位X线检查，显示骨折对齐正确，骨缺损处植入混有庆大霉素的PMMA填充，位置良好

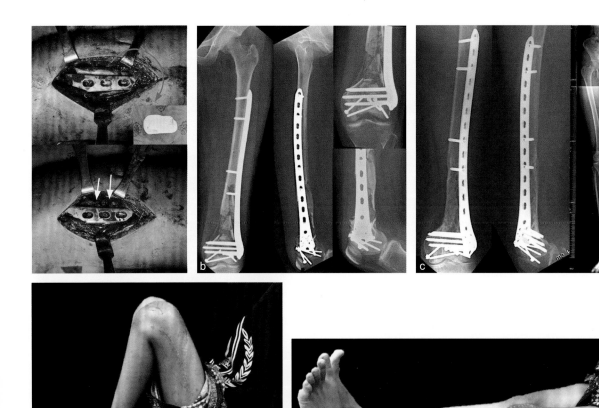

图19.5-6　a.清除骨水泥填充物，自体骨移植填充骨缺损。b.二期诱导膜技术后X线控制。c~e.术后1年，患者活动范围良好，左膝无痛，X线显示骨折愈合

7　参考文献

[1] Nork SE, Segina NE, Aflatoon K, et al. The association between supracondylar-intercondylar distal femoral fractures and coronal plane fractures. J Bone Joint Surg Am. 2005 Mar;87(3):564–569.

[2] Masquelet A, Kanakaris NK, Obert L, et al. Bone repair using the Masquelet technique. J Bone Joint Surg Am. 2019 Jun;101(11):1024–1036.

[3] Fung B, Hoit G, Schemitsch E, et al. The induced membrane technique for the management of long bone defects. Bone Joint J. 2020 Dec;102-B(12):1723–1734.

[4] Taylor BC, French BG, Fowler TT, et al. Induced membrane technique for reconstruction to manage bone loss. J Am Acad Orthop Surg. 2012 Mar;20(3):142–150.

19.6
股骨远端：关节内骨折（33C3）

Chris Finkemeier

1 病例描述

33 岁男性，机动车车祸伤。诊断为左侧股骨远端关节面 Gustilo-Anderson Ⅲ A 型开放性粉碎性骨折伴干骺端粉碎性骨折（图 19.6-1a）及左侧骨筋膜室综合征。患者被紧急送往手术室进行清创、左股骨外固定架固定，以及左下肢四个筋膜室切开术（图 19.6-1b）。初步处理后进行 CT 扫描以制订详细手术计划。几天后，患者情况稳定，准备进行 33C3 型左股骨骨折最终固定。

大多数 33C3 型骨折最好使用接骨板治疗，在某些情况下需使用双接骨板。由于股骨远端中心部分高度粉碎，锁定接骨板固定是最佳选择。

2 术前计划

全面的术前计划对高效完成手术至关重要。良好的术前计划包括有效的影像资料、识别定位关键的关节骨折线和骨折块、选择适当的手术入路以尽可能减少软组织损伤、确定进行复位的步骤以及选择适当的器械和植入物。

2.1 影像资料

正确的影像资料可协助识别所有重要的骨折块。除股骨全长 X 线片外，大多数复杂的关节内骨折最好进行 CT 扫描，这对识别关键骨折块以及了解其与其他骨折块的关系至关重要。如果可以的话，三维重建是一种有用的成像模式，可加强对骨折的理解。然而，X 线和 CT 扫描最好在骨折撑开到一定长度时进行，通常采用外固定的方式。

2.2 识别关键骨折块

完成 CT 扫描后，医师应研究所有序列，以识别无移位骨折及关键移位骨折块，以便能够在脑中或以其他更好的方式进行重新组装，并绘制骨折图。

对于该病例，确定的关键碎片为无移位外侧髁 Hoffa 骨折块（图 19.6-2）、粉碎性髁间劈裂骨折、髁间窝骨折和移位的内侧髁 Hoffa 骨折块（图 19.6-3）。

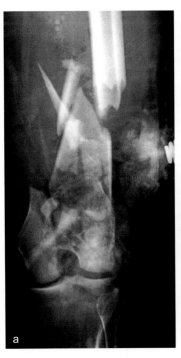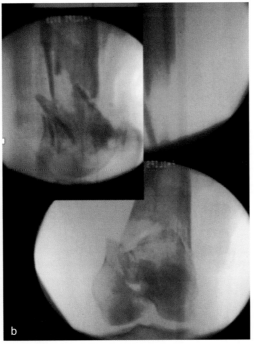

图 19.6-1 外固定前后的骨折 X 线片

2.3 选择手术入路

在确定骨折块并进行初步复位规划后，外科医师应确定适当的手术入路，应在软组织破坏最少的情况下进行复位（更多详情见下文）。

对于该病例，关节骨折的直接复位需要采取开放的髌旁前外侧入路，而粉碎的干骺端区域可以使用关节前外侧切开术桥接，进而将植入物穿过肌下。

2.4 确定步骤顺序

一旦确定关键的骨折碎片，可以在还原位置

追踪骨折断裂，并确定步骤顺序。对于该患者，使用放大图绘制骨折情况（图 19.6-4）。

该骨折推荐的步骤顺序为：

1.复位并固定无移位的外侧 Hoffa 骨折（图 19.6-5）。

2.复位并固定移位的内侧 Hoffa 骨折（图 19.6-6）。

3.复位并将髁间窝碎片固定回内侧髁（图 19.6-7）。

4.复位并固定髁间骨折线（图 19.6-8）。

5.确定骨折端、恢复解剖长度以及骨折处冠状面和矢状面对线情况，用植入物固定（图 19.6-9）。

指导原则是从简单的无移位骨折开始，以免

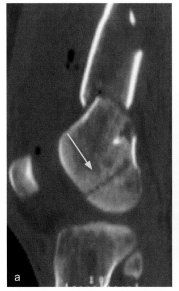
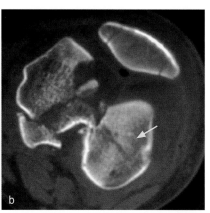

图 19.6-2　计算机断层扫描横断面和矢状面重建，显示外侧髁无移位的Hoffa骨折

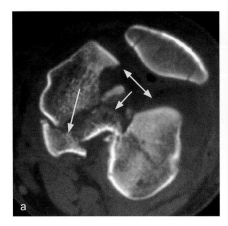
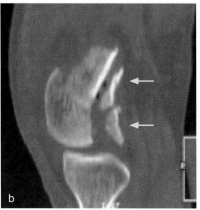

图 19.6-3　计算机断层扫描横断面和矢状面重建显示髁间劈裂粉碎、髁间窝骨折碎片和移位的内侧Hoffa骨折

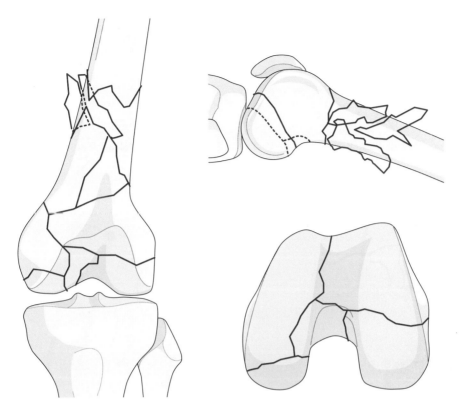

图 19.6-4 冠状面、矢状面和横断面视图中的骨折

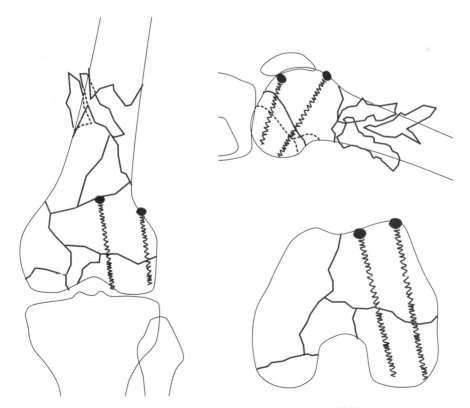

图 19.6-5 步骤1：首先通过放置2枚螺钉稳定无移位的外侧Hoffa骨折

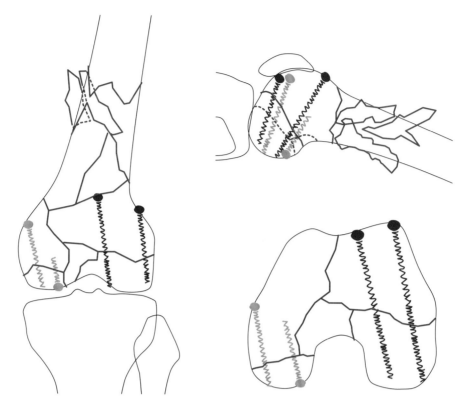

图 19.6-6 步骤2：使用2枚螺钉复位和稳定内侧Hoffa骨折

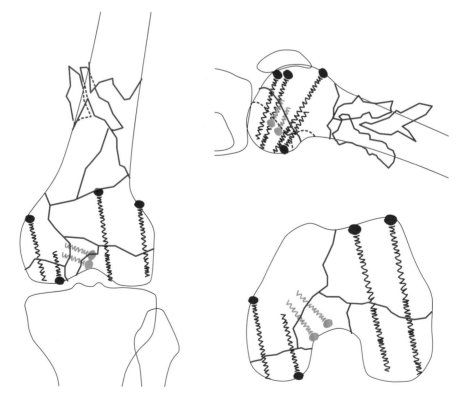

图 19.6-7 步骤3：如有可能，使用2枚螺钉复位髁间窝碎片并将其稳定到内侧髁

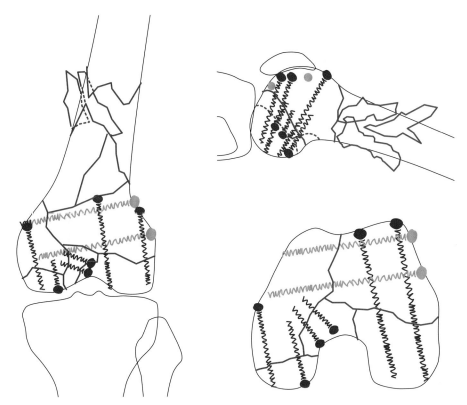

图 19.6-8 步骤4：使用2枚或3枚螺钉复位和稳定髁间骨折劈裂

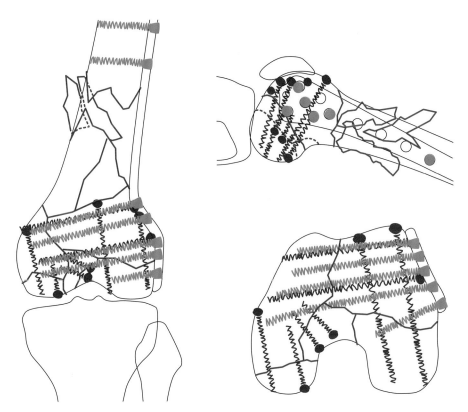

图 19.6-9 步骤5：恢复冠状面和矢状面的解剖长度和骨折对线，并通过肌下植入物固定器械

发生移位，然后从内到外侧进行复位固定。对所有植入物应进行规划放置，以避免与固定接骨板所需的螺钉发生冲突。

3 手术室准备

3.1 麻醉

使骨骼肌松弛的全身麻醉是困难病例的极佳选择。使用镇静剂进行脊髓镇痛是可行的，但其中许多患者正在接受抗凝治疗或即将接受抗凝治疗。此外，由于损伤，患者可能无法耐受脊柱镇痛时摆放体位。然而，局部神经阻滞，例如股神经阻滞，可以作为全身麻醉的辅助手段来控制手术疼痛。

3.2 患者体位及 C 形臂位置

建议患者仰卧于可透射线的手术床上。手术

过程中的难点是获得良好的外侧成像，以评估矢状面对线及近端植入物定位和螺钉的位置。具有能够使未受伤肢体低于手术肢体的"折叠"手术桌是有帮助的。如果没有这样的桌子，可以同时术前准备两侧肢体并铺巾，以便将未受伤的肢体抬离手术台，然后透视机可以在下面无阻碍地移动（图 19.6-10）。准备未受伤肢体的好处是外科医师可以在手术过程中参考旋转、长度和对线情况（图 19.6-11）。

外科医师如何处理已固定的外固定器是偏好问题。一种方法是在现场准备整个框架，然后取出棒和夹子，准备后更换为无菌的。如果固定针部位未感染或红肿，则可将其留在原位。作为预防措施，可将浸泡在抗菌剂中的纱布海绵包裹在每个固定针的底部周围。在术野准备现有框架有助于手术人员准备患者，并保护患者在准备过程中免受进一步的软组织损伤。

许多外科医师还发现在手术肢体的臀部下放置一个垫块对抵消外旋力有一定的作用。最好将

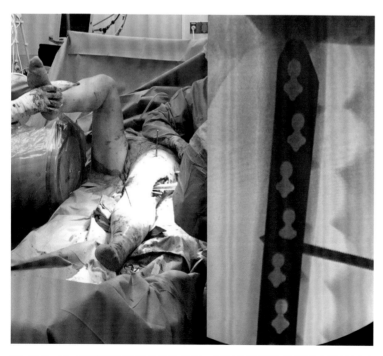

图 19.6-10 通过将未受伤的肢体抬起，可以无障碍地拍摄手术肢体近端的侧位图像

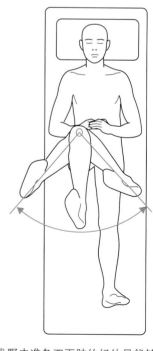

图 19.6-11 术野内准备双下肢的好处是能够在手术过程中比较受伤肢体和未受伤肢体，以确认适当的长度、冠状面和矢状面的对线及旋转情况

透视机放在手术肢体的对侧，以避免手术医师和透视机之间的不便（图19.6-10）。

该病例中，患者仰卧在完全射线可透的检查床上，手术肢体的臀部下垫一个垫块，准备双下肢并铺巾进入手术区域（图19.6-12）。透视机位于患者右侧，受伤肢体的对侧。

3.3 器械

- 微小骨折块套装
- 小骨折块套装（包含克氏针和尖钩）
- 用于股骨远端的长90mm的3.5mm拉力螺钉（可选各种尺寸的无头加压螺钉）
- 髁部的锁定接骨板或其他股骨远端锁定接骨板和配套工具。接骨板长度应为粉碎区的2~3倍
- 大号和小号尖头复位钳

- 共线钳或关节周围钳（如有）
- 大号外固定器套件（或用于跨越外固定器的套件）
- 大号或小号射线可透的三角托（如有）
- 无菌毛巾、毯子，或在手术膝关节下方形成"垫块"的片材，以放松对腓肠肌的牵拉，从而实现间接复位（图19.6-13a）

4 手术路径

关节显露的皮肤切口位于中线或中线略外侧。进行前外侧关节囊切开术，以暴露股骨髁（图19.6-13b）。

5 复位

以逐步复位的方式进行操作。从固定无移位

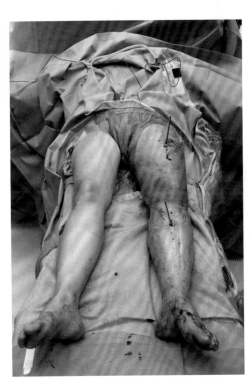

图19.6-12 术野内准备的双侧肢体。左髋下有一个垫块，以对抗静息状态的外旋力。准备后取出外固定器，若无感染，固定针应保持在原位置

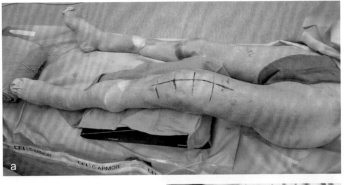

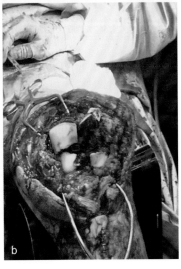

图19.6-13 撑开的皮肤前切口。凸块或可透视的三角垫块有助于在暴露过程中轻微屈曲膝关节。可通过该入路进入整个股骨远端关节面。根据所需暴露量来延伸切口

或最小移位骨折线开始，因为早期的成功将为术者提供信心和积极的节奏。此外，无移位骨折块在其他骨折复位过程中不会移位。根据骨折部位，外科医师可能需要屈膝才能看到整个关节面。一个技巧是在可透视三角的高点位置上屈曲膝关节。

在本病例中，使用尖头复位钳微调无移位外侧髁 Hoffa 骨折，并用 3.5mm 螺钉固定，埋头在透明软骨水平下方（图 19.6-14）。

接下来，通过复位和固定移位的内侧 Hoffa 骨折，从内侧开始进行。使用锐性钩和尖头复位

钳操作（图 19.6-15）。在某些情况下，克氏针可以作为操纵杆放置在单个碎片中，以便更直接地控制。在对 Hoffa 骨折进行解剖复位并用小骨块植入物固定后，将髁间窝骨折块"键入"夹紧，并用小骨折块或小骨折块螺钉固定。

一旦内侧和外侧髁固定完成，下一步是复位和固定髁间劈裂骨折。该步骤的难点是将髁定向到彼此适当的解剖旋转关系中。将小螺纹斯氏针或克氏针插入每个髁作为操纵杆，用于旋转和屈曲，以使两个髁达到解剖复位。可使用多个夹

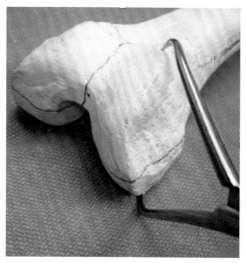
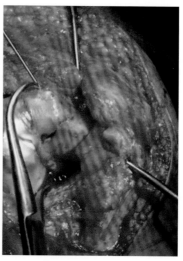

图 19.6-14　在Hoffa骨折上放置一个尖头复位钳，在螺钉安放之前对其进行加压和固定。插入螺钉期间，临时克氏针有助于保持骨折复位

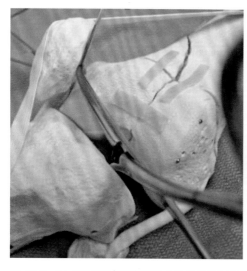
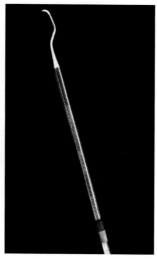

图 19.6-15　可以通过关节切开术放置尖头复位钳，复位并固定内侧 Hoffa骨折。小骨折块套件上的锐钩有助于微调复位

钳固定复位。共线夹钳是该步骤的极佳选择（图19.6-16）。通常用沿着外侧髁边沿的2枚或3枚3.5mm拉力螺钉进行固定（图19.6-17）。在髁重建结束时，C型骨折转变为A型骨折（图19.6-18）。

下一步是将关节块复位到干骺端，以恢复股骨远端长度、冠状面和矢状面对线，以及旋转。通过手动牵引、使用外固定器或通用牵引器恢复长度。可以从股骨头中心到股骨内侧髁边缘使用电刀的线测量，也可简单地"目测"或比较粉碎碎片相对于彼此的位置。

通过匹配受伤肢体与非受伤肢体的Blumensaat线（BAL）轴角以恢复矢状面对线（图19.6-19）[2]。可以使用其他矢状面对线标记，如AP位上的切迹数量（图19.6-20）[3]。最后，估计BAL大小，目标值为45°。一些制造商将股骨远端接骨板后面的曲线与原生股骨的曲线相匹配。比较两种曲率是确认矢状面对线情况的另一种方法（图19.6-21）。

一旦矢状面复位，应用肌下接骨板时保持对线。在某些情况下，沿着紧邻外侧髁的后外侧皮质有一个"读数"，可用于验证复位并获得临时

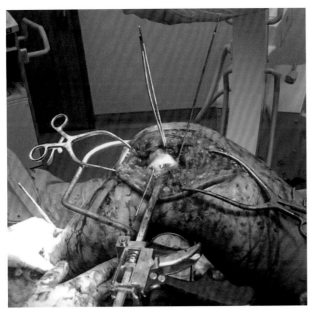

图 19.6-16　膝关节在可透视三角上方，将2根大号螺纹克氏针插入每个髁进行操作。一旦恢复髁突之间的适当关系，可以使用夹钳（如共线夹钳）固定甚至压缩复位

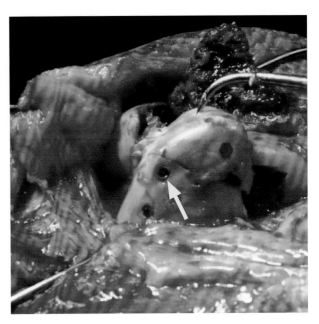

图 19.6-17　可在外侧髁边沿放置2枚或3枚3.5mm螺钉，以固定髁间劈裂。重要的是，尽可能保持这些螺钉位于边沿，以避免与接骨板相冲突

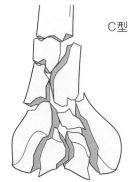
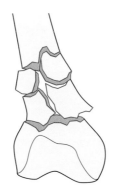

C型骨折变为A型骨折

关节骨折的ORIF

图 19.6-18　在髁重建结束时，外科医师将C型骨折转变为A型骨折。ORIF提示进行切开复位内固定

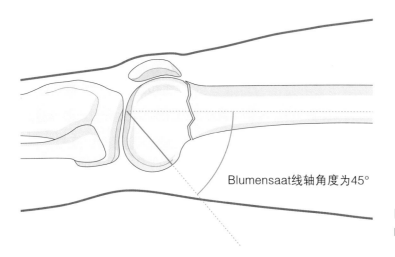

Blumensaat线轴角度为45°

图 19.6-19　外科医师可以测量未受伤侧的 Blumensaat线轴角度，并与受伤股骨相匹配

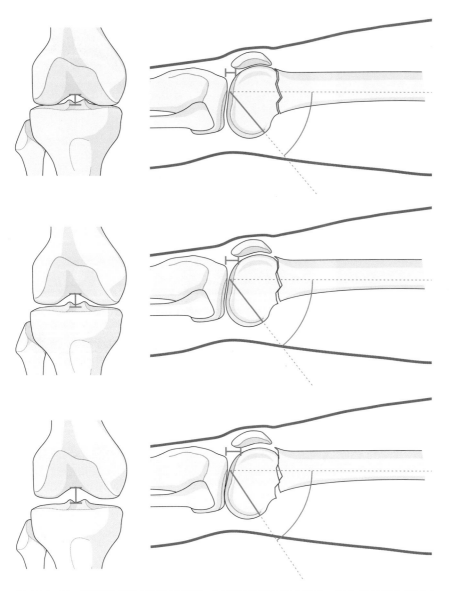

图 19.6-20 外科医师可以分析AP视图，以确保髁间窝不太明显，以免股骨髁伸展过度

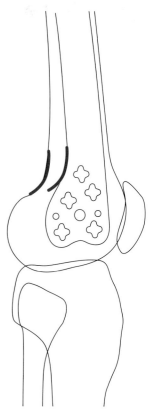

图 19.6-21　一些制造商将接骨板的后曲率与股骨远端进行匹配设计。确保两个曲率匹配，可作为最终检查并确认矢状面的对线情况

固定（图 19.6-22）。在某些情况下，克氏针夹和固定螺钉可能会有帮助。甚至是小复位接骨板也是有用的。如果存在过多粉碎，像本病例这样，在使用斯氏针固定复位股骨髁后，可以使用外固定架予以维持（图 19.6-23）。

紧接着需要恢复冠状面对线（图 19.6-24），通常选择用于桥接干骺端的植入物。大多数接骨板远端至少有 1 个远端孔允许导针或螺钉穿过，当接骨板平行于冠状面对齐时，髁轴将适当恢复股骨远端冠状面轴线。然而，这个步骤的常见错

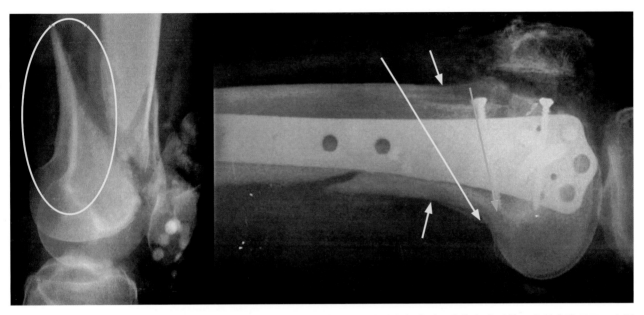

图 19.6-22 另一个病例，由于股骨后外侧缘骨量大，可以发现不同尺寸的长钉有助于恢复矢状对线。在某些情况下，夹钳（黄色箭头）和克氏针或固定螺钉固定可能会有帮助。即使是小复位接骨板，也是有用的

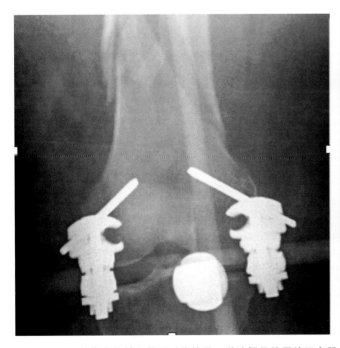
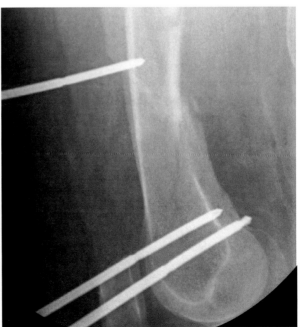

图 19.6-23 复位和保持矢状面对线的另一种选择是使用外固定器

误是不能确认接骨板邻近并平行于股骨（图19.6-25）。在肌肉下将接骨板通过粉碎区后，外科医师必须在确定冠状面轴之前检查接骨板的近端位置。如果将远端接骨板固定到髁上时，接骨板在骨近端将有一个间隙，一旦接骨板被移到近端轴杆上，冠状面轴将处于外翻状态（图19.6-26）。在某些情况下，接骨板不能与外侧皮质完美匹配，为了防止外翻对线，接骨板可能不得不从近端骨上就位或根据股骨近端形状弯曲。这种情况下，必须使用锁定螺钉将接骨板固定到骨上。在该病例中，冠状面和矢状面复位良好，植入物位置良好（图19.6-27）。

在确认冠状面和矢状面对线良好后，接下来需考虑旋转[4]。使用Krettek等[2]描述的小转子与股骨远端位置关系的方法，调整旋转直至看起来正确。此时，通过瞄准臂近端和远端经皮插入至少2枚螺钉保持复位和对线（图19.6-28）。

一旦使用2枚螺钉将植入物固定到主要骨折

端两侧的股骨上，最后一步是确认正确旋转。如果外科医师将对侧肢体也进行了术前准备并检查了其旋转情况，那么只需要确认受伤肢体具有相似的旋转即可（图19.6-11）。如果术前未检查对侧肢体的旋转，则现在可以完成。在确认长度、旋转和对线都恢复后，将剩余螺钉置于钉孔（3~4枚螺钉）和髁骨折块（尽可能打满螺钉）（图19.6-29）。

6 康复

在前8周允许患者轻度触地负重[5]。可进行较大幅度的活动。8周后，有愈合迹象（稳定内固定下的骨痂形成），允许患者逐渐增加负重，到12周时允许完全负重。对于该病例，在3个月时，由于严重的软组织损伤，患者活动范围受限但功能正常，股骨愈合，对线可接受（图19.6-30）。

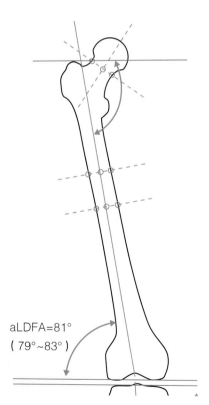

aLDFA=81°
（79°~83°）

图19.6-24　股骨远端的解剖学冠状面对齐后，股骨远端前外侧角（aLDFA）为7°~9°

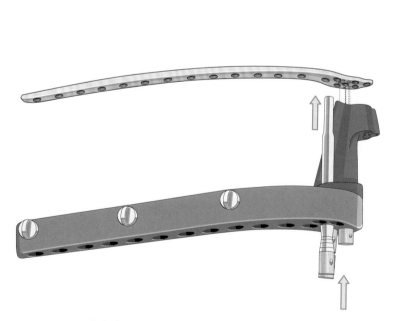

图19.6-25　许多接骨板至少有1个螺钉或克氏针参考孔，以帮助正确对线。如果该参考骨针或克氏针与股骨髁前平面轴线平行，则股骨远端将正确对齐

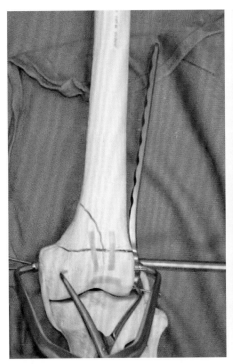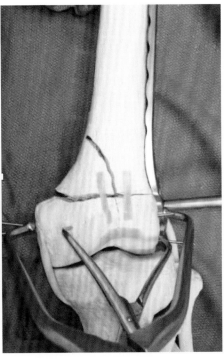

图 19.6-26 外科医师必须确认接骨板邻近并平行于近端轴杆，以便准确参考。如果将远端接骨板固定到髁上时接骨板将脱离近端骨，那么在将接骨板下移到近端股骨干后，股骨远端将处于外翻状态

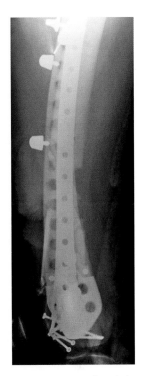

图 19.6-27 冠状面和矢状面恢复并对齐

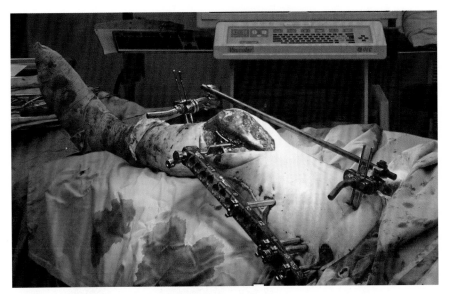

图 19.6-28 另一患者的说明性示例。通过逐步递进的方式来维持复位和对线，可通过瞄准臂经皮放置螺钉，将接骨板固定在股骨干上

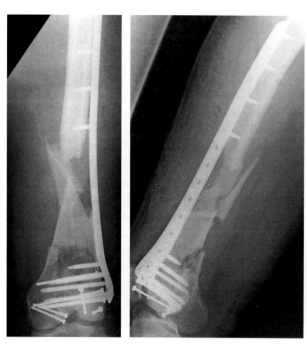

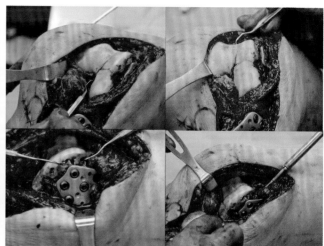

图 19.6-29 最终复位和固定情况

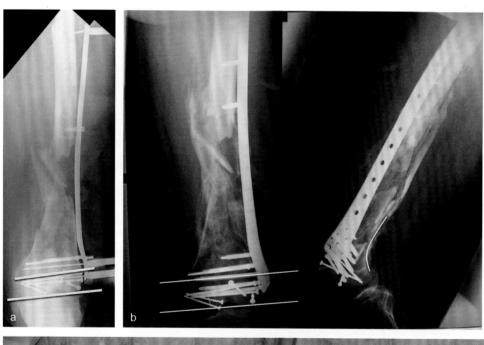

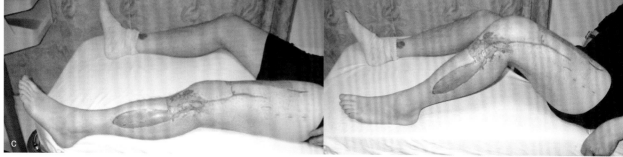

图 19.6-30 a.术中图像。b~c.3个月随访图像显示对线保持和愈合进展

7 参考文献

[1] Hodel S, Koller T, Link B, et al. Does temporary external fixation and staged protocol for closed fractures lead to bacterial contamination of surgical site and associated complications? A prospective trial. Injury. 2018 Aug;49(8):1532–1537.

[2] Krettek C, Miclau T, Grün O, et al. Intraoperative control of axes, rotation, and length in femoral and tibial fractures. Injury. 1998;29(Suppl 3):C29–C39.

[3] Link BC , Rosenkranz J, Winkler J, et al. Minimally invasive plate osteosynthesis of the distal femur. Oper Orthop Traumatol. 2012 Oct;24:323–334.

[4] Collinge C, Gardener M, Crist B. Pitfalls in the application of distal femur plates for fractures. J Orthop Trauma. 2011 Nov;25(11):695–706.

[5] Consigliere P, Iliopoulos E, Ads T, et al. Early versus delayed weight bearing after surgical fixation of distal femur fractures: a non-randomized comparative study. Eur J Orthop Surg Traumatol. 2019 Dec;29(8):1789–1794.

8 扩展阅读

- Kim JW, Oh CW, Oh JK, et al. Malalignment after minimally invasive plate osteosynthesis in distal femoral fractures. Injury. 2017 Mar;48(3):751–757.

- Buckley R, Mohanty K, Malish D. Lower limb malrotation following MIPO technique of distal femoral and proximal tibial fractures. Injury. 2011 Feb;42(2):194–199.

- Anneberg M, Brink O. Malalignment in plate osteosynthesis. Injury. 2018 Jun;49 (Suppl 1):S66–S71.

- Harvin WH, Oladeji LO, Della Rocca GJ, et al. Working length and proximal screw constructs in plate osteosynthesis of distal femur fractures. Injury. 2017 Nov;48(11):2597–2601.

20

胫骨和腓骨近端

20.1
胫骨和腓骨近端：概述

Jae-Woo Cho, Jong-Keon Oh

1 引言

根据受伤时所受暴力的大小，胫骨近端骨折可分为低能量损伤和高能量损伤。由于胫骨近端的前内侧仅有皮肤和皮下组织覆盖，所以胫骨近端由高能量所致的骨折在处理时需要注意处理好这个区域的软组织。尽管是闭合性骨折，但理解和认识能量对周围软组织的散逸作用也很重要（图 20.1-1）。

如果软组织损伤没有根据本章节所描述的原则得到充分治疗，那么灾难性的术后伤口破裂和感染的风险很高（图 20.1-2）。

1.1 发病率

完全性关节骨折（41C 型）通常由高能量损伤引起，而部分关节骨折通常由低能量损伤引起。需要特别注意的是，一些 41B 型骨折也通常与高能量损伤有关。这类骨折包括孤立性胫骨内侧平台骨折（41B1.3 型和 41B3.3 型）。这种内侧平台分离的骨折通常伴有外侧平台半脱位或脱位(图 20.1-3)。值得注意的是，这些骨折通常与严重的软组织和神经血管损伤及筋膜室综合征有关。发现这些骨折应提醒外科医师需要对神经血管状

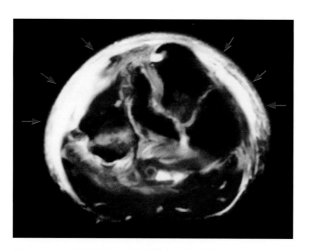

图 20.1-1 胫骨平台双髁骨折患者的轴位MRI显示胫骨近端前内侧和前外侧表面信号增强（红色箭头）

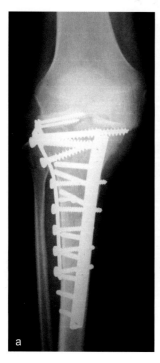
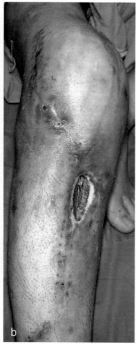

图 20.1-2 a.X线片显示胫骨近端骨折的双接骨板。b.单切口，沿前内表面皮肤坏死。这种情况下术后感染是不可避免的

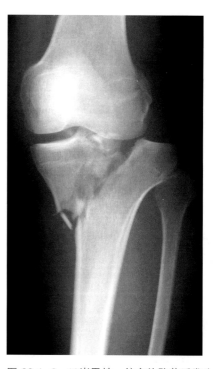

图 20.1-3 42岁男性，从高处坠落后发生骨折，41B3.3型。注意，外侧平台完全脱位，并沿整个轴向上外侧方向移动。这种骨折类型应提醒外科医师注意可能的筋膜室综合征和腓总神经、腘动脉的神经血管损伤。外侧半月板损伤的可能性极高，骨折获得稳定后，需要仔细检查和评估后外侧韧带结构的完整性。最初的桥接外固定是为了治疗周围软组织损伤

况进行全面评估。Moore[1] 将这类骨折单独归类为骨折－脱位组。

1.2 治疗现状

虽然简单关节内骨折的治疗是相当规范化的，但涉及双髁的复杂骨折则不然（41C 型）。在过去的 20 年里，两种不同的策略被应用于固定双髁骨折。第一种技术是通过 2 个独立的切口（后内侧和前外侧）进行双接骨板固定；另一种技术是使用解剖预塑形锁定接骨板进行外侧锁定固定。这两种策略都符合生物接骨板的概念，各有利弊。本章回顾了基于骨折特点所设计的个体化的合理手术方案，以及每种方法的优点和缺点。

1.3 临时桥接外固定的适应证和作用

高能胫骨近端骨折（大部分 41C 型骨折，部分 41B 型骨折脱位 41B1.3/41B3.3 型），许多关节外骨折 41A2 型和 41A3 型，开放性骨折）周围的软组织损伤应在尝试用接骨板治疗骨折之前进行

处理。临时桥接外固定应作为治疗的第一步措施。恢复对线和长度的维持是最重要的部分。桥接外固定作为一种便携式牵引装置，为患者在接受最终固定之前提供活动能力的同时，外固定架可以减少对关节软骨的进一步损伤。外固定架的固定针必须放置在一定距离处，以免影响最终固定。应用桥接外固定架后，为了实施合理的最终固定计划，应进行额外的检查，如 CT。桥接外固定术后 7-14 天出现一定程度的屈曲挛缩是常见现象。为了尽量减轻这个问题，建议在应用桥接外固定架时保持膝关节充分伸展状态。

1.4 MIPO 的适应证和禁忌证

1.4.1 关节面以外简单骨折（41A2 型）

单纯干骺端骨折使用传统接骨板固定技术（加压或中和接骨板）（图 20.1-4）。

然而，在考虑采用常规接骨板时，由于胫骨近端外侧的解剖形状复杂，肌肉覆盖面积大，外科医师应意识到在骨折表面进行解剖复位和加压

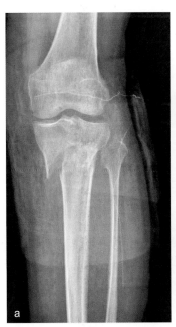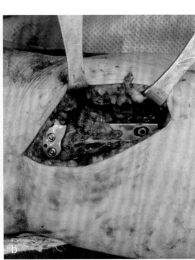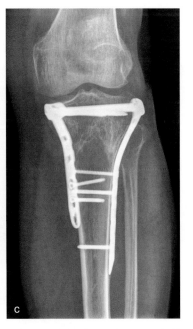

图 20.1-4　a.关节外简单骨折（41A2）的病例；b.首先在内侧使用3.5mm胫骨近端内侧锁定加压板（LCP）进行加压。在外侧，使用3.5mm胫骨近端外侧LCP进行额外的接骨板固定；c.术后6个月骨折愈合

的技术困难。在使用常规接骨板时，必须对复位技术和如何加压骨折部位进行彻底的术前计划。

尽管MIPO主要适用于楔形骨折或复杂骨折，但由于胫骨近端特殊的解剖形态，传统的内固定技术存在很多技术困难，许多外科医师试图将MIPO技术的适应证扩展到简单的胫骨近端干骺端骨折。如果对于横形或短斜形骨折选择MIPO技术，外科医师必须确定适当的工作长度或桥接长度，最好在骨折周围留出3个空孔，因为这个骨折跨度非常小（图20.1-5）。

1.4.2 关节外粉碎性骨折（41A3型）

MIPO技术对41A3型骨折尤其有益，因为它桥接了干骺端的粉碎部分，与常规接骨板相比，对周围软组织损伤更少（图20.1-6）。在高能量损伤中，最初应该使用桥接外固定，以使软组织损伤稳定。

1.4.3 完全关节内骨折 / 双髁骨折（41C型）

如前所述，治疗双髁骨折有两种不同的策略。

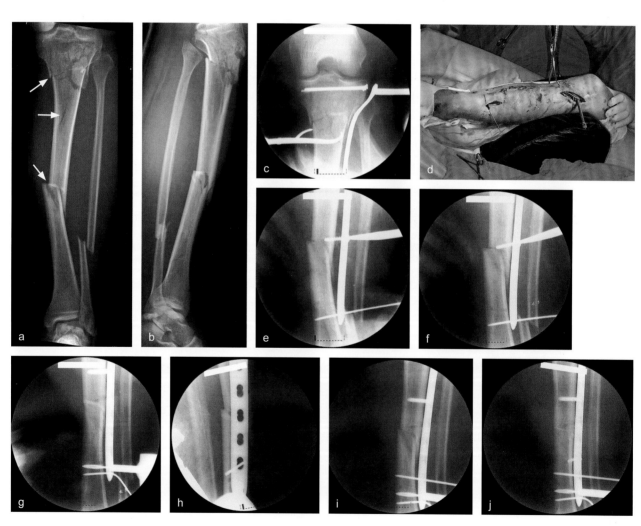

图 20.1-5　62岁男性，在车祸中左腿受伤。a~b.X线片显示左胫骨节段性骨折（箭头）。近端骨折有多条骨折线和楔形骨块，但无移位或轻微移位，因此可归为胫骨近端单纯性干骺端骨折。整个骨折可以用1枚髓内钉固定。然而，由于胫骨近端骨折高度高，这是一个具有技术挑战性的手术，因此选择微创接骨板接骨术。c~d.关节骨折用软骨下螺钉固定。然后使用微创直接复位技术经皮应用点式复位钳复位近端干骺端骨折。将锁定加压接骨板（LCP-PLT）滑入胫骨近侧，并在接骨板两端分别放置2根克氏针。e~f.使用单皮质螺钉复位中间骨块。g~h.干骺端内侧部分用手法加压复位。I~j.当钻穿坚硬的皮质时，轴线被推偏。再次用单皮质复位螺钉复位

根据骨折类型，可以选择使用 MIPO 技术进行单侧锁定接骨板固定，也可以选择通过 2 个单独的切口进行双侧锁定接骨板固定。

双接骨板固定的适应证（C 型转 B 型的策略）

伴有整块后内侧骨折的双髁骨折需要直接支撑以获得足够的稳定性（图 20.1-7）。

在这种策略中，通过内侧柱重建，将 C 型骨折转变为 B 型骨折。然后根据内侧柱重建外侧关节塌陷以及使用外侧髁接骨板来支撑。

外侧锁定接骨板 /MIPO 的适应证（C 型转 A型的策略）

累及干骺端 / 骨干复合体内侧柱的 41C3 型骨折模式可能是使用 MIPO 技术植入单独外侧锁定板将 C 型转化为 A 型策略的主要适应证。试图通过切开复位来重建内侧柱在技术上具有挑战性，并可能导致软组织的大量剥离。41C 型骨折伴有骨骺粉碎和轻微的关节面塌陷，也是 C 型转 A 型（MIPO）策略的适应证（图 20.1-8）。

另外，C 型转 A 型的策略可以通过 3.5mm LCPs 双接骨板来实现。当大的关节塌陷需要多个筏式螺钉支撑时，可以选择 3.5mm 胫骨近端接骨板（PTP），因为它在接骨板的近端一排有 4 个螺钉孔。然而，还应该使用额外的内侧 3.5mm 接骨板，通过支撑内侧髁和桥接干骺端来确保稳定性（图 20.1-9）。

2 手术解剖

胫骨的内侧平台比外侧平台大，且内侧关节面高。内侧平台的关节面形状是凹的，而外侧平台是凸的。这些解剖知识须牢记，否则螺钉从胫骨近端外侧向内侧置入时会有穿出内侧关节面的危险。

胫骨平台有约 7° 后倾角；因此，任何前后方向的螺钉都应在这个平面上成一定角度，与坡度方向平行。

应用接骨板固定尤其是常规接骨板的时候骨表面的形态是非常重要的。胫骨平台的横截面大致为矩形，向远端至胫骨干部过渡为三角形。当使用较长的接骨板时，必须考虑到这一点；必须对其进行相应的塑形处理。

在膝关节周围使用 MIPO 时，有两个主要的神经血管风险区域：腘窝内的腘窝血管和神经（图 20.1-10a），以及位于骨间膜近端部分的胫前血管发出的 3 个分支（图 20.1-10b）。

在踝关节附近，腓深神经和胫前血管都距离胫骨前缘很近。向外侧接骨板置入经皮螺钉时，尤其是应用长接骨板延续到胫骨的远端时可能会损伤这些血管和神经。腓浅神经也在胫骨远端 1/3 的前外侧面由后部斜穿至前部。

3 手术室准备

3.1 麻醉

如果计划手术时间超过 2 小时，通常对患者进行全身麻醉；也可采用硬膜外麻醉或脊髓麻醉。

3.2 患者体位和 C 形臂位置

患者以膝关节屈曲 30° 仰卧于可透 X 线的手术台上。在臀部下放置一个垫圈。健侧腿在手术台上保持旋转中立位。也可以以髋关节和膝关节屈曲约 90° 位置将健侧腿放置在腿架上。手术侧膝关节以 30° 屈曲固定。如果需要，准备消毒的止血带。这有利于内侧入路，因为它使操作者在需要双接骨板固定时更接近内侧入路。

3.3 内植物及器械

微创内固定系统（LISS）或胫骨近端外侧（PLT）锁定加压板（LCP）都是解剖预塑形锁定板，是用于外侧 MIPO 最常见的内植物。5.0mm 锁定螺钉和 4.5mm 皮质螺钉与这些接骨板联合应用。也可用 3.5mm 解剖预塑形接骨板。当骨质量良好时，常规接骨板足以支撑断裂骨折块。在骨质疏

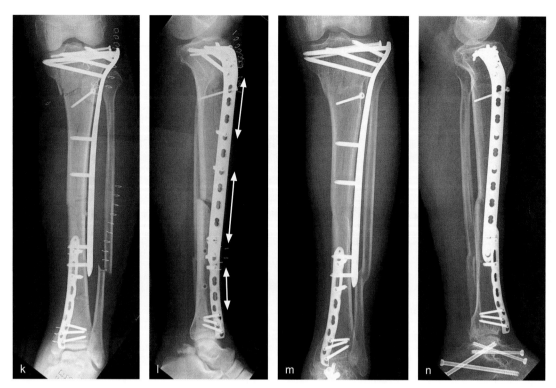

图 20.1-5（续） k~n.术后X线片显示对线良好。注意，对于骨折的每个组成部分，选择3钉孔跨度作为工作长度（双头箭头）。在近端骨折部位放置拉力螺钉是为了固定楔形骨块。一般情况下，建议不要在桥接区放置拉力螺钉，因为它可能阻碍穿过骨折部位的运动，阻碍骨折愈合。远端内侧接骨板放置通常稍微靠前，以避免与LCP-PLT外侧螺钉碰撞。所有骨折均顺利愈合

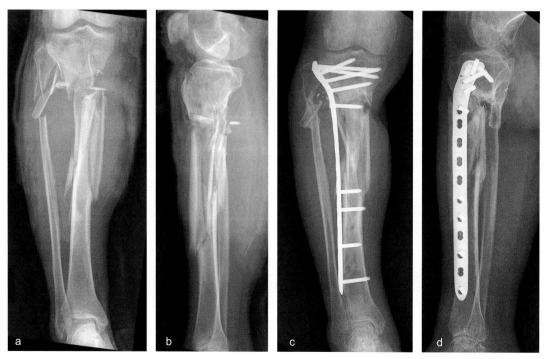

图 20.1-6 a~b.X线片显示41A3型骨折伴干骺端延伸，Gustilo-Anderson Ⅲ型开放性损伤。近端骨折且骨折线延伸至胫骨结节，导致不能使用髓内钉。一期治疗包括桥接外固定架，并进行血管修复。软组织缺损先用真空封闭辅助治疗，后用皮瓣治疗。c~d.微创接骨板接骨术后13个月骨折获得良好愈合。考虑到巨大的能量消耗，在6孔跨度内使用4个锁定螺钉进行干部固定。缩短2cm以修复血管损伤

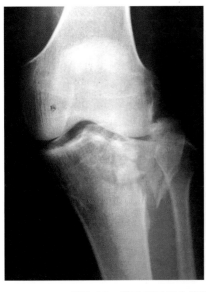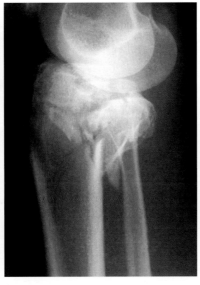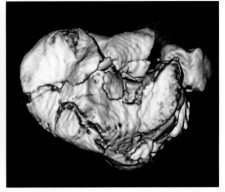

图 20.1-7 X线和CT三维重建显示内侧髁的冠状劈裂形成后内侧骨块。另外，外侧髁有明显的关节塌陷。需要对后内侧骨折块进行直接支撑，将C型骨折转化为B型骨折，以形成稳定的骨块，在此基础上可以重建外侧柱

表20.1-1 不同骨折的内固定原则

	大接骨板系统	小接骨板系统
接骨板	LISS-PLT, LCP-PLT	LCP-PLT 3.5
螺钉	4.5mm 皮质骨螺钉/5.0mm 锁定螺钉	3.5mm 皮质骨螺钉或锁定螺钉
关节面支撑	2 枚 5.0mm 锁定螺钉	4 枚 3.5mm 锁定螺钉
主要功能	干骺端分离或粉碎的桥接	关节面的支撑和劈裂骨块的支撑
注意	需要额外的软骨下骨3.5mm 皮质骨螺钉行关节面支撑	在 41C 骨折中，不能被用作一个标准的桥接装置

松的情况下，应考虑使用锁定接骨板。

大小微创切开固定系统的区别和功能如表20.1-1 所示。对于内侧接骨板，根据骨折的解剖结构，多种类型的 3.5mm 内侧接骨板，从 T 型接骨板、小型动态加压接骨板（DCP）、1/3 管形接骨板到最近发展的解剖预塑形 3.5mm 胫骨近端锁定加压板，都可以应用于手术内固定。

当骨折块较大并延伸至骨干时，可额外使用1 块与 3.5mm 接骨板结构相同的 4.5/5.0mm 解剖接骨板。

需要准备点式复位钳、骨打击器（一种弯曲骨打击器，用于平台骨折中塌陷关节骨块的抬高）、股骨牵引器或外固定架、共线复位钳和大型复位钳。

4 术前评估

4.1 术前体格检查和评估

重要的是要进行细致的身体检查，以确定患者的一般情况，并排除任何相关的伤害。应彻底评估以下情况：

- 肢体的神经血管状况，特别是神经血管的功能：
  - 腓总神经
  - 腘动脉 / 胫前动脉和 3 条分支
- 注意：踝臂指数是一种相对快速且无创的预测血管病变的方法
- 规律监测骨筋膜室综合征：
  - 涉及膝盖周围软组织的重大医疗紧急情况
  - 体检和高怀疑指数很重要
  - 不合作或无意识患者骨筋膜间室的压力测量
  - 舒张压 – 间室内压力差 < 30~40mmHg：筋膜切开术指征

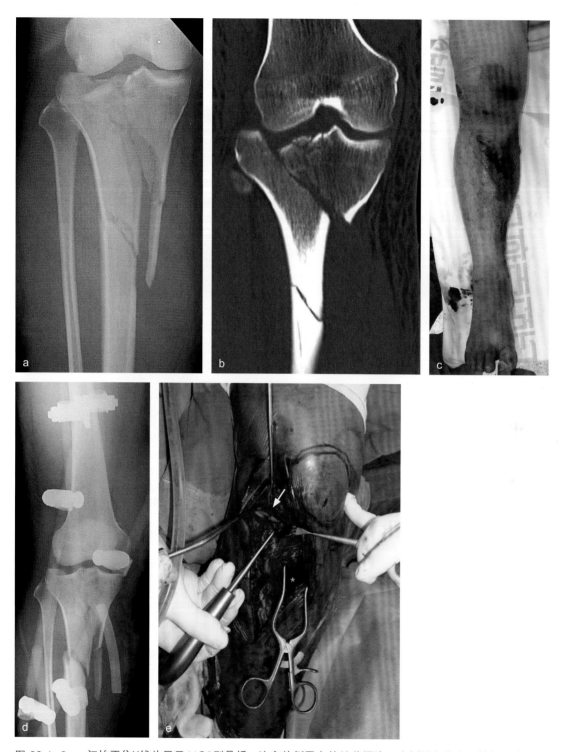

图 20.1-8　a.初始正位X线片显示41C3型骨折。注意外侧平台的关节塌陷。内侧平台较大且较长，这使得这种骨折类型适用于C转A策略的单侧锁定接骨板。b.CT冠状面显示关节受累程度和外侧平台沿骨干的上外侧半脱位。c.临床照片显示软组织状况，特别是在胫骨近端前内侧。d.桥接式外固定架作为固定前的初始治疗，以保护软组织。e.临床照片显示前外侧切口和经半月板下入路（箭头）和沿前骨折主线的第二窗口（星号）的关节暴露

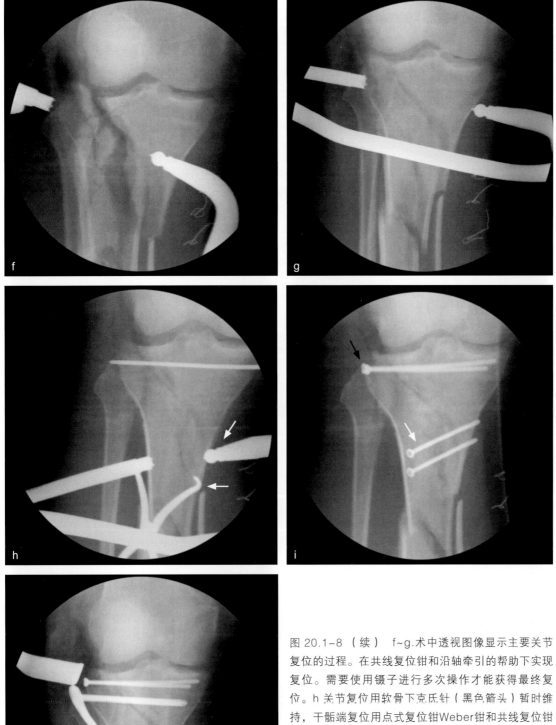

图 20.1-8 （续） f~g.术中透视图像显示主要关节复位的过程。在共线复位钳和沿轴牵引的帮助下实现复位。需要使用镊子进行多次操作才能获得最终复位。h 关节复位用软骨下克氏针（黑色箭头）暂时维持，干骺端复位用点式复位钳Weber钳和共线复位钳Collinear钳（白色箭头）进行微调。i.在干骺端用软骨下筏钉（黑色箭头）和拉力螺钉（白色箭头）固定主关节复位，使C型骨折转变为关节外A型骨折。j.术中透视显示了使用MIPO对简单骨干骨折进行精确复位的技术难度。如果单纯的MIPO型桥接接骨板对简单的骨折部件无法实现可接受的复位，则通过适当的切口植入小型复位接骨板是一种合理的替代方法

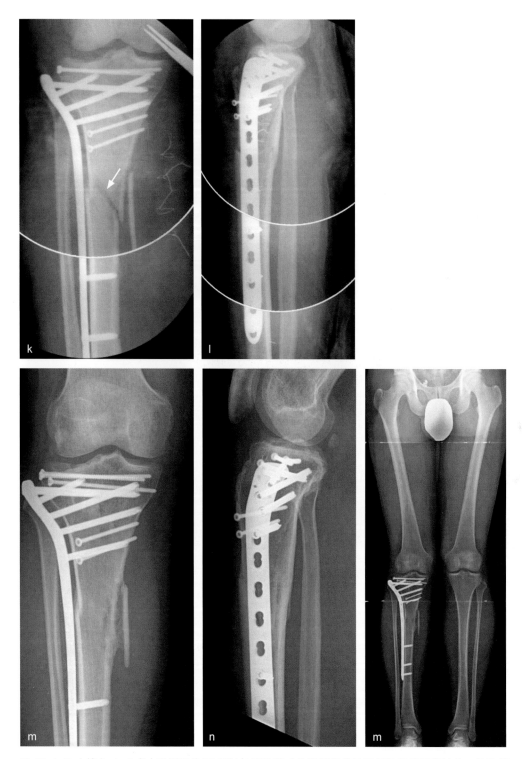

图 20.1-8（续） k~l.术中透视图像显示通过MIPO技术外侧锁定接骨板后的最终固定结构。注意关节附近的接骨板位置不正（黑色箭头），这是由于单纯骨干骨折组分的轻微平移复位不良所致。在随访中，患者主诉接骨板头部刺激，导致骨折愈合后取出接骨板。m~o.固定后1年X线片显示骨折愈合为可接受的对线。在外侧平台可见一些关节不平整

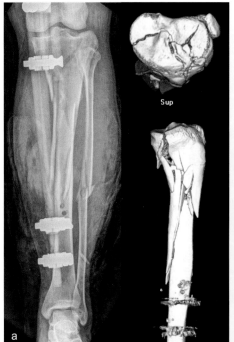

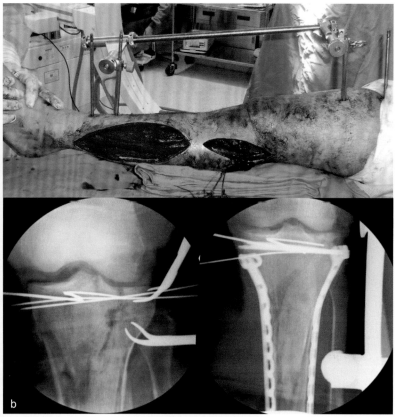

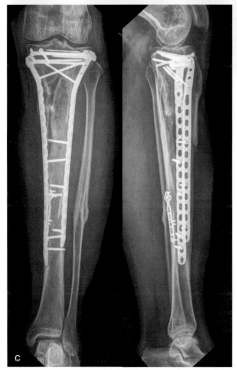

图 20.1-9 a.X线片显示复杂关节平台骨折伴骨干延伸。三维计算机断层扫描显示关节塌陷存在于外侧平台。b.通过股骨牵引器牵引膝关节后，复位内侧平台冠状劈裂骨折和外侧平台关节塌陷，并暂时用克氏针固定。通过胫骨外侧近端板3.5mm筏式支撑抬高的关节面，采用微创接骨板接骨术行外侧和内侧的接骨板固定。此外，在后内侧应用一个小的复位板，以增强整个结构的稳定性。c.固定后1年的X线片显示骨折愈合可接受

　　- 高能量损伤（Schatzker Ⅳ～Ⅵ，AO/OTA 41C1.3）、年轻、男性（由于肌肉量和筋膜硬度增加）与筋膜室综合征的高概率相关[2]

　　- 筋膜室综合征的放射学预测因素：平台骨折合并延伸型骨干骨折、腓骨骨折、长骨折延伸至骨干内、胫骨平台近端较股骨髁宽[3-4]

　　- 治疗：筋膜切开术（胫骨四室减压），双切口或单侧切口加桥接外固定

- 软组织包膜：擦伤，开放性伤口，水疱，肿胀

　　- 这些发现可以很容易通过照片记录下来，便于医师之间的沟通，并在不反复打开覆盖伤口敷料的情况下规划最终的手术

- 了解骨折形态和损伤机制

　　- 建议确定合适的手术入路、植入物选择、植入物放置和固定顺序

　　- X线片和CT扫描或三维重建（图20.1-11）

　　　- 涉及关节：关节劈裂、关节塌陷、游离关节碎片的位置和方向

　　　- 后内侧或后外侧碎片：大小、位置、方向。

　　　- 干骺端粉碎：范围（受累程度），骨折类型（简单、楔形、粉碎性）

　　　- 大韧带附着物撕脱的征象：腓骨头、髁突周围边缘骨块、胫骨嵴、胫骨结节后交叉韧带附着点

　　　- CT扫描轴向图像可估计周围软组织的损伤情况（图20.1-11）

- 骨折分型

　　- 基于放射影像的Schatzker分类和AO/OTA分型[5,6]

　　- 基于CT扫描的三柱分型[7]

- 评估受累柱或关节塌陷有助于确定手术入路和植入物的位置

- 基于CT扫描的受伤机制分析[8-10]

　　- 膝关节位置及暴力方向

　　- 膝关节初始位置屈伸模式

　　- 胫骨后倾角（PTSA）：胫骨平台与胫骨长轴在矢状面上形成的角度

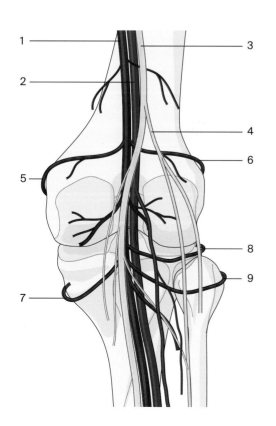

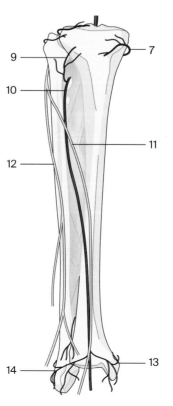

1.腘动脉；2.腘静脉；3.胫神经；4.腓总神经；5.膝上内侧动脉；6.膝上外侧动脉；7.膝下内侧动脉；8.膝下外侧动脉；9.胫后返动脉；10.胫前动脉；11.腓深神经；12.腓浅神经；13.内踝前动脉；14.踝前外侧动脉。

图20.1-10　膝关节和小腿周围的神经血管解剖

- PTSA 增大，表明是屈曲性损伤；PTSA 减小，表明是过伸性损伤；PTSA 正常，表明是延伸性损伤

– 内外翻暴力方向：

- 胫骨平台角（TPA）：胫骨平台表面与骨干冠状面长轴形成的内侧夹角

- TPA 增大，表明是外翻暴力；TPA 减小，表明是内翻暴力；正常 TPA，表明是轴向受力

– 损伤机制分析有助于确定内植物的位置和固定顺序

- 压力侧需要放置支撑功能的主力接骨板

- 当粉碎或不稳定时，张力侧可能需要额外放置接骨板以增加固定的稳定性

– 损伤机制分析也有助于了解软组织状况

- 张力侧可能与侧副韧带或交叉韧带损伤有关。需要仔细检查张力侧的神经血管结构

- 压力侧和半月板的损伤有关

4.2 术前计划

骨折的解剖形态和软组织状况通常决定了内固定最终的稳定程度的目标（相对稳定或绝对稳定）。稳定性程度确定之后，就建立实现这一目标的手术策略。制订术前计划最实用和有效的方法是仔细写下整个手术过程。这就是所谓的"游戏计划"，包括以下部分：

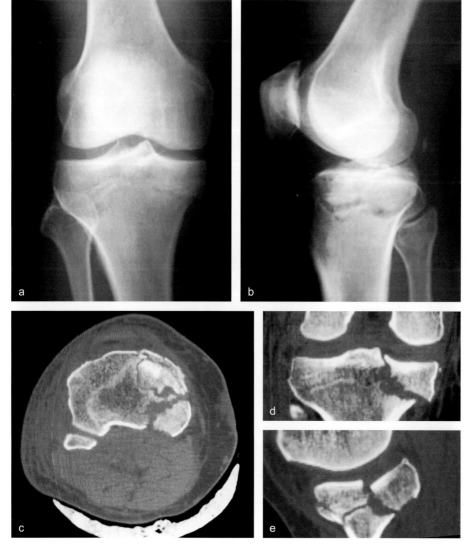

图 20.1-11 X 线评估。a~b. 内侧平台骨折的正侧位 X 线片。侧位视图更有指导意义，显示 2 个主要骨块呈冠状劈裂，在它们之间有一个台阶。c~e.CT 扫描清晰显示了损伤的严重和复杂程度

- 麻醉：估计手术时间，卧位的准备，气囊导管的准备
- 患者设备：可透 X 线的手术台，外科三脚架，特殊的腿架，影像设备的位置，无菌止血带
- 复位：切口或入路、各部位复位方法（关节碎片、干骺端分离）、复位器械（点式复位钳、共线复位钳、大型关节周围复位钳、股骨牵张器、外固定架）、复位顺序
- 复位评估：评估固定前后力线、旋转、长度的方法。健侧的局部关节线角度为术中评估提供了良好的参考。建议采用胫骨近端胫骨平台角进行冠状位对齐，胫骨近端后倾角进行矢状位对齐。一旦固定完成，缆线技术对于确认最终的力线是很有帮助的
- 固定：确定固定前的临时固定或复位维持方法，临时固定器械（股骨牵张器，外固定架），必要的植入物（大小，左右侧）。接骨板长度的确定应考虑骨折区长度和骨干的剩余长度及螺钉密度
- 膝关节稳定性评价：固定后通常要检查膝关节的稳定性。被忽视的后交叉韧带损伤往往在康复过程中发现

5 手术步骤

5.1 手术入路

对于内侧平台骨折的重建，采用后内侧入路；对于外侧平台骨折，则采用前外侧入路，不同入路的延伸程度取决于骨折类型。

5.2 复位和固定

5.2.1 双接骨板：C 型转 B 型策略

在这种策略中，通过恢复内侧柱将 C 型骨折转变为 B 型骨折。然后进行外侧髁的关节重建和接骨板支撑（图 20.1–12）。

对于这种类型的骨折，Bare 等[11]表明双接骨板是一种可靠而简单的策略，效果可接受。内固定顺序如下：

- 通过后内侧入路完成内侧髁的直接复位和支撑（图 20.1–13）
- 通过前外侧切口和半月板下入路暴露累及外侧髁的凹陷关节骨块（图 20.1–14）。股骨牵张器有助于关节面的显露。然后直接从下面将塌陷的骨块抬高
- 用骨移植物或骨替代物填充干骺端缺损
- 关节骨折复位完成后，可使用平行于关节线的克氏针维持复位，并使用大型点式复位钳复位分离的骨块。然后使用解剖预塑形的 3.5mm 接骨板系统进行支撑，该系统具有筏式的多个螺钉孔，可为抬高的关节碎片提供更好的支撑（图 20.1–15，图 20.1–16）

5.2.2 外侧锁定接骨板 /MIPO：C 型转 A 型策略

采用这种方法，首先将关节碎片重建为整体的单个关节块，将 C 型骨折转变为 A 型骨折。然后，经过外侧用接骨板连接干骺端。如有必要，可加用内侧接骨板。

经典的外侧锁定接骨板顺序如下：

- 关节骨块的复位和固定
- 重建的干骺端与骨干的间接复位
- 接骨板植入和固定

关节骨折的复位

累及内侧平台的冠状位劈裂骨折伴移位时，通过 CT 引导下跨骨折线切口，可以提供直接复位。接下来进行涉及外侧髁关节塌陷的抬高。复位骨折的方法与 41B3 型或 41C1 型骨折一样。塌陷的关节骨块复位后，将外侧劈裂的碎片复位到内侧髁上，使用 3.5mm 皮质螺钉排筏式放置于软骨下，同时用大型关节复位钳保持内侧和外侧髁之间的压力。软骨下筏式螺钉有两个功能。首先，它们维持内侧和外侧髁之间的压力。其次，它们支撑抬高的

关节骨块。用独立的软骨下螺钉支撑关节碎片是很重要的，因为普遍使用的锁钉系统，如 LISS 或 LCP–PLT，并没有关节支撑功能。最近的植入物，如 4.5/5.0mm 解剖型 PT–LCP，有一排 3 个 5.0mm 的锁定支撑螺钉。凭借这种接骨板，关节的支撑可通过独立的大型内固定系统获得。

接骨板长度的选择

根据以下原则选择合适的接骨板长度，以达到半衡的固定结构：

- 很难定义怎样才是理想的关节内内固定。最

好放置至少 5 枚 5.0mm 锁定螺钉，以降低继发复位失败的风险，特别是内侧髁的复位失败。建议将这些螺钉尽可能置入内侧平台更深一些，并使用自攻螺钉

- 骨折粉碎的长度通常决定了接骨板的桥接长度或工作长度。桥接长度通常在 3~5 个钉孔之间。当 MIPO 应用于简单骨折时，由骨折长度定义的工作长度可能小于 3 个钉孔。外科医师应选择至少 2 个或 3 个钉孔长度作为工作长度，以避免应力集中，并通过不在骨

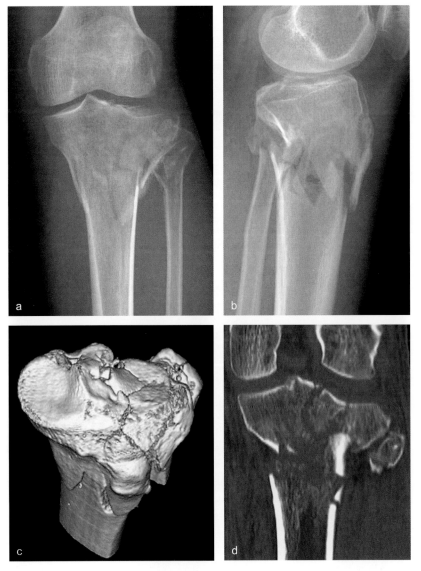

图 20.1–12 44岁男性，双侧平台骨折（41C3.1）。注意:典型的骨折解剖结构包括内侧髁骨折块、无干骺端粉碎骨折但合并外侧髁关节面塌陷

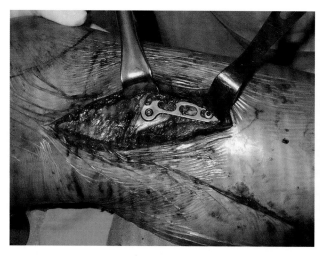
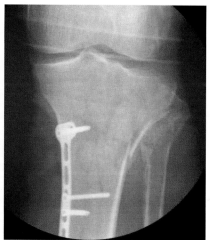

图 20.1-13 内侧髁的支撑可以恢复内侧柱，相对外侧髁可以重建

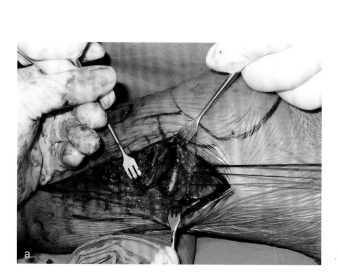
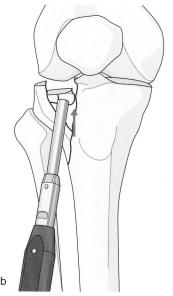

图 20.1-14 a.通过半月板下方入路可很好地显露塌陷的关节骨块。b.使用骨打击器抬高关节面骨块

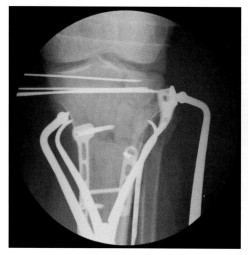
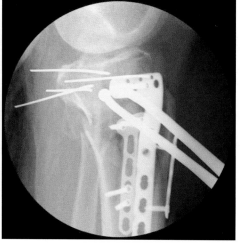

图 20.1-15 软骨下克氏针临时支撑关节面，克氏针朝内侧推动平台辅助支撑接骨板的放置

折部位集中放置螺钉来实现这一点。

- 对于骨干固定，根据骨干骨块的长度和局部解剖结构，最好有4~6个孔的长度。在远端干骺端连接处，横截面形状由三角形变为矩形，这给放置接骨板带来了困难。骨折近侧最末端的钉孔和紧邻骨折远端最末端的钉孔需要置入螺钉。二者之间需1~2枚螺钉。通常，在5孔或6孔接骨板上放置3枚5.0mm锁定螺钉是合埋的。迪常推荐的接骨板螺钉密度为0.5左右（见图4-7）

- 记住这些原则，在术前计划时选择合适的接骨板放在皮肤上，并用C形臂透视，确定合适的长度

- 此时，应该在骨折近侧和远侧末端水平及接骨板的远端皮肤上做好手术标记（图20.1-17）

重建好的关节区与骨干的间接复位

- 采用间接复位方法复位骨折的干骺端和骨干部分。长度的恢复是最关键的一步。长度可通过人工牵引恢复，也可以使用股骨牵张器、外固定架或先前应用的桥接外固定架。任何程度的缩短都会阻碍冠状或矢状位力线的进一步矫正。长度最容易通过骨折表面周围皮质连续性的恢复来判断。在重度干骺端粉碎

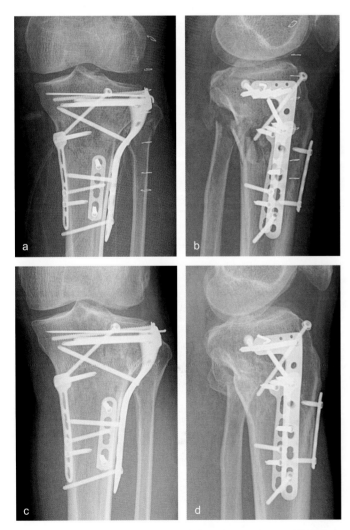

图 20.1-16　a~b.术后X线片显示关节面连贯，3.5mm系统固定。c~d.术后1年X线片显示骨折愈合，无复位丢失

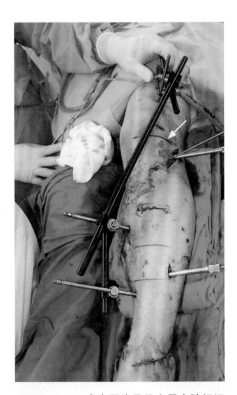

图 20.1-17　术中图片显示应用皮肤标记（箭头）估计接骨板长度、位置和骨折长度。计划的皮肤切口也被标记出来。在桥接外固定时，放置Schanz螺钉，以便在外固定架就位时进行微创接骨板接骨术

性骨折（复杂楔形骨折）病例中，可使用对侧的胫骨长度作为参考。旋转可通过膝关节中立位正位 X 线片和踝关节正位 X 线片进行评估。拍片时腿要保持固定位置或与另一侧做对比。冠状面和矢状面对齐通常通过对透视图像的大体观察或与未受伤的腿进行比较来评估

一旦恢复长度并达到可接受的力线（矢状面和冠状面 < 5°，旋转 < 10°），则使用外固定架或股骨牵引器进行复位。在放置接骨板的过程中，可以在冠状面和矢状面进一步调整对线。然而，在这一点上，长度和旋转必须恢复。如果仅靠手动牵引就足以实现复位，外科医师可以逐步将接骨板沿肌肉下置入，这就是所谓的"接骨板复位"技术。

接骨板固定（肌肉下接骨板，例如，LISS-PLT）

从 Gerdy 结节向远端延伸约 5cm 的外侧直切口或弧形切口。胫骨前肌近端附着点向远端分离

2~3cm。LISS-PLT 板固定在插入导向器上。在 C 形臂的引导下，将接骨板远端穿过胫骨前肌和骨膜之间，直到恰当地贴合在胫骨外侧平台上。正位和侧位透视确认接骨板的位置。然后将 2.4mm 螺纹克氏针插入导向器近端上的孔，平行于关节面置入胫骨近端的骨质里。或者，采用 2.0mm 克氏针通过外周针孔插入作为暂时固定（图 20.1-18）。在侧位片上确认接骨板远端在胫骨干的中心位置后，在胫骨前嵴外侧 2~3cm 的接骨板远端 2 个孔上做一个 2~4cm 的皮肤直切口。然后沿着皮肤切口打开小腿筋膜。小心分离胫骨前肌和伸肌群之间的间隙，以避免损伤胫骨前动脉或腓浅神经。暴露接骨板远端 2 个孔。接下来，通过固定螺栓将第二枚螺纹克氏针从最远端接骨板孔插入（图 20.1-18）。

如果需要进一步调整力线，应在放置任何螺钉之前进行，因为一旦在主要骨块上放置了螺钉，不拆除螺钉就不可能对长度、旋转和轴向对线进

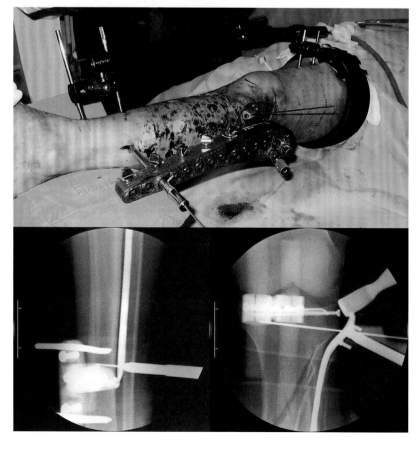

图 20.1-18 术中照片显示使用桥接外固定架实现复位的维持。使用克氏针（箭头）在接骨板的两端临时固定接骨板的位置

行校正（图20.1-19）。

　　矢状面对齐可以通过锤子来完成直接加压，或者更常用的是在骨块中放置Schanz针作为操纵杆来调整。对于冠状面斜形骨折的复位，可使用共线复位钳进行微创直接复位［见20.2胫骨和腓骨近端：干骺端简单骨折（42A2）］（图

20.1-20）。

　　冠状位的对齐可通过牵引装置调节（图20.1-21）或放置皮质螺钉。如有必要，可以用锤子直接施加压力。

　　不应仅基于透视图像来完成最终的对线调整。分别测量胫骨近端内侧角和后角可以更准确地评

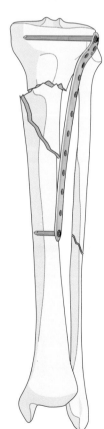

图20.1-19　除非在螺钉插入前将远端段的螺钉重新定位并复位骨折，否则无法纠正这种对位不良

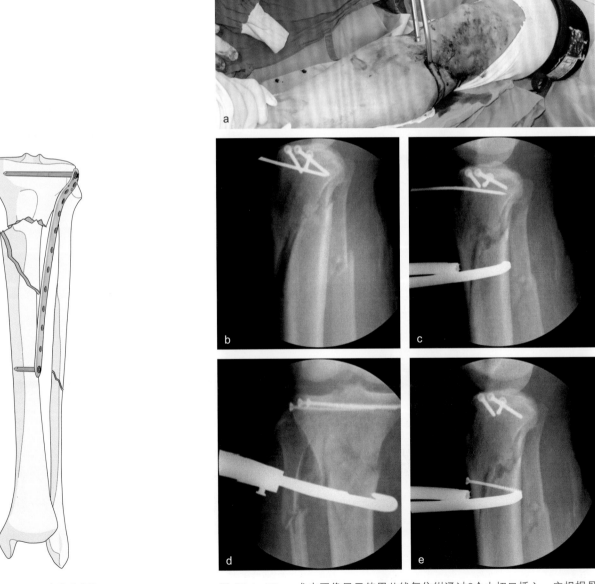

图20.1-20　a.术中图像显示使用共线复位钳通过2个小切口插入。应根据骨折方向选择钳夹的确切位置和方向。b~e.透视图像显示单纯性干骺端骨折直接复位。复位的准确性通过正侧位视图评估皮质接触和整体对线。然后用4.0mm部分螺纹松质螺钉作为拉力螺钉维持复位

估冠状面和矢状面对线（图20.1-22）。

线缆技术是另一种纠正固定后冠状面严重对位不良的有效方法（图20.1-23）。

螺钉置入的顺序可能取决于几个因素，如骨折解剖、复位技术、定位和切口长度。应考虑以下原则（图20.1-24）：

1. 最近端的螺钉在正位X线片上应平行于关节线（螺钉1）。

2. 经皮将螺钉置入远端倒数第二个钉孔（螺钉2）。

3. 在近端骨折线上方再加1枚螺钉（螺钉3），然后在胫骨干处经皮置入螺钉4。

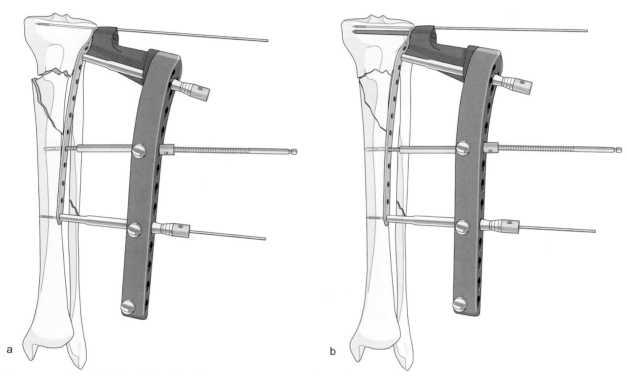

图 20.1-21 使用牵引装置完成冠状面成角的矫正。这种调整是可能的；因为接骨板只是用2.4mm或有弹性的螺纹克氏针进行临时固定

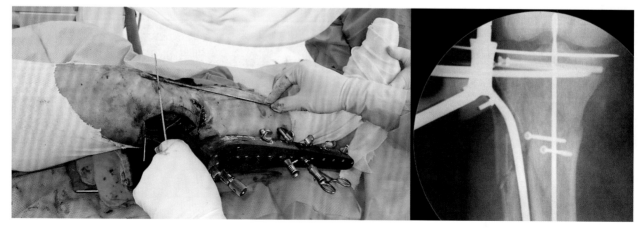

图 20.1-22 术中照片显示将1枚克氏针沿关节线放置，1枚钻头沿胫骨干轴线放置。透视图像显示估计的胫骨近端内侧角（曲线箭头）。仅通过对肢体的粗略观察来评估对位程度容易导致5°以上的对位不良。这项技术可以帮助外科医师客观地判断对位，而不是仅粗略地进行大体观察

4. 移除克氏针后，用锁定螺钉替代（螺钉5）。

5. 根据以上原则，必要时可添加螺钉。

检查并记录膝关节的稳定性

骨折固定后，仔细检查膝关节交叉韧带，以避免漏诊相关韧带损伤（图20.1-25）。

6 术后护理和康复

为了实现肢体的早期功能恢复，必须尽快开始膝关节的被动和主动运动。一般需要2~5天，疼痛和肿胀消退。许多患者，特别是接受临时桥接外固定的患者，在手术时出现了失用性股四头肌萎缩。不同程度的膝关节伸展滞后甚至一定程度的屈曲挛缩较为常见。因此，患者应进行积极的活动范围练习，以恢复膝关节的充分伸展。负重应根据骨折固定结构而定。通常，部分负重可在术后4周左右开始，并且根据临床和X线检查结果逐渐增加负重。

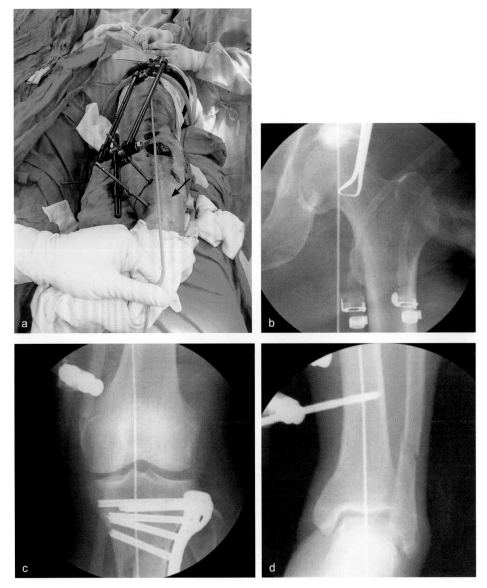

图 20.1-23　a.临床图像显示用于评估冠状位的电刀线缆（箭头）。b~d.透视显示电缆的位置正好穿过股骨头中心和踝关节中心。这条线在膝关节水平应该经过胫骨内侧棘附近

7 陷阱

- 经外侧入路插入胫骨近端 LISS 接骨板时，确保接骨板近端位于胫骨外侧平台的准确位置。如果接骨板放置太靠后或旋转太靠前，有螺钉穿透后方骨皮质并损伤腘动脉或腓神经的风险

- 在桥接区周围放置拉力螺钉可能会使骨结构过于坚硬，导致骨折延迟愈合甚至骨不连

- 在关节外简单骨折（41A2 型）中，髌腱的牵拉作用可能导致胫骨结节尖端突起甚至矢状面成角畸形。此外，预塑形接骨板（LCP-PLT）与胫骨近端不匹配可能导致外翻对线不良。由此产生的间隙可能产生不利于骨折愈合的高张力环境。因此，除了影响功能外，还可能导致骨不连或延迟愈合（图 20.1-26）

8 经验

当 MIPO 应用于关节面以外简单骨折时（41A2型），应避免骨折部位牵张。这可能导致骨折部位延迟愈合。应实现骨折块接触（图 20.1-27）。

- 单独的内侧平台骨折（41B1.3/B3.3 型）可受益于 MIPO 技术

- 根据骨折类型选择双接骨板还是外侧锁定接骨板固定

- 冠状斜形骨折块 – 前后复位螺钉。有髌腱止点的相关斜冠状骨折块应使用 1~2 颗 2.7mm

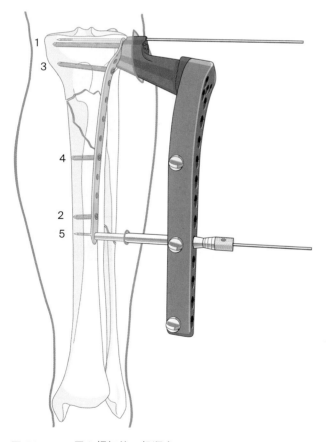

图 20.1-24 置入螺钉的一般顺序

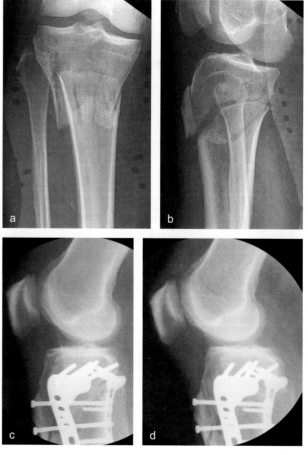

图 20.1-25 a~b.初步X线片显示41A2型单纯性干骺端骨折；c~d.固定后的术中应力位X线片显示胫骨后侧半脱位，提示后侧不稳定

或 3.5mm 螺钉固定，以中和髌腱张力，防止结节骨折块二次复位丢失（图 20.1-25）

- 当骨折扩展至骨干水平时，可通过小切口直接复位技术，使用小复位板或拉力螺钉固定

单一骨干骨折块，以更好地恢复干骺端和骨干之间的解剖关系（图 20.1-28）。在这种情况下，在桥接接骨板中可能不需要增加拉力螺钉和内侧复位接骨板

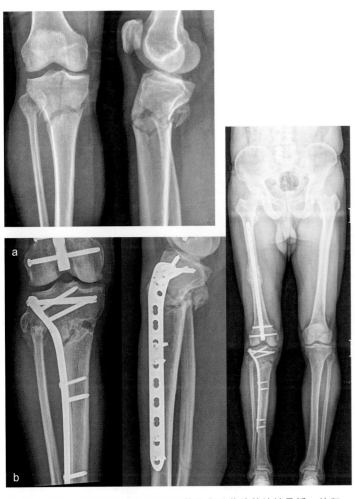

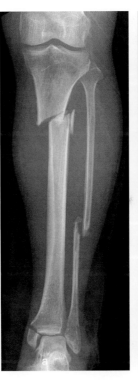

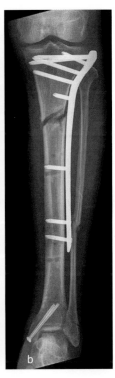

图 20.1-26　a.X线片显示41A2型胫骨平台关节外单纯性骨折，外翻，向前成角。b.由此导致的骨不连和对位不良需要进一步的手术

图 20.1-27　a.X线平片显示胫骨平台41A2型关节外横形骨折。b.术后6个月图像显示骨折牵引导致骨不连

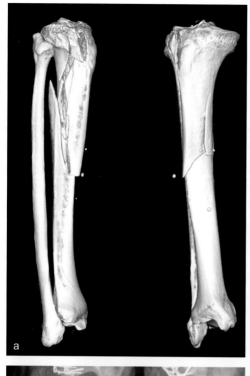

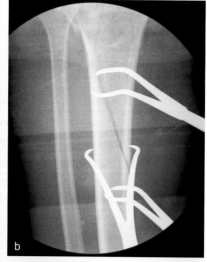

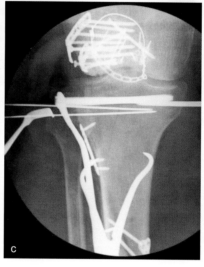

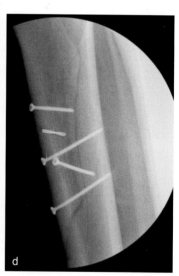

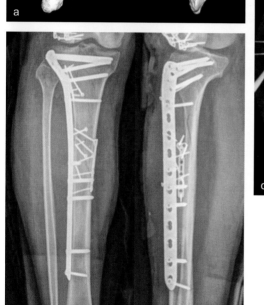

图 20.1-28 a.三维计算机断层扫描发现外侧平台骨折伴广泛的简单骨干骨折。b~d.骨干骨折用点式复位钳复位，并置入2.7mm拉力螺钉。然后，通过微创接骨板接骨术植入主力锁定接骨板。放置外侧接骨板前，在内侧放置小型复位接骨板。e.术后X线片显示干骺端和骨干之间的解剖关系恢复良好

9 参考文献

[1] Moore TM. Fracture: dislocation of the knee. Clin Orthop Relat Res.1981 May;156:128–140.

[2] Beebe MJ, Auston DA, Quade JH, et al. OTA/AO classification is highly predictive of acute compartment syndrome after tibia fracture: a cohort of 2885 fractures. J Orthop Trauma. 2017 Nov;31(11):600–605.

[3] Ziran BH, Becher SJ. Radiographic predictors of compartment syndrome in tibial plateau fractures. J Orthop Trauma. 2013 Nov;27(11):612–615.

[4] Marchand LS, Working ZM, Rane AA, et al. Compartment syndrome in tibial plateau fractures: do previously established predictors have external validity? J Orthop Trauma. 2020 May;34(5):238–243.

[5] Müller ME, Schatzker J. The Comprehensive Classification of Fractures in Long Bones. Berlin: Springer-Verlag; 1990.

[6] Schatzker J, McBroom R, Bruce D. The tibial plateau fracture: the Toronto experience 1968–1975. Clin Orthop Relat Res. 1979 Jan- Feb;138:94–104.

[7] Cong-Feng L, Hui S, Bo Z, et al. Three-column fixation for complex tibial plateau fractures. J Orthop Trauma. 2010 Nov;24(11):683–692.

[8] Wang Y, Luo C, Zhu Y, et al. Updated three-column concept in surgical treatment for tibial plateau fractures: a prospective cohort study of 287 patients. Injury. 2016 Jul;47:1488–1496.

[9] Zhang BB, Sun H, Zhan Y, et al. Reliability and repeatability of tibial plateau fracture assessment with an injury mechanism-based concept. Bone Joint Res. 2019 Aug;8(8):357–366.

[10] Xie X, Zhan Y, Wang Y, et al. Comparative analysis of mechanism associated 3-dimensional tibial plateau fracture patterns. J Bone Joint Surg Am. 2020 Mar 4;102(5):410–418.

[11] Barei DP, Nork SE, Mills WJ, et al. Functional outcomes of severe bicondylar tibial plateau fractures treated with dual incisions and medial and lateral plates. J Bone Joint Surg Am. 2006 Aug;88(8):1713–1721.

10 扩展阅读

• Buckley R, Mohanty K, Malish D. Lower limb malrotation following MIPO technique of distal femoral and proximal tibial fractures. Injury. 2011 Feb;42(2):194–199.

• Cole PA, Zlowodzki M, Kregor PJ. Treatment of proximal tibia fractures using the less invasive stabilization system: surgical experience and early clinical results in 77 fractures. J Orthop Trauma. 2004 Sep;18(8):528–535.

• Dee M, Sojka JM, Daccarett MS, et al. Evaluation of popliteal artery injury risk with locked lateral plating of the tibial plateau. J Orthop Trauma. 2011 Oct;25(10):603–607.

• Gosling T, Schandelmaier P, Müller M, et al. Single lateral locked screw plating of bicondylar tibial plateau fractures. Clin Orthop Relat Res. 2005 Oct; 439: 207–214.

• Higgins TF, Kemper D, Klatt J. Incidence, and morphology of the posteromedial fragment in bicondylar tibial plateau fractures. J Orthop Trauma. 2009 Jan;23(1):45–51.

• Krettek C, Gerich T, Miclau T. A minimally invasive medial approach for proximal tibial fractures. Injury. 2001 May;32 Suppl 1:SA4–13.

• Marsh JL, Slongo TF, Agel J, et al. Fracture and dislocation classification compendium–2007: Orthopaedic

• Trauma Association classification, database and outcomes committee. J Orthop Trauma. 2007 Nov-Dec;21(Suppl 10):S1–133.

• Phisitkul P, McKinley TO, Nepola JV, et al. Complications of locking plate fixation in complex proximal tibia injuries. J Orthop Trauma. 2007 Feb;21(2):83–91.

• Tesch NP, Grechenig W, Heidari N, et al. Morphology of the tibialis anterior muscle and its implications in minimally invasive plate osteosynthesis of tibial fractures. Orthopedics. 2010 Mar;33(3).

• Luo CF, Sun H, Zhang B, et al. Three-column fixation for complex tibial plateau fractures. J Orthop Trauma. 2010 Nov;24(11):683–692.

20.2
胫骨和腓骨近端：干骺端简单骨折（42A2）

Jae-Woo Cho, Jong-Keon Oh

1 病例描述

63岁女性，行走时被车撞伤左小腿，导致闭合性胫骨近端骨折。骨折位于干骺端，为关节外的斜形骨折，骨折分类为AO/OTA 42A2（图20.2-1）。

初期处理

患者使用长腿夹板固定，从受伤现场直接转运至医院，急诊拍摄X线片。小腿中度肿胀，无骨筋膜室综合征表现。

应用临时桥接外固定架可有利于软组织的恢复和肢体长度及力线的维持。伤后14天软组织状况最佳时进行最终固定。

MIPO的适应证

由于骨折端移位和成角畸形导致缩短和力线异常，所以手术治疗是必要的。如果近端骨折块的长度足以插入3枚以上的交锁螺钉，髓内钉（IM）可作为治疗方法之一。然而，由于胫骨近端骨折段的力线异常，所以髓内钉的治疗极具挑战性。

传统的切开复位和MIPO均是可行的。因为切开复位时需要大量的肌肉剥离，所以MIPO应该是更好的选择。近端骨折块的长度足以从外侧置入至少5枚5.0mm锁定螺钉，所以采用LCP-PLT单侧锁定接骨板。

2 术前计划

第一步：常规力线评估。手术治疗的目的是恢复关节端和骨干之间长度、轴线和旋转对位的解剖关系，术中应该用健肢的力线来验证。线缆技术是验证与健肢相比力线恢复的有效方法。

第二步：接骨板使用。使用带瞄准装置的LCP-PLT，可以很容易地将锁定板置入肌肉下。

第三步：通过接骨板复位骨折。因为骨折常为短的斜形骨折，位于斜的矢状面，可以通过微创胫骨近端稳定系统（LISS-PT）的拉力装置实现冠状面的成角矫正（图20.2-2）。

第四步：接骨板螺钉置入的术前计划如下：

- 骨折近端和远端螺钉的固定应考虑到接骨板的长度、工作长度和螺钉密度
- 关节近端至少4枚螺钉
- 工作距离：至少3孔
- 骨干固定：6孔3枚双皮质锁定螺钉（钉孔密度：50%）

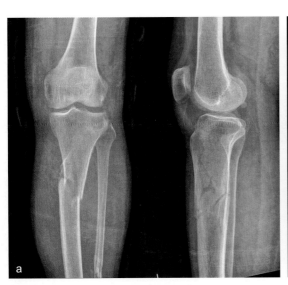
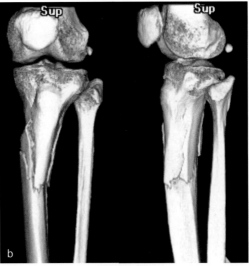

图20.2-1 a.术前X线片显示关节外骨折，干骺端简单斜形骨折。b.三维CT重建显示骨折为长斜形，其内侧有一未移位的楔形骨折块

3 手术室准备

3.1 麻醉

对患者施行全身麻醉。

3.2 患者体位和 C 形臂位置

患者仰卧于可透 X 线的手术台上，臀部下放置一个垫圈。健侧腿在手术台上保持旋转中立位。也可将健肢屈髋屈膝约 90° 放置在腿架上。患侧腿膝关节屈曲 30° 固定，如果需要可以使用消毒

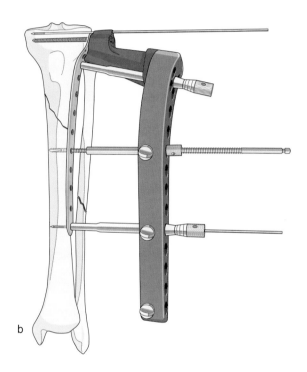

图 20.2-2　a.沿着胫骨近端外侧面放置锁定加压板。确认接骨板的位置后，在近端骨折块置入 1 枚锁定螺钉。为了将远端干部拉近接骨板，可将拉力装置安装在骨折附近。b.滚花螺母安装到拉力装置上将骨干段拉向接骨板。c.经瞄准臂将锁定螺钉拧入远端骨折块，以获得复位

止血带。

C 形臂放在健侧，便于术者在手术过程中观看显示器（图 20.2-3）。

3.3 器械

- 左侧 9 孔 4.5/5.0 LCP-PLT
- LISS 系统
- 点式复位钳、共线复位钳

（器械、工具和植入物的尺寸可能因解剖而异）

4 手术入路

采用胫骨近端前外侧入路。

5 复位和固定

5.1 间接复位

通过人工牵引恢复长度。通过后方的垫卷控制矢状位对线（图 20.2-4）。

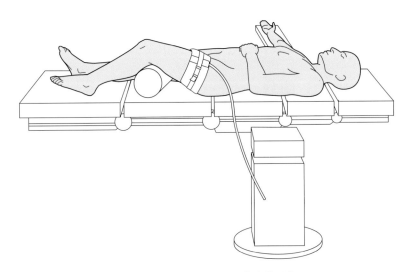

图 20.2-3 患者仰卧于可透X线的手术台上，膝关节屈曲

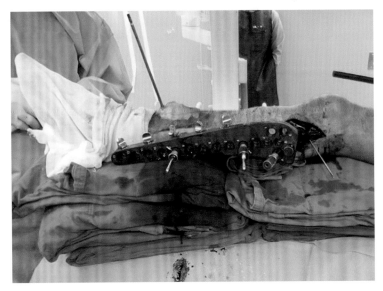

图 20.2-4 通过放置后方垫卷，恢复矢状位对线

5.2 接骨板的放置

在胫骨近端 Gerdy 结节水平，通过前外侧入路置入接骨板。使用 Cobb 或隧道工具在胫前肌下建立肌下隧道放置接骨板。将带有 LISS 插入导向器的 LCP-PLT 沿胫骨近端表面置入到位，术中通过 C 形臂正、侧位图像检查确认接骨板的位置，用克氏针在接骨板的两端临时固定。确定板的切迹和关节线平行后，随后打入最近端的一排螺钉。使用解剖型锁定接骨板，保证冠状面的对线（图20.2-5a）。

5.3 通过接骨板复位

由于该技术只能控制冠状面的对线情况，因此应首先使用健侧腿作为对照进行长度和旋转对位的恢复。在这种情况下，我们使用外固定架的 Schanz 针作为操纵杆，以恢复长度和旋转对位（图20.2-5）。使用牵引装置调整冠状面的对线（图20.2-6）。放置皮质螺钉也是一种选择。如有必要，也可通过木槌从内侧施力来对抗。

5.4 MIPO 技术

一旦在冠状面和矢状面上实现了可接受的对线，将钻头钻入最远端锁定螺钉孔处的钻套内，以保持胫骨远端部分的复位。

按照术前计划，接骨板的桥接或工作长度由主骨折线的长度确定，本病例中空余了 3 个组合孔。远端固定 3 枚锁定螺钉。近端骨折块固定 5枚 5.0mm 锁定螺钉，远端固定 3 枚锁定螺钉，确保良好的螺钉密度（图 20.2-7a）。通过线缆技术验证力线轴的恢复（图 20.2-7b）。

6 康复

患者术后没有骨筋膜室综合征的任何主诉，神经、血管的情况也是正常的。术后 3 天开始使

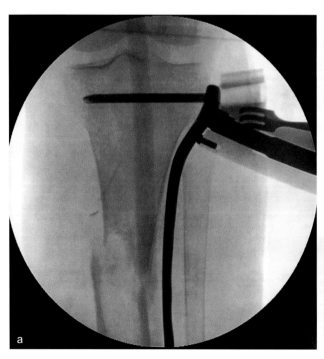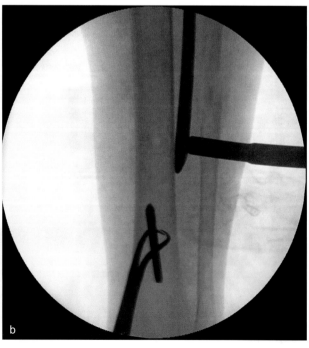

图 20.2-5　a.胫骨近端外侧使用4.5/5.0mm锁定加压接骨板时，最近端钉孔的锁定螺钉方向应与关节面平行，以防止接骨板错位导致的对线不良。b.接骨板与远骨折段固定之前，应先恢复胫骨的长度和旋转对位

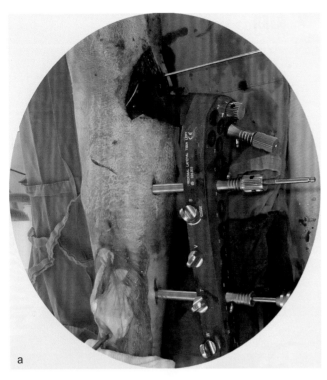

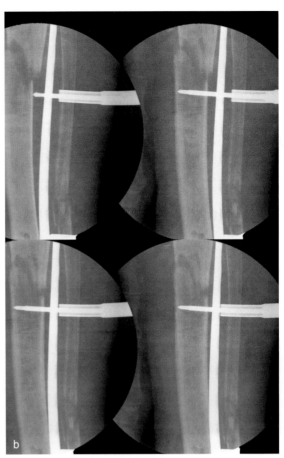

图 20.2-6 a.微创稳定系统（LISS）中的拉力装置（红色星号）。b.将钻套插入计划拧入螺钉的头侧锁定孔，使用电钻将拉力装置置入骨干中。然后将滚花螺母安装在牵引装置上，旋转滚花螺母将骨干拉近接骨板

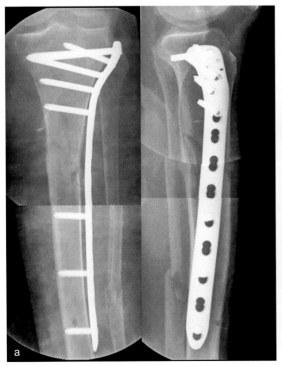

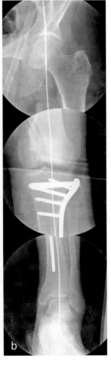

图 20.2-7 a.术中C形臂正侧位透视显示力线良好且接骨板位置可接受。b.通过线缆技术评估机械轴的恢复情况

用持续被动活动机（CPM）进行膝关节活动，并鼓励其行股四头肌的力量锻炼。2周时患者基本恢复了完全的膝关节活动（图20.2-8）。术后4周允许可以承受的部分负重锻炼。术后3个月拍摄的X线片显示主骨折平面上有骨痂形成（图20.2-9）。

7 陷阱

- 如果为了复位或维持复位，但不是为了获得解剖学复位，应该考虑在接骨板放置好之后，移除在主要骨折部位放置的拉力螺钉或位置螺钉，因为这些螺钉可能妨碍骨

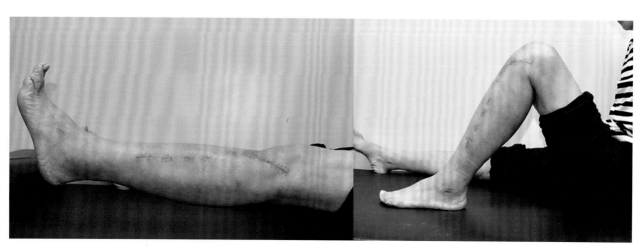

图 20.2-8 术后2个月门诊随访时，大体相显示关节活动良好

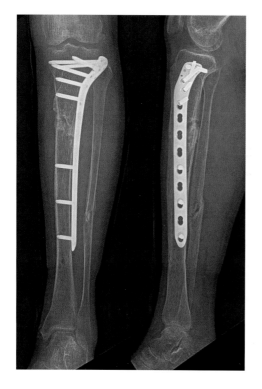

图 20.2-9 术后3个月X线片显示骨折处形成了桥接骨痂

折部位的微动

- 接骨板的旋转错位可能会造成毁灭性的神经、血管损伤。术后三维 CT 扫描显示接骨板的位置可接受（图 20.2-10a~b）。然而，轴位相显示接骨板存在旋转错位，以致近端螺钉的位置偏向后内侧（图 20.2-10c）。在螺钉置入之前，建议使用克氏针检查后方螺钉的钉道

- 简单骨折的主骨折块之间存在明显的间隙时，延迟愈合或不愈合发生率会较高（图 20.2-11）

- 简单骨折处持续存在的骨折间隙，桥接接骨板结构过于坚强可能会导致萎缩性骨不连或接骨板断裂。MIPO 固定结构的柔韧性由工作长度决定。使用桥接接骨板固定简单骨折

的工作长度，建议在骨折部位留空 2~3 个螺钉孔，以降低固定结构的刚度

8 经验

- 即使在简单骨折中，MIPO 技术桥接接骨板固定也是一种合理的选择
- 术前计划是手术成功的关键
- 术后批判性的分析对于提高治疗的决策是有益的学习过程
- 当简单骨折为长斜形或螺旋形骨折时，可通过小切口使用共线复位钳或点式复位钳直接复位。解剖复位后使用拉力螺钉固定骨折端获得绝对稳定（图 20.2-12）

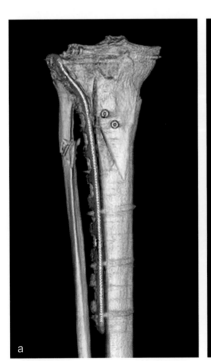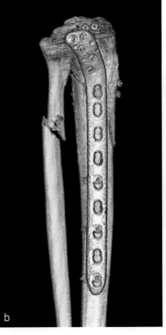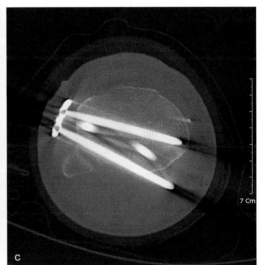

图 20.2-10 a~b.术后三维CT重建显示接骨板位置可接受。c.轴位片显示接骨板向前旋转错位，并导致近端螺钉的位置偏向后内侧

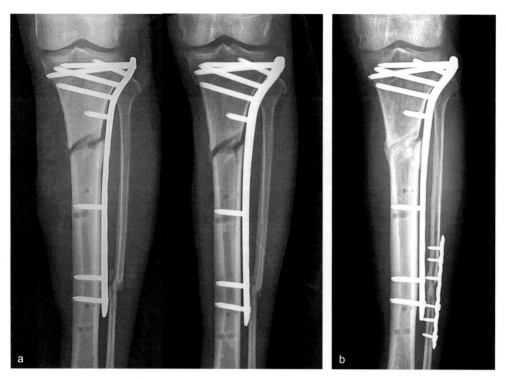

图 20.2-11　a.简单骨折使用MIPO后，由于牵拉使骨折端形成了明显的间隙。即使在6个月后，骨折也没有愈合的迹象。b. 植骨后骨折愈合

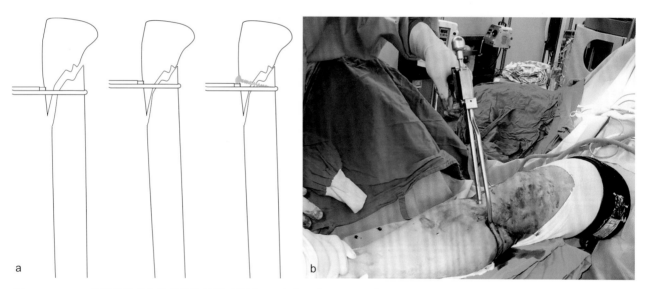

图 20.2-12　a.使用共线钳复位简单的长斜形骨折。b.术中图片显示，通过2个小切口置入共线复位钳。复位钳的准确位置和方向要根据骨折方向决定

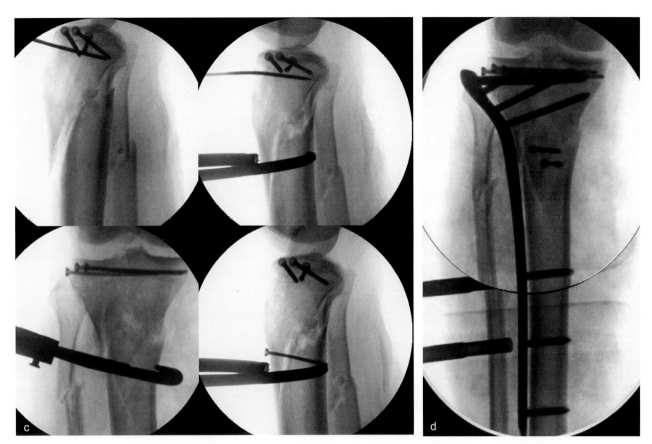

图 20.2-12 （续） c.透视图像显示简单干骺端骨折直接复位。在正侧位图上根据皮质接触和整体力线情况评估复位的准确性。然后，使用4.0mm半螺纹松质骨螺钉作为拉力螺钉维持复位。d.使用LCP-PLT接骨板进行中和固定。因为复位是通过2枚跨过主要骨折平面的螺钉维持的，在接骨板固定过程中没有尝试进一步改善力线

20.3
胫骨和腓骨近端：关节内双髁、干骺端骨折（41C3）并骨干受累

Cong-Feng Luo

1 病例描述

46岁男性，车祸致左膝受伤，左下肢肿胀、疼痛、活动受限。当地医师给予跟骨牵引后，转至我院（图20.3-1，图20.3-2）。无开放创口，神经血管正常，当时感觉未受损。然而，水疱、肿胀、皮肤发亮及触之较硬，提示有发生骨筋膜室综合征的风险。患者遂被送到手术室，采用"单切口筋膜切开术"对小腿的4个间室进行减压，单切口的使用减少了对后续手术的潜在干扰（图20.3-3）。使用跨关节外固定架对骨折进行初步复位和稳定（图20.3-4）。

用简易真空引流装置覆盖伤口。每5~6天更换一次真空敷料，逐步闭合伤口（图20.3-5）。17天左右软组织消肿。在此期间，拍摄X线片和CT，对骨折进行评估（图20.3-6）。

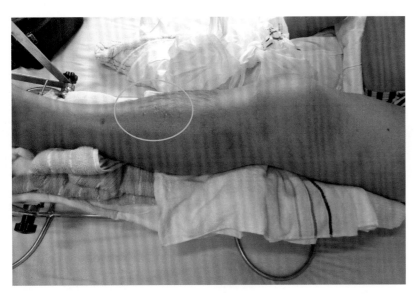

图 20.3-1 小腿前侧出现一些水疱

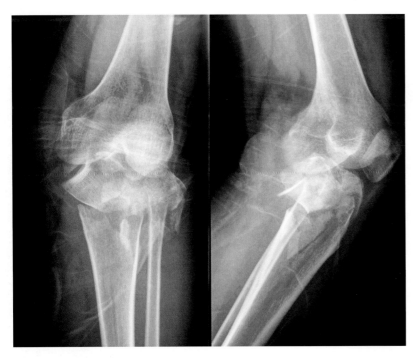

图 20.3-2 X线片显示胫骨平台粉碎性骨折

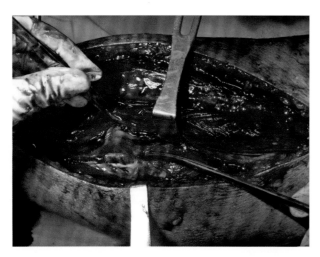

图 20.3-3 单切口筋膜切开术

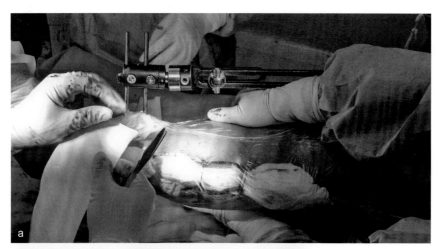

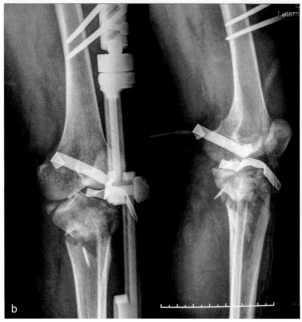

图 20.3-4 使用跨关节外固定架初步复位和稳定骨折。用简易负压真空引流装置覆盖伤口

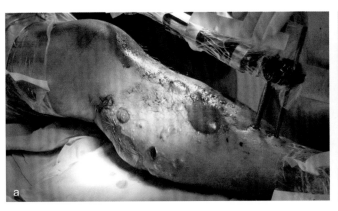
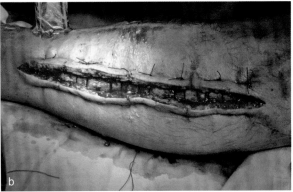

图 20.3-5 a.二次清创后的软组织情况。b.尝试缩小筋膜切开的伤口

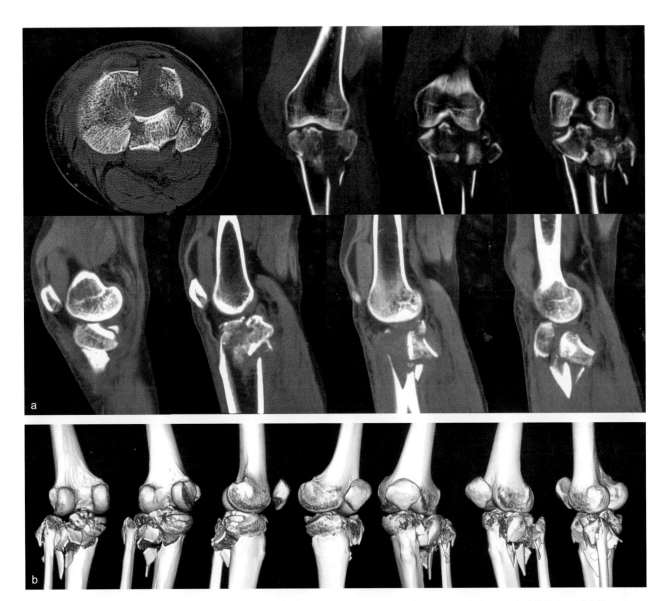

图 20.3-6 计算机断层扫描的轴位、冠状位和矢状位图像和3D重建图像。a.仰卧位胫骨侧位像。b.俯卧位拟行后内侧切口

2 术前计划

2.1 桥接外固定架

首先是外固定架的针道清洁。因为整个框架仍然稳定，因此，消毒外架用作最终手术的复位架。

2.2 关节重建

骨折为 Schatzker Ⅵ型双髁骨折，涉及 3 个柱、关节面的 4 个象限。

在冠状面上，外侧柱、外侧关节面和腓骨头严重粉碎，显示损伤机制为外翻应力所致，需要在外侧应用"主力支撑板"。选择 4.5mm 系列胫骨近端外侧板，因为该板也可作为粉碎性干骺端区域的"桥接板"。内侧关节面骨折为两部分，需要分别使用后内侧和内侧支撑板固定。

因内侧粉碎不重，所以从内侧开始复位，同时也将被用作后续复位的解剖标志。外侧柱、关

节面、后外侧壁都需要被重建。

3 手术室准备

3.1 麻醉

推荐全身麻醉，因为倒 L 形入路必须使用肌松药。常规预防性使用抗生素；第一次应在切口前 60 分钟内给药，在止血带充气前至少留出 5~10 分钟，以允许达到有效的抗生素血液浓度水平。

3.2 患者体位和 C 形臂位置

建议患者采用漂浮体位（松软姿势）（图 20.3-7）。躯干上部保持侧卧，在进行倒 L 形切口时，下肢旋转至俯卧（图 20.3-8b）；进行前外侧入路时，下肢转为侧卧位（图 20.3-8a）。术中正、侧位透视时，下肢应转为俯卧位。

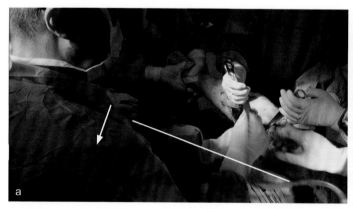
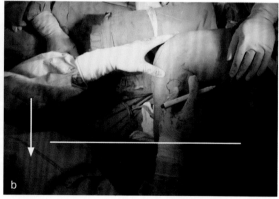

图 20.3-7 联合入路的漂浮体位。a.小腿俯卧体位倒L形入路。b.小腿侧位前外侧入路

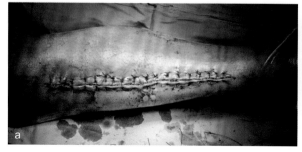
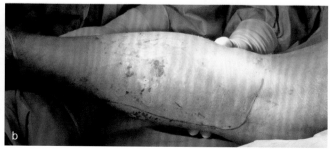

图 20.3-8 软组织稳定后，安全地进行联合入路。a.仰卧位小腿外侧。b.俯卧位拟行的后内侧切口

3.3 器械

- 前外侧柱的胫骨近端外侧锁定加压板（LCP）（4.5~5.0mm 系列）
- 中间柱干骺端的有限接触动态加压板（LC-DCP）（3.5mm 系列）或解剖型接骨板 LCP（3.5mm 系列）
- 桡骨远端斜 T 形 LCP（用于后外侧柱）
- 2.7mm 系列的长锁定螺钉（用于关节面排筏固定）
- 外固定架的工具

4 手术入路和 MIPO

为了实现 2.2 的目标，应暴露胫骨平台的内侧、后内侧、后外侧和外侧。暴露胫骨平台的后外侧是最具挑战性的部分。倒 L 形入路可进行后内侧和后外侧关节面的复位和支撑固定。此外，通过向前内侧分离显露，可使用 3.5mm 系列内侧支撑板固定前内侧关节面。

另一个问题是胫骨平台骨折的外侧部分常累及外侧柱的大段区域。另外，先前位于前外侧的筋膜切开的长切口会增加感染的风险和影响伤口愈合。MIPO 是通过短的前外侧切口复位外侧关节面的最合适技术，干骺端区域采用 MIPO 固定。17 天后软组织逐渐稳定下来。受益于单切口筋膜切开术，倒 L 形入路可以安全地在内侧进行。

5 复位和固定（图 22.3-5~ 图 22.38）

5.1 切口和暴露

倒 L 形入路从腘窝中心开始平行于 Langer 线走向内侧，在腘窝内侧角平行于胫骨内侧边转角走向远端。本病例术前计划中，要支撑前内侧关节面骨块，所以转角点稍微靠前，以避免软组织的过度牵拉。小心地抬起全厚筋膜皮瓣，以保护腓肠神经和隐静脉。然后，钝性分离并向外侧牵拉腓肠肌内侧头，保护好神经血管束，显露出膝关节囊的后部。所有操作都应在腘肌下方间隙进行以避免腘窝神经血管束的损伤（图 20.3-9）。

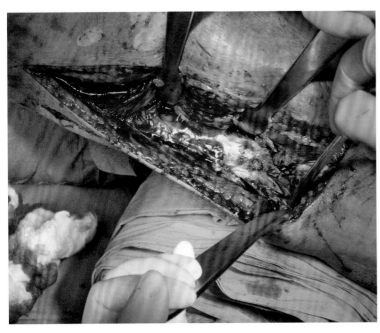

图 20.3-9 后内侧转角的显露

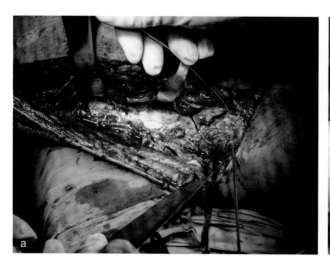

5.2 后内侧平台复位固定

　　沿着胫骨后内侧嵴放置一预弯的支撑板。使用多枚克氏针固定后内侧骨折块（图20.3-10，图20.3-11）。

5.3 前内侧平台复位固定

　　经同一入路向前剥离，纵向锐性剥离鹅足腱

以避免可能发生的后内侧不稳定。使用另一块支撑板（3.5mm系列的干骺端板）复位固定前内侧骨折块，注意恢复内侧平台的后倾（图20.3-12，图20.3-13）。

5.4 后外侧平台复位固定

　　向近端、外侧分离显露粉碎的后外侧壁。为了避免损伤胫前动脉分支，一定要在腘肌的胫骨

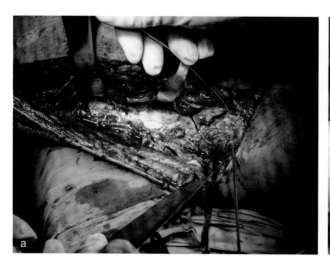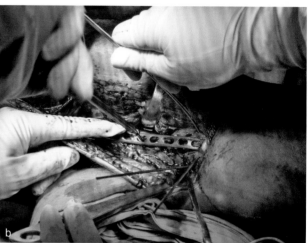

图 20.3-10　a.伸直膝关节，用克氏针复位后内侧骨折块。b.使用3.5mm系列的预弯过的1/3管形板和皮质骨螺钉

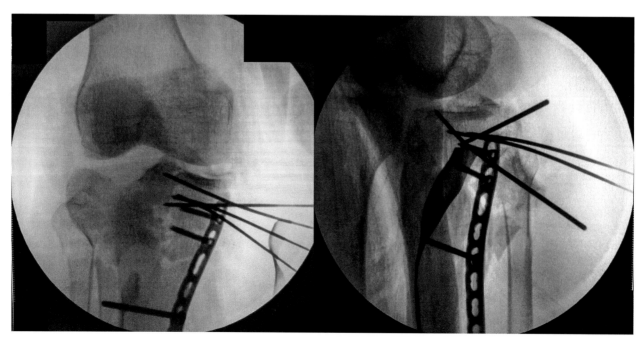

图 20.3-11　后内侧骨折块初步固定后的透视影像。近端使用短的锁定螺钉（通常为30mm），以避免干扰外侧的进一步复位

附着点下剥离。通过骨折窗，向上推顶复位后外侧关节面。使用 3.5mm 系列斜 T 形桡骨远端板支撑后外侧壁。后外侧壁支撑固定后，使得经前外侧入路获得外侧平台关节面的最终复位变得更加容易（图 20.3-14，图 20.3-15）。

5.5 前外侧平台复位固定

使用一较短的前外侧切口进行外侧平台关节面的复位和固定。此入路切口与原筋膜切开的切口之间的距离应足够宽，以避免皮桥坏死（长宽

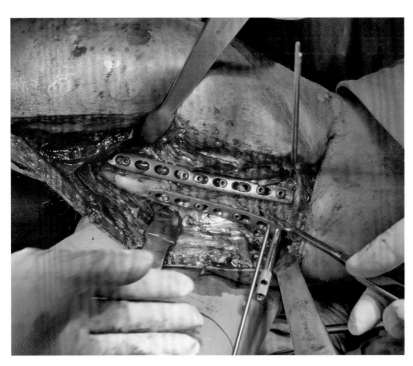

图 20.3-12 前内侧骨折块的复位

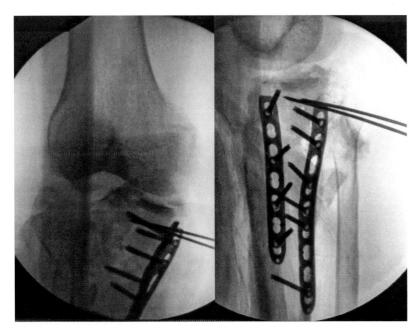

图 20.3-13 前内侧骨折固定后的透视图

比 <2：1 ）（图 20.3-16，图 20.3-17 ）。

　　关节面骨折块复位之前，应先修复半月板；否则复位后，半月板的修复是无法实现的。通过"骨折窗"复位移位的关节面骨块，并用克氏针临时固定（图 20.3-18，图 20.3-19 ）。

　　4.5mm 系列胫骨近端外侧锁定板用于"排筏"固定关节面，并桥接干骺端骨折。应用 MIPO 固

定接骨板的远端。接骨板固定后，将半月板缝合到接骨板上（图 20.3-20~ 图 20.3-23 ）。

6　术后影像学评估和处理

　　当引流液少于 50mL 时，应去除负压引流管。术后 24 小时，鼓励膝关节活动。术后 2 周，至少

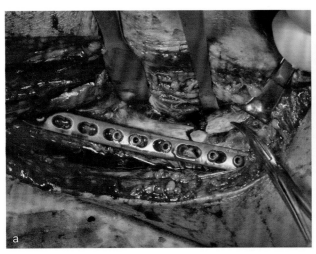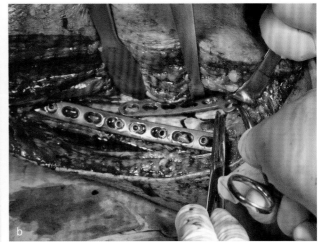

图 20.3-14　后外侧壁骨折块的处理

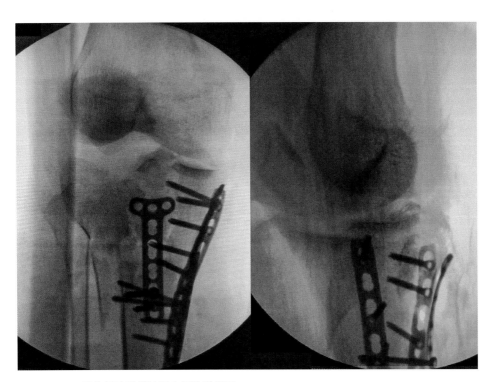

图 20.3-15　后外侧壁骨折块固定后的透视图

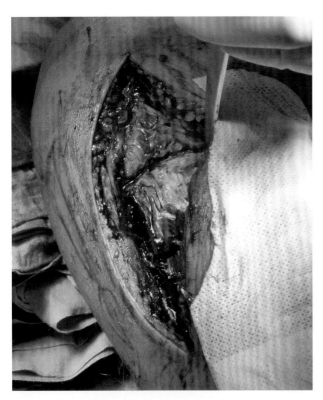

图 20.3–16 前外侧入路：特别注意与筋膜切开术切口之间的
宽度（伤口敷料覆盖）

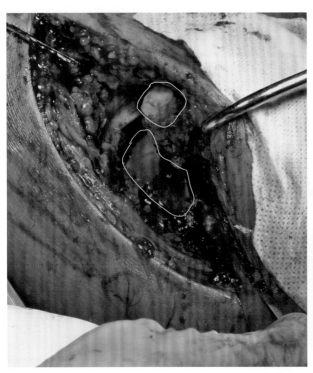

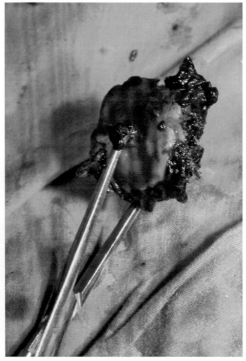

图 20.3–17 通过骨折线（骨折窗口）打开外侧壁，暴露出关节面骨折块

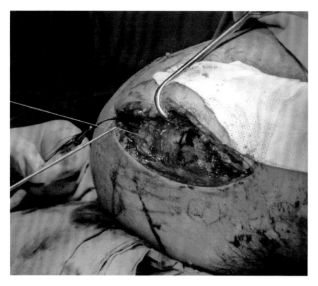

图 20.3-18 修复半月板

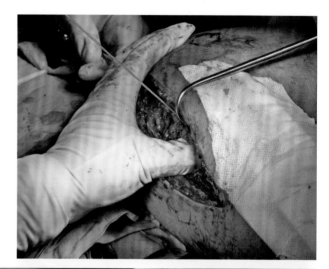

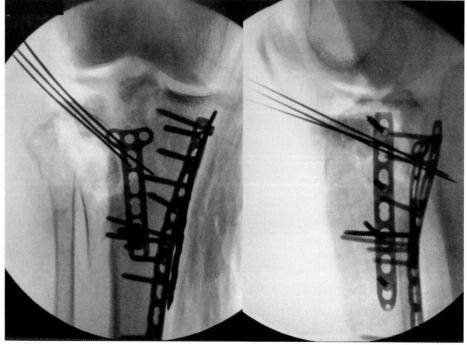

图 20.3-19 用克氏针临时固定关节面骨折块和术中透视图

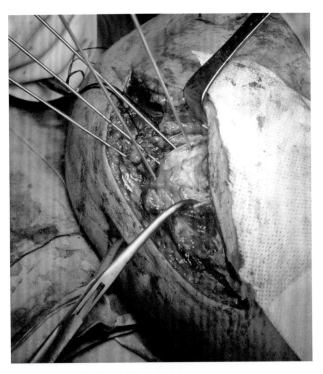

图 20.3-20 骨折窗口的关闭和固定

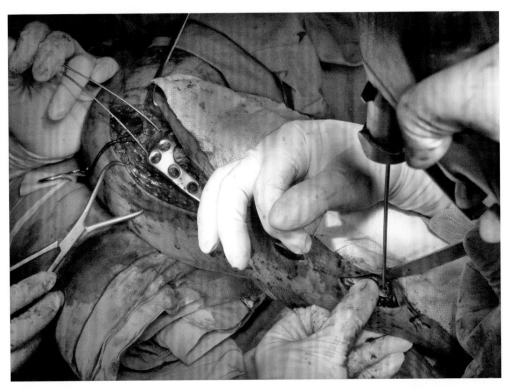

图 20.3-21 使用MIPO插入外侧长板

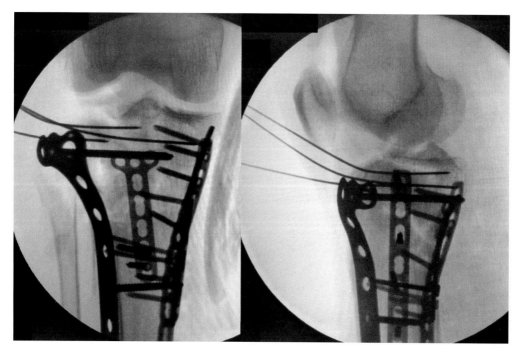

图 20.3-22 外侧固定后的C形臂透视图

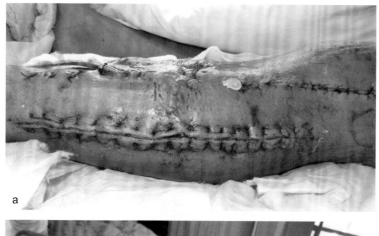

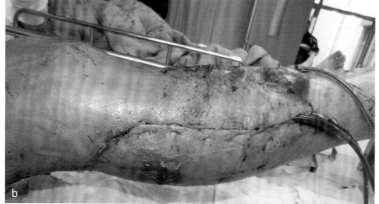

图 20.3-23 外侧切口。a.注意新切口入路和原筋膜切开伤口之间的软组织桥。b.后内侧切口

达到 0°~90° 的活动范围（图 20.3-24）。

7 随访

患者术后坚持随访，18 个月随访时骨折愈合，膝关节功能恢复良好（图 20.3-25，图 20.3-26）。

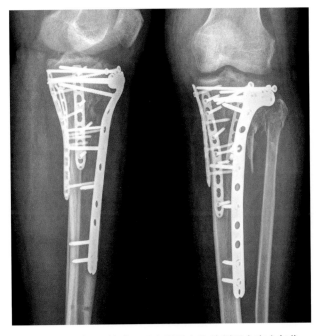

图 20.3-24 术后X线片显示内侧平台和外侧平台完全复位，力线正常

8 陷阱

- 对合并筋膜室综合征的复杂胫骨平台骨折，应根据骨折固定所需的外科手术入路，设计减张的筋膜切开入路。本病例如果急诊手术采取传统的双切口筋膜切开减张术，则后续的切开复位内固定（ORIF）可能会变得很困难，增加软组织并发症的风险

- 二次手术的时机也有陷阱。该患者伤后 17 天才进行最终的 ORIF。负压真空引流系统有助于保护筋膜切开减张的伤口，可以降低 ORIF 的感染风险。对于这种复杂的胫骨近端骨折，超过 3 周进行最终 ORIF，将增加手术复位的难度

9 经验

单切口筋膜切开技术为倒 L 形入路保留了完整的软组织。外侧的 MIPO 入路在 ORIF 入路和原筋膜切开入路之间保存了安全的软组织桥，这使得复杂胫骨平台骨折获得高质量 ORIF 成为可能，并能取得满意的功能恢复。

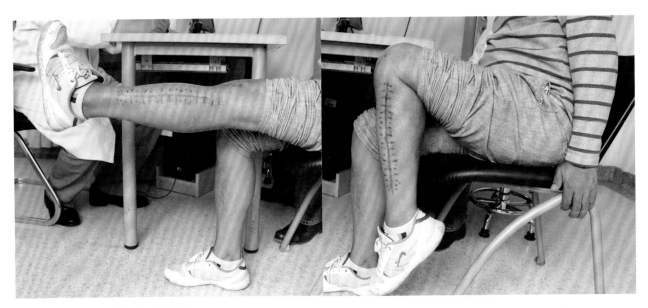

图 20.3-25 术后18个月的功能结果

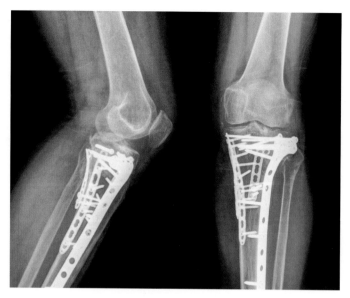

图 20.3-26 术后18个月的X线片

10 扩展阅读

- Xie X, Zhan Y, Wang Y, et al. Comparative analysis of mechanism-associated 3-dimensional tibial plateau fracture patterns. J Bone Joint Surg Am. 2020 Mar 4;102(5):410–418.
- Qiu WJ, Zhan Y, Sun H, et al. A posterior reversed L-shaped approach for the tibial plateau fractures: a prospective study of complications (95 cases). Injury. 2015 Aug;46: 1613–1618.
- Bhattacharyya T, McCarty LP, Harris MB, et al. The posterior shearing tibial plateau fracture: treatment and results via a posterior approach. J Orthop Trauma. 2005 Jun;19: 305–310.
- Kim JW, Oh CW, Oh JK, et al. Staged minimally invasive plate osteosynthesis of proximal tibial fractures with acute compartment syndrome. Injury. 2017 Jun;48(6):1190–1193.

20.4
胫骨和腓骨近端：未累及干骺端的关节内双髁骨折（41C3）

Jae-Woo Cho, Jong-Keon Oh

1 病例描述

34 岁男性，因从 2.5m 高处坠落致右胫骨近端闭合骨折（图 20.4-1），未合并神经血管及其他器官损伤。查体可见右膝关节及右小腿近端周围软组织肿胀明显，诊断为骨筋膜间室综合征。一期手术予以筋膜切开减压及矢状位单平面跨膝关节外固定架固定术。骨折远端 Schanz 针进针点应避开二期手术切口。膝关节伸直位固定以避免挛缩（图 20.4-2），待 2 周后软组织肿胀消退，皮肤出现皱褶时再进行二期内固定手术。

MIPO 的适应证

手术的目的在于关节面解剖复位并坚强内固定，因骨折的解剖特点，髓内针固定并不适用。

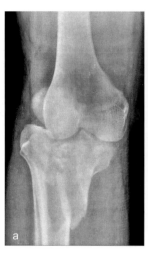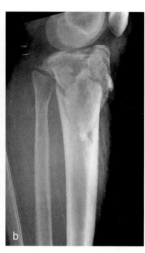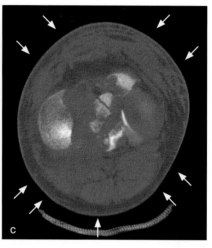

图 20.4-1　a~b.术前X线片及轴位CT扫描示胫骨近端41C3型骨折，可见内外侧髁分离移位明显，伴有关节内游离碎骨块。c.轴位CT扫描示骨折线延伸至内外侧平台。箭头示皮下大面积软组织损伤，应引起重视

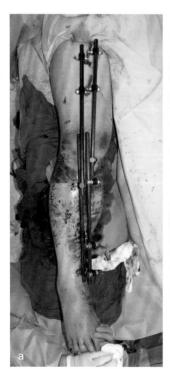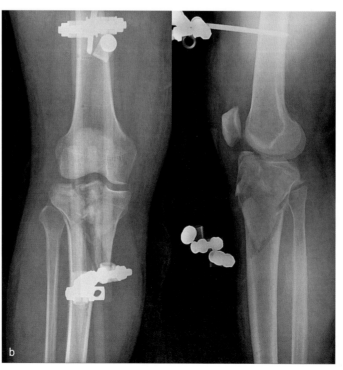

图 20.4-2　a.初期行筋膜切开减压及桥接外固定架固定术。单平面外固定架应置于矢状面。b.术后X线片示胫骨近端长度、旋转及力线都得到了很好的恢复

在本例中，固定及复位策略为先将 C 型骨折转化为 B 型骨折，即先进行内侧柱的复位及小型接骨板固定，然后将其作为复位标志，进行关节面及外侧柱的复位及固定。外侧柱接骨板放置即可应用 MIPO 进行。

此外，也可将关节内骨折块看作一个整体，复位后即可将 C 型骨折转化为 A 型骨折，然后应用外侧或内侧桥接接骨板固定干骺端骨折（C 型转化为 A 型的策略详见图 20.1-11）。

2 术前计划

对于复杂的跨关节骨折，应常规行三维 CT 扫描以便术前规划（图 20.4-3）。

- 内侧平台骨折解剖特征：主要骨折块位于前内侧并累及干骺端，向近端移位，与后内侧骨折块形成台阶，骨干处分离移位

- 内侧平台复位：通过后内侧入路（沿胫骨近端弧形切开），显露前内侧与后内侧骨折块

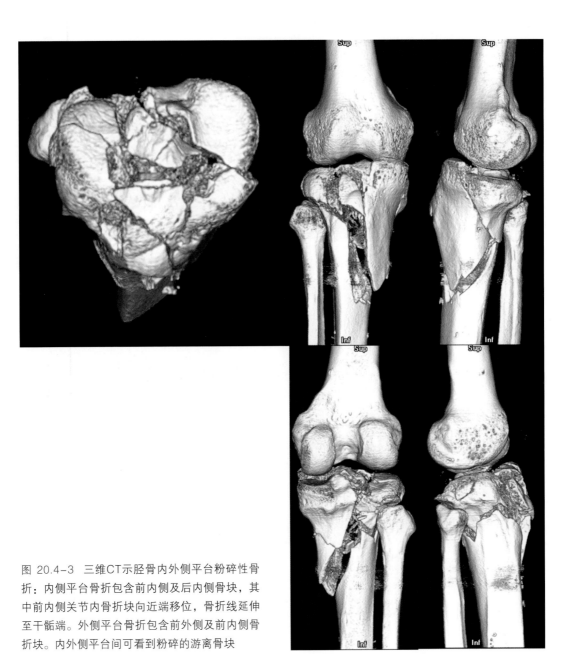

图 20.4-3 三维CT示胫骨内外侧平台粉碎性骨折：内侧平台骨折包含前内侧及后内侧骨块，其中前内侧关节内骨折块向近端移位，骨折线延伸至干骺端。外侧平台骨折包含前外侧及前内侧骨折块。内外侧平台间可看到粉碎的游离骨块

边缘，应用点状复位钳下拉前内侧骨块以复位骨折

- 内侧平台固定：首先用 3.5mm 空心拉力螺钉固定前内及后内侧骨块，使之成为一体，然后应用 1/3 管形接骨板或 3.5mm T 形接骨板固定干骺端
- 外侧平台骨折包含后外侧、前外侧及中央小的粉碎性骨折块
- 外侧平台重建：取胫骨平台前外侧切口，通过半月板下入路显露外侧平台，复位后于软骨下平面穿入克氏针以支撑骨折块及关节面
- 于胫骨近端外侧放置 3.5mm 解剖型锁定接骨板，近端应用多枚水平锁定螺钉，给予关节面足够的支撑
- 固定胫骨结节骨块以增强稳定性（图20.4-4）

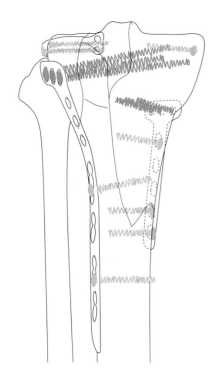

图 20.4-4 术前骨折复位及固定计划

3 手术室准备

3.1 麻醉

因预计手术时间超过 3 小时，故采用 Foley 管插管全身麻醉。患肢根部上无菌止血带备用。

3.2 患者体位和 C 形臂位置

患者取仰卧位，置于可透视手术台上，膝关节屈曲 30°，患侧臀下垫高。健侧下肢置于托架上，髋部外展，膝关节屈曲约 90°。（图20.4-5a）。

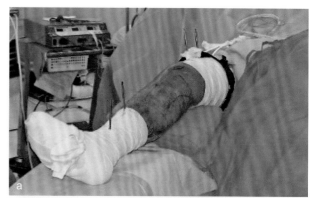

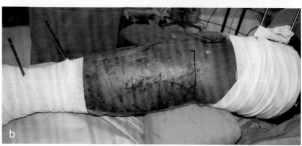

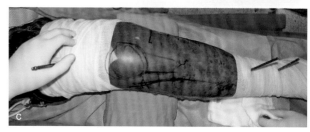

图 20.4-5 a.体位：患肢置于可透视手术台，健侧肢体置于腿架支架上并外展，以利于术中进行内侧入路处理骨折。b.后内侧入路皮肤标记。c.前外侧入路皮肤标记

透视机屏幕置于患肢对侧，球管置于患肢内侧,因外侧柱的复位及固定可能需要更多的透视。

3.3 器械

- 1/3 管形板
- 3.5mm T 形板
- 2.4mm 迷你锁定加压板
- 3.5mm 胫骨近端加压锁定板
- 3.5mm 空心拉力螺钉
- 股骨牵开器
- 点式复位钳
- 外固定架器械

    （器械及植入物的尺寸因解剖结构而异）

4 手术入路

- 后内侧切口：直接解剖复位并支撑内侧平台骨折块（图 20.4-5b）
- 外侧切口：前外侧入路进行外侧关节面重建（图 20.4-5c）

5 复位和固定（图 22.2-5~ 图 22.2-7）

- 前内侧骨块向上移位，与骨干分离，并与后内侧骨块形成台阶（图 20.4-6）
- 用点式复位钳下拉前内侧骨块进行复位，通过半月板下入路重建内侧关节面。用克氏针临时固定维持复位，然后以 2 枚 3.5mm 空心螺钉维持将骨折块固定在一起（图 20.4-7）
- 内侧平台复位后以 3.5mm T 形板固定支撑。另用 1 枚螺钉将骨干与内侧平台骨块固定在一起（图 20.4-8）
- 通过前外侧半月板下入路显露外侧平台骨折块，用点式复位钳复位内外侧平台，重建关节面。用共线复位钳复位后外侧骨块（图 20.4-9）
- 共线复位钳夹持下，在关节面下从外侧向内侧并排置入 2 枚螺钉，作为定位。在透视机引导下将预弯的外侧肌肉下锁定接骨板从胫骨前肌和骨膜之间穿入，直至接骨板贴服。透视确认接骨板位置良好，外侧锁定接骨板即作为桥接接骨板固定于胫骨干。接骨

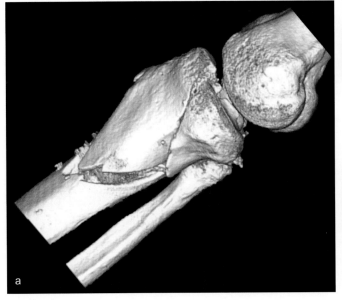
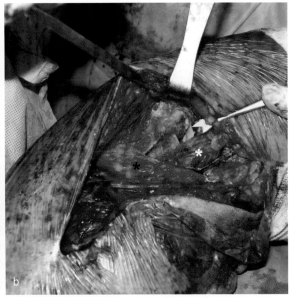

图 20.4-6　a.三维CT后内侧观，可见前内侧骨块向近端移位，骨折线延伸至干骺端。b.术中照片示劈开内侧副韧带（白色星号）及内侧平台肌下通道，可直接看到前内侧和后内侧关节面形成台阶（黄色箭头）。黑色星号示鹅足

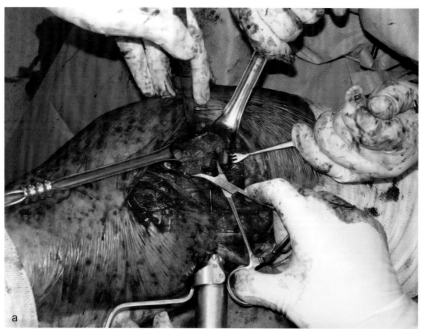

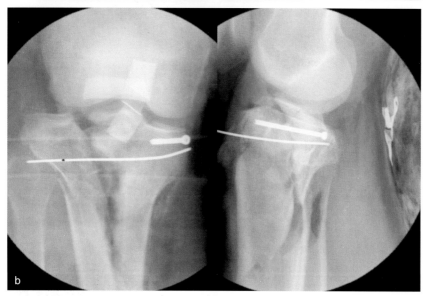

图 20.4-7　a.以点式复位钳下拉内侧骨块复位骨折。b.以3.5mm空心拉力螺钉固定，维持骨折复位，使内侧骨折块成为一个整体

板近端并排平行置入螺钉以支撑关节面（图20.4-10）

• 前方带有胫骨结节的骨折块复位后用2.4mm小接骨板固定（图20.4-11）

6　康复

术后3天开始连续被动活动练习，鼓励患者进行膝关节活动。术后4周在可耐受的情况下部分负重。无软组织并发症。术后3个月，患者基本上能够进行全范围的膝关节活动。术后18个月的X线检查显示，骨折完全愈合（图20.4-12）。患者未诉由内固定物刺激引起的任何不适，且不想取出内固定物。

7　经验

外侧关节面塌陷的复位技术

合并关节面塌陷时，在进行支撑固定前必须将关节面抬升至正常的解剖位置。通常有两种方

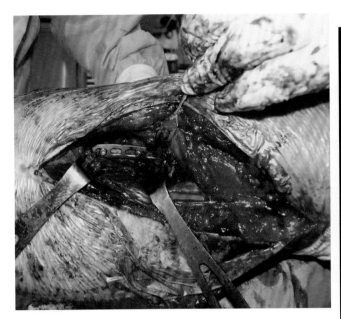

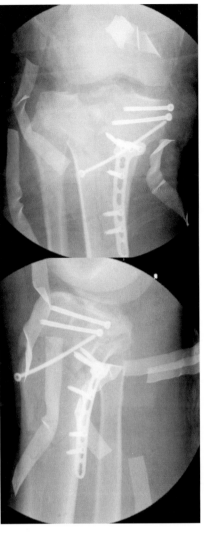

图 20.4-8　a.内侧骨块复位后用3.5mm T形接骨板固定。b.另用1枚螺钉将骨干与内侧平台骨块固定在一起

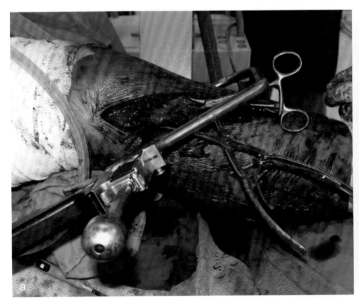

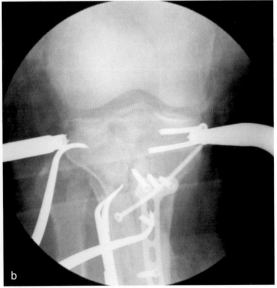

图 20.4-9　a.用点式复位钳夹持前外侧骨块及内侧平台完成复位。b.用共线复位钳复位后外侧骨块

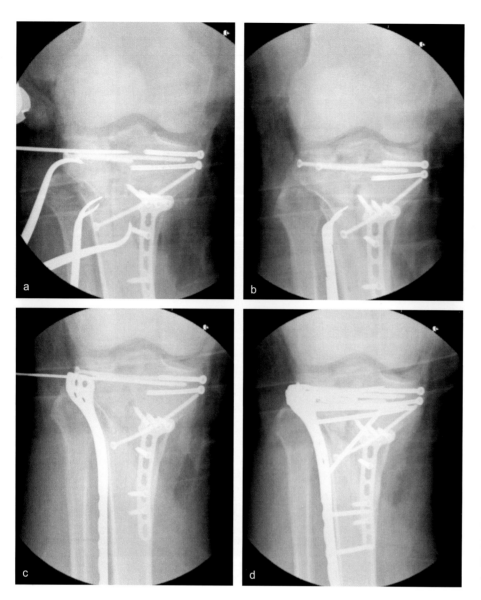

图 20.4–10 a~b.由外向内并排置入2枚排筏螺钉。c~d.用预弯的外侧锁定接骨板固定外侧平台及干骺端骨折块

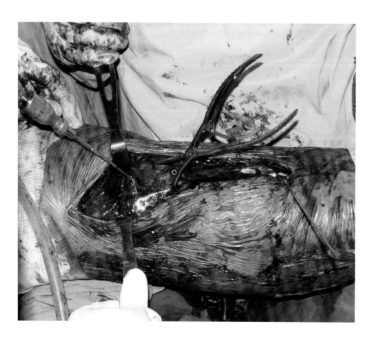

图 20.4–11 前方胫骨结节骨折块复位后用2.4mm刃接骨板固定

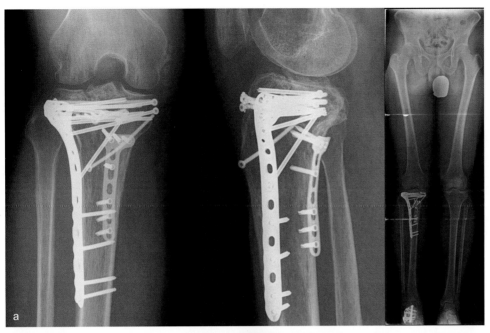

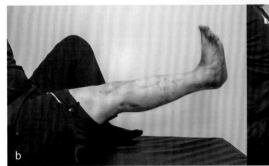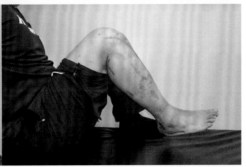

图 20.4-12　a.术后18个月X线片示骨折完全愈合，且没有继发性关节炎征象。b.患侧膝关节活动
度恢复良好

法恢复关节面。一种是"骨折窗口"，另一种是"骨皮质窗口"。

骨折窗口

通过半月板下入路显露外侧平台压缩塌陷的关节面。将外侧劈裂骨折铰链式掀开，直接处理压缩塌陷的关节面（图 20.4-13）。

应用骨打击器将关节面骨块抬起，并临时用 1.6mm 克氏针平行于关节面置于软骨下作为"排筏"，解剖复位内侧平台（图 20.4-14）。

用自体或异体骨移植材料填充关节面抬起后遗留的骨缺损区域。然后解剖复位劈裂的骨折块。用 1 块 3.5mm LCP-PLT 作为支撑，并用复位钳压紧外侧劈裂骨块。在干骺端开孔进行植骨，然后

应用骨打击器或骨锤处理关节面（图 20.4-15）。

骨皮质窗口

另一种技术是通过股骨牵引器牵拉关节，并通过之前描述的半月板下入路看到关节面情况。并不掀开外侧劈裂骨块，而是在干骺端开孔，然后应用弯曲的骨打击器或骨锤通过该孔将外侧劈裂骨块抬起（图 20.4-16）。通过直视及 C 形臂透视评估关节面复位情况。获得满意的关节面形态并植骨后，复位外侧骨块。临时的软骨下"排筏"克氏针可通过复位的外侧劈裂骨块从各个方向置入，支撑内外侧平台。用同样的方法置入排筏螺钉（图 20.4-17）。

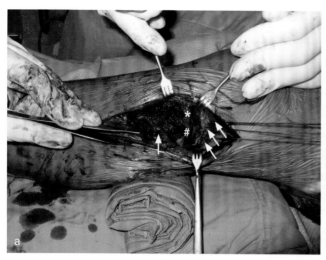
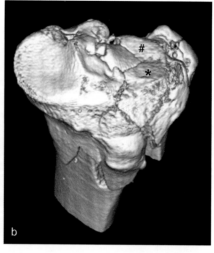

图 20.4-13　a.通过半月板下入路，显露外侧平台关节面压缩。在胫骨附着处切断半月板韧带并用缝线标记（箭头所示）。铰链式掀开外侧骨块以进行外侧平台压缩关节面的复位。b.三维CT示关节内骨折块位置。*号示前外侧骨块，#号示后外侧骨块

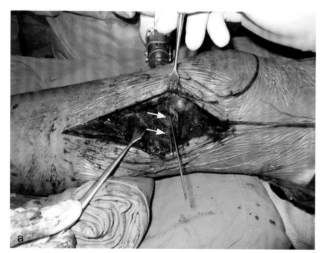
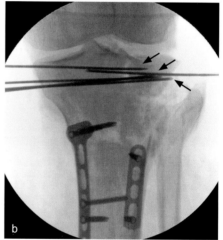

图 20.4-14　a.关节面复位后用克氏针临时固定支撑（白色箭头）。b.将克氏针由外侧向内侧打入，间断与外侧面平齐，避免影响后期置入外侧接骨板

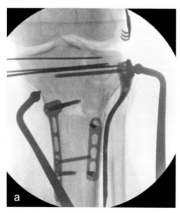
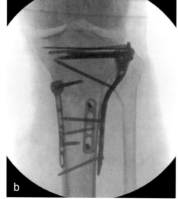
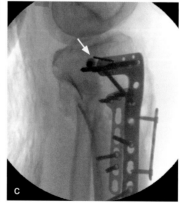

图 20.4-15　a.通过点式复位钳钳夹复位外侧劈裂骨块。b~c.最终固定。通过前外侧入路，复位胫骨结节骨折块后用前方小接骨板固定。白色箭头示以3.5mm骨皮质螺钉替换克氏针，以支撑后外侧骨折块

后外侧骨折块的处理

后外侧骨块的改良前外侧入路及接骨板固定

53岁男性，因从楼梯摔下致左膝关节损伤。跨膝关节外固定架固定后，进行三维CT扫描及三维重建（前方视图、后方视图及关节视图），结果显示左胫骨内外侧平台复杂骨折，包含前方骨折块、外侧劈裂骨折块、关节面中央压缩塌陷、内侧骨折块及移位的后外侧骨折块（图20.4-18）。

基于将C型骨折转化为B型骨折的策略，首先通过后外侧入路复位内侧平台，并用3.5mm T形接骨板固定支撑。通过改良的前外侧入路显露包括后外侧角的整个外侧平台，通过点式复位钳及克氏针将后外侧骨块与外侧劈裂骨块固定在一起。充分植骨以恢复塌陷的中央关节面。采用2.7mm可变角度加压锁定接骨板固定后外侧骨折块（图20.4-19）。前外侧劈裂骨块及中央关节面压缩复位后采用多枚"排筏"螺钉支撑并用前外侧接骨板固定。以接骨板及2枚螺钉固定后外侧骨折块（图20.4-20）。

- 阶段性的双接骨板固定（从C型到B型策略）是治疗41-C型平台骨折合并内侧平台单个大骨折块而无干骺端粉碎的可靠方法

- 仅用1块外侧接骨板支撑后外侧骨块可能是不够的。应考虑附加前后位螺钉合并或不合并接骨板固定。通过后外侧入路或经腓骨入路进行直接后外侧接骨板固定可能是治疗选择之一，但损伤过大

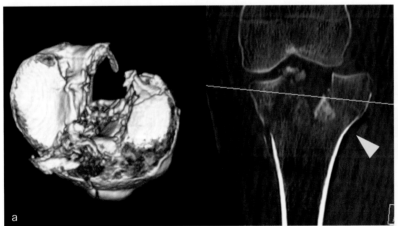

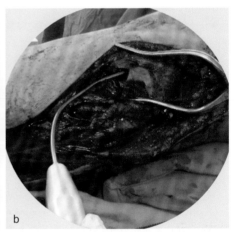

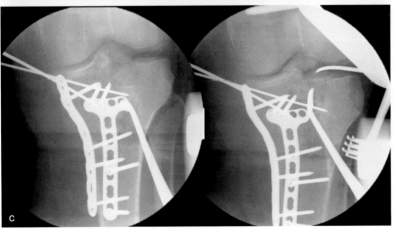

图20.4-16 a.胫骨平台Schatzker IV型骨折病例，可见中央关节面明显压缩（红色箭头），而外侧平台没有劈裂骨折。b.在干骺端外侧开一个1.5cm×1.5cm大小的骨皮质窗口，以进行外侧平台关节面的抬升及复位。c.用刮匙或骨打击器复位压缩塌陷的关节面

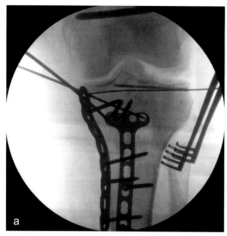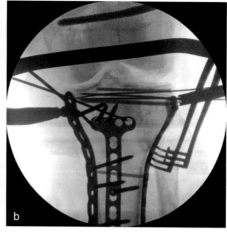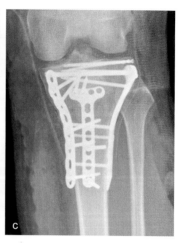

图 20.4-17　a.临时的软骨下"排筏"克氏针可通过复位的外侧劈裂骨块从各个方向置入，支撑内外侧平台。b.用共线复位钳夹持复位碎骨块。c.最终用外侧锁定接骨板及排筏螺钉固定骨折

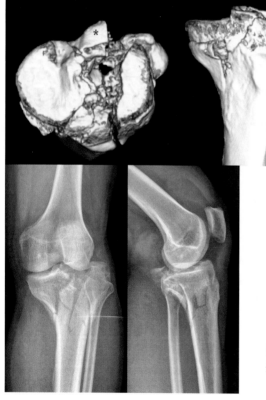

图 20.4-18　图示累及双侧平台的复杂胫骨平台骨折，包含前方骨块、外侧劈裂骨块、中央关节面压缩、内侧骨折块及移位的后外侧骨折块（红色*）

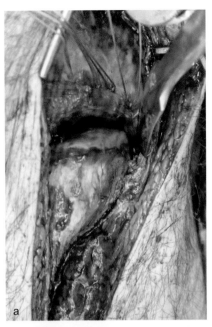

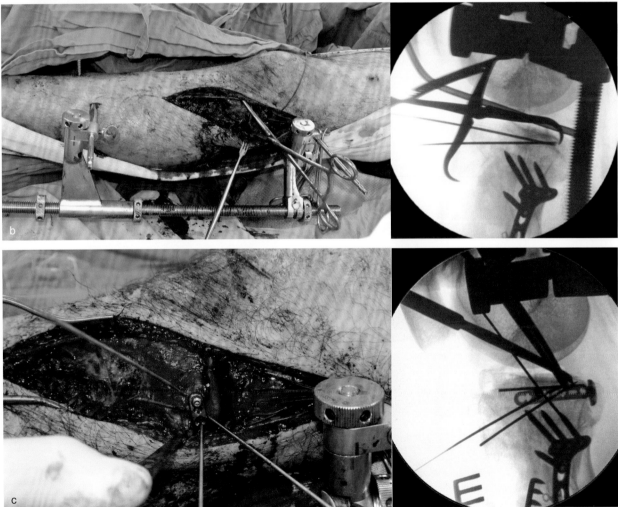

图 20.4-19 a.通过改良前外侧入路，可完整显露外侧平台及其后外侧角。b.用点式复位钳复位后外侧骨折块及外侧劈裂骨折块并以克氏针临时固定维持。c.用2.7mm可变角度加压锁定接骨板固定后外侧骨折块

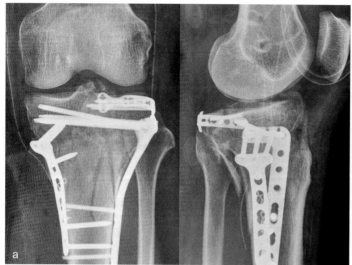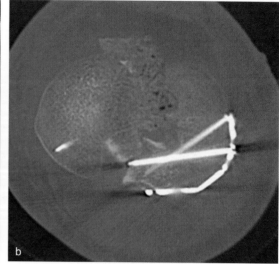

图 20.4-20 a.术后X线片示胫骨平台关节面解剖复位，内外侧柱坚强固定。b.用刃接骨板及2枚螺钉固定后外侧骨折块

8 参考文献

[1] Cho JW, Kim J, Cho WT, et al. Approaches and fixation of the posterolateral fracture fragment in tibial plateau fractures: a review with an emphasis on rim plating via modified anterolateral approach. Int Orthop. 2017 Sep;41(9):1887–1897.

[2] Cho JW, Samal P, Jeon YS, et al. Rim plating of posterolateral fracture fragments (PLFs) through a modified anterolateral approach in tibial plateau fractures. J Orthop Trauma. 2016 Nov 1;30(11):e362–368.

20.5
胫骨和腓骨近端骨折（42A）

Joon-Woo Kim

1 病例描述

68岁男性，摩托车交通事故，右胫腓骨近端闭合性骨折（图20.5-1a~b），无神经血管损伤。右胫骨近端曾行手术治疗。尽管该患者没有开放性损伤，但存在中重度软组织肿胀（图20.5-1c）。伤后1小时患者诉右小腿疼痛进行性加重，尤其是被动活动右踝关节时疼痛加剧。右小腿后内侧可见多个张力性水疱形成（图20.5-2）。急诊行右小腿内外侧筋膜切开减压术，其中外侧切口的位置较常规更加偏后，以避免对后期置入前外侧接骨板造成影响。应用跨膝关节外固定架稳定骨折（图20.5-3）。外固定架放置于右小腿前方以保证斯氏针进针点远离后期行骨折内固定时的切口。用封闭负压技术处理筋膜切开的创面，创缘以弹性缝线拉拢，每3~4天于手术室内在充分的麻醉及无菌条件下处理一次创面。随着软组织肿胀逐渐消退，创面边缘逐渐靠拢并最终无张力闭合。当筋膜切开创面完全愈合（图20.5-4），即皮肤褶皱出现以及水疱再上皮化时，可进行最终的手术治疗。

2 术前计划

该患者胫腓骨近端骨折合并急性骨筋膜室综合征，必须尽早进行筋膜切开减压及外固定架固定术。待软组织损伤充分恢复后，再进行二期手术。本例患者初期行跨膝关节外固定架固定，骨折复位及维持良好，因此二期手术时可将外固定架作为维持复位的工具，便于肌肉下接骨板的放置。手术时将外固定架及整个右下肢一同消毒，并用无菌单覆盖（图20.5-5）。

3 手术室准备

3.1 麻醉

全身麻醉或区域阻滞麻醉。

3.2 患者体位和C形臂位置

患者仰卧于可透视手术床，同侧臀部垫高以避免下肢外旋。肢体根部上充气式止血带，小腿

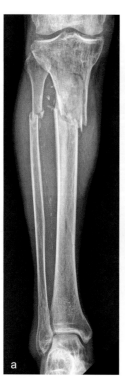
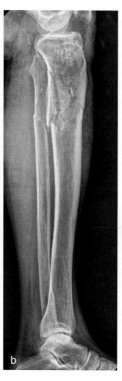
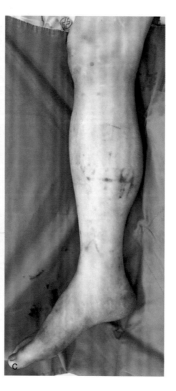

图20.5-1 a~b.术前X线片示右胫骨近端干骺端闭合骨折。c.右小腿中重度软组织肿胀

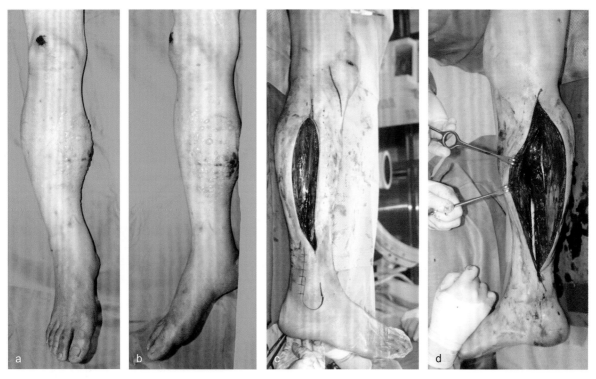

图 20.5-2　a~b.伤后1小时，右小腿疼痛加剧，后内侧可见张力性水疱形成。c~d.急诊行筋膜切开减压术，4个筋膜间室都充分减压。筋膜切开时应考虑二期手术切口位置。抽吸张力性水疱疱液

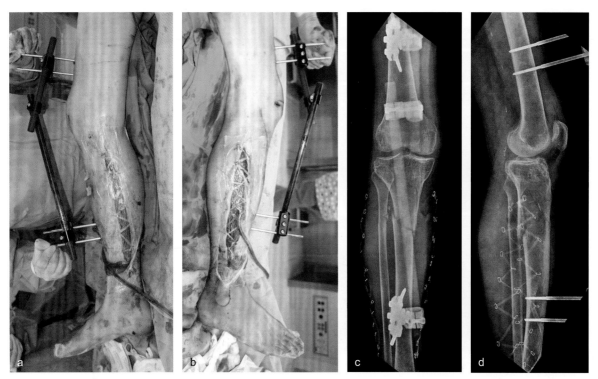

图 20.5-3　a~b.筋膜切开减压后用外固定架固定骨折，筋膜切开创缘用弹性缝线无张力拉拢缝合，辅以创面封闭负压引流技术。c~d.外固定架固定术后复查X线片示骨折复位及维持良好

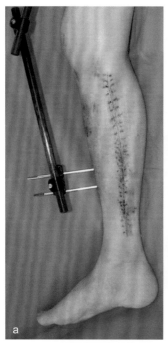
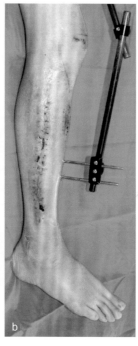

图 20.5-4 伤后4周，软组织肿胀消退，创面愈合良好

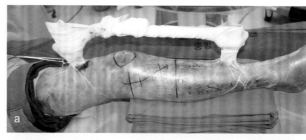
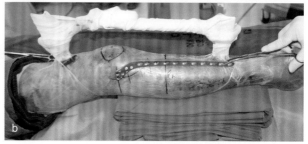

图 20.5-5 a.整个外固定架及右下肢共同消毒，铺无菌单。
b.接骨板长度应2~3倍于骨折区域

以无菌单垫高。透视机放置于健侧，旋转完成正位和侧位透视。

3.3 器械

- 4.5/5.0mm 胫骨近端锁定加压接骨板（LCP-PLT）
- 斯氏针
- 股骨牵开器或外固定器械

（内固定系统尺寸、器械和内植物可能由于解剖特点不同而发生变化）

4 手术入路

取胫骨近端前外侧弧形切口，长 4~5cm。预估接骨板放置位置，于接骨板远端水平，距离胫骨棘外侧 1cm 左右做长 3~4cm 的切口。将 LCP-PLT 接骨板于由近端向远端插入（图 20.5-6a~b）。

5 复位和固定

在此病例中，初期已行骨折复位及外固定架

固定。此外，斯氏针位于骨折近远段前方，术中可作为辅助进行骨折的间接复位。因此，术中放置接骨板时可应用临时性外固定架以复位及维持骨折。

透视确认接骨板位置后，在骨折近端及远端分别打入克氏针临时固定（图 20.5-6c~f）。然后对接骨板进行调整。一旦确认接骨板位置良好后，可依次置入螺钉。最后移除外固定架。

6 康复

术后第 2 天开始股四头肌收缩锻炼，在可忍受的程度下进行膝关节的被动活动。鼓励患者出院后进行直腿抬高训练，主动屈曲膝关节及踝关节，逐渐增加关节活动范围。术后 1~2 周开始在双拐辅助下足趾踮地负重，影像学证实骨折愈合后逐渐增加负重。术后及末次随访资料见图 20.5-7，图 20.5-8。

内植物取出

未取出内植物。

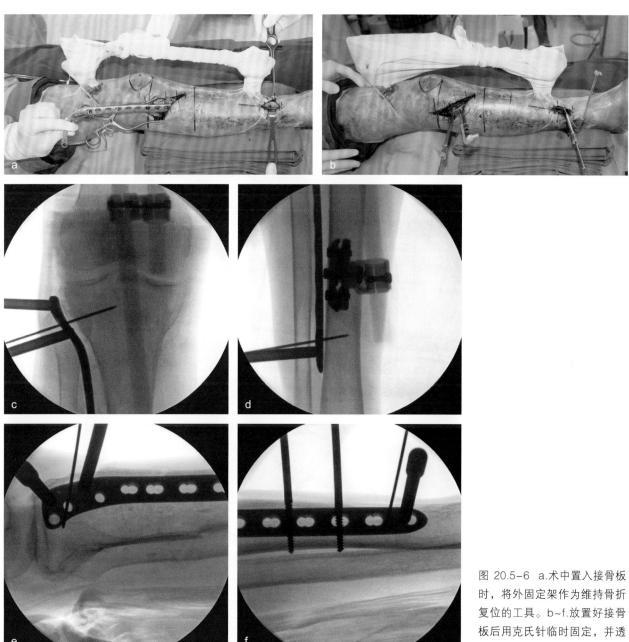

图 20.5-6 a.术中置入接骨板时，将外固定架作为维持骨折复位的工具。b~f.放置好接骨板后用克氏针临时固定，并透视确认接骨板位置

623

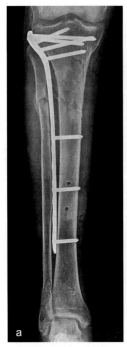
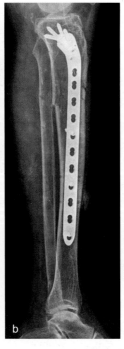
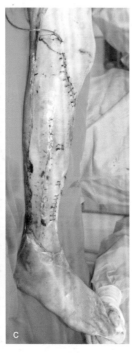

图 20.5-7　a~b.术后X线片示骨折复位满意。c.术后手术切口及外侧筋膜切开减压切口外观，这两个切口距离不应过近

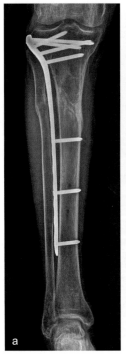
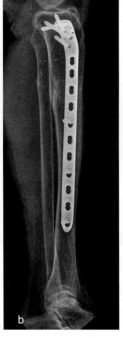
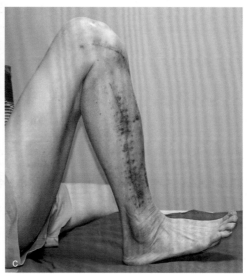

图 20.5-8　a~b.术后14个月，X线检查示骨折完全愈合。c.术后14个月患肢功能恢复满意

7　扩展阅读

- Kim JW, Oh CW, Oh JK, et al. Staged minimally invasive plate osteosynthesis of proximal tibial fractures with acute compartment syndrome. Injury. 2017 Jun;48(6):1190–1193.

- Kim JW, Oh CW, Jung WJ, et al. Minimally invasive plate osteosynthesis for open fractures of the proximal tibia. Clin Orthop Surg. 2012 Dec;4(4):313–320.

- Egol KA, Tejwani NC, Capla EL, et al. Staged management of high-energy proximal tibia fractures (OTA types 41): the results of a prospective, standardized protocol. J Orthop Trauma. 2005 Aug;19(7):448–455.

21.1
胫骨和腓骨骨干：概述

Julian Salavarrieta, Rodrigo Pesantez

1 引言

1.1 发病率

胫骨骨折是最常见的骨折之一。胫骨骨折的人群发生率为（1~2）/125 000[1]，美国报道每年发生49.2万例。这些损伤中25%是开放性骨折。在最近的一项研究中，Larsen等[2]介绍了丹麦此类骨折的发生率，其中，年发生率为16.9/100 000；男性为21.5/100 000，女性为12.3/100 000。最常见的骨折类型为AO/OTA 42A1型，患者年龄范围为男性10~20岁，女性30~40岁。通常，这些伤害是由运动、室内活动或步行引起的。

手术治疗是治疗的标准方法，在胫骨骨折中，最常见的方法是髓内（IM）钉，但外固定和接骨板固定在某些情况下仍然是治疗的选择[3]。经典的开放式接骨板在20世纪60年代初属于成功的技术[4,5]，但其普及程度自那时以来有所下降，主要是由于软组织并发症的发生率相对较高，以及目前实践中所见的创伤复杂性增加。在过去的几十年里，接骨板固定技术已经发展成为一种使用间接复位和使用不同方法经皮接骨板的微创方法，并取得了良好的效果[6,7]。

1.2 治疗现状

1.2.1 非手术治疗

常用于移位较小的胫骨骨折。前2周使用长腿支具，之后使用Sarmiento石膏或支具固定可以对这些损伤产生良好的治疗效果[2,4,5,8]。

1.2.2 髓内钉技术

髓内钉技术是治疗胫骨中段闭合性骨折以及Gustilo开放型Ⅰ级、Ⅱ级和ⅢA级骨折的金标准[9]。该技术也用于ⅢB级和ⅢC级开放性骨折[10-12]。锁定钉的应用扩大了髓内钉的适应证，使其可以

应用于固定不稳定骨折，这使其成为大部分胫骨干骨折的推荐术式，包括近1/3和远1/3的骨折。正如预期的那样，在胫骨中段骨折中取得了令人满意的结果，治愈率高达99%[13]。由于对线不良和畸形，胫骨近端1/3和远端1/3骨折[14-18]的髓内钉应用结果尚未得到证实。

髓内钉的禁忌证包括：

- 细髓腔（＜8mm）或畸形髓腔
- 髓内广泛污染
- 进钉处存在严重的软组织损伤
- 假体周围骨折
- 相对禁忌证包括：骨筋膜室综合征和需要修复的血管损伤（更容易将接骨板通过筋膜减张口或血管修复伤口放置）；有骨内植物（必须首先进行其他内植物移除），以及在合并关节的复杂骨折

1.2.3 接骨板

当不适合采取髓内钉治疗时，可以选择接骨板。与髓内钉技术相比，常规手术入路导致的伤口并发症更多。现代保护软组织的接骨板技术能减少伤口并发症，在髓内钉技术禁忌时，可以选择此技术固定胫骨干骨折。一些证据证实采用接骨板固定近端1/3和远端1/3干部骨折在骨不连和并发症发生率方面与髓内钉相当。若以对线作为衡量标准，接骨板技术取得的效果更好[15,17,19,20]。

1.2.4 外固定

外固定主要用于有严重开放性或闭合性软组织损伤，大量污染或骨缺损时。它可以作为一种临时或最终的治疗选择。目前，它主要是一种临时稳定方法，用于多发性创伤、多发性骨折、开放性骨折和合并严重软组织损伤的闭合性骨折。外固定器用于保持良好的对线，固定器可用作髓内钉或经皮接骨板的复位工具（图21.1-1）。对于骨缺损，外固定架可作为一种明确的治疗方法，

用于骨运输和畸形矫正。

外固定架相关问题包括：

- 钉道感染

- 患者不适

- 延迟愈合

- 畸形愈合

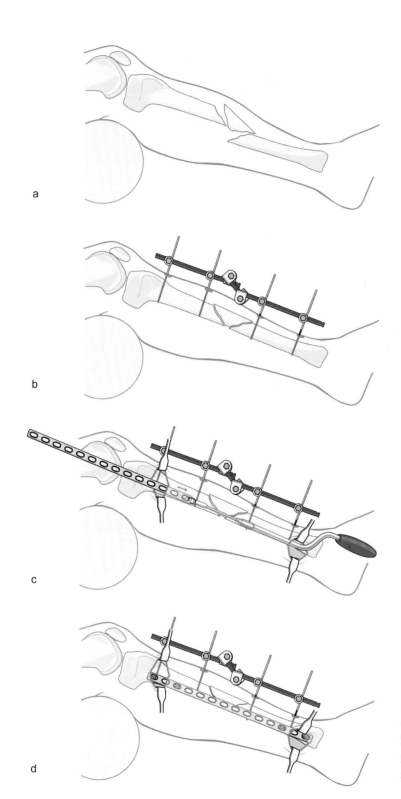

图 21.1-1 a~b.模块化外固定器用作复位工具。经过套管可以复位骨折块。c.将隧道器滑入皮下层和骨膜之间，最好从远端滑入近端，向后拉用与之绑定的板。d.如果骨折正确复位，将按照术前计划进行接骨板固定

1.3 MIPO 的适应证和禁忌证

1.3.1 适应证

MIPO 适用于闭合性和开放性[21]（Gustilo-Anderson Ⅰ、Ⅱ和Ⅲ A 级）胫腓骨骨折，以及髓内钉不是适当治疗选择的情况，包括：
- 延伸至胫骨关节面的骨折
- 近端 1/3 和远端 1/3 干部骨折
- 多节段骨折
- 细髓腔（<8mm）
- 髓内有内植物
- 假体周围骨折
- 非假体的植入体周围骨折
- 畸形髓腔
- 开放生长板
- 骨搬移术后，以减少外固定时间
- 缺乏髓内钉匹配设备（C 形臂）

1.3.2 禁忌证

当患者出现以下情况时，MIPO 是有争议的：
- 严重软组织损伤包括 Gustilo-Anderson 开放性骨折Ⅲ B 和Ⅲ C
- 皮肤问题（糖尿病、外周血管疾病）
- 相关血管损伤
- 骨筋膜室综合征
- 活动期感染
- 晚期重建
- 相对禁忌证是骨干病理性骨折

2 手术解剖

经骨干的 MIPO 接骨板可以放置在骨的内侧、外侧[22-24]。内侧面贴敷，并且容易做皮下通道。可以从内侧将接骨板从胫骨的最近端放置到最远端。然而，在皮肤和皮下组织较薄的患者中，如老年人，必须考虑内固定凸出、软组织或皮肤坏死的问题[25]。外侧面处于前间室内，在此处放置接骨板可能会减少向胫骨中段和远段的血液供应。胫骨后侧表面较深，不适合 MIPO。

2.1 胫骨干的血供

Borrelli 等[26]研究了人体解剖标本胫骨干的供血情况。结果表明，胫骨前动脉和后动脉的近端分支为骨外的胫骨供血（图 21.1 2）。与开放式接骨板技术相比，经皮放置接骨板对骨外血液供应的破坏较少。

2.2 危险结构

2.2.1 胫骨内侧表面

特别注意这两种结构：
- 隐神经（包括其髌骨下支）
- 隐静脉

隐神经在股薄肌和缝匠肌之间，随大隐静脉向腿部延伸（图 21.1-3）。在膝关节的内后侧，它发出横行胫骨近端前侧的髌骨下支。如果髌骨下支被切断，则应将其断端埋藏在皮下脂肪中，以最大限度地减少神经痛的发生。

隐神经和大隐静脉沿胫骨内后界走行至远端，后横行至内踝前方。

在胫骨内侧进行 MIPO 切口时，采用钝性分离避免对隐神经和静脉的损伤。如果其位于切口下，应该注意辨别。通道应位于隐神经和静脉的深面，特别是胫骨远端。

2.2.2 胫骨外侧面

注意以下 3 种结构：
- 胫骨前血管
- 腓神经的深浅支
- 上、下胫腓联合

胫骨近中段上下韧带联合无结构风险，进行

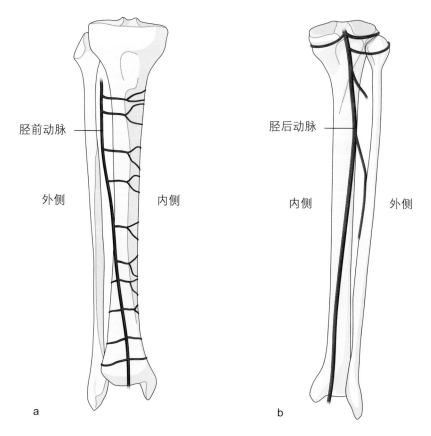

胫前动脉

外侧　　　内侧

a

胫后动脉

内侧　　　外侧

b

图 21.1-2 胫前动脉（a）、胫后动脉（b）分支提供胫骨骨外血供

隧道制作和放置接骨板是安全的。仅有的血管损伤报告[27]是由于胫骨前动脉存在异常分支而发生的。然而，在胫骨远端，沿胫骨前血管的腓深神经位于胫骨远端前侧上方。因此，在制作隧道和放置接骨板固定之前，必须识别和保护这些关键结构。谨慎地准备从胫骨远端到中段对骨右侧的通道，以避免损伤腓骨深神经和胫骨前血管。当在胫骨远端 1/3 置螺钉时，放置套筒很重要，以避免损害上述神经血管结构。

2.2.3 胫骨后表面

此入路可能损伤许多结构：
- 胫骨神经
- 胫骨后血管
- 腓骨神经
- 小隐静脉

- 腓骨血管
- 胫骨后韧带

多种结构需要注意，取决于腿远端采取后内侧还是后外侧入路。近端切口建议采用后内侧入路。

对于胫骨远端后内侧入路，必须形成姆长屈肌与胫骨神经之间的间隔，不牵拉胫后血管和胫神经。对于胫骨远端的后外侧入路，要注意腓肠神经和小隐静脉，而且要注意腓血管[28]及其在更深层的分支。

近端切口：必须在腓肠肌内侧和半腱肌间段进行分离；浅表结构如小隐静脉和腓肠神经不分离，保护腓肠肌内侧的神经血管束。如果需要较短的接骨板，暴露胫骨中段后表面时，向外侧牵拉比目鱼肌，隐静脉和神经处于危险之中。近端入路的后外侧切口可能是困难和危险的，因为多重结构处于危险之中；然而，这些方法在文献中已有描述[22]。

2.2.4 横断面解剖学

在胫骨近端轴水平(图21.1-3a),骨呈三角形,其前内侧面很平坦。胫骨前血管和腓骨深神经位于骨间膜前面,而胫骨后血管和神经位于骨间膜后面。这些神经血管结构紧贴胫骨后外侧角走行。大隐静脉沿胫骨后内侧嵴走行。

在胫骨中段水平(图21.1-3b),骨呈三角形。腓深神经和胫前血管与骨的后外侧角更靠近,而胫后血管和神经走行在胫骨后方。大隐静脉仍沿胫骨后内侧面走行。

在胫骨远端水平(图21.1-3c),骨呈圆形且后侧面平坦。腓深神经和胫前血管移至胫骨前外侧面并且靠近骨走行,胫后血管和神经则紧靠胫骨后内侧走行。大隐静脉从胫骨远端后内侧走行至内侧。

2.3 术前评估

在决定如何治疗胫骨干骨折时,软组织的状况是关键的考虑因素之一。闭合性骨折合并皮肤挫伤、挤压或坏死,表明小腿室内的软组织和肌肉严重受损。因此,选择的治疗时机和方法将取决于胫骨骨折相关软组织损伤的严重程度。在软组织肿胀得到缓解,皮肤出现皮纹后,再进行微创接骨板接骨术。

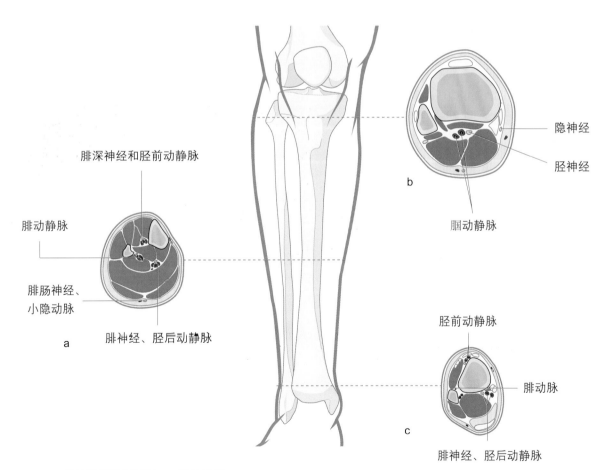

图 21.1-3 胫骨横断面解剖图。a.胫骨近端。b.胫骨中轴。c.胫骨远端

3 手术室准备

3.1 麻醉

根据患者的情况，可以使用全身或局部麻醉。

3.2 患者体位和 C 形臂位置

对于内侧和外侧 MIPO，将患者放置在可透光台上，同侧臀部和膝盖下方垫块（或选择透光性三角垫或斜坡），保持膝盖屈曲 60°，以实现手术期间所需的胫骨横侧图像（图 21.1-4）。可使用充气型止血带。C 形臂的监视器放置在外科医师的前面。

对于后路 MIPO，建议先使用外固定装置复位骨折；侧卧位可方便手术，健肢不应位于骨折腿下方，以免干扰术中影像学。

3.3 器械和内植物

3.3.1 内植物和接骨板轮廓的选择

胫骨干骨折 MIPO 中使用的植入物为 12~16 孔窄的大长板，如动力加压接骨板（DCP）、有限接触动力加压接骨板（LC-DCP），或者是锁定加压接骨板（LCP）。接骨板的选择取决于骨折类型、接骨板的跨距比和推荐的接骨板螺钉密度[29,30]。无论使用内侧表面还是外侧表面，骨干中段骨折

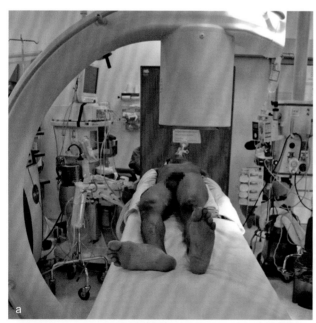
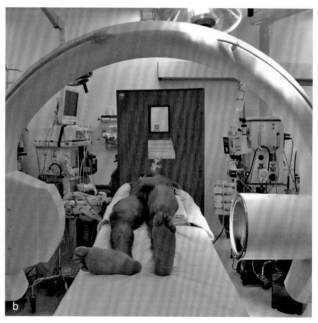
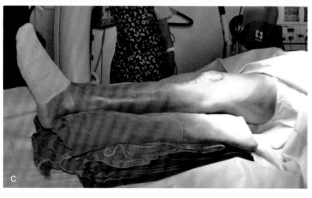

图 21.1-4 患者在透光台上，同侧臀部下有一个垫块（下肢内旋），C形臂从正位（a）和侧位（b）投影对面。准备和悬吊患腿（c）

对非锁定板的塑形要求不高。但是如果骨折延至近端或远端，接骨板塑形就很有必要。接骨板可以在塑料骨模型或标本骨、3D 打印模型上预先塑形，之后消毒处理。在大多数情况下，预塑形确保接骨板贴附骨骼；然而在某些情况下，术中对接骨板轮廓进行"微调"可能是必要的。

如果在胫骨的近端或远端使用接骨板，将需要有 2 个平面的塑形。如果骨折延伸至胫骨近端，并计划将接骨板应用于内侧骨皮质旁，则需要弯曲接骨板以适应胫骨内侧髁，并在接骨上端前方轻微扭曲。在外侧，将接骨板折弯以适应胫骨外侧髁，并在其上端向前轻微扭曲。对于胫骨远端内侧，接骨板需要被折弯并向内侧扭转尾端 20°~30°（图 21.1-5）。外侧面上，接骨板远端 1/3 需要被折弯并轻度向前扭转以适合胫腓前韧带前面的胫骨远端前外侧面。

锁定螺钉（LHSs）结合锁定加压板可提供角度稳定性。骨折两侧各有 3 个 LHSs 足够稳定，足以桥接骨折[29,30]。其中一颗螺钉应始终放置在粉碎性骨折块附近，另一颗螺钉应放置在接骨板的边缘孔内。胫骨的中轴不需要做接骨板预弯。然而，对于胫骨近端和远端，接骨板可能需要一些预弯，不一定需要严格的解剖塑形，因为置入螺钉时接骨板不会引起早期骨折复位的丢失。

然而，如果锁定板是解剖塑形的，那么它可以用皮质螺钉来间接复位骨折。在胫骨后侧，可使用对侧前侧 3.5mm LCP[24]，另一种选择是根据后踝表面弯曲接骨板。

3.3.2 确定接骨板的长度和螺钉的数量

在多片粉碎性骨折中，采用桥接板原理稳定骨折。使用 MIPO 技术，通过最小的额外软组织剥离使用更长的接骨板。在多碎片骨折中，最好使用板跨比 > 3 的长板（即板长度大于骨折长度的 3 倍）。接骨板的近端和远端节段应大于中间节段[29,30]。无须在所有板孔中放置螺钉（推荐螺钉放置详情见图 4-7）[29,30]。

4 术前计划

术前计划是一个重要步骤，因为 MIPO 在技术上比传统的接骨板要求更高。

外科医师必须首先确保患者将受益于这项技术。术前必须拍摄足够的诊断影像图像，以便设计手术策略，为术中透视和外科医师提供方便的位置，能够满意地完成计划入路。另需确定需要什么类型的手术台，哪种类型的麻醉，什么术中图像有用，C 形臂的空间分布，以及手术室需要哪些器械。确定使用何种类型的接骨板；在某些情况下，如前所述，接骨板可能用不同的技术预弯轮廓，以节省手术时间，增加安全性和减少材料处理和灭菌过程的成本。植入物应有足够的长度，还要确保使用的接骨板是否合格。建议使用牵引装置，如股骨牵开器或外固定器，因为这些装置可以帮助实现和维持骨折复位。此外，在选择接骨板类型和长度之前，先确定达到足够的接骨板 / 螺钉密度所需的螺钉类型和数量，然后确定螺钉的置入顺序。最后，对于手术中可能发生的并发症有替代策略。

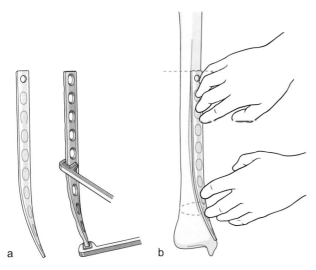

图 21.1-5 在胫骨远端，正确勾画接骨板轮廓以适应内侧表面的凹陷和扭转是很重要的。术前以塑料骨为模板，勾画出接骨板的轮廓

5 手术步骤

5.1 手术入路

在胫骨干骨折的 MIPO 中，根据软组织的状况、水平和骨折结构及外科医师的经验，该接骨板可应用于内侧、外侧和后表面。内侧板更容易插入，但存在内植物凸起的问题。外侧板仍在肌肉深层，但插入和固定[18-20]比较困难。后方接骨板是最具挑战性的，当前方软组织受损时可以使用。最重要的是，粉碎部位将决定入路。

5.2 复位技术

通过手动牵引、借助股骨牵开器或临时外固定器帮助复位骨折（图 21.1-1）。其目标是恢复肢体的正确长度、轴线和旋转力线。

对于简单骨折，特别是横向骨折，通过闭合操作进行骨折复位和维持肢体长度和轴线，比粉碎性骨折更为复杂。对于简单骨折建议使用经皮点状复位钳或在骨折处做一小切口直接解剖复位。内、外翻力线对齐通常可以通过接骨板进行矫正，并可以使用拉线技术进行检查。侧位透视用于检测矢状面畸形，如果存在，在每个碎片中只插入 1 枚螺钉即可以进行调整。一旦大体力线满意，可以将剩余螺钉大间隔地置入。可以通过 2 个板孔之间的 1 个切口内置入 2 枚螺钉。每个骨折块上有 1 枚螺钉固定在骨折附近，在接骨板的两端各固定 1 枚螺钉。一般来说，在每个骨折块中插入 2~3 枚螺钉[29,30]。

5.3 内侧入路

在术前计划中确定接骨板的适当长度。选定的板放置在皮肤上，将板的两端标记在皮肤上。皮肤表面的接骨板在透视中也将便于标记螺钉孔的位置。然后在腿的内侧靠近胫骨后内侧边界做 2 个 3~4cm 的切口，与要使用的板的末端相对应。

另一种可能的皮肤切口选择是胫骨嵴外侧 1.5cm。千万不要直接在胫骨内侧表面进行皮肤切口。将切口向下推至胫骨内侧的骨膜（图 21.1-6）。从远端到近端或近端到远端建立一个皮下骨膜外通道，通过该通道导入接骨板。当远端切口靠近内踝时，应识别并保护隐静脉和神经。在锁定钻头导轨作为手柄或板架的引导下，将接骨板滑入通道。使用通道工具，板的末端可以用缝合线绑在通道的末端，取出通道工具时接骨板就会被拉入通道内。

5.4 外侧入路

2 个 3~4cm 的皮肤切口位于胫骨嵴外侧 1cm 处。切开胫骨前肌筋膜，并将肌肉与胫骨轻轻分离。为避免在远端切口损伤腓浅神经[31-33]、胫前动脉、腓深神经，应辨别并保护这些结构（图 21.1-7）。从近端插入软组织牵开器准备骨膜外通道。用持板器将接骨板插入准备好的通道中，要特别小心，因为肌肉可能被剥脱下来。复位及固定和内侧入路一样（图 21.1-8）。

5.5 后路入路

对于胫骨远端后内侧入路，在胫骨远端水平的跟腱内侧 1cm 处做一个 5cm 的切口（图 21.1-9）。在蹞长屈肌和胫神经之间的间隙进入，暴露骨的干骺端区域；蹞长屈肌应向外侧移动，留下胫后血管和胫神经不受牵引而得到保护。

对于胫骨远端后外侧入路，在远端腓骨后缘和跟腱的外侧做 4cm 皮肤切口，从腓肌腱内侧和蹞长屈肌外侧的间隙进入。对蹞长屈肌及形成腓骨的侧向附着物进行锐性剥离，蹞长屈肌腹部应向内侧牵拉，暴露胫骨远端后方。

近端入路：在腘窝褶皱远端腓肠肌内侧头部处做一个 8cm 的纵向切口。解剖必须在腓肠肌内侧和半腱肌的间隙进行。在更深的一层中，腘肌和比目鱼肌从骨开始升高。如果需要较短的接骨

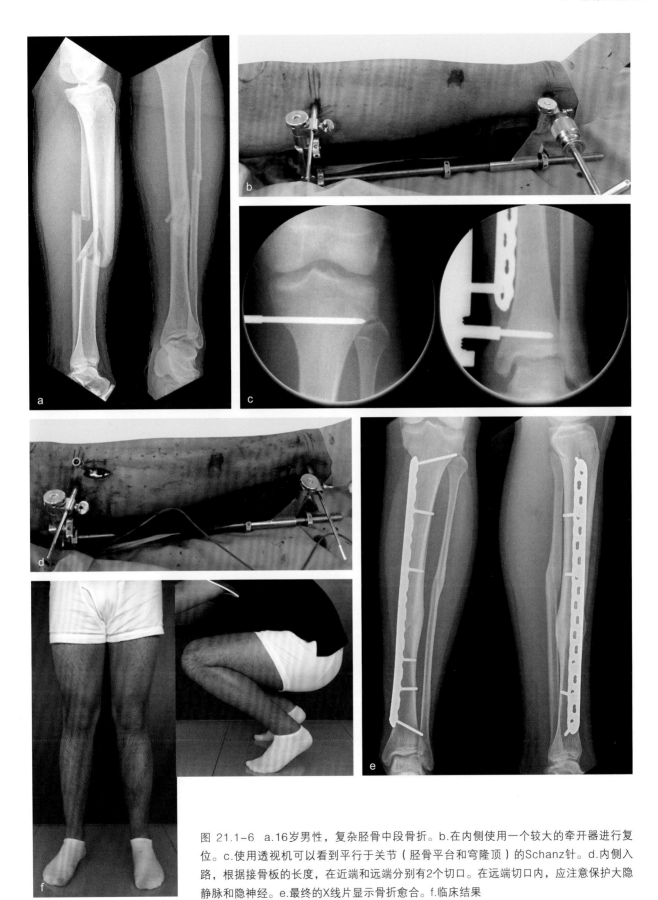

图 21.1-6 a.16岁男性，复杂胫骨中段骨折。b.在内侧使用一个较大的牵开器进行复位。c.使用透视机可以看到平行于关节（胫骨平台和穹隆顶）的Schanz针。d.内侧入路，根据接骨板的长度，在近端和远端分别有2个切口。在远端切口内，应注意保护大隐静脉和隐神经。e.最终的X线片显示骨折愈合。f.临床结果

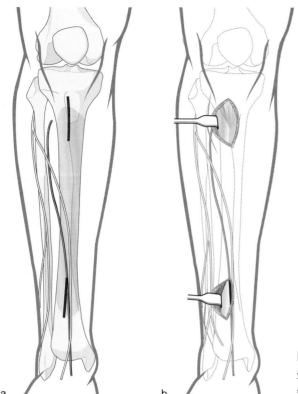

a

b

图 21.1-7 胫骨骨干骨折的外侧入路。a.位于胫骨嵴外侧1cm的2个3~4cm的切口。b.腓深神经和胫前血管必须连同胫骨前肌腱一起拉开

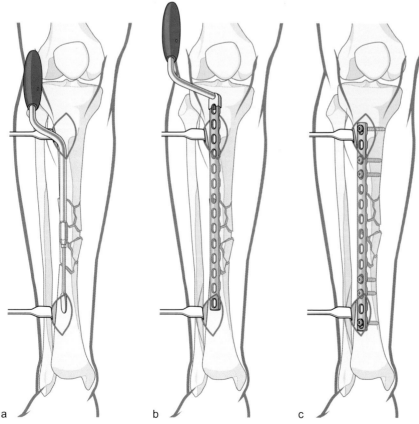

a

b

c

图 21.1-8 外侧入路接骨板固定。a.在骨膜上准备了引入板的隧道。b.将板支架上的板沿着准备好的路径滑入。c.首先在近端放置1枚松质骨螺钉，以复位和固定接骨板。采用手动牵引，复位骨折，接骨板远端固定。检查对齐情况，并拧入其余螺钉

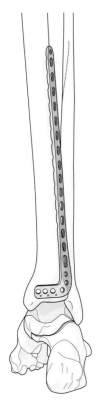

图 21.1-9 将3.5mm系列对侧前外侧锁定加压接骨板放置在胫骨后侧

板，近端皮肤切口位于干的后内侧边界，从胫骨中部后表面向外侧牵拉比目鱼肌。通过钝性剥离从远端到近端建立肌下骨膜外隧道，以避免损伤胫骨中部的胫后动脉和胫神经。

6 术后护理

立即开始膝关节和踝关节的主动活动；根据患者的一般情况，可以在术后第2~4天部分承重（10~15kg）。在术后6周、3个月和6个月时拍摄胫骨正位和侧位X线片以评估愈合情况和骨折二期对线丢失情况。X线检查后如骨折部位坚强，则允许患者完全负重；如果有近端或远端关节损伤，患者仍不负重6周，然后允许部分负重，如果X线片显示骨愈合，则在10~12周时进行完全负重。

7 陷阱

- 胫骨干的旋转畸形并不常见，因为内侧和外侧平面都很容易对齐。它通常发生在远端1/3骨折，骨截面呈圆形。临床上常与对侧做比较来评价旋转

- 内、外翻可以在术中通过透视发现。通过可移动X线机可以从膝关节至踝关节的完整成像片上评价胫骨轴线。透视机更方便，但是它不能透视完整的胫骨。胫骨对线网格通过固定在 2 个塑料板间的平行克氏针评价胫骨轴线，克氏针平行膝关节放置，透视机下看位于踝关节的克氏针是否平行于踝关节面，从而在冠状面上调整对线（图 21.1-10）。同样，有 2 根平行斯氏针的外固定架也可用于评价胫骨轴线（图 21.1-11）。另一种术中控制内外翻的技术是拉线技术（见图 9-7）

- 矢状面的角度可以通过触诊胫骨后内侧边界或胫骨嵴评估，但软组织肿胀有时使这种方法不可靠。胫骨外旋或将腿处于四字形位置，通过 C 形臂获得胫骨侧视图是不可靠的，因为这不是准确的侧视图。通过小毛巾支撑膝盖，内旋20°，获得正确的侧视图。之后将 C 形臂定位以获得胫骨的横向投影。或者，C 形臂可以倾斜 30°~45°。肢体向外旋转，并垂直于 C 形臂定位

8 经验

- 如果接骨板具有解剖塑形，可以作为复位工具。一旦接骨板在正确的位置附着在一个骨碎片上，就可以通过手动牵引或用牵引架恢复长度来复位骨折。然后将第二个皮质螺钉插入到另一个主要的骨折碎片中，作为复位螺钉，将骨碎片拉向接骨板，以实现骨折的复位。然而，使用这种技术，首先恢复长度是至关重要的，否则在复位过程中因骨折块

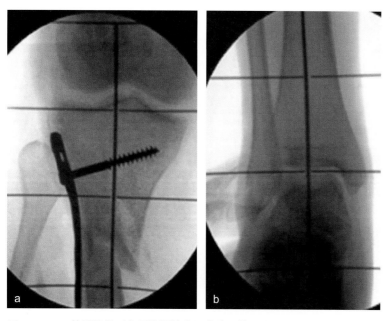

图 21.1-10 使用胫骨对齐网格评估内翻或外翻等对线不良

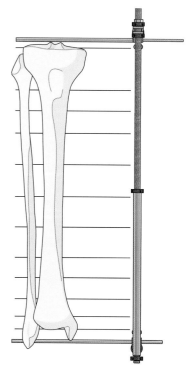

图 21.1-11 有跨越膝关节和踝关节的2个平行Shanz针的外固定器也可用于评估胫骨轴

重叠导致骨折块相互阻挡。如果在将螺钉拧紧之前没有获得正确的长度，则可能会发生骨端裂纹或减少螺钉上的螺纹剥离

- 可以通过使用牵开器或外固定器矫正短缩。当骨折时间短或短缩不严重时，手法牵引可能奏效。张力装置或推拉式的复位钳也可以用于帮助纠正短缩（参见第6章复位技术）。另一种技术是将第一个螺钉插入接骨板倒数第二个孔中。如仍存在短缩，拆除该螺钉，并进一步撑开，直到最后一个板孔位于刚刚拆除螺钉的空孔上。然后重新插入螺丝。这会获得额外的长度——两个板孔之间的距离

（图 21.1-12）

- 将接骨板滑入隧道后，有向前滑移的趋势。为保持接骨板在合适的位置，可以经孔置入2~3枚克氏针，或者在接骨板外暂时固定
- 如果骨折向近端延伸，接骨板通常放置在外侧，这样可以允许外科医师处理更近端位置的骨折，并且入路可以避免损伤内侧软组织。在远端骨折中，人们更倾向于将接骨板放置在内侧，因为软组织（肌腱、神经和血管）在前方和外侧的存在使得接骨板难以安全地放置在外侧

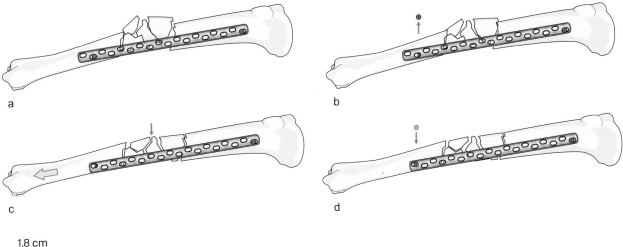

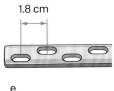

1.8 cm

e

图 21.1-12 一种简单的增长技术，即移除接骨板远端最后第二个孔的临时固定螺钉，纵向应用手动牵引，直到骨上的孔移动到板的最后一个孔，然后重新插入螺钉。通过这种技术获得的长度等于板孔之间的距离

9 参考文献

[1] Court-Brown CM, McBirnie J. The epidemiology of tibial fractures. J Bone Joint Surg Br. 1995 May;77(3):417–421.

[2] Larsen P, Elsoe R, Hope Hansen S, et al. Incidence and epidemiology of tibial shaft fractures.Injury. 2015 Apr;46(4):746–750.

[3] Rittstieg P, Wurm M, Müller M, et al.[Current treatment strategies for lower leg fractures in adults.] Unfallchirurg. 2020 Jun;123(6):479–490. German.

[4] Rüedi T, Webb JK, Allgöwer M.Experience with the dynamic compression plate (DCP) in 418 recent fractures of the tibial shaft. Injury.1976 May;7(4):252–257.

[5] Rüedi T, Kolbow H, Allgöwer M.[Experiences with the dynamic compression plate (DCP) in 418 fresh fractures of the tibial shaft]. Arch Orthop Unfallchir. 1975 Jun 27;82(3):247–256. German.

[6] Choi S, Lee TJ, Kim S, et al. Minimally Invasive plate osteosynthesis (MIPO) technique for complex tibial shaft fracture. Acta Orthop Belg. 2019 Jun;85(2):224–233.

[7] He GC, Wang HS, Wang QF, et al.Effect of minimally invasive percutaneous plates versus interlocking intramedullary nailing in tibial shaft fractures in adults: a meta-analysis. Clinics (San Paulo).2014;69(4):234–240.

[8] Sarmiento A, Latta LL. Functional fracture bracing. J Am Acad Orthop Surg. 1999 Jan;7(1):66–75.

[9] Uchiyama Y, Kobayashi Y, Ebihara G, et al. Retrospective comparison of postoperative infection and bone union between late and immediate intramedullary nailing of Gustilo grades I, II, and IIIA open tibial shaft fractures. Trauma Surg Acute Care Open. 2016 Sep;1(1):e000035.

[10] Gopal S, Majumder S, Batchelor AGB, et al. Fix and flap: the radical orthopedic and plastic treatment of severe open fractures of the tibia. J Bone Joint Surg Br. 2000 Sep;82-B(7):959–966.

[11] Tornetta P 3rd, Bergman M, Watnik N, et al. Treatment of grade-IIIb open tibial fractures. A prospective randomised comparison of external fixation and non-reamed locked nailing. J Bone Joint Surg Br. 1994 Jan;76(1):13–19.

[12] Henley MB, Chapman JR, Agel J, et al. Treatment of type II, IIIA, and IIIB open fractures of the tibial shaft: a prospective comparison of unreamed interlocking intramedullary nails and half-pin external fixators. J Orthop Trauma. 1998 Jan;12(1):1–7.

[13] Schmidt AH, Finkemeier CG, Tornetta P 3rd. Treatment of closed tibial fractures. Instr Course Lect.2003;52:607–622.

[14] Nork SE, Schwartz AK, Agel J, et al.Intramedullary nailing of distal metaphyseal tibial fractures. J Bone Joint Surg Am. 2005 Jan;87(6):1213–1221.

[15] Beytemür O, Bariş A, Albay C, et al.Comparison of intramedullary nailing and minimal invasive plate osteosynthesis in the treatment of simple intra-articular fractures of the distal tibia (AO-OTA type 43 C1-C2). Acta Orthop Traumatol Turc. 2017 Jan;51(1):12–16.

[16] Polat A, Kose O, Canbora K, et al.Intramedullary nailing versus

minimally invasive plate osteosynthesis for distal extra-articular tibial fractures: a prospective randomized clinical trial. J Orthop Sci.2015 Jul;20(4):695–701.

[17] Liu XK, XU WN, Xue QY, et al. Intramedullary nailing versus minimally invasive plate osteosynthesis for distal tibial fractures: a systematic review and meta-analysis. Orthop Surg. 2019 Dec;11(6):954–965.

[18] Barcak E, Collinge CA. Metaphyseal distal tibia fractures: a cohort, single-surgeon study comparing outcomes of patients treated with minimally invasive plating versus intramedullary nailing. J Orthop Trauma. 2016 May;30(5):e169–174.

[19] Vallier HA, Le TT, Bedi A. Radiographic and clinical comparisons of distal tibia shaft fractures (4 to 11 cm proximal to the plafond): plating versus intramedullary nailing. J Orthop Trauma. 2008 MayJun;22(5):307–311.

[20] Lindvall E, Sanders R, Dipasquale T, et al. Intramedullary nailing versus percutaneous locked plating of extra-articular proximal tibial fractures: comparison of 56 cases. J Orthop Trauma. 2009 Aug;23(7):485–492.

[21] Galal S. Minimally invasive plate osteosynthesis has equal safety to reamed intramedullary nails in treating Gustilo-Anderson type I, II and III-A open tibial shaft fractures. Injury. 2018 Apr;49(4):866–870.

[22] Kritsaneephaiboon A, Vaseenon T, Tangtrakulwanich B. Minimally invasive plate osteosynthesis of distal tibial fracture using a posterolateral approach: a cadaveric study and preliminary report. Int Orthop. 2013 Jan;37(1):105–111.

[23] Wajnsztejn A, Pires RES, dos Santos ALG, et al. Minimally invasive posteromedial percutaneous plate osteosynthesis for diaphyseal tibial fractures: technique description. Injury. 2017 Oct;48 Suppl 4 (6):S6–9.

[24] Yamamoto N, Ogawa K, Terada C, et al. Minimally invasive plate osteosynthesis using posterolateral approach for distal tibial and tibial shaft fractures. Injury. 2016 Aug;47(8):1862–1866.

[25] Jain D, Selhi HS, Yamin M, et al. Soft tissue complications in distal tibial fractures managed with medial locking plates: a myth or reality? J Clin Orthop Trauma. 2017 Nov;8(Suppl 2):S90–95.

[26] Borelli J Jr, Prickett W, Song E, et al.Extraosseous blood supply of the tibia and the effects of different plating techniques: a human cadaveric study. Trauma. 2002 Nov-Dec;16(10):691–695.2. Claes L, Recknagel S, Ignatius A.Fracture heali

[27] Katsuura Y, Gardner WE. Transection of the anterior tibial artery during minimally invasive plate osteosynthesis of the proximal tibia. Trauma Case Rep. 2017 Jan 15;8:32–35.

[28] Lidder S, Masterson S, Dreu M, et al. The risk of injury to the peroneal artery in the posterolateral approach to the distal tibia: a cadaver study. J Orthop Trauma.2014 Sep;28(9):534–537.

[29] Rozbruch SR, Müller U, Gautier E, et al. The evolution of femoral shaft plating technique. Clin Orthop Relat Res. 1998 Sep;(354):195–208.

[30] Gautier E, Sommer C. Guidelines for the clinical application of the LCP. Injury. 2003 Nov; 34(Suppl 2):B63–76.

[31] Pichler W, Grechenig W, Tesch NP, et al. The risk of iatrogenic injury to the deep peroneal nerve in minimally invasive osteosynthesis of the tibia with the less invasive stabilisation system: a cadaver study. J Bone Joint Surg Br. 2004 Sep;91(3):385–387.

[32] Deangelis JP, Deangelis NA, Anderson R. Anatomy of the superficial peroneal nerve in relation to fixation of tibia fractures with the less invasive stabilization system. J Orthop Trauma. 2004 Sep;18(8):536–539.

[33] Mirza A, Moriarty AM, Probe RA, et al. Percutaneous plating of the distal tibia and fibula: risk of injury to the saphenous and superficial peroneal nerves. J Orthop Trauma.2010 Aug;24(8):495–498.

21.2
胫骨和腓骨骨干：复杂骨折（42C3）

Hyoung-Keun Oh

1 病例描述

41 岁男性，车祸导致右小腿受伤，胫骨远端发生开放性（Gustilo–Anderson Ⅱ型）复杂骨折，并伴有多处损伤。由于合并血气胸和挫伤性脑出血，最初的生命体征不稳定。右下肢无神经血管损伤或筋膜室综合征的迹象（图 21.2-1）。

MIPO 的适应证

在这种情况下，胫骨远端骨折可以通过髓内钉和伤口管理治疗。然而，该患者有多处损伤，生命体征不稳定，因此可能需要进行损伤控制手术：通过使用跨关节外固定处理软组织损伤。对于复杂的胫骨远端骨折，患者整体一般情况恢复后，可考虑采用髓内钉内固定或使用解剖锁定接骨板进行桥接。最新进展的髓内钉设计，使稳定短的远端节段成为可能。然而，髓内钉可能导致复杂骨折碎片进一步移位和排列不良。

使用解剖锁定接骨板进行 MIPO 是一种复杂骨折替代治疗，同时保留骨折部位的生物学特性。

2 术前计划

该多发伤患者进行了外固定，以允许软组织恢复及改善一般状况。考虑到以后内侧要使用接骨板，遂使用 Schanz 螺钉固定（图 21.2-2）。由于外固定可获得满意的骨折对线，因此在明确的内侧桥接板固定时可保持外固定架。

手术计划应包括骨折碎片图示、手术入路、手术复位技术、最合适的植入物及应用所需的步骤。由于长度、旋转和矢状面对齐已经通过外固定器实现，解剖锁定接骨板通过拧入皮质螺钉将骨复位到接骨板上，帮助实现冠状面对齐。桥接技术的板应较长，以分散应力和提供相对的稳定性。

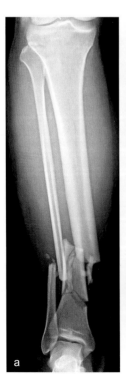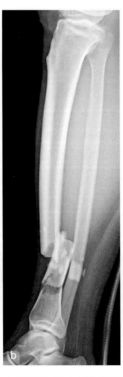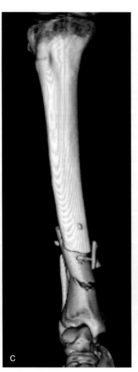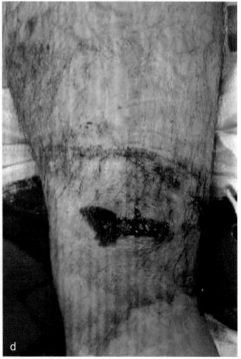

图 21.2-1 术前正位（a）和侧位（b）X线片显示复杂的胫骨轴远端骨折，未延伸至关节和腓骨远端。c.CT显示了更多的骨折形态细节。d.Ⅱ型开放性伤口与骨折部位的前内侧表面相通

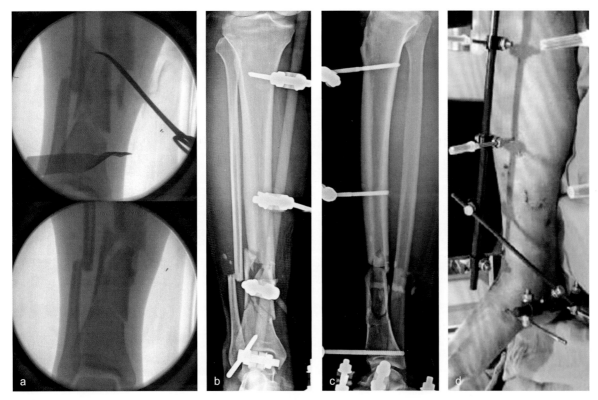

图 21.2-2　在外固定前进行经皮骨折复位。b~c.正、侧位X线片显示长度恢复，对齐良好。d.对于胫骨远端和骨干，考虑到软组织损伤和未来的内侧接骨板，用Schanz螺钉固定

3　手术室准备

3.1　麻醉

根据患者的情况，可以使用全身麻醉或局部麻醉。在本例中，采用了全身麻醉。

3.2　患者体位和 C 形臂位置

患者仰卧在可透视手术台上。在患侧臀部下放置一个衬垫，防止腿向外部旋转，由此外科医师（或助手）在手术过程中不需要持续维持腿。另外从腿下到脚踝放置一个垫子。在大腿上应用充气止血带。将透视机放于医师的对侧。

3.3　器械

- 基本器械（4.5mm）
- 4.5mm 皮质骨螺钉
- 小骨块器械（3.5mm）
- 胫骨远端内侧的锁定加压接骨板（LCP），11 孔或 13 孔
- LCP 3.5，6 孔或 7 孔
- 压弯机
- 折弯器
- 点式复位钳（小、大）
- 1.6mm 克氏针
- 钢丝钳

（系列、器械和植入物的大小可能因解剖结构而异）

4 手术入路

在胫骨远端内侧做一个长 3~4cm 的小切口。

皮下通道准备好后，引入预塑形的 11 孔锁定接骨板（图 21.2-3）。

5 复位和固定（图 22.2-5~ 图 22.2-7）

本例在腓骨和胫骨骨折的接骨板固定过程中，保留了先前使用的临时外固定架作为复位工具。对于胫骨骨折同一水平的单纯性腓骨骨折，通常首先采用切开解剖复位和接骨板固定，以帮助胫骨骨折重新排列（图 21.2-4~ 图 21.2-8）。

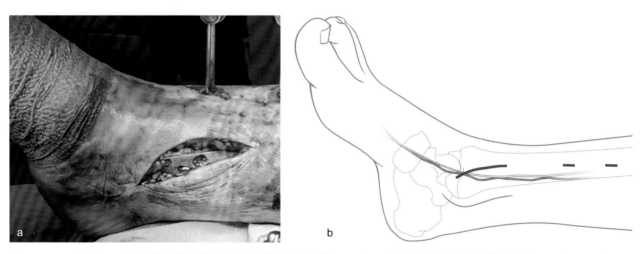

图 21.2-3　a.采用MIPO在胫骨远端内侧取直的或轻微弯曲的皮肤切口。切口长度根据计划接骨板的类型从3cm到5cm不等。不必显露隐静脉和神经。b.对于近端，通过单独小切口植入螺钉即可

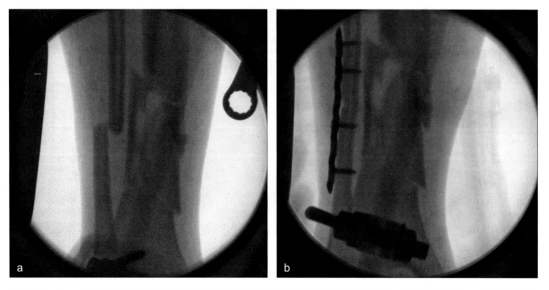

图 21.2-4　a.透视正位片显示与胫骨骨折相同水平的单纯腓骨横形骨折并移位。b.首先用3.5mm系列锁定加压板固定腓骨骨折

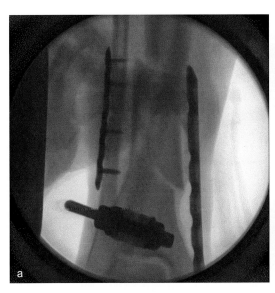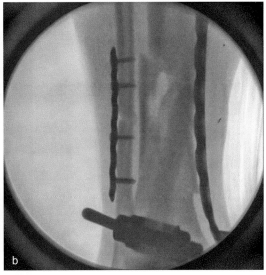

图 21.2-5 a.采用钝性器械从远端到近端插入。b.根据骨折情况，接骨板通常位于胫骨前内侧的中心。加压板固定腓骨骨折

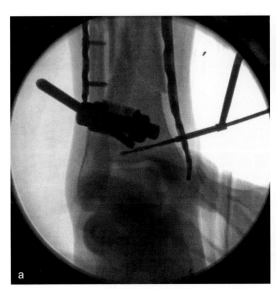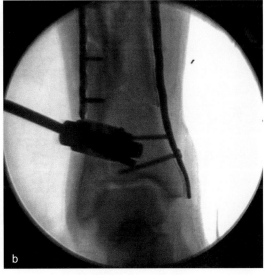

图 21.2-6 a.一旦长度、力线和旋转得到准确恢复，可以通过常规"定位螺钉"拧入接骨板进行临时稳定。b.使用额外的3.5mm皮质螺钉作为拉向接骨板的复位螺钉，以间接复位移位的远端节段

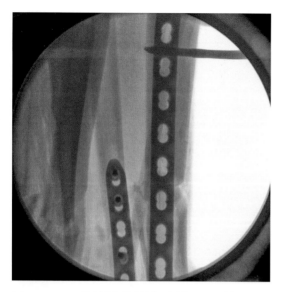

图 21.2-7　对于近端接骨板，侧位图显示接骨板对齐，并显示拧入螺钉时皮肤切口的位置

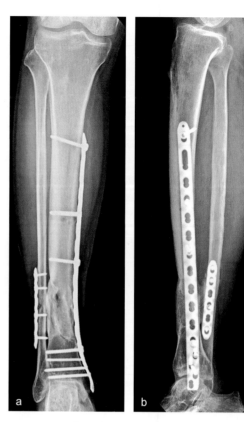

图 21.2-9　术后5年后X线片显示骨折完全愈合，对齐良好

7 扩展阅读

- Kim JW, Kim HU, Oh CW, et al. A prospective randomized study on operative treatment for simple distal tibial fractures—minimally invasive plate osteosynthesis versus minimal open reduction and internal fixation. J Orthop Trauma.2018 Jan;32(1):e19–e24.

- Kim JW, Oh CW, Oh JK, et al. Staged minimally invasive plate osteosynthesis of proximal tibial fractures with acute compartment syndrome. Injury. 2017 Jun;48(6):1190–1193.

- He X, Hu C, Zhou K, et al. Clinical and radiological outcome of Gustilo type III open distal tibial and tibial shaft fractures after staged treatment with posterolateral minimally invasive plate osteosynthesis (MIPO) technique. Arch Orthop Trauma Surg. 2018 Aug;138(8):1097–1102.

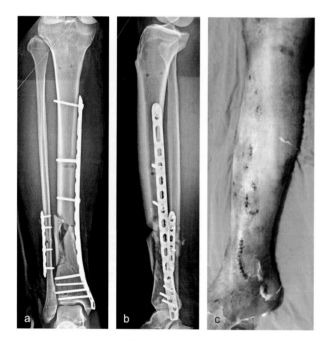

图 21.2-8　a~b.术后X线片显示对线满意。c.注意固定接骨板的皮肤切口

6 康复

　　负重应根据骨折愈合的进展情况进行调整。尽可能早进行足尖点地。在 2 个月时开始逐步负重。当骨痂连接时可完全负重（图 21.2-9）。

21.3
胫骨和腓骨骨干：简单、横断骨折（42A2）

Chang-Wug Oh

1 病例描述

59岁男性，因在浴室滑倒造成右下肢损伤。入院时下肢轻微肿胀。6年前曾因胫骨近端骨折在其他医院接受手术治疗。入院X线片显示外侧接骨板远端平面胫骨干横形骨折，在胫骨近端外侧有围关节接骨板1块，另外，在前内侧还有1块小接骨板（图21.3-1）。

MIPO的适应证

该例患者因为骨折不稳定行非手术治疗难度很大。胫骨干骨折适用相对稳定原则行髓内钉固定。由于患者胫骨有内固定存在，会阻挡髓内钉进钉，如果拆除这些内固定则手术时间延长，增加感染和出血风险。相反，接骨板固定由于可以轻松完成合适的对线和稳定，是不错的选择。在这种情况下，微创接骨板固定是更好的选择，因为其可以保护断端血运。

2 术前计划

一旦确定适合MIPO，完善的术前计划有助于手术顺利进行。接骨板位置非常重要，因为之前的内固定已经位于骨折近端。通过仔细分析X线和CT影像，胫骨内侧适合接骨板固定（图21.3-2）。这对选择合适的手术入路、内固定类型和长度大有裨益，接骨板可以在人工骨上预塑形并消毒，徒手牵引可以维持干部骨折的长度、轴线和防止旋转。必要时可以辅助临时外固定以维持骨折的复位直到接骨板终极固定。

3 手术室准备

3.1 麻醉

根据患者状态选择全身麻醉或区域阻滞麻醉。

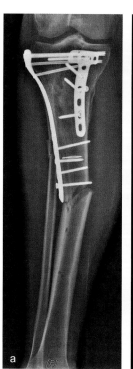
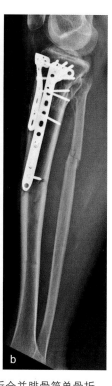

图 21.3-1 A42A2型骨折合并腓骨简单骨折。上次手术内固定可能限制固定方式的选择

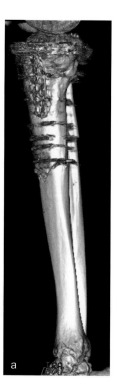
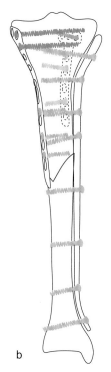

图 21.3-2 a.CT三维重建提示胫骨内侧有足够的固定空间。b.内侧MIPO手术方案不受既往接骨板干扰

3.2 患者体位和 C 形臂位置

患者仰卧于可透视手术台上，脚位于手术台的末端。腿部下方垫枕抬高以便侧位透视并辅助复位。从脚趾一直到大腿中部消毒并暴露，垫高同侧髋关节下方（采用单卷毛毯或体位垫）有助于对抗下肢外旋的倾向。该体位可以通过髋关节活动轻松显露下肢的内侧和外侧。透视机放置在术者对面，通过旋转很容易获得正侧位 X 线影像。通常不需要止血带，但也可能应用。

3.3 器械

- 14 孔锁钉加压接骨板（LCP）5.0
- 标准螺钉和锁定螺钉

（根据解剖结构、系统、器械和植入物的大小可能有所不同）

4 手术入路

在胫骨远近端内侧分别做一个长 4~5cm 的纵行切口（图 21.3-3a），手动将 14 孔 LCP 按照胫骨内侧轮廓折弯，在切口内进行隧道准备后通过切口插入皮下，将 LCP 套筒固定在接骨板上，并进行微调以优化接骨板位置。

5 复位和固定

透视确定合适的接骨板位置，通过牵引和手法复位骨折以维持合适的长度、力线和避免旋转（图 21.3-4）。通过克氏针临时将接骨板固定在胫骨上。首先固定近端的螺钉，通过 4.5mm 单皮质骨螺钉固定以复位远端轻度成角的骨块。拧紧时，皮质螺钉将接骨板压在骨头上，并可作为复位工具（图 21.3-5）。

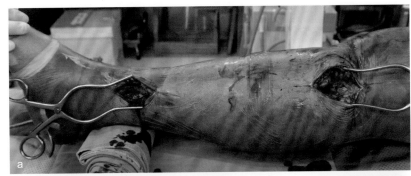
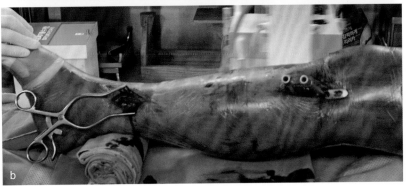

图 21.3-3 a.在胫骨远近端的内侧分别取切口，并准备骨膜外隧道以备微创接骨板置入。b.将锁定接骨板通过近端窗口经皮插入

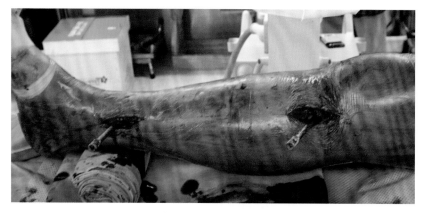

图 21.3-4 将接骨板通过隧道插入皮下合适的位置

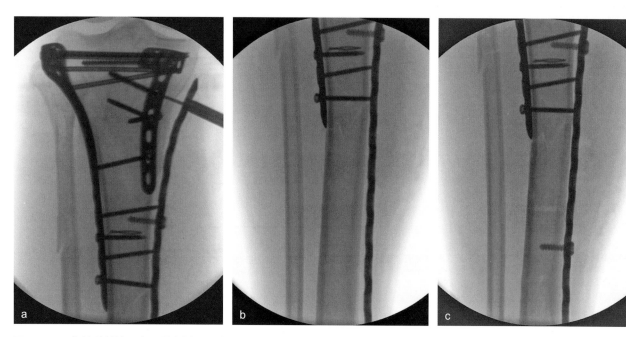

图 21.3-5 将接骨板放置在胫骨内侧和之前内固定无关的位置。通过单皮质螺钉将接骨板压在骨头上并进行微调复位

维持复位,固定剩余螺钉以提高固定稳定性。通过透视确定力线、旋转和长度。术后正侧位 X 线提示骨折对位对线良好（图 21.3-6）。注意远端经皮螺钉固定的小切口（图 21.3-7）。

6 康复

术后卧床 2 天并保持肢体抬高，之后在双拐保护下下床开始脚尖负重（10~15kg）。6 周后负重逐渐增加，术后 10~12 周开始全负重。伤后 6 个月骨折完全愈合（图 21.3-8），并获得了满意的膝关节和踝关节功能（图 21.3-9）。

内固定取出

一旦发生软组织刺激，可以去除内固定，这在内侧接骨板固定中比较常见。经常参加体育活动的人很容易产生软组织刺激。2 年后，因为患者小腿近端软组织刺激，去除全部内固定（图 21.3-10）。

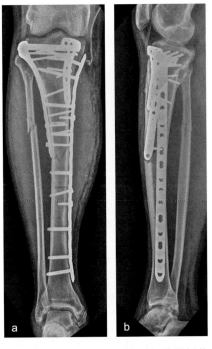

图 21.3-6 术后，采用长锁钉接骨板获得了可接受的复位

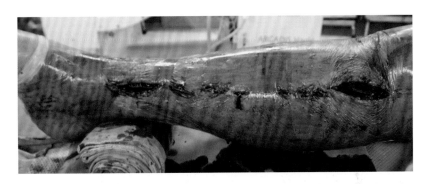

图 21.3-7 注意经皮螺钉插入可减少胫骨内侧软组织并发症

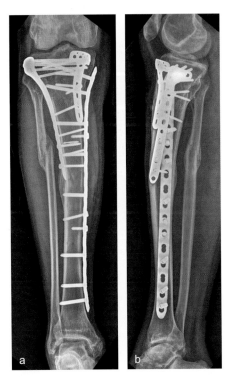

图 21.3-8 术后6个月骨折完全愈合并未发生复位丢失

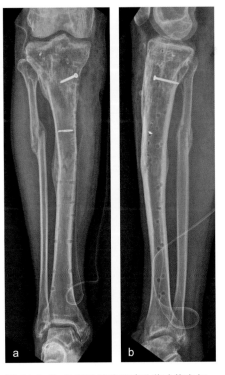

图 21.3-9 患者踝关节和膝关节功能良好

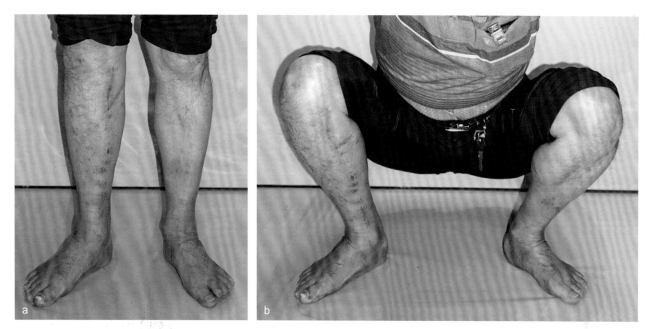

图 21.3-10 术后2年因为软组织刺激去除了全部内固定

21.4
胫骨和腓骨骨干：楔形、螺旋形骨折（42B3）

Hyoung-Keun Oh

1 病例描述

52岁男性，因车祸导致右小腿Gustilo-Anderson Ⅱ型开放骨折，整个小腿软组织损伤严重（图21.4-1）。无血管神经损伤和筋膜室综合征，初步生命体征稳定。

MIPO的适应证

胫骨干近端骨折手术固定原则是通过接骨板或髓内钉达到相对稳定。如果软组织损伤严重，内固定可能增加伤口问题和感染风险。外固定可以进行软组织损伤的治疗是不错的选择。髓内固定，较短的近端骨块难以控制。将外固定转换为内固定的解剖锁定桥接接骨板可以提供良好的对线，并保留骨折断端的血运。

2 术前计划

跨越式外固定方便软组织处理。Schanz针固定要考虑到对将来外侧接骨板的影响。一旦外固定后获得满意的力线，其可以作为复位工具维持复位直到外侧桥接接骨板终极固定（图21.4-2）。

外侧桥接接骨板固定的术前规划应该包括骨折块的图示、手术入路、复位技术、合适的内固定和手术过程。由于胫骨长度、旋转和矢状位力线已经通过外固定架实现，解剖锁定接骨板通过1枚皮质骨螺钉将胫骨固定在接骨板上实现冠状位对齐。桥接接骨板应该足够长，以分散应力提供相对稳定。

术前X线规划模板可用于确定侧位锁定接骨板的长度和螺钉的位置。

胫骨近端用5枚锁定螺钉防止内翻，在健康的骨干部使用3枚以上的双皮质螺钉固定。

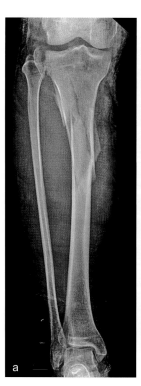
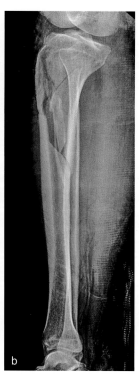
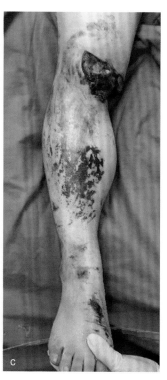

图 21.4-1 a~b.术后正侧位X线片显示胫骨干部近端螺旋楔形骨折，累及部分外侧髁。c.整个小腿有明显软组织挫伤和擦伤

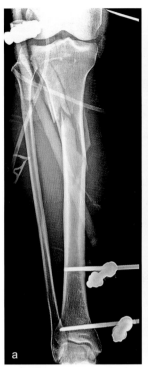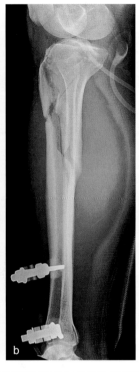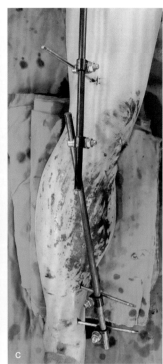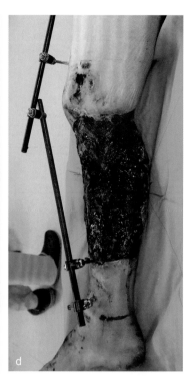

图 21.4-2 a~b.跨越式外架固定后X线片显示肢体长度和立线恢复。c.远端骨折块的Schanz针固定时要考虑软组织损伤和外侧计划接骨板的位置。d.伤后10天对坏死组织彻底清创

3 手术室准备

3.1 麻醉

根据患者状态选择全身麻醉或区域阻滞麻醉，本例患者选择全麻。

3.2 患者体位和 C 形臂位置

患者仰卧于可透视手术床上，患侧臀部下垫高以防肢体外旋，术者（或助手）可以在术中不需要扶腿，将小腿到踝关节垫高，气囊止血带固定在大腿根部备用，透视机放置在术者对面（图21.4-3）。

3.3 器械

- 克氏针
- 胫骨近端外侧锁定加压接骨板（LCP-PLT）
- 大的点状复位钳

（器械、设备和内固定大小根据解剖参数而不同）

4 手术入路

考虑到软组织损伤情况，胫骨近端微创入路优于广泛的前外侧入路。近端窗的皮肤切口以Gerdy结节为中心，松解胫前肌的前部附着点以暴露胫骨便于肌肉下接骨板的插入（图21.4-3）。

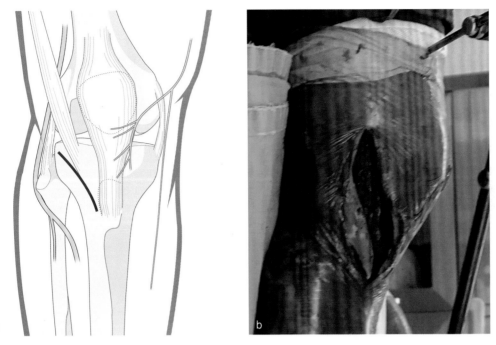

图 21.4-3　a.在胫骨近端外侧建立近端窗以便实施MIPO。b.确定Gerdy结节后，从Gerdy结节后方开始，向远端和前方延伸，做一个长约8cm的弧形切口

5　复位

MIPO中，外固定架维持骨折复位。通过3.5mm皮质骨螺钉首先固定向关节延伸的骨折，构建肌肉下隧道后插入解剖锁定接骨板。接骨板的位置临时用近端套筒带钻头维持（图 21.4-4）。因为骨折的长度和矢状位的立线已经通过外架维持，解剖锁定接骨板可以当作复位工具矫正冠状面的立线（图 21.4-5）。

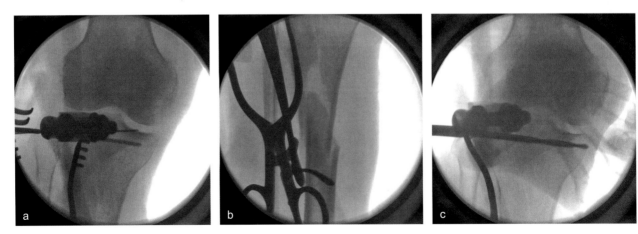

图 21.4-4　在MIPO过程中外架维持骨折复位。a.直视下用3.5mm皮质骨螺钉固定累及关节外侧髁部分的骨折。b.通过Cobb剥离子为胫骨近端外侧固定架加压接骨板准备肌下隧道。c.在透视机引导下，接骨板和胫骨近端对齐，接骨板位置用一个带有套筒的钻头临时维持

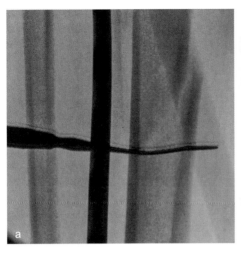
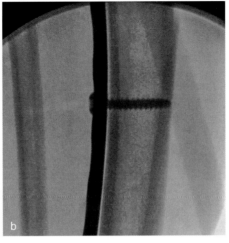

图 21.4-5 a.术中影像显示胫骨干外翻和内移。b.4.5mm皮质骨螺钉用来复位移位的胫骨干，但拧紧时，皮质骨螺钉作为复位工具将骨干拉向接骨板

6 固定

确定接骨板在胫骨干外侧合适的位置后，根据术前规划固定锁定和普通螺钉。足够长的锁定螺钉可以增加近端骨块的稳定性，但是要注意对内侧皮质的激惹，如果使用长接骨板，远端螺钉可以通过小切口植入，但是在插入尖锥和套筒之前必须仔细分离软组织直到接骨板，以免损伤腓浅神经（图 21.4-6）。

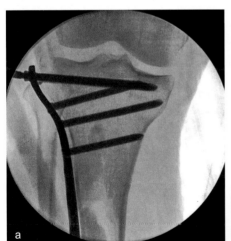
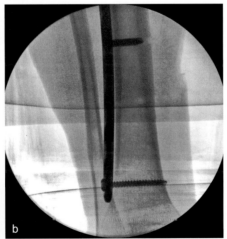
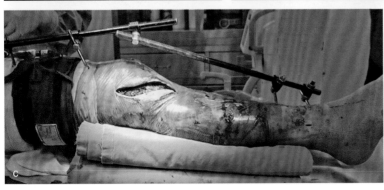

图 21.4-6 a.在胫骨远端应用另外1枚4.5mm皮质骨螺钉后，通过透视机确定对位对线和长度良好，然后锁定螺钉固定。b~c.术中影像显示在干部固定锁定接骨板和经皮螺钉过程中，外架作为复位工具

7 康复

严密监测胫骨体征，特别是早期48小时内以排除骨筋膜室综合征。如果软组织条件好，固定稳定，推荐术后即刻开始静态股四头肌锻炼，膝关节被动活动范围锻炼和部分负重（图21.4-7）。早期主被动活动范围的目标是在术后4~6周达到关节完全的活动范围，应用MIPO可以获得良好的骨折愈合和满意的功能效果（图21.4-8）。

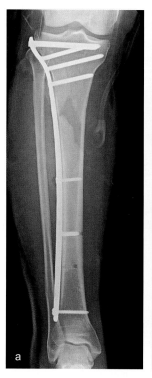
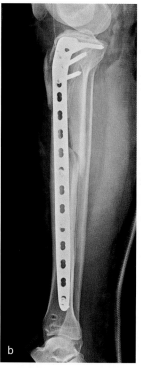
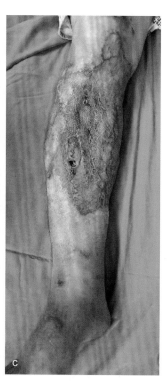

图 21.4-7 a~b.术后影像学显示力线满意。c.接骨板固定后全厚皮瓣移植获得软组织愈合

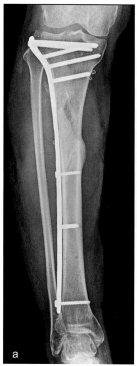
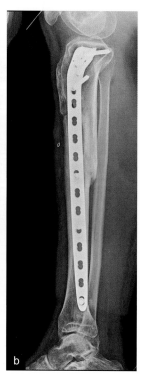

图 21.4-8 术后12个月X线片显示骨痂形成，骨折完全愈合。尽管有严重的骨和软组织损伤，伤口问题和感染等并发症并未发生

21.5
胫骨干复杂骨折（42C2）

Joon-Woo Kim

1 病例描述

54岁男性，因高能量行人交通伤导致左胫骨干粉碎性骨折（图21.5-1a~b），同时合并创伤性脑出血和腹腔积血，未合并血管神经问题，左腿虽有中到重度软组织肿胀，但无开放性伤口（图21.5-1c）。

2 术前计划

对于胫骨粉碎性骨折，从生物力学角度来看，闭合髓内钉是最好的治疗方法。但是，对于某些特定骨折类型，如尾端长度不足或关节受累时，髓内钉是困难的或者不可能实现的。而且，髓内固定也不是总能获得满意的力线，尤其是胫骨近端骨折。但髓内钉在胫骨干粉碎性骨折中不容易固定时MIPO技术是一个合理的选择。如果骨折线较近，单一接骨板可以同时固定骨折，但是如果1块接骨板不能同时固定双侧骨折，则需要2块独立的接骨板来构建稳定的结构。

由于患者是多发伤，并且肢体肿胀严重，首先采用了损伤控制的外架固定（图21.5-1d），当一般情况及软组织情况改善后再行MIPO固定。

3 手术室准备

3.1 麻醉

全身麻醉或者区域阻滞麻醉皆可。

3.2 患者体位和C形臂位置

患者仰卧在可透视手术床上。患肢同侧臀下垫高防止腿部外旋，气囊止血带固定在大腿根部，

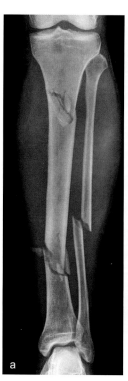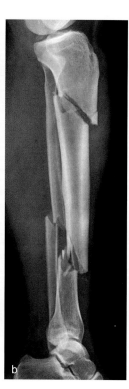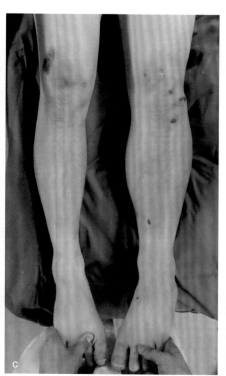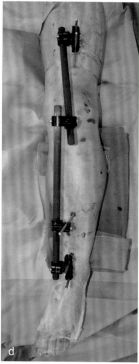

图21.5-1 a~b.术后X线显示左胫骨干粉碎性骨折。c.患肢和健侧肢体相比有中到重度软组织肿胀。d.膝关节桥接外架固定以便损伤控制

小腿垫高，透视机放在患肢对侧。

3.3 器械

- 胫骨近端外侧锁定加压接骨板（LCP-PLT）4.5/5.0
- 胫骨远端内侧锁定加压接骨板（LCP-DMT）4.5/5.0
- Schanz 钉
- 股骨牵引器或者外架

（系统、器械和内固定的型号根据解剖不同而不同）

4 手术入路

近端骨折：于胫骨近端前外侧取 4~5cm 弧形切口，在接骨板末端胫骨嵴外侧约 1cm 做 1 个长 3~4cm 的皮肤切口，通过近端切口将 LCP-PLT 插入肌下隧道，直到远端切口（图 21.5-2a）。

远端骨折：在内踝上纵行切开 3~4cm，保护大隐静脉和神经。在胫骨内侧接骨板末端水平切另外 1 个 3~4cm 切口，沿胫骨内侧建立皮下隧道，将 LCP-DMT 从远端切口插入直到从近端切口看到（图 21.5-2b）。

5 复位

在近端和中间骨块的前方打入 Schanz 钉，利用摇杆技术复位近端骨折线。间接复位后，这些 Schanz 钉连接外固定架以便在接骨板固定过程中临时维持复位。以同样的方法复位远端骨折（图 21.5-2）。

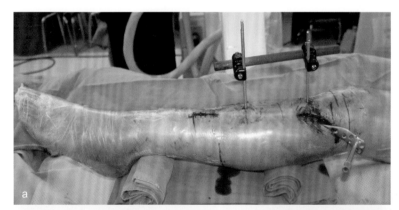

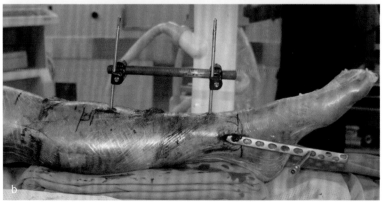

图 21.5-2 2周后，软组织稳定，此时可以考虑终极固定。a.近端骨折通过 Schanz 钉间接复位，并通过外架临时维持，在肌肉下从近端到远端植入接骨板。b.远端骨折用同样的方法由内侧从远端到近端植入接骨板

6 固定

对于近端骨折，通过近端切口实现干部/干骺端的螺钉固定（图21.5-3）。中间骨块的螺钉可通过小切口经皮植入。同理，远端骨折也可以用接骨板固定（图21.5-4）。中间骨块（粉碎部分）应该同时被远近端接骨板桥接固定，因此应该选择足够长的接骨板以提供足够的稳定性。术后和末次随访都应该行X线检查（图21.5-5~图21.5-7）。

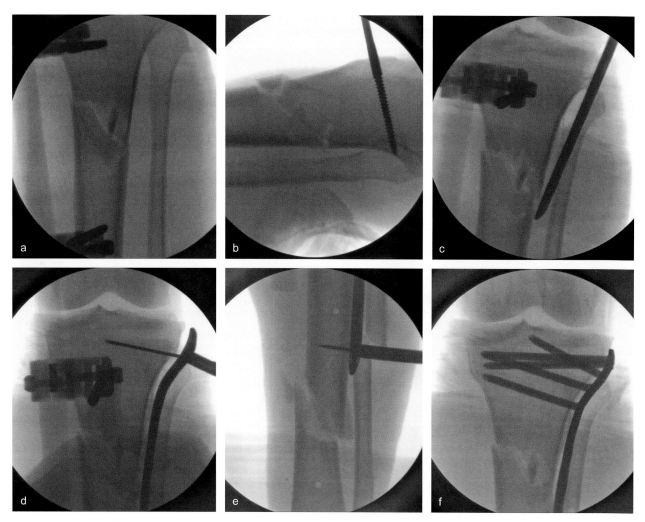

图21.5-3　a~b.通过Schanz钉利用摇杆技术进行骨折间接复位。c.将锁定加压接骨板从胫骨外侧近端插入肌肉下隧道。d~e.位置确定合适后通过克氏针临时固定接骨板。f.锁定螺钉终极固定接骨板

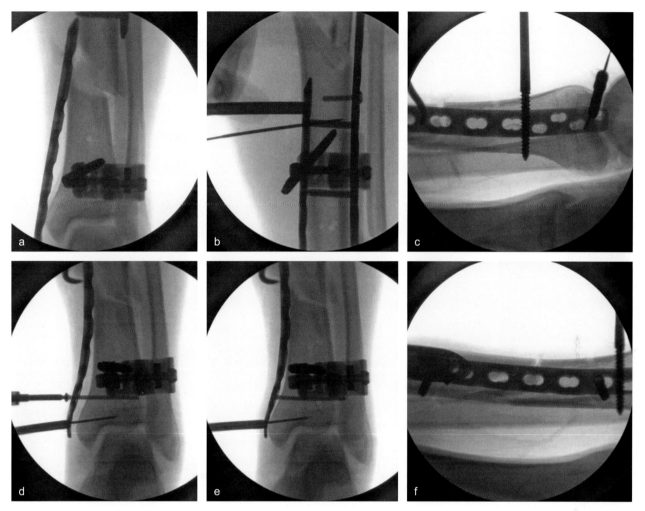

图 21.5-4 a.骨折复位后，将胫骨远端锁定接骨板通过肌肉下隧道插入，临时外架维持复位。b~c.接骨板位置确定合适后，用中克氏针临时固定。d~f.将皮质骨螺钉作为复位螺钉，将骨头拉向接骨板，进一步复位骨折

7 康复

术后尽早进行股四头肌和关节全范围的康复锻炼，应该立即开始用足尖负重，前 6 周可以用拐杖或者助行器进行辅助的部分负重，但桥接骨痂形成后可以全负重。如果患者配合程度不高，可以佩戴髌腱支撑支具。

内固定取出

如果内固定刺激胫骨近端外侧和远端内侧的皮肤，可以经皮取出内固定（图 21.5-8）。

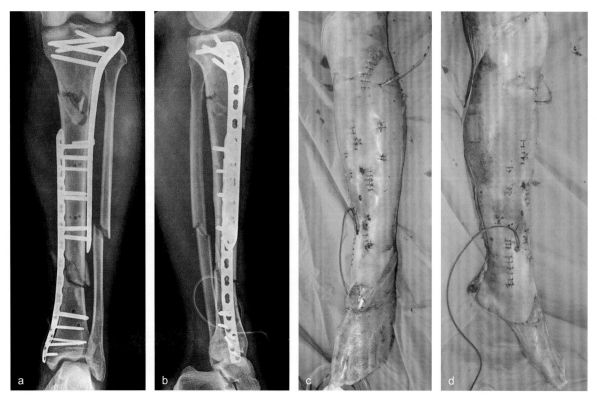

图 21.5-5 a~b.术后X线片显示骨折充分复位，接骨板固定，对线满意。c~d.术后手术切口

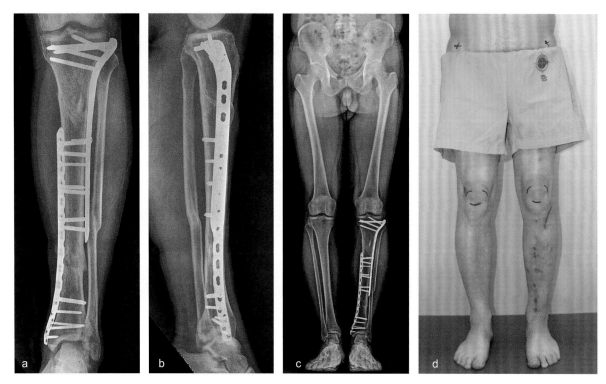

图 21.5-6 a~b.术后18个月所有骨折完全愈合。c~d.下肢力线良好

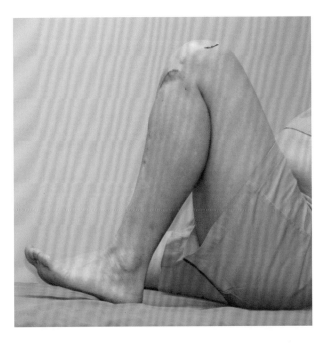

图 21.5-7 全部功能恢复

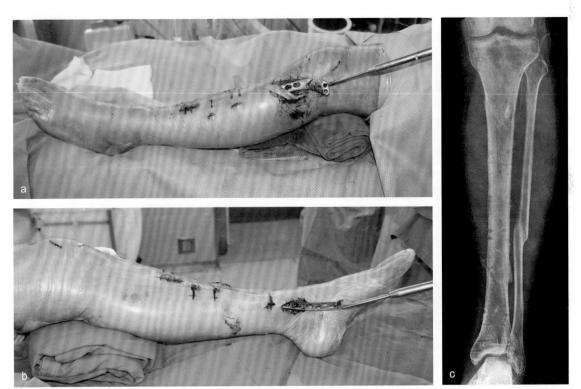

图 21.5-8 a~b. 经皮接骨板取出。c. 接骨板取出后 X 线片显示骨折恢复良好

8 扩展阅读

- Kim JW, Oh CW, Oh JK, et al. Staged minimally invasive plate osteosynthesis of proximal tibial fractures with acute compartment syndrome. Injury. 2017 Jun;48:1190–1193.
- Egol KA, Tejwani NC, Capla EL, et al. Staged management of high-energy proximal tibia fractures (OTA types 41): the results of a prospective, standardized protocol. J Orthop Trauma. 2005 Aug;19:448–455.
- Ma CH, Wu CH, Yu SW, et al. Staged external and internal less-invasive stabilisation system plating for open proximal tibial fractures. Injury. 2010 Feb;41:190–196.

22
胫骨和腓骨远端

22.1
胫骨和腓骨远端：概述

Christoph Sommer, Rodrigo Pesantez

1 引言

胫、腓骨远端骨折包括关节外骨折（43A 型）和涉及胫骨穹顶的骨折（43B 型和 43C 型）。微创技术是治疗胫骨远端关节外骨折的良好方法。MIPO 可结合关节面有限 ORIF 实现解剖重建。移位的胫骨远端关节内骨折可通过解剖复位关节面、稳定固定和早期康复治疗获得最佳疗效。如果操作不当或在错误的时间采用传统的 ORIF 治疗这类损伤，会导致广泛的软组织剥离和骨膜剥离，进而导致伤口裂开、感染、延迟愈合和不愈合发生率升高。因此，分期治疗这些损伤，尤其是复杂的 AO/OTA 43B/43C 型骨折已成为标准方案。分期治疗处理软组织损伤采用外固定保持骨折对线并稳定骨块及软组织，允许软组织愈合。一旦软组织处于良好状态，可行骨折内固定，应采用对软组织损伤最小的手术技术来保护骨膜和周围软组织。

1.1 发病率

与其他骨折类型相比，胫骨远端骨折的发生率较低，约占胫骨骨折的 20%，不足下肢骨折的 2%。这些骨折通常由高处坠落或急停等高能量损伤（如机动车辆）造成，但也可能由低能量损伤引起（如滑雪损伤或在骨质疏松性骨质中的旋转应力损伤）。

1.2 治疗现状

无论何种类型的骨折，考虑手术治疗时，软组织条件的好坏至关重要。有严重软组织损伤及复杂骨折均需要分期手术，第一步通过桥接外固定可使肿胀的软组织很好地消肿。

关节外损伤的 43A 型骨折，采用新设计的髓内钉还是接骨板作为最终固定方式仍存有争议。许多临床试验[1-5]表明，使用这两种技术都可以获得良好的效果。在这类损伤中，采用间接复位和经皮接骨板固定技术可获得与传统开放技术相似的效果。

43B 型骨折（部分关节内骨折）治疗的金标准为按照 AO 原则进行切开复位内固定、兼顾软组织损伤及按照传统接骨板技术解剖复位关节。

完全关节内骨折的 43C 型，由于是关节和干骺端的损伤，治疗的金标准为切开复位内固定。有 2 个不同的治疗目标：关节内骨折需解剖复位和绝对稳定，而干骺端骨折需恢复长度、轴向和旋转力线，并根据骨折形态恢复绝对或相对稳定性。在这些类型的损伤中，决定预后的最重要因素是软组织条件，最好采用分期治疗方案[6,7]。只有当皮肤出现皱褶证实肿胀的软组织已消肿时，才考虑进行切开复位内固定治疗。

严重损伤不采用分期治疗方案，而使用外固定架作为最终的治疗方式一直存在争议。这可以通过在距骨上应用桥接式外固定或使用混合式外固定（使用环和小螺钉内固定关节面骨折）来实现。使用这些技术时还应考虑维持轴向力线的问题和残留关节面复位不佳的问题。跨关节的长期制动还可能导致关节僵直。

1.3 MIPO 的适应证和禁忌证

胫骨远端骨折 MIPO 治疗的适应证是关节外骨折（43A 型），及伴有或不伴有骨折向近端延伸至远端骨干的简单关节内损伤（43B1、43C1 和 43C2 型），这些类型不适宜使用髓内钉。表 22.1–1 列出了根据骨折位置和类型相对应 Pilon 骨折的推荐技术（入路、复位和固定）。

因不能通过简单的韧带整复来实现骨折复位，单纯的 MIPO 禁用于需要解剖复位、有骨折块塌陷的复杂关节内损伤；这些骨折分型是 43B2、43B3 和 43C3 型。在这些骨折中，需要一个或多个切口来获得关节面的解剖复位。使用 MIPO 技术通过内侧或者外侧滑动接骨板将关节面与骨干连接起来的技术可应用于胫骨和腓骨。

由于延迟手术后软组织粘连严重，分期手术

可能会增加微创接骨手术的难度。

2 手术解剖

由于胫骨远端前内侧表面仅有皮肤和皮下组织覆盖，而无肌肉保护，因此损伤后皮肤肿胀可形成水疱，并可能发生皮肤坏死。踝关节由胫腓骨远端及距骨组成，包括关节囊和韧带。关节面不匹配或踝穴增宽可导致局部超负荷，进而引起软骨退变发生创伤性关节炎。

腓骨远端由骨间膜、下胫腓前韧带和下胫腓后韧带与胫骨远端切迹相连接。累及胫骨的 pilon 骨折，下胫腓联合韧带通常是完整的，但有时骨与其相连的韧带会一起从胫骨上撕脱下来。当踝关节外翻损伤而腓骨完整时，距腓韧带可发生撕裂，三角韧带通常是完整的。在特定病例中，可通过韧带整复间接复位内踝骨折块。由于这些韧带附着，C 型损伤表现为 3 种主要骨折块：前外侧或 Chaput 骨折块（胫腓前韧带附着其上），后踝或 Volkmann 骨折块（胫腓后韧带附着其上），内踝骨折块（三角韧带附着其上）。厚壁、三角形的胫骨干朝干骺端移行时向远端扩张。胫骨远端干骺端骨皮质较薄而松质骨相对较致密。胫骨

远端内侧约有 25° 的内侧成角和 20° 的内旋角度。

C 型 pilon 骨折表现在冠状面和矢状面两个主要平面。冠状面骨折往往表现为外翻畸形和远端干骺端断裂，主要发生在老年患者。矢状面骨折往往表现为内翻畸形及近端干骺端骨质破坏。青壮年常因高能量损伤导致[8]。

Borelli 等[9]已经证明了胫骨远端干骺端区域由胫前和胫后动脉提供丰富的血供（见图 21.1-2）。他证实胫骨远端采用切开接骨板固定术较经皮微创技术更大程度地破坏了血液供应，而且，切开接骨板固定术还增加了骨折延迟愈合和骨不连的风险。这些研究及其结果表明微创接骨板固定技术更适合。

3 术前评估

3.1 软组织

应根据肿胀程度、挫伤严重程度，以及有无擦伤、水疱、开放性伤口和筋膜间室综合征对软组织情况进行综合评估。移位的骨折块可能引起皮肤张力增大，因此需尽快复位。胫骨复位后，行夹板固定，再做放射检查。

表 22.1-1 根据骨折的部位和类型推荐用于胫腓骨远端骨折固定的技术（入路、复位和固定）

骨折	入路	复位		固定			
部位	类型	开放	经皮	直接	间接	内固定	外固定
关节	简单	+	++	++	++	++	−
	复杂	++	−	++	++	++	−
干骺端/骨干	简单	+	++	++	+	++	+
	复杂	−	++	−	++	++	−
腓骨	简单	++	−	++	−	++	−
	复杂	+	++	−	++	++	−

++ 首选；+ 可选；− 不适宜。

3.2 影像

X 线评估包括踝关节正侧位、踝穴位片及下肢全长 X 线片。重点分析腓骨骨折的位置、关节损伤程度、距骨的移位方向及关联的骨折块。当使用关节桥接固定器对损伤进行临时固定时，这些信息是足够的。如果准备通过韧带整复复位胫骨远端骨折，应当行 CT 扫描。轴位、矢状位和冠状位薄层 CT 扫描及三维重建有助于分析主要骨折平面、关节嵌压程度和干骺端粉碎程度。对于简单和轻微移位的骨折，可以立即进行 CT 扫描。在这些病例中，如果软组织没有受损，应当立即行最终的内固定治疗。

3.3 术前准备

根据影像学检查，考虑主要骨折块的位置和关节面损伤情况，制订术前计划。在重视软组织损伤的同时，应绘制和书写不同骨折块复位和固定的顺序步骤。计划植入的内植物应放置于最佳位置，从而在关节水平和干骺端部位保护并拮抗主要的移位应力。

4 手术步骤

本章描述了关节外或简单关节内 43 型和远端 42 型骨折（可能伴有骨折向远端关节面延伸）胫骨远端干骺端固定手术。单纯通过 MIPO 技术无法治疗复杂的关节内 pilon 骨折（43B3 和 43C3 型）。对于这些骨折，需要 1 种、2 种甚至 3 种手术入路（前内侧、前外侧、后内侧、后外侧）。手术入路的位置取决于个体的软组织情况、骨折类型以及胫骨远端关节面充分解剖复位的要求。这些细节在他处也有描述 [10,11]。关于关节内 pilon 骨折的治疗策略和方法，将在下面的病例部分进行介绍（另见 22.3 和 22.4）。

4.1 一般原则

4.1.1 腓骨

胫骨远端骨折多伴有腓骨骨折。如果骨折低于中段水平，在所有胫骨远端（pilon）关节内骨折（43B 和 43C 型）中，腓骨都是稳定的。在关节外（43A 型）或胫骨远端干骺端骨折（42 型）病例中，存在以下 3 种情况中的 1 种或多种时，建议对腓骨进行固定。

1. 如果胫骨远端骨折有一个非常短的主要骨块（43A 型），可行胫骨远端干骺端坚强固定。

2. 复合型损伤：胫骨干远端骨折（42 型）合并累及下胫腓联合的踝关节骨折（44B 或 44C 型），通常可见胫骨后外侧骨折延伸（Volkmann 三角）和（或）踝关节踝穴增宽（内侧或外侧间隙扩大）（图 22.1-20）。

3. 术后患者依从性差，过早负重，当接骨板置于内侧时，可导致胫骨板弯曲，继发外翻畸形（图 22.1-24）。

腓骨骨折可以是简单的两部分骨折，也可以有多个骨折块。简单的两部分骨折首先采用传统的 ORIF 技术进行解剖复位和固定（图 22.1-1）。粉碎性骨折很难用开放技术进行解剖复位。在胫骨远端骨折前期治疗中，努力复位和固定这类骨折可能会因腓骨复位不佳而导致失败。在胫骨稳定后，将正常位置的距骨作为参照，可能更容易间接复位腓骨。像胫骨一样，复杂的腓骨骨折可以使用 MIPO（图 22.1-2）[12]。在这些情况下，正确评估腓骨力线（长度、轴线和旋转）较困难；因此，术中透视是必要的。术前行对侧踝关节 X 线检查有助于评估伤侧复位情况（见 5.1 复位评估）。

4.1.2 内植物

各种特殊的锁定加压接骨板（LCP）可用于

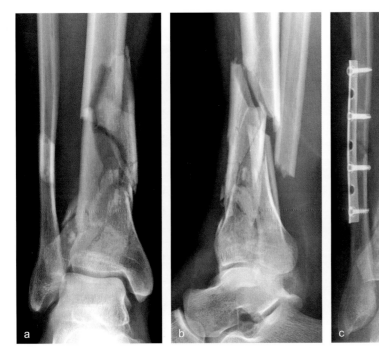
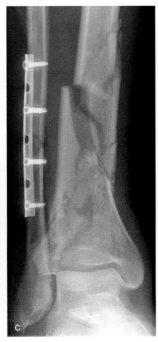
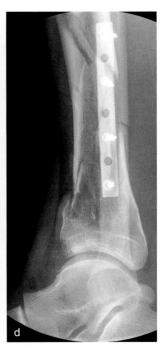

图 22.1-1　a~b.43C2型骨折伴单纯腓骨骨折。c~d.首先使用1/3管形锁定加压接骨板行腓骨切开复位内固定。必须良好复位以便正确恢复胫骨力线

胫骨远端骨折。最合适的接骨板是微弯的胫骨远端内侧 3.5mm LCP。另外，尤其在胫骨干骺端骨折向近端延伸时，可使用干骺端 3.5/4.5/5.0mm LCP（直板或预成形板）。这些接骨板的远端有低应力设计，减少了干骺端区域的软组织和皮肤刺激。此外，如果复位成功、接骨板位置正确，锁定螺钉（LHSs）的锁定孔方向可以防止螺钉穿入关节中。使用传统接骨板时，必须预弯匹配胫骨远端前内侧的形状。对侧正常肢体的（AP 视图）X 线片显示胫骨的弯曲度，可用于指导接骨板的预弯；因此在手术开始前使用透视也很有用。

如果内侧有严重的软组织损伤，胫骨远端前外侧 3.5mm LCP 是一个很好的选择，可以在前外侧（或外侧延伸）入路插入（图 22.1-25）。

对于关节内 pilon 骨折，即使是不同角度（内、前内、前外侧、后）的 pilon 骨折也可采用可变角度预塑形接骨板（VA-LCP 踝关节套装）。

对于腓骨远端骨折，采用 3.5mm 的 1/3 管形接骨板是简单骨折的标准内固定方式。对于粉碎性骨折，推荐使用有限接触动力加压接骨板（LCDCP）、3.5mm LCP、干骺端 3.5mm LCP 或新一代腓骨远端 3.5/2.7mm LCP（外侧或后方）。

4.2 患者体位和 C 形臂位置

患者仰卧于可透 X 线的手术台上，腿部垫高以辅助侧位成像。术侧腿悬吊起来，从脚趾到大腿中部充分消毒并铺单。同侧臀部下进行支撑（单个圆拱），防止腿外旋。将 C 形臂放置在对侧并旋转行正位和侧位透视。另一种方法是将其放在受侧，外科医师在对侧直接面对胫骨远端的内侧，这是手术的主要部位。通常不需要使用止血带，但如果需要，可以在手术中充气并使用（图 22.1-3）。

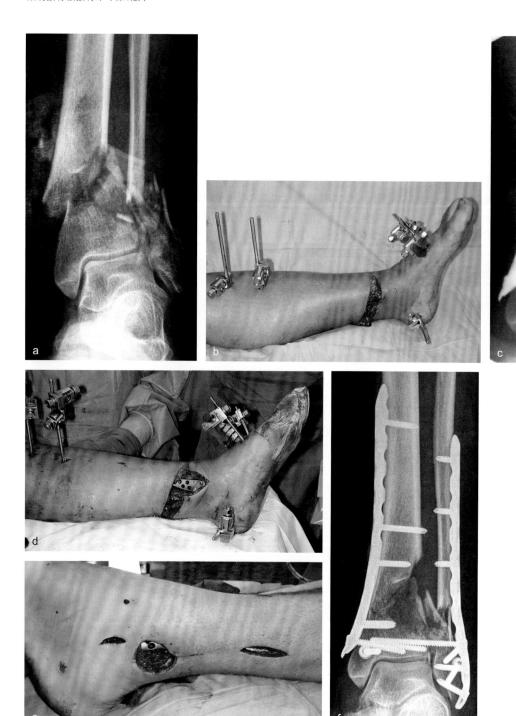

图 22.1-2　a.43C2型胫骨骨折（内、外侧2度开放）伴腓骨粉碎性骨折。b.第一阶段3天后进入第二阶段。术中照片显示第二阶段的软组织状况和入路：锐利的碎骨块将内侧软组织横行割开。c.胫骨MIPO后前后位X线片。d.胫骨MIPO术中照片。e.腓骨MIPO术中最后一步的照片。f.术后正位X线片

4.3 手术入路

胫骨远端手术入路的关键点是保护骨折干骺端区域的软组织袖套和血液供应。通常应从胫骨的远端向近端通过骨膜与其表面完整覆盖的软组织之间的通道置入接骨板。

MIPO 技术常采用内侧入路。然而，在内侧有严重软组织损伤的特定病例中，需要采用前外侧入路。MIPO 入路可用于关节外 A 型骨折，也可用于简单关节内 C 型骨折。针对后者，关节内骨折块不进行显露或仅有限显露，可通过韧带整复技术间接复位或直接应用经皮复位钳或经皮置

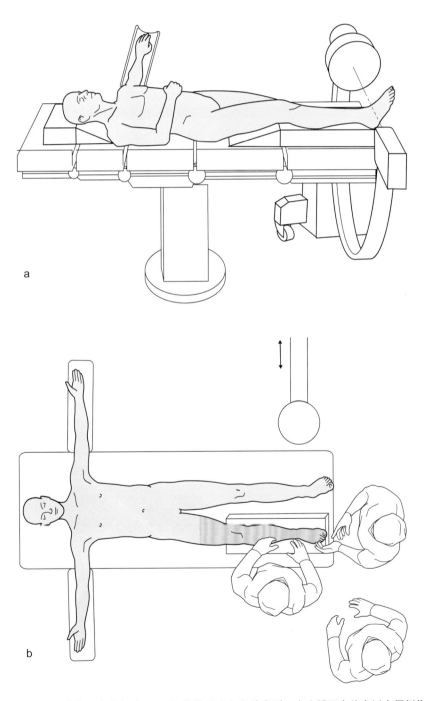

图 22.1-3 患者体位：患者仰卧于可透X线的手术台上并牵引，在小腿下方垫高以方便侧位成像

入拉力螺钉进行复位。

在胫骨远端内侧面行直或稍弧形切口。依据接骨板的类型，切口长度3~5cm。切口向远端止于内踝顶点（图22.1-4）。在骨干部行独立的小切口用于置入近端螺钉。为了更好地复位，特别是对于干骺端简单的（螺旋）骨折，有必要在骨折水平位置再做小切口，经皮应用复位钳或置入单独的拉力螺钉。

切口应当直接切透皮下脂肪而不要形成皮瓣，使用钝的牵开器将大隐静脉和隐神经向前牵开，继续向下切至骨膜。要完整保留骨膜。通过使用接骨板的钝头或骨膜外通道器械可以很容易地获得指向骨干的骨膜外通道。在骨折延伸至内踝的情况下，在踝关节内侧行小的关节切开术有助于清除关节积血和关节内骨软骨碎片。这样的切口

还可以显露距骨穹顶的软骨表面，并有助于评价内踝的复位情况（图22.1-5）。

4.4 复位固定

在合适的部位应用大的牵引器或外固定架，或者在这一过程中使用不同的复位工具和技巧，可以获得很好的复位。在手术分两阶段进行的情况下，通常第一阶段首先使用跨关节外固定架。数天后使用MIPO技术开始第二阶段治疗时，可做或不做进一步的外固定架调整。如果可能，将外固定架或牵引器置于腿的内侧，并将固定钉置入距骨颈或跟骨及胫骨。根据骨折类型和软组织状况，可采用不同的固定方法（图22.1-6）。对于简单腓骨骨折病例，腓骨切开复位和接骨板固定可作为第一阶段治疗的一部分。这种固定有助于胫骨复位。

在行前内侧入路后，使用导向套筒作为接骨板调节器或带瞄准臂的手柄（胫骨远端内侧低弯曲度3.5mm LCP）从胫骨前内侧远端至近端骨膜外间隙将接骨板插入。引导接骨板顶端穿过软组织，可以绕过骨折而不干扰骨折间隙。首先将接

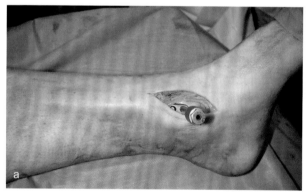

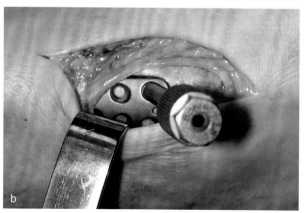

图 22.1-4 注意接骨板前方受保护的大隐静脉和隐神经。内侧入路微创接骨板接骨术

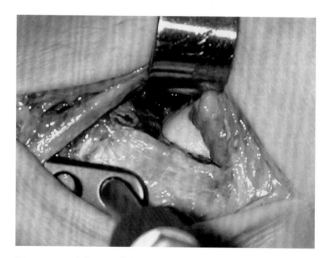

图 22.1-5 小切口关节切开术的内侧入路

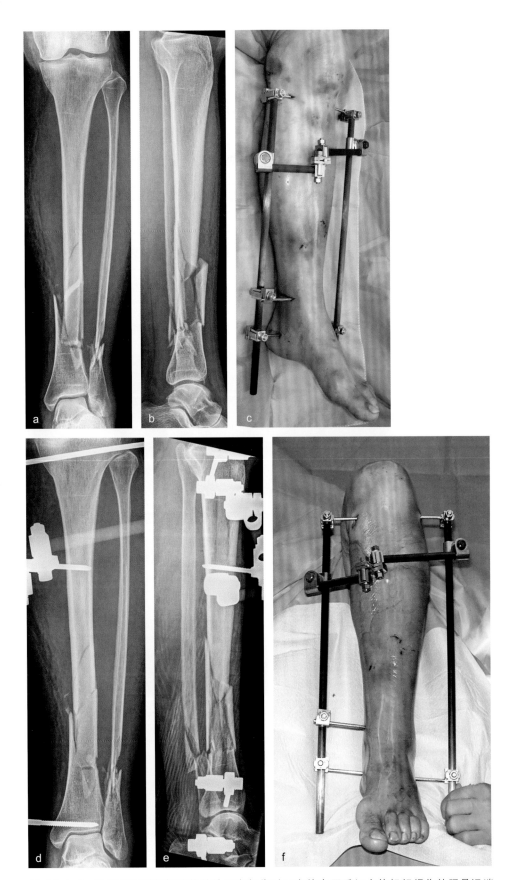

图 22.1-6 使用不规则框架结构的外固定架临时固定伴有严重闭合软组织损伤的胫骨远端 42C3 型骨折。该框架允许髓内钉打入或微创接骨板内固定，只需进行微小的调整即可进行最终手术

骨板置于胫骨的关节部，在透视下于关节内置入克氏针作为参照，重要的是将接骨板置于相对于关节间隙的正确位置。于踝关节面上方在接骨板最远端钉孔处置入第一枚 3.5mm 皮质骨螺钉以将接骨板压向骨面，这对于防止刺激较薄的软组织是至关重要的。这一螺钉不应完全拧紧，以允许在冠状面和矢状面进行一些复位操作。原则是骨折越简单，复位就必须越准确。对于简单骨折，如果间隙超过 2~3mm，则可导致延迟愈合或不愈合。

根据不同的骨折类型，可采用以下两种复位技术。

1. 简单骨折（横形、斜形或螺旋形）通常为43A1 型、远端 42A1 型或 42B1 型（图 22.1-7~ 图22.1-11）。这几种类型的骨折需要良好的（近似解剖）复位，没有或只有微小的骨折缝隙。在螺旋形骨折中，最好通过经皮（穿刺切口或小切口）应用点状或共线复位钳来完成复位。需要透视协助完成骨折的精准复位。复位可以通过一个或多个经皮插入的位置螺钉来固定，这些螺钉通常平行于复位钳的钳夹处。这些螺钉最好应用拉力螺钉技术闭合缩小骨折间隙。通过这项技术，接骨板起到中和接骨板作用，以增加（位置）螺钉固定骨折块的稳定性。

使用套筒或瞄准臂作为手柄从远端切口插入接骨板。当远端达到正确位置（影像透视）时，首先使用皮质螺钉将接骨板初步固定在远端中央孔内。这种类型的螺钉确保接骨板与踝上骨骼紧密贴合，防止未来凸起的接骨板对软组织的刺激。另一个螺纹套筒通过近端切口插入接骨板最近端孔中。使用套筒作为把手将接骨板的近端置于骨干的中心。在骨折的两端分别置入 1 枚螺钉后，仍然可以通过屈伸调整对矢状位上的力线不佳进行微小纠正。

最后通过置入计划内剩余的锁定螺钉完成固定。骨干至少应有 3 枚双皮质螺钉，骺 / 干骺端应有 5~6 枚足够长度的双皮质螺钉，为达到平衡

状态，应遵循"远 - 近 / 近 - 远"规则——近端螺钉是指靠近骨折端的螺钉，远端螺钉是指接骨板两端的螺钉。平衡固定是指主骨折块和接骨板节段越短，骨折远端需要的螺钉越多；主骨折块和接骨板节段越长，近骨折端所需螺钉越少（图22.1-10，图 22.1-11）。

总而言之，建议对于骨质较差的部位使用更多螺钉。在手术开始或结束时，对于简单且移位小的关节面骨折块，尤其是后外侧位置的骨折块，可经皮置入 1 枚或多枚拉力螺钉复位固定（图22.1-12）。

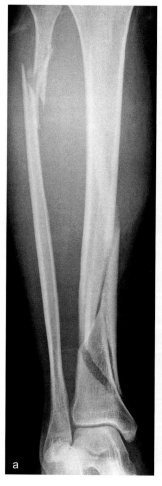
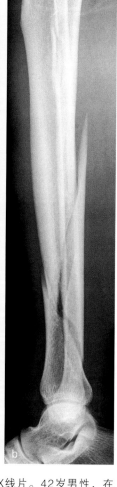

图 22.1-7 简单骨折，伤后X线片。42岁男性，在滑雪时受伤。42B1型骨折，远端延伸至踝关节上方2.5cm的干骺端，伴有巨大的螺旋形骨折。未累及关节面，伴有腓骨近端螺旋骨折。可以选择髓内钉方式，但实施有难度

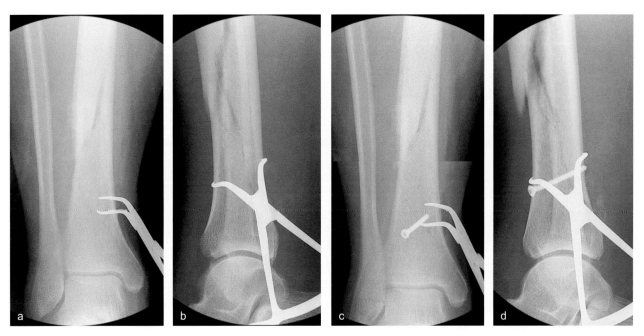

图 22.1-8 简单骨折类型病例。a~b.这种长螺旋楔形骨折需要（近端）解剖复位，最好使用经皮点状复位钳。c~d.为了保持这种复位，在相同或另一个小切口上平行于复位钳的钳夹置入1个"位置"螺钉。此螺钉应用拉力螺钉技术置入，在拧紧螺钉时可以进行最后的调整

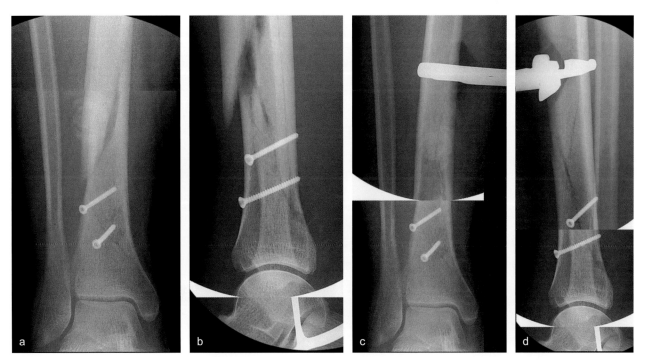

图 22.1-9 简单骨折类型病例。a~b.在远端骨折平面置入第二枚位置螺钉后，近端平面复位类似于上文所述。c~d.在前内侧做一个小切口放置复位钳

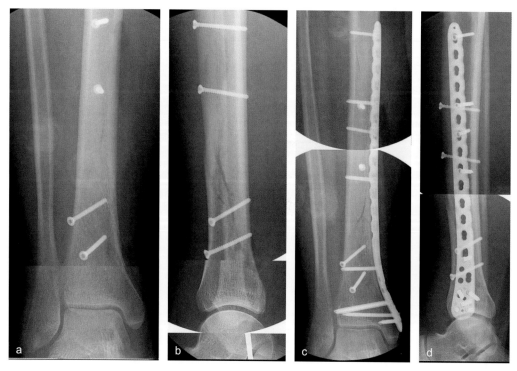

图 22.1-10　简单骨折类型的病例。近端复位（见上文）后，用拉力螺钉技术进一步使用2枚"止动"螺钉，以保持稳定正确的对线。在这种情况下，按照（4.4复位和固定）描述的复位步骤，采用MIPO技术放置中和接骨板就很容易了

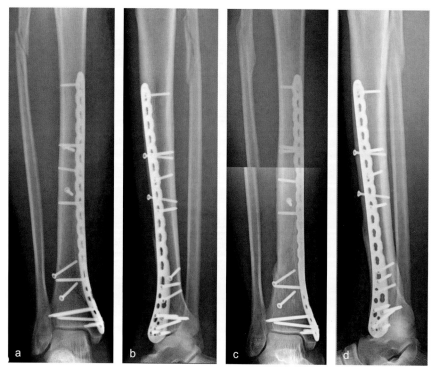

图 22.1-11　简单骨折类型病例的术后X线片。a~b.术后X线片显示胫骨接近解剖复位，腓骨得到间接复位。c~d.10个月后，骨折已愈合并有轻微的骨痂形成，表明这种长且具有弹性的螺钉-接骨板结构具有相当的稳定性

2. 复杂的多段骨折（远端 42C 型、43A3 型或伴有多个干骺端骨折块的 43C2 型骨折，图 22.1-13~图 22.1-18）。这些骨折需要正确的功能复位（长度、力线、旋转）。为防止在已损伤的软组织区域造成进一步的医源性软组织损伤，最好通过微创方法治疗。通过使用外固定架 / 大型牵引器或将接骨板作为复位工具行间接复位。首先在透视引导下将接骨板插入切口，远端靠近踝关节

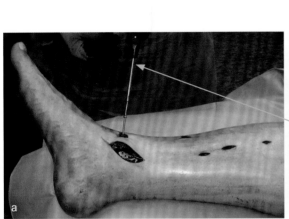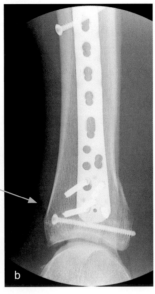

图 22.1-12 经皮拉力螺钉用于踝关节后外侧骨折块（Volkmann骨块）

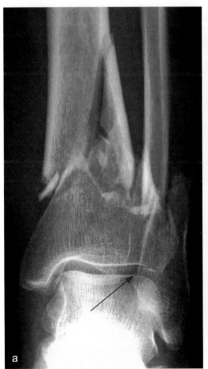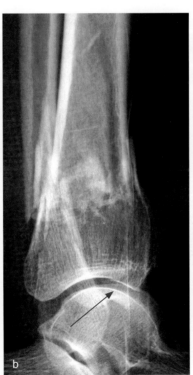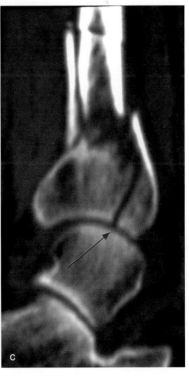

图 22.1-13 复杂骨折类型病例的X线片。68岁女性，在滑雪时受伤，伴干骺端粉碎和累及踝关节的简单关节内骨折（43C2型）。病例具有明确的适应证，即首先对腓骨骨折行切开复位内固定，接着对内侧的胫骨骨折用MIPO技术固定，是微创技术的理想选择

上方，并用1枚皮质螺钉初步固定。这个螺钉不能完全拧紧，以便在最近端接骨板孔处使用经皮置入的套筒进行间接复位。使用该套筒作为复位把手，来调整冠状面（外翻－内翻）上的纵向、旋转和轴向力线（图22.1-14）。透视评估力线（图22.1-15）。当接骨板定位于骨干的中心位置时，应在接骨板的最近端通过套筒置入钻头并穿透双层皮质。拧紧远端螺钉，并通过透视侧位像确认

矢状面（屈－伸平面）上力线正确。在这一阶段可很容易通过徒手操作对力线进行矫正（图22.1-16，图22.1-17），接下来则与治疗简单骨折的操作步骤一致。

通常，多段骨折采用桥接（夹板）固定而不使用骨折块间的拉力螺钉固定，从而获得相对稳定，其中，接骨板作为单一的内固定装置（图22.1-18）。

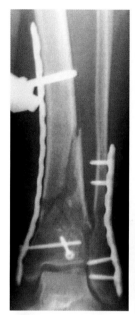
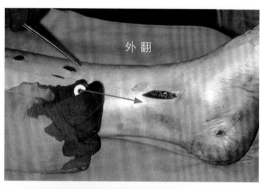
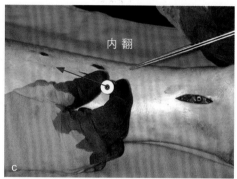
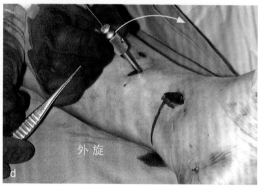
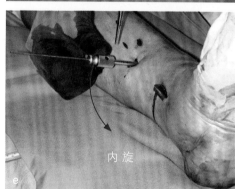
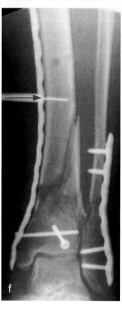

图22.1-14 复杂骨折类型病例。复位步骤：腓骨切开复位桥接接骨板内固定后，对踝关节前外侧关节面骨折块采用经皮螺钉固定，在踝关节上方的小切口内由远端至近端置入预塑形3.5mm锁定加压接骨板。a.在接骨板远端对线复位完成并初步用皮质螺钉固定（未完全拧紧）后，在接骨板的近端做一小切口，将螺纹钻套插入相应孔中。b~c.手持钻套可以间接控制接骨板下的远端主要骨折块，最终使冠状面骨折（内翻－外翻）复位。d~e.轴向平面的最终复位（内－外旋转）。f.当这些平面的对线矫正后，可以通过钻套或钻头打入克氏针将接骨板初步固定在近端主要骨折块上

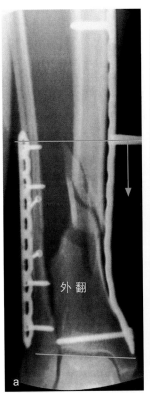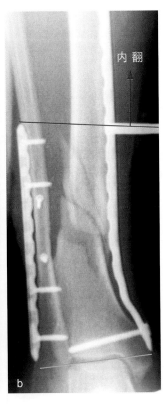

内翻

外翻

图 22.1-15 复杂骨折类型病例的冠状位最终力线。注意胫骨远端皮质螺钉还没有完全拧紧，允许远端主要骨折块在这个螺钉周围轻微成角

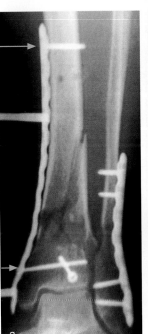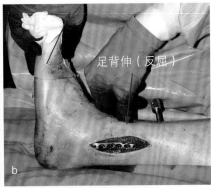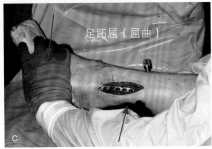

足背伸（反屈）

足跖屈（屈曲）

图 22.1-16 复杂骨折类型病例复位的最后步骤。a.最近端接骨板孔置入螺钉并且远端取出克氏针。b~c.通过对远端主骨折块在骨折平面折顶成角动作（可以用毛巾卷或外科医师的拇指/手），实现矢状面的最终复位。

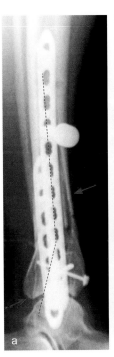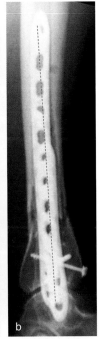

图 22.1-17 复杂骨折类型病例的最后复位步骤：最后的对位对线必须通过C形臂检查。a.轻微屈曲不正（红线）。红色箭头表示纠正此问题的复位操作位置和方向。b.最终对线正确（绿线）

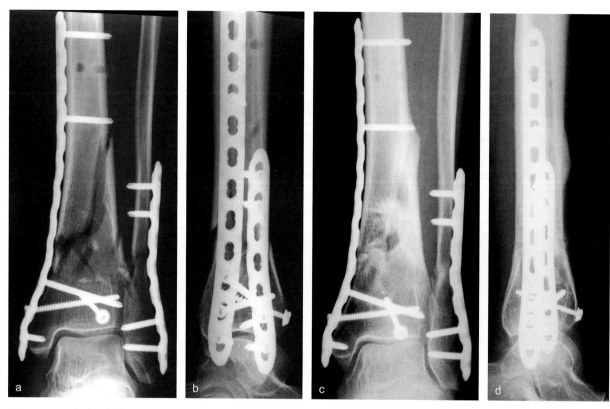

图 22.1-18 复杂骨折病例的术后即刻及术后1年X线片。术后X线片显示胫骨和腓骨在两个平面的对线良好。a~b.胫骨近端接骨板的螺钉应尽量少（通常推荐至少3枚螺钉）。c~d.1年后，间接骨折愈合，形成环状骨痂

5 方法与技巧

5.1 复位评估

在手术的不同阶段，应通过肢体外观（大体轴向旋转力线）和透视对复位效果反复评价。需要考虑成角、胫腓骨的长度和旋转，同时还应考虑踝关节的完整性（针对复杂 42 型和 44 型骨折及所有的关节内骨折，如上文 4.1 所述）。在踝关节部位，胫骨干力线、相对于内踝的腓骨长度及下胫腓韧带的宽度在解剖上常有较大变异（图 22.1-19），当存在疑虑时，医师应当对照患者健侧的 X 线片或术中影像。注意旋转的对线很难从影像上评估，因此必须用大体检查与对侧比较来确定旋转对称性。在复杂的干骺端骨折类型中，对侧正常肢体不铺单可以用作参考。

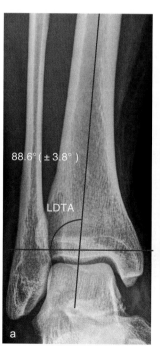
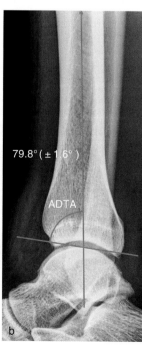

图 22.1-19 正常解剖图像。轴向力线评估：胫骨远端前倾角和外侧角（ADTA和LDTA）显示出相当大的个体差异，但同一患者左右肢体是一致的

可接受的复位包括：

- 内翻或外翻 < 5° 和向前或向后成角 < 10°
- 旋转畸形 < 10°。较大的旋转畸形可能会对一些特殊运动（如高山滑雪）有明显的影响，但日常生活几乎很少受到影响
- 腓骨长度和下胫腓联合宽度：与未受损伤的对侧相比，差别 < 2mm

5.2 下胫腓联合损伤

手术结束时，须在透视下行 Hook 试验或旋前-外旋手法检查下胫腓韧带的完整性。如果存在不稳定，可出现踝内侧或外侧间隙增宽，这时推荐使用点状复位钳闭合复位，并置入 1 枚或 2 枚胫腓固定螺钉。此外，大的后外侧骨折块应当在其原解剖位置进行固定（图 22.1-20）。

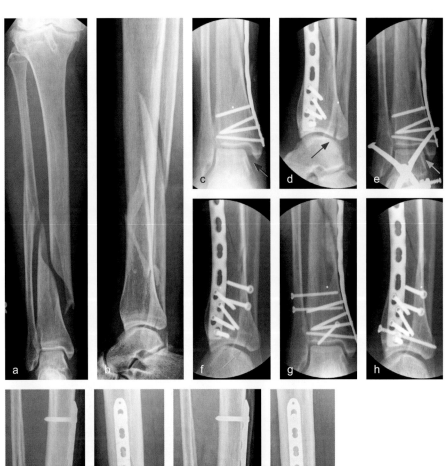

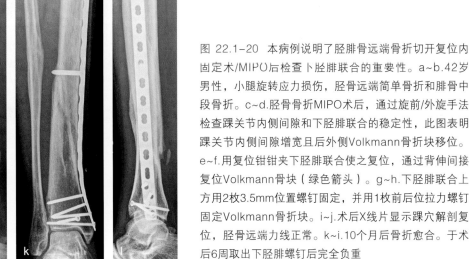

图 22.1-20 本病例说明了胫腓骨远端骨折切开复位内固定术/MIPO后检查下胫腓联合的重要性。a~b.42岁男性，小腿旋转应力损伤，胫骨远端简单骨折和腓骨中段骨折。c~d.胫骨骨折MIPO术后，通过旋前/外旋手法检查踝关节内侧间隙和下胫腓联合的稳定性，此图表明踝关节内侧间隙增宽且后外侧Volkmann骨折块移位。e~f.用复位钳钳夹下胫腓联合使之复位，通过背伸间接复位Volkmann骨块（绿色箭头）。g~h.下胫腓联合上方用2枚3.5mm位置螺钉固定，并用1枚前后位拉力螺钉固定Volkmann骨折块。i~j.术后X线片显示踝穴解剖复位，胫骨远端力线正常。k~i.10个月后骨折愈合。于术后6周取出下胫腓螺钉后完全负重

5.3 预防简单骨折不愈合

简单骨折如果复位不佳，将会延迟愈合（图22.1-21），应当避免骨折间隙超过2mm。

应尽最大努力确保主骨折块之间获得充分的直接接触，并通过手动或借助器械和内植物完成轴向加压。方法包括在接骨板上的加压孔钻孔并置入皮质骨螺钉或者使用加压器械。使用单独或

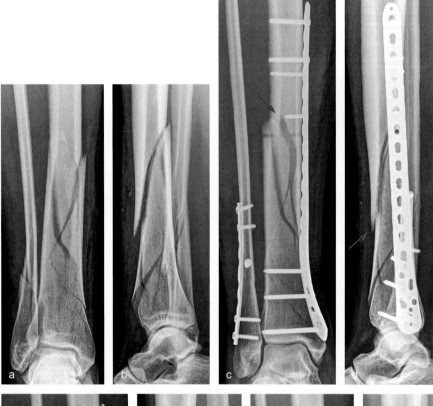

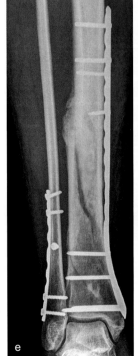

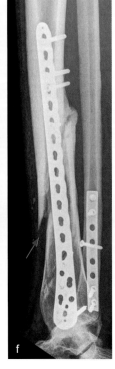

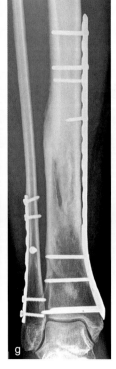

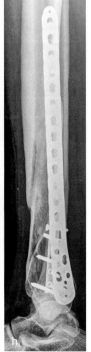

图 22.1-21 MIPO后因骨折间隙过大导致延迟愈合的病例。40岁女性，滑雪时遭受扭转应力损伤。a~b.胫骨远端42B3型骨折延伸至靠近踝关节处。c~d.术后X线片显示腓骨切开复位内固定和胫骨MIPO术后力线和长度恢复良好。前方和外侧仍有较大骨折间隙（红色箭头）。e~f.5个月后，骨折间隙后方仅部分骨桥连接，前方和外侧仍有较大间隙（红色箭头）。g~h.没有采取进一步的措施，骨折最终愈合；13个月后的X线检查结果

依附接骨板的骨折块间的拉力螺钉临时性或永久作为"复位"（和固定）螺钉（图 22.1–22）。术中还必须通过透视进行仔细评估。

6 陷阱

- 软组织愈合不良和感染并伴有伤口裂开是胫骨远端骨折手术治疗后最严重和最难处理的并发症。术中软组织处理不当会增加伤口裂开和感染的风险
- 通过严重创伤并伴有骨折水疱的软组织进行手术往往会导致软组织的皮肤坏死和（或）感染
- 首先复位腓骨骨折，如果腓骨复位不良，会导致胫骨复位不佳，甚至关节面不平（图 22.1–23）
- 在 MIPO 手术过程中，常无法直观地看到骨折的情况，而是通过透视来评估力线，所以可能会出现轴向力线不佳
- 对压缩的关节面骨折进行复位时，常会留下残余干骺端缺损。不用骨移植物或骨替代物填充将导致关节面塌陷和复位丢失
- 在腓骨骨折未稳定的情况下，过早负重和(或)患者依从性差可能使接骨板变形，导致畸形愈合或不愈合（图 22.1–24）

7 经验

- 详细的术前计划和良好处理皮肤及软组织是手术成功的关键。尽可能减少使用皮肤牵开

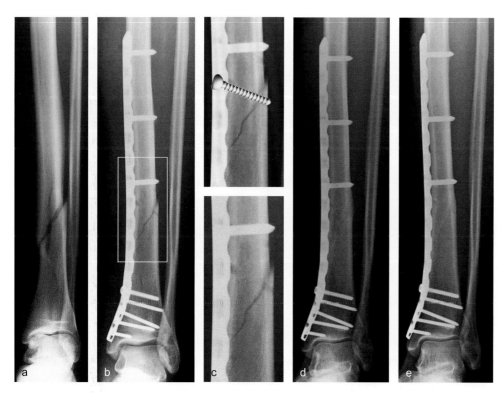

图 22.1–22　在最终的接骨板固定前，拉力螺钉临时固定骨折碎块可以作为"复位"螺钉。a.患者为42岁男性，42B1型骨折。b~c.术后X线片显示长接骨板用于桥接胫骨骨折。骨折水平处显示了一个临时的钉道，在手术中，用接骨板复位骨折后，"复位"螺钉在手术结束时被移除。d.间接愈合，骨痂组织形成（术后4个月）。e.1年后重建结束

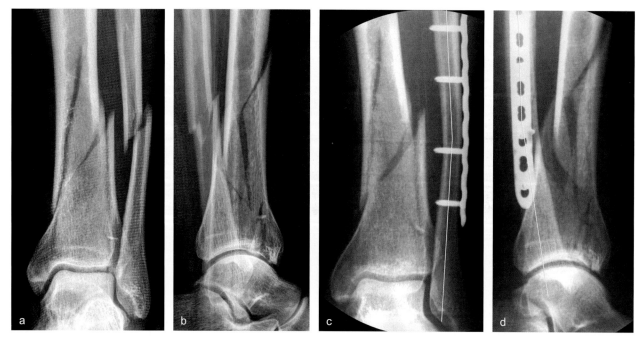

图 22.1-23 首先复位的腓骨骨折其复位固定不良。作为骨折复位的第一步，腓骨力线复位的失败将自动导致胫骨不可复位和原发性力线不正（内翻/外翻）

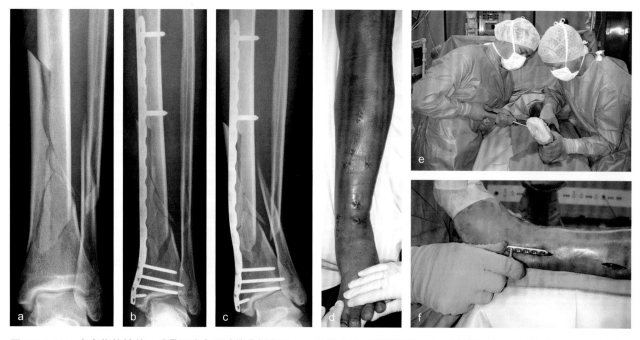

图 22.1-24 患者依从性差，腓骨不稳定导致接骨板变形。a.42岁男性，胫骨远端42B1型骨折。b.术后X线片显示胫骨对线正确，固定充分，但腓骨未固定。c~d.患者术后前2晚在神志不清状态下全负荷负重活动，导致接骨板弹性变形和明显的外翻畸形。e.次日进行翻修，并在原位手动扳正接骨板。f.使用3.5mm直形锁定加压接骨板进行腓骨微创复位固定

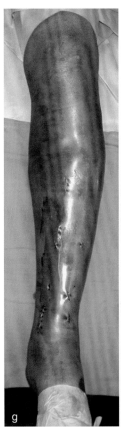
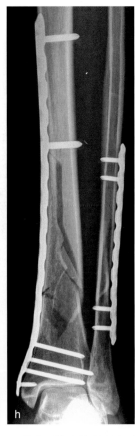
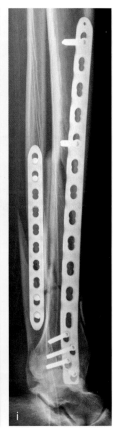
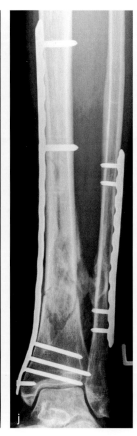
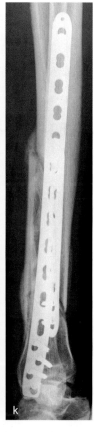

图 22.1-24（续） g~k.翻修术后的大体外观（g）和放射学检查（h~i）对照。正侧位片显示力线正确。j~k.4个月后，环形骨痂形成，证实骨愈合

器。对有周围血管疾病、糖尿病或萎缩性软组织疾病的老年患者，在胫骨远端内侧放置接骨板时应谨慎操作

- 如果存在严重的软组织肿胀或皮肤水疱，建议将手术推迟 1 周左右，直到肿胀消退及皮肤出现皱纹时再进行手术。在这一时期可使用跨关节外固定架固定骨折

- 对于内侧严重的闭合或开放性软组织损伤，MIPO 手术可在胫骨远端前外侧进行（图 22.1-25）

- 手术的第一步，对腓骨骨折的精确复位和固定可避免出现力线不佳或短缩。尤其当使用传统接骨板或使用皮质骨螺钉时，精确地置入胫骨接骨板对确保精确复位是必不可少的。最后，应熟悉多种术中评估下肢长度和力线的技术

- 当出现干骺端骨缺损时，应使用自体骨移植或骨替代品达到对复位关节面骨块的支撑目的。为了达到此目的，在手术前与患者就骨移植问题达成共识及对供区进行准备是必要的

- 术后应密切监测患者。允许负重的量取决于骨折愈合的进展和患者的依从性。如果在预计的时间内没有骨折愈合的迹象，则建议植骨

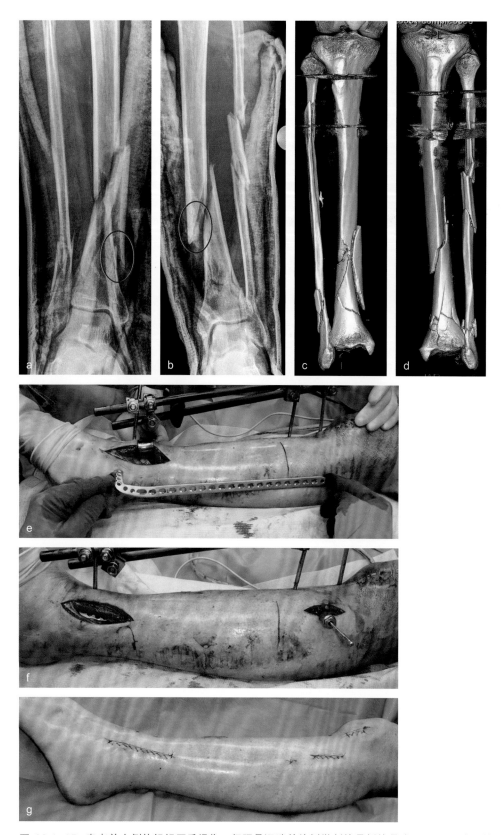

图 22.1-25 患者前内侧软组织严重损伤，行胫骨远端前外侧微创接骨板接骨术。a~b.53岁男性，在高速滑雪中受伤，双下肢远端骨折，内侧2°开放性皮肤损伤（红圈）。c~d.分两阶段进行手术，包括伤口清创、灌洗和安置踝关节桥接外固定器，随后进行计算机断层扫描。e~g.第3天，最终使用3.5mm长锁定加压接骨板采取MIPO技术放置于胫骨前外侧以固定胫骨远端骨折

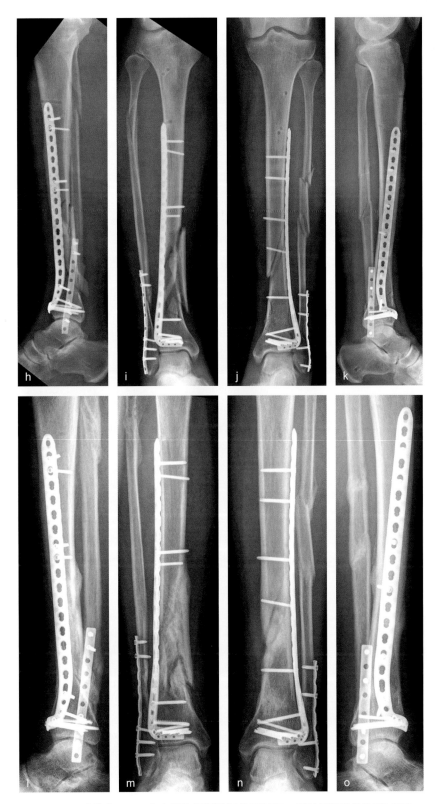

图 22.1-25 （续） h~o.在内侧软组织毁损的情况下，行胫骨远端前外侧MIPO。h~k.术后X线片，胫骨正侧位力线良好。l~o.7个月后，负重X线片显示胫骨和腓骨骨折愈合并形成桥接骨痂

8 参考文献

[1] Im GI, Tae SK. Distal metaphyseal fractures of tibia: a prospective randomized trial of closed reduction and intramedullary nail versus open reduction and plate and screws fixation. J Trauma. 2005 Nov;59(5):1219–1223.

[2] Vallier HA, Le TT, Bedi A. Radiographic and clinical comparisons of distal tibia shaft fractures (4 to 11 cm proximal to the plafond): plating versus intramedullary nailing. J Orthop Trauma. 2008 MayJun;22(5):307–311.

[3] Zelle BA, Bhandari M, Espiritu M, et al. Treatment of distal tibia fractures without articular involvement: a systematic review of 1125 fractures. J Orthop Trauma. 2006 Jan;20(1):76–79.

[4] Li B, Yang Y, Jiang LS. Plate fixation versus intramedullary nailing for displaced extra-articular distal tibia fractures: a system review. Eur J Orthop Surg Traumatol. 2015 Jan;25:53–63.

[5] Lin ZQ, Zhang HZ, Luo GG, et al.Comparison of 3 treatment methods for distal tibial fractures: a network meta-analysis. Med Sci Monit. 2019 Oct 6;25:7480–7487.

[6] Patterson MJ, Cole JD. Twostaged delayed open reduction and internal fixation of severe pilon fractures. J Orthop Trauma. 1999 Feb;13(2):85–91.

[7] Sirkin M, Sanders R, DiPasquale T, et al. A staged protocol for soft tissue management in the treatment of complex pilon fractures. J Orthop Trauma. 1999 Feb;13(2):78–84.

[8] Topliss CJ, Jackson M, Atkins RM.Anatomy of pilon fractures of the distal tibia. J Bone Joint Surg Br.2005 May;87(5):692–697.

[9] Borrelli J Jr, Prickett W, Song E, et al. Extraosseous blood supply of the tibia and the effects of different plating techniques: a human cadaveric study. J Orthop Trauma.2002 Nov-Dec;16(10):691–695.

[10] Buckley RE, Moran CG, Apivatthakakul T. AO Principles of Fracture Management, Third Edition.Stuttgart: Thieme Publishing; 2017.

[11] Stillhard PF, Frima H, Sommer C.Pilon fractures—considerations for treatment strategies and surgical approaches [Pilonfrakturen - Überlegungen zur Versorgung und Zugänge]. Oper Orthop Traumatol.2019;30(6):435–456. German.

[12] Hess F, Sommer C. Minimal invasive plate osteosynthesis of the distal fibula with the locking compression plate: first experience of 20 cases. J Orthop Trauma. 2011 Feb;25(2):110–115.

9 扩展阅读

• Grose A, Gardner MJ, Hettrich C, et al.Open reduction and internal fixation of tibial pilon fractures using a lateral approach. J Orthop Trauma. 2007 Sep;21(8):530–537.

• Howard JL, Agel J, Barei DP, et al. A prospective study evaluating incision placement and wound healing for tibial plafond fractures. J Orthop Trauma.2008 May-Jun;22(5):299–305.

• Nork SE. Distal tibia fractures. In: Stannard JP, Schmidt AH, Kregor PJ, eds. Surgical Treatment of Orthopaedic Trauma. New York: Thieme Publishing; 2007;767–791.

• Cole PA, Mehrle RK, Bhandari M, et al.The pilon map: fracture lines and comminution zones in OTA/AO Type 43C3 pilon fractures. J Orthop Trauma. 2013 Jul;27(7):e152–e156.

• Assal M, Ray A, Stern R. Strategies for surgical approaches in open reduction internal fixation of pilon Fractures. J Orthop Trauma. 2015 Feb;29(2):69–79.

• Sommer C, Nork SE, Graves M, et al.Quality of fracture reduction assessed by radiological parameters and its influence on functional results in patients with pilon fractures—a prospective multicenter study. Injury. 2017 Dec;48:2853–2863.

• Kim JW, Kim HU, Oh CW, et al. A prospective randomized study on operative treatment for simple distal tibial fractures—minimally invasive plate osteosynthesis versus minimal open reduction and internal fixation. J Orthop Trauma. 2018 Jan;32(1):e19–e24.

• Rüedi TP, Allgöwer M. The operative treatment of intra-articular fractures of the lower end of the tibia. Clin Orthop Relat Res. 1979 Jan-Feb;138:105–110.

22.2
胫骨和腓骨远端：胫骨远端扭转楔形骨折并向后外侧关节面延伸（42B2）合并腓骨远端粉碎性骨折（44C2）

Christoph Sommer

1 病例描述

62岁女性，在潮湿的草地上滑倒伤及左小腿，诊断为闭合骨折合并小腿远端外侧面软组织损伤（Tscherne Ⅱ级）（图22.2-1）。

考虑到损伤部位与踝关节上关节面关系密切，为患者进行CT检查（图22.2-2）。

2 术前计划

由于骨折不稳定且累及下胫腓联合，推荐对胫骨和腓骨进行手术固定。胫骨髓内钉固定虽然是首选治疗方式，但骨折过于偏向远端会导致置钉困难，且骨折线向后外侧延伸至关节面也需要拉力螺钉固定。接骨板固定可以作为髓内钉固定的良好替代方案，但胫骨螺旋骨块必须获得良好复位（无间隙复位）。在软组织条件良好时，采用切开技术施行经典接骨板固定是标准手术方式，

但更为微创的入路能够避免伤口边缘坏死和愈合问题的发生。腓骨粉碎性骨折（图22.2-2b，蓝色圆圈部分）最好采用桥接接骨板固定，而下胫腓联合（Wagstaffe）骨块应解剖复位固定，要求采用远端开放入路精确完成（图22.2-2b，红色圆圈部分）。针对本病例，腓骨的复位目标是获得功能对线，恢复正确的长度、旋转和正侧位两个平面上的轴向对线。通过切开技术能够达成上述目标，但MIPO能避免已经发生创伤的部位（外侧Tscherne Ⅱ级闭合性软组织损伤）遭受进一步皮肤损伤。锁定接骨板和成角稳定螺钉有利于腓骨远端短骨块的固定。

一旦决定施行MIPO手术，良好的术前计划有助于手术的完成（图22.2-3）。手术规划应包括骨折块的描述、手术入路、复位技巧、最合适的内植物以及施行手术需要的步骤。

本病例需要固定2处骨折，确定固定顺序至关重要。通常，应首先处理简单骨折，然后处理

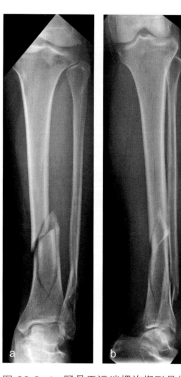

图22.2-1 胫骨干远端螺旋楔形骨折并向后内侧关节面延伸。腓骨骨折，可能延伸至下胫腓联合区域

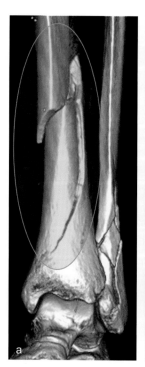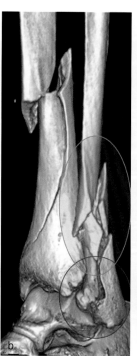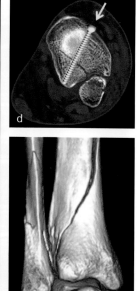

图22.2-2 3D重建显示骨折线向关节面延伸，仅发生极少的后外侧移位间隙，可以通过闭合拉力螺钉固定（c，黄色箭头）。内侧螺旋楔形骨块明显移位（a，绿色圆圈区域）。腓骨远端粉碎（蓝色圆圈区域），下胫腓联合受累，前方骨块（Wagstaffe）移位（b，红色圆圈区域）

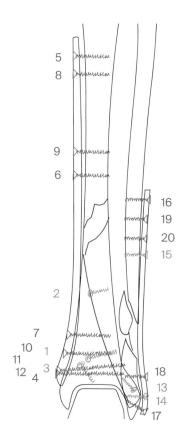

1~3. 经皮使用点式复位钳复位长螺旋楔形骨块，用3枚3.5mm拉力螺钉固定（1~3）。插入接骨板，透视下确认远端和近端对线。经近端的2个独立皮肤切口，使用复位钳复位短螺旋主骨块（见22.1胫骨和腓骨远端：概述）。4.第一枚接骨板螺钉经远端中央孔固定（皮质骨螺钉，临时固定，手术结束前可以更换为锁定螺钉），后续操作见后文。5.第二枚接骨板螺钉置于最近端的钉孔。6~12.侧位评估轴线后，植入其他螺钉。13.远端Wagstaffe骨块切开解剖复位后，前后方向使用小拉力螺钉固定。插入接骨板并调整位置。14.第一枚远端螺钉使用传统（非锁定）螺钉，使接骨板靠向骨表面。15.调整接骨板位置，使其近端位于腓骨中心线，首先使用传统螺钉固定。16~20.于近端和远端置入后续（锁定）螺钉，获得最终的稳定固定。

图 22.2-3 胫骨优先，后续固定腓骨

3 手术室准备

3.1 麻醉

依患者状态和术者喜好，施行全身麻醉或区域阻滞麻醉。由于神经检查在术后1~2小时对于判断可能发生于术后1天的筋膜间室综合征至关重要，因此应避免在术后追加神经阻滞。

3.2 患者体位和C形臂位置

患者取平卧位，使用可透视手术床，足部置于手术床末端。患侧肢体垫高，便于侧位透视和复位。自足趾至大腿中段环周消毒，铺单应注意保留肢体活动度。同侧髋关节（使用单卷手术单）垫高，避免下肢外旋。该体位能够通过髋关节的旋转同时处理外侧和内侧。透视机放置于手术台对侧，便于正侧位透视。手术通常不需要使用止血带，但也可以预置，以便手术过程中需要时充气（图 22.2-4）。

3.3 器械

- 胫骨内植物（选一）：
  - 13孔，胫骨远端3.5mm内侧锁定加压接骨板（LCP），轻度折弯

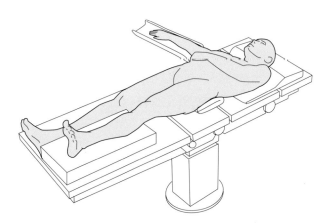

图 22.2-4 患者取平卧位，使用可透视手术台，在手术台末端垫高腿和足

–3.5/4.5/5.0mm 干骺端 LCP（解剖或直形）

–4.5mm 窄 LCP

- 大型点式复位钳（Weber 钳），国王钳（King tong）或胫骨线性复位钳
- 腓骨内植物（选一）：

  –7 孔万向 2.7mm LCP（VA–LCP），腓骨外侧

  –13 孔，1/3 管形 LCP，3.5mm

  –3.5mm 干骺端 LCP

  –3.5/2.7mm 解剖型腓骨远端 LCP，外侧或后外侧

- 3.5mm 皮质骨螺钉［用于复位 / 维持复位和（或）下胫腓固定螺钉］
- 低分子肝素预防血栓

  （内固定系统、器械和内植物尺寸根据解剖特点可能发生变化）

4 手术入路

4.1 胫骨

在内踝上方做一 3~5cm 纵行切口，注意保护大隐静脉和隐神经。在骨折水平面做独立的点式切口用于经皮使用复位钳和后续近端螺钉固定。

4.2 腓骨

在腓骨远端外侧面做 2 处 3~4cm 纵行切口。第一个切口位于腓骨末端，第二个切口位于接骨板近端（在经皮插入前，使用所选接骨板标记正确的切口水平）。

5 复位和固定（图 22.2-5~ 图 22.2-7）

1. 胫骨的远端部分（长螺旋楔形骨块及其向关节面延伸部分）首先使用点式复位钳复位，使用 3.5mm 皮质骨螺钉作为拉力螺钉固定。

2. 自远端向近端插入选择好的接骨板，以骨骼解剖形态确定远端正确位置。透视确认接骨板

位置。可以使用克氏针经远端克氏针孔或（插入在远端中央孔的）钻头套筒临时固定。

3. 经皮使用复位钳对"简单"的短螺旋骨干骨折块进行复位。通常，复位钳的一支可以放置于内侧接骨板钉孔中，或刚好在接骨板后方。接下来在接骨板远端植入第一枚皮质骨螺钉，将接骨板靠向胫骨，避免后续软组织激惹。

4. 接下来，调整接骨板，使其近端位于胫骨中央并打入第二枚螺钉。按照推荐顺序打入剩余螺钉。使用锁定螺钉替换先前的皮质骨螺钉，减少螺钉头的激惹。

接下来处理腓骨。在接骨板两端做入路后，首先解剖复位远端部分（Wagstaffe 骨块），使用小的 AP 拉力螺钉固定。利用所做的两个入路，自远端向近端插入所选接骨板。固定于接骨板远端钉孔的钻头套筒可作为把手使用。透视下确认

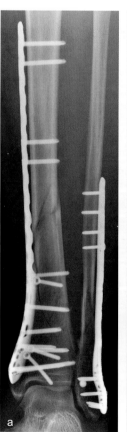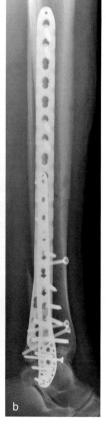

图 22.2-5 术后X线检查。骨折对线良好，踝穴宽度准确

接骨板位置精确。首先完成远端置钉。也可以在预计位置留置钻头临时固定。使用第二枚钻头套筒，固定于近端螺钉孔（与22.1描述的胫骨技术类似），间接获得最终的复位。经该钻头套筒打入钻头，双层皮质固定并留置体内。透视确认侧位位置后，于远端和近端分别增加螺钉固定，且最好使用锁定螺钉。中间骨块不进行固定，为腓骨提供相对稳定性，确保骨折间接愈合，从而形成骨痂。

最后，使用透视确认下胫腓联合的稳定性（进行 Hook 试验或旋后 / 外旋试验）。该患者的稳定性良好，因此没有额外进行下胫腓联合螺钉固定。

6 康复

卧床并抬高患肢 2 天后，允许患者在双拐辅助下进行足趾踮地负重（10~15kg）。如果患者没有不适主诉，无须对踝关节进行制动。术后 6 周开始快速增加负重，至术后 8~10 周恢复完全负重。推荐在术后进行 6~8 周的血栓预防（低分子肝素）。

内植物取出

在骨重塑过程完成后 1~2 年可以取出内植物。年轻患者需要取出内植物，老年患者对内植物的耐受程度较高，通常无须对金属内植物进行取出处理。

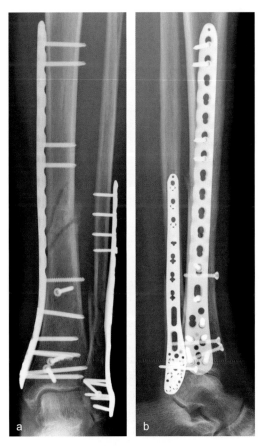

图 22.2-6　术后11周X线片。胫腓骨均可见骨痂形成，内植物位置稳定，此时可允许完全负重

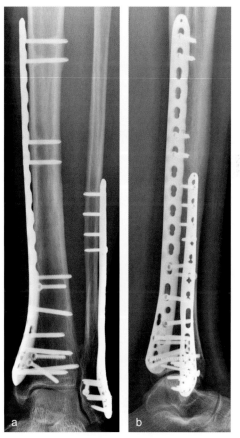

图22.2-7　术后3.5年X线片。骨骼重塑已完成。患者对内植物耐受良好，因此无须取出内植物

7 扩展阅读

- Hess F, Sommer C. Minimally invasive plate osteosynthesis of the distal fibula with the locking compression plate: first experience of 20 cases. J Orthop Trauma. 2011 Feb;25(2):110–115.
- Kim JW, Kim HU, Oh CW, et al. A prospective randomized study on operative treatment for simple distal tibial fractures—minimally invasive plate osteosynthesis versus minimal open reduction and internal fixation. J Orthop Trauma. 2018 Jan;32(1):e19–e24.
- Li B, Yang Y, Jiang LS. Plate fixation versus intramedullary nailing for displaced extra-articular distal tibia fractures: a system review. Eur J Orthop Surg Traumatol. 2015 Jan;25:53–63.
- Stillhard PF, Frima H, Sommer C. Pilon fractures—considerations for treatment strategies and surgical approaches [Pilonfrakturen—Überlegungen zur Versorgung und Zugänge]. Oper Orthop Traumatol. 2019 Dec;30(6):435–456. German.
- Zelle BA, Bhandari M, Espiritu M, et al.Treatment of distal tibia fractures without articular involvement: a systematic review of 1125 fractures. J Orthop Trauma. 2006 Jan;20(1):76–79.

22.3
胫骨和腓骨远端：胫骨远端关节内简单骨折（43C1）合并腓骨远端简单骨折

Christian Michelitsch，Christoph Sommer

1 病例描述

57 岁女性，骑滑板车受伤，右侧胫骨远端关节内合并腓骨简单骨折。按照多发伤定义，患者合并严重颅脑、胸部和骨盆损伤，损伤严重程度评分（ISS）为 29。按照损伤控制原则，同时患者软组织肿胀严重，早期施行跨关节外固定（图 22.3-1，图 22.3-2）。

MIPO 的适应证

对于该病例，采取非手术治疗或髓内钉治疗并不适合。关节内骨折（后外侧）解剖复位坚强固定结合内侧支撑接骨板是最佳解决方案。如果使用后外侧入路，可以同时处理腓骨和胫骨远端（后外侧）。内侧接骨板作为支撑接骨板易于通过 MIPO 技术放置。腓骨也应当获得正确的复位。考虑到当前情况下骨折类型简单且下胫腓联合韧带完好，合理的选择方案是逆行打入髓内 4.5mm 皮质骨螺钉固定。

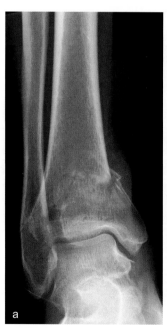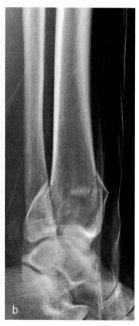

图 22.3-1 术前X线片示右踝胫骨远端干骺端简单骨折，内翻对线不良，合并腓骨远端轻度内翻移位简单骨折。侧位可见胫骨远端后外侧较大骨折块（似Volkmann结节）。CT检查后行踝关节跨关节外固定架固定

2 术前计划

手术时机至关重要，决定了手术能否获得成功。一旦皮肤开始出现皱褶（"皱褶征"阳性），即刻施行最终手术治疗，通常距离初始外伤 7~10 天。

良好的术前计划有助于手术医师预期和规划手术过程所需步骤。手术计划应包括骨折块的图示、手术入路、复位技巧、最合适的内植物及其使用步骤，以及患者和透视机的摆位（图 22.3-3）。

2.1 跨关节外固定

多发伤和相关软组织肿胀决定了患者的初始治疗采用跨关节外固定架固定。固定针的位置应考虑到不干扰后续最终固定的入路。

2.2 关节面重建

首先进行关节面重建。建议经后外侧入路切开，解剖复位关节面。注意大的骨折块之间夹杂的小骨折块，可能会影响解剖复位。

后外侧关节面固定后，43C 型骨折转变为43B 型骨折，降低了胫骨干骺端的重建难度。

2.3 腓骨固定

简单骨折必须获得精确复位。骨折位置决定了采用相同的后外侧入路放置后方接骨板并不适用于该病例的治疗。后方接骨板会对腓骨肌腱产生侵扰。因此，合理的选择是使用逆行髓内螺钉进行固定。也可以使用外侧接骨板。

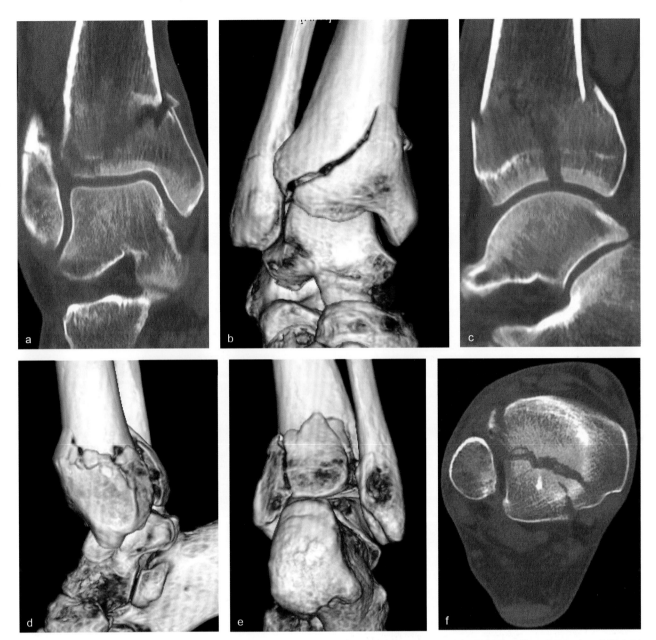

图 22.3-2 CT提示胫骨干骺端简单骨折，合并较大的后外侧骨折块（似Volkmann结节），骨折线延伸至腓骨切迹，其间未见其他相关骨折块。没有发现在终期手术时需要恢复的关节面压缩区域。另外，腓骨远端发生轻度内翻移位的简单骨折

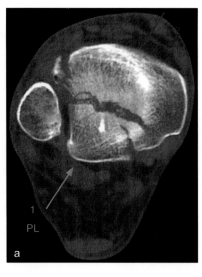

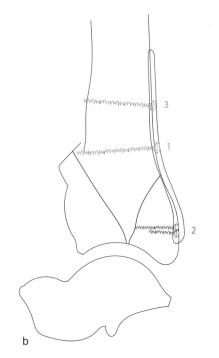

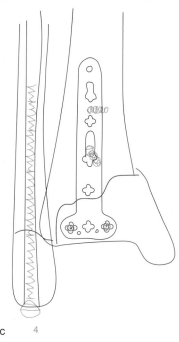

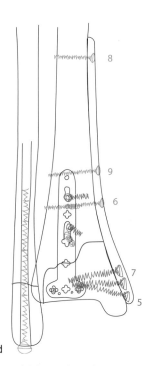

图 22.3-3　术前计划。a.在对轴向CT结果进行分析后发现，有必要进行分步治疗。第一步，经后外侧（PL）入路1（蓝色箭头）对关节面骨折块进行切开复位内固定，然后经前内侧（AM）入路2（红色箭头）完成微创接骨板接骨术。b.第一阶段：胫骨后外侧复位/固定（俯卧位，胫骨后外侧入路，切开）。后外侧骨块解剖复位，克氏针临时固定。1.插入接骨板，使用3.5mm皮质骨螺钉使接骨板靠向骨面。2.首先植入2枚短的锁定螺钉，仅固定于后外侧骨块上。如果透视确认后外侧骨块和前内侧关节面主骨折块解剖位置满意，可以在关闭切口前将短螺钉更换为长螺钉。3.在近端置入第二枚3.5mm皮质骨螺钉。c.腓骨复位/固定。4.经点状切口置入髓内4.5mm皮质骨螺钉。d.第二阶段：胫骨干骺端复位/固定（仰卧位，胫骨内侧MIPO入路）。5.经远端前内侧短切口自骨膜外插入接骨板。用克氏针或钻头经接骨板近端钉孔临时固定（接骨板位于支撑位置）。6.经接骨板复位，使用3.5mm皮质骨螺钉使接骨板靠向骨面。7.使用锁定螺钉最终固定（平衡固定）远端骨块。8~9.3.5mm皮质骨螺钉最终固定于胫骨干

2.4 干骺端复位

为了对抗初始的内翻移位作用力，主要内固定应放置于内侧。干骺端区域无须获得解剖复位。正是由于骨折复位仅要求正确的对线（轴向、长度和旋转对线），故可以采用 MIPO 技术插入接骨板。

3 手术室准备

3.1 麻醉

施行全身麻醉，便于在手术过程中翻身。放置非无菌气动止血带备用。

3.2 患者体位和 C 形臂位置

第一步：患者俯卧于可透视手术床上，足部位于手术床末端。在骨盆下和胸下垫高。使用体位垫抬高踝关节，便于侧位透视和复位（图 22.3-4a）。下肢自足趾至大腿中段环周消毒，铺巾，保持下肢自由活动。透视机放置于健侧，旋转完成正位和侧位透视。

第二步：患者改仰卧位。再次消毒下肢。同侧髋关节下垫高（体位垫或单卷手术巾），避免下肢外旋。保持透视机位置不变，即位于患侧（图 22.3-4b）。

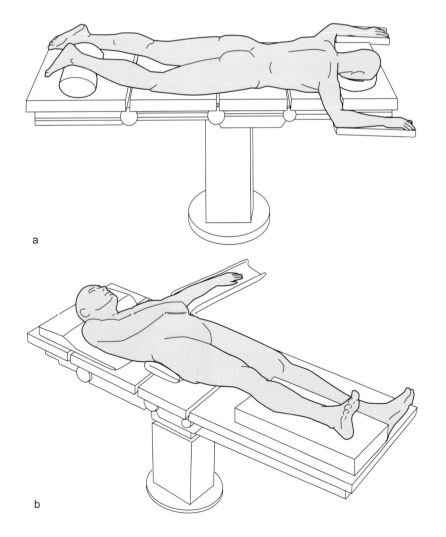

a

b

图 22.3-4 第一步，患者俯卧于可透视手术台，胸部和骨盆垫高。在腿下垫高以更好地进行操作，同时便于获得清晰的透视视野。固定胫骨后外侧部分和腓骨后，患者改为仰卧位，经前内侧入路行微创接骨板接骨术

3.3 器械

胫骨内植物/器械：

- 2.7/3.5mm 万向锁定加压接骨板（VA-LCP）踝关节创伤系统（胫骨远端 T 形接骨板和胫骨远端内侧接骨板）
- 可选：标准 3.5mm 非锁定 1/3 管形接骨板和 3.5mm LCP 低折弯内侧胫骨远端接骨板
- 外固定器械
- 克氏针，点式复位钳（Weber 或国王钳）

腓骨内植物：

- 4.5mm 皮质骨螺钉

（内固定系统尺寸、器械和内植物可能由于解剖特点不同而发生变化）

4 手术入路

4.1 腓骨和胫骨后外侧部分

取外踝后缘和跟腱外侧缘的中线做切口。注意避免损伤位于切口上部的小隐静脉和腓肠神经。辨识位于腓骨短肌和踇长屈肌之间的真正神经界面，显露腓骨远端的后方（图 22.3-5a）。

不改变患者体位，在腓骨远端的尖端做逆行螺钉固定的入钉点。

4.2 胫骨内侧部分

在内踝表面做短的前内侧切口，用于骨膜外接骨板插入。小心避免损伤大隐静脉和隐神经。

5 复位和固定

见图 22.3-5~ 图 22.3-8。

6 康复

卧床并抬高患肢 2 天后，开始在双拐辅助下足趾踮地负重（10~15kg）。术后 6 周开始快速恢复负重，直至 8~10 周恢复完全负重。血栓预防（低分子肝素）推荐使用至完全负重为止。骨折正常愈合，伤后 18 个月完成骨骼重塑（图 22.3-9）。

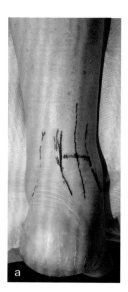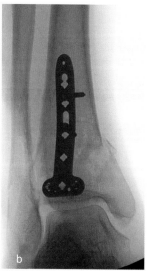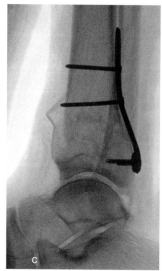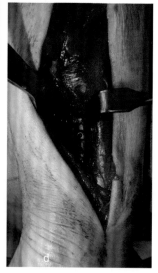

图 22.3-5 首先取俯卧位。经后外侧入路重建胫骨后外侧关节面。完整的下胫腓后韧带附着于后外侧骨块，可获得骨块的解剖复位，并使用克氏针临时固定。接下来，恢复腓骨远端的正确长度。置入解剖型 2.7/3.5mm 远端万向锁定加压接骨板。使用 2 枚皮质骨螺钉，以抗滑动/支撑手法将接骨板固定于骨干。仅使用 2 枚锁定螺钉进行关节面固定，避免仍未复位的远端骨块发生畸形复位/固定不良

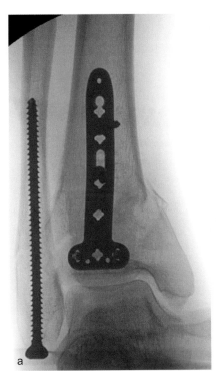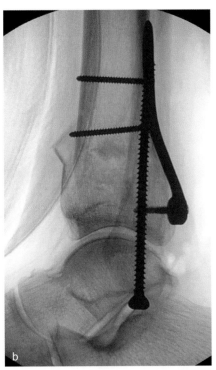

图 22.3-6　在腓骨远端做点状切口，逆行置入4.5mm皮质骨螺钉。为了避免内翻/外翻对线、伸直螺钉穿出，选择正确的入钉点至关重要。此时，如果手术医师怀疑发生轻度的内翻对位不良，应去除后外侧接骨板的近端主骨块上2枚螺钉，解除固定。将接骨板轻微向外侧移动后，使用2枚新的螺钉重新固定。如果后外侧和前内侧关节面获得解剖复位（透视确认），将关节面骨块上的2枚短锁定螺钉更换为长螺钉，在远端置入第三枚和第四枚螺钉，然后关闭后外侧切口（图22.3-7）

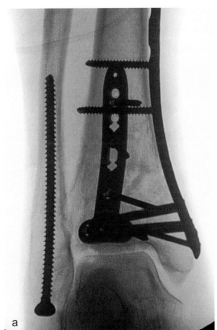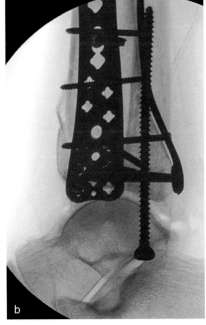

图 22.3-7　第二步，患者取仰卧位。在内踝表面做短前内侧切口。使用钻头套筒作为微创接骨术把手，自远端经骨膜外插入2.7/3.5mm内侧胫骨远端万向（VA）锁定加压接骨板。间接复位后，透视确认纵向、旋转和轴向对线。经点状切口使用皮质骨螺钉将接骨板近端固定于骨干近端。这些螺钉能够将接骨板靠向骨面。远端部分使用VA锁定螺钉固定

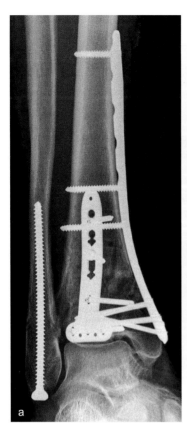
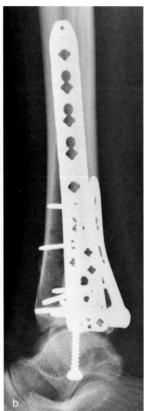
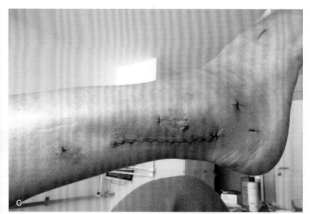
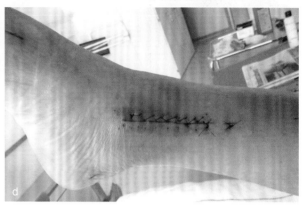

图 22.3-8 术后X线片（a~b）显示所有骨折均得到解剖复位，尤其是前方和外侧胫骨远端角（ADTA和LDTA）及踝穴均得到恢复。内固定结构提供了足够的稳定性，允许早期活动和部分负重，同时获得全程自由活动度。最终手术后4天外观相（c.外侧。d.内侧）显示切口干燥，没有发现愈合问题和（或）感染征象

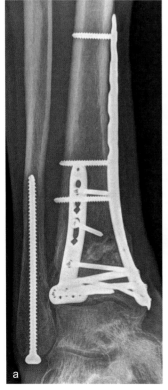
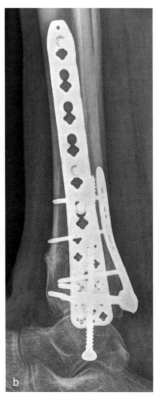

图 22.3-9 术后18个月X线和CT显示骨折完全愈合。1枚2.7mm远端锁定螺钉断裂，无临床后果，未发生进一步内固定失败。a~b.术后6个月

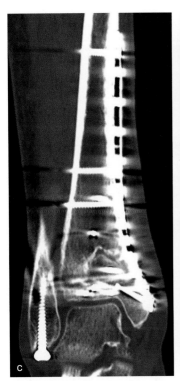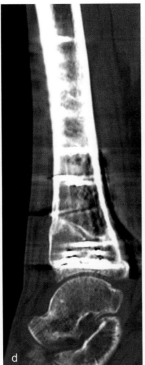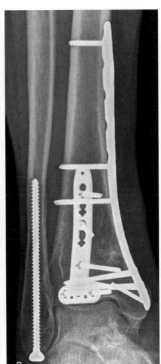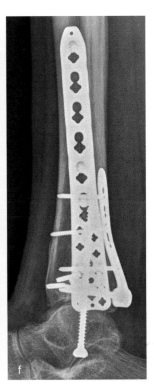

图 22.3-9（续） c~d.术后9个月。e~f.术后18个月

内植物取出

骨重塑过程完成后可以取出内植物（通常在伤后 1~2 年）。该病例仅在内侧出现软组织激惹，因此在伤后 3.5 年取出了部分内植物。

7 扩展阅读

- Amorosa LF, Brown GD, Greisberg J. A surgical approach to posterior pilon fractures. J Orthop Trauma.(2010);24(3):188–193.
- Assal M, Ray A, Stern R. Strategies for surgical approaches in open reduction internal fixation of pilon fractures. J Orthop Trauma;2015;29(2):69–79.
- Howard JL, Agel J, Barei DP, et al. A prospective study evaluating incision placement and wound healing for tibial plafond fractures. J Orthop Trauma. 2008;22(5):299–305.
- Ketz J, Sanders R. Staged posterior tibial plating for the treatment of Orthopaedic Trauma Association 43C2 and 43C3 tibial pilon fractures. J Orthop Trauma.2012;26(6):341–347.
- Liu J, Smith C, White E, et al. A systematic review of the role of surgical approaches on the outcomes of the tibia pilon fracture. Foot Ankle Spec. 2016;9(2):163–168.
- Stillhard PF, Frima H, Sommer C.Pilon fractures-considerations for treatment strategies and surgical approaches (Pilonfrakturen - Überlegungen zur Versorgung und Zugänge). Oper Orthop Traumatol.2019;30(6):435–456.
- Tornetta P, Ricci W, Nork S, et al.The posterolateral approach to the tibia for displaced posterior malleolar injuries. J Orthop Trauma.2011;25(2):123–126.

22.4
胫骨和腓骨远端：胫骨远端关节内复杂骨折（43C3）伴腓骨远端多段骨折

Philipp Stillhard, Christoph Sommer

1 病例描述

43 岁男性，在滑翔伞飞行运动中双小腿受伤，发生双侧关节内 pilon 骨折（C3）。患者经急救人员处理后送至急诊科，病情稳定，无神经血管相关临床症状。

双侧踝关节 X 线片显示 pilon 骨折（图 22.4-1）。本章节将介绍右侧踝关节固定情况。

MIPO 的适应证

该病例中胫、腓骨骨折必须进行手术。为了获得胫骨关节面骨折的解剖复位和稳定固定，使用直接或间接技术进行切开复位是必要的（有限的切开复位内固定）。为了使软组织伤害最小化，应做多个小切口至关节面主要骨折块，并经皮置入接骨板桥接固定干骺端骨折（局部 MIPO 技术）。

2 术前计划

基于损伤控制的理念，使用闭合复位和外固定器进行初步固定是首选治疗方式（图 22.4-2）。第二步需要进行 CT 检查（图 22.4-3）。根据重建图像，制订最终手术方案。手术时间至关重要，损伤后软组织肿胀消退通常需要 7~10 天，此时皮肤开始出现皱褶，为最佳手术时机。

一旦决定该病例（至少部分区域）适合行 MIPO 技术治疗，制订良好的术前计划将有助于在手术过程中进行充分复位。该计划应包括所有骨折块的大体图示、手术入路、复位技巧、选择最佳内植物及治疗过程所需要的各个步骤。做出决定不仅需要基于 CT 扫描研究骨折类型及细节，还应考虑软组织条件。

2.1 腓骨复位术

固定的先后顺序至关重要。总的来说，先固定简单骨折，再固定复杂骨折。仅在腓骨简单骨折时才推荐首先固定腓骨。首先，本案例腓骨远端外部旋转，可能更容易固定腓骨的外侧部分。其次，腓骨在正确的位置复位并固定。

2.2 胫骨远端复位术

基本上，pilon C 型骨折的重建有两种可能术式，具体选择方案取决于骨折形态。

1. 如果有关节骨折碎片延伸到完整的骨干，建议在骨干部位切开解剖复位固定。C 型骨折可

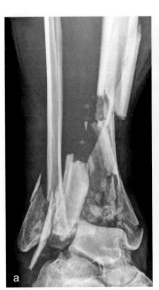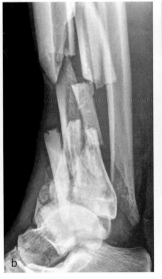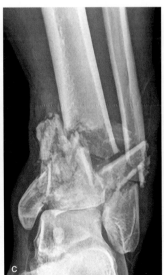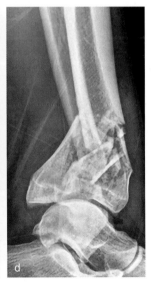

图 22.4-1 右侧踝关节（a~b）和左侧踝关节（c~d）的初始X线片

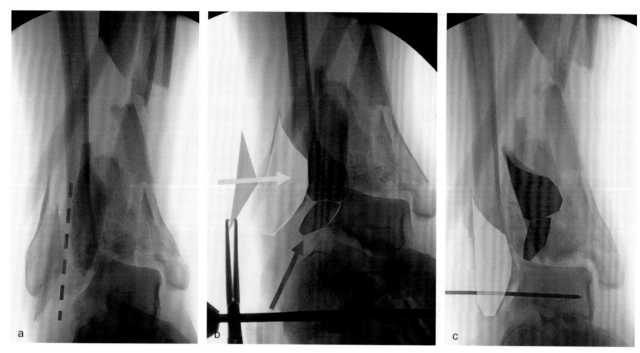

图 22.4-2　使用外固定进行初步治疗。a.通过一个小的前外侧切口（红色虚线）取出失活的干骺间碎片（绿色）。b.干骺端碎片（蓝色）复位后，腓骨远端才可以复位并通过克氏针在腓骨距骨间初步固定（c）

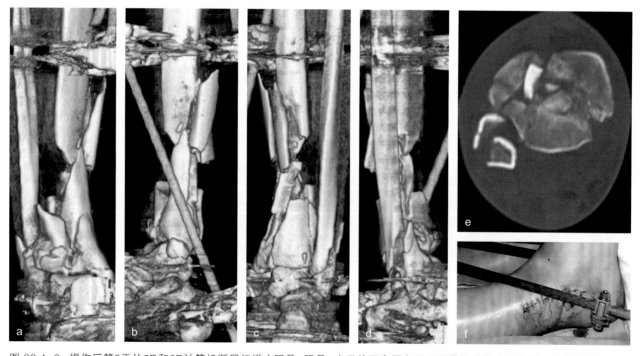

图 22.4-3　损伤后第5天的3D和2D计算机断层扫描（胫骨-跟骨-中足外固定器）显示胫骨远端粉碎性骨折，伴有关节面多碎片。内踝骨折为两块，腓骨为单纯性骨折。这种骨折模式可以通过胫骨的前内侧入路和腓骨后外侧入路进行治疗，但由于最初的前外侧小切口（f），可以通过外侧延伸入路与较小的内侧入路（微创接骨板接骨术）相结合

转为 B 型骨折。

2. 如果没有延伸到骨干的关节骨折，则不能使用上述方法。关节部分必须进行初步固定并保留完成，才能基于正确的功能对位（长度、轴位、旋转）将重建的关节块连接到骨干。C 型骨折转换成 A 型骨折。

该病例的骨折解剖结构可以采取不同手术入路。由于在第一阶段必须有一个侧方切口，以通过应用外固定器固定腓骨远端和胫骨远端之间的骨折碎片。因此选择侧方延伸入路作为关节重建和前外侧接骨板置入的主要入路。该接骨板可通过经皮插入螺钉（部分 MIPO）与小的单独切口结合固定在骨干处，用于内踝复位及经皮置入第二桥接板。腓骨可以通过 ORIF 技术于外侧延伸入路进行复位和固定。

3 手术室准备

3.1 麻醉

依据患者的条件和医师的偏好决定使用全身麻醉还是局部麻醉。在围手术期和术后的疼痛管理中，可以选择使用镇痛泵。

3.2 患者体位和 C 形臂位置

患者仰卧于可透 X 线的手术台上，双脚置于手术台的尾端。小腿下面垫高允许进行侧位透视和辅助复位。下肢从足趾到大腿中段充分消毒，不进行覆盖，在同侧髋下垫软枕有助于防止腿外旋。这一体位允许通过转动髋关节轻易地在外侧和内侧进行操作。C 形臂放置于对侧，通过转动获得前后位和侧位图像。常常不需要使用止血带，但是可以绑扎止血带，当术中需要使用时再充气加压。

3.3 器械

- 大型牵引器
- 胫骨内植物：
  - 胫骨前外侧 3.5mm（加长版）锁定加压接骨板（LCP）
  - 胫骨远端 3.5mm（加长版）内侧低弯曲 LCP
  - 迷你、小型碎片螺钉
- 腓骨内植物：
  - 1/3 管形 3.5mm LCP
- 血栓预防（低分子量肝素）
- 围手术期使用第二代头孢菌素进行抗生素预防

（根据解剖结构具体情况，所需器械的种类、规格不同）

4 手术入路

4.1 胫骨前外侧

由于在第一次手术中做了最初的小切口，所以采用外侧延伸的入路。于腓骨前缘在腓骨端水平向第四跖骨方向延伸直至踝关节下方约 4cm。进一步的深层解剖并不复杂；腓浅神经在它的前面，因此通常无法观察到。钝性分离骨间膜和前室之间的深层，确定前胫腓联合韧带，有时它会像本案例一样是损伤的。切口暴露范围从胫骨前内侧部分到腓骨前外侧部分。

在骨折处纵向切开关节，正确的切开位置对于避免骨折碎片的血管损伤至关重要。

4.2 胫骨内侧

在内踝骨折的前缘做一小切口用于复位前内侧关节面骨折，并置入第二块小接骨板进行远端固定，该入路在骨膜外（胫骨前缘和趾伸肌腱的下方）与主要的前外侧入路形成通道，通过该入路可置入第二块接骨板的近端螺钉。

4.3 腓骨

由于选择了外侧延伸入路，简单的腓骨远端骨折可以通过同一切口复位与固定。或者可以通过单独的后外侧入路解决，与胫骨的入路无关。随后，胫骨的入路必须位于更前侧（经典的前外侧入路）和更短，以防止皮桥狭窄导致伤口破裂。

MIPO技术可用于腓骨粉碎性骨折，也可用于胫骨，在腓骨远端后外侧于粉碎性骨折上方和下方做2个小切口，远端切口直达主要骨折块的骨膜，近端切口在腓骨肌腱的前缘或劈开肌纤维直达骨质，腓浅神经位于更前方，常常不会看到，但是，当切口比较靠前时可能会有损伤的风险。

5 复位和固定

针对任一复杂的pilon骨折，良好复位必须通过跨关节牵引，使用已放置的（改良）外固定器或者最好另外选择牵引器，通过外固定器的2枚Schanz钉进行牵引。

5.1 复位

5.1.1 pilon外侧和腓骨复位

胫骨外侧关节部分的重建通过外侧延伸入路进行。因为前联合韧带、前腓肠肌韧带及关节囊受到破坏，因此可以将腓骨远端旋转到外侧。此时，pilon的外侧和前部是可以观察到的。小的前外侧关节骨块通过直接操作或通过克氏针作为摇杆操纵进行相互间复位，然后用小的克氏针初步固定到大的后外侧关节骨块。将腓骨远端向外旋转到胫骨的腓骨切迹。最后，根据碎片的大小和是否存在中心关节缺陷，使用拉力螺钉或定位螺钉技术利用2.0mm小螺钉固定重建的外侧关节。下一步，将腓骨远端在直视下复位并通过1/3管形LCP进行固定，2.0mm螺钉固定小的游离碎片。为了在长度和旋转方面获得腓骨的正确解剖复位，

在腓骨、距骨和皮隆外侧部分之间通过克氏针固定（图22.4-4a）。

5.1.2 复位pilon的内侧

在所述的内侧小切口入路中，pilon的内侧关节部分复位。首先，用2根克氏针初步固定分裂的内踝，并将其连接到胫骨干骺端。其次，在腓骨板上使用复位钳，压缩pilon内外侧部分，并使用完整的距骨作为参照将pilon闭合全正确宽度。最后，用克氏针初步固定胫骨远端复位的关节块（图22.4-4b）。

5.2 固定

接下来进行胫骨接骨板的固定。在该病例中，胫骨远端前外侧的3.5mm LCP作为主要植入物。这一接骨板在牵开的前间室内容物（包括神经血管束：腓深神经、胫前动脉和静脉）下方从远端向近端置入。由于这一神经血管束在干骺端水平（禁忌区）跨过接骨板，所以在该部位不能置入螺钉。远端螺钉通过主要入路在直视下置入，近端可以经皮置入（在禁忌区域上方）或通过单独的切口置入。该切口位于胫骨嵴的前方，允许螺钉从外侧和内侧置入（用于内侧接骨板）。在螺钉置入接骨板前，通过手法或使用牵引器获得干骺端正确的力线（长度、旋转和轴线），关节内骨折块可使用低弯曲胫骨内侧远端3.5mm LCP接骨板进行固定。内侧接骨板的置入应用于大的圆形骨干粉碎骨折及双侧损伤，以防止早期植入失败（接骨板弯曲或螺钉断裂）。通过2颗3.5mm定位螺钉固定踝关节至正确宽度，并支持撕裂和缝合的前胫腓联合的愈合（图22.4-4c~e）。

该病例中，最初去除一些失活骨碎片后，骨干中存在一个较大碎片区，并有部分骨缺损，后期可以选择二次骨移植。与非锁定接骨板相比，2块接骨板的远端锁定螺钉提供了极好的稳定性，可以减少骨移植的需要（图22.4-5）。

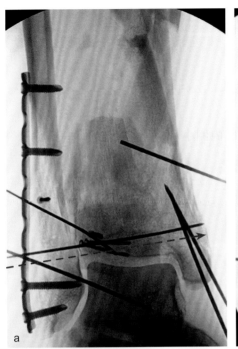
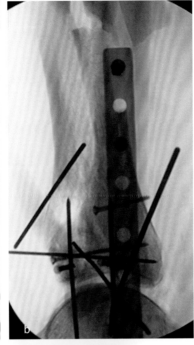
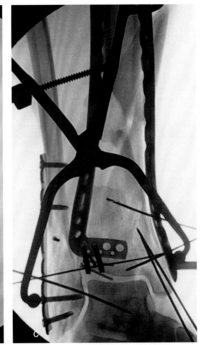
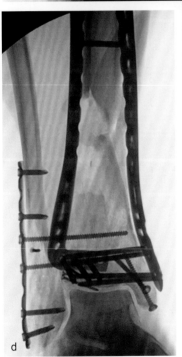
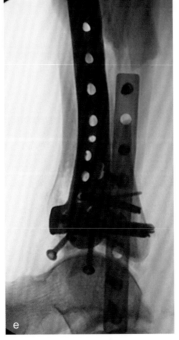

图 22.4-4　10天后的最终治疗。a~b.在用克氏针临时固定到距骨和胫骨后（红色虚线箭头），将pilon的外侧部分复位并用螺钉固定，通过1/3 管形LCP固定腓骨。于内踝建立小切口用于重建pilon内侧部分。c.置入前外侧LCP（固定胫骨）和内侧LCP固定轴部。d~e.术中最后一次X线检查结果

6 康复

下肢抬高卧床休息 2 天后，扶双拐开始足趾触地（负重 10~15kg）行走锻炼。依据风险因素，预防下肢静脉血栓（低分子肝素），建议使用6~12 周（图 22.4-6）。在本病例双侧骨折的情况下，最初使用带双侧腋窝支撑的滚轮，结合轮椅和水疗法行走。

2 个月后，临床和放射学随访显示没有愈合进展，进行了计划中的骨移植术。在手术过程中，移除了失活的骨碎片，并从髂后嵴取自体骨进行移植（图 22.4-7）。

6个月后随访显示活动度良好及软组织愈合，18个月骨折完全再塑形（图22.4-8）。

6年后，患者甚至能够攀登至瑞士阿尔卑斯山的4000m高处（图22.4-10）。

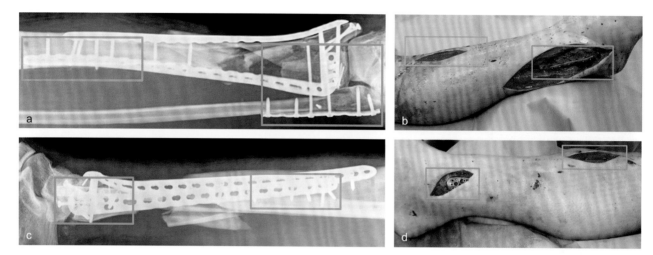

图22.4-5　a~b.在伤口闭合前拍摄的图像显示外侧延伸入路可以暴露胫骨和腓骨远端的前部和外侧部分（绿色正方形）进行复位和固定（有限开放复位和内固定）。近端螺钉通过中线的小切口置入（蓝色正方形）。c~d.手术结束时小腿内侧的情况。MIPO为主要复位操作方法，包括内侧接骨板与螺钉的微创置入（绿色正方形）。内侧接骨板的近端螺钉已通过与外侧相同的中央切口置入（蓝色正方形）

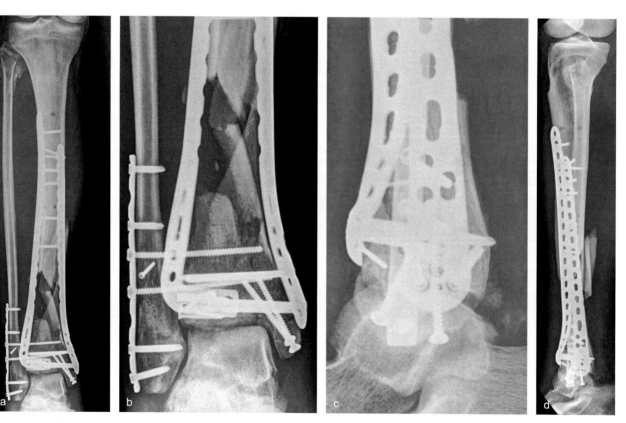

图22.4-6　术后X线片显示，关节的解剖复位形成了正确的踝穴，不同植入物的理想位置提供了完美的功能一致性（长度、轴线、旋转）和稳定性，以实现足够的稳定性，可以自由活动

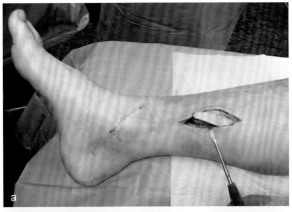
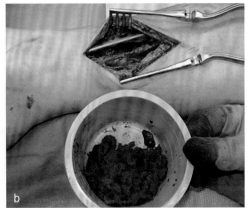
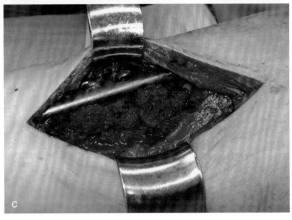

图 22.4-7 2个月后，计划进行植骨手术。在手术中，一些坏死碎片被移除（a）并由自体骨移植取代（b~c）

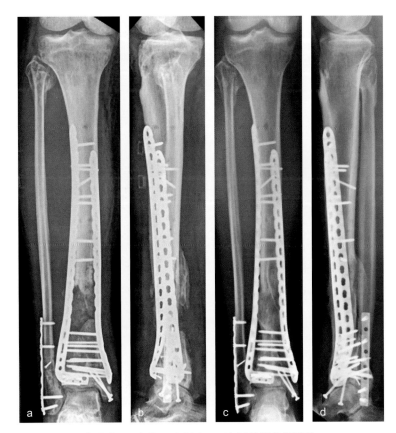

图 22.4-8 6个月（a~b）和18个月（c~d）后的影像学随访

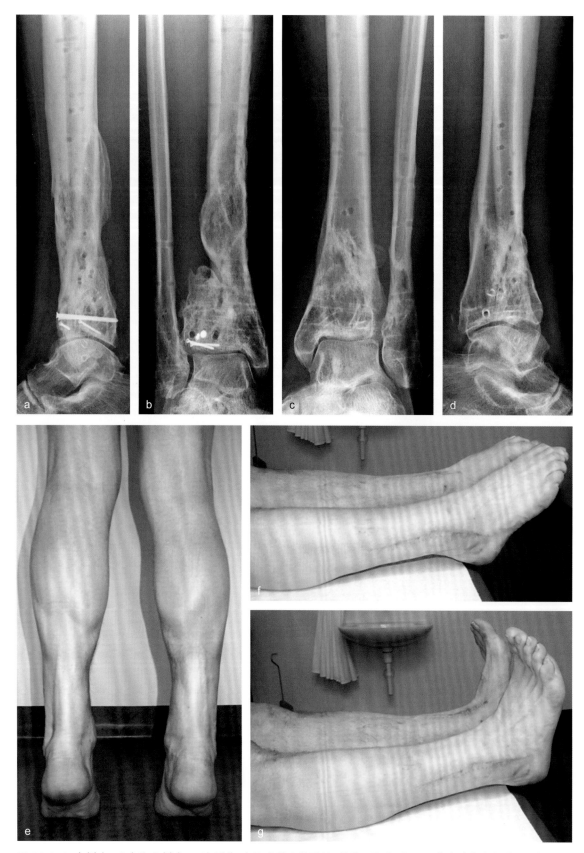

图 22.4-9　右侧（a~b）和左侧（c~d）受伤2年取出植入物后的X线片。取出后8周，临床功能良好（e~g）

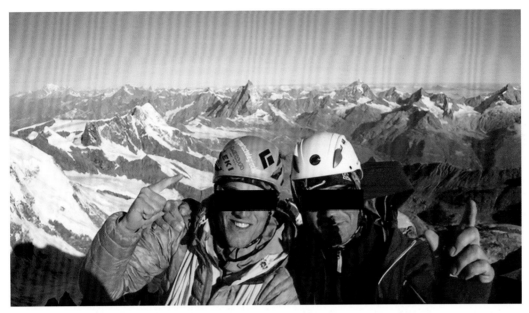

图 22.4-10　受伤6年后的夏天，患者攀登瑞士阿尔卑斯山海拔4000m以上的15座山峰

22.5
胫骨和腓骨远端：胫骨远端关节外多段骨折（43A3）伴腓骨远端多段骨折

Apipop Kritsaneephaiboon

1 病例描述

53 岁男性，被割草机伤及左小腿，造成左胫骨远端 Gustilo Ⅲ A 型开放性骨折（43A3）。同时伴有伸肌腱和神经血管束损伤，包括左腓浅神经、左腓深神经及左胫前动脉（图 22.5-1a~b）。

清创后，骨折通过左踝跨关节外固定器进行解剖复位，对伸肌腱和神经血管结构进行修复。1 周后，伤口恢复良好，骨折位置可以接受（图 22.5-1c）。采用 MIPO 进行最终治疗，为了在手术过程中保持良好复位，外固定器留在原位。

MIPO 的适应证

由于远端骨折块较短及骨髓腔较宽使得难于行髓内钉固定，所以胫骨远端干骺端不稳定骨折是接骨板固定的良好适应证。因此，在开放骨折行伤口清创和外固定器固定后，使用 MIPO 被认为是很好的选择，该手术操作简单，因为骨折已经复位并使用外固定器维持良好位置。然而，该病例的软组织条件不允许在胫骨远端做标准的内侧或外侧切口，踝关节后方软组织条件较好，因而计划使用 MIPO 技术在胫骨远端后外侧放置接骨板[1, 2]。

2 术前计划

一旦决定该病例适合行 MIPO 治疗，良好的术前计划有助于接下来的手术。这一计划应包括各个骨折块的大体图示、复位技术、手术入路、最合适的内植物和治疗过程的各个步骤。

目前，还没有用于胫骨后侧的解剖学加长接骨板。在本病例中，右侧使用了 11 孔胫骨远端 3.5mm 前外侧锁定接骨板，以适应左侧胫骨远端

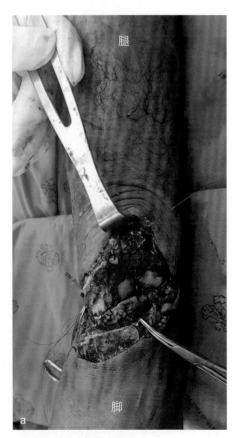
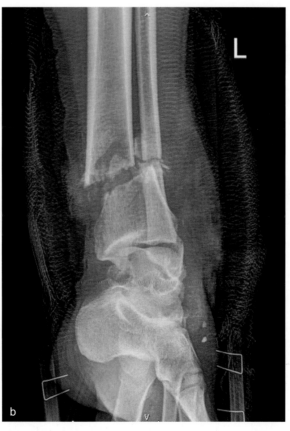

图 22.5-1 a.术前左小腿外观显示严重的软组织损伤伴开放性伤口，伸肌腱和神经血管受损。b.X线片显示胫、腓骨远端粉碎性骨折伴移位

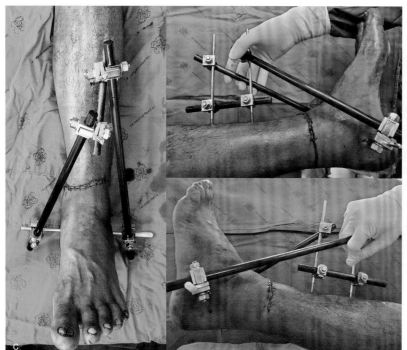

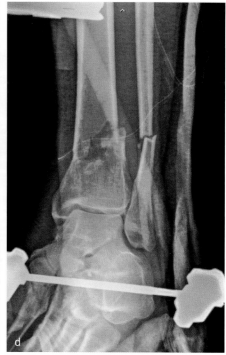

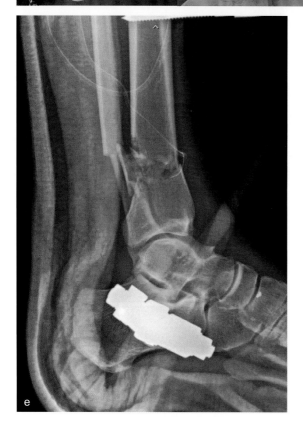

图 22.5-1（续） c.伤后1周时手术伤口状况良好。
d~e.跨关节外固定后X线片显示胫骨远端骨折对位良好

后外侧。因此，在手术前，建议将该接骨板与塑形骨进行预处理（图 22.5-2a~b）。

　　当两处骨折需要稳定时，决定固定顺序至关重要。一般来说，首先应处理简单骨折，然后处理复杂骨折。对于该患者，最好先处理腓骨，然后处理更复杂的胫骨远端骨折（图 22.5-2c）。

3　手术室准备

3.1　麻醉

　　依据患者的条件和医师的偏好决定使用全身麻醉还是局部麻醉。本病例中采用局部麻醉。

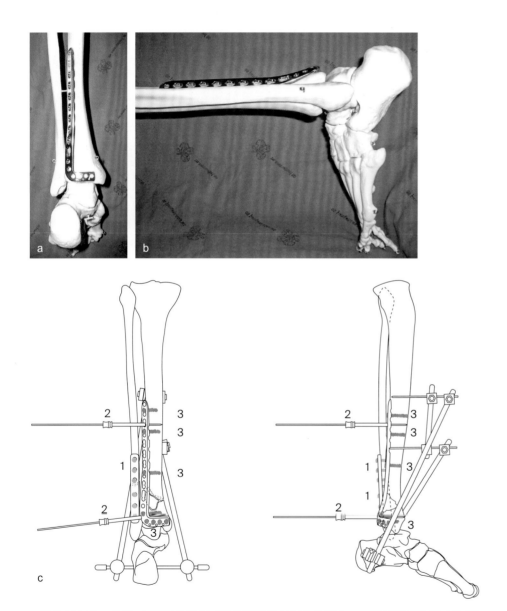

1.后外侧入路，使用1/3管形接骨板对腓骨远端进行复位和固定。2.通过胫骨远端后外侧切口，从远端到近端置入LCP，用2根克氏针在远端和近端进行初步固定。3.通过3.5mm锁定螺钉、临时克氏针和外固定对胫骨远端骨折进行最终固定。

图 22.5-2　a~b.右侧胫骨远端3.5mm前外侧锁定加压板与左侧胫骨远端后外侧的适配性。
c.术前计划

3.2 患者体位和 C 形臂位置

患者右侧卧于可透 X 线的手术台上（图22.5-3）。该患者不适合采取俯卧位，因为其前方有外固定架。健侧下肢放置于软垫上以防压迫骨性突起，如腓骨小头和外踝。C 形臂放于患者的前方，在手术开始前，必须摄正位和侧位像检查骨折。可以选择使用止血带，但一般情况下是不必要的。

3.3 器械

- 标准 3.5mm 拉力螺钉
- 11 孔右侧胫骨远端前外侧 3.5mm LCP（用于治疗左侧胫骨远端骨折）
- MIPO 接骨板定位器
- 克氏针
- 推荐预防性应用第一代头孢菌素

（根据解剖结构具体情况，所需器械的种类、规格不同）

4 手术入路

该患者应选择胫骨远端和腓骨远端后外侧入路，因为其软组织条件不允许行前外侧或内侧入路。此外，胫骨和腓骨远端骨折的复位和固定只能采用一种方法。

4.1 远端切口

于腓骨远端后内侧缘和跟腱外侧缘之间做3.5cm 长的皮肤切口，起于外踝顶端沿腓骨干向近端延伸。识别位于浅筋膜层下方的隐神经和小隐静脉很重要，这些结构多位于外侧皮瓣内。腓肠肌向内侧缩回后，腓骨远端的后方被暴露。沿外侧腓骨肌肌腱与内侧长屈肌（FHL）之间分离可显露胫骨远端的后方。沿长屈肌腱外缘锐性分离，并向内侧牵开该肌肉则可显露整个胫骨的后侧面。同时可保护后内侧神经血管束（图 22.5-4b）。

4.2 近端切口

胫骨中段的后侧面通过打开位于外侧的腓骨肌肌腱及肌肉与位于内侧长屈肌之间的间隔进行显露。然后，术者应将长屈肌从腓骨后缘锐性分离。胫后肌沿骨间膜位于长屈肌的内侧，附着于胫骨的后内侧面。通过将长屈肌和胫后肌向内侧牵开可完整显露胫骨中段的后侧面，并可保护后内侧神经血管束（胫神经和胫后血管）（图22.5-4c）。

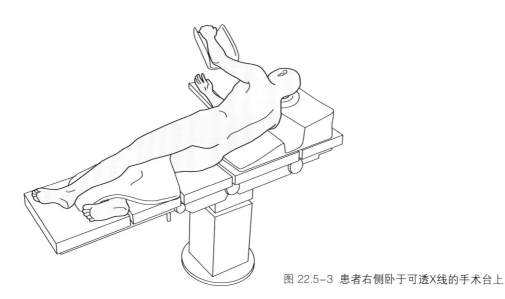

图 22.5-3 患者右侧卧于可透X线的手术台上

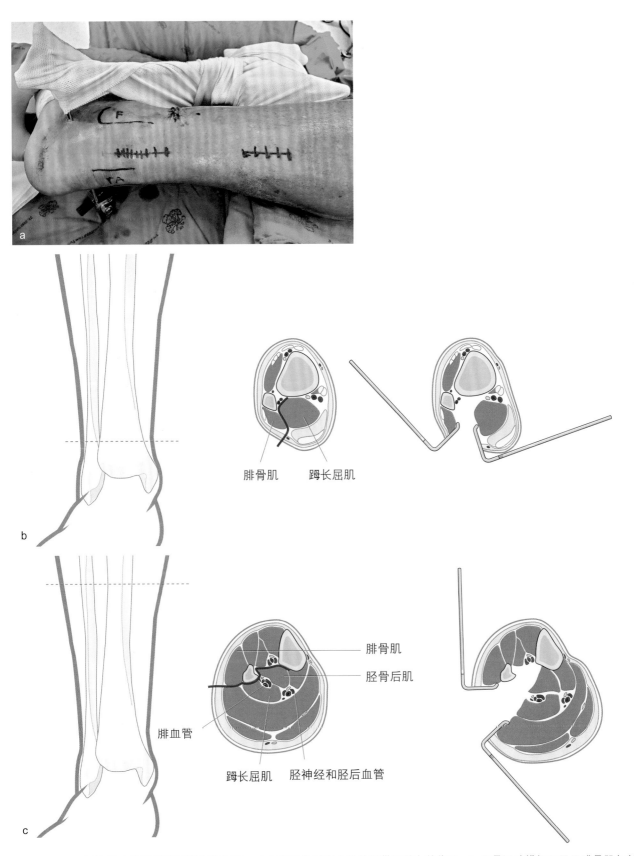

图 22.5–4　a.两个独立的近端和远端皮肤切口，术中留有外固定（弹性绷带覆盖）的位置。b.胫骨远端横切面显示腓骨肌与长屈肌之间的间隔平面。c.胫骨中段横切面显示腓骨肌与长屈肌之间的间隔平面。将胫后肌沿骨间膜分离开以显露胫骨后外侧面，并可保护神经血管束

5 复位和固定

5.1 腓骨远端骨折

使用后外侧入路的远端切口，通过向内侧牵拉腓肠肌来暴露远端腓骨的后方。然后用 6 孔 1/3 管形后方接骨板对腓骨远端骨折进行复位和稳定（图 22.5–5a~b）。

5.2 胫骨远端骨折

由于胫骨远端骨折在初次受伤当天通过外固定器保持良好复位，因此可以在不进行额外骨折复位的情况下对该骨折进行固定。

使用通道工具沿骨膜表面从远端切口向近端切口滑动，准备置入接骨板所需要的通道。使用带螺纹的导向器作为把手将 11 孔胫骨远端前外侧 3.5mm LCP 从远端切口向近端切口置入通道内。接骨板远端和近端的螺孔内分别置入克氏针进行临时固定，使用透视机摄正位和侧位像检查接骨板位置（图 22.5–5c~d）。远端和近端骨折块分别用 4 枚和 3 枚 LHS（3.5mm 拉力螺钉）进行固定（图 22.5–5e）。皮肤切口缝合后去除外固定，并使用压迫性敷料及膝下短夹板固定，以避免肿胀，防止马蹄足畸形，保护修复后的伸肌腱免受最初损伤影响。

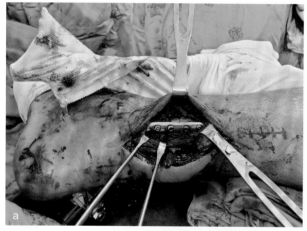

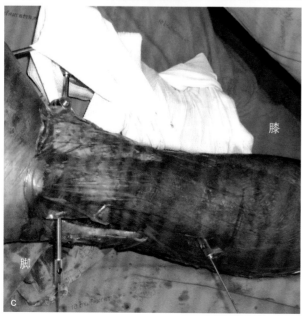

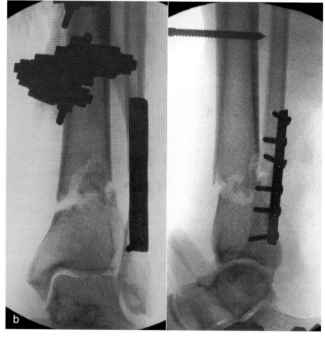

图 22.5–5 a~b.后外侧入路固定腓骨远端骨折。c.术中透视显示接骨板、克氏针用于临时固定

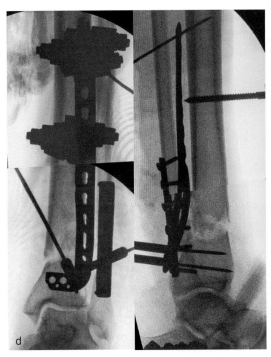
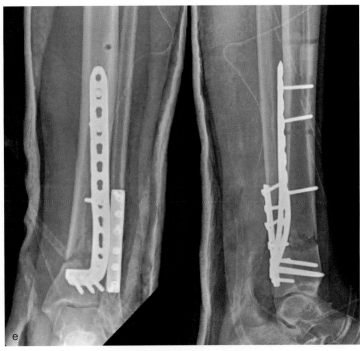

图 22.5-5（续） d.图像显示后方接骨板位置良好。e.术后X线片显示左侧胫骨远端骨折的对位满意且固定牢固

6 康复

卧床并抬高患肢 2 天后，移除压迫性敷料。然而，膝下的后置夹板保留 4 周，以防止伸肌腱的进一步损伤。术后使用 2 个腋下拐杖进行非负重行走。术后 1 个月，使用步行靴，开始进行伸肌腱的渐进式主动训练，以防止踝关节僵硬。允许部分负重行走。

术后 3 个月 X 线片显示骨折延迟结合，特别是在胫骨远端内侧没有骨折愈合的迹象（图 22.5-6a）。进行第二次手术去除纤维组织，并用自体骨移植代替，以刺激骨愈合。第二次手术后 6 个月，骨折完全愈合，患者的左踝关节活动范围令人满意（图 22.5-6b~c）。

内植物取出

只有在软组织刺激和疼痛的情况下才考虑取出植入物。然而，由于可能会发生神经血管损伤（胫骨后血管和胫骨神经），因此在进行这种操作时应极为谨慎。

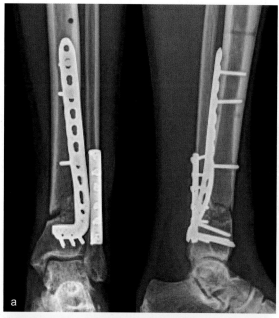
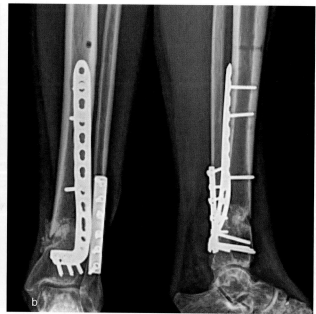
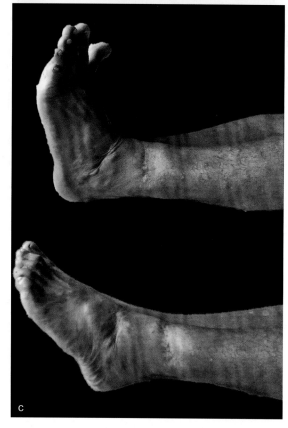

图 22.5-6　a.术后3个月随访，X线片显示延迟结合，胫骨远端内侧存在明显骨折间隙。b~c.术后9个月随访，X线片显示骨质愈合良好，患者左踝恢复适当活动范围

7　参考文献

[1]　Kritsaneephaiboon A, Vaseenon T, Tangtrakulwanich B.Minimally invasive plate osteosynthesis of distal tibial fracture using a posterolateral approach: a cadaveric study and preliminary report. Int Orthop. 2013 Jan;37(1):105–111.

[2]　Kritsaneephaiboon A, Tangtrakulwanich B, Dissaneewate P. Minimally invasive plate osteosynthesis (MIPO) of distal tibial fracture using a posterolateral approach. Tech Foot Ankle Surg. 2015 Sept;14(3):139–145.

[3]　Yamamoto N, Ogawa K, Terada C, et al. Minimally invasive plate osteosynthesis using posterolateral approach for distal tibial and tibial shaft fractures. Injury. 2016 Aug;47(8):1862–1866.

23

跟骨

23.1
跟骨：概述

Stefan Rammelt, Michael Swords

分型

　　根据 AO/OTA 分型，跟骨编号为 82[1]。骨折分型的 AO 原则对不规则跟骨做了一些调整，并参考了最常用的 Essex Lopresti[3] 和 Sanders[3] 分型系统。

　　在 AO/OTA 分型[1]中，A 型代表关节外骨折；B 型为延伸到跟骨后关节面的舌形骨折；C 型为完全关节压缩的骨折（图 23.1–1）。C 型进一步细分为 3 个亚型，此亚型参考了 Sanders 分型，但所有骨折分型也同样可参考 Sanders 分型[4]。

　　Sanders 分型[3]依据是跟骨后关节面在冠状位 CT 扫描中骨折线的数量和位置。关节外和无移位骨折被归为 I 型，有 1 条骨折线的被归类为 II 型，出现 2 条骨折线的被归类为 III 型，出现 3 条或更多骨折线的被归类为 IV 型。外侧骨折线标记为 A，位于中间的骨折线标记为 B，内侧骨折线标记为 C（图 23.1–2）。此分型系统易于使用，并对于评估预后有价值。该分型系统未对位移量、跟骰关节受累程度和软组织损伤的程度进行描述[4]。

　　Essex-Lopresti 分型[2]区分关节面压缩和跟骨舌型骨折。这一主要区分仍然有用，因为其对骨

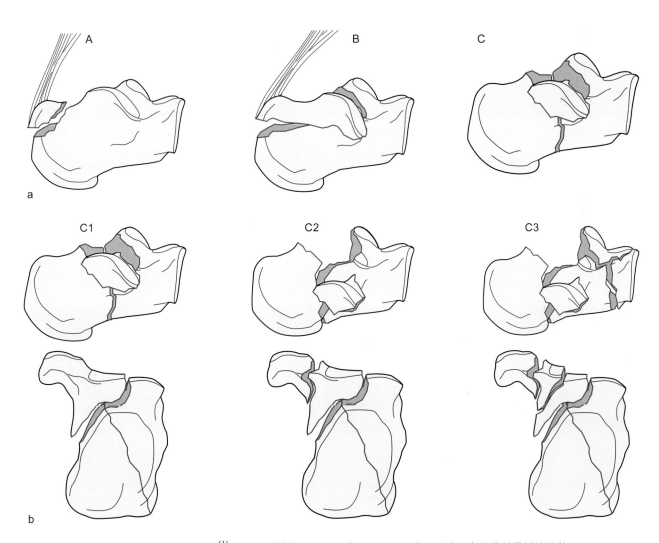

图 23.1–1　a.跟骨骨折AO/OTA分型原则[1]。b.C型骨折的1~3亚型定义是距下关节后关节面有移位的骨折线的数量

折病理提供了更清晰的认识。在选择使用微创接骨术所适用的复位类型时,该分型方法同样有用。主要骨折线经矢状位通过跟骨,包括后关节面,并从 Gissane 角穿出,同时次要骨折线始于距下关节面后方。在关节窝骨折中,次要骨折线向后下方走行,影响后关节面,仅轻微涉及结节。在舌形骨折中,次要骨折线纵向延伸至结节。因为结节上方被跟腱牵拉,这些骨折块在侧位 X 线片上呈舌形（图 23.1-3）。

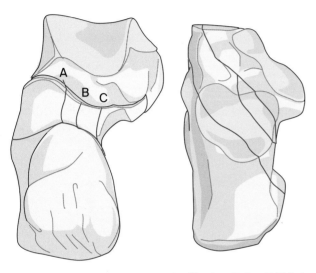

图 23.1-2 跟骨骨折的Sanders分型[3]。字母代表了骨折线在后关节面的位置。I型骨折为非移位骨折。II型和各种III型骨折最适合经皮微创复位和固定

参考文献

[1] Meinberg EG, Agel J, Roberts CS, et al. Fracture and Dislocation Classification Compendium-2018. J Orthop Trauma. 2018 Jan;32 Suppl 1:S1–S170.

[2] Essex-Lopresti P. The mechanism, reduction technique, and results in fractures of the os calcis. Br J Surg. 1952 Mar;39(157):395–419.

[3] Sanders R. Intra-articular fractures of the calcaneus: present state of the art. J Orthop Trauma. 1992;6(2):252–265.

[4] Rammelt S, Swords M, Dhillon M, et al, eds. AO Manual of Fracture Management: Foot and Ankle. Stuttgart: Thieme Publishing; 2020.

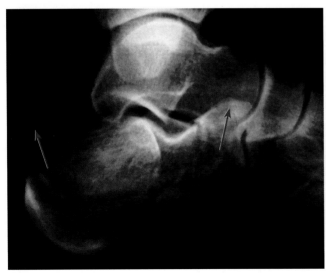

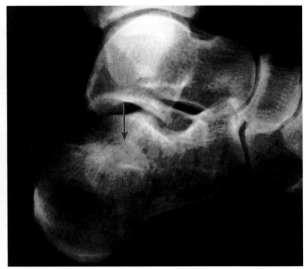

图 23.1-3 Essex-Lopresti分型[2]：a.舌形骨折（注意跟骨结节上部向上移位）。b.关节压缩型骨折（注意距下关节的双重轮廓和压缩的后关节面）

1 概述

1.1 治疗现状和原则

跟骨骨折在跗骨骨折中最常见，约占所有骨折的2%[1]。约80%的跟骨骨折是关节内骨折，其中大部分有移位，并且需要手术治疗[2-4]。因为跟骨复杂的解剖结构和脆弱的软组织覆盖，跟骨骨折的手术治疗极具挑战。很多学者[2-5]特别强调学习曲线的重要性。

跟骨骨折的治疗一直有争议，通常认为没有一种治疗方法是所有跟骨骨折的最理想治疗方法[6-8]。非手术治疗适用于轻度移位的关节外骨折和距下关节的关节面台阶小于2mm的关节内骨折[2-4,6-9]。然而，严重移位的关节内骨折如采用非手术治疗，则会出现后遗症，包括跟骨短缩、变宽、距下关节炎、距下关节面出现台阶、肌腱撞击、胫距关节不一致，甚至由于跟骨失去支撑而导致距骨倾斜，这种情况通常会导致严重的疼痛和功能受损，最终需要进行矫形手术[9-11]。

最近的一篇Meta分析[12]比较了手术治疗和非手术治疗对于移位的关节内跟骨骨折的效果，尽管手术治疗因其能够获得解剖复位而受到青睐，但该研究未能对上述损伤的治疗给出明确建议。

许多研究表明[3,4,13-19]，只有跟骨解剖结构得到重建，关节几何结构得到精细修复，才能获得可接受的功能，此时才值得努力完成手术治疗（即便可能出现并发症）。当采用可延伸的外侧切口进行手术不能对跟骨进行解剖重建时，预后不好[9,16,19,20]。

移位的跟骨关节内骨折的手术治疗适用于没有任何手术禁忌证的健康和积极的患者。禁忌证包括软组织条件差、不适合重建的爆裂骨折、药物滥用、依从性差、控制不良的糖尿病（特别是出现神经病变者）、有症状的周围血管疾病、免疫系统显著抑制。

长期以来，手术治疗的主流是跟骨切开复位内固定术，采用可延长的外侧切口[2-4]。然而，术后并发症，如切口边缘坏死、软组织及骨感染、距下关节纤维化和僵硬，都可能发生。有报道称，采用外侧可延长切口，浅层和深层的感染率为2%~30%[2-4,17,18,21-23]。在过去几年中，经皮微创治疗方法逐步发展并重新得到重视[22-29]。

1.2 微创手术的注意事项

与采取传统外侧可延长切口的方法相比，MIO在跟骨骨折治疗中的主要优势是造成的软组织损伤较小，而外侧可延长切口会不可避免地导致严重的瘢痕形成，并增加术后切口愈合问题和增加感染的风险，与ORIF相比，MIO手术时间、住院时间、康复时间均更短，后足的活动范围更大[22-24]。

然而，跟骨骨折的微创复位和固定，不应该以跟骨形状和关节面复位不完美为代价。严重移位的关节内骨折，采用闭合复位和经皮固定，有很大残留关节不匹配的风险，预后较差[24,30,31]。此外，大量临床研究[12-15,17,19]已将残余关节不匹配确定为预后差的因素，实验研究表明[32,33]，即使在跟骨后关节面内有1~2mm的微小台阶，也会显著改变体重分布，这可能导致创伤性关节炎的早期进展。

MIO最大的挑战是如何通过经皮或微创技术获得解剖复位，尤其是在多发骨折和延迟就诊的患者中。微创接骨术最好是在创伤后的前3天内实施，超过10天则实施起来较为困难，因为碎裂骨折块之间纤维连接开始形成[24]。关节复位是极其重要的，如果单纯经皮复位，可通过小切口（例如在跗骨窦上[28,29]）或术中关节镜来观察关节面，从而对复位进行控制[24-27]。如果可能，可术中使用3D影像技术[34]。

通过经皮微创技术，由于负重关节内骨碎片的嵌入，在经皮操作的时候骨质进一步碎裂、纤维连接或骨和软组织的插入，都可造成解剖复位难以完成[7,24]。在这些情况下，外科医师必须准备好改用微创或开放复位。如果多次尝试经皮固定和使用关节镜对软组织造成过大压力，可能需要进行二次手术。微创接骨术是一项要求很高的技术，因为它需要外科医师既要熟练掌握跟骨切开复位，又要掌握距下关节镜技术。

以微创技术获得稳定的内固定需要使用各种内植物。经皮固定使用的斯氏针和克氏针，会有针道感染的风险，在高达 3.5% 的患者中，针道感染可能会发展为深部感染，4%~67% 的患者复位会有部分丢失 [35-37]，更稳定的内固定选择有经皮螺钉固定 [6,23-28,37]、髓内钉 [6,38] 或微创接骨板——经典的微创接骨板接骨术 [22,28,29,39]。

1.3 MIO 和 MIPO 的适应证和禁忌证

平衡的入路有利于治疗跟骨骨折。透视控制下的微创接骨术适用于所有的关节外骨折（AO/OTA A 型）并伴随相应移位（内翻 > 5°，外翻 >10°，增宽或高度丢失超过 20%）和关节内跟骨舌形骨折（AO/OTA B1 型）并后关节面整体移位（Sanders 分型 II C）的患者 [24,36]。它也适用于适度移位的仅有 1 条骨折线穿越距下关节后关节面的关节内骨折（Sanders 分型 II A 和 II B）。这种情况下，需要在透视或关节镜控制下经皮螺钉固定 [24-27,34]。请注意，经皮实现解剖复位的方法，即使操作正确，也是一个艰难的过程。MIO 最好在伤后的最初 7 天之内进行，如果手术延迟超过 10 天，将会变得困难 [7,24,25,26]。

近年来，通过跗骨窦上的小切口进行微创接骨板接骨术越来越受欢迎，适应证也在扩大 [6-9,22,23,28,29,38-40]。MIPO 技术通常适用于所有 Sanders II 型骨折（AO/OTA B1 和 C1 型）和许多 Sanders III 型骨折（AO/OTA C2 型）。对于后者，距下关节镜是一种有用的工具，可用于评估距下关节复位情况，尤其是内侧骨折线向远端延伸的关节 [6,40]，与 MIO 技术相比，可以用"干"关节镜手术来完成，与需要大量生理盐水的传统关节镜相比，使手术更易完成，耗时更少。如果跟骰关节移位，跗骨窦入路可以沿着外踝尖到第四跖骨基底外侧延长，以充分显示关节 [41]。

高度复杂（Sanders IV 型，AO/OTA C3 型）骨折通常采用 ORIF 来处理粉碎骨折，采用外侧可延伸的切口 [2-4,7-9]。一些作者 [18] 主张对这类患者初次手术就进行距下关节融合，因为很容易因软骨损伤而出现创伤后距下关节炎。也有学者 [17] 更喜欢早期采用内固定治疗，因为这样的患者距下关节炎的发生率并不明显高于 Sanders II 型和 III 型骨折。如果 ORIF 后出现距下关节炎，也可再行手术进行融合，此时后足的力线是正的，相比矫正畸形的跟骨，降低了风险 [10,11]。

2 手术解剖

全面了解跟骨的 3D 解剖，是骨折复位和固定的基本前提。对于直接观察受限的 MIO 和 MIPO 技术来说是很有效的。

跟骨有 4 个关节面，其中后关节面和中间关节面在承受负重应力方面最重要，必须实现完全解剖重建（图 23.1-4）。在跟骨上缘、沿着 Gissane 角和距下关节下方，有一处致密的皮质，也叫跟骨"后丘"。跟骨最坚固的部分是载距突，支撑距下关节中间的关节面。在一些跟骨骨折伴有距下关节外侧和中间部分脱位的患者中，也发现了载距突的骨折块。

由于骨折的解剖特点，舌形骨折最好采用 Westhues/Essex-Lopresti 方法复位 [42]。从后部打入带手柄的 Schanz 螺钉，打入到跟骨结节骨折块，此方法仅通过术中透视就能精确控制。相比而言，关节压缩骨折需要额外的经皮操作和直视下进行复位。载距突是最坚硬的皮质，最好是把螺钉打入载距突。将患者置于侧卧位，这样可显示最清晰的侧位像，也可显示 Brodén 位像和三维成像。距下关节镜检查也需要采取侧卧位，可经皮微创控制后方关节面的复位 [25]。

在为放置标准的关节镜、克氏针、螺钉而做小切口的过程中，必须注意保护腓肠神经、腓浅神经侧支和腓骨肌肌腱（图 23.1-5）。当克氏针和螺钉在内侧钻孔时，注意避让内侧神经血管束。

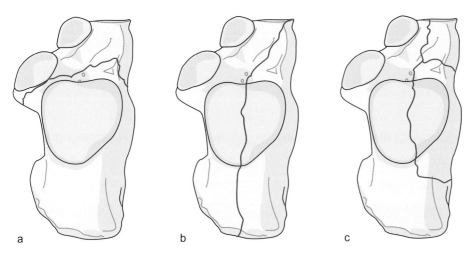

图 23.1–4 关节和骨折解剖。a.介于后方和内侧关节面间的Sanders Ⅱ型舌形骨折（AO/OTA 82B1）适于经皮微创复位。b.Sanders Ⅱ A型和Ⅱ B型舌形骨折（AO/OTA 82B1）或Sanders Ⅲ型舌形骨折（AO/OTA 82B2），骨折通过后方关节面，关节复位必须充分控制，可使用距下关节镜和跗骨窦入路。c.Sanders Ⅲ型（AO/OTA 82C2关节压缩骨折）。如果关节外侧部分压缩，需要对此压缩骨块进行额外处理。最好通过跗骨窦入路进行治疗

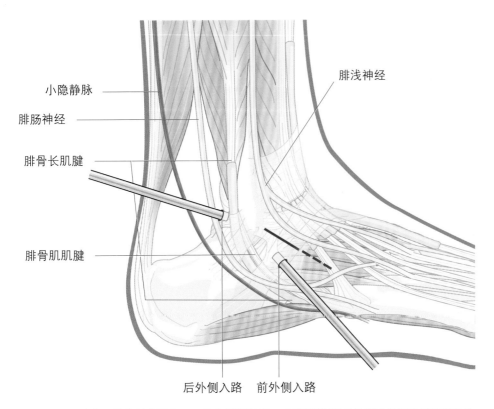

小隐静脉

腓肠神经

腓骨长肌腱

腓骨肌肌腱

腓浅神经

后外侧入路　前外侧入路

图 23.1–5 手术入路和关节镜入口。注意腓肠神经、小隐静脉/跟骨外侧动脉和腓骨肌腱的位置（来自Rammelt等[25]）。微创接骨板接骨术的跗骨窦入路从腓骨尖开始，沿着跗骨窦水平或略微倾斜做切口，长度约3cm（红线）。如果需要可能要延长到跟骰关节，图中实线的延长（红色虚线）[41]

3 术前评估

3.1 临床评估

　　术前应评估患者的一般状况。对于皮肤、皮下软组织以及下肢神经、血管的状况必须进行认真评估。足外侧的感觉（腓肠神经分布区域）和足底的感觉（足底内侧和外侧神经分布区域）要检查并详细记录。检查医师也应关注足部损伤相关的诊断。要特别留意肿胀和水疱，如伴有严重的软组织肿胀，皮肤褶皱消失，在休息、冷敷和抬高患肢时仍出现严重疼痛，要高度怀疑有足部筋膜间室综合征。

3.2 X线评估

　　拍摄X线片应包括跟骨侧位像和轴位像。

　　在侧位像能看到跟骨形状恢复的重要标志，比如Böhler角和Gissane角（图23.1-6a）。轴位像和Brodén系列像这类特殊影像，在评估术中复位时特别有用（图23.1-6b）。

　　怀疑跟骨骨折的病例都要行CT扫描来明确诊断、决定手术适应证。CT扫描对术前规划特别重要。可以选择三维CT扫描，尤其对复杂和罕见的骨折有帮助。足部的其他骨骼在三维影像中应该抹去。

3.3 手术时机

　　经皮微创手术尽可能在1周内实施，最好是在3~5天时实施。使用跗骨窦入路时，手术可被推迟到2周。使用动静脉足（踝）泵、冰敷、促进淋巴回流和抬高患肢以尽量减轻肿胀，并可缩短术前等待时间。可靠的软组织恢复临床体征是

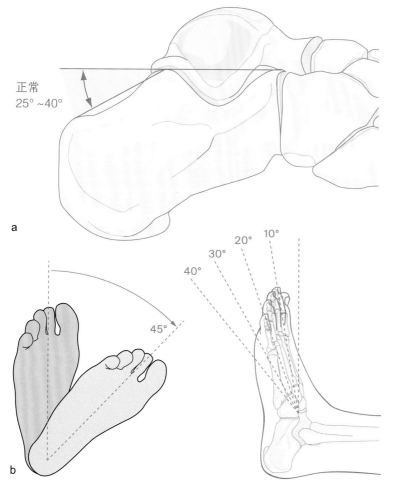

图 23.1-6　a.侧位X线片显示跟骨结节（Böhler）和Gissane角。b.拍摄Brodén像的方法：足内旋45°（患者侧卧，小腿外旋45°），当管球从垂直位倾斜10°时，可以看到距下关节的后关节面，到40°时可看到前关节面

跟骨外侧皮肤皱褶的出现。而经皮微创技术，可以不用等到皮肤起褶皱。

开放骨折、严重软组织挤压（尤其跟骨结节撕脱骨折）、急性筋膜间室综合征都被视为紧急情况。骨折严重移位的多发伤患者、骨折并伴有脱位的病例，可进行急诊手术对骨折进行大概的闭合复位，以减轻软组织受到的挤压，等患者整体状况改善，局部软组织条件好转，可行最终的内固定治疗[6]。

3.4 术前计划

术前 CT 扫描应包括轴位、冠状位和矢状位的重建，以决定是否适合经皮复位，以及如何复位。重要的是要区分舌形与关节压缩骨折、关节受累程度、是否嵌插、后关节面内侧部分是否存在倾斜及程度。复位方式、透视机放置位置、如何进行关节镜控制以及螺钉固定的类型，都应相应规划。

4 手术室准备

4.1 麻醉

一般情况下，建议脊髓或硬膜外麻醉。为了获得最佳的术后疼痛控制，可在术前于超声引导下置入远端坐骨神经导管，以减轻患者早期活动引起的疼痛。抗生素在术前 60 分钟内静脉滴注完成。

4.2 患者体位和 C 形臂位置

患者取健侧卧位（图 23.1-7）。躯干可以用固定在手术床上的豆袋坐垫或塑形垫来稳定。健侧小腿正好在患肢的前面，用软枕垫着，以防止对腓总神经造成压迫。在患肢的下方设置有可透射线的泡沫斜面或枕头。止血带放置于大腿根部，非无菌的 U 形盖布绕大腿一圈放置在止血带的远端。术腿膝关节稍微弯曲，将足放置于手术床远端的拐角。外科医师坐于手术足跟的正后方。

足和小腿消毒至小腿近端 1/3。整个下肢可自由移动，以便需要的时候可旋转小腿，从而在复位骨折时方便透视。手术台远端必须可透射线。为了得到三维图像，需要可透射线的碳纤维桌。开始手术之前，C 形臂倾斜放置于手术台尾端，透视机显示屏放置于患者前方。确保手术开始前透视机可自由、完全地旋转。

4.3 内植物和手术器械

4.3.1 复位和复位控制

带手柄的 6.5mm 皮质骨或松质骨 Schanz 螺钉用于跟骨结节骨折块的复位。大的环形尖头经皮骨钳可复位载距突骨块。复位后方关节面时经常用到骨凿、克氏针和光滑而尖锐的剥离子。做临时固定时可用 1.8~2.0mm 克氏针。

经皮微创复位关节内骨折可通过小型关节镜（直径 1.9~3.0mm，角度为 30°）对关节进行完整的关节镜检查。与之配套的其他关节镜器械，比如探勾、光滑的剥离子、刨刀和刮匙，也会用到。如果采用跗骨窦入路，关节镜只是辅助控制关节复位，可以用"干"关节镜，并不需要一整套（比如需冲水的关节镜）。

4.3.2 固定

为了确切固定，应根据跟骨骨折块的大小和骨的质量选用全螺纹和部分螺纹的 3.5~6.5mm 皮质骨和松质骨螺钉[24]。如果包括外侧壁和前突，可以使用低切迹锁定接骨板[28,29]。有多种跟骨解剖接骨板可用，其中一些是专门为 MIPO 技术中皮下引入而设计的[7,9,39]。对于骨质疏松患者，有多种锁钉的髓内钉可供选择，包括朝向载距突的，可提供更大的稳定性[38]。

5 手术步骤

5.1 手术入路

为了置入用于操纵跟骨结节骨折的带 T 形手

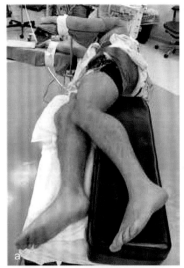
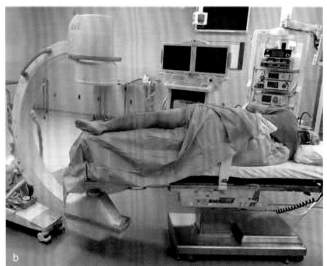
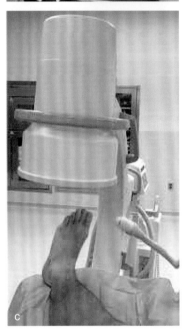

图 23.1-7　a.患者的侧卧位姿势。b.C形臂在手术台远端的倾斜位置。c.小腿外旋，以获得Brodén位像

柄的 Schanz 钉，第一个点状切口位于背侧的结节中线上，其钉道由 3.2mm 钻头预钻而成。该螺钉被置入结节上部，平行于坚硬的头侧皮质，以便依靠手柄获得合适的把持力（图 23.1-8）。在行捅刺切口前，用透视机对确切的进钉点（比如，可以用手术刀或克氏针贴靠在跟骨结节外侧）进行简单检查，尤其是舌形骨折。

如果用关节镜检查，距下关节镜所需的第二和第三个点状切口位于后外侧和前外侧（图 23.1-5）[25]。小关节（2.7mm）关节镜和其他工具（如探勾、

平滑的剥离子、刨刀、刮匙）根据骨折的解剖需要经过工作通道进入。若有关节压缩的情况，可以在跟骨外侧壁或足底侧方做第四个点状切口，以便去除骨折块和向距骨方向复位压缩的关节骨折块。

对于大多数 Sanders Ⅱ 和 Ⅲ 型骨折来说，跗骨窦入路（图 23.1-9a）有助于完成和控制复位 [6-9,22,23,29,39,40]。该入路起于腓骨尖，沿跗骨窦上方走行，如果需要可向跟骰关节延伸（图 23.1-9b）。如正确操作，可避开腓骨肌腱、跟骨外侧动脉、大隐静脉和腓肠神经（图 23.1-5）。

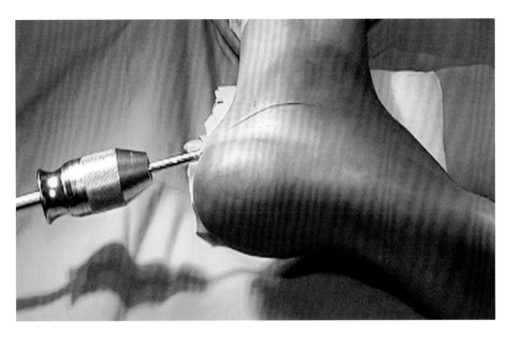

图 23.1-8 Schanz钉从跟
骨结节后上打入。在皮肤
上标记出螺钉的走行

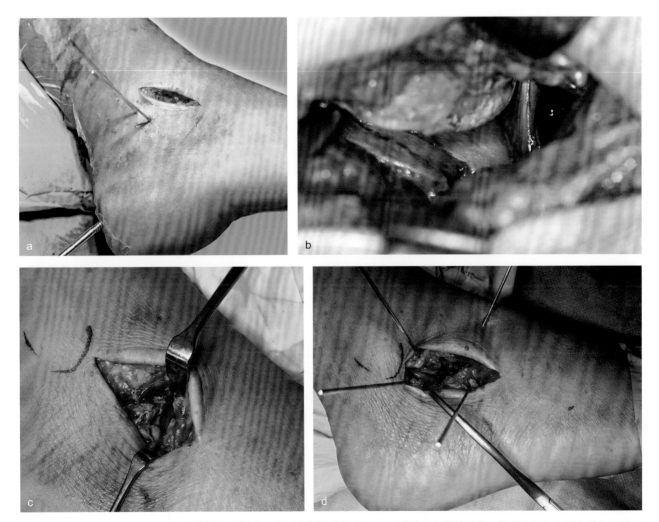

图 23.1-9 a~b.对于Sanders Ⅲ型骨折，跗骨窦入路可直视关节复位。c~d.跗骨窦入路的延伸，用于直视下距下关节和跟骰关节的复位

5.2 经皮复位技术

5.2.1 手动复位辅助工具及使用、间接和直接复位技术、检查骨折复位和对线

如上所述，跟骨结节至载距突骨折块的复位可以通过从后方插入带手柄的 Schanz 钉来实现。把手向远端移动，可以重建跟骨的外形（图23.1-10）。此外，内外翻可以用同样的方法矫正。这项技术最早于1934年由德国外科医师 Westhues 描述 [42]，后来由英国的 Gissane 和澳大利亚的 Essex-Lopresti 用英语推广 [2]，因此被称为 Westhues/Essex-Lopresti 方法。如果后关节面整体移位（比如 Sanders IIC 型舌形骨折），仅用 Westhues 方法就足以获得骨折的解剖复位，并通过术中透视来检查 [24,36]。

对于 Sanders IIC 型骨折，用一个大的弧形尖头骨钳来复位，一边置于可触摸到的载距突上，一边置于跟骨外侧壁（图23.1-11）。这个方法可把内侧骨块压向外侧，对所有 Sanders II 型骨折均可完成骨折块之间的加压。对于 Sanders IIA 和 Sanders IIB 型骨折，钳夹位置可通过跗骨窦切口，

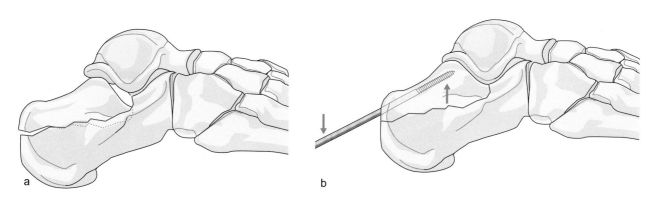

图 23.1-10 舌形骨折（Sanders IIC型）的经皮微创复位。通过操作跟骨结节上部骨块（舌形）来复位（另见病例23.2）

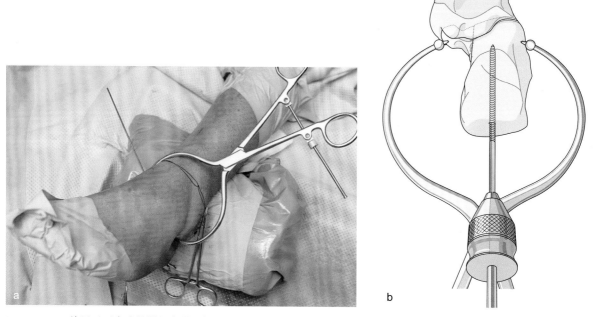

图 23.1-11 使用弧形尖头骨钳经皮微创复位Sanders IIC型骨折中小的载距突骨块

直接控制距下关节的匹配性。

在后关节面成台阶的关节压缩骨折中（Sanders 分型 ⅡA 和 ⅡB），通过移动 Schanz 钉的手柄，并对跟骨结节骨块粗略复位，可以实现外侧关节骨折块的活动。后关节面可以通过经皮插入骨凿、克氏针或者锐利的剥离子去除嵌插的骨块，以便实现关节面的精确复位（图 23.1-12)[39]。

Sanders ⅡC 型舌形骨块需要解剖复位，通过术中透视评估复位质量。在 Sanders ⅡA 和 Sanders ⅡB 型骨折中，行经皮微创后关节面压缩骨块的精确复位，必须通过前面描述的标准关节镜入口进行距下关节镜（图 23.1-13）检查评估。或者，通过术中 3D 影像来评估 [34]。关节镜的优点是可以评估软骨的质量、去除血凝块、分割粘连的纤维带、并从关节间隙和骨折部位去除松散的骨块和软骨碎片。关节镜的使用也减少了辐射暴露。

经初步灌洗，可清除关节和骨折部位的松散碎片、血凝块和纤维粘连。在就诊较晚和只能在受伤后 1 周以上手术的患者中，骨块的清除比较困难，只能通过将尖锐的剥离子插入骨折平面来实现 [24]。然后在关节镜的控制下进行精细复位。

如果单纯用经皮微创技术无法实现解剖复位，则有必要在可能的情况下转换为包括关节镜入路在内的跗骨窦入路，特别是外侧关节骨块严重嵌插或手术延迟超过 10 天的患者 [24]。

5.3　小切口复位技术（跗骨窦入路和改良入路）

对于范围比较人的 Sanders Ⅱ型 和 Ⅲ型骨折，可使用小的和可延伸的跗骨窦入路（图 23.1-9）。这种入路可以很好地显示距下关节。相比需要关节镜辅助控制的单纯经皮微创技术，这种方法对关节复位的要求较低。如果骨折线向远端内侧延伸，关节镜检查仍然可以作为控制复位的手段 [9,40]。关节外骨折可经皮微创复位。

因为避免了神经血管，跗骨窦入路并发症的发生率较低 [22,23,24]。腓骨肌腱可理想地在腱鞘内进行活动和收缩。在腓骨结节处游离肌腱。为了便于观察，外侧距下关节囊和韧带需从关节内侧切开。用小吸引器头吸除陈旧血肿 [39]。冲洗关节腔，清除不适合固定的碎屑、小骨碎片和软骨碎片。

复位顺序与经外侧入路行 ORIF 原则一致。

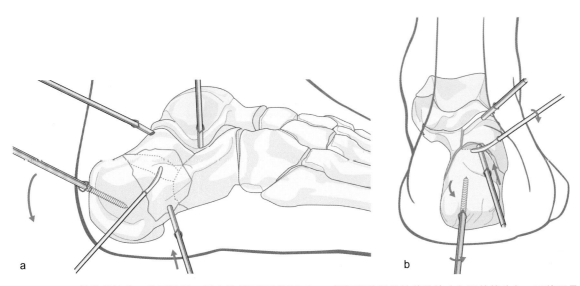

a　　　　　　　　　　　　　　　　　　　　b

图 23.1-12　简单的关节压缩型骨折，后方关节面可以用 Schanz 螺钉移动跟骨结节骨块（向下的箭头）。可使用骨凿、克氏针或尖锐的剥离子经皮微创（向上的箭头）完成关节面良好的复位。关节复位的准确性可通过关节镜评估。前突有时必须降低

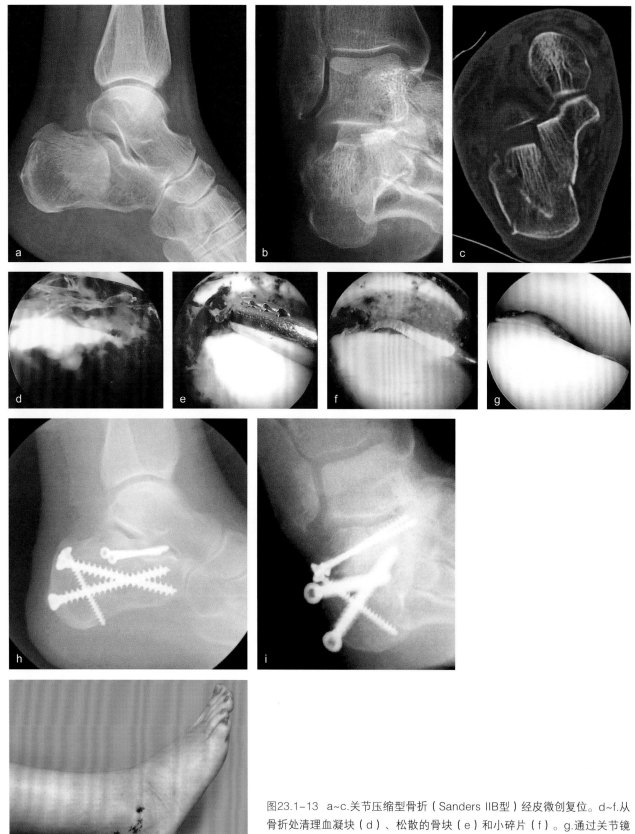

图23.1-13　a~c.关节压缩型骨折（Sanders IIB型）经皮微创复位。d~f.从骨折处清理血凝块（d）、松散的骨块（e）和小碎片（f）。g.通过关节镜检查关节解剖复位。h~i.术中透视可检查跟骨形状的恢复情况和螺钉的位置。j.术后3天，软组织恢复满意，没有肿胀和渗出

首先，内侧壁必须恢复，向内侧和足底移动跟骨结节[6,39,44]。将2根克氏针从跟骨结节内侧打入，直至骨折处。剥离子作为杠杆撬拨主要骨折块（图23.1-14）。

使用从外侧（或后方，图23.1-8~图23.1-12）打入的Schanz钉和剥离子复位骨折。跟骨结

节的旋转错位通过向前或向后旋转Schanz钉来矫正。将克氏针穿过骨折进入载距突，保持跟骨内侧的高度。从腓骨到跟骨的直线牵引器的使用有助于跟骨长度的恢复，并可清晰地显示关节。这一步骤很重要，跟骨结节未能解剖复位将阻碍正确的关节复位。如果内侧高度没有恢复，受跟骨

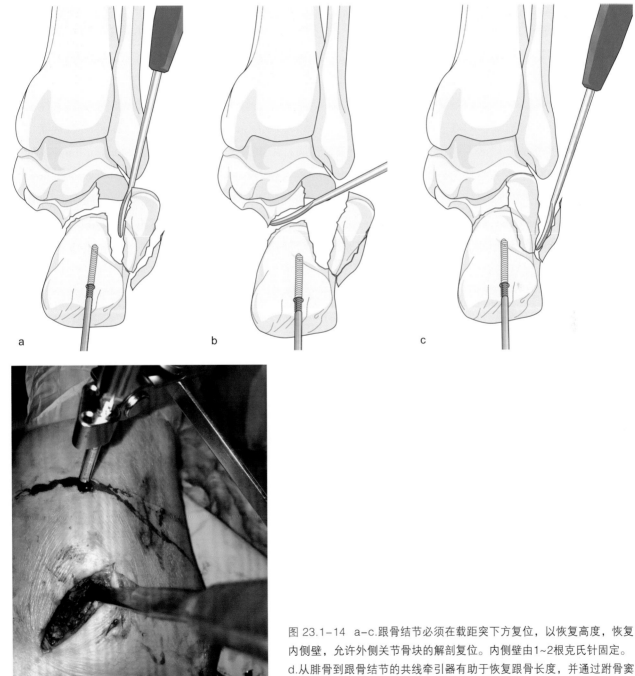

a

b

c

d

图23.1-14 a-c.跟骨结节必须在载距突下方复位，以恢复高度，恢复内侧壁，允许外侧关节骨块的解剖复位。内侧壁由1~2根克氏针固定。d.从腓骨到跟骨结节的共线牵引器有助于恢复跟骨长度，并通过跗骨窦入路改善关节显影

结节骨块的阻挡,外侧关节骨块将无法正确对位。

从内侧到外侧逐渐重建后关节面。中间骨块用残余的克氏针或可吸收螺钉固定。或者,从内侧钻入克氏针,直到与中间骨块的外侧边界平齐,然后将克氏针带着骨块回抽直到外侧骨块复位(图23.1-15)。为了实现从侧方穿入外侧关节骨块,插入克氏针的钻套可用于操作骨块。关节的复位情况可通过切口直接看到,如果可以,以合适的方向经皮打入克氏针做临时固定(图23.1-9)。克氏针应该为螺钉固定预留位置。

其他克氏针可从跟骨结节到跟骨前突置入。前突的复位是恢复正常Gissane角的关键,可用克氏针维持复位。致密骨质通常是单一骨折线,从而为复位提供准确参照。在一些病例中,前突骨块被分支韧带向上拉动,因此,必须使用经皮或经跗骨窦入路,插入的骨凿或尖锐的剥离子下压骨块复位。跟骰关节如有移位,需直视下复位,并从外侧到内侧固定(图23.1-9)。在舌形骨折中,将1根或2根克氏针从跟骨结节上部打入足底,通过术中透视检查复位质量。

5.4 固定技术

一旦距下关节后关节面解剖复位,就用螺钉对关节骨块进行固定。第一枚螺钉通常从后方关节面骨折块的外侧置入,从后丘至载距突,以便使螺钉获得最大的把持力。2.5mm钻头在关节水平下5mm的地方进入,方向应约向头侧偏5°,向前侧偏10°,指向外科医师的示指在跟骨内侧触及的载距突。然后拧入约45mm长、直径3.5mm螺钉。在简单的骨折类型中,也会用到带部分螺纹的直径4.5mm加压螺钉(图23.1-13)。如果关节表面有残留缝隙,这一点尤其有用。在这一步骤之后,仍可将跟骨结节骨块很好地复位到重建好的关节骨折块和前突上。逐步用螺钉取代克氏针以实现确切的螺钉固定, 3.5~4.5mm皮质骨或松质骨螺钉的使用取决于骨的质量。注意避免刺激腓骨肌腱,一般没有必要为使螺钉埋头而移动内植物。置入的螺钉靠近Gissane角的前突可增加稳定性。舌形骨折块由1枚自上方结节至跟骨下方骨皮质拧入的螺钉固定(图23.1-16)。

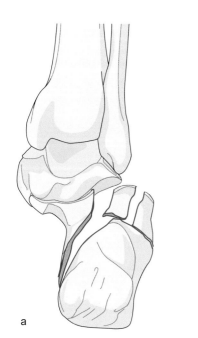
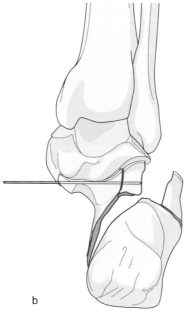
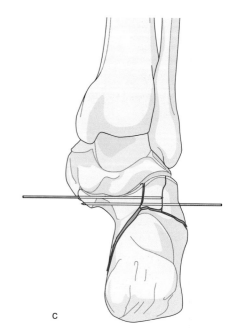

a b c

图 23.1-15 中间有骨块的情况下,从内向外逐步复位距下关节后关节面[5,6]

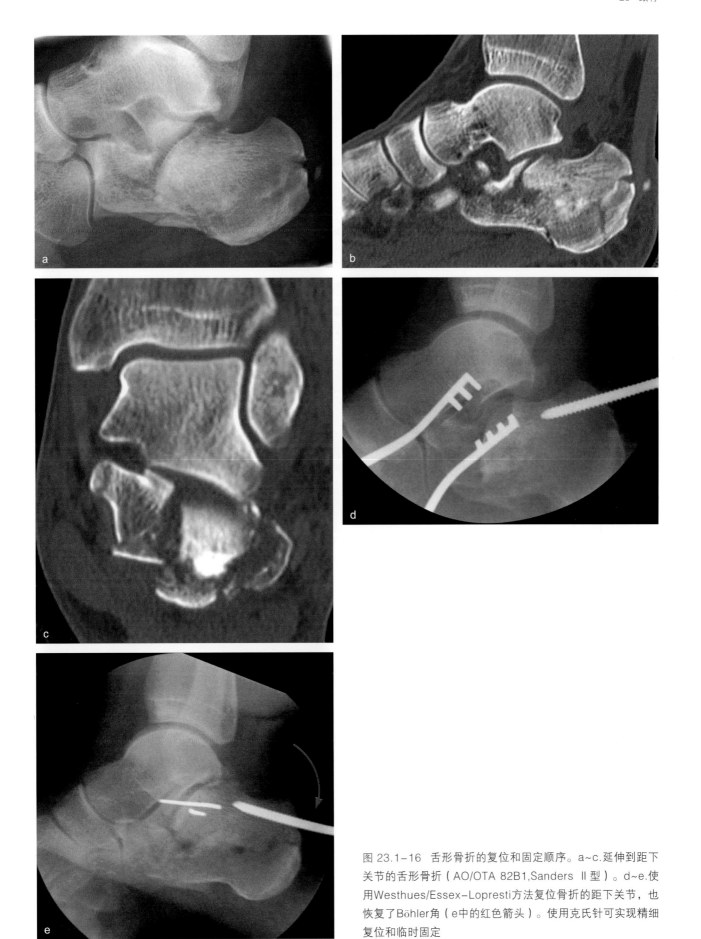

图 23.1-16 舌形骨折的复位和固定顺序。a~c.延伸到距下关节的舌形骨折（AO/OTA 82B1,Sanders Ⅱ型）。d~e.使用Westhues/Essex-Lopresti方法复位骨折的距下关节，也恢复了Böhler角（e中的红色箭头）。使用克氏针可实现精细复位和临时固定

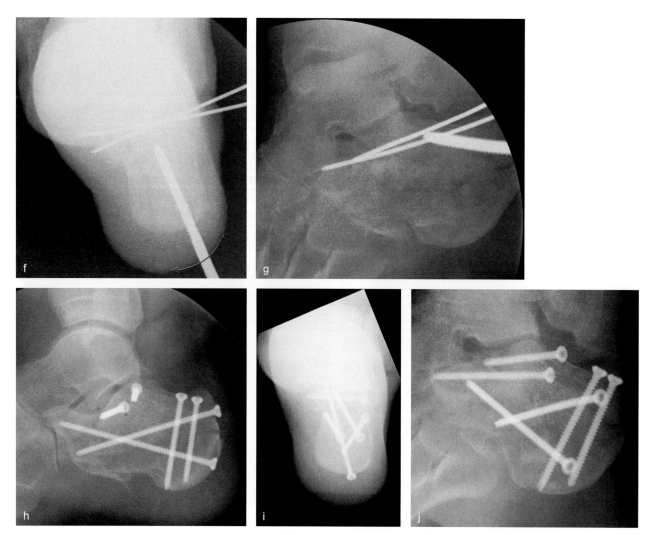

图 23.1–16（续） f.通过在水平面移动Schanz螺钉（红色箭头），可以矫正内、外翻。g.通过跗骨窦入路和Brodén位像，可直视下控制关节的解剖复位。h~j.典型的螺钉分布：2枚在后丘部分，用以固定距下关节；2枚沿着跟骨轴线从跟骨结节进入前突，穿过关键角的附近；2枚从跟骨上皮质朝向跟骨下皮质

如果前突纵向分离，有时延伸到跟骰关节，可沿垂直于骨折线方向从外侧向内侧经过已复位的前突置入 1 或 2 枚螺钉。在靠近跟骰和前突的上缘时可获得最佳把持力。如果选择接骨板作为最终固定，则从跗骨窦入路沿着关节外侧缘插入，用克氏针固定，通过 C 形臂检查位置。有几种小的接骨板可以使用，包括直接锁定接骨板和非锁定接骨板 [28]，以及顺着跟骨外侧壁坚硬的皮质放置的预切小接骨板 [17,39]。如果放置位置正确，则用螺钉固定接骨板于跟骨上。通常第一枚螺钉以传统方式（非锁定）放置，可以把接骨板压到骨面与外侧壁齐平，防止接骨板向外突出，减少对腓骨肌腱的撞击（图 23.1-17）。在骨质疏松的患者中，可使用髓内钉（图 23.1-18）。髓内钉可通过跟骨结节后方的小切口沿着跟骨轴插入，并在微创复位后经皮锁定，如前文所述，可使用跗骨窦入路 [6]。交锁钉可以选择从外侧向载距突打入，这样可获得最大的稳定性 [38]。内固定完成后，拔出所有之前临时固定的克氏针。

使用术中透视，可以通过侧位、背伸位、轴位和 20° Brodén 位像来监控解剖复位后跟骨的形状、螺钉的具体长度和位置（图 23.1-13，图 23.1-16，图 23.1-17）。需特别注意避免螺钉置入关节内（如有疑问可以用关节镜排除）及螺钉过长可能导致内侧软组织受压。这些参数可以用三维增强图像准确评估 [34]。

6 术后治疗

术后使用足踝支具。术后第 1 天开始物理治疗，包括主动和被动进行踝关节、距下关节、跗骨间关节运动练习，以及小腿的等张和等长收缩练习。在指导下练习 15~30 分钟，建议患者应每天至少 2 次各做 30 分钟，持续积极锻炼，每天至少进行 2 小时的连续被动运动。根据骨折的类型和骨质量，8~12 周以内患者应限制患肢部分负重 20kg。除非螺钉头突出，一般不推荐取出内固定。若距下关节［和（或）跟骨］出现僵硬，可取出

内植物，辅以距下关节镜检查和关节松解 [6,25]。

7 并发症

7.1 MIO 失败后的补救

即使术前评估认为可行，经皮解剖复位往往不可能实现。这可能是由于在损伤后手术延迟超过 10 天的情况下纤维连接开始形成导致的。失败的另一个原因是后方关节面骨折块的深嵌插。有时，这些骨折如果不冒进一步破碎的风险就无法实现经皮复位。需要注意的是，经过长时间的闭合操作，由于尝试经皮复位和关节镜后软组织发生肿胀，可能不得不推迟开放复位。

总体而言，外科医师不应该过度热衷于闭合复位。3 次经皮复位尝试失败后，应该转换手术方式为切开复位。关节复位可通过有限的跗骨窦入路来实现，有可能合二为一或者同时使用单独的关节镜入路。在所有情况下，应让患者认识到，不仅可能需要由闭合复位转为开放复位，也可能在严重软组织肿胀的情况下需要二次手术。一般情况下，经皮复位的使用应限于依从性好、骨量良好且伤后 10 天内就诊的患者 [24,36]。通过微创技术，包括 MIPO、跗骨窦入路，手术可以在 2~3 周内进行 [7,9,28]。

7.2 其他并发症

使用外固定架或克氏针固定时，骨针穿过皮肤可能导致针道感染，有高达 3.5% 的病例有可能发展成深部感染 [35,37]。因此，这些技术仅推荐用于多发伤患者或严重软组织疾病患者的临时固定。

经皮螺钉固定后，作者观察发现没有患者出现术后伤口边缘坏死、血肿或感染，术后无手术相关并发症，大多数显著的骨筋膜室综合征或任何其他并发症均可归因于距下关节镜，比如液体外渗 [24-27,35]。在一项 8 周开始完全负重的研究中 [35]，经皮螺钉固定后的 Böhler 角出现显著的二次下沉 [26]，这种情况在 12 周开始完

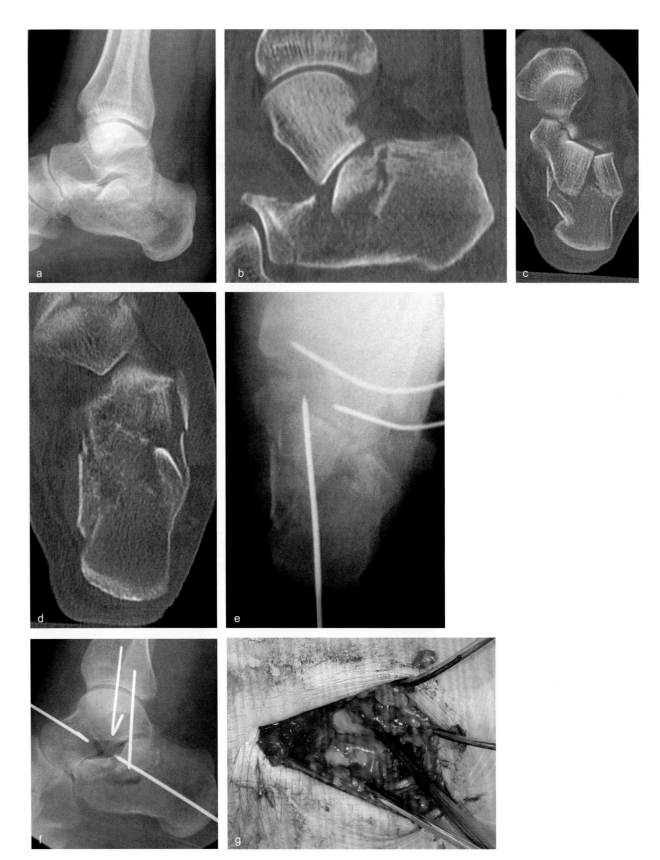

图 23.1–17 关节压缩骨折的复位和固定顺序。a~d.关节压缩骨折（AO/OTA 82C1,Sanders Ⅱ型）的示例，典型的外侧关节骨块倾斜和外侧壁凸起。e.首先复位内侧壁，用克氏针临时固定，将2根克氏针插入距骨外侧突，在跗骨窦入路对软组织温和牵拉。f.跟骨结节骨块复位后，跟骨内侧壁和跟骨整体形状也恢复。g.将压缩的外侧关节骨块复位到内侧部分，重建距下关节，可通过跗骨窦入路直视下检查复位情况

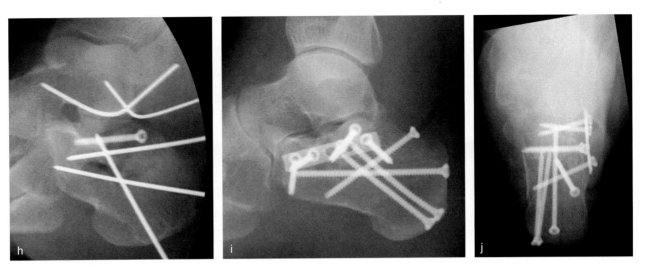

图23.1-17 （续） h.距下关节首先用皮质骨螺钉固定。i~j.将1枚螺钉沿跟骨轴线拧入，另一枚螺钉从跟骨结节上方打入跟骨下方皮质。从跟骨下方打入的2枚螺钉支撑内侧壁，取代第一根克氏针。在微创接骨板接骨术中，从跗骨窦入路引入直的2.7mm1/4管形接骨板，以复位跟骨前突处凸出的侧壁

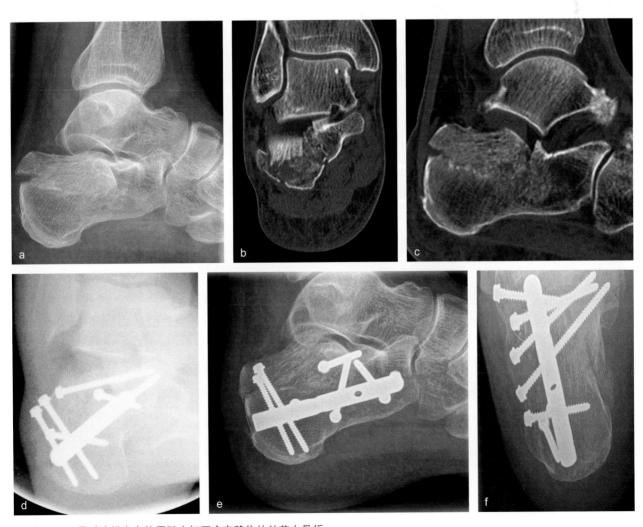

图 23.1-18 骨质疏松患者使用髓内钉固定有移位的关节内骨折

全负重的研究中并不显著。

包括 MIPO 在内的微创复位技术的伤口愈合并发症发生率仍显著低于通过外侧可延伸入路的 ORIF。最近的一项 Meta 分析显示[23]，使用跗骨窦入路的微创技术的总体伤口并发症发生率为 4.9%，使用外侧可延伸入路的开放技术的总体并发症发生率为 24.9%。

通过跗骨窦入路或距下关节镜，可对距下关节直接观察。解剖复位率与开放手术相似，却可最大限度减少软组织并发症[22,27]。功能评分与开放固定方法一样好[22,23,43,44]。

8 陷阱

- 避免单纯使用微创接骨术治疗复杂骨折（例外：多发伤患者的初次治疗，软组织条件差，开放手术有禁忌证）
- 避免使用突出的内植物固定（克氏针、斯氏针）
- 如果 3 次尝试后证实无法闭合复位，转为有限切开复位（不要过度热衷）
- 遵循跟骨骨折固定的学习曲线——经皮复位和螺钉置入至少应是切开复位内固定的进阶水平
- 做侧方的点状切口时避免损伤腓肠神经和腓骨肌腱
- 过长的螺钉可能刺激内侧的软组织
- 使用小的跗骨窦入路进行微创手术，避免牵拉伤口边缘

9 经验

- 制订周密的术前规划（CT 扫描）
- 根据个体骨折类型、功能要求和并发症，选择合适的患者
- 单纯经皮微创技术适用于不太严重的骨折类型——Sanders Ⅱ型、外侧关节骨块没有深部嵌插、骨储备良好

- 对于移位的关节内骨折（Sanders ⅡA 和 ⅡB 型），在恰当的监控（距下关节镜、三维增强图像）下实施关节解剖复位
- 微创复位技术适用于大多数 Sanders Ⅱ型和Ⅲ型骨折，可通过跗骨窦入路直接观察和控制复位
- 如果跟骰关节有移位，跗骨窦入路可以向远端延伸到此关节
- 最好在受伤后 1 周内进行经皮复位手术，2~3 周内可通过跗骨窦入路进行微创复位手术
- 使用标准的关节镜入路，以去除碎片、血块、游离的骨折块，并清理断端。除了跗骨窦入路，还可以用"干"关节镜观察关节面
- 术中透视监控跟骨的解剖复位和螺钉的位置
- 早期物理治疗，不使用石膏固定

10 结果

一些作者[24-27,36,45]观察到经皮微创技术治疗 Sanders Ⅱ型骨折效果优良。据报道，美国骨科足踝协会（AOFAS）对踝 - 后足的功能评分平均为 85~92 分（最好结果是 100 分）。如果关节没有解剖复位，结果不佳[8,9,30,31]。

多项研究报道[22,23,28,29,38,43,44]，针对 Sanders Ⅱ型和Ⅲ型骨折，采用跗骨窦入路行微创复位和固定移位的关节内跟骨骨折，效果良好，并发症少（图 23.1-19，图 23.1-20）。AOFAS 评分范围在 82~88。最近的一项前瞻性随机研究[43]的 Meta 分析和重叠 Meta 分析比较了跟骨外侧可延伸切口 ORIF 和跗骨窦入路行有限切开复位和固定，发现后者更受欢迎，因为其功能好、软组织并发症少。

综上所述，经皮微创和有限切开手术治疗，在最大限度减少软组织并发症和术后瘢痕形成方面发挥了越来越大的作用，同时可恢复跟骨形状和距下（和跟骨）关节解剖复位。跗骨窦入路的微创技术适用于大多数 Sanders Ⅱ型和Ⅲ型骨折，单纯经皮微创复位仅限轻度移位的 Sanders Ⅱ型骨折。作者不鼓励所有类型的跟骨骨折都使用经

皮复位和固定的方法。

11 展望

跟骨骨折的经皮微创复位和固定技术在过去10年间越来越流行。随着新型接骨板和髓内钉的使用,经皮微创的适应证已经扩大。关节解剖复位监控方法的改进(如分辨率更高的3D增强图像、有弹性的关节镜)、计算机导航的使用和新型内植物的设计,可能会进一步扩大经皮微创技术的适应证,并改善那些具有挑战性损伤的治疗效果。尽管有技术优势,但外科医师完成良好复位和固定的能力仍是取得手术成功的重要因素,这些方法都有相当长的学习曲线。

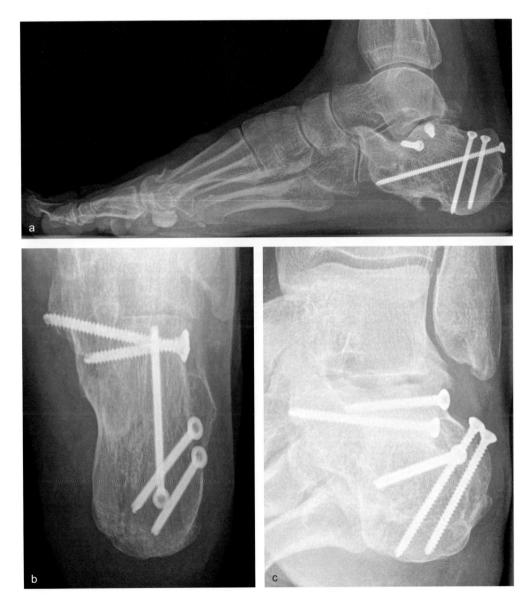

图 23.1-19 采用微创复位和螺钉固定的舌形骨折患者,随访1年,拍摄站立位的侧位(a)、轴位(b)和20° Brodén位(c)X线片,证实骨性连接,没有二次下沉或创伤性骨关节炎的征象(与图23.1-16患者相同)

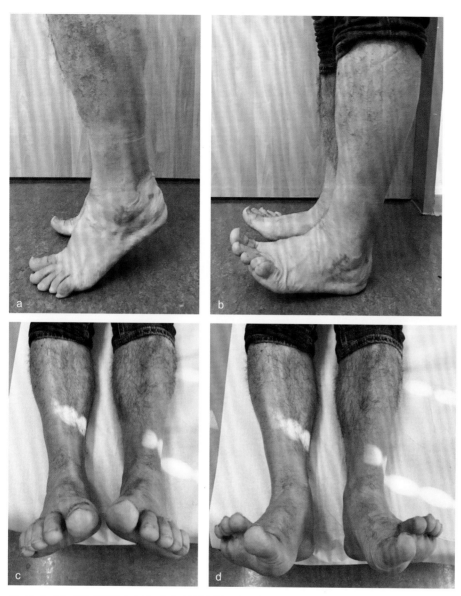

图 23.1-20　通过跗骨窦入路对舌形骨折进行微创复位和固定后1年，形成不平整的瘢痕，踝关节（a~b）和距下关节/跟骰关节（c~d）的活动不受限（与图23.1-16和图23.1-19的患者相同）

12　参考文献

[1] Mitchell MJ, McKinley JC, Robinson CM. The epidemiology of calcaneal fractures. Foot (Edinb). 2009 Dec;19(4):197–200.

[2] Zwipp H, Rammelt S, Barthel S.Calcaneal fractures—open reduction and internal fixation (ORIF). Injury. 2004 Sep;35 Suppl 2:SB46–54.

[3] Sanders R, Fortin P, DiPasquale T, et al. Operative treatment in 120 displaced intraarticular calcaneal fractures. Results using a prognostic computed tomography scan classification. Clin Orthop Relat Res. 1993 May;290:87–95.

[4] Benirschke SK, Sangeorzan BJ.Extensive intraarticular fractures of the foot. Surgical management of calcaneal fractures. Clin Orthop Relat Res. 1993 Jul;292:128–134.

[5] Poeze M, Verbruggen JP, Brink PR. The relationship between the outcome of operatively treated calcaneal fractures and institutional fracture load: a systematic review of the literature. J Bone Joint Surg Am. 2008 May;90(5):1013–1021.

[6] Rammelt S, Zwipp H. Fractures of the calcaneus: current treatment strategies. Acta Chir Orthop Trauma Cech. 2014;81:177–196.

[7] Swords MP, Penny P. Early fixation of calcaneus fractures. Foot

Ankle Clin. 2017 Mar;22(1):93–104.

[8] Sharr PJ, Mangupli MM, Winson IG, et al. Current management options for displaced intra–articular calcaneal fractures: non–operative, ORIF, minimally invasive reduction and fixation or primary ORIF and subtalar arthrodesis. A contemporary review. Foot Ankle Surg.2016 Mar;22(1):1–8.

[9] Rammelt S, Sangeorzan BJ, Swords MS. Calcaneal fractures: should we or should we not operate? Indian J Orthop. 2018 MayJun;52(3):220–230.

[10] Radnay CS, Clare MP, Sanders RW.Subtalar fusion after displaced intra–articular calcaneal fractures: does initial operative treatment matter? J Bone Joint Surg Am. 2009 Mar 1;91(3):541–546.

[11] Rammelt S, Marx C. Management of severe malunions after calcaneal fractures and fracturedislocations. Foot Ankle Clin. 2020 Jun;25(2):239–256.

[12] Zhang W, Lin F, Chen E et al.Operative versus nonoperative treatment of displaced intra–articular calcaneal fractures: a metaanalysis of randomized controlled trials. J Orthop Trauma. 2016 Mar;30(3):e75–81.

[13] Thordarson DB, Krieger LE. Operative vs nonoperative treatment of intra–articular fractures of the calcaneus: a prospective randomized trial. Foot Ankle Int. 1996 Jan;17(1):2–9.

[14] Buckley R, Tough S, McCormack R, et al.) Operative compared with nonoperative treatment of displaced intra–articular calcaneal fractures: a prospective, randomized, controlled multicenter trial. J Bone Joint Surg Am. 2002 Oct;84(10):1733–1744.

[15] Kurozumi T, Jinno Y, Sato T, et al.Open reduction for intra–articular calcaneal fractures: evaluation using computed tomography. Foot Ankle Int. 2003 Dec;24(12):942–948.

[16] Paul M, Peter R, Hoffmeyer P. Fractures of the calcaneum. A review of 70 patients. J Bone Joint Surg Br.2004 Nov;86(8):1142–1145.

[17] Rammelt S, Zwipp H, Schneiders W, et al. Severity of injury predicts subsequent function in surgically treated displaced intraarticular calcaneal fractures. Clin Orthop Relat Res. 2013 Sep;471(9):2885–2898.

[18] Sanders R, Vaupel ZM, Erdogan M, et al. Operative treatment of displaced intraarticular calcaneal fractures: long–term (10–20 Years) results in 108 fractures using a prognostic CT classification. J Orthop Trauma. 2014 Oct;28(10):551–563.

[19] Agren PH, Mukka S, Tullberg T, et al.Factors affecting long–term treatment results of displaced intraarticular calcaneal fractures: a post–hoc analysis of a prospective, randomized, controlled multicenter trial. J Orthop Trauma. 2014 Oct;28(10):564–568.

[20] Griffin D, Parsons N, Shaw E, et al.Operative versus non–operative treatment for closed, displaced, intra–articular fractures of the calcaneus: randomised controlled trial. BMJ. 2014 Jul;349:g4483.

[21] Harvey EJ, Grujic L, Early JS, et al.Morbidity associated with ORIF of intra–articular calcaneus fractures using a lateral approach. Foot Ankle Int. 2001 Nov;22(11):868–873.

[22] Schepers T, Backes M, Dingemans SA, et al. Similar anatomical reduction and lower complication rates with the sinus tarsi approach compared with the extended lateral approach in displaced intra–articular calcaneal fractures. J Orthop Trauma. 2017 Jun;31(6):293–298.

[23] Nosewicz TL, Dingemans SA, Backes M, et al. A systematic review and meta–analysis of the sinus tarsi and extended lateral approach in the operative treatment of displaced intra–articular calcaneal fractures. Foot Ankle Surg. 2019 Oct;25(5):580–588.

[24] Rammelt S, Amlang M, Barthel S, et al. Percutaneous treatment of less severe intraarticular calcaneal fractures. Clin Orthop Relat Res.2010 Apr;468(4):983–990.

[25] Rammelt S, Gavlik JM, Barthel S, et al. The value of subtalar arthroscopy in the management of intraarticular calcaneus fractures. Foot Ankle Int. 2002 Oct;23(10):906–916.

[26] Woon CY, Chong KW, Yeo W, et al.Subtalar arthroscopy and flurosocopy in percutaneous fixation of intra–articular calcaneal fractures: the best of both worlds. J Trauma.2011;71(4):917–925.

[27] Yeap EJ, Rao J, Pan CH, et al. Is arthroscopic assisted percutaneous screw fixation as good as open reduction and internal fixation for the treatment of displaced intraarticular calcaneal fractures? Foot Ankle Surg. 2016 Oct;22(3):164–169.

[28] Bremer AK, Kraler L, Frauchiger L, et al. Limited open reduction and internal fixation of calcaneal fractures. Foot Ankle Int. 2020 Jan;41(1):57–62.

[29] Nosewicz T, Knupp M, Barg A, et al.Mini-open sinus tarsi approach with percutaneous screw fixation of displaced calcaneal fractures: a prospective computed tomographybased study. Foot Ankle Int. 2012 Nov;33(11):925–933.

[30] Crosby LA, Fitzgibbons T. Intraarticular calcaneal fractures. Results of closed treatment. Clin Orthop Relat Res. 1993 May;290:47–54.

[31] DeWall M, Henderson CE, McKinley TO, et al. Percutaneous reduction and fixation of displaced intraarticular calcaneus fractures. J Orthop Trauma. 2010 Aug;24(8):466–472.

[32] Sangeorzan BJ, Ananthakrishnan D, Tencer AF. Contact characteristics of the subtalar joint after a simulated calcaneus fracture. J Orthop Trauma. 1995 Jun;9(3):251–258.

[33] Mulcahy DM, McCormack DM, Stephens MM. Intra-articular calcaneal fractures: effect of open reduction and internal

fixation on the contact characteristics of the subtalar joint. Foot Ankle Int. 1998 Dec;19(12):842–848.

[34] Geerling J, Kendoff D, Citak M, et al. Intraoperative 3D imaging in calcaneal fracture care—clinical implications and decision making. J Trauma. 2009 Mar;66(3):768–773.

[35] Buch J, Blauensteiner W, Scherafati T, et al. [Conservative treatment of calcaneus fracture versus repositioning and percutaneous bore wire fixation. A comparison of 2 methods]. Unfallchirurg. 1989 Dec;92(12):595–603. German

[36] Tornetta P 3rd. Percutaneous treatment of calcaneal fractures. Clin Orthop Relat Res. 2000 Jun;(375):91–96.

[37] Schepers T, Patka P. Treatment of displaced intra-articular calcaneal fractures by ligamentotaxis: current concepts' review. Arch Orthop Trauma Surg. 2009 Dec;129(12):1677–1683.

[38] Zwipp H, Paša L, Žilka L, et al. Introduction of a new locking nail for treatment of intraarticular calcaneal fractures. J Orthop Trauma.2016 Mar;30(3):e88–e92.

[39] Swords MP, Rammelt S, Sands AK. Nonextensile techniques for treatment of calcaneus fractures. In: Pfeffer GB, Easley ME, Hintermann B, et al, eds. Operative Techniques: Foot and Ankle Surgery. Philadelphia: Elsevier;2017:319–326.

[40] Park CH, Yoon DH. Role of subtalar arthroscopy in operative treatment of Sanders type 2 calcaneal fractures using a sinus tarsi approach. Foot Ankle Int. 2018 Apr;39(4):443–449.

[41] Rammelt S, Zwipp H, Hansen ST.Posttraumatic reconstruction of the foot and ankle. In: Browner BD, Jupiter JB, Krettek C, et al, eds. Skeletal Trauma. 6th ed. Philadelphia: Elsevier Saunders; 2019:2641–2690.

[42] Westhues H. A new treatment method for calcaneus fractures. Zentralbl Chir. 1935;35:995–1002.

[43] Yu T, Xiong Y, Kang A, et al. Comparison of sinus tarsi approach and extensile lateral approach for calcaneal fractures: a systematic review of overlapping metaanalyses. J Orthop Surg (Hong Kong). 2020 Jan-Apr;28(2):2309499020915282.

[44] Weber M, Lehmann O, Sägesser D, et al. Limited open reduction and internal fixation of displaced intra-articular fractures of the calcaneum. J Bone Joint Surg Br. 2008 Dec;90(12):1608–1616.

[45] Grün W, Molund M, Nilsen F, et al.Results after percutaneous and arthroscopically assisted osteosynthesis of calcaneal fractures. Foot Ankle Int. 2020 Jun;41(6):689–697.

23.2
跟骨：双侧跟骨骨折（82B1，舌形，Sanders Ⅱ型）

Stefan Rammelt, Hans Zwipp

1 病例描述

22岁男性，从高处摔到水泥地上，双足着地。即刻感到足跟剧痛，无法负重。入院时，双足跟触诊肿胀疼痛。无开放性伤口及神经血管损伤。两侧距下关节活动受限、疼痛。

足侧位X线片显示双侧跟骨骨折移位（图23.2-1a~b）。行CT扫描用于全面评估骨折及拟定手术方案，显示双侧AO/OTA型82B1舌形骨折，右侧Sanders ⅡC型骨折和左侧Sanders ⅡB型骨折（图23.2-1c~d）。距下关节和跟骰关节的前、内侧关节面未移位。由于双侧关节内有移位的骨折，该年轻患者适宜手术治疗。

MIPO的适应证

因该病例双侧均为简单骨折类型（Sanders Ⅱ型）且没有深嵌插，适用微创接骨板接骨术。骨折块足够大，适宜经皮复位。

2 术前计划

两处骨折均可成功经皮复位。右侧距下关节的后关节面可作为一个整体移位（Sanders Ⅱ C

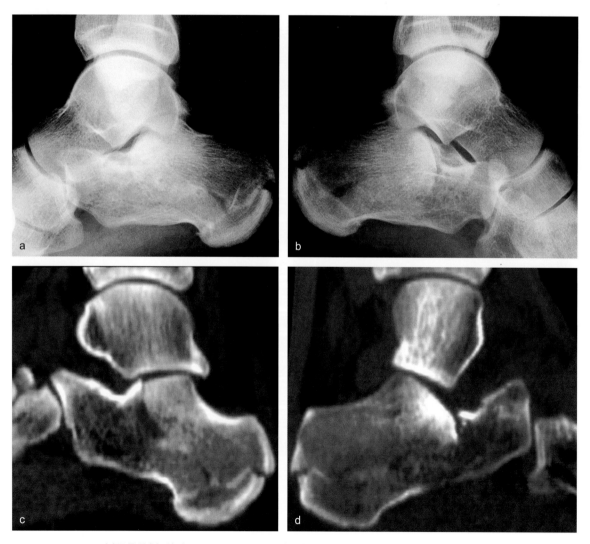

图23.2-1 a~b.双侧跟骨骨折X线片。c~d.为了全面评估骨折行CT扫描

型）。因此只需在透视监视下复位。左侧骨折在距下关节有一个台阶（Sanders ⅡB 型）。因此，需要额外的关节镜监视，以确保实现关节解剖复位。结节骨折块在 Schanz 钉的帮助下复位（图23.2-2）。经过临时克氏针固定和监视下复位后，主要的骨折块被经皮固定。因为患者年轻，有足

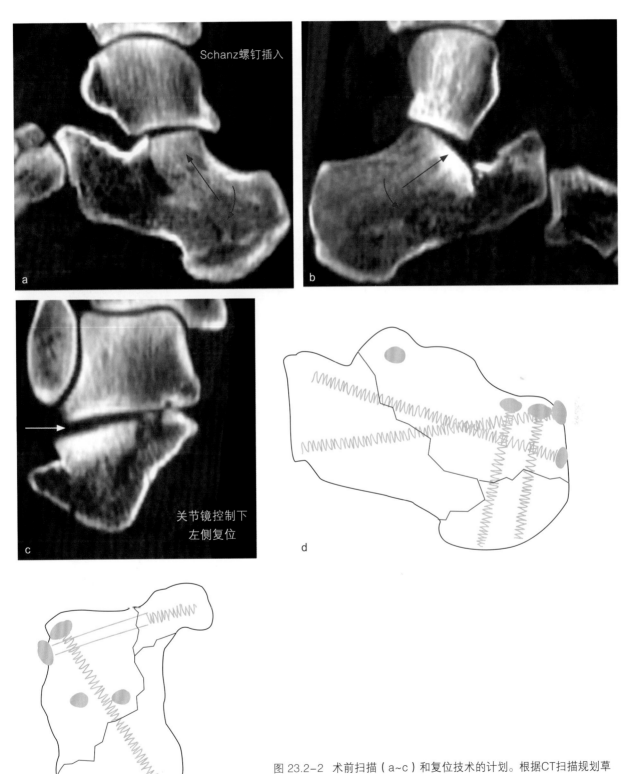

图 23.2-2 术前扫描（a~c）和复位技术的计划。根据CT扫描规划草图（d~e）。年轻患者的骨质量良好，小直径螺钉将足够稳定固定

够的骨量，可使用 3.5mm 螺钉。若是老年骨质疏松患者，应使用 4.5mm 螺钉或 3.5mm 和 4.5mm 螺钉的组合。

3 手术室准备

3.1 麻醉

跟骨骨折内固定术建议使用全身麻醉，因为侧卧位通常使患者不舒服。脊髓麻醉或周围神经阻滞也可使用。

3.2 患者体位和 C 形臂位置

患者侧卧于可透 X 线的手术台上，上方的脚自由下垂。C 形臂置于手术台尾侧，显示器和关节镜放置在手术台的头端，使外科医师在复位跟骨骨折时可以同时控制。在伤侧大腿放置止血带并使其膨胀一段时间，以便关节镜下控制关节复位。

3.3 器械

- 克氏针

- 带手柄的 Schanz 钉
- 3.5mm 或 4.5mm 皮质骨螺钉，4.0mm 或 6.5mm 松质骨螺钉
- 光滑且锐利的剥离子，骨凿
- 小关节镜（2.7mm, 30° 角）
- 关节镜设备（探头、刨刀、刮片等）
- 预防性使用第二代头孢菌素

（系统、器械和植入物的大小可能根据解剖结构而不同）

4 手术入路

通过双侧的刺切口经皮复位螺钉固定。采用左侧距下关节镜标准入路（图 23.2-2，图 23.2-3）。

5 复位

双侧均通过 Westhues/Essex-Lopresti 方法复位结节骨折块，即将 Schanz 钉置入结节骨折块的头侧（"舌形"骨折块），并将手柄向下拉。左侧为 Sanders Ⅱ B 型骨折，需要关节镜监视，以确保达到关节解剖复位。通过前外侧及后外侧的标准入路，利用关节镜观察后关节面。冲洗关节，

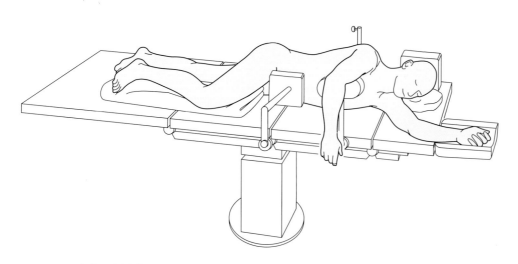

图 23.2-3 患者取右侧卧位固定左侧跟骨，然后翻身取左侧卧位固定右侧跟骨

清除血肿和小碎片。承载着关节的外侧"舌形"骨折块部分大体复位后，跟骨后方关节面的侧方仍有一个小台阶。在关节镜监控下直到看到关节面，用克氏针经皮操作矫正残留的不平整，直至关节面平坦（图23.2-4）。

6 固定

根据个体化的骨折类型，经刺切口使用3.5mm皮质螺钉进行固定。在左侧经皮置入1枚从外侧关节到载距突骨折块垂直于关节内主骨折线的拉

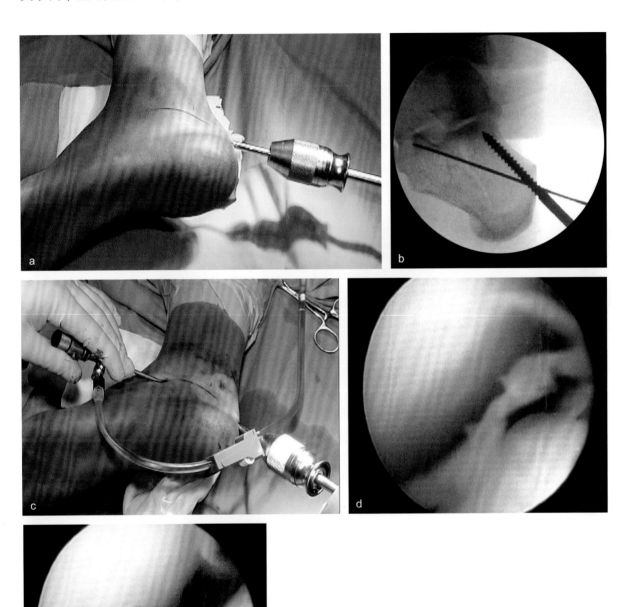

图 23.2-4 左侧在关节镜和透视引导下行Sanders ⅡB型骨折的复位。a~b.Westhues 方法。c.关节镜监视下关节解剖复位。d.后侧跟骨关节面的侧方有小台阶（箭头）和距下关节碎片。e.通过克氏针和关节镜切除残余小碎片来矫正仍存在的关节面不平整

力螺钉，以实现穿越骨折线的加压。有 2 枚螺钉用于将结节的上半部分固定于下方皮质，且另外 2 枚螺钉固定结节至前突（图 23.2-5）。螺钉大小根据患者的局部骨质量决定。

右侧 Sanders Ⅱ C 型骨折的后关节面作为一个整体移位，仅通过透视引导即可实现复位。同样，使用 1 枚螺钉将后关节面骨折块固定至载距突的内侧壁。2 枚螺钉将结节的上半部分（"舌形"骨折块）固定至下方皮质，且 2 枚螺钉将结节固定至前突。后者依靠首枚穿越主骨折线的皮质骨螺钉固定（图 23.2-6）。

7 康复

术后 CT 扫描显示跟骨外形恢复、距下关节解剖复位（图 23.2-7）。

手术后第 1 天开始进行踝关节、距下关节和跗骨中关节的主动和被动活动范围练习。患者的早期活动可以借助可减轻足跟负重至胫骨头的专用靴（例如 Tibiakopf-Abstützstiefel，Orthopädie und Rehatechnik Dresden，Germany）及早开始活动。穿戴靴子 12 周，直到 2 个跟骨发生骨愈合。经放射影像证实骨折愈合后允许全负重。

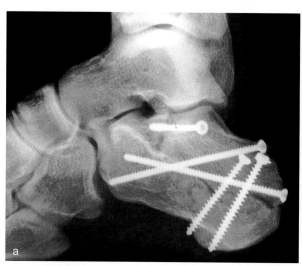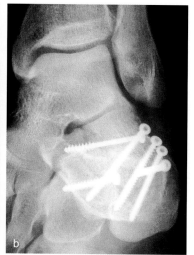

图 23.2-5 左足螺钉固定

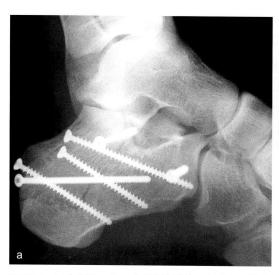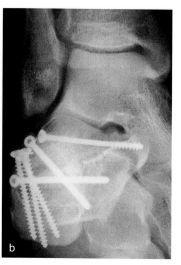

图 23.2-6 右侧Sanders ⅡC型骨折的固定采用同样的技术，仅透视引导即可完成

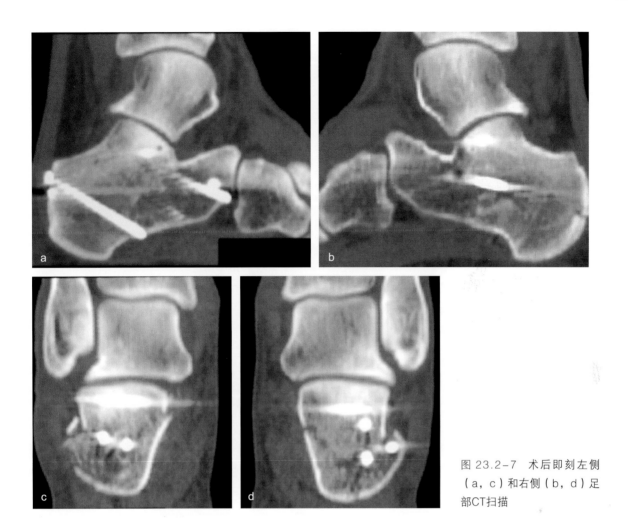

图 23.2-7 术后即刻左侧（a，c）和右侧（b，d）足部CT扫描

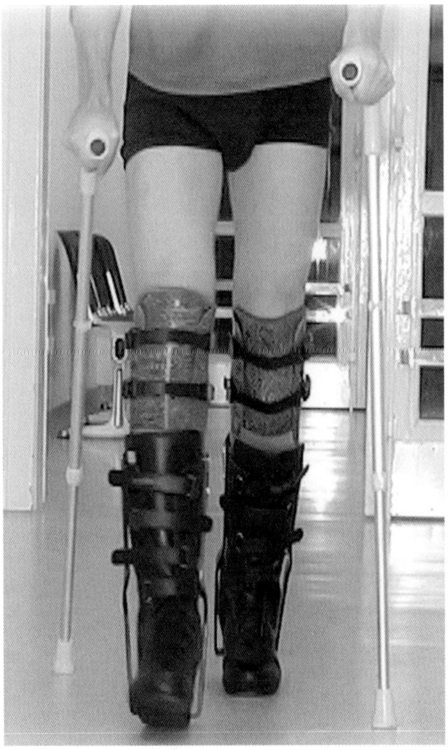

图 23.2-8 穿专用靴早期活动

23.3
跟骨：移位的跟骨关节内骨折（82C2，经跗骨窦入路 MIPO 治疗，Sanders Ⅲ 型骨折）

Michael Swords, Stefan Rammelt

1 病例描述

34 岁男性，从 3m 高的梯子上跌落。右脚立即感到疼痛，无法承重。入院时，后足周围肿胀，皮肤完整，无神经血管缺损。患者体健，无其他疾病。侧位 X 线和 CT 显示右侧跟骨骨折移位（图 23.3-1）。依据 CT 显示 AO/OTA 分型 82B1 舌形骨折合并右侧 Sanders ⅡC 型骨折、Sanders Ⅲ AB 亚型骨折，进行综合骨折评估和手术计划。由于关节内移位、内翻和高度丧失，该患者适宜手术治疗。

2 术前计划

手术选择包括经皮、跗骨窦和外侧延伸入路。选择跗骨窦入路是为了以一种相对组织友好的方式进行精确的关节面评估和复位，并且往往具有更好的距下关节活动度。跟骨骨折的标准治疗经验及复位技术是成功采用跗骨窦入路治疗的必要条件。由于后关节突和侧壁多发骨折，接骨板固定优于螺钉固定（图 23.3-2）。

3 手术室准备

3.1 麻醉

跟骨骨折通过跗骨窦入路固定通常采用全身麻醉。周围神经阻滞可考虑用于术后疼痛控制。

3.2 器械

- 直形和弧形截骨器

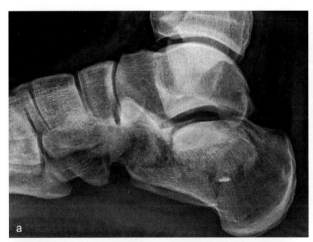

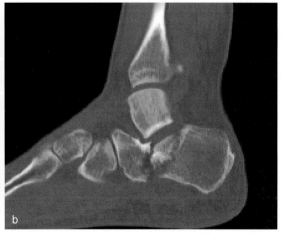

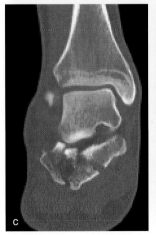

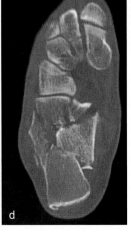

图 23.3-1 侧位X线（a），矢状位（b）、冠状位（c）和轴向（d）CT扫描显示移位的关节面凹陷，跟骨骨折 AO/OTA 82C2，Sanders Ⅲ AB型

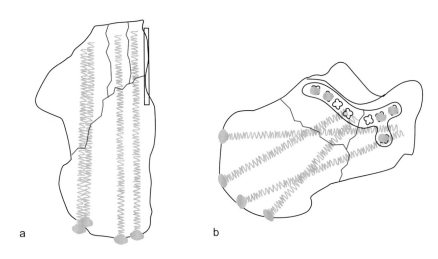

图 23.3-2 术前计划：接骨板固定优于螺钉固定

- 带手柄的 Schanz 螺钉
- 3.5mm 和 4.5mm 皮质骨螺钉
- 克氏针和橄榄针
- 小型骨膜剥离子
- 小接骨板 2.7 可变角度（VA）前外侧跟骨锁定接骨板，或 2.4 T 形接骨板（锁定或非锁定）
- 2.7mm 全螺纹自攻皮质骨螺钉
- 3.5 或 4.0mm 全螺纹自攻皮质骨螺钉
- 第二代头孢菌素，作为单针预防性抗生素使用

（系统、器械和植入物的大小可能因解剖结构而异）

4 手术入路

将患者置于健侧卧位（见 23.2）。手术切口在跗骨窦上方，起始于腓骨的跖侧，沿着腓骨肌腱上方做切口，并朝着跟骨前突方向向远端延伸 2~3cm。该切口沿着跟骨的上方，比暴露距下关节的标准切口略靠近跖侧，更方便在术中放置接骨板。腓肠神经位于切口下面，腓浅神经的分支位于切口背侧。将腓骨肌腱从跟骨的外侧壁剥离，并且只在跟骨外侧的腓骨结节处与腱鞘分离。

显露关节。将腓骨肌腱向跖侧牵开。切除跗

骨窦的脂肪组织以获得清晰术野。如果距下关节的外侧关节囊仍然完整，则将其切开。可以在踝关节近端垫一小块手术巾，使足部悬空，便于将足内翻以改善关节内视野。将一个小的骨膜剥离子插入后关节面下方的骨折线，用于抬起后关节面外侧塌陷的骨块。

5 复位

首先要矫正因内侧壁骨折而引起的跟骨短缩和内翻（图 23.3-3a）。在足底内侧结节放置 2 根克氏针，一根在上，一根在下，插入跟骨内侧壁内，角度大致垂直于后关节面。将 2 根克氏针深入至骨折线附近。将 1 枚 Schanz 钉由外至内穿过跟骨结节（图 23.3–3b）。

将一把骨刀通过内侧壁的主骨折线放置在后外侧关节面骨折块下方。在 Schanz 钉上安装一个 T 形手柄。在用 Schanz 钉旋转跟骨结节使其重新恢复正常对线的同时，用骨刀翘拨内侧关节面和载距突骨块，从而复位内侧壁（图 23.3-3c），恢复内侧壁高度和纠正内翻（图 23.3-3d）。一旦 C 形臂显示复位可以接受，在术者维持复位的同时，助手将之前放置的克氏针推进穿过骨折区。根据术者的判断，可以使用小型牵开器辅助复位。

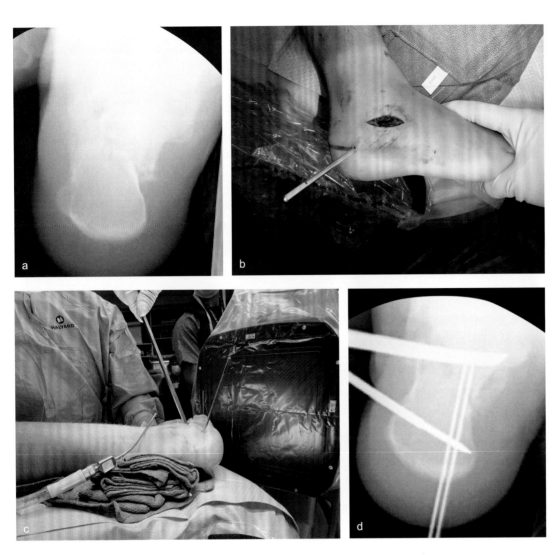

图 23.3-3 a.结节缩短并内翻。b.将Schanz螺钉从外到内置入跟骨。c.通过手术切口放置骨刀,并置于后外侧关节面的外侧部分,用来翘拨载距突,而Schanz螺钉则用于复位跟骨结节。d.轴向图像显示2根克氏针穿过骨折线完成跟骨结节复位

接下来,将小号克氏针插入后外侧关节面骨块中,实现后关节面复位。该克氏针刚好置于关节面下方,以避免干扰接骨板放置。为了操作外侧骨折块并辅助复位,将保护套筒套在克氏针上钻入。通常需要使用多根克氏针。一旦骨折块适当复位,推进克氏针以暂时固定后关节面的关节复位。如有必要,可使用额外的克氏针来辅助或维持复位。至少需要 2 根临时克氏针维持复位,

防止骨块旋转。

接着,复位前突和关键的角度。在直视下进行复位。应根据后关节面的最高点对前突做相应抬高。使用牙科器械 / 刮器牵拉前突的距面,将前突复位至后关节面的临界角。该位置的骨密度高,骨折线清晰且交错,能够准确地评估复位效果。一旦复位,将克氏针自远端穿过皮肤,从前突穿回跟骨体进行临时固定(图 23.3-4a)。

6 固定

6.1 后关节面到前突的固定

插入 2.7mm 可变角度跟骨前外侧接骨板，并放置在跟骨外侧，此时接骨板的孔位在跖侧至临界角，孔位连接后关节面、临界角和前突（图 23.3- 4b）。确保接骨板不在腓骨肌腱上，接骨板下方是外侧壁骨块。常见错误是没有在腓骨结节处从跟骨外侧壁松解腓骨肌腱。外侧壁骨块，也被称为外侧壁爆裂片，被腓骨肌腱拉离跟骨主体。在某些情况下，如果肌腱没有被松解，接骨板可能无意间被放置在跟骨的外侧壁和跟骨体之间。接骨板放于正确位置后，可使用带螺纹的球头加压针将接骨板固定到位。将 2 枚 2.7mm 皮质骨螺钉穿过接骨板置入后关节面下方，以稳定关节面。将 2 枚螺钉置入前突后，取出前突中的克氏针。螺钉应朝向载距突以获得最佳效果。如果在接骨板中使用锁定固定，导向器将直接引导螺钉固定到载距突中。

6.2 跟骨结节到后关节面的固定

在跟骨结节后方临时固定内侧壁复位的 2 根克氏针之间做一个小切口，而后可以取出 Schanz 螺钉。测深后沿着与克氏针平行的方向在内侧壁内置入 1 枚 4.0mm 皮质骨螺钉，以稳定跟骨高度和对线。然后取出克氏针，在内侧壁内放置第二枚螺钉，方向朝向后关节面。接下来，取出第二根内侧壁克氏针。两点固定对于避免跟骨结节的复位丢失至关重要。

6.3 跟骨结节到前突的固定

在大多数骨折中，从跟骨结节至前突需放置 2 颗螺钉。第一颗螺钉通过结节中央的小切口插入。从后结节到前突上部测量并置入 1 枚 4.0mm 螺钉。第二颗 4.0mm 螺钉从结节后方稍上位置进入，并指向临界角下，止于前突。根据骨折类型，可额外放置 4.0mm 螺钉。

关节面的复位情况可通过直视、触诊和 C 形

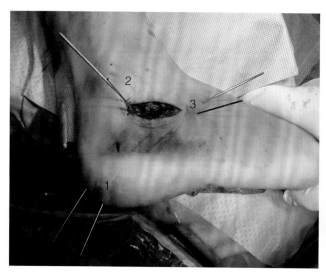
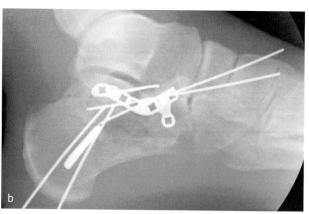

图 23.3-4　a.显示用于临时固定结节（1）、后关节面（2）、前突（3）的克氏针。退针的顺序与图上数字相同。注意至少要用2根克氏针保持复位，以控制所有骨块的旋转。b.C形臂图像显示临时克氏针的位置与沿着跟骨边缘放置的接骨板

臂检查评估确认（图 23.3-5）。若不能确认，可用干性关节镜检查，它能提供最清晰的弯曲关节表面视图。需彻底冲洗伤口。如果使用止血带，适当放气并确认止血成功。将垫子移至外翻足踝远端，缓解皮肤张力，减小切口的张力，有助于伤口闭合。跗骨窦切口用 2-0 编织可吸收缝线缝合皮下组织，用 3-0 尼龙线在低张力下缝合皮肤。小切口用简单缝线缝合。使用的无菌敷料由非粘连敷料和带弹性绷带包裹的软棉卷组成。最后，用填充良好的夹板固定患者。

7 术后

用后方夹板固定患者足部。患肢应抬高，避免因切口肿胀引起并发症。缝线一般在术后 2 周拆除。患者配戴可拆卸的后夹板矫形器中，并继续免负重。每天反复进行踝关节和距下关节的主动活动。术后随访 6 周。X 线检查包括侧位、轴位和 Brodén 位（图 23.3-6）。骨折愈合后，患者可逐渐患肢负重。通常在 2~4 周内进展到完全负重。如果骨折愈合出现问题，患者停止增加负重，

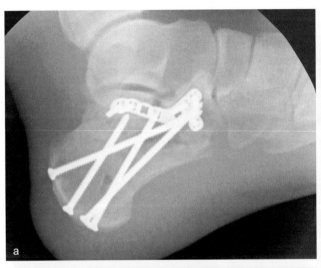

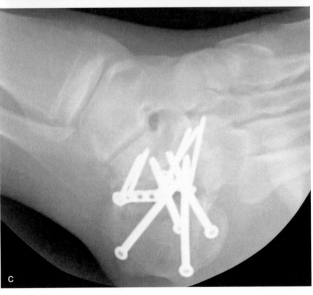

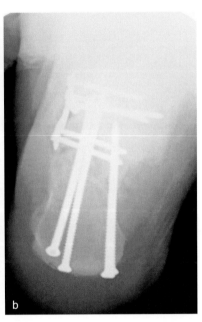

图 23.3-5　最终的术中图像：侧位
（a）、轴位（b）、Brodén视图（c）
显示解剖复位和内植物最终位置

并于 2 周后返回进行进一步的 X 线检查。对于罕见的骨不连，可以进行 CT 扫描。

植入物移除

本例中无须移除植入物（图 23.3-7）。植入物移除通常不是强制性的。取出的适应证包括穿鞋后接骨板疼痛、腓骨肌腱刺激或独立螺钉后方疼痛。必要时，可在术后 1 年取出植入物。如果需要移除植入物，则同时行距下关节松解术，以进一步改善症状和活动范围。

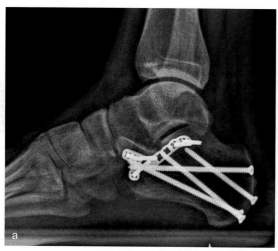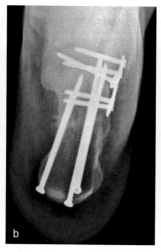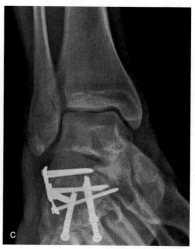

图 22.3-6 术后6周侧位（a）、轴位（b）和Brodén视图（c）X线片显示骨折愈合，解剖对线稳定

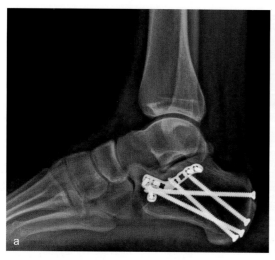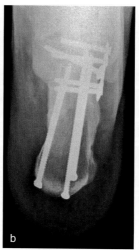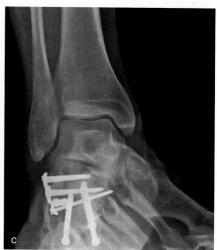

图 23.3-7 术后2.5年侧位（a）、轴位（b）和Brodén视图（c）X线片显示骨折愈合，没有创伤后关节炎的证据

24
儿童骨折

24.1
儿童骨折：概述

Rodrigo Pesantez, Jamil Soni

1 引言

1.1 儿童骨折的特殊性

0~16 岁儿童骨折的比例，男童为 42%~60%，女童为 27%~40%；年发病率为（12~36）/1000[1]。因为体型、生理、骨骼的物理特性、再建和生长的愈合能力不同，儿童创伤后的反应和成人完全不同。

儿童骨骼有不同的区域：骨骺、干骺端、骨干和骨骺与干骺端之间的骺板。骺板是儿童身高增长的主要因素。儿童的骨膜比成人更厚，具有更大的成骨潜力，这会影响骨折移位的模式、愈合能力和骨折复位的难易程度。但是骺板和干骺端损伤可以导致生长紊乱，最终造成肢体不等长或角度畸形。

另外，儿童骨骼的密度低于成人，因为持续增加的血管沟槽而多孔。儿童骨骼拥有相对较小的弹性模量、抗弯屈力量和较低的矿物质含量，因为这些原因，儿童骨骼在较小的张力或压力下即可损伤。

1.2 儿童骨折的治疗原则

儿童骨折的治疗原则与成年人相似：恢复功能、恢复解剖（由于骨生长和重塑过程，不如成人重要）、减轻疼痛和恢复活动。

根据儿童的年龄和损伤类型选择合适的治疗方法，以下适用于成人的 AO 治疗原则也适用于儿童骨折：

- 复位：骺板损伤和移位的关节骨折需要解剖复位，骨干或干骺端骨折的复位要求恢复轴线、长度和旋转
- 稳定骨折的固定：关节内骨折的绝对稳定和大多数骨干骨折的相对稳定
- 保护血运：应用微创技术
- 肢体和患者的早期活动：早期恢复功能

1.3 手术治疗的适应证

大多数儿童骨折的标准治疗仍是非手术治疗。多发性骨折、多发性创伤或年龄较大的儿童（青少年）如果骨折不能通过闭合手法复位，或闭合复位后移位至不可接受的位置，则应考虑手术治疗。

Spiegel 和 Mast[2] 提出适用于儿童骨折手术治疗的 5 项原则：

1. 骺板骨折严禁重复多次闭合复位，因为可能造成骺板生发细胞的损伤，从而导致骺板早闭和晚期畸形。

2. 术中必须解剖复位，尤其是移位的关节内骨折和骺板损伤。

3. 如果必须使用内固定，则越简单越好（例如克氏针），而且应该在骨折愈合后马上拆除。

4. 坚强固定并保证肢体早期活动不是目的，治疗的目的是保证骨折块在解剖对线上的足够稳定，如果需要可以加用石膏外固定。

5. 如果使用外固定应该尽早移除，在软组织问题解决后或者骨折稳定后尽快使用管形外固定代替。然而，在多发伤患者中，不管是内固定还是外固定都必须有足够的强度以便早期活动。

因此，儿童骨折的手术适应证必须考虑儿童的年龄、体型、骨折类型、相关损伤进行仔细规划。

1.4 儿童骨折 MIPO 的适应证和禁忌证

MIPO 的适应证：

- 复杂的下肢长骨骨折，不适合使用弹性髓内钉治疗的超重儿童、开放性生长板、先天畸形
- 一些矫正下肢畸形的截骨术

MIPO 的禁忌证：

- 关节内损伤
- 干骺端损伤
- 上肢骨折

- 下肢骨折伴软组织严重损伤（相对禁忌证，可在软组织情况好转后考虑 MIPO 手术）

2 手术解剖

股骨干

儿童和成人股骨干的差异，除了骨长度/周径的比例不同外，还在于儿童股骨干骨折若采用长接骨板或者髓内钉进行间接复位均有可能损伤股骨干两端的骺板（图 24.1–1）。

治疗儿童骨折最重要的方面是注意保护长骨生长板。因此在骺板一端使用内固定或者使用牵开器、外固定架、弹性髓内钉等不同的复位技术时，术中影像指导（C 形臂）对于避免生长板损伤是必需的。

股骨干手术解剖的详细介绍见"18.1 股骨干：概述"；胫骨和腓骨骨干见"21.1 胫骨和腓骨骨干：概述"。

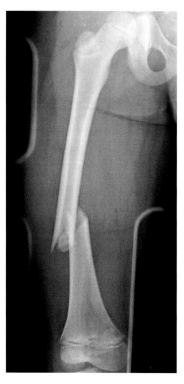

图 24.1–1 7 岁儿童股骨中轴骨折

3 术前评估

3.1 患者一般情况

术前评估应包括年龄、体型、体重、骨骼成熟度、性别成熟度等级（Tanner 分期量表）、损伤类型（单发骨折或多发骨折）、多发创伤，并鉴别是否是虐待损伤。

骨折评估：位置（骨骺、干骺端或骨干，或混合部位损伤），骨折形态，软组织状况，是否为开放性骨折，检查骨筋膜室综合征和神经血管状况。一定要排除生长板、干骺端和骨骺的损伤。使用先进的创伤生命支持方案处理多发伤或复合伤患者。

3.2 X 线和 CT 扫描类型

常规 X 线正位片是骨干损伤诊断标准；在干骺端、骺端和生长板损伤中，对未损伤侧行 X 线检查是有帮助的。如果损伤是在关节部位，CT 和三维重建及磁共振成像将有助于决策过程。

3.3 内固定选择

在下肢骨干长骨骨折及部分上肢病例中，轴向稳定型骨折选择弹性钉治疗。MIPO 的植入物取决于患者骨骼的大小。通常可以使用常规的接骨板和螺钉。但是，如果出现骨质减少、严重粉碎性骨折、骨折近端或远端有碎骨片等情况，应考虑使用锁定接骨板。

3.4 手术时机

手术时机取决于患儿的生理状况和软组织情况。对于简单骨折，一旦患儿的情况适合手术应该立即手术治疗。对于多发伤和复合伤患者，推荐使用临时外固定架进行创伤控制。如果有严重的软组织损伤，使用外固定架作为临时固定来进行分阶段治疗。

4 手术室准备

4.1 麻醉

儿童推荐使用全身麻醉。

4.2 患者体位和C形臂位置

患儿的体位取决于要手术的肢体、手术方法和患儿的生理状况。

在下肢创伤中，患儿通常仰卧于可透X线的手术台上，在同侧臀部下方垫上软垫（将手术巾折叠 2~3 次）和手术巾，以便在手术过程中抬高肢体进行成像（图 24.1-2）。双下肢的准备和铺单对于评价长度和旋转非常有效。

4.3 内植物和器械

对于股骨和胫骨干骨折，根据骨的大小、骨干的粗细，选择 1 块宽的或者窄的 4.5mm 动力加压接骨板（DCP）或有限接触动力加压接骨板（LC-DCP）。在较细的骨上，可以使用 3.5mm 接骨板，特别是在胫骨内侧。

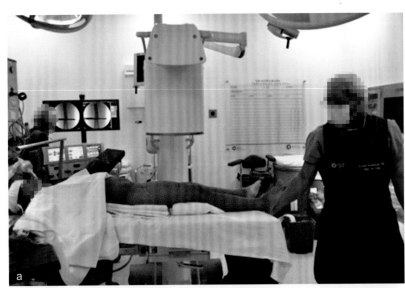

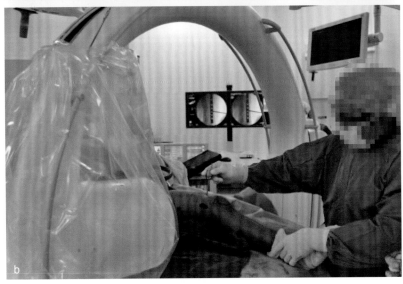

图 24.1-2 a.股骨干骨折固定后的患儿位置。患儿仰卧于透X线的手术台上，在同侧臀部下垫高（将手术巾折叠2~3次）以矫正旋转和抬高肢体。b.肢体抬高后，更容易从侧位观察评估C形臂图像

其他器械包括接骨板折弯器、骨膜剥离器、克氏针、Cobb 骨膜剥离器、股骨牵开器或作为复位器械的外固定架、作为操纵杆的 Schanz 钉、复位钳和骨盆复位钳、控制股骨反曲的垫子（图 24.1-3，图 24.1-4）。

5 手术入路

手术入路的选择取决于骨折的位置和类型。

5.1 股骨

采用 2 个独立的切口标记接骨板的两端，外侧切口通过筋膜，抬起股外侧肌显露股骨。骨膜剥离器或接骨板在股外侧肌下滑入，尽量保护骨膜。将接骨板沿股骨干插向近端，一旦就位即可固定近端，之后进行间接复位，继而每侧用 1 颗螺钉进行远端固定。在确定固定之前要检查对线稳定。

5.2 胫骨

胫骨中段和远端骨折 MIPO 技术推荐使用内侧切口。沿内踝的后缘做远端的切口，避免切口直接横跨胫骨。将接骨板在骨膜上由远端插向近端。在经皮穿钉的时候应该注意远端的腓浅神经。一些近端和中段骨干骨折也可以应用外侧接骨板——从 Gerdy 结节做内近段的切口，抬起胫骨前肌接骨板向远端插入。

6 复位

儿童骨折复位可以通过在标准手术台上徒手轴向牵引完成（图 24.1-5）。

特殊情况下，使用外固定架、牵开器和骨折牵引床可以辅助治疗骨干骨折。在股骨远端骨折中，将一个支撑物放在膝关节下方保持膝关节屈曲，防止向后成角畸形。Schanz 钉可以作为操作杆矫正一切畸形和促进复位。间接复位技术对保

护骨折血肿和软组织血运至关重要。

在简单的骨折类型中，使用经皮点状复位钳或骨盆复位钳可以完成解剖复位，之后在术中透视的帮助下通过小切口置入拉力螺钉固定。

在下肢干部骨折，临时固定后通过对侧正常下肢可以帮助判断患肢的对线、长度和旋转。复位后，最终固定前，术中影像和全长 X 线片有助于评价矫形对线。Krettek 等[2]指出，缆线技术、皮质厚度、小转子影像可以在术中帮助术者评价下肢的长度、轴线对位和旋转对线（见第 9 章并发症和处理）。

7 固定

应该遵循桥接接骨板原则、接骨板跨度比（接骨板长度）和螺钉密度（螺钉的数量和位置）[3]（见第 4 章内植物）。应用长接骨板和数量少、位置合适的螺钉，对于成功固定是至关重要的。

骨折复位后，用外固定架、牵引器或骨折台维持，之后用接骨板螺钉固定。手法牵引后将皮质骨螺钉固定在一块骨折块上，就可以将接骨板作为复位工具使用。透视评价长度和轴向对线。临床检查是否存在旋转后，固定其余螺钉，提供足够的稳定（图 24.1-6）。

术中评价

将双侧肢体都消毒铺单可以在术中对比健侧肢体，帮助评价长度和纠正旋转畸形[4]，此法在股骨干骨折中非常有效。在胫骨干骨折术中，应在屈髋屈膝 90° 并保持踝关节背屈的情况下评价旋转畸形，应该进行双侧肢体对比以确定足的位置和胫骨旋转是否对称。

8 术后治疗

术后 24 小时可停用预防性抗生素。患肢应该轻度抬高保持髋、膝关节屈曲。注意控制疼痛和

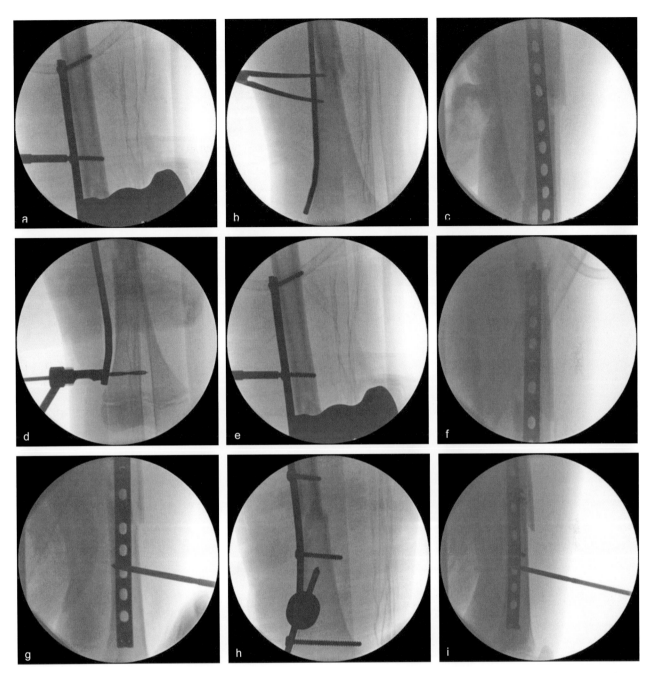

图 24.1–3　a.选择接骨板长度，使用可锻模板塑造股骨远端轮廓。b.接骨板沿股骨远端成形，从远端滑动到近端。c.侧位X线片，对照评估接骨板位置。d.将接骨板固定于远端节段，利用C形臂观察，避开股骨远端骨骺。e.用骨锤固定近端碎片并复位。f.侧位X线片，控制对线。g.插入Schanz螺钉矫正远端碎片的后屈。h.远端碎片中的第二颗皮质螺钉。i.最后侧位X线检查

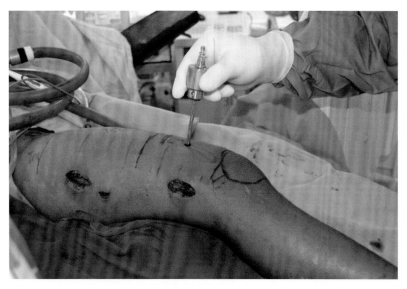

图 24.1-4 将前方的Schanz针插入远端碎片以矫正伸展畸形。此外，在中轴处凸起的垫子有助于恢复股骨后屈

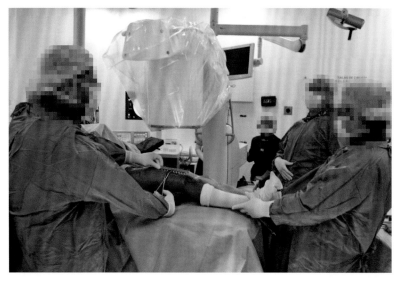

图 24.1-5 儿童骨折恢复长度通常通过手工牵引完成，并使用C形臂进行评估

部分负重下早期功能锻炼。鼓励被动活动膝关节和髋关节。在患者没有不适的情况下尽早进行所有关节（髋、膝、踝关节和足趾）的辅助下主动活动。当 X 线显示骨折愈合后增加负重锻炼。

推荐一旦骨折愈合就移除内植物，此原则应该在进行内固定之前就要告知患者及其父母或监护人。

9 并发症

微创内固定失败的补救措施

如果微创固定失败，第一步应该分析失败原因，在大多数病例中是因为制订手术策略或执行步骤中的缺陷导致的技术性失误。翻修中固定技

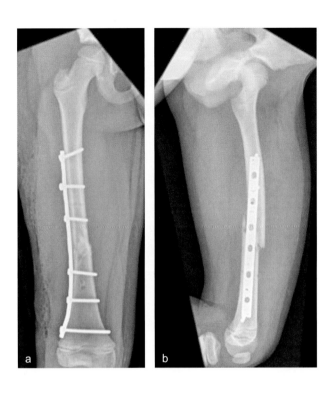

图 24.1-6 术后即刻X线片

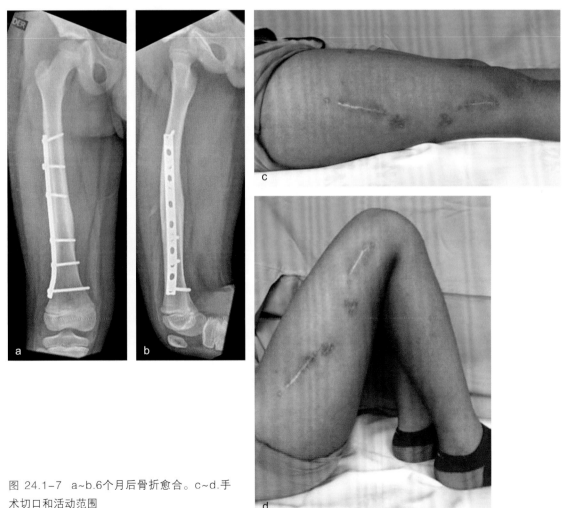

图 24.1-7　a~b.6个月后骨折愈合。c~d.手术切口和活动范围

术应该改正一切缺陷，应用正确的原则，比如接骨板跨度比或接骨板螺钉密度。去掉失效的内固定前应该准备好合适的器械，例如取钉器械和凿子以去除接骨板（详见第 27 章移除植入物）。

10 陷阱

- 旋转对位不良在股骨和胫骨干骨折中比较常见
- 大的蝶形或多段骨折，骨块和骨折区域不连续，可能导致延迟愈合。但试图直接复位将会分离蝶形骨块周围的软组织导致血供破坏
- 矢状面复位不良：股骨干和股骨远端骨折中反曲畸形常见
- 采用 MIPO 或其他手术技术治疗儿童长骨骨折，都可能发生骨过度生长的情况。不稳定骨折可能是儿童骨骼发育过度的危险因素。虽然这不是骨折治疗的临床问题 [5]，但一定要在诊疗前告知患儿家人或监护人

11 经验

- 使用术中透视（前后位和侧位）避免长骨生长部损伤
- 双侧肢体均消毒铺单以便术中比较。应用间接复位技术并应用临时固定，比如股骨牵开器、外固定架或内固定。临时固定后平行骨干轴线在骨骼中部置入皮质骨螺钉以避免平移和旋转移位。术中检查长度、轴线和旋转对位后再行最终固定
- 使用骨钩或者带 T 形把手的 Schanz 钉作为操作杆复位骨块，使之接近主骨块。将 1 枚常规的皮质骨螺钉通过某个接骨板钉孔置入，可以作为间接复位技术使用。在胫骨应用经皮导向器可以帮助复位这些骨块
- 在股骨干下方垫软枕，骨干侧位像上检查对线

12 结果

MIPO 技术总体而言效果良好。因遵循相对稳定原则，骨愈合过程和骨痂形成良好。该手术结局好的主要原因是保存了局部骨膜和软组织的完整性。

使用螺钉更少的现代锁定接骨板具有更好的效果 [2]。接骨板的长度最影响术后结果。在不稳定性股骨骨折中，较长的接骨板可增加植入物的工作面积，以获得更好的载荷分布，并降低接骨板上的应变，从而实现充分愈合。该技术提供了稳定的结构和良好的愈合率，快速恢复完全负重，并且简化了粉碎性和不稳定性骨折中的内固定器械取出，从而实现早期活动，减少并发症。

Stoneback 等 [3] 报道了 MIPO 技术在不稳定股骨骨折中的良好临床和影像学结果。术后 2 年，未观察到肌肉力量丧失和残余旋转畸形。

13 展望

间接复位和实现相对稳定是儿童和青少年下肢骨折手术固定的良好选择 [6]。MIPO 技术的愈合过程更快且并发症少，成为骨干区域骨折的首选治疗方法。

未来的目标是：
- 生物相容性 / 生物可降解植入物
- MIPO 技术专用儿科接骨板的可及性
- 为了让患儿早日回到他们的熟悉的环境中，使用相关的专用仪器设备
- 利用生物解决方案最大限度地发挥手术效果，避免严重并发症

14 参考文献

[1] Brighton BK, Vitale M. Epidemiology of fractures in children. In: Rockwood and Wilkins Fractures in Children, Ninth Edition. Philadelphia: Lippincott Williams & Wilkins; 2020.

[2] Krettek C, Micalu T, Schandelmier P, et al. Intraoperative

control of axes, rotation and length in femoral and tibial fracture. Technical note. Injury. 1998;29 Suppl

[3] C29–39.3. Stoneback JW, Carry PM, Flynn K, et al. Clinical and radiographic outcomes after submuscular plating (SMP) of pediatric femoral shaft fractures. J Pediatr Orthop. 2018 Mar;38(3):138–143.

[4] Valenza W, Soni J, Gasperin W, et al.Submuscular bridge plating in the treatment of unstable femur fractures in children and adolescents. J Musculoskelet Surg Res. 2019 Jun;3(3):286–291.

[5] Sutphen SA, Beebe AC, Klingele KE. Bridge plating length-unstable pediatric femoral shaft fractures. J Pediatr Orthop. 2016 Jun;36 Suppl 1:S29–34.

[6] Park KH, Park BK, Oh CW, et al.Overgrowth of the femur after internal fixation in children with femoral shaft fracture—a multicenter study. J Orthop Trauma.2020 Mar;34(3):e90–e95.

24.2
胫骨和腓骨骨干：简单斜形骨折（42A3）

Kyeong-Hyeon Park

1 病例描述

6 岁男孩，走路时被车撞伤，导致胫骨干中段闭合性骨折伴足内侧软组织损伤（图 24.2-1）。

MIPO 的适应证

胫骨骨折在小儿创伤骨科中较为常见，大多采用闭合方法和石膏固定进行有效治疗。虽然石膏固定一直是儿童胫骨骨折的标准治疗方法，但手术治疗对开放性骨折、骨折合并软组织损伤及需要手术治疗的相关骨折或损伤儿童尤其有益。虽然弹性髓内钉是治疗合并软组织损伤或开放性儿童胫骨骨折的最佳方法，但对于年龄较大或肥胖儿童、长斜形骨折及胫骨远端或近端骨折的治疗，弹性髓内钉可能导致稳定性不足。在本病例中，患者存在足部软组织损伤，骨折闭合复位后，单纯石膏固定难以维持，骨折类型为斜形，这意味着很难维持长度。因此，MIPO 是该患者增加稳定性和软组织保护的另一种选择。

2 术前计划

一旦决定该病例适合 MIPO，完善的术前计划有助于后续手术的进行。该计划应包括手术入路、骨折块的图示、复位技术、最合适的内植物以及其使用所需的步骤（图 24.2 - 2）。

3 手术室准备

3.1 麻醉

通常建议对儿童进行全身麻醉。

3.2 患者体位和 C 形臂位置

患者仰卧于可透视手术台上。在患肢同侧臀部下放置一个垫块以防止腿部外旋，便于手术过程中外科医师不需要始终把持下肢。在大腿捆绑气动止血带，并将腿放置在垫子上（图 24.2 -3）。透视机放置于患肢同侧。

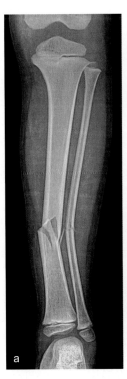
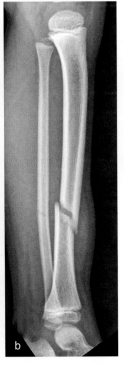
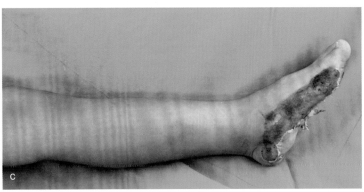

图 24.2-1 a~b.初步前后位和侧位X线片显示胫骨干斜形骨折。
c.临床外相图片显示内侧软组织损伤

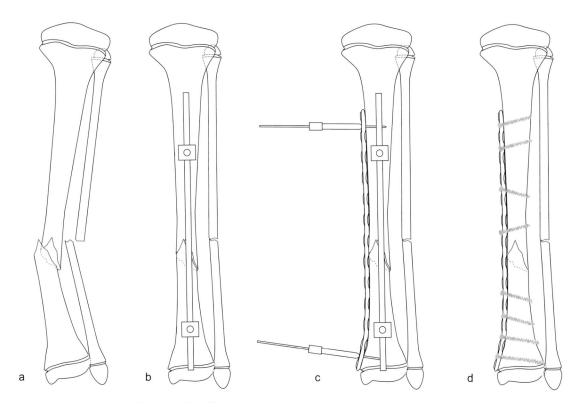

图 24.2-2 a~b.复位时使用斯氏针从前方置入，以免妨碍接骨板的应用。使用外固定架维持复位。c.从内侧入路置入12孔小型锁定加压接骨板。在透视机引导下，置入1枚克氏针以检查前后位和侧位中接骨板的位置。d.置入皮质骨螺钉，固定可靠后取出外固定架

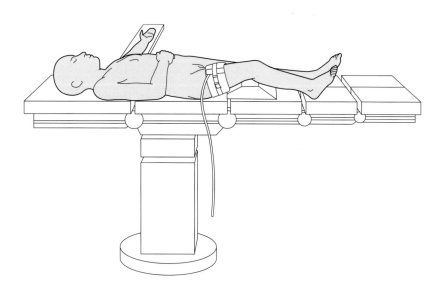

图 24.2-3 患者仰卧于可透视手术床上，大腿捆绑止血带，膝关节和大腿下垫枕头

3.3 器械

- 外固定架
- 克氏针
- 12 孔小型 3.5mm 锁定加压接骨板（LCP）

（内固定系统、器械和内植物的型号可能根据解剖结构而有所不同）

4 复位和手术入路

使用外固定架间接复位。斯氏针按前后方向置入胫骨近段和远段。通过手动牵引和使用斯氏针复位后，将每个斯氏针连接到一个长杆上，以控制长度和对位。由于是骨干骨折，内侧没有软组织损伤，所以计划使用内侧接骨板（图 24.2-4）。将凯里钳从远端到近端切口滑过骨膜，

为接骨板的皮下通道做好准备。然后使用螺纹钻套筒作为手柄，将 12 孔小型 3.5mm LCP 插入通道。接骨板需要充分塑形以贴合胫骨内侧（图 24.2-5）。

5 固定

于接骨板近端和远端孔置入克氏针，在透视机上通过前后位和侧位确认接骨板位置（图 24.2-6）。植入皮质骨螺钉，固定后取出外固定架。

6 康复（图 24.2-7）

移除内植物

对于儿童，通常建议取出接骨板（图 24.2-8），胫骨内侧接骨板会刺激软组织。

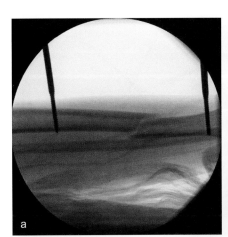
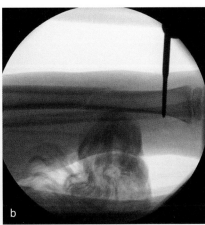
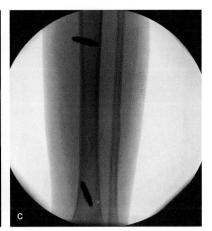
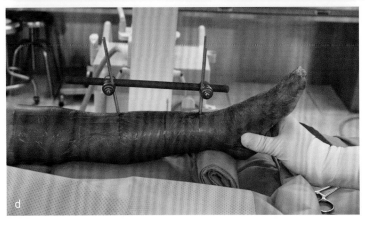

图 24.2-4 a~c.在胫骨近端和远端从前后位置入斯氏针。通过人工牵引和持骨器钳夹骨折块来完成复位。d.复位完成后，将斯氏针与一根长杆连接以维持骨折复位

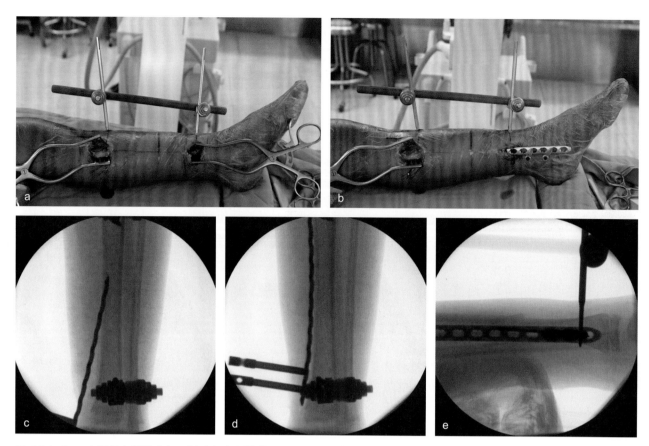

图 24.2-5 a.在胫骨内侧做小切口以建立皮下通道。b~e.置入一个12孔小型锁定加压接骨板，通过透视机确定合适的接骨板位置

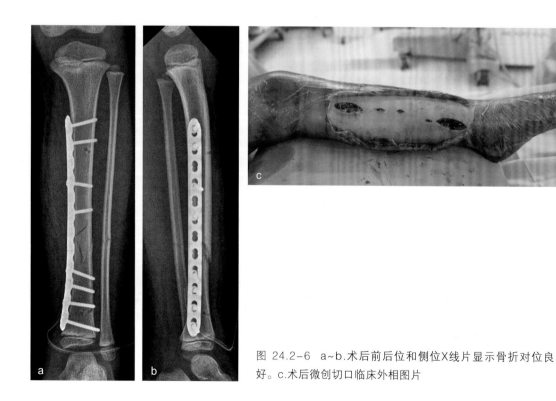

图 24.2-6 a~b.术后前后位和侧位X线片显示骨折对位良好。c.术后微创切口临床外相图片

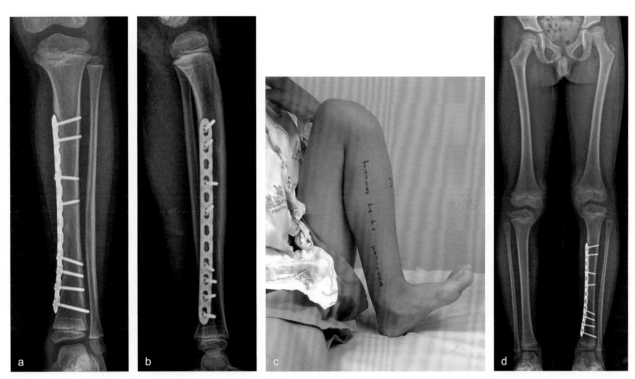

图 24.2-7 术后1年前后位、侧位X线片及临床外相图片。a~b. X线片显示骨折已完全愈合。c.患者演示膝关节和踝关节活动度良好。d.站立位下肢X线片确认下肢力线良好，无下肢不等长

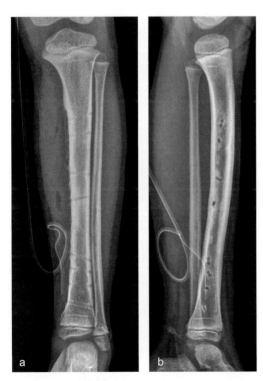

图 24.2-8 取出内植物后即时拍摄的前后位和侧位X线片

24.3
胫骨和腓骨骨干：简单横形骨折（42A3）

Kyeong-Hyeon Park

1 病例描述

15岁男孩，因车祸伤及右腿，胫骨远端闭合骨折。骨折类型为简单横形骨折（图24.3-1）。

MIPO的适应证

虽然石膏固定是儿童和青少年胫骨骨折的标准治疗方法，但一些骨折需要手术稳定，如开放性骨折、合并软组织损伤和相关的其他需要手术治疗的骨折。弹性髓内钉由于其生物学优势，已被广泛应用于小儿胫骨干骨折的治疗。然而，对于年龄较大或肥胖儿童，弹性钉可能导致稳定性不足。刚性髓内钉是治疗成人胫骨骨折的标准方法，但由于可能的骨骺损伤和（或）狭窄的髓腔，在青少年中应用较少。在这种情况下，MIPO是稳定和保护软组织的良好选择。

2 术前计划

一旦选择了MIPO，完善的术前计划有助于后续手术的实施。该计划应包括手术入路、骨折块的图示、复位技术、最合适的内植物及其使用所需的步骤。如有必要，应适当对接骨板进行塑形（图24.3-2）。

3 手术室准备

3.1 麻醉

推荐对青少年进行全身麻醉。

3.2 患者体位和C形臂位置

患者仰卧于可透视手术台上。在患肢同侧臀部下放置一个垫块以防止腿部外旋，便于手术过程中外科医师不需要始终把持下肢。可选择在大腿上使用气动止血带，腿置于垫子上（图24.3-3）。透视机位于患肢另一侧。

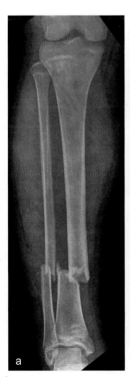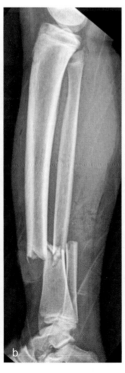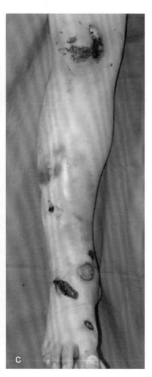

图24.3-1 a~b.初始前后位和侧位X线片显示胫骨干远端横形骨折移位。c.临床外相图片显示软组织损伤伴腿部肿胀

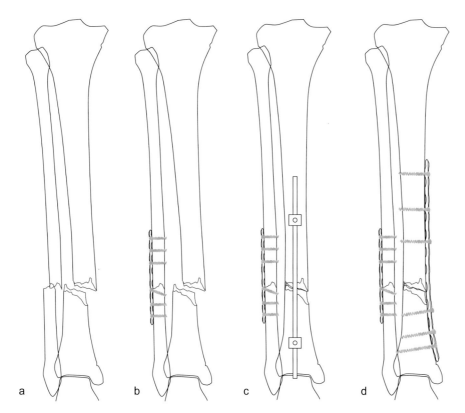

图 24.3-2　a~b.腓骨切开复位内固定有助于恢复胫骨长度和旋转。c.采用前后位置入斯氏针复位胫骨，使用外固定架维持骨折复位。d.内侧置入11孔窄型锁定加压接骨板，固定确切后取出外固定架

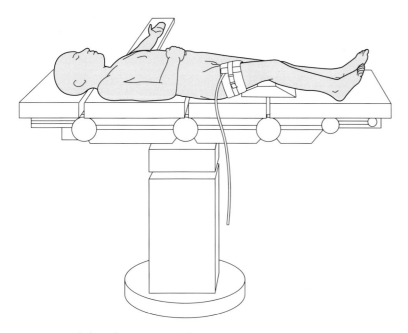

图 24.3-3　患者仰卧于可透视手术台上，大腿捆绑止血带，膝关节下垫高

3.3 器械

- 外固定架
- 克氏针
- 12 孔小型 3.5mm 锁定加压接骨板（LCP）和窄型 5.0mm LCP

（内固定系统、器械和内植物的型号可能根据解剖结构而有所不同）

4 复位和手术入路

通过直接侧方入路进行腓骨切开复位和固定，以恢复长度和旋转对位（图 24.3-4）。在透视机引导下在前后方向通过斯氏针复位胫骨，外固定架维持复位（图 24.3-5）。由于远端骨折的位置，所以计划在内侧进行固定。建立一个皮下通道，植入接骨板（图 24.3-6）。

5 固定

在前后位和侧位图像中，通过透视机确定接骨板的位置。置入皮质骨螺钉和锁定螺钉，固定后取出外固定架（图 24.3-7）。

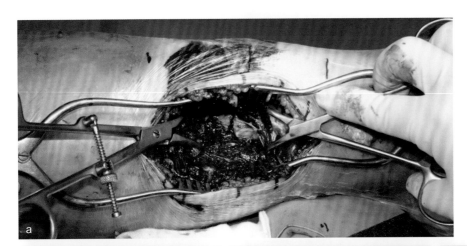

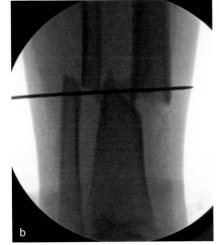

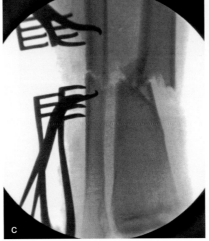

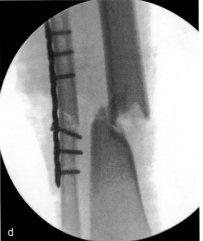

图 24.3-4 直接外侧入路复位和固定腓骨骨折，牵引和通过复位钳钳夹骨折块来实现复位

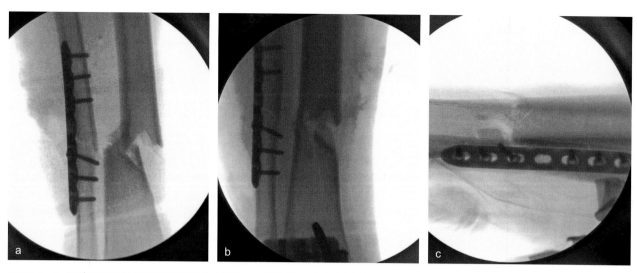

图 24.3-5　通过斯氏针从前面固定实现胫骨复位，以避开下一步在内侧进行的微创接骨板接骨术，复位用外固定架维持

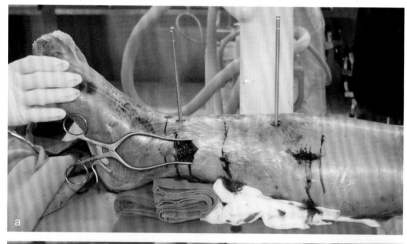

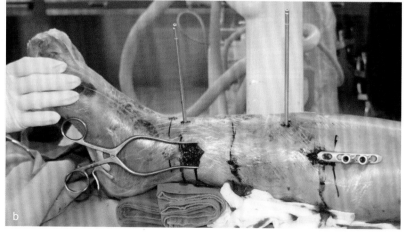

图 24.3-6　在近端和远端小切口之间建立一个皮下通道，置入11孔窄型锁定加压接骨板。通过透视机确定合适的接骨板位置

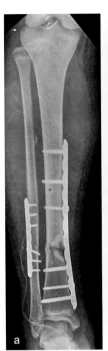
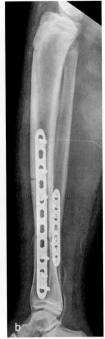
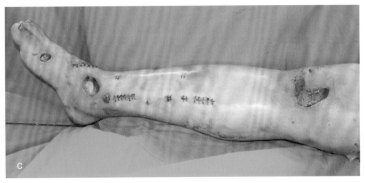

图 24.3-7　a~b.术后前后位和侧位X线片显示骨折对位良好，保留了胫骨远端骨骺。c.皮肤缝合显示微创接骨板的使用未涉及骨折区域

6 康复（图 24.3-8）

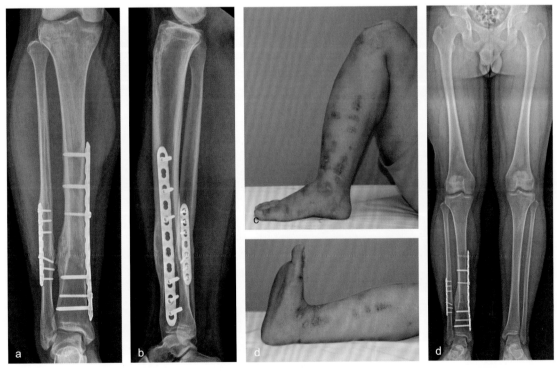

图 24.3-8　术后1年的前后、侧位X线片和临床外相图片。a~b.X线片显示骨折完全愈合。c~d.患者具有良好的膝和踝关节活动度。e.站立位下肢X线片显示对位良好，无下肢不等长

移除内植物

对于儿童，因为胫骨内侧接骨板刺激软组织，通常建议取出接骨板（图 24.3-9，图 24.3-10）。

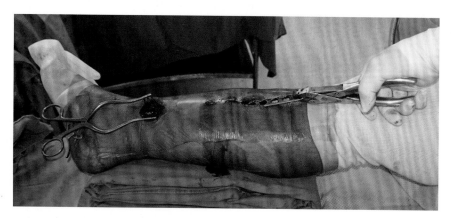

图 24.3-9　术后1年使用相同的内侧切口取出内植物

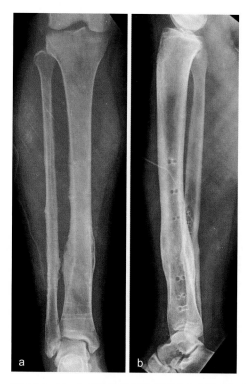

图 24.3-10　内植物取出后的前后位和侧位X线片

24.4
股骨干：简单横形骨折（32A3）

Kyeong-Hyeon Park

1 病例描述

16 岁女孩，车祸中左腿受伤，导致股骨闭合骨折，闭合性横向中段骨折（图 24.4-1）。

MIPO 的适应证

青少年股骨干骨折可根据年龄和体重采取不同的治疗方法。弹性髓内钉是 11 岁以下或体重 <50kg 儿童横形或短斜形骨折的标准选择。然而，因为患者 16 岁且体重 >50kg，该标准不适用于本病例。对于年龄 >11 岁或体重 >50kg 的儿童，首选刚性髓内钉或内固定接骨板。另一方面，刚性髓内钉使用头钉会破坏股骨头的血液供应，导致缺血性坏死。股骨转子间入路的髓内钉仍是治疗青少年股骨干骨折的一种选择。然而，股骨髓腔太窄，无法置入髓内钉。在这种情况下，建议选择接骨板。考虑到植入接骨板的过程，应选择 MIPO，因为该技术可保持骨折断端的血液供应。

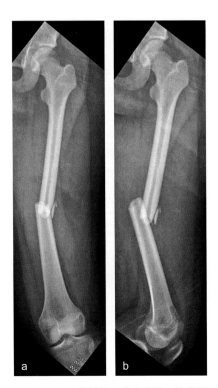

图 24.4-1 术前前后位和侧位X线片显示股骨干横形骨折

2 术前计划

完善的术前计划有助于后续手术的实施。计划应包括手术入路、骨折块的图示、复位技术、最合适的内植物及其使用所需的步骤。如有必要，应考虑接骨板塑形（图 24.4-2）。

3 手术室准备

3.1 麻醉

建议对儿童进行全身麻醉。

3.2 患者体位和 C 形臂位置

患者仰卧于可透视手术台上。患肢同侧臀部下放置垫块，防止腿部外旋，因此手术过程中外科医师不需要始终把持下肢（图 24.4-3）。铺无菌巾前，获得对侧髋关节和膝关节的正确前后位透视图像，并作为术中旋转对位的参考（图 24.4-4）。对复杂骨折患者的双下肢进行消毒和铺单，可以通过与未受伤的腿进行对比，从而更好地评估肢体长度、对位和旋转。C 形臂置于患肢的对侧。

3.3 器械

- 持骨钳
- 通道工具（骨膜剥离子）
- 克氏针
- 宽型锁定加压接骨板（LCP）（或窄型，取决于股骨的大小）

（内固定系统、器械和内植物的型号可能根据解剖结构而有所不同）

4 复位和手术入路

恢复轴向对位、长度和旋转是必要的。尽管

MIPO 具有优异的生物学优势和最佳稳定性，但由于骨折部位未暴露，故存在固定和对位不当的风险，因此存在技术难点。它可能需要更长的手术时间，并增加患者和手术室人员长期暴露在射线下的风险。通过人工牵引进行预先复位通常可以使 MIPO 手术变得简单、可重复。如果人工牵引不够，可使用复位工具进行复位，如弹性髓内钉和（或）外固定架，以及通过内植物复位。使用斯氏针辅助弹性髓内钉可以简化复位过程和控制接骨板接骨过程中的旋转对位（图 24.4-5）。在本病例中，斯氏针用于复位，弹性髓内钉用于维持复位。应小心插入近端和远端外固针，以避免干扰之后的接骨板接骨过程。在大腿外侧近端和远端做切口。复位的质量和对位要依靠对侧的透视机确认。复位完成后，如果对位满意，则建立肌肉下通道利于接骨板置入。通过骨膜外/肌肉下通道置入接骨板，可以不暴露骨折部位（图 24.4-6）。

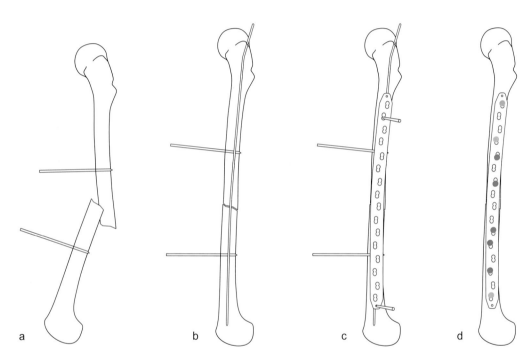

图 24.4-2 a~b.通过斯氏针复位，并置入弹性髓内钉防止接骨板固定期间的移位。c~d.从外侧的远端切口至近端切口置入16孔宽型锁定加压接骨板。在透视机的引导下，置入1根克氏针保持接骨板在前后位和侧位图像中的位置。经透视机确认旋转对位后，打入锁定螺钉固定接骨板

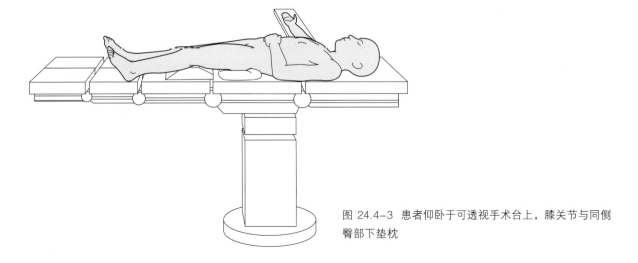

图 24.4-3 患者仰卧于可透视手术台上，膝关节与同侧臀部下垫枕

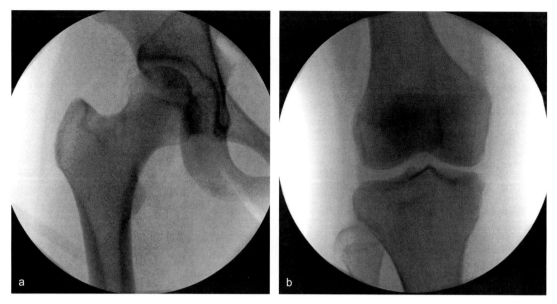

图 24.4-4 将透视机图像中对侧髋、膝关节的前后位和侧位图像作为正确旋转对位的参考

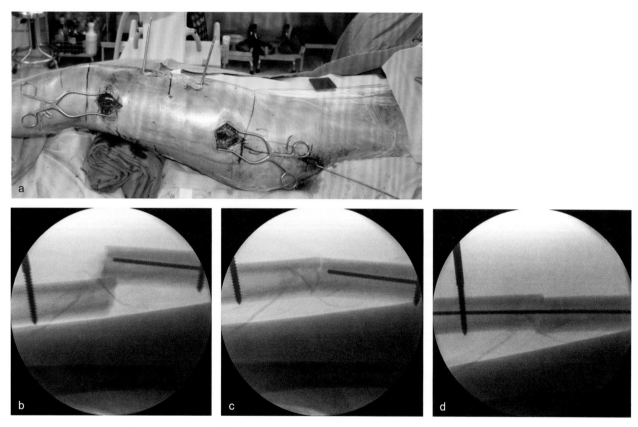

图 24.4-5 自股骨前方近端和远端插入斯氏针。通过操作斯氏针实现复位，然后由从大转子插入的弹性髓内钉维持复位

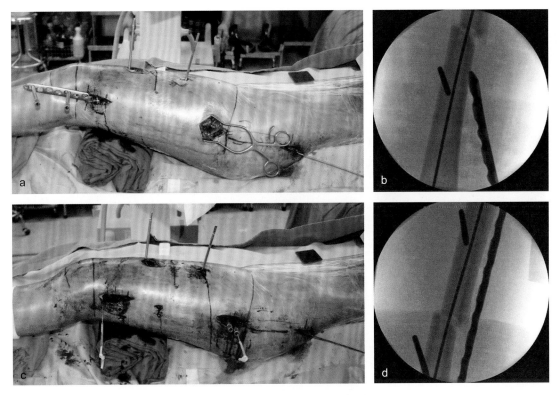

图 24.4-6 在外侧建立肌肉下通道后，用微创技术插入并固定锁定接骨板

5 固定

将远端皮质骨螺钉作为复位螺钉打入，并加入近端皮质骨螺钉。在预留的孔中打入锁定螺钉。接骨板固定后，取下斯氏针，通过与对侧髋关节和膝关节比较，以确定正确的旋转作为参考，再次确认对位情况（图 24.4-7）。电刀线技术也被用于确认冠状位的骨折对位。在本病例中，术中图像显示对位良好（图 24.4-8）。

6 康复

患者使用拐杖进行膝关节和髋关节的活动范围锻炼并进行约 8 周足趾接触负重。在 X 线显示骨折有愈合迹象之前，限制负重。术后 1 年骨折完全愈合，并达到了全范围的关节活动（图 24.4-9）。

移除内植物

术后 1 年，在透视机辅助下，通过原切口取出接骨板和螺钉。利用近端和远端切口，扩创 1~2cm 暴露接骨板。螺钉取出后，使用骨膜剥离子将接骨板下表面从软组织粘连处剥离。随后使用钩形牵开器取出接骨板（图 24.4-10）。

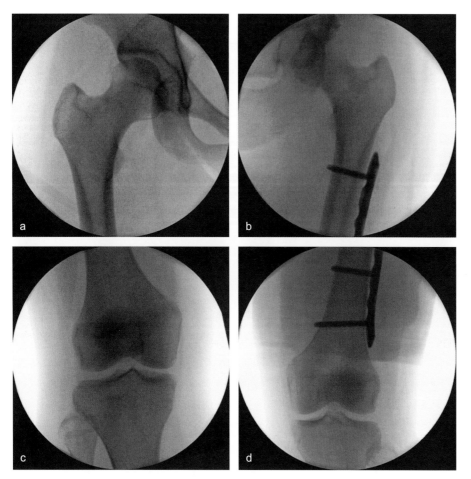

图 24.4-7　前后位X线片，通过与对侧髋、膝关节图像比较来确认股骨的旋转对位

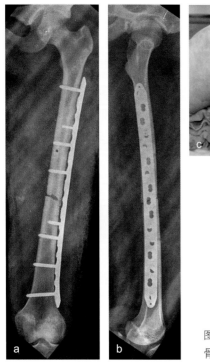

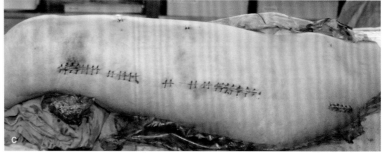

图 24.4-8　术后即时拍摄前后位和侧位X线片显示骨折对位良好，术后照片展示缝合切口

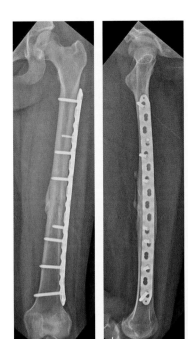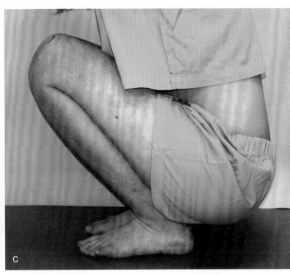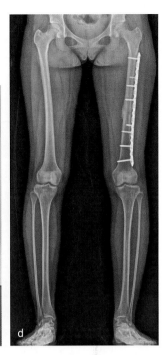

图 24.4-9 术后1年前后位和侧位X线片及临床外相图片。a~b.X线片显示骨折完全愈合。c.术后1年关节活动度良好。d.站立位下肢X线片显示对位对线良好，无下肢不等长

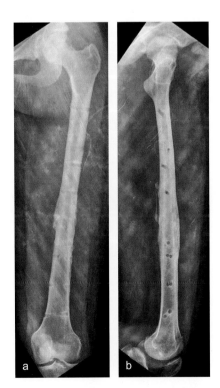

图 24.4-10 取出内植物后的前后位和侧位X线片

24.5
股骨干：不稳定骨折（32D5.1）

Jamil Soni, Weverley Valenza

1 病例描述

10岁男孩，因车祸致左股骨骨折。损伤为单一左股骨闭合性骨折，无血管神经损伤（图24.5-1）。未发现其他合并损伤。患者体重为65kg。

1.1 MIPO适应证：股骨骨折

- 股骨不稳定骨折的定义为粉碎性或长斜形骨折，其中斜行长度超过骨折处股骨直径的2倍
- 多段股骨干粉碎性骨折
- 体重超过50kg的股骨骨折
- 股骨粗隆下骨折
- 远端干骺端骨折[1]

1.2 术前计划

术前计划必须包括：

- 患者体位
  - 有两种选择：可以透视的手术床或骨科牵引床
- 内植物选择
  - 根据初始X线片在无色或透明纸上描绘出骨折形态。同时使用4.5mm长直形动力加压板（DCP）作为模板（图24.5-2）
  - 内植物：长接骨板是必须的，通常是14~16孔4.5mm直形DCP，模拟出螺钉的数量和位置[2]
  - 在皮肤上标记出骨折延伸区域的近端和远端，从距离骨折至少2~3cm处开始拧入第一枚螺钉
  - 建议准备10~16孔不同长度的接骨板
- MIPO是一种能够提高相对稳定性的微创技术。复位时，可采用临时固定，并准备撑开器和接骨板折弯器
  - 根据桥接板理念，该病例选择了一块16孔DCP，骨折两端各应用3枚螺钉固定（图24.5-2）
  - 可能需要对接骨板的远、近端进行预塑形，以使其适应正常的股骨解剖形态
  - 首先在接骨板近端第二个孔处，应用1

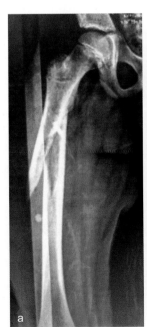
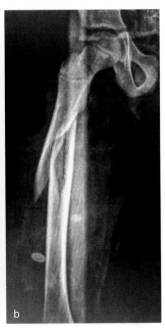

图 24.5-1 术前正、侧位片示左股骨干螺旋形骨折

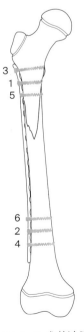

图 24.5-2 术前计划

枚皮质骨螺钉固定接骨板（螺钉1，图24.5-2）

- 通过手动牵引或撑开器牵引达到骨折间接复位
- 同样，在接骨板远端第二个钉孔处，用皮质骨螺钉将接骨板远端固定于股骨干部（螺钉2，图24.5-2）
- 通过术中直视和C形臂透视确定准确的对位对线、长度和旋转
- 在接骨板两侧各增加两颗皮质骨螺钉完成最终固定

2 手术室准备

2.1 麻醉

建议全身麻醉，在全身麻醉最后阶段可辅助局部阻滞麻醉。

2.2 患者体位和C形臂位置

患者仰卧于可透视手术床上，同侧臀部下置垫（图24.5-3）。另一种选择是使用骨科牵引床，不用给牵引力，只使用会阴柱或毛巾平衡牵引力。C形臂放置于股骨骨折对侧。

2.3 器械

- 可透视手术床或骨科牵引床
- DCP或锁定加压接骨板（LCP）
- 克氏针
- 股骨撑开器
- 接骨板折弯器
- C形臂（图像增强器）

3 复位和手术入路

治疗的主要目的是通过间接复位法使股骨骨折恢复力线，避免短缩和旋转畸形[3]。间接复位比直接复位需要更长的学习曲线。并且，间接复位有更多的辐射暴露。

对于横形骨折、短斜形骨折或复位不足的病例，建议使用股骨牵引器或骨科牵引床。

在大腿外侧的远、近端各做一个小切口。另一个选择是做一个远端切口，将接骨板插入肌下平面，然后在近端做3个小切口（图24.5-4）。这种方法比第一种方法更困难，因为会有更多辐射暴露。

在股外侧肌下骨膜外用接骨板制作肌下通道，不打开骨折端，通过保持接骨板与骨接触的方法，沿肌下通道插入接骨板[4,5]。

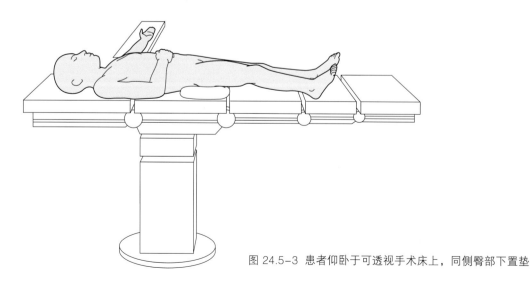

图24.5-3 患者仰卧于可透视手术床上，同侧臀部下置垫

3.1 固定

选用 16 孔长接骨板。由于工作长度增加了，内置物承受的应力减低。应在距骨折线 4~5cm 以外的近端和远端至少分别置入 3 枚螺钉。接骨板要预塑形，使其外形与股骨近端和远端的解剖结构适应[4,6]。最后在置入所有螺钉之前，必须检查所有平面的对位对线情况：冠状位、矢状位和旋转轴线（图 24.5-5）。

3.2 术后护理和康复

术后无须制动，应鼓励尽早开展关节活动，术后 1 周内患者可挂拐部分负重下床活动。通常 2 个月后可不挂拐完全负重行走（图 24.5-6）。

3.3 移除内植物

术后 1 年取出接骨板是安全的。由于接骨板周围形成了明显的骨痂，因此超过 1 年再取接骨板在技术上更具挑战性（图 24.5-7）。

Kelly 等[7] 报道了 3 例接骨板保留所致的股骨外翻畸形病例，患儿术后未按时随访。

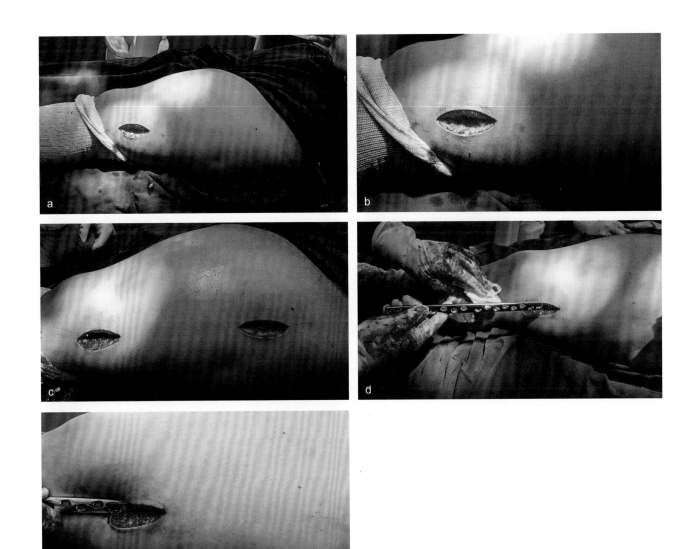

图 24.5-4 远端和近端切口。使用股外侧肌下骨膜外通道从远端到近端插入预塑形接骨板

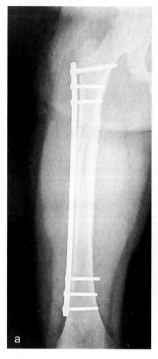
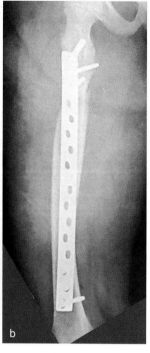

图 24.5-5　术后X线检查显示骨折复位良好，接骨板位置正常。近端和远端各置入3枚皮质骨螺钉

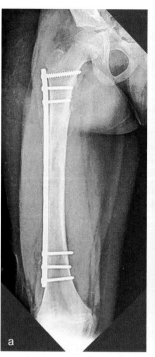
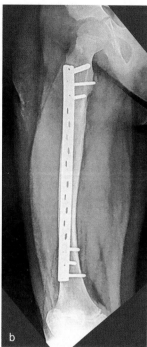

图 24.5-6　术后6个月骨折愈合

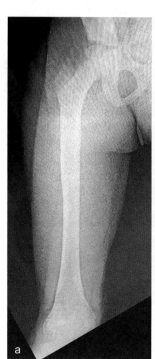
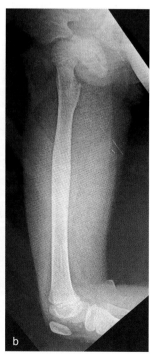

图 24.5-7　术后1年取出内固定

4　参考文献

［1］ Kocher MS, Sink EL, Blasier RD, et al. American Academy 1.of Orthopaedic Surgeons clinical practice guideline on treatment of pediatric diaphyseal femur fracture. J Bone Joint Surg Am. 2010 Jul 21;92(8):1790–1792.

［2］ Oh CW. Femur, shaft: simple fracture, transverse. In: Minimally Invasive Plate Osteosynthesis, Second Edition.Babst R, Bavonratanavech S, Pesantez RF, eds. Stuttgart: Thieme Publishing; 2012:645–650.

［3］ Kanlic EM, Anglen JO, Smith DG, et al. Advantages of submuscular bridge plating for complex pediatric femur fractures. Clin Orthop. 2004 Sep;426:244–251.

［4］ Valenza W, Soni J, Gasperin W, et al. Submuscular bridge plating in the treatment of unstable femur fractures in children and adolescents. J Musculoskeletal Surg Res.2019 Jun;3(3):286–291.

［5］ Sutphen SA, Beebe AC, Klingele KE. Bridge plating length-unstable pediatric femoral shaft fractures. J Pediatr Orthop. 2016 Jun;36 Suppl 1:S29–34.

［6］ Abdelgawad AA, Sieg RN, Laughlin MD, et al. Submuscular bridge plating for complex pediatric femur fractures is reliable. Clin Orthop. 2013 Sep;471(9):2797–2807.

［7］ Kelly B, Heyworth B, Yen YM, et al. Adverse sequelae due to plate retention following submuscular plating for pediatric femur fractures. J Orthop Trauma. 2013 Dec;27(12):726–729.

25
假体周围骨折

25.1
假体周围骨折：概述

Andrew L Foster,Dankward Höntzsch,Michael Schütz

1 引言

关节置换术是治疗创伤或退行性疾病所致严重关节病变的有效方式，其疗效甚佳，全髋关节置换术（THA）被认为是世纪性手术[1]。尽管大部分手术都获得了满意的结果，但也有少数病例发生了复杂的假体周围骨折。这类骨折的定义为发生在关节置换假体周围的骨折[2]。导致假体周围骨折的因素包括：

- 患者虚弱，如容易跌倒
- 生物学因素，如骨质疏松症、血管损伤
- 机械因素，如非生理负荷和应力增加

2 MIPO 的适应证

治疗假体周围骨折需要具备创伤治疗和关节置换术方面的专业知识，通常需要长时间或分阶段进行外科手术，且需行长期的康复治疗，医疗保健系统需要投入大笔开支[3]。一般来说，假体周围骨折的主要处理原则遵循骨折治疗的 AO 原则：

- 骨折复位和固定以恢复解剖关系
- 根据骨折的特点、患者的情况、伤情固定骨折以提供绝对或相对稳定性
- 通过轻柔的复位技术和细心的处理，保护软组织和骨骼的血液供应
- 把受伤的部位和患者作为一个整体，进行早期和安全的活动和康复

由于这些患者往往十分虚弱且关节面已用假体代替，其骨折处理在很大程度上依赖于生物内固定原则。为了保护骨折区域的血运，微创手术是很有必要的。例如，根据人体解剖标本研究，将 MIPO 与常规外侧入路置板相比，MIPO 可改善所有患者的骨膜血运，并改善 70% 患者的髓内血运[4]。此外，Stoffel 等[5]在一篇系统综述中介绍了与开放手术相比，接受 MIPO 治疗患者的假体周围股骨骨折发生骨不连或再骨折的概率较低。因此，MIPO 成为目前假体周围骨折治疗的重要方式[6]。

发病率

随着关节置换术的改进及其适应证的扩大，在发达国家，关节置换术的手术例数正显著增长。据预测，美国从 2007 年到 2030 年的全膝关节置换和全髋关节置换增长率分别为 174% 和 673%[7]。此外，除初次关节置换数量的增加外，假体周围骨折的病例预期也将增加，原因如下：

- 患者在年轻的时候就进行了关节假体置换，因寿命更长，假体松动的可能性便更大
- 平均预期寿命不断增加，导致老年人骨质疏松性骨质流失的风险更高
- 除了骨折以外的原因导致关节置换手术翻修的比例激增

假体周围骨折可以发生在任何已经置换的关节，最常见于髋关节和膝关节置换术后，肩关节、肘关节、腕关节和踝关节的文献报道较少。在初次全髋关节置换术后 20 年假体周围股骨骨折的发生率为 3.5%[8]。流行病学研究[2]显示，初次膝关节置换术后假体周围骨折的发生率为 1% ～ 5%。导致假体周围骨折的两个主要与手术有关的因素为：关节翻修术和使用无骨水泥柄，很可能与压配有关的冲击力相关。与全髋关节置换术中的髋臼和全膝关节置换术的髌骨相比，股骨发生假体周围骨折的可能性最大。

3 分类

假体周围骨折可根据骨折时间或骨折类型进行分类。骨折可能发生在术中或术后，因为在术中可能无法识别，前者往往被低估。然而大多数假体周围骨折发生在术后。

影响关节的假体周围骨折有多种分类系统。大多数是基于 Duncan 和 Masri 提出的针对股骨近端骨折的温哥华分型和用于股骨远端的 Lewis-Rorabeck 系统，以及用于肩关节的 Wright-Cofield 系统。

统一分型系统（UCS）（图 25.1-1）将核心原则统一成一个分类系统，适用于所有关节，可

用于临床实践及科学研究[2]。这些原则也指导着假体周围骨折的治疗：

- 骨折部位（涉及假体支撑骨或位于假体远端）
- 假体固定方式（骨－假体界面在骨折发生前是否稳定且伤后是否仍然稳定）
- 足以支撑假体的骨量及骨强度（是否足以施行骨折固定，或是否需额外进行大面积重建的翻修手术）

在临床实践中，建议采用分类系统来描述：①骨折类型；②涉及的骨骼；③涉及的关节。例如，患者的 X 线片在临床上可以被描述为"与 TKA 相关的股骨远端 B1 型骨折"（图

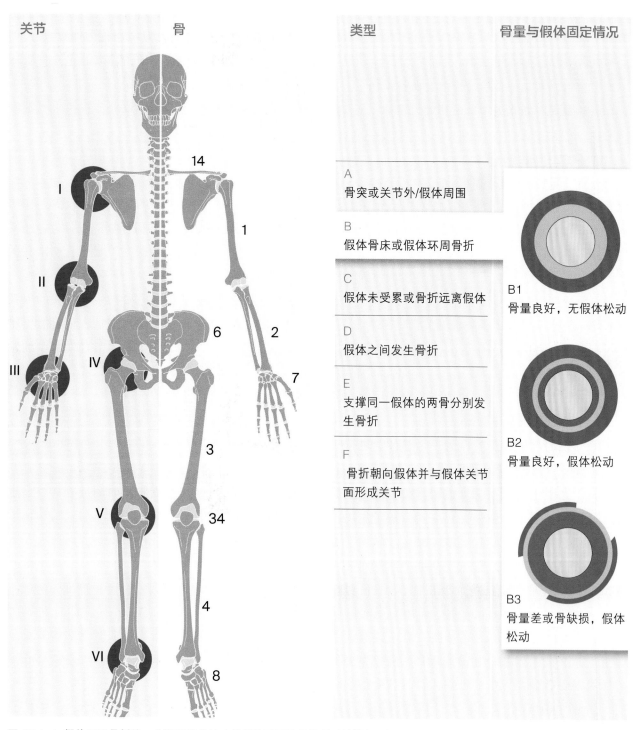

图 25.1–1 假体周围骨折统一分型系统总结（经假体周围骨折管理系统[2]许可）

25.1–2）。

在医疗记录或研究数据库中，描述 UCS 的过程包括（图 25.1–1）：

1. 通过 AO/OTA 代码对具体的骨骼进行编码。

2. 该关节的 UCS 代码作为修饰语或括号中的内容。

3. 骨折类型基于骨折与内植物之间的位置，使用以下记忆方法：

A. 骨突边缘骨折；

B. 假体骨床骨折；

C. 假体未受累；

D. 两假体之间发生骨折；

E. 支撑同一假体的两骨分别发生骨折；

F. 面向并与假体关节面形成关节。

例如，同样的假体周围骨折被记录为"3（Ⅴ）.B1"（图 25.1–2）。

4 手术适应证

假体周围骨折的手术处理遵循更广泛的 AO 原则，不强调解剖复位以保留生物学功能。患者本身比较虚弱且合并血管系统和骨骼的生物学损害是 MIPO 技术得以应用的主要因素。最佳的手术治疗方法应该是：

- 损伤最小，尊崇生物学固定原理
- 提供足够的稳定性，允许骨折间接愈合，患者得以开始早期活动和功能康复

表 25.1–1 概述了 MIPO ORIF 与关节置换翻修术的适应证。

5 术前评估

除了典型的外伤史和体格检查外，还必须确定有关关节置换术的手术细节，包括：

- 手术适应证
- 手术时机
- 内植物的技术参数
- 假体翻修手术史
- 有关假体关节感染的事项

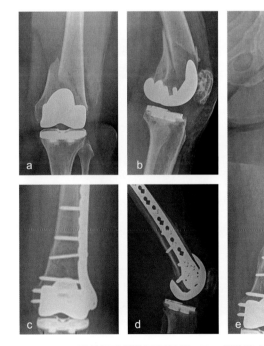

图 25.1–2 股骨远端假体周围骨折，TKA假体稳定。a~b.73岁女性的正侧位X线片，全膝关节置换术后发生股骨远端假体周围骨折。假体稳定。按照统一分型系统进行分类为3（Ⅴ）B1。c~d.应用MIPO微创复位内固定术后X线片；e.术后1年进行前后位X线检查，显示骨折已经愈合

表 25.1–1 MIPO ORIF与关节置换翻修术的适应证

MIPO	ORIF	髋关节翻修术
B1型，单纯斜形骨折或螺旋形骨折	不能间接复位的，B1型单纯斜形或螺旋形骨折	B2、B3型
B1型粉碎性骨折		
B1型，简单横形骨折		伴有移位或已有关节退变的F型骨折
能够通过闭合复位恢复长度、对线和旋转	上肢	
C型和D型骨折		
下肢		

- 骨折发生前已有疼痛提示松动（例如，髋关节不适）

除了骨折的普通前后位、侧位和（可选的）斜位 X 线外，对整根骨进行影像学检查对于评估其长度、对线和旋转来说很重要，无论有无对侧肢体影像。术前 CT 可用于帮助确定假体的稳定性并明确骨折类型以制订手术计划。

可以根据骨折的部位和手术入路选择患者体位。例如，股骨的侧方 MIPO 入路，患者仰卧，主刀医师、助手和手术室工作人员站在同侧，C

形臂放在对侧。

可用于下肢假体周围骨折 MIPO 的器械包括：

- 预塑形解剖接骨板，如可变角度的角锁定加压板（VA-LCP，图 25.1-3a~b，图 25.1-4）、先前的微创固定系统（LISS，图 25.1-5）或钩形板（图 25.1-6）
- 锁定螺钉（LHS），包括单皮质假体周围螺钉（图 25.1-3c）和皮质骨螺钉
- 辅助器械包括锁定附加板（LAP，图 25.1-3d~e）、环扎线（图 25.1-6）或线缆

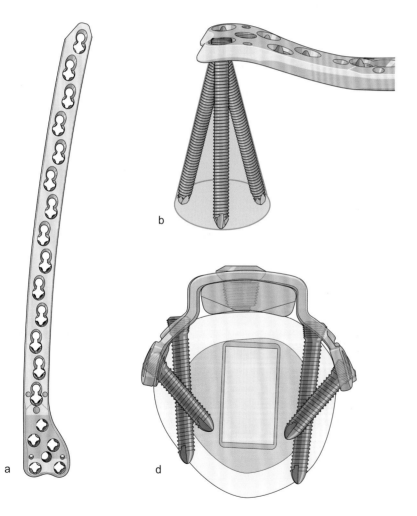

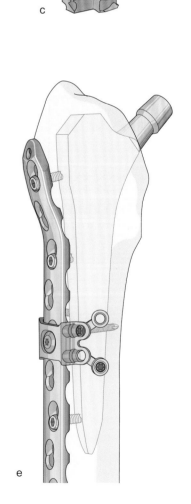

图 25.1-3　可用于MIPO治疗假体周围骨折的内植物（获得Periprosthetic Fracture Management[2]授权）。a.预塑形的万向股骨远端解剖锁定加压接骨板（VA LCP-DF）。b.VA LCP-DF关节部分的可变角度螺钉置入示意图。c.单皮质锁定螺钉（LHS）。d~e.锁定附加板（LAP）。如图25.1-6所示，仅在需要充分显露并放置外侧螺钉时才会用到具有短臂的锁定附加板（LAP）。上文描述了DePuy Synthes系统；然而，任何接骨板系统都可以使用微创的方法

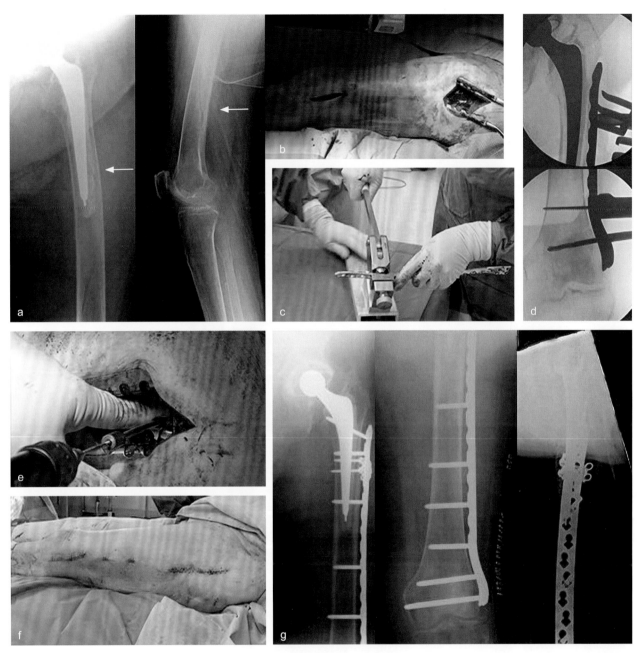

图 25.1–4　使用MIPO治疗假体稳定的全髋关节置换术后股骨近端假体周围骨折［3（Ⅳ）B1］的处理。a.术前正侧位X线片显示股骨近端的未移位螺旋形骨折（箭头指向）已经累及植入假体的骨质部分。b.可以通过股骨近端和远端的手术切口引导接骨板的放置和锁定附加板（LAP）的应用。使用骨膜剥离器创造肌下通道，以便于接骨板从远端通到近端。c.根据患者的个体情况通常需要将接骨板进一步塑形，尤其是对于患有股骨内翻畸形的老年患者。d.使用X线透视进行术中定位。e.锁定附加板的应用。f.术后大体照片可以看到近端及远端的手术切口以及植入螺钉所增加的小切口。g.术后X线片显示使用桥接接骨板并用LAP对骨折部位近端进行加强固定

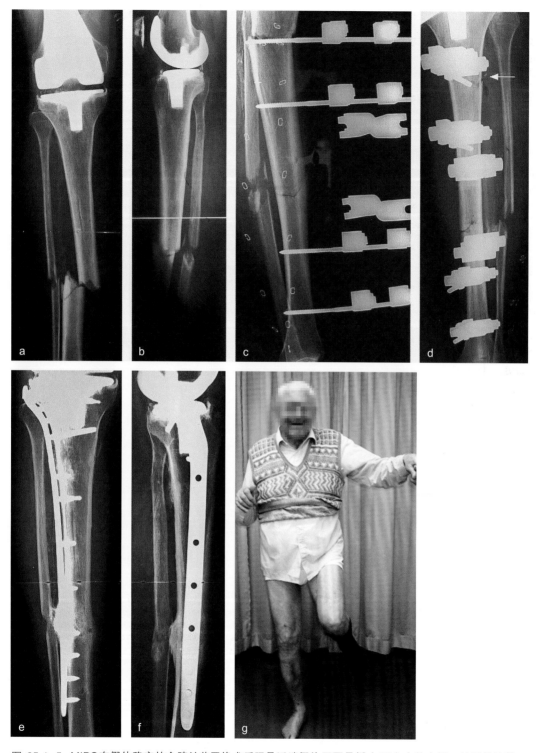

图 25.1-5 MIPO在假体稳定的全膝关节置换术后胫骨近端假体周围骨折（4C）中的应用，使用的是第一版微创固定系统（LISS）接骨板（获得Periprosthetic Fracture Management [2]授权）。b.90岁男性，经过初步X线检查证实患有闭合性胫骨中段骨折。c~d.应用外固定架临时稳定骨折以允许进行后续手术。但3天后的X线显示，最近端外固定架的置钉部位形成了新的节段性骨折（箭头所指）。e~f.该多节段假体周围骨折可以采用MIPO并应用外侧LISS接骨板进行治疗。干骺端的骨折愈合很快，而骨干部位的骨折愈合时间相对较长，尽管X线显示局部已经有大量骨痂形成。目前，建议使用双皮质螺钉和相对更长的接骨板。g.这两处骨折均在没有进一步干预的情况下愈合了，并且患者在术1年肢体功能恢复到了受伤前的水平

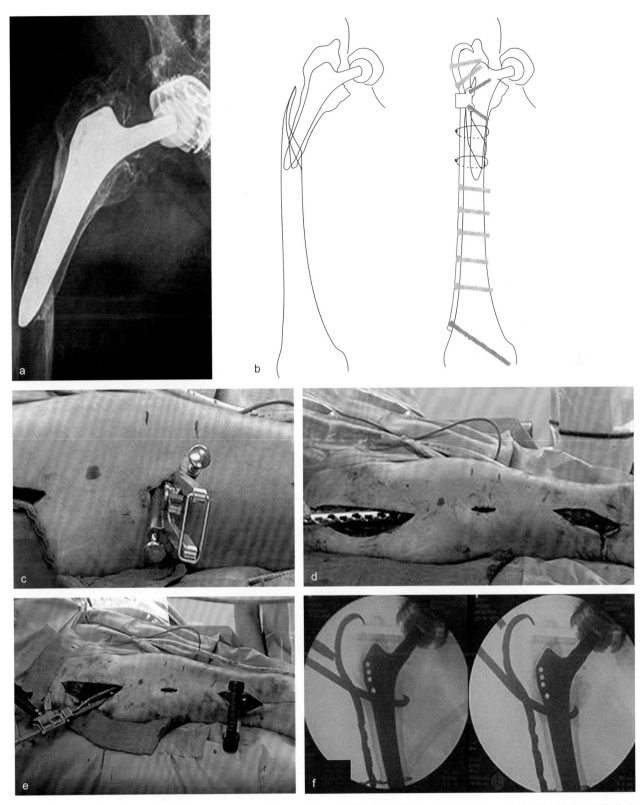

图 25.1–6 应用MIPO治疗假体稳定的全髋关节置换术后股骨近端假体周围骨折［3（Ⅳ）B1］。a.术前正位X线片显示假体稳定的全髋关节置换术后股骨近端螺旋骨折，轻度移位，骨折累及植入假体的骨质部分。b.术前计划使用锁定钩板，并准备好经皮环扎线和锁定附加板等附加物。c.应用穿线器进行经皮环扎。d.采用推拉技术从近端到远端置入锁定钩板。e.使用共线复位钳进行骨折复位，并使近端接骨板钩贴近大转子。使用Hohmann撑开器以牵开远端切口。f.术中X线片显示共线复位钳的使用，这有助于将接骨板钩压在良好的位置。只有当板钩钩在骨骼合适的位置时，接骨板钩才起作用

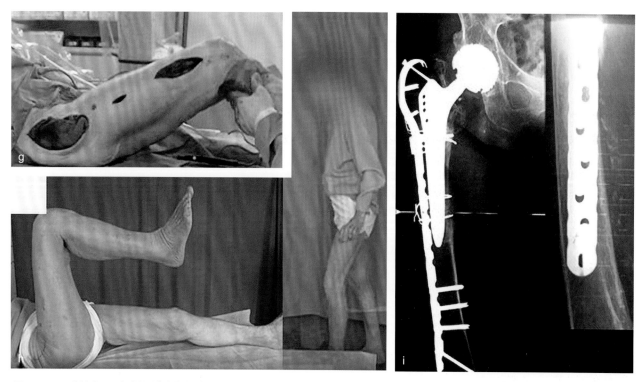

图 25.1-6（续）g.术中评估肢体长度、力线、旋转及关节的活动。h.早期功能康复——患者早期就开始主动全关节活动功能锻炼，并能够承受相应的负重。术后10周影像显示关节的活动范围达到了受伤之前的水平及无辅助情况下的步态情况。i.术后10周X线片显示骨折愈合良好且伴有骨痂

有关假体周围骨折 MIPO 器械的完整描述，请参见第 3 章器械。

当假体周围骨折计划使用 MIPO 时，尤其不确定假体是否稳定时，需要具备关节翻修成形术的能力并有相应器械作为备用。Lindahl 等[10]已经证明，THA 术后假体稳定的股骨近端骨折（B1）中，16% 需要在骨折手术时行假体翻修。

手术技术

使用 MIPO 治疗假体周围骨折的注意事项包括：

- 实现间接复位的能力
- 接骨板的长度
- 螺钉配置
- 需要会使用 LAP、钢缆或环扎线辅助固定方法

要使用 MIPO，必须通过如牵引和相关操作等间接手段实现骨折复位。这可以通过手法复位或利用如骨折床、股骨牵开器、定位工具、共线复位钳或其他工具来实现。为骨折达到良好复位和固定，手术切口要尽可能小，如有必要，可以扩大切口（图 25.1-4）。

一旦在不损害软组织袖套的情况下恢复了肢体的长度、力线和旋转移位[11]，就可以应用桥接板来实现相对稳定性。无论患者是否有假体，股骨近端、中部或远端骨折的手术方法都与此类似。

接骨板长度不足通常被认为是（与 TKA 或 THA 相关的股骨）假体周围骨折固定失败的原因[11, 12]。因此建议接骨板长度应尽可能长，以横跨整个股骨。

在应用 MIPO 技术治疗假体周围骨折时，螺钉的选择和放置至关重要。Stoffel 等[12]建议每个骨折块使用螺钉穿过 8 个皮质，而 Wood 等[11]则建议骨质疏松时穿过 10 个皮质。接骨板安放时可先使用皮质骨螺钉，以使接骨板和骨面良好贴附，该螺钉放置在最外侧的接骨板孔处，以避免与骨干中线分离。锁定螺钉（LHS）的使用增强

了骨质疏松骨的抗拔出能力[13]并且对于维持干骺端的角度稳定性也特别有效[14]。万向孔螺钉位置可以置入万向钉以避开假体柄（图25.1-4）；而如果无法避开，那么LHS概念对于假体周围螺钉的单皮质固定就更重要了。但它有一个理论上的问题，如果将螺钉打到假体的骨水泥层中，可能会导致骨水泥层产生裂纹，随后可能会进展为假体松动[15]。

对假体周围骨折的接骨板固定的加强可以通过环扎线、钢缆或锁定附加板（LAP）完成。环扎法可以应用在长斜形或螺旋形骨折中。当采用开放手术方法时，该技术会对血管系统造成严重损害；然而，通过人体解剖研究发现，使用穿线器进行经皮环扎时对血供的影响最小[16]。LAP技术是为了解决这一问题而开发的一种替代方案。它允许较小的交叉在假体柄的外侧、前方和后方，交叉锁定固定假体柄。这也证明了与LCP环扎结构相比，LAP拥有更好的生物力学优势[16]。

提高稳定性的另一种方法是使用双接骨板固定股骨远端假体周围骨折。对于粉碎性骨折，特别是老年患者，建议采用这种方法，以满足不受限制的负重，并从整体角度鼓励患者进行适当的功能康复锻炼[18]。此时可以在术前或术中根据人工股骨模型，将内侧长LCP扭弯塑形，然后再于肌肉层下插入。对采用内侧MIPO入路的人体解剖标本进行CTA显示，在股内侧肌的深面放置接骨板，未对股浅动脉或股深动脉（分别为SFA和DFA）造成破坏。接骨板与SFA和DFA之间的最近距离分别为16.3mm（8.3~27.2mm）和8.6mm（4.5~20mm）[19]。或者，如果有合适的开口可以逆行置入股骨髓内钉，则可以通过髓内钉来加强外侧接骨板[20]。部分病例中，尽管存在着复杂的病理情况，双接骨板应用的并发症发生率较低且预后良好。

6 陷阱

在骨质疏松的情况下，接骨板太短可能会发生固定不良而导致螺钉早期拔出，这可能发生在骨折块上，无论是否存在假体。此外，短板可能导致应力上升，并导致远期固定失效。这也可能发生在短板和位于长骨的另一端的假体周围骨折之间的间隙。在直视看不到骨折块时，间接复位需要注意，特别是避免旋转和外翻/内翻畸形。术中评估可以通过X线检查及与对侧下肢的大体检查对比来完成。术中过度辐射对患者、医师和手术室人员都有风险，因此术前规划是必要的（图25.1-6b）。虽然提倡使用"混合"固定，但在使用这样的过度坚实的固定结构时需要谨慎，这会导致骨折部位的活动不足，而无法实现骨折间接愈合[21]。在股骨上应用环扎线或钢缆时，重要的是要识别出内侧有高风险的神经血管结构；因此穿过钳夹时要保持高度注意。第3章中描述的MIPO器械为预防许多此类缺陷提供了有用的工具，忽视这些工具意味着外科技术中的一个欠缺。

7 参考文献

[1] Learmonth ID, Young C, Rorabeck C. The operation of the century: total hip replacement. Lancet. 2007 Oct;370(9597):1508–1519.

[2] Schuetz M, Perka C. Periprosthetic Fracture Management. Stuttgart: Thieme Publishing; 2013.

[3] Phillips JR, Boulton C, Morac CG, et al. What is the financial cost of treating periprosthetic hip fractures? Injury. 2011 Feb;42(2):146–149.

[4] Farouk O, Krettek C, Miclau T, et al. Minimally invasive plate osteosynthesis: does percutaneous plating disrupt femoral blood supply less than the traditional technique? J Orthop Trauma. 1999 Aug;13(6):401–406.

[5] Stoffel K, Sommer C, Kalampoki V, et al. The influence of the operation technique and implant used in the treatment of periprosthetic hip and interprosthetic femur fractures: a systematic literature review of 1571 cases. Arch Orthop Trauma Surg. 2016 Apr;136(4):553–561.

[6] Borade A, Sanchez D, Kempegowda H, et al. Minimally invasive plate osteosynthesis for periprosthetic and interprosthetic fractures associated with knee arthroplasty: surgical technique and review of current literature. J Knee Surg. 2019 May;32(5):392–402.

[7] Kurtz S, Ong K, Lau E, et al. Projections of primary and

revision hip and knee arthroplasty in the United States from 2005 to 2030. J Bone Joint Surg Am. 2007 Apr;89(4):780–785.

[8] Abdel MP, Watts CD, Houdek MT, et al. Epidemiology of periprosthetic fracture of the femur in 32 644 primary total hip arthroplasties: a 40-year experience. Bone Joint J. 2016 Apr;98-b(4):461–467.

[9] Duncan CP, Masri BA. Fractures of the femur after hip replacement. Instr Course Lect. 1995;44:293–304.

[10] Lindahl H, Garellick G, Regnér H, et al. Three hundred and twentyone periprosthetic femoral fractures. J Bone Joint Surg. 2006 Jun;88(6):1215–1222.

[11] Wood GC, Naudie DR, McAuley J, et al. Locking compression plates for the treatment of periprosthetic femoral fractures around wellfixed total hip and knee implants. J Arthroplasty. 2011 Sep;26(6):886–892.

[12] Stoffel K, Dieter U, Stachowiak G, et al. Biomechanical testing of the LCP—how can stability in locked internal fixators be controlled? Injury. 2003 Nov;34 Suppl 2:B11–19.

[13] Kampshoff J, Stoffel KK, Yates PJ, et al. The treatment of periprosthetic fractures with locking plates: effect of drill and screw type on cement mantles: a biomechanical analysis. Arch Orthop Trauma Surg.2010 May;130(5):627–632.

[14] Kim HJ, Park KC, Kim JW, et al.Successful outcome with minimally invasive plate osteosynthesis for periprosthetic tibial fracture after total knee arthroplasty. Orthop Taumatol Surg Res. 2017 Apr;103(2):263–268.

[15] Talbot M, Zdero R, Schemitsch EH.Cyclic loading of periprosthetic fracture fixation constructs. J Trauma. 2008 May;64(5):1308–1312.

[16] Apivatthakakul T, Phaliphot J, Leuvitoonvechkit S. Percutaneous cerclage wiring, does it disrupt femoral blood supply? A cadaveric injection study. Injury. 2013 Feb;44(2):168–174.

[17] Lenz M, Windolf M, Muckley T, et al.The locking attachment plate for proximal fixation of xperiprosthetic femur fractures—a biomechanical comparison of two techniques. Int Orthop. 2012 Sep;36(9):1915–1921.

[18] Beeres FJP, Emmink BL, Lanter K, et al. Minimally invasive doubleplating osteosynthesis of the distal femur. Oper Orthop Traumatol.2020 Dec;32(6):545–558.

[19] Jiamton, C, Apivatthakakul T. The safety and feasibility of minimally invasive plate osteosynthesis (MIPO) on the medial side of the femur: a cadaveric injection study. Injury. 2015 Nov;46(11):2170–2176.

[20] Liporace, FA, Yoon RS. Nail plate combination technique for native and periprosthetic distal femur fractures. J Orthop Trauma. 2019 Feb;33(2):e64–e68.

[21] Perren SM. Evolution of the internal fixation of long bone fractures. The scientific basis of biological internal fixation: choosing a new balance between stability and biology. J Bone Joint Surg Br. 2002 Nov;84(8):1093–1110.

25.2
假体周围骨折：全膝关节置换术后股骨假体周围骨折病例［3（V）B1］

Suthorn Bavonratanavech

1 病例描述

75岁老年女性，于家中跌倒致右大腿出现畸形、疼痛，在摔伤的几小时后由救护车送往医院。该患者有全髋关节置换与全膝关节置换手术史，并且在15年前进行过全髋关节翻修手术。日常活动中可以自己行走，既往有风湿性关节炎、骨质疏松症、高血压、第3~4颈椎椎体半脱位等病史，由家庭医师进行密切随访。到达医院时，患者一般情况平稳（图25.2-1）。

2 MIPO 的适应证

术前根据患者的年龄、基础疾病，结合股骨远端骨折的类型；综合考量后决定选择MIPO技术，使用股骨远端外侧13孔锁定加压接骨板（DF-LCP）进行固定。手术目的是使患者恢复术前的活动能力。MIPO技术能替代传统切开复位内固定的手术方式，是因其具有减少软组织损伤、促进骨愈合的优点。

3 术前计划

关于手术计划的制订，已有几种制订的分类标准。假体周围骨折的统一分类系统（UCS）提供了一种合理的治疗方法。需要考虑的因素有骨折与假体的位置关系、假体的稳定性及骨质疏松情况。关于膝关节假体的位置关系，是指累及假体周围的任一部位。如果假体有松动或失稳，可能需要进行翻修。在某些情况下，可运用CT影像学的方法详细分析骨折的形态，从而规划合理的手术方式与固定方式，并可考虑内、外侧双接骨板固定。

有两种内固定方式可供选择：髓内钉和解剖型锁定接骨板。应用股骨逆行髓内钉时，膝关节股骨假体必须有为髓内钉预留允许插入的进针点和空间。此外，骨折远端需有足够的长度打入锁钉，以获得足够的固定稳定性。通常，如果仅在外侧固定不能获得足够的稳定性，应使用股骨远端锁定接骨板。当干骺端的骨折广泛且粉碎、骨折位置靠近假体且骨质条件差时，应考虑增加内侧接

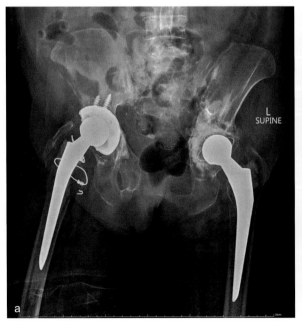
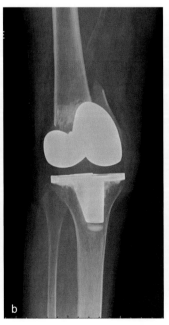
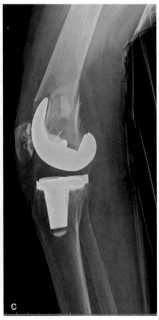

图 25.2-1　a.骨盆正位X线片显示双侧全髋关节置换术后。b~c.术前右膝关节正侧位X线片显示右膝关节置换术后，股骨假体上方骨折［3（Ⅴ）B1］

骨板固定[1]。对于本病例，通过股内侧肌下入路放置胫骨远端8孔LCP，以获得内侧支撑，实现双侧的稳定。股骨内侧髁的内固定物有多种选择，主要取决于骨折的类型和所需获得的稳定程度，如3.5mm小型LCP板、3.5mm胫骨远端内侧板、PHILOS板、小的T形锁定板、反向应用对侧胫骨近端3.5mm锁定板、3.5mm或4.5mm扭转LCP接骨板。

通常，手术取股骨远端外侧切口，然后为接骨板的放置准备皮下通道。如果决定在内侧用接骨板进行加强固定，建议在对侧水平位置做切口。随着两侧切口的显露，则更有利于操作。用克氏针和接骨板进行复位和初步固定后，可以先在内侧进行接骨板螺钉固定。然后，在C形臂透视下确认骨折复位与接骨板位置良好，在外侧固定接骨板。根据手术计划，使用锁定螺钉置入剩余钉孔，进行终极固定。

由于现有的股骨远端锁定接骨板在某些患者的股骨近端部分存在解剖形态不匹配[2]，可能需要对接骨板的形态轮廓进行重塑。因此，术中应备有接骨板折弯器。

对于植入物或假体已在原位的骨折，必须选用与原位假体重叠至少3个螺孔的接骨板。这将避免对该区域的骨骼施加压力，并能防止医源性骨折的发生。

4　手术室准备

4.1　麻醉

因为术中可能需要牵引复位，全身麻醉能使肌肉放松，是更好的选择。如果全身麻醉对患者的风险很大，也可选择区域麻醉。

4.2　患者体位和C形臂位置

患者仰卧于可透X线的手术台上，消毒范围是从患侧臀部至足趾的整个右下肢。C形臂应放置于患肢对侧。手术过程中不需要止血带。

4.3　器械

- 13孔5.0mm LCP-DF
- 8孔胫骨远端内侧LCP
- 点式复位钳
- 克氏针
- 接骨板塑形器
- 同轴复位钳
- 关节周围复位钳
- 预防性应用第二代头孢菌素

（内固定系统、器械和内植物尺寸根据解剖特点可能发生变化）

5　手术入路

患者取仰卧位，膝关节轻度弯曲，腘窝下方垫衬垫。采用外侧入路，取从股骨远端髁上延伸至骨折部位上方约8cm的皮肤切口。切开阔筋膜张肌，沿下方股外侧肌纤维方向剥离，抬起股外侧肌，显露骨折部位。股骨外侧近端切口以LCP-DF的长度为参照。钝性分离皮下组织后切开阔筋膜。然后，钝性分离股外侧肌，显露股骨近端。在股骨外侧用通道工具准备肌肉下骨膜外通道（图25.2-2）。

6　复位

显露骨折部位后，手法牵引进行复位骨折，并同时使用复位钳、克氏针临时固定，维持复位状态。解剖复位的目的是恢复并维持假体的正确位置。通过内侧的第二个切口，使用骨膜剥离器将股内侧肌轻柔地撬起，显露骨折断端。采用内外侧双切口联合入路，可使骨折的复位获得满意效果（图25.2-3，图25.2-4）。

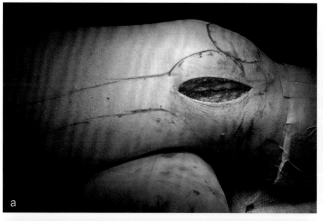

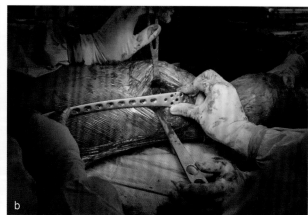

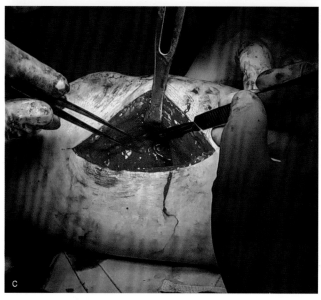

图 25.2-2　a.于股骨外侧髁处做手术切口，显露骨折部位。b.在制备肌肉下骨膜外通道前，应标记股骨外侧近端切口的位置。c.于股骨内侧髁处切开，撬起股内侧肌，显露骨折部位

7　固定

将 13 孔 LCP-DF 通过股骨远端外侧切口插入。接骨板沿预备好的通道向近端滑移，直到可以通过近端软组织切口看到接骨板。用 2.0mm 克氏针把接骨板临时固定于股骨的正确位置。术中通过正、侧位片确定骨折的对位和 LCP-DF 的位置，以确保接骨板的正确放置和骨折的解剖复位。如果接骨板与股骨不贴附，则应将其轮廓与股骨近端部分匹配。接骨板近端必须与股骨柄假体重叠。于内侧切口处将胫骨远端内侧 LCP 沿股骨长轴插入，并在置入锁定螺钉前检查其位置。然后置入锁定螺钉固定 LCP-DF 以提供稳定性。接骨板近端必须与股骨柄假体重叠。

8　康复

术后 2 周，患者可在辅助下活动，并出院回家。将右腿负重限制在 15kg 以内，持续 8 周，并允许逐渐增加负重。术后 X 线片示骨折对位对线良好，解剖复位，固定稳定。

术后 3 个月，门诊随访，患者未诉疼痛，能够在完全负重的情况下行走。X 线片显示内固定物位置良好，骨折愈合良好（图 25.2-5）。

9　移除内植物

对于这个年龄阶段的患者中，没必要取出内植物。

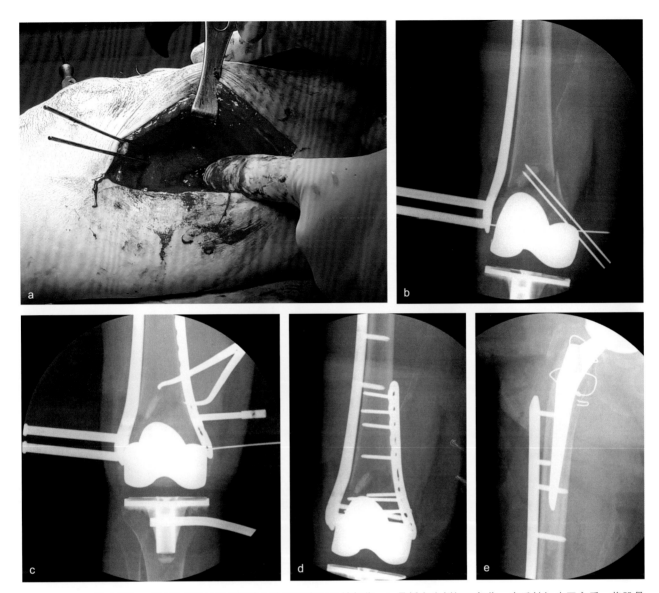

图 25.2-3 a.从内侧切口用2根克氏针对骨折进行临时固定以维持复位。b.骨折自内侧切口复位，克氏针初步固定后，将股骨远端锁定加压接骨板置入预备好的外侧通道内，通过导向器打入1枚导针，检查接骨板的位置。X线透视显示复位良好，接骨板位置正确。c.在股骨内侧髁处应用胫骨远端内侧LCP，并通过C形臂检查位置。d.使用锁定螺钉于内侧和外侧接骨板获得最终固定，以提供足够的固定稳定性。e.全髋关节置换的股骨柄假体应与股骨远端锁定加压接骨板的近端重叠，以防止应力性骨折

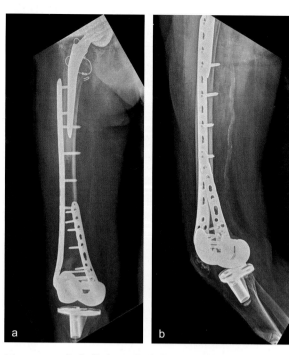

图 25.2-4 术后X线片显示假体位置及骨折对位对线良好

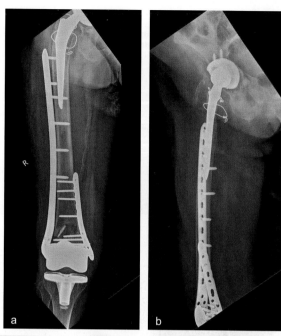

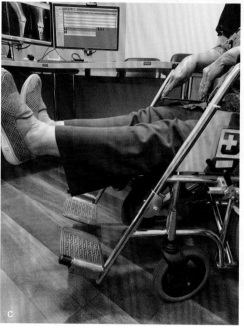

图 25.2-5 a~b.术后8个月随访正位（a）和侧位（b）X线片。b~d.患者右膝关节可完全伸直，右膝屈曲约90°，能够在没有支撑的情况下短距离行走

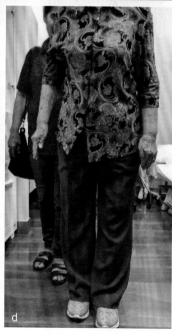

10 参考文献

［1］ Steinberg EL, Elis J, Steinberg Y, et al. A double-plating approach to distal femur fracture: a clinical study. Injury.2017 Oct;48(10):2260-2265.

［2］ Hwang JH, Oh JK, Oh CW, et al. Mismatch of anatomically pre-shaped locking plate on Asian femurs could lead to malalignment in the minimally invasive plating of distal femoral fractures: a cadaveric study. Arch Orthop Trauma Surg. 2012 Jan;132(1):51-56.

［3］ Park KH, Oh CW, Park KC, et al. Excellent outcomes after double-locked plating in very low periprosthetic distal femoral fractures. Arch Orthop Trauma Surg. 2021 Feb;141(2):207-214.

25.3
假体周围骨折：全髋关节置换术后病例 [32A1（C）]

Lukas F Heilmann, Michael J Raschke

1 病例描述

75 岁老年女性，在浴室中摔伤右侧髋部，导致髋关节假体周围骨折，位于股骨柄假体远端的闭合性股骨干骨折（图 25.3-1）。10 年前，患者于其他医院进行了全髋关节置换手术。右下肢神经无损伤，血运也未受到影响。伤后被送至急诊科，一般情况平稳。

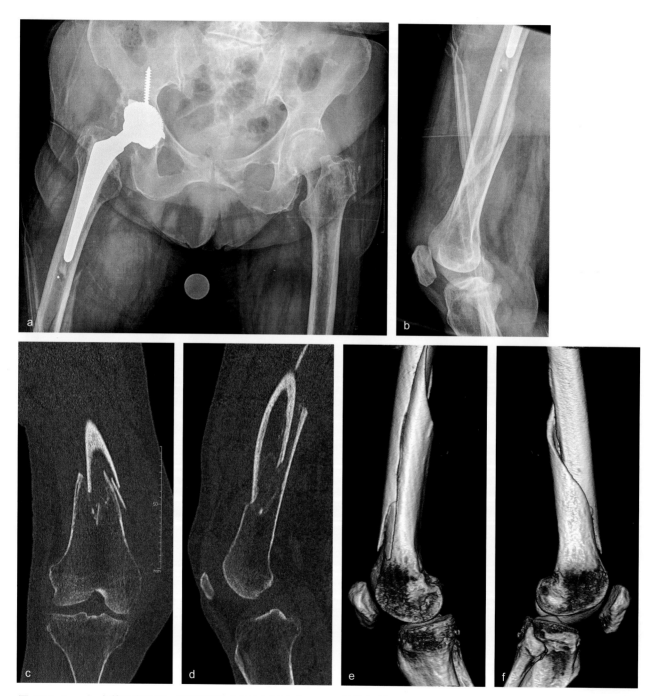

图 25.3-1 a~b.术前损伤的正、侧位X线片［32A1（C）］。b~d.计算机断层扫描。e~f.三维重建图像

2 MIPO 的适应证

在对患者的年龄和骨折形态进行评估后，计划使用长接骨板进行固定。由于患者在跌倒前独自生活，故治疗目的是使患者完全恢复之前的行动能力。如果选择切开复位接骨板内固定术［13孔微创固定系统（LISS）接骨板］，则会对股骨周围的软组织造成广泛的损伤。因此，决定采用MIPO 植入接骨板。在股骨前方放置第二块接骨板以增加轴向和旋转稳定性，并在近端放置外侧LISS 接骨板的锁定连接板。

3 术前计划

建议使用计算机生成的术前计划来规划手术入路和植入物的尺寸和位置（图 25.3-2）。外伤后第 3 天进行最终固定。

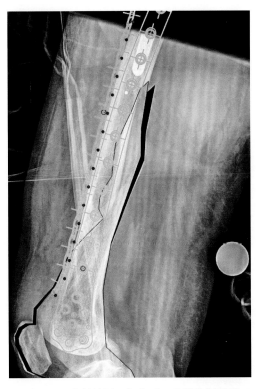

图 25.3-2 术前计划：复位后，股骨外侧采用13孔LISS接骨板，前方采用20孔3.5mm重建锁定加压接骨板固定骨折

4 手术室准备

4.1 麻醉

全身麻醉是最好的选择，因为本手术需要手法牵引复位。如果患者不能耐受全身麻醉，也可以选择区域麻醉。

4.2 患者体位和 C 形臂位置

整个右下肢备皮，消毒后铺巾。患者仰卧，C 形臂应放置于患肢对侧。手术过程中不需要止血带。

4.3 器械

- 13 孔 5.0mm LISS 接骨板
- 20 孔 3.5mm 重建锁定加压接骨板（LCP）
- 金属捆绑带
- 尖头镊子
- 带螺纹的弧形复位钳
- 接骨板塑形器械
- 骨撑开器
- 同轴复位钳
- 预防性应用第二代头孢菌素

（根据解剖结构具体情况，所需器械的种类规格不同）

5 手术入路

患者仰卧，膝关节屈曲30°，可通过在腘窝下放置衬垫实现。

术中采取侧方入路和MIPO。大腿的主要血管位于后、内侧，因此，行股骨外侧手术切口不会有损伤血管的风险。于骨折处大粗隆与外上髁连线处做 7cm 皮肤切口。钝性分离后，切开阔筋膜张肌，分隔开股骨外侧肌。紧接着沿肌间隙在股外侧肌后方锐性分离，暴露股骨骨折部位。

6 复位

显露手术视野后，通过轴向牵引复位，使用弧形复位钳固定骨折断端。目标是骨折达到解剖复位。再向远端做另一个 5cm 的切口（图 25.3-3b）。切口远端与股骨外上髁平行。钝性分离皮下组织后切开阔筋膜。随后通过肌间隙显露股骨。于第二个远端切口内使用骨膜剥离器轻柔地剥离骨膜。沿股骨干的方向滑行置入 13 孔 LISS 板，直至近端切口（图 25.3-4a）。如果接骨板与股骨不贴服，应进行塑形。

7 固定

LISS 接骨板远端与股骨外侧髁平齐，并用 2.0mm 克氏针临时固定（图 25.3-4b）。

在近端行第三个手术切口，以显露接骨板。切开阔筋膜，沿肌纤维方向钝性分离至股骨，接骨板的近端位于股骨的外侧，也用克氏针固定在股骨上。用 C 形臂拍摄正、侧位 X 线片，以确保骨折复位质量与接骨板位置准确。用金属捆绑带通过中间的切口，将骨折复位并捆绑在接骨板上。

再用 5.0mm 锁定螺钉将接骨板远端固定于股骨（图 25.3-4e）。尽管股骨远端的骨质较为疏松，锁定螺钉也能提供足够的稳定性。然后把 4.5mm 皮质骨螺钉置入远离髋关节股骨柄假体远端的

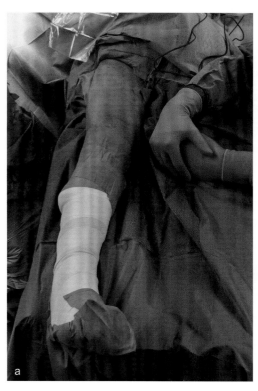
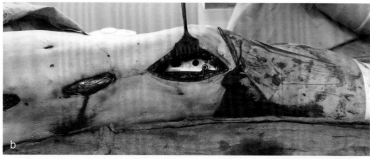
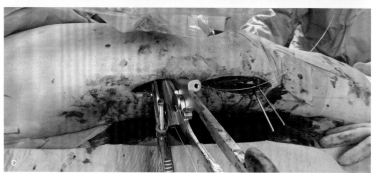
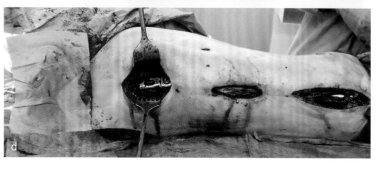

图 25.3-3　a.患肢骨折的定位。b.在骨折远端使用LISS接骨板的固定方法。c.植入金属捆绑带。d.在近端部分植入锁定连接板

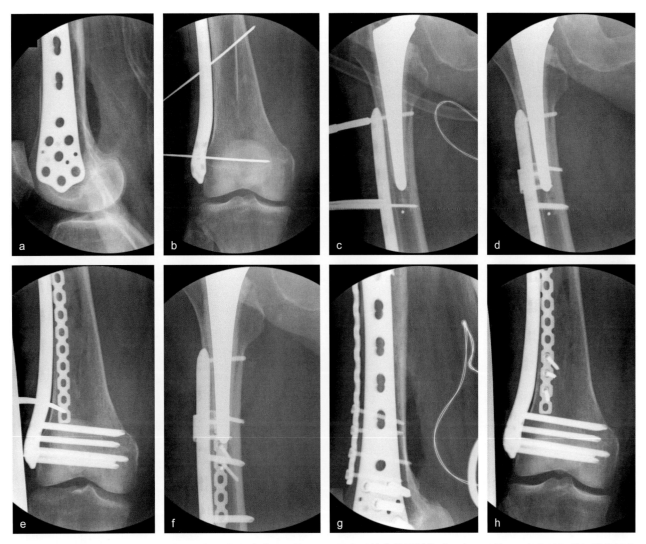

图 25.3-4　a.使用MIPO插入13孔LISS板，完全贴附于股骨上。b.用克氏针将接骨板临时固定于股骨；c.在靠近股骨柄假体的位置，于接骨板最近端的钉孔内植入皮质骨螺钉；d.将锁定连接板固定于LISS接骨板上；e.对LISS接骨板远端的5.0mm锁定螺钉及重建接骨板进行定位；f.重建接骨板近端用皮质螺钉固定；g~h.重建接骨板远端固定的正、侧位X线片

LISS接骨板钉孔中。之前就可以注意到，这枚螺钉能将接骨板紧密贴附于股骨。为了确保其能稳定地固定在股骨假体柄周围，在LISS接骨板的近端放置1块锁定连接板，并用3个3.5mm螺钉固定（图25.3-3d，图25.3-4d）。然后在股骨柄假体远端的钉孔固定1枚5.0mm锁定螺钉。正、侧位X线片显示骨折解剖复位。通过远端切口，在股骨干前方置入1块20孔3.5mm重建锁定加压接骨板（LCP）以增强稳定性，便于尽早恢复下肢活动（图25.3-4e）。在重建接骨板的远端和近端分别做1个小切口，首先用2.0mm克氏针临时

固定。X线透视位置满意后，用3.5mm皮质螺钉固定（远端4枚，近端3枚，图25.3-4f~h）。第二块接骨板起到张力带的作用。

8　康复

建议患者术后12周以内患肢负重不超过15kg。通过物理治疗和指导锻炼该患者能够遵守这一建议。术后2天复查X线片示解剖复位、固定稳定，无移位征象（图25.3-5）。2周后，患者可以充分活动并出院。

术后 12 周，门诊随访，患者未诉任何明显疼痛，仍然能够坚持 15kg 负重的方案。随访 X 线片显示骨折处已初步愈合（图 25.3-6）。因此，一致认为该患者可以逐渐过渡到完全负重。

9 移除内植物

该病例内植物没有取出。

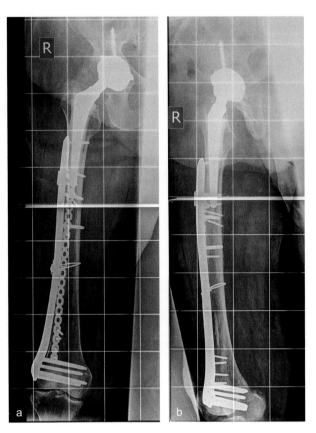

图 25.3-5 术后正位（a）、侧位（b）X线片

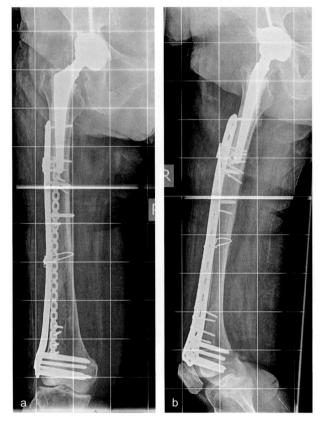

图 25.3-6 术后3个月随访正位（a）、侧位（b）X线片

25.4
假体周围骨折: 假体间骨折病例［32B1（C）］

Reto Babst, Frank JP Beeres

1 病例描述

76 岁女性，在楼梯上因左腿被牵绊跌倒。伤时左腿和左腕着地。受伤前该患者可以自主行走活动。既往患有高血压、高胆固醇血症和肥胖症（BMI 为 30）等疾病。曾因慢性心房纤颤安装了心脏起搏器。1999 年进行了全膝关节置换手术，2012 年进行了髋关节置换手术。X 线片显示左股骨远端假体周围骨折（图 25.4-1），左桡骨远端关节内骨折。

2 术前计划

手术团队经手绘或计算机生成的术前计划能使手术步骤可视化，包括定位、入路、复位次序、如何在透视下保持复位效果及最终固定（图 25.4-2）。

1. 于股骨远端植入 19 孔锁定加压接骨板（LCP-DF）或微创内固定系统（LISS），远端用带螺纹的克氏针和翼形螺母临时固定。

2. 采用同轴复位钳将接骨板临时固定至近端骨干处。

3. 将接骨板贴附于股骨近端并临时固定。

4. 与健侧肢体比较，检查患肢的旋转、轴线和长度。

5. 复位及置入拉力螺钉。

6. 远、近端的最终固定。

7. 将术前预弯的 19 孔 4.5mm LCP 插入内侧。

8. 先在骨折的远、近端分别采用皮质骨螺钉固定接骨板，再用锁定螺钉进行最终固定。

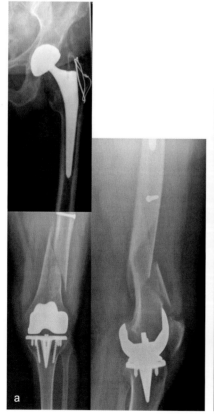
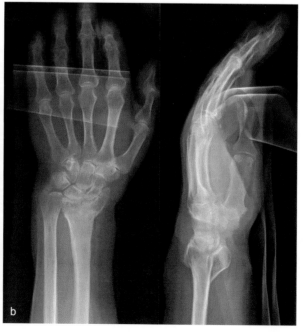

图 25.4-1 a.X线片显示股骨远端螺旋形骨折伴前外侧中间骨折块［AO/OTA 32B1（C）］，髋关节置换后术和全膝关节置换术后，股骨中部留存1枚螺钉，大粗隆处有张力带。b.桡骨远端关节内骨折（AO/OTA 2R3C）

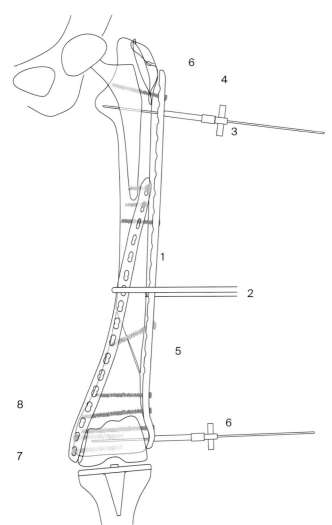

1.股骨远端植入19孔股骨远端LCP-DF或 LISS板，远端用带螺纹的克氏针和翼形螺母临时固定；2.采用同轴复位钳将接骨板临时固定至近端骨干；3.将接骨板贴附于股骨近端并临时固定；4.与健侧肢体比较，检查患肢的旋转、轴线和长度；5.复位及拉力螺钉固定；6.远、近端的最终固定；7.将术前预弯的19孔4.5mm LCP插入内侧；8.先在骨折的远、近端分别采用皮质骨螺钉固定接骨板，再用锁定螺钉进行最终固定。

图 25.4-2 术前计划

3 手术室准备

3.1 麻醉

根据患者选择和麻醉师的喜好，可施行全身麻醉或区域麻醉。

3.2 患者体位和 C 形臂位置

患者取平卧位，双腿均消毒铺单，以便在术中可以直接对比健侧肢体的长度和旋转。考虑到手术团队的操作需要，C 形臂放置在对侧。

3.3 器械

- 19 孔 LCP 股骨远端接骨板或 LISS 板
- 按股骨结构提前预弯的 16 孔 4.5mm LCP 接骨板
- 皮质骨螺钉与锁定螺钉
- 复位和临时固定器械（例如，含枪式复位钳，同轴复位钳）
- 骨膜剥离器
- 克氏针

4 手术入路

切开前，在股骨远、近端及骨折部位做手术切口标记，以方便直接复位。

首先，在大腿远端外侧做一切口，切开髂胫束；在近端位于股骨大粗隆水平、接骨板板末端取第二个切口。使用骨膜剥离器在股骨外侧制备骨膜上通道，始终维持腿部的手动牵引，并在膝关节下方垫衬垫。接骨板远端与股骨外侧髁平齐，使用克氏针通过套筒或带有翼形螺母的牵引器进行临时固定，方向应与关节面平行。然后用同轴复位钳将近端骨折块临时固定于近端骨干，根据C形臂摄片明确股骨解剖标志，保持骨干长度和控制旋转。通过近端切口将接骨板贴附于骨面，并用克氏针通过套筒临时固定，与健侧对比，检查股骨轴线、长度和是否存在旋转。然后在骨折的远、近端依次置入其余螺钉。在这种情况下，骨折端的间隙缩小，骨块紧密接触，以获得绝对稳定性。

于股骨远端内侧髁处做切口，将内侧 MIPO 接骨板插入。然后按照提前预弯接骨板的扭转形态在近端相应位置做切口，切开股直肌和股中间肌直至股骨，并且不会造成血管损伤。然后在股骨干旁为扭转接骨板准备肌下通道，将消毒后的扭转接骨板（前一天预弯）（图 25.4 - 4a）插入通道内，通过套筒插入克氏针临时固定（图 25.4 - 4b），借助C形臂检查骨折位置。然后，在远端和近端用皮质螺钉固定接骨板，将接骨板固定于股骨上。其余的钉孔置入锁定螺钉。逐层关闭手术切口。

5 康复

术后将患肢膝关节屈曲 60°放置于抬高支架上。术后第1天，鼓励患者下床坐起到椅子上，第3天起利用未受伤的右手挂拐行走（图 25.4- 5）。术后X线片显示植入物位置良好，固定稳定（图 25.4-6a）。

患者随访3年（图 25.4 - 6b），骨折完全愈合，植入物牢固。患者可以在无人搀扶和不借助外力的情况下在家中行走。为了安全起见，使用拐杖能行走得更远。患肢无任何疼痛，也不受植入物的困扰，计划不取出植入物。

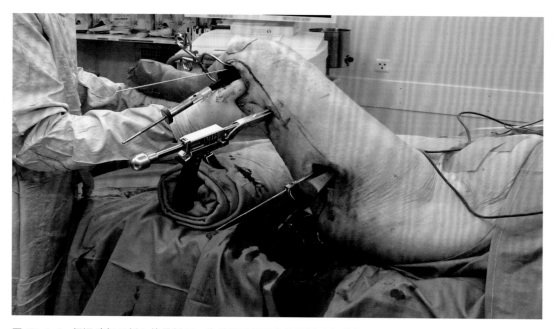

图 25.4-3　经远端切口插入接骨板后，使用翼形螺母将接骨板对齐并临时固定。再采用同轴复位钳将近端的骨折碎块贴合接骨板复位，然后通过套筒插入克氏针将接骨板近端固定。这种临时固定后允许检查并与健侧肢体对比股骨的轴线、长度和旋转

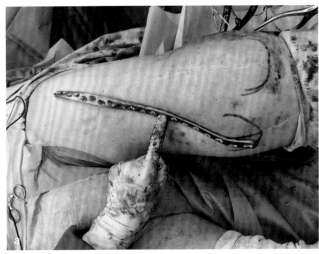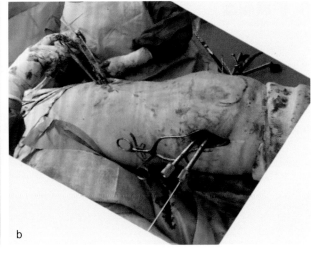

图 25.4-4　a.预弯接骨板放于股骨上，用于定位近端的手术切口（其他患者术中影像）。b.在近端前方的切口和远端内侧的切口通过套筒插入克氏针临时固定接骨板

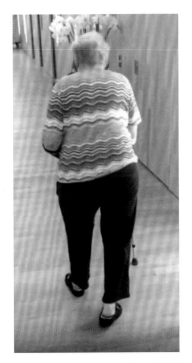

图 25.4-5　术后3天患者可利用健侧手拄拐行走。注意切开复位内固定后左手腕上的石膏保护

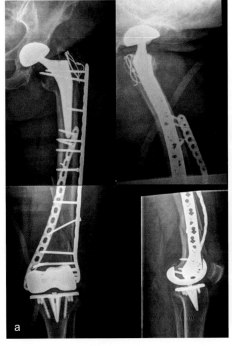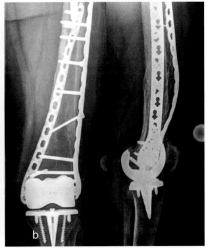

图 25.4-6　a.术后X线片显示植入物位置良好，固定稳定。b.术后3年随访X线片显示骨折完全愈合，植入物牢固

6 扩展阅读

- Beeres FJP , Emmink BL, Lanter K, et al. Minimally invasive double plating osteosynthesis of the distal femur. Oper Orthop Traumatol. 2020 Dec;32(6):545–558.
- Chung JY , Cho JH, Kweon HJ, et al. The use of interfragmentary positional screw in minimally invasive plate osteosynthesis for simple distal femur fractures in elderly patients: a retrospective single center pilot study . Injury . 2016 Dec;47(12):2795–2799.
- Hohenberger GM, Schwarz AM, Grechening P , et al. Medial minimally invasive helical plate osteosynthesis of the distal femur: a new technique. Injury . 2021 Sep;52 Suppl 5:S27–S31.
- Link BC, Rosenkranz J, Winkler J, et al. [Minimally invasive plate osteosynthesis of the distal femur]. Oper Orthop Traumatol. 2012 Sep;24(4-5);324–334. German.

26

特殊适应证

26.1
特殊适应证：概述

Chang-Wug Oh, Theerachai Apivatthakakul

创伤科医师在处理骨折的过程中，更好地保护和保存软组织是非常重要的。MIPO 的目的在于最大限度减少软组织创伤，特别是减少手术造成的软组织损伤。本章将介绍一些 MIPO 的拓展应用实例，通常这些病例不采用 MIPO，包括：

- MIPO 在开放性骨折中的应用（26.2）
- MIPO 在畸形截骨矫正中的应用（26.3）
- MIPO 和肢体延长（26.4）
- MIPO 和骨搬移术在节段性骨缺损中的应用（26.5）
- MIPO 在骨折不愈合的应用：适应证和手术技术（26.6）

26.2
MIPO 在开放性骨折中应用

Chang-Wug Oh, Theerachai Apivatthakakul

1 引言

开放性骨折增加了感染、延迟愈合、畸形愈合甚至不愈合、功能障碍的风险，因此其骨折相关严重并发症发病率明显升高。甚至一些病例不可避免地实施了截肢术。开放性骨折的处理，不仅要重建骨折，而且还要采用随意皮瓣、带蒂皮瓣等创面修复技术完成软组织覆盖。软组织损伤严重的开放性骨折，外固定仍然是早期治疗的一个安全选择。尽管 Ilizarov 外固定架存在治疗周期长、增加肢体功能障碍等缺点，但在过去 20 年中，Ilizarov 环形外固定架治疗开放性骨折收到了确实的疗效。因此，对于高能量损伤，特别是胫骨近端开放性骨折，主张临时外固定架固定，分期手术治疗。一些研究[1-3]证实了先使用外固定架处理，待软组织损伤有所恢复后再实施最终内固定治疗高能量损伤的优点。此外，标准的单边外固定架，价格相对低廉、操作简单，可以快速应用。

初始治疗后，外固定架去除的时间和最终治疗方法，仍然是有争议的话题。对于大部分干性骨折，髓内钉（IM）固定是一种理想的选择。然而，当应用外固定架固定超过 2 周后，再改用髓内钉固定是有问题的[4]，如出现外架钉道感染，甚至引起髓内钉固定后的深部感染等。接骨板固定是另一种选择，然而传统的手术技术需要暴露骨折端和剥离骨周围的软组织，可直接导致伤口感染和骨不愈合等严重并发症。MIPO 的应用可以很好地保护软组织，降低并发症发生率。如果选择通过 MIPO 进行开放性骨折的确定性固定，那么最初使用外固定架时，应考虑两方面的因素，一是外固定针应避开接骨板植入的位置，二是需要通过外架实现和维持复位。这样，当使用 MIPO 植入接骨板时，就不需要再次开放骨折端复位了。

1.1 开放性骨折的治疗原则

开放性骨折的治疗目标是预防感染、获得骨愈合和恢复受伤肢体的功能。对患者进行整体的初始评估和进一步评估，优先处理威胁生命的创伤而不是开放性骨折。对于 Gustilo-Anderson Ⅰ型和Ⅱ型开放性骨折，推荐应用第一代头孢菌素。如果伤口污染严重，应增加使用氨基糖苷类抗生素。对于没有进行破伤风免疫接种的患者应该给予破伤风的预防和免疫。在手术室对伤口进行紧急清洗和清创手术是必需的。对于 Gustilo-Anderson Ⅱ型和Ⅲ型损伤，在初次清创的 24~48 小时，推荐进行二次手术（伤口的再次评估以及可能的坏死组织进一步清创），可以多次反复清创直至伤口被确定为清洁的外科伤口。只在伤口确定清洁并且没有张力的情况下才可施行伤口的闭合。抗生素一般应用到最后一次清创术后 2 天。

除软组织的处理之外，稳定骨折端以改善软组织微循环至关重要[5]。处理伤口时要尽快实施软组织的覆盖。因软组织缺失的大小和类型不同，进行软组织覆盖的手术方案也不同。

1.2 在开放性骨折的处理中可否应用 MIPO 技术

在胫骨开放骨折中应用传统开放式接骨板固定已经被证实与感染率增高相关。开放式接骨板固定需要广泛的软组织剥离，进而导致更高的并发症发生率。相反，MIPO 遵循生物固定理念，将术中软组织损伤最小化并可有效保持骨折端血供，即使在长骨的开放性骨折中也可实现上述目标。MIPO 可以在初次清创或后续的清创中使用。

当伤口软组织状况可接受或污染不严重时，在标准的冲洗和清创术后，可以使用 MIPO 进行初期固定。MIPO 固定后如接骨板或骨需要软组织覆盖（例如Ⅲ B 型损伤），可一期或二期行局部或远处皮瓣覆盖[6]。由于种种原因，急诊条件下软组织覆盖并不是都能实现，伤口便会对医院环境相对开放。在这种情况下，当创面 1 周或更长时间没有皮瓣覆盖时，可以使用负压引流装置或者传统纱布敷料覆盖创面。

在开放性长骨骨折中，初始治疗通常包括清

创、冲洗和外固定。当反复清创软组织状况满意后，用内固定代替外固定（接骨板或髓内钉）。如果不具备髓内钉固定适应证，可使用 MIPO 实现从外固定到内固定的转换。

与髓内钉相比，MIPO 有几个优点：如果已经存在钉道感染，使用髓内钉，特别是扩髓髓内钉，会增加髓内感染的发生率[4]。对于一些特殊位置的骨折，如胫骨近端或远端骨折，髓内钉操作困难，MIPO 是一个很好的选择。

1.3 MIPO 的适应证和禁忌证

适应证

- 可当作闭合性骨折处理的 Gustilo-Anderson I 型或 II 型开放性骨折
- 关节周围骨折是 MIPO 的主要适应证（例如股骨远端骨折、胫骨近端和胫骨远端骨折）
- Gustilo-Anderson III A 型或 III B 型骨折，经过急诊或后续的清创，软组织覆盖充分

禁忌证

- 严重污染的伤口及延误治疗出现感染征象的伤口

1.4 临床评估

患者

开放性骨折通常是高能量损伤，且并发伤发生率很高。对于肢体开放骨折患者的初始评估要遵循高级创伤生命支持（ATLS）的原则和方针。

骨折

当完成复苏，患者的一般情况稳定后，要尽快在手术室进行开放性骨折清创，最好在受伤后 6 小时内进行。在初期处理过程中应大致恢复骨折对线。由于骨折成角或移位会造成静脉回流障碍，并且加重软组织及神经血管受压导致的继发损伤。需要注意避免髓腔内进一步污染。骨和软组织的正确处理是创伤肢体实现骨折愈合和功能恢复的关键。

软组织

损伤时的详细病史、冲击物的速度、挤压物的状态、受伤地点等信息有助于评估软组织损伤和污染。应用 Gustilo-Anderson 分型系统分类开放性骨折已广为骨科医师所接受。手术室中探查伤口和清创后会更准确地确定开放性骨折的分型。

微生物学

由于微生物会污染开放性伤口，应使用抗生素治疗开放性骨折可能出现的感染。为了降低感染的风险，必须早期静脉应用抗生素、伤口清创、软组织覆盖、稳定骨折。破伤风预防措施可能是必要的，这取决于患者的免疫情况。在清创前应用抗生素可降低感染发生率。清创处理后的组织标本和药敏试验，有助于在后续治疗或早期感染的治疗中选择最好的有针对性的抗生素。

1.5 初期外科治疗

对于开放性骨折施行早期清创是很重要的，需要仔细清除失活的组织（包括骨），使伤口变为清洁伤口。清创后，软组织缺损的评估对于制定合适的确定性治疗方案极其重要。关闭伤口前软组织处理存在多种选择，包括抗生素链珠和新型封闭负压引流技术，后者可在创面完全覆盖前加速创面愈合。早期伤口覆盖的目标是防止组织脱水，优化抗生素释放，改善患者舒适度，并且关闭伤口使之与外界环境隔离，避免医源性感染。

开放性骨折合并严重污染及严重软组织损伤是临时外固定的适应证。对于关节内及关节周围的开放性骨折，跨关节的外固定在最初处理时可以作为一种选择。当软组织条件好转后可以应用 MIPO 作为下一步治疗。如果关节在清创术后已经充分暴露，可以做有限的关节内固定。在使用 MIPO 做最终固定前，去除外固架及固定针。然而，如果复位良好，可以一直外架维持复位状态直到完成最终的内固定时将其移除，这可能并不会增加感染风险[7]。

1.6 抗生素

抗生素应能覆盖革兰阳性和革兰阴性菌，且应尽快给药，最好是损伤发生的 3 小时内给药。推荐疗程 3 天，当然，根据最初的细菌培养结果，3 天后可考虑继续使用抗生素治疗。对于严重污染的开放性骨折，局部应用抗生素骨水泥已经被用作一种全身性用药的补充方案，并且已经被证实可以降低感染的概率[8]。

1.7 应用 MIPO 的时机

当软组织条件稳定后，可以使用 MIPO 进行最终的重建手术。如果软组织条件允许，可以在清创术时使用 MIPO。一期 MIPO 特别适用于胫骨近端骨折，因为接骨板被放置在外侧，有良好的软组织覆盖。若伤口明显污染或有感染的征象，推荐延期到软组织清洁后应用 MIPO。

1.8 术前计划

如果软组织的问题依然存在和（或）外固定架持续使用 3 周或更长时间，应采取以下措施（也称为"固定针假期"）：

1. 去除外固定支架。
2. 用石膏或夹板暂时稳定肢体。
3. 清洁伤口，等待针道愈合。

在某些情况下，为确保针道愈合，清创术是必要的。接骨板的放置位置应避免出现任何软组织问题。在大多数病例中适宜使用桥接固定原则。

最近，有人报道了一种胫骨远端后外侧 MIPO 用于存在前方软组织问题的病例。这种入路的好处是保护胫骨前部和内侧的软组织并且使接骨板获得了丰富的软组织覆盖[2]。

1.9 内植物的选择

MIPO 的主要适应证是关节周围的长骨骨折，

预塑形 LISS 锁定接骨板或其他塑形的锁定接骨板是理想的内植物。在关节周围骨折复位选用足够长的接骨板实现桥接固定，以使骨折远端可打入至少 3 枚螺钉，近端至少 5~6 孔。

1.10 复位和固定技术

初始复位的质量是关键因素。当使用外固定架复位并临时固定时，应经常清洗针道和夹了，并且外固定架可作为最终固定时的复位工具使用。完成最终固定后去除外固定架。

初期治疗阶段通常可以通过手法复位，然而，如果不能手法复位，则使用前方放置的外固定复位或牵引。接骨板植入技术遵循桥接接骨板原则，依据正确的接骨板跨度比（接骨板长度）和螺钉密度（螺钉的数量和位置）。

1.11 优缺点

由于骨折愈合需要很长时间，一直使用外架固定需要特别小心才能减少并发症以及给患者带来的不便，因此应考虑转换为内固定，不论是用 MIPO 还是开放接骨板固定技术。转换的正确时机尚不清楚。然而，可以在伤口完全愈合且没有感染征象时进行。此外，在不引流的情况下伤口完全实现表皮再生后可能是安全的。

固定针和夹子通常进行消毒并用作复位工具，用于牵引以实现骨折断端及关节的显露。

应该仔细规划固定针的位置以避免妨碍未来微创接骨板的置入。针孔位置不佳可能会危及后期的手术。错误的固定针技术同时会增加针道感染的概率。

1.12 术后管理

抗生素可以在术后 24~48 小时停用。术后，患肢应该轻微抬高。必须注意疼痛控制，可在拐杖辅助下活动，并且部分承重。除非有其他损伤或有其他并发症，可以在术后第 1 天进行活动。患者可进行股四头肌等长收缩和被动活动膝关节。术后在可忍受的情况下尽可能主动（髋、膝、踝关节和足趾）练习。

1.13 结果

在关节周围开放性骨折的早期治疗中，通过外固定架进行临时固定然后利用 MIPO 进行转换是一个很安全的方案，尤其是对不适合早期进行确定性手术的患者。在 Gustilo-Andersoni Ⅲ 型开放性骨折中，从外架转换为内固定的感染率为 15%~20%[7]。总体来说，应谨慎地遵循开放性骨折清创的原则，实现早期软组织覆盖，最大程度降低感染风险。尽管没有证据证实，但临床经验表明，先使用外固定架再使用 MIPO 转换为内固定的感染率更低、软组织损伤更少并且能更好地保护骨折区域的血运。

2 病例 1：胫骨远端粉碎性骨折（43A3），开放损伤合并伤口污染

2.1 病例描述

57 岁女性，摩托车事故造成右侧右胫骨远端 Gustilo Anderson ⅢB 开放性骨折和腓骨骨折（图 26.2-1）。右小腿内侧软组织严重损伤伴开放性伤口。伤口外可见游离碎骨片，无软组织附着。使用 2 块接骨板固定腓骨骨折以获得足够的稳定性，去除无血供的游离碎骨片，死腔用抗生素骨水泥填充（图 26.2-2）。在小腿内侧使用桥接式外架固定，伤口用 VSD 负压引流装置覆盖。

MIPO 的适应证

一般情况下，如果软组织条件良好，胫骨干粉碎性骨折可使用内固定治疗。但是该病例中必须优先处理开放性伤口；进行彻底的清创手术、外固定架固定以及在骨缺损部位植入抗生素骨水泥（图 26.2-3）。

反复多次清创后，使用腓肠动脉穿支皮瓣覆盖软组织缺损（图 26.2-4）。当软组织条件良好后，

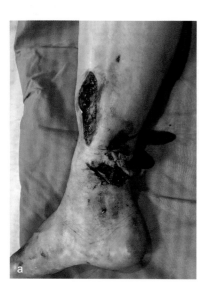
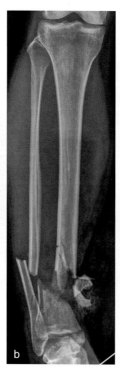
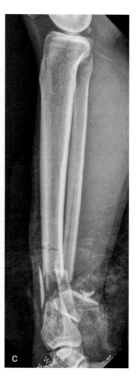

图 26.2-1 右胫骨远端 Gustilo Anderson ⅢB开放性骨折合并腓骨骨折

选择 MIPO 行最终的内固定（图 26.2-5）。髓内钉也可以作为另一种内固定选择。然而，在胫骨远端骨折应用髓内钉非常困难。并且，在长时间的外固定架固定之后，钉道可能发生轻度感染，髓内钉可增加二次感染的概率。

2.2 术前计划

完善的术前计划有益于后续手术步骤的执行。该计划应包括骨折块的影像分析、手术方法、复位技术、最合适的内植物和手术过程中所需要的步骤。

2.3 手术室准备

麻醉

可用全身或区域麻醉，取决于患者的情况。本例患者给予椎管内麻醉。

患者体位和 C 形臂位置

患者仰卧于可透 X 线的手术台上，下肢垫一个垫子，可选择使用止血带。C 形臂放置在患肢的对侧。

器械

- 预防性应用第一代头孢菌素
- 适当长度的胫骨远端内侧锁定加压接骨板（LCP）

（根据解剖结构具体情况，所需器械的种类、规格不同）

2.4 手术入路和固定

患肢消毒，铺无菌手术巾。内侧皮肤和软组织状态良好，采用内侧入路。在胫骨远端和近侧端内侧分别取 3~4cm 的切口，扩开皮下通道后，插入 11 孔胫骨远端内侧 LCP 接骨板（图 26.2-6）。

将 LCP 锁定套筒连接到接骨板钉孔并作为手柄辅助接骨板插入。接骨板远端放置于合适位

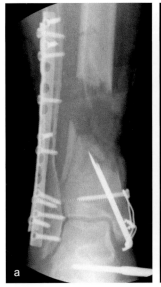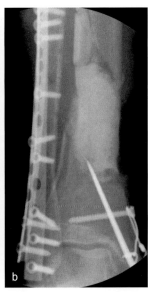

图 26.2-2 无血供的游离骨片已去除，用抗生素骨水泥填充到死腔中

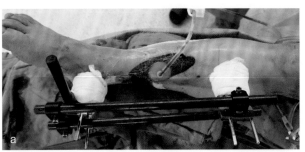

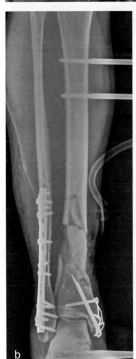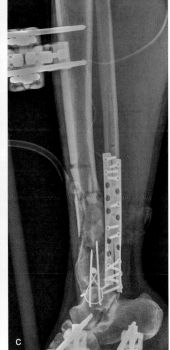

图 26.2-3 a.开放性伤口通过负压引流装置覆盖。b~c.术后 X 线片显示使用外架固定后骨折对线良好

置。同时更换抗生素骨水泥以避免可能的感染（图26.2-7）。

术后2个月，所有感染迹象都被清除，前路取出抗生素骨水泥。良好的骨形成诱导膜为自体髂骨植骨提供了良好的条件（图26.2-8）。

2.5 术后护理和康复

MIPO固定后无须进行外固定。建议患者在院内开始患肢活动范围练习并部分承重，在疼痛可耐受的范围内尽可能增加承重。植骨6个月后，X线检查显示充分骨愈合（图26.2-9）。

踝关节活动范围恢复到可接受的程度，患者回归日常活动（图26.2-10）。在最近的随访中没有感染复发。

内固定移除

本病例中，接骨板被软组织良好覆盖，无须移除。

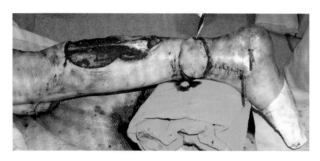

图26.2-4 采用腓肠动脉穿支皮瓣覆盖软组织缺损

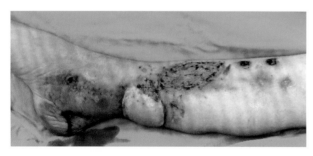

图26.2-5 MIPO术前取下外架

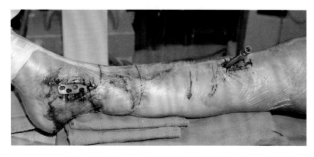

图26.2-6 用MIPO插入11孔胫骨远端内侧锁定加压接骨板

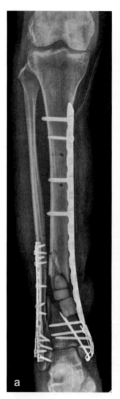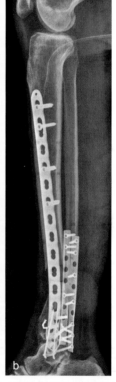

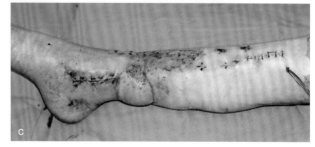

图26.2-7 更换抗生素骨水泥以避免感染

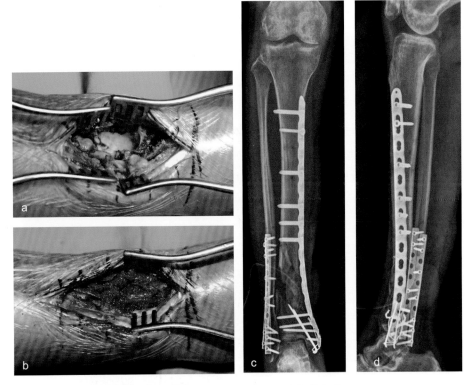

图 26.2-8 良好的骨形成诱导膜为自体髂骨植骨提供了良好的条件

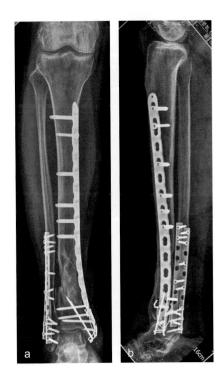

图 26.2-9 X线检查显示充分骨愈合

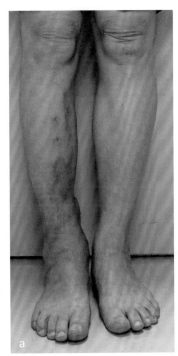
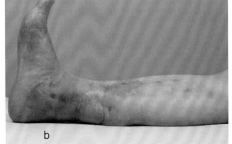

图 26.2-10 患者踝关节活动范围恢复到可接受的程度

3 病例2: 胫骨远端骨干骨折（42C1），开放损伤合并伤口污染

3.1 病例介绍

62岁男性，摩托车事故造成右侧胫骨远端 Gustilo Anderson Ⅲ B 开放性骨（图26.2-11）。

右小腿内侧软组织严重损伤伴开放性伤口（图26.2-12），骨折端外露，合并对侧股骨干骨折。

MIPO的适应证

通常，胫骨干粉碎性骨折可使用内固定治疗。但是在该病例中，开放性伤口需要进行彻底的清创并使用外架固定以便处理软组织问题（图26.2-13）。

软组织缺损如果得不到足够的覆盖（图26.2-14），使用内固定后的感染风险会很高。因此，使用背阔肌皮瓣覆盖外露的骨折端及软组织缺损（图26.2-15）。术后8周，软组织条件良好（图26.2-16），选择MIPO行最终的内固定。髓内钉也可以作为另一种内固定选择。然而，由于外架固定时间已超过3周，应用髓内钉可能引起深部感染。并且，骨折线以远胫骨远端部分长度不足，髓内钉固定后可能无法提供足够的稳定性。

3.2 术前计划

完善的术前计划有益于后续手术步骤的执行。这一病例中，足够的软组织覆盖对于后期可否成功实施MIPO内固定至关重要。

3.3 手术室准备

麻醉

可用全身或区域麻醉，取决于患者的情况。本例患者给予椎管内麻醉。

患者体位和C形臂位置

患者仰卧于可透X线的手术台上，下肢垫一个垫子，可选择使用止血带。C形臂放置在患肢的对侧。

器械

- 预防性应用第一代头孢菌素。
- 适当长度的胫骨远端内侧锁定加压接骨板（LCP）。

（根据解剖结构具体情况，所需器械的种类、规格不同）

3.4 手术入路和固定

外架的存在阻碍了在小腿内侧置入接骨板，需要将其移除（图26.2-17）。患肢消毒，铺无菌手术巾（图26.2-18）。

采用内侧入路，因为接骨板在软组织覆盖良好的条件下可以充分固定骨折端。在胫骨远端和近侧端内侧分别取3~4cm的切口，扩开皮下通道后，插入9孔胫骨远端内侧LCP接骨板（图26.2-19）。

将LCP锁定套筒连接到接骨板钉孔并作为手柄辅助接骨板插入皮下通道。接骨板远近端均与胫骨对齐。MIPO技术固定胫骨后，使用接骨板固定腓骨远端粉碎性骨折（图26.2-20）。

术后6个月，骨折部位后侧仍可见断端缝裂隙，骨折未愈合，但没有感染征象。选择前方入路行自体髂骨植骨术。

3.5 术后护理和康复

MIPO固定后无须进行外固定。建议患者在院内开始患肢活动范围练习并部分承重，在疼痛可耐受的范围内尽可能增加承重。植骨1年后，X线光检查显示骨折愈合（图26.2-21）。

患者踝关节功能恢复满意，无痛（图26.2-22）。在最近的随访中没有感染复发。

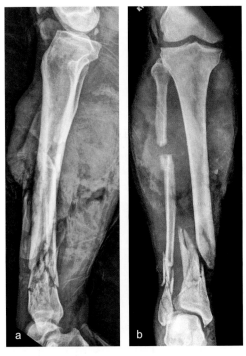

图 26.2-11　胫骨远端粉碎性骨折

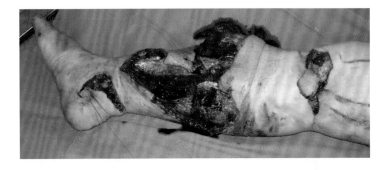

图 26.2-12　内侧区域可见骨外露（ⅢB型开放性骨折）

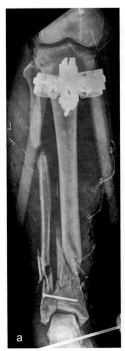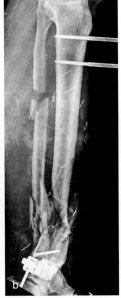

图 26.2-13　清创后外架固定

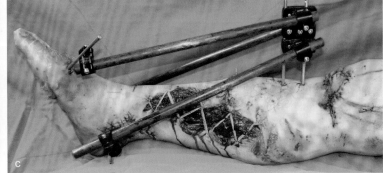

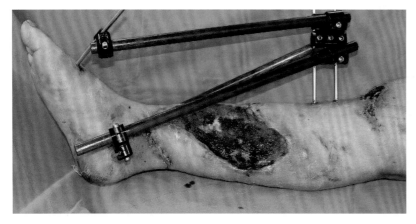

图 26.2-14 创面已由肉芽组织填充，骨外露仍需软组织覆盖

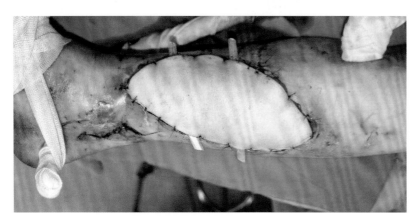

图 26.2-15 使用背阔肌皮瓣覆盖软组织缺损

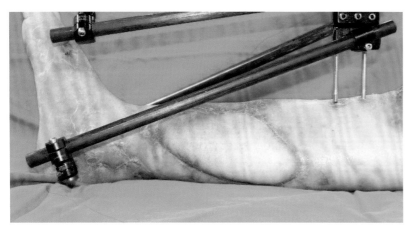

图 26.2-16 软组织愈合满意

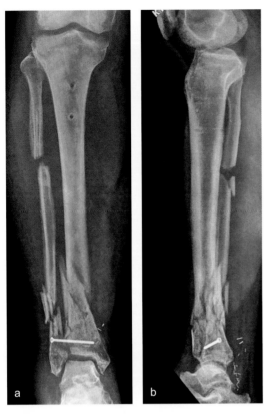

图 26.2-17 外架已被移除

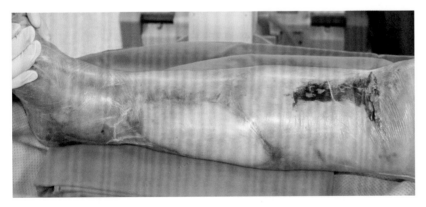

图 26.2-18 使用内侧入路实施MIPO

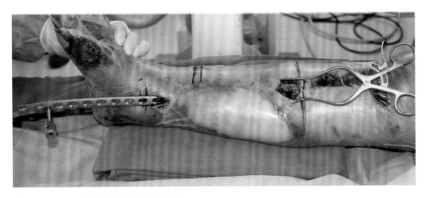

图 26.2-19 从远端切口插入接骨板

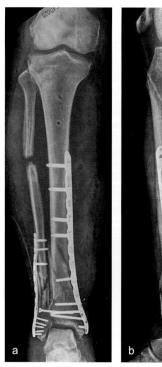
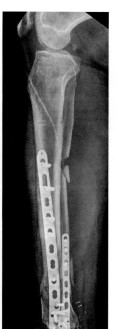
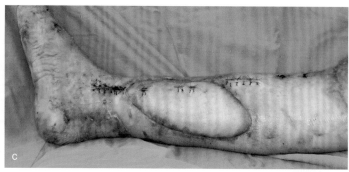

图 26.2-20 骨折对线满意，无骨折端外露

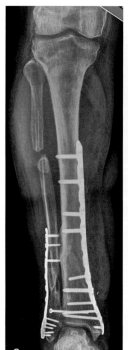
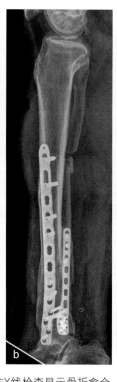
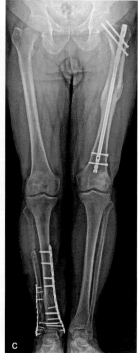

图 26.2-21 术后1年随访X线检查显示骨折愈合

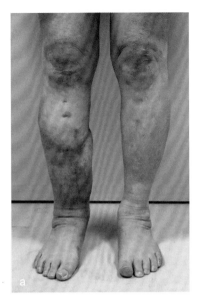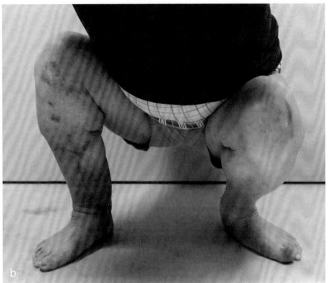

图 26.2-22　术后1年随访患者踝关节功能恢复满意，软组织愈合良好

4　参考文献

[1]　Kim JW, Oh CW, Jung WJ, et al. Minimally invasive plate osteosynthesis for open fractures of the proximal tibia. Clin Orthop Surg. 2012 Dec;4(4):313–320.

[2]　Yamamoto N, Ogawa K, Terada C, et al. Minimally invasive plate osteosynthesis using posterolateral approach for distal tibial and tibial shaft fractures. Injury. 2016 Aug;47(8):1862–1866.

[3]　Kim JW, Oh CW, Oh JK, et al. Staged minimally invasive plate osteosynthesis of proximal tibial fractures with acute compartment syndrome. Injury. 2017 Jun;48(6):1190–1193.

[4]　Della Rocca GJ, Crist BD. External fixation versus conversion to intramedullary nailing for definitive management of closed fractures of the femoral and tibial shaft. J Am Acad Orthop Surg. 2006;14(10 Spec No.):S131–135.

[5]　Mathews JA, Ward J, Chapman TW, et al. Single-stage orthoplastic reconstruction of Gustilo-Anderson Grade III open tibial fractures greatly reduces infection rates. Injury. 2015 Nov;46(11):2263–2266.

[6]　Dedmond BT, Kortesis B, Punger K, et al. The use of negative-pressure wound therapy (NPWT) in the temporary treatment of soft-tissue injuries associated with high-energy open tibial shaft fractures. J Orthop Trauma. 2007 Jan;21:11–17.

[7]　Hodel S, Koller T, Link BC, et al. Does temporary external fixation and staged protocol for closed fractures lead to bacterial contamination of the surgical site and associated complications? A prospective trial. Injury. 2018 Aug;49(8):1532–1537.

[8]　Ma CH, Wu CH, Yu SW, et al. Staged external and internal less invasive stabilisation system plating for open proximal tibial fractures. Injury. 2010 Feb;41(2):190–196.

26.3
MIPO 在畸形截骨矫正中的应用

Chang-Wug Oh, Theerachai Apivatthakakul

1　引言

由外伤、先天畸形或代谢性疾病引起的下肢力线不正可导致通过膝关节和踝关节力的传导异常。膝内翻或外翻位移会增加机械轴的偏移，引起关节传动载荷增加和内外侧间室的接触压力增加，导致膝、踝疼痛，进一步导致关节畸形和退行性骨关节炎，使患者的生活质量下降。然而，矫正下肢轴向畸形和旋转对线不齐对骨科医师来讲仍然是一个挑战。

各种复杂的成角畸形通常用外固定架逐步矫正。但是外固定架固定的时间通常相当长，容易引起许多并发症，如针道感染和关节挛缩。旋转截骨经常被用于股骨和胫骨旋转畸形的脑瘫儿童。克氏针和石膏技术在胫骨截骨是可以接受的，但这种技术不建议用于成人畸形。在简单的畸形病例中，外科医师可能更喜欢应用切开截骨内固定进行矫正。虽然切开截骨和接骨板固定可以使用，但有较高的感染风险和影响愈合，因为接骨板固定需要一个很长的切口。经皮截骨髓内钉固定是解决这一问题的良好选择，因为它不需要石膏固定，并允许早期负重。然而，髓内钉因为影响骨的生长，不建议应用于骨骺发育不成熟的儿童。也不建议应用于髓腔畸形的患者。同样，在干骺端存在畸形时，髓内钉可能无法达到令人满意的稳定性和矫正。

MIPO 是一种被广泛接受的骨折治疗技术，特别是与锁定加压接骨板（LCP）联合使用时。该技术已被用于成人关节周围骨折的治疗，在儿童股骨和胫骨骨折中的应用也显示出了良好的骨愈合率和较低的并发症发生率。在截骨后骨折愈合的整个过程中，锁定接骨板提供固定角度的稳定性，足够在整个过程中提供稳定性，而且不需要按照骨的形态完美塑形。锁定接骨板的这些优点，应用 MIPO 也可用于畸形的矫正截骨术。它可以减少对外固定的需求，促进早期康复，使患者尽早恢复日常活动。

2　适应证

截骨矫形的适应证是影响步态和功能、过度成角或旋转畸形。对于简单骨折，在使用髓内钉可能损伤儿童的骺板并且外固定架没有优势的情况下，建议使用接骨板。对于复杂的多平面畸形，术后需要进行骨延长和（或）矫正成角畸形可能导致神经损伤并发症时，环形外固定器仍是应用的良好适应证。

3　手术过程

畸形矫正的术前准备必须非常精确。测量股 - 足角以评估胫骨的旋转畸形。选择股骨或胫骨中间用于旋转截骨。依据正位和侧位片从髋关节至足踝的站立位下肢全长 X 线片确定关节的对位和对线，双侧胫骨和股骨也进行 X 线检查，然后外科医师根据这些 X 线检查决定成角畸形和旋转中心。股骨旋转畸形的临床评估依据是髋关节内、外旋的范围，并应与健侧进行比较。

选择截骨位置后，为保护骨膜，通过 2cm 的切口进行横向截骨。采用 2.5mm 钻头多处钻孔和骨刀来完成截骨。截骨完成后，通过手法矫正旋转畸形和（或）成角畸形，以达到术前计划所希望的角度。

在截骨板固定前，使用外固定架有助于矫正畸形和维持矫正的位置。将克氏针和 Schanz 钉固定在不干扰接骨板的位置上。截骨后，调整外固定以达到正确的对线，此时 MIPO 可以很容易地进行，然后去除外固定架。

接骨板必须长度足够，满足每段中至少有 3 枚双皮质螺钉固定。在肢体的近端和远端分别做 1 个单独的切口，并在两切口之间准备用于接骨板插入的肌肉下通道。将预塑形接骨板经皮插入肌肉下，接骨板的位置满意后，维持接骨板的位置很重要。使用小切口，在截骨的两侧分别至少用 3 枚双皮质螺钉固定。

4 康复

大多数情况下，内固定后不需要额外的外固定。住院期间鼓励患者在膝关节活动范围内进行活动锻炼，并建议患者使用双拐足趾触地负重约8周。一旦X线显示骨质愈合良好，患者就可以完全负重。

5 优点和缺点

截骨后MIPO技术是一种微创技术，它能够提供足够的稳定性。由于内固定减少了外固定针相关的问题，方便于患者而且允许早期康复。利用接骨板固定进行传统的闭合或张开楔形截骨矫正内翻或外翻畸形是一种标准技术。然而，该技术往往需要大切口并造成软组织损伤，出血量大，还需要植骨。这些缺点可以通过使用MIPO技术而避免，因为其保护了骨膜的血供，消除了植骨的必要性，并增强骨折愈合。这种技术也被用于儿童的骨骺开放骨折或髓腔细小的患者。

然而，外科医师应该知道这种方法有技术上的要求，并且可能会增加辐射暴露的问题。另外，这种技术矫正的效果可能没有利用外固定架逐渐矫正的效果好。

6 病例1：股骨远端内翻畸形

6.1 病例描述

49岁女性，因骨骺损伤导致股骨远端外翻畸形，常诉膝关节外侧间隙周围疼痛、行走中度跛行。站立位X线片显示：与左膝相比，右膝外侧关节间隙中度程度减小，下肢机械轴移至外侧（图26.3-1~图26.3-3）。

MIPO的适应证

股骨远端成角畸形可由于骨骺损伤、骨折畸形愈合、代谢性疾病、感染或先天性原因导致。如出现下肢轴线异常，就会产生单髁软骨损伤和

膝关节骨性关节炎。因此，不管是内翻畸形还是外翻，股骨远端的截骨矫正是保护关节的理想选择。

股骨远端畸形矫正已有多种截骨技术和固定方法，其中闭合楔形截骨和角接骨板固定是常用方法。然而，该技术的复杂性和广泛的外科解剖剥离导致并发症发生率高，如不愈合、畸形矫正不准确、接骨板激惹、矫正丢失及再手术。最近，已经尝试使用改进的接骨板进行张开楔形截骨，术中容易纠正下肢力线和调整张开的角度。由于张开楔形截骨的愈合时间长，短接骨板固定的机械稳定性差是非常值得关注的问题。

运用MIPO理念，同治疗急性骨折一样，可使用锁定接骨板矫正股骨远端畸形。通过小切口在畸形愈合部位进行截骨，使用MIPO用锁定接骨板固定可以提供足够的稳定性。

6.2 术前计划

在MIPO中，完善的术前计划可以保证手术

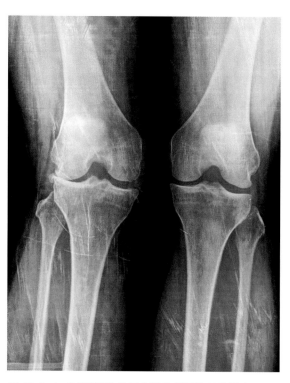

图26.3-1 术前X线片显示右膝外侧间隙显著狭窄

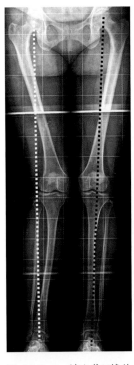

图 26.3-2 站立位X线片显示股骨远端外翻畸形，机械轴显著外移

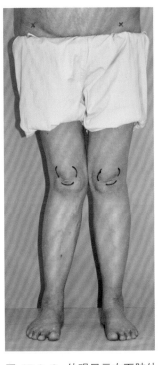

图 26.3-3 外观显示右下肢外翻畸形

过程中各个步骤顺利进行。术前计划应包括骨折断端的图示、手术入路、复位技术、最合适的植入物及手术所需的步骤。

6.3 手术室准备

麻醉

全身麻醉或区域麻醉。

患者体位和 C 形臂位置

患者仰卧于可透 X 线的手术台上。在患肢同侧臀下垫枕防止下肢外旋。气囊止血带放置在大腿上。健侧肢体无菌包裹后自由放置以便在术中能够与患肢进行比较。C 形臂放置于患肢的对侧。

器械

• 股骨远端锁定接骨板

• Schanz 钉，单边外固定架

（根据解剖情况，所需的器械种类、规格和内植物可能不同）

6.4 手术过程

患者仰卧于可透 X 线的手术台上以便术中使用 C 形臂检查从髋关节到踝关节的下肢力线情况（图 26.3-4）。

为操纵截骨后的远近段，在股骨内侧经皮置入 2 枚 5mm Schanz 钉：一枚平行于膝关节轴线置于股骨内侧髁，另一枚置于股骨干远端（在内收肌结节上方 3~5cm），注意不要损伤股血管（图 26.3-5）。

取髌旁外侧入路，即沿髌骨外侧缘做一5~6cm 纵行皮肤切口。充分显露股骨髁的外侧以方便接骨板的置入固定。计划截骨的部位要使截骨远端的长度保证在接骨板远端固定至少 5 枚或 6 枚锁定螺钉。截骨主要在股骨远端干骺端交界处进行。C 形臂引导下横向钻多个孔，注意避免软组织的剥离（图 26.3-6）。然后，使用 0.5 英寸的骨刀将孔连接完成截骨（图 26.3-7，图 26.3-8）。

切开截骨处的外侧，通过内收下肢实现角度矫正。如有需要，利用 Hohmann 牵开器在截骨部位翘拨可以进行截骨端的平移。通过外固定架暂时固定近端和远端 Schanz 钉以维持所需的角度矫正（图 26.3-9，图 26.3-10）

术中应用 C 形臂检查以确保下肢机械轴的矫正正确；在股骨头中心和踝穴中心放置 1 根电缆线，检查其在膝关节水平的位置（电缆技术）（图26.3-11）。

在单侧肢体受累的情况下，力线可与对侧进行比较。在双侧肢体受累的情况下，机械轴位于髁间棘中间 5mm 的范围内。于股外侧肌下建立肌下隧道，插入 LCP 固定股骨远端，同时维持已取得的矫正结果（图 26.3-12，图 26.3-13）。

根据近端螺钉固定数量选择接骨板长度（包括至少 3 或 4 枚固定螺钉和未置入螺钉的孔加）（图 26.3-14）。移除预先置入的 2 枚 Schanz 钉（图26.3-15）。

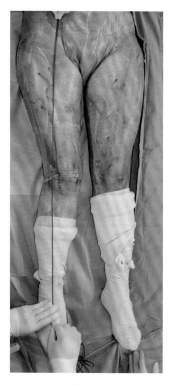

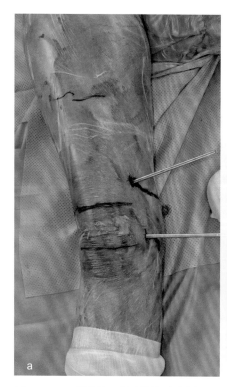

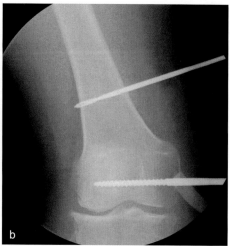

图 26.3-4 电缆技术评估显示机械轴外移

图 26.3-5 截骨前，从股骨远端内侧置入2枚Schanz针，远端针位于股骨内侧髁，近端针位于骨干远端

6.5 康复

不需要使用外固定。术后疼痛可用患者自控的静脉或硬膜外镇痛泵。在院期间，允许患者开始关节活动练习，并扶拐杖蹈趾触地负重行走约8周。直到有充分的放射学证据表明骨愈合，然后过渡到完全负重。

随访1年，患者截骨部位愈合良好，股骨力线恢复满意（图 26.3-16）。与术后相比，机械轴得以维持，膝关节无进一步退变（图 26.3-17）。

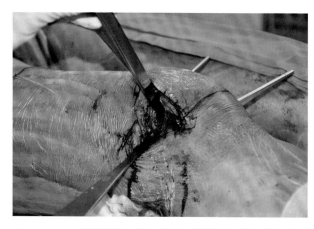

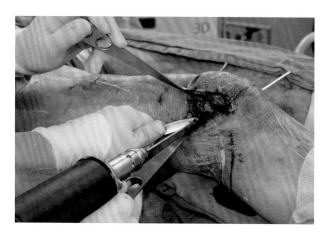

图 26.3-6 采用髌旁外侧入路插入接骨板和进行截骨畸形矫正

图 26.3-7 多点钻孔完成截骨

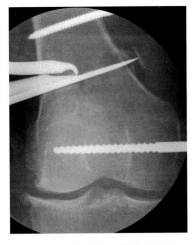

图 26.3-8 使用骨刀将钻孔连接、完成截骨

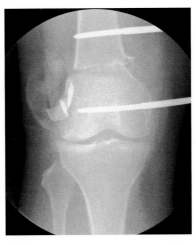

图 26.3-9 C形臂引导下矫正至理想的角度

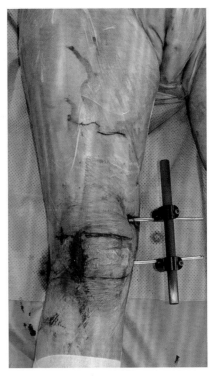

图 26.3-10 外架连结2枚Schanz钉

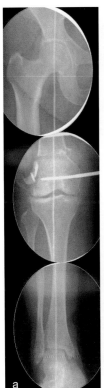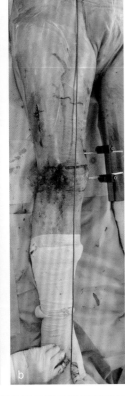

图 26.3-11 术中评估显示截骨矫正后机械轴恢复满意

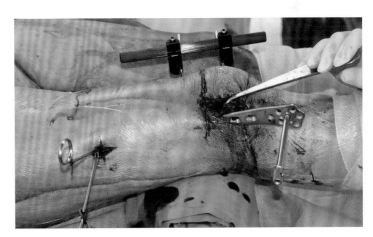

图 26.3-12 外架维持理想的矫正角度。使用MIPO从远端窗插入锁定板

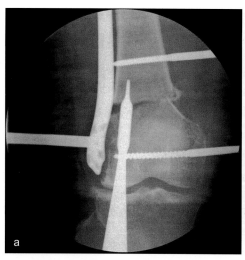
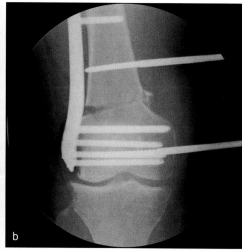

图 26.3-13 将接骨板放置在合适的位置后，螺钉固定

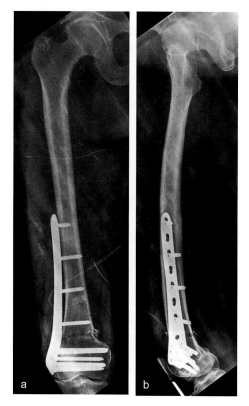

图 26.3-14 术后X线片显示固定满意，外翻畸形矫正恢复正常

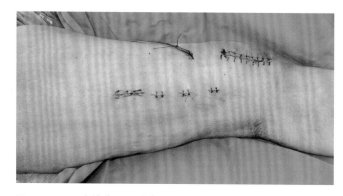

图 26.3-15 大体像显示髌旁切口和为避免广泛暴露的多个戳口

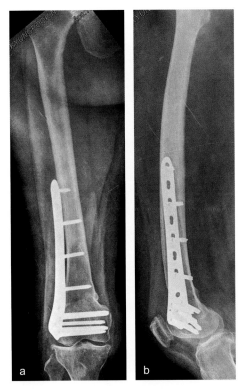

图 26.3-16 术后1年X线片显示愈合满意

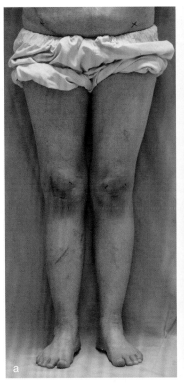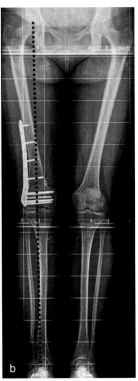

图 26.3-17 外观和站立位X线显示力线满意、机械轴改善

7 病例 2：胫骨近端内翻畸形

7.1 病例描述

50 岁男性，因胫骨骨折手术治疗后遗留胫骨近端内翻畸形（图 26.3-18）。患者膝关节内侧间隙周围疼痛，胫骨近端内侧有瘢痕挛缩（图 26.3-19）。

自诉行走时中度跛行。站立位 X 线片显示左胫骨中度内翻和内旋畸形，内侧关节间隙轻度缩小。机械轴与对侧相比移向膝关节内侧（图 26.3-20）。

MIPO 的适应证

胫骨近端成角畸形可能因骨折畸形愈合、代谢性疾病或先天性原因导致。当合并下肢轴向不正时，可能会发生软骨损伤和膝关节骨性关节炎。因此，胫骨近端截骨矫正术是保护关节的理想选择，尤其是内翻畸形。

胫骨近端畸形矫正已有多种截骨技术和固定方法，内侧张开楔形高位胫骨截骨术（HTO）是矫正下肢力线不正的有效治疗方法，可将体重从退变的内侧关节腔室移至胫骨平台的外侧。

最新研制的一款特殊锁定接骨板通过减少骨折端的原始和继发倾斜、接骨板与骨之间的足够压力、缩短手术时间和不需用植骨可改善截骨端的愈合来减少 HTO 相关的并发症。

本例患者胫骨近端内侧有大面积的瘢痕（图 26.3-21），应避免在该区域做手术切口和放置内侧接骨板。因此，需要一种替代技术来避免软组织并发症。有了 MIPO 的理念，就像治疗胫骨近端急性骨折一样，用锁定接骨板固定可以矫正骨干远端的畸形。选择胫骨近端外侧入路，通过一小切口在畸形愈合部位进行截骨。截骨完成后，建议使用 MIPO 通过锁定接骨板固定以提供足够的稳定性。

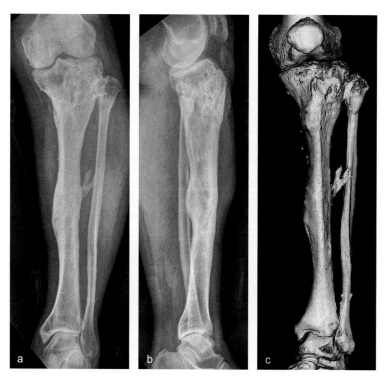

图 26.3-18 术前X线和CT 三维重建显示左胫骨内翻内旋畸形

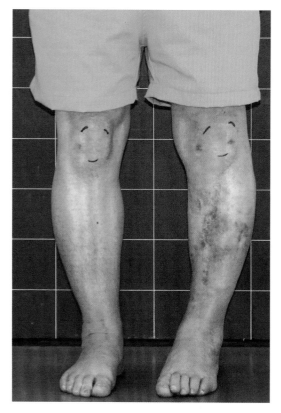

图 26.3-19 外观显示左下肢内翻畸形和外伤、手术
遗留的软组织瘢痕

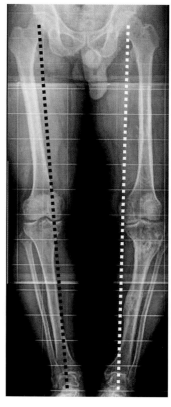

图 26.3-20 站立位X线片显示与
右侧相比，左下肢机械轴在膝关
节处明显内移

7.2 术前计划

在 MIPO 中，完善的术前计划可使手术过程的各个步骤顺利进行。术前计划应包括骨折断端的图示、手术入路、复位技术、最合适的植入物及手术所需的步骤。

7.3 手术室准备

麻醉

全身麻醉或区域麻醉。

患者体位和C形臂位置

患者仰卧于可透 X 线的手术台上。在患肢同侧臀下垫枕防止下肢外旋。气囊止血带放置在大腿上。C形臂放置于患肢的对侧。

器械

- 胫骨近端锁定接骨板
- Schanz 钉，单边外固定架

（根据解剖情况，所需的器械种类、规格和内植物可能不同）

7.4 手术过程

患者仰卧于可透 X 线的手术台上。一旦确定使用外侧接骨板，近端切口从 Gerdy 结节后方向远端斜向前方取一长约 5cm 的直切口。通过这一入路，设计截骨的平面，然后进行截骨，注意避免剥离软组织。在C形臂引导下，横向钻多个孔（图 26.3-22，图 26.3-23）。

然后用 0.5 英寸的截骨刀将钻孔联接，完成截骨（图 26.3-24）。为了成功地矫正畸形角度，也可进行腓骨截骨。

为操纵截骨后的远近段，在胫骨内侧经皮置入 2 枚 5mm Schanz 钉：一枚平行于膝关节关节面置于胫骨内侧髁，另一枚垂直置于胫骨干远端（图 26.3-25~ 图 26.3-27）

在张开截骨端的内侧后，通过外翻小腿矫正角度畸形和旋转畸形。近端和远端 Schanz 钉用外固定架暂时锁定固定，以维持矫正的角度（图 26.3-28）。

通过近端窗的肌下隧道，插入 LCP 并固定胫

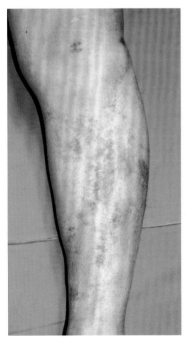

图 26.3-21 外观显示小腿近端前内侧广泛瘢痕，避免在该处做切口和植入接骨板

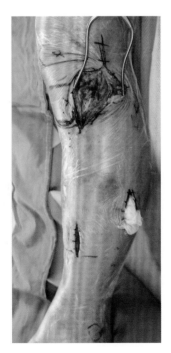

图 26.3-22 行MIPO操作，在Gerdy处取近端窗

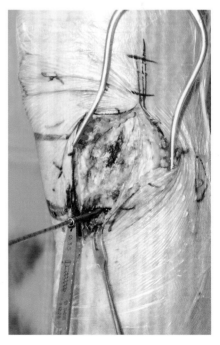

图 26.3-23 在近端窗内，通过钻孔完成截骨，然后矫正畸形

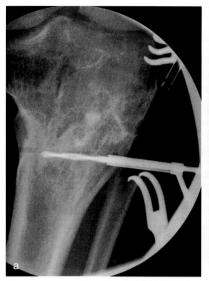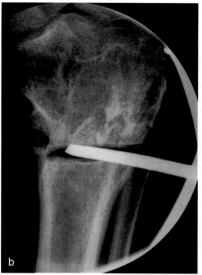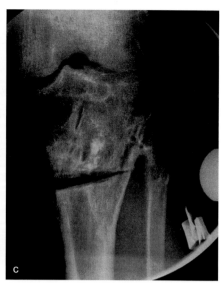

图 26.3-24 C形臂监视下钻孔（a），完成截骨（b），然后手法矫正力线

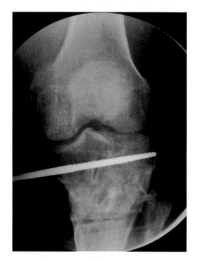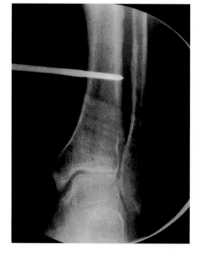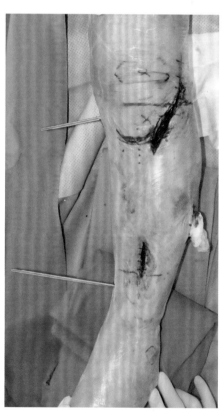

图 26.3-25 一枚Schanz钉平行于关节线置入近端

图 26.3-26 另一枚Schanz钉垂直于胫骨长轴植入骨干远端

图 26.3-27 外观显示2枚Schanz钉成内翻畸形

骨近端（图 26.3-29），同时保持已取得的矫正角度。

根据近端螺钉固定数量选择接骨板长度（至少 3 颗或 4 颗螺钉固定，加上接骨板上有空孔）。去除预先插入的 2 个 Schanz 钉（图 26.3-30）。

本病例未行自体骨移植，将骨替代物（如脱矿骨基质）通过同一窗口注入以填充缺损。青少年不需要植骨或置入骨替代物。

7.5 康复

不需要使用外固定。术后疼痛可用患者自控的静脉或硬膜外镇痛泵来控制。在院期间，允许患者开始关节活动练习，并扶拐杖踇趾触地负重行走约 8 周。直到有充分的放射学证据表明骨愈合，然后过渡到完全负重。

随访 1 年，患者截骨部位愈合良好，胫骨力线恢复满意（图 26.3-31）。与术后相比，机械轴保持不变（图 26.3-32），膝关节功能恢复满意无进一步退变（图 26.3-33）。

8 扩展阅读

- Gugenheim JJ Jr, Brinker MR. Bone realignment with use of temporary external fixation for distal femoral valgusand varus deformities. J Bone Joint Surg Am. 2003 Jul;85-A(7):1229–1237.
- Lee HJ, Oh CW, Song KS, et al. Rotational osteotomy with

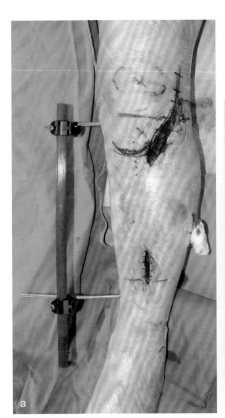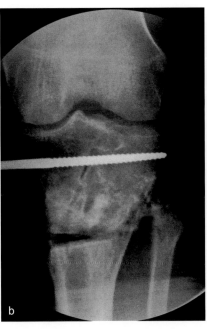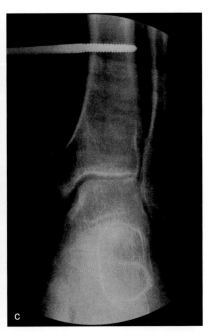

图 26.3-28　手动牵开后，2枚Schanz针用外固定架固定以矫正成角和旋转畸形

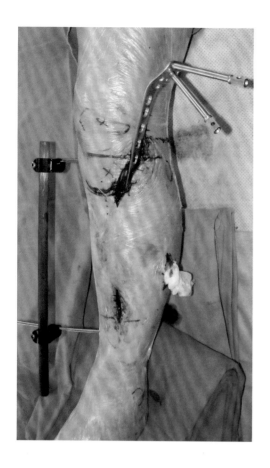

图 26.3-29　维持矫正效果，采用MIPO插入外侧接骨板

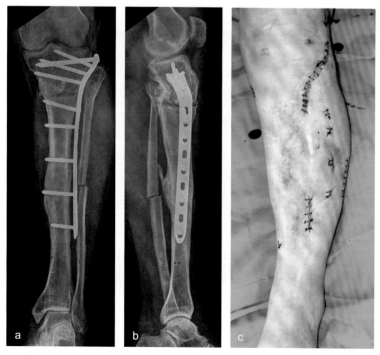

图 26.3-30　a~b.截骨矫正后，将锁定接骨板固定在胫骨外侧。c.外观显示MIPO的2个切口和植入螺钉的戳口

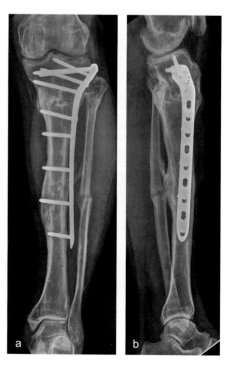

图 26.3-31　术后1年X线片显示骨折顺利愈合

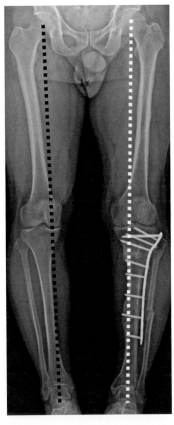

图 26.3-32 站立位X线片显示机械轴改善，通过膝关节中线

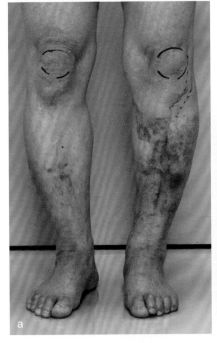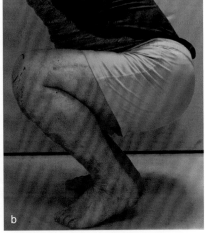

图 26.3-33 外科伤口愈合满意，无任何问题出现。患者膝关节功能非常好

submuscular plating in skeletally immature patients withcerebral palsy. J Orthop Sci. 2013 Jul;18(4):557–562.

• Oh CW, Song HR, Kim JW, et al. Deformity correction with submuscular plating technique in children. J Pediatr Orthop B. 2010 Jan;19(1):47–54.

• Park KH, Kim JW, Kim HJ, et al. Corrective osteotomy of the distal femur with fixator assistance: a novel techniqueof minimally invasive osteosynthesis. J Orthop Sci. 2017 May;22(3):474–480.

• Seah KT, Shafi R, Fragomen AT, et al. Distal femoral osteotomy: is internal fixation better than external? Clin OrthopRelat Res. 2011 Jul;469(7):2003–2011

26.4
MIPO 和肢体延长

Chang-Wug Oh, Theerachai Apivatthakakul

1 引言

自 Ilizarov 首次提出牵张成骨理念以来，采用 Ilizarov 技术行肢体延长的方法已被广泛应用。然而，由于环形外固定架的长时间固定和患者逐渐增加的不舒适等引起的相关并发症，学者对肢体延长技术进行了改进：通过髓内钉进行肢体延长可以缩短外固定的时间，并在矿化阶段保护牵张形成的骨。该方法还可以允许患者更快地恢复运动，更早地回归日常生活。然而，髓内钉在髓腔狭窄、干骺端或骨干部存在畸形的病例中难以使用，也不适用于上肢损伤病例。关节挛缩和关节开放也是使用髓内钉的禁忌。

如今，MIPO 是一种被认可的骨折治疗技术，尤其是使用锁定加压接骨板（LCP）。该手术保护了骨膜的血液供应，从而促进了牵张处骨痂的生长。由于锁定接骨板固定角度的稳定性，在去除外架后的骨矿化期，锁定接骨板足以提供足够的稳定性。MIPO 结合牵张成骨技术是一种有效的肢体延长方法，因为它缩短了外固定架的使用时间。此外，接骨板固定可防止骨痂再骨折或畸形，允许早期康复。

2 肢体延长过程

为了完成肢体延长，通常需要环形或单边外固定架。下肢延长的常用方法是逐渐牵张低能量切开长骨皮质后所形成的骨痂（撑开术），这需要仔细保护周围的软组织袖。经过 7~10 天的潜伏期，截骨部位出现骨痂，逐渐开始牵张。依赖于软组织的约束，持续牵张直到获得期望的延长长度或最大的延长长度。延长的速度取决于骨痂和软组织的耐受程度，且不能干扰其血液供应，通常是每天 1mm（每次增加 0.25mm，每天 4 次）。肢体延长期间用外架维持固定，直到取得目标长度和新骨得到足够矿化，以最大限度降低外架移除后骨折的风险。然而，与牵张时期相比，牵张骨痂需要更长的时间进行矿化。由于新生的骨不

够坚固，不足以抵抗短缩、成角或断裂，它需要足够的时间矿化。因此，在矿化期保留外固定装置是至关重要的。通常，矿化期时间是牵张期的 2~3 倍，且可能受到许多因素的影响。肢体逐渐延长的显著缺点是使用外固定架的矿化期延长，这会导致肌肉萎缩、关节僵硬和不良临床结果。

为了缩短这一阶段，有学者建议使用髓内钉延长股骨或胫骨，并在撑开完成后将碎片锁定在钉子上，以便更早地取出外固定架。使用这种技术仍然存在针点污染和潜在髓质感染的风险。此外，有几个具有挑战性的情况来修复髓内钉。

微创接骨板接骨术或肌下接骨板接骨术最近与肢体延长技术相结合，可作为缩短外固定时间的一种替代方法。

3 原则和理念

各种疾病或损伤可能导致肢体长度的差异，这是采用牵张成骨延长肢体的适应证。MIPO 肢体延长包括在截骨时用 MIPO 放置接骨板或肌肉下接骨板固定，以更早地拆除外固定架。在未成熟的长骨中它有几个优势：剥离少、避免骨骺损伤、减少髓内感染风险，且无骨内膜血管的破坏。MIPO 适应证：不适合髓内钉延长的肢体，如骨骺开放、骨骼畸形、短干骺端或髓腔狭窄。

4 两步操作技术

4.1 肢体延长过程

接骨板长度应足够长，包含拟延长量，在计划截骨处远端应有 5~6 孔长且至少可置入 3 枚双皮质螺钉。在肌肉通道内沿手术骨的表面骨膜外插入接骨板（图 26.4-1）。在不损伤骨骺前提下，近端置入足够数量的螺钉（图 26.4-2）。在插入接骨板侧的另一平面（前侧或内侧）安装单边延长架或环形延长架。外固定架的固定针应避免与插入的螺钉和接骨板接触（图 26.4-3）。

然后，使用多个钻孔和骨刀进行截骨或皮质切开（图26.4-4，图26.4-5）。通常在近段远端螺钉下1cm处进行截骨。

7~10天后，开始以1mm/d的速度进行牵张，分4次进行，同时允许在下肢牵张的情况下部分负重。为保持邻近关节的活动范围，应尽快开始物理治疗。此外，应用X线监测进展情况。

4.2 螺钉固定远段，拆除外固定架

达到所需长度后，患者返回手术室（图26.4-6）。在C形臂引导下，经皮置入3~4枚双皮质螺钉将接骨板固定到远段骨上（图26.4-7）。固定完成后，拆除延长装置（图26.4-8）。

鼓励患者术后活动关节并且可立即进行

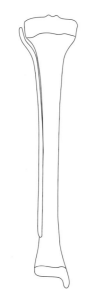

图 26.4-1 选用外侧锁定板

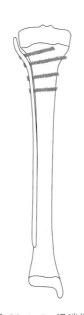

图 26.4-2 近端螺钉固定，保护骺板

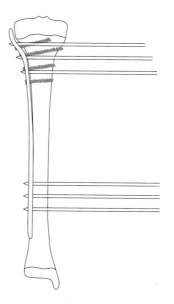

图 26.4-3 前方固定Schanz钉，避免与接骨板的固定螺钉接触

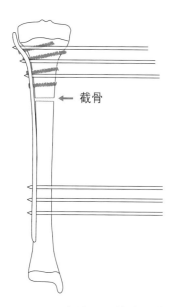

图 26.4-4 近段骨最远端螺钉下截骨

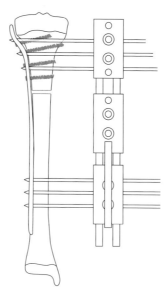

图 26.4-5 安装外架进行牵引

15~20kg 部分负重。当正、侧位 X 线片提示至少 3 处皮质愈合后达到骨整合（图 26.4-9），可完全负重行走，最初使用拐杖辅助后逐渐弃拐。

5 MIPO 的优缺点

优点

- 缩短外固定架的使用时间

- 防止再骨折
- 降低针道感染和相关深度感染的发生率
- 提高患者的舒适度，可早日重返工作岗位

缺点

- 技术要求更高
- 辐射暴露增加

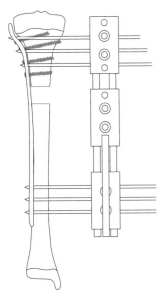

图 26.4-6 牵引到目标长度

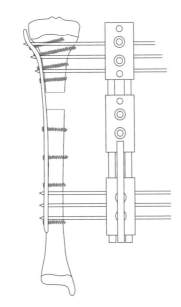

图 26.4-7 远段螺钉固定

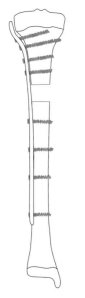

图 26.4-8 远段螺钉固定去除外架

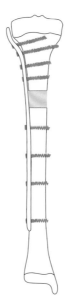

图 26.4-9 数月后牵张骨痂逐渐成熟

6 病例 1：胫腓骨短缩（长度相差 3.5cm）

6.1 病例描述

19岁女孩，由于不明病因导致肢体长度不一致。左侧胫骨比对侧短3.5cm，患者主诉行走困难并有跛行步态（图26.4-1，图26.4-2）。

6.2 MIPO 的适应证

本病例可考虑通过右侧胫骨牵张成骨进行肢体延长，但为了减少长期使用外固定的相关并发症和增加患者的舒适度，MIPO是最佳选择，可让患者早日恢复日常生活活动。当髓腔狭窄无法使用髓内钉时，MIPO用锁定接骨板进行肢体延长是良好的选择。

6.3 手术室准备

麻醉

全身麻醉或区域麻醉。

患者体位和 C 形臂位置

患者仰卧于可透X线的手术台上。为了防止下肢外旋，患者同侧臀部下放置衬垫。可以使用气动止血带。C形臂放置于患肢对侧。

器械

- 用于肢体延长的单边或环形外固定架
- 克氏针
- 胫骨近端外侧LCP

（根据局部解剖具体情况，所需器械的种类、规格和内植物可能不同）

6.4 手术过程

在胫骨近端Gerdy结节处做一3~4cm的切口。选用5.0mm胫骨近端外侧解剖形态的LCP。准备好肌下通道后，将接骨板沿胫骨外侧骨膜外插入（图26.4-3）。接骨板在冠状面和矢状面上应与胫骨的解剖形态保持一致。接骨板近段置入几枚锁定螺钉（图26.4-4）。外架固定螺钉固定在胫骨前方，避免与预先置入的锁定螺钉和接骨板接触（图26.4-5，图26.4-6）。使用多个钻孔和手持式骨刀，在干骺端外架远端固定螺钉下2cm处钻孔后，用骨刀完成截骨（图26.4-7）。

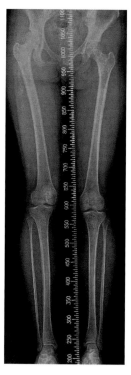

图 26.4-1 双下肢全长X线片显示有明显的长度差异

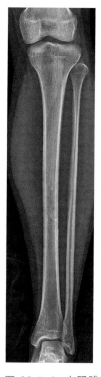

图 26.4-2 左胫腓骨没有骨性畸形

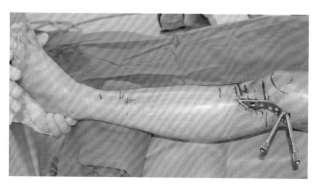

图 26.4-3 胫骨近端Gerdy结节部取近端窗，插入预塑形锁定板

安装单臂外固定延长架，可将截骨部位牵开延长至所需长度（图26.4-8）。从腓骨到胫骨拧入2枚3.5mm皮质螺钉，固定下胫腓关节维持踝关节稳定，然后行腓骨远端截骨（图26.4-9）。

6.5 牵开期护理

10天后，以1mm/d（每天分4次）的速度开

始牵开，以获得满意的牵张骨痂再生。定期行前后位和侧位X线检查，直到达到预期长度。在牵张期间允许部分负重（图26.4-10）。

6.6 外固定的去除

当达到预期长度时（图26.4-11），患者再次入院。在C形臂的引导下，用数枚螺钉经皮通

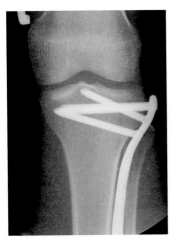

图 26.4-4 于胫骨近端适当的位置固定锁定螺钉

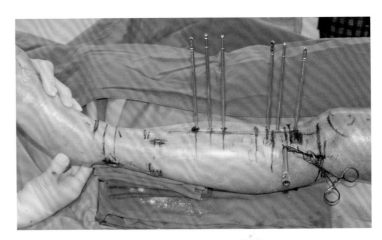

图 26.4-5 接骨板固定后，Schanz钉固定在胫骨前方

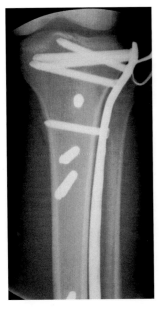

图 26.4-6 注意Schanz钉避免与接骨板固定螺钉接触

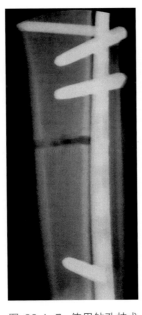

图 26.4-7 使用钻孔技术在胫骨近端完成截骨

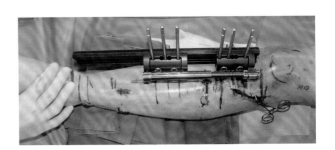

图 26.4-8 小腿前面固定单边延长架

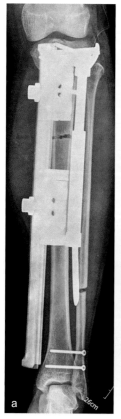
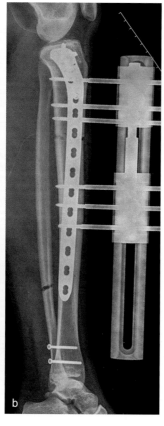

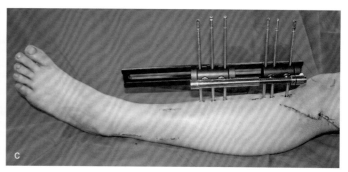

图 26.4-9　a~b.术后X线片示外侧的接骨板与前方的外固定架互不干扰。c.MIPO的小切口

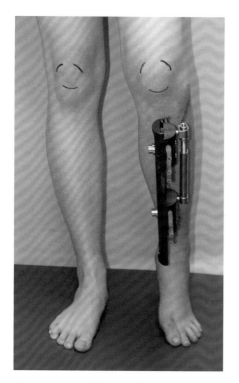

图 26.4-10　延长期间，鼓励患者部分负重

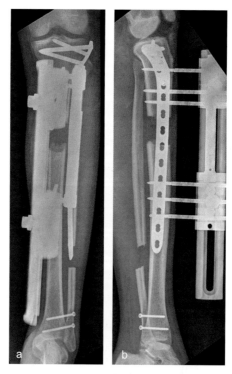

图 26.4-11　X线片显示达到期望的长度

过接骨板的空螺钉孔置入固定远端骨段（图 26.4-12）。然后去除外架和固定针，关闭伤口（图 26.4-13）。

6.7 术后护理和康复

在去除外固定架后，下肢用髌腱负重支具保

护 10 周。患者在此期间只能部分负重。随着牵张骨痂的成熟，逐步增加负重。

1 年后随访，患者牵张骨痂得到了良好的再生（图 26.4-14），获得了令人满意的功能（图 26.4-15）。

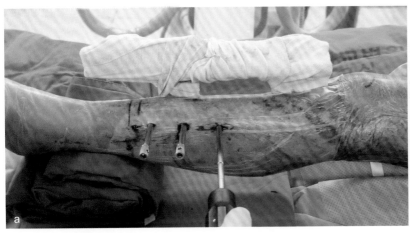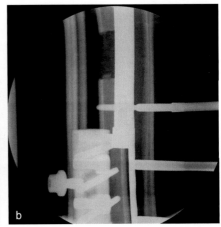

图 26.4-12 维持牵张后的长度，在C形臂引导下经皮固定锁定螺钉和皮质骨螺钉

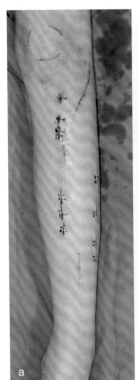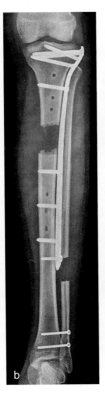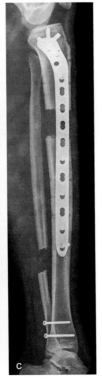

图 26.4-13 a.固定螺钉的戳口和去除外架后的小伤口。b~c.术后X线片显示沿接骨板延长满意，对位对线满意

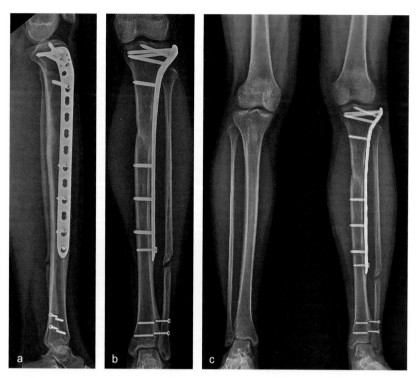

图 26.4–14　术后1年X线片显示牵张骨痂成熟满意（a~b），消除了肢体长度差异（c）

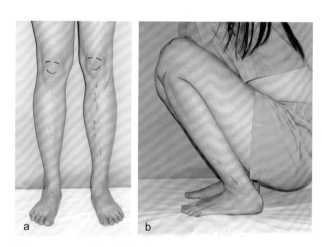

图 26.4–15　患者肢体长度恢复满意后，膝、踝关节获得了良好的临床功能

7 病例2：肱骨短缩（长度相差8cm）

7.1 病例描述

13 岁女孩，4 岁时因肱骨近端骨骺损伤导致肱骨缩短，比对侧短 8cm，肩关节和肘关节活动范围正常（图 26.4–16，图 26.4–17）。

7.2 MIPO 的适应证

选择使用外固定架延长肱骨。迄今为止，MIPO 与外固定架联合使用，可以减少长期使用外固定架引起的并发症，提高患者的舒适度。由于外固定架在肢体延长后被移除，可使患者早日恢复日常生活活动。用锁定接骨板使用 MIPO 进行延长是良好选择，尤其是在上肢延长的时候。

7.3 手术室准备

麻醉

全身麻醉。

患者体位和 C 形臂位置

患者取仰卧体位，手臂放在可活动的扶手上。

C 形臂位于手术肢体的同一侧。

器械

- 用于肢体延长的单边或环形外固定架
- 克氏针
- 干骺端锁定板

（根据局部解剖具体情况，所需器械的种类、规格和内植物可能不同）

7.4 手术过程

接骨板计划放在肱骨的前方。然后，将单外侧外固定架固定在外侧。确定远端切口处的桡神经，以避免在插入 Schanz 钉时损伤（图 26.4-18，图 26.4-19），并在肱骨远近端固定 2 枚 Schanz 钉。用 MIPO 将直的干骺端 3.5/5.0mm LCP 插入肱骨前方。从近端窗到远端窗打通肌下隧道。接骨板应与肱骨长轴在冠状面和矢状面上保持一致（图 26.4-20）。近端拧入锁定螺钉固定，远端不置入螺钉。在近端 Schanz 钉下 2cm 处完成截骨，允许牵张（图 26.4-21）。安装单边延长架，牵张截骨部位达到目标长度（图 26.4-22，图 26.4-23）。

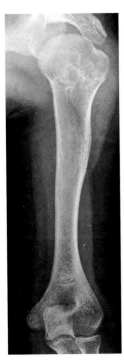

图 26.4-16 儿童早期骨折生长停滞，左肱骨近段畸形

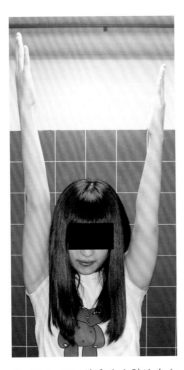

图 26.4-17 注意左上肢比右上肢短

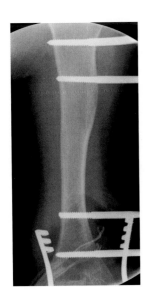

图 26.4-18 在肱骨的近端和远端分别安装2枚牵引外架的固定针

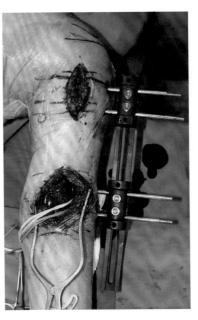

图 26.4-19 上臂外侧安装外架后，远近端开窗进行MIPO术

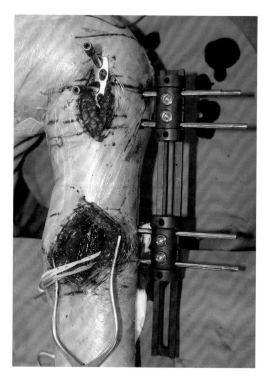

图 26.4-20 从近端窗插入锁定板

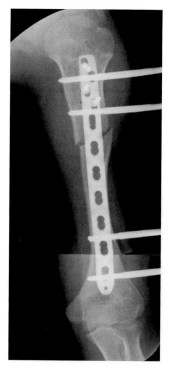

图 26.4-21 肱骨近段置入螺钉后截骨进行牵张

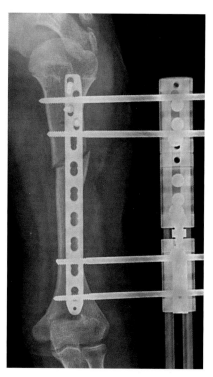

图 26.4-22 术后X线片显示沿接骨板牵张的情况。接骨板螺钉和外架固定针互不干扰

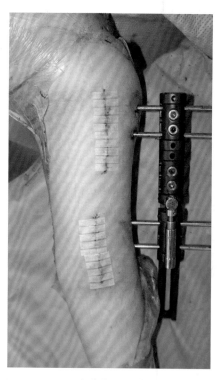

图 26.4-23 大体像显示前方MIPO的小切口和上臂外侧的外架

7.5 牵张期护理

截骨 7 天后开始以 1mm/d 的速度牵张，以达到满意的牵张骨痂再生。定期行前后位和侧位 X 线检查，直到达到所需长度（图 26.4-24）。在此期间允许肩部和肘部活动（图 26.4-25）。

7.6 移除外固定架

当达到预期长度后（图 26.4-26），患者再次入院。在 C 形臂引导下，螺钉固定肱骨远节段（图 26.4-27）。

在远节段置入 2 枚螺钉。然后移除外固定架

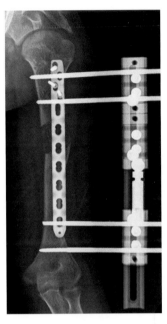

图 26.4-24 成骨牵张，没用畸形

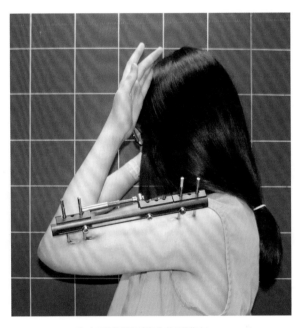

图 26.4-25 患者牵张期间活动范围满意

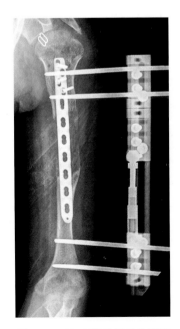

图 26.4-26 X 线片显示达到预期的延长长度

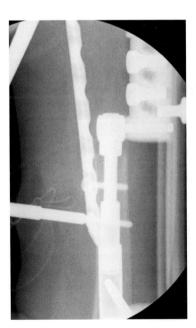

图 26.4-27 保持延长长度，接骨板远端置入 2 枚螺钉

和固定针，关闭伤口（图 26.4–28）。

7.7 术后护理与康复

移除外固定架后，患者在上臂功能支具的保

护下进行肩部、肘部功能锻炼。3 年后随访，患者牵张骨痂再生良好（图 26.4–29），实现了满意的功能恢复（图 26.4–30）。

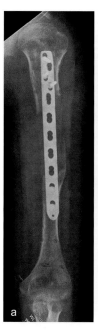
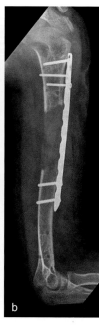
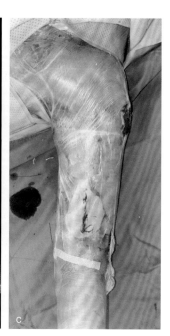

图 26.4–28　a~b.术后X线片显示沿接骨板延长满意，对位对线满意。c.大体像显示远端置入螺钉的小切口

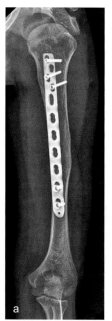
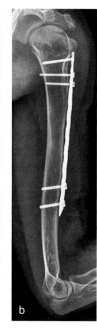

图 26.4–29　随访X线片显示延长后的牵张骨痂成功愈合

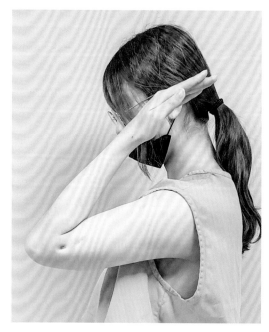

图 26.4–30　患者上肢恢复良好临床功能

26.5
MIPO 和骨搬移术在节段性骨缺损中的应用

Chang-Wug Oh, Theerachai Apivatthakakul

1 简介

大段骨缺损的治疗对于骨科医师仍然是一个挑战。根据骨缺损的长度，有不同的手术方式，包括松质骨移植、带血管蒂腓骨转移、诱导膜（Masquelet）技术和节段性骨搬运。在治疗长骨的骨缺损方面，骨搬运被认为是最有效的治疗方案。使用环形外固定架或单侧外固定架，在治疗长骨的骨缺损和矫正复杂角度畸形方面已得到普及。然而，为了使牵引性骨痂部和对接部位成功愈合，需要长时间保留外固定器。因此，它与许多并发症有关，如针道感染、深部感染、关节僵硬、骨折不愈合、骨折断端对位不良和骨痂部断裂。

为了减少长期外固定带来的并发症，人们开发了髓内钉上的骨搬运技术。使用这种技术，可以比传统的骨搬运技术更早地移除外固定架。它还具有包括减少与针道相关的并发症、保护新生骨痂等明显优势。

最近，作为另一种联合性技术，在接骨板上进行骨搬运也被引入。这种技术也缩短了保留外固定架的时间，因为它可以在牵引期后就被移除。由于 MIPO 在骨折治疗中已被接受，它可以取代开放性接骨板手术，减少手术的创伤。当髓内钉手术难以操作时，这种技术有进一步的适应证，如上肢骨折、胫骨远端或近端骨折。这种技术还可以防止再骨折，并允许早期重新适应锻炼。

2 步骤

为了填补长骨的节段性缺损（图 26.5-1），使用微创接骨板进行骨搬移的技术包括 3 个阶段：2 次手术和中间的骨搬移期。

第一阶段包括接骨板固定、外固定和截骨术。最好是在使用外固定架之前进行接骨板固定。选择锁定接骨板是因为它具有角度稳定性。利用微创技术，可以插入接骨板来跨越缺损端。接骨板的位置由骨缺损的位置决定。在胫骨干，近端骨缺损时采用侧向接骨板，远端骨缺损时采用内侧

接骨板。考虑到要搬移的骨块，在近端和远端节段植入 3 个或 4 个螺钉。然后使用外固定架，这取决于剩余的骨长度和用于骨搬移的空间。可以选择环形外固定架或单边外固定架。所有的外固定线和 Schanz 钉都要插入，使其不接触锁定接骨板或螺钉（图 26.5-2）。最后，使用多个钻孔和骨凿进行经皮截骨术。截骨术在距离骨缺损至少 5cm 处进行（图 26.5-3），以便在第二次手术时为预先插入的接骨板中的 2 颗螺钉留出足够长的牵引范围，从而取出外固定架（图 26.5-4）。

第二阶段涉及骨搬移（图 26.5-5）。以 1mm/d 的速度开始牵引（每次 0.25mm，4 次 / 日）。10 天后，皮质骨牵引成骨处的骨膜血供再生。每周拍摄 1 次正侧位 X 线片，评估骨痂的形成情况。

第三阶段在骨搬移节段到达对接位置后进行。这一阶段包括在骨搬移节段进行螺钉固定（图 26.5-6），拆除外固定架，并在对接部位进行植骨以促进骨折愈合（图 26.5-7）。

在移除外固定架前，对骨搬移节段进行螺钉固定。在透视机导航下，通过接骨板植入锁定螺

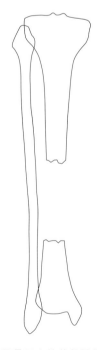

图26.5-1 胫骨干上的节段性骨缺损

钉或皮质骨螺钉。螺钉的选择取决于骨搬移后剩余接骨板钉孔的空间。如果固定针挡住了锁定孔，可以选择皮质骨螺钉。否则，首选锁定螺钉。然后在对接区再做一个切口，进行自体髂骨移植。移除外固定架及其固定针，彻底清洁伤口（图26.5-8，图26.5-9）。患者可以开始进行近端和远端关节的主动和被动运动锻炼。使用拐杖进行部分负重锻炼，可以从15~20kg开始。

3 MIPO 的优缺点

优点
- 缩短了使用外固定架的时间

- 防止骨折再断裂
- 减少外固定牵引针感染
- 患者舒适、患肢美观

缺点
- 技术上要求更高
- 增加辐射暴露

4 应用微创接骨板进行骨搬移的好处

髓内钉上的骨搬运（BTON）是另一种替代技术，它也可以保护牵引骨痂并缩短外固定时间。根

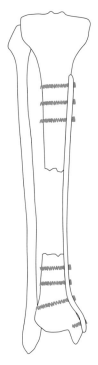

图 26.5-2 在接骨板上进行第一阶段的骨搬移。在胫骨远端内侧固定1块接骨板，桥接节段性缺损。可选择MIPO，因为可降低软组织损伤或感染风险。接骨板固定可以实现近端和远端节段之间的满意对位

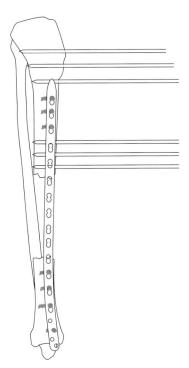

图 26.5-3 外固定针固定在近端部分。为避免Schanz钉和接骨板螺钉之间干扰，最好固定在胫骨的前侧

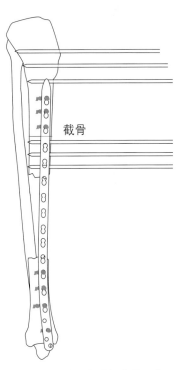

截骨

图 26.5-4 在近段进行截骨，位于预置接骨板螺钉和外固定针之间。需要确保有足够大小的骨搬运空间

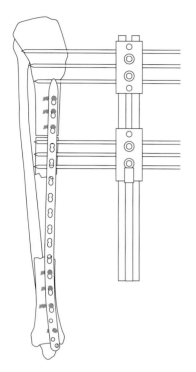

图 26.5-5 连接外固定架

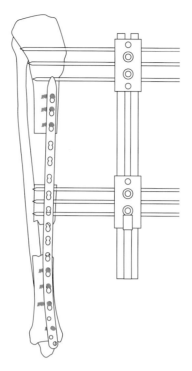

图 26.5-6 第二阶段是在截骨部位进行牵引

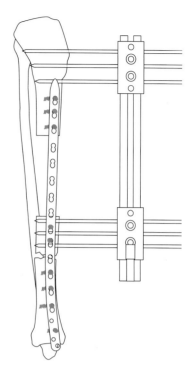

图 26.5-7 第三阶段是将骨搬移段与远端对接。在骨搬运段的钉孔中固定螺钉，同时保持外固定架

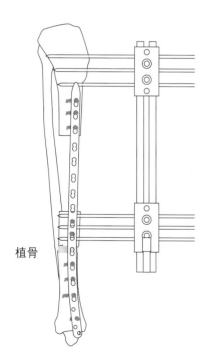

植骨

图 26.5-8 为了促进对接部位的愈合，通常需要进行植骨

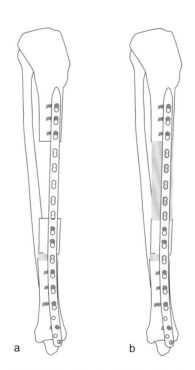

a   b

图 26.5-9 取出外固定架。由于接骨板可以保持牵引骨痂和对接部位的稳定性，预计可以成功愈合

据应用内植物的不同,深度感染是最严重的并发症,因为外固定架的针道感染可能会蔓延到混合技术的内植物。特别是在 BTON 手术中,由于安全区很小,很难将外固定架的固定针或线定位在骨骺的髓内钉周围。与 BTON 相比,接骨板上的骨搬移(BTOP)有以下几个好处:BTOP 具有相对较低的深部感染风险,因为外固定架的固定针可以固定在离接骨板或螺钉足够远的地方。BTOP 可以缩短外固定时间。由于接骨板上有孔,可以在骨搬移节段增加螺钉固定,提供更强的稳定性。因此,它可以缩短对接部位骨折愈合所需的时间,并且可以同时拆除外固定架。然而,髓内钉不能进行这一程序,BTON 需要更长的时间来愈合对接部位,防止并发症,如缩短或牵引骨痂导致骨折。

5 病例 1:骨折相关感染彻底清创术后胫骨远端节段性骨缺损

5.1 病例描述

42 岁男性,因骨折造成胫骨远端感染,为期 1 年。进行了几次清创手术,切除了感染的骨质,导致胫骨远端有 5cm 长的骨质缺损(图 26.5-10)。

MIPO 的适应证

大段的骨缺损可以通过骨搬移来治疗。为了缩短外固定架的使用时间,可以选择髓内钉上的骨搬移。但是,当残留的远端部分太短而无法用髓内钉固定时,应选择其他方法。在接骨板上进行骨搬移可能是一种选择,因为接骨板可以固定较短的远端部分(图 26.5-10)。这种技术也缩短了使用外固定架的时间,可以减少外固定针相关的并发症。接骨板固定可以用 MIPO 完成。与开放技术相比,它可以降低手术暴露、感染和出血的风险。

5.2 术前计划

术前计划将有助于随后的手术进行。由于骨

缺损的位置在胫骨远端,近端部分是截骨和牵引的区域。在胫骨的内侧固定 1 块接骨板,这可能需要进行 MIPO。它可以横跨胫骨远端和近端。在近端部分,外固定架的固定针固定在胫骨前侧。

5.3 手术室准备

麻醉

根据患者的情况,可以使用全身麻醉或区域麻醉。

患者体位和 C 形臂位置

患者仰卧在可透视手术台上。在患者的同侧臀部下放置一个垫子防止腿部外旋。在大腿上套气囊止血带,将腿放在垫子上。透视机放置在术者对侧。

器械

- 外固定架(环形或单侧外固定架,取决于外科医师的习惯)
- 胫骨远端内侧 LCP

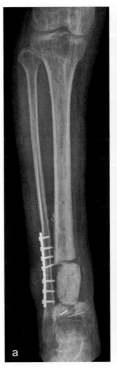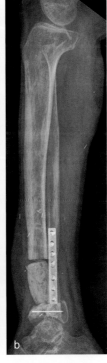

图 26.5-10 骨折相关感染彻底清创术后,用骨水泥填充胫骨远端 5cm 的节段性骨缺损

- 第一代头孢菌素作为预防性抗生素使用（系统、器械和内植物的大小可能因解剖结构而异）

5.4 手术过程

在透视机导航下，在胫骨的内侧进行MIPO，

跨越骨折部位的近端和远端（图 26.5-11，图 26.5-12）。

为避免与预置的螺钉和接骨板发生干扰，外固定架的固定针固定在胫骨前侧（图 26.5-13）。在远端部分进行多次钻孔截骨（图 26.5-14）。然后，使用外固定架固定（图 26.5-15）。

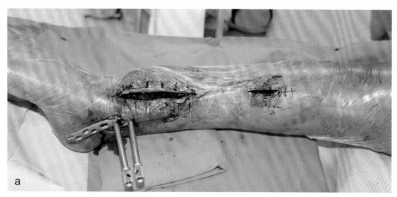

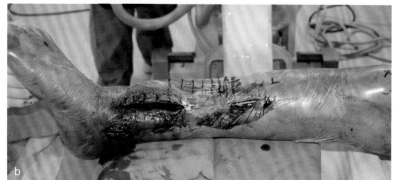

图 26.5-11 用MIPO从远端切口插入锁定接骨板

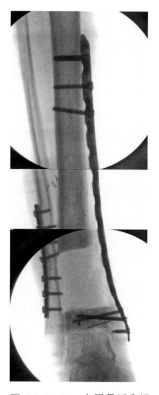

图 26.5-12 在胫骨近和远端分别固定3枚螺钉

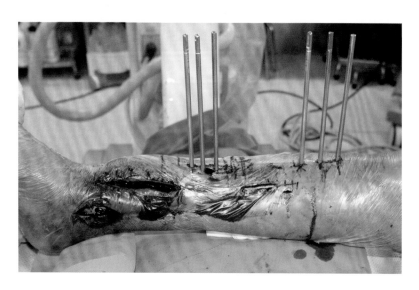

图 26.5-13 Schanz钉固定在胫骨前侧的近端

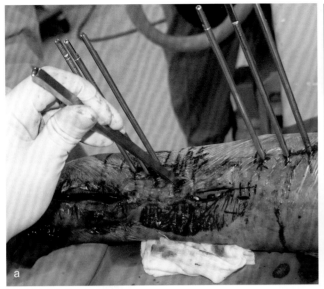
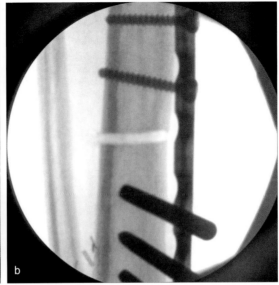

图 26.5-14 在预置接骨板的最远端螺钉和Schanz钉之间进行截骨

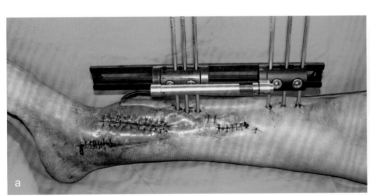
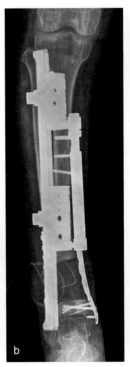
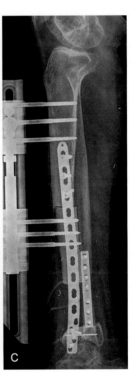

图 26.5-15 a.连接外固定架框架。b~c.术后X线片显示骨搬运对位效果令人满意

5.5 骨搬移期间的护理

10 天后以每天 1mm 的速度开始牵引，以达到满意的牵引骨痂再生。在顺行方向进行骨搬移（图 26.5-16）。定期拍摄正、侧位 X 线片，直到被搬运的骨质与远端部分对接。在牵引期间，可以部分负重（图 26.5-17）。

5.6 对接位置的过程

当骨搬移的节段接近对接位置时（图 26.5-18），患者再次入院。在透视机引导下，通过接骨板钉孔对搬运段进行螺钉固定。经皮置入 3 枚螺钉（图

26.5-19）。在对接区进行自体髂骨移植。然后，重新移动外固定架及其固定针，并关闭伤口（图 26.5-20）。

5.7 术后护理和康复

移除外固定架后，患肢在髌腱负重支架上保护 10 周。在此期间，患者只承受部分重量。根据牵引骨痂再生和对接部位的愈合情况，增加负重。在 1 年的随访中，患者实现了良好的牵引骨痂再生和对接部位的骨愈合（图 26.5-21），获得了可接受的功能（图 26.5-22）。

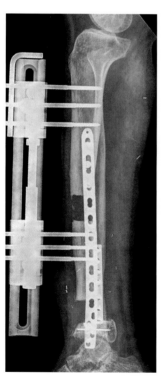

图 26.5-16 骨搬移进行的牵引没有失去对位效果

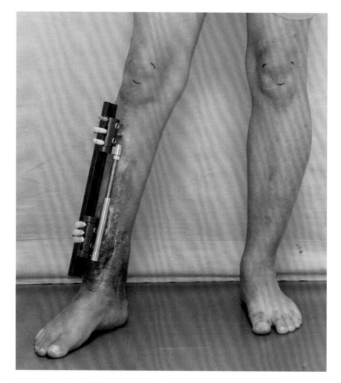

图 26.5-17 在骨搬移过程中，患者可以部分负重行走

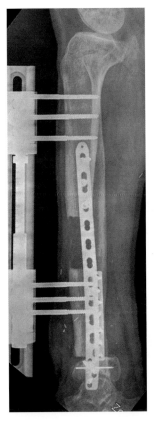

图 26.5-18 骨搬移的节段
与远端节段对接

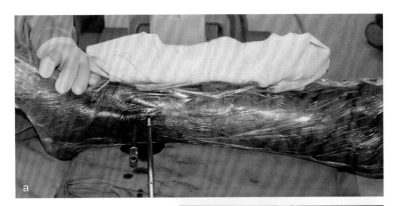

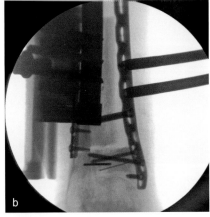

图 26.5-19 a.螺钉经皮固定，同时用外固定架保持牵引力。b.螺钉固定在
骨搬移节段的接骨板空孔处。在对接部位也进行了自体骨移植

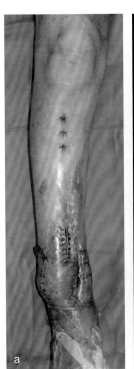
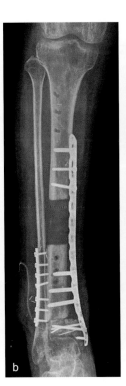
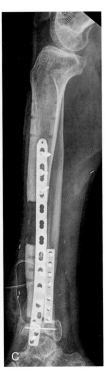

图 26.5-20 a.移除外固定架。b~c.术后X线片
显示，虽然牵引骨痂没有显示出充分愈合，但
骨搬移后的对位情况令人满意

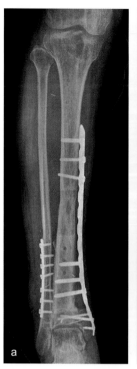
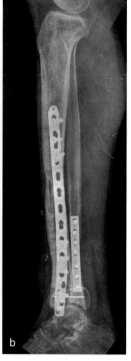

图 26.5-21 随访X线片显示牵引骨痂和对接部位成功愈合

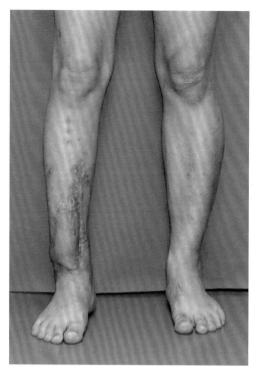

图 26.5-22 患者达到了满意的负重功能，没有软组织受损

6 病例 2：慢性骨髓炎彻底清创术后胫骨中段的节段性骨缺损

6.1 病例介绍

54 岁男性，患有慢性胫骨骨髓炎数年，先后进行 7 次清创手术，切除了受感染的骨质。结果胫骨中段出现节段性骨缺损，长度为 8.5cm（图 26.5-23）。

MIPO 的适应证

大段的骨缺损可以通过骨搬移来治疗。在接骨板上进行骨搬移可以明显缩短外固定时间，从而减少与外固定架固定针有关的并发症。通过这种技术，可以用 MIPO 进行接骨板固定。与开放手术相比，它可以减少手术暴露、感染和出血的风险。

6.2 术前计划

术前计划有助于随后的手术进行。该计划应包括手术过程的图示、手术方法、最合适的内植物及应用时需要的步骤。骨缺损的位置在胫骨中段。由于远端节段较长，在远端进行截骨比在近端进行截骨要好。在胫骨的内侧固定 1 块接骨板。外固定器的固定针可以在胫骨的前侧进行固定（图 26.5-24）。

6.3 手术室准备

麻醉

根据患者的情况，可以使用全身麻醉或区域麻醉。

患者体位和 C 形臂位置

患者仰卧在可透视手术台上。在患者的同侧臀部下放置一个垫子防止腿部外旋。在大腿上套气囊止血带，将腿放在垫子上。透视机放置在术者对侧。

器械

• 外固定架（单侧或环形固定器）

- 胫骨远端内侧锁定加压板或有限 LCP
- 第一代头孢菌素作为预防性抗生素使用

（系统、器械和内植物的大小可能因解剖结构而异）

6.4 手术过程

透视机引导，在胫骨内侧进行 MIPO，跨越近端和远端部分（图 26.5-25）。

使截骨前有满意对位。将外固定架的固定针固定在胫骨前侧，避免与植入的接骨板相互干扰（图 26.5-26）。在胫骨远端进行了多次钻孔截骨术（图 26.5-27）。然后，使用外固定架设计对近端部分的牵引（图 26.5-28）。

6.5 骨搬移期间的护理

10 天后以每天 1mm 的速度开始牵引，以达到满意的牵引骨痂再生。以逆行方向进行骨搬运（图 26.5-29）。每 2~3 周定期拍摄一次正侧位 X 线片，直到骨搬运段与近端对接。在这个牵引期，可以部分负重（图 26.5-30）。

6.6 对接位置的过程

当骨搬移节段接近对接位置时（图 26.5-31），患者再次入院，在骨搬运段进行螺钉固定，拆除外固定架，并在对接部位进行植骨。用无菌技术将整个肢体和外固定架包扎在一起。在透视引导下，通过接骨板钉孔对骨搬运段进行螺钉固定。经皮植入 3 枚螺钉（图 26.5-32）。然后在对接区进行自体髂骨移植（图 26.5-33）。

取出外固定架及其固定针，关闭伤口（图 26.5-34）。

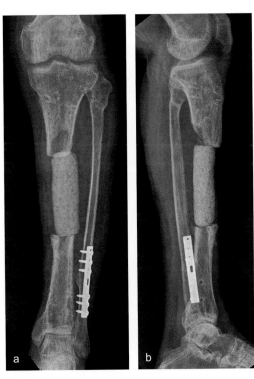

图 26.5-23 创伤性骨髓炎清创后胫骨中段存在明显的节段性骨缺损

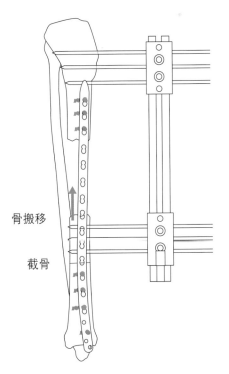

图 26.5-24 术前计划：内侧接骨板固定，桥接在节段性骨缺损上；前侧的外固定架固定；在远端节段进行皮质切开术（截骨术）4.骨搬运方向是胫骨近端

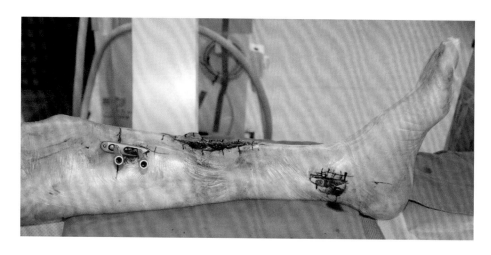

图 26.5-25 通过近端切口用 MIPO向远端插入锁定接骨板

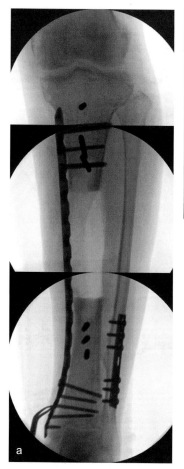

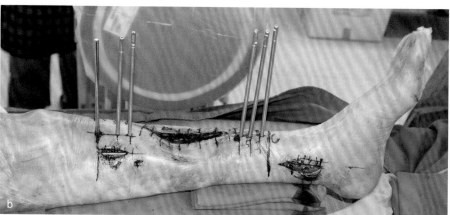

图 26.5-26 a.术中X线片显示，内侧接骨板固定的对位情况令人满意。Schanz钉也被平行对准。b.将Schanz钉固定在胫骨的前侧

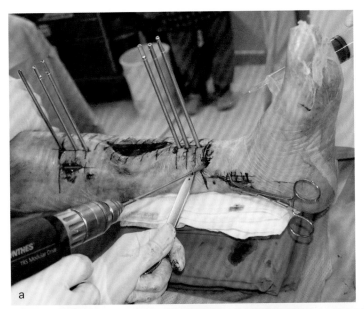

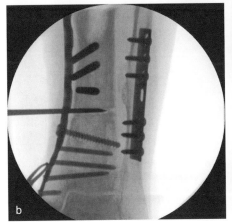

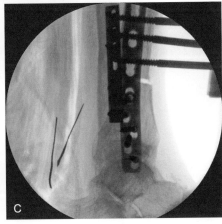

图 26.5-27　使用经皮多孔钻截骨术（a）在远端节段的中部进行截骨（b~c）

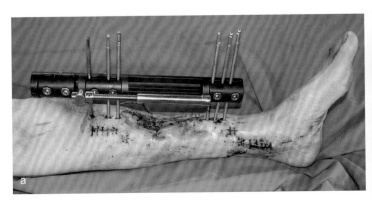

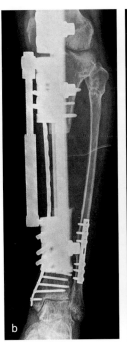

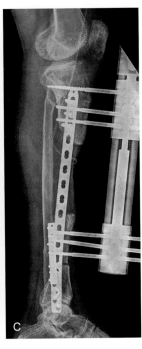

图 26.5-28　a.通过外固定架对近端部分牵引。b~c.术后X线片显示接骨板上的骨搬移对线满意

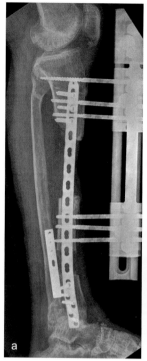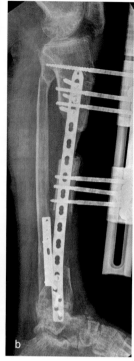

图 26.5-29 从远端到近端进行牵引

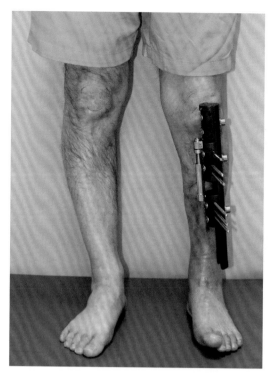

图 26.5-30 在骨搬移过程中，允许患者部分负重

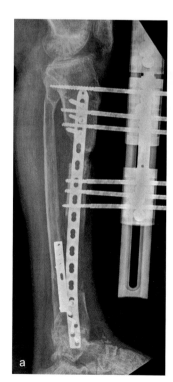

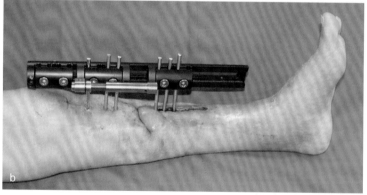

图 26.5-31 骨搬移端与近端段对接

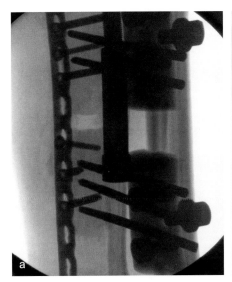
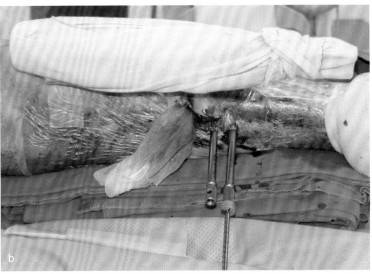

图 26.5-32 a.螺钉被固定在骨搬移节段接骨板上。b.通过外固定架保持牵引力的同时，经皮固定螺钉

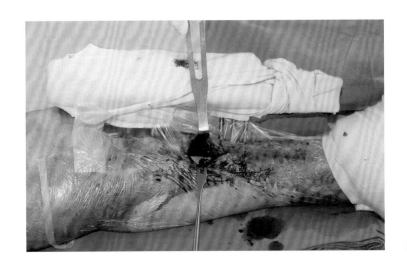

图 26.5-33 在对接部位进行自体骨移植

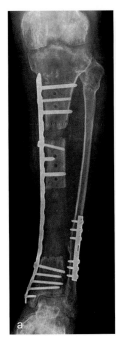
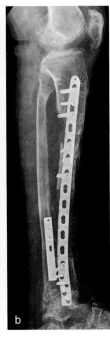
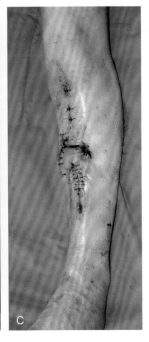

图 26.5-34 术后X线片显示，虽然牵引部位骨痂没有充分愈合，但骨搬移后的对位情况令人满意。外固定架也同时被移除。a~b.后续X线片显示牵引骨痂和对接部位成功愈合。c.患者获得令人满意的负重功能，软组织愈合良好

6.7 术后护理和康复

移除外固定架后，腿部在髌腱负重支架上保护保护了10周。在此期间，患者只能部分负重。

根据牵引骨痂成熟和对接部位愈合情况，增加负重。在1年的随访中，患者的牵引和对接部位都成功愈合（图26.5-35）。

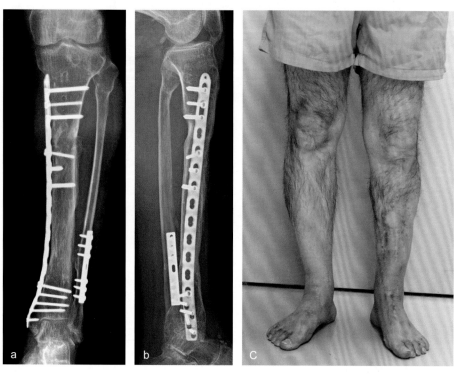

图26.5-35 a~b.随访X线片显示牵引和对全端成功愈合。c.患者负重功能满意软组织愈合良好

7 扩展阅读

- Apivatthakakul T, Arpornchayanon O. Minimally invasive plate osteosynthesis (MIPO) combined with distraction osteogenesis in the treatment of bone defects. A new technique of bone transport: a report of two cases. Injury. 2002 Jun;33(5):460–465.
- Bernstein M, Fragomen AT, Sabharwal S, et al. Does integrated fixation provide benefit in the reconstruction of posttraumatic tibial bone defects? Clin Orthop Relat Res. 2015 Oct;473(10):3143–3153.
- Oh CW, Song HR, Roh JY, et al. Bone transport over an intramedullary nail for reconstruction of long bone defects in tibia. Arch Orthop Trauma Surg. 2008;128(8):801–808.
- Oh CW, Apivatthakakul T, Oh JK, et al. Bone transport with an external fixator and a locking plate for segmental tibial defects. Bone Joint J. 2013 Dec;95-B(12):1667–1672.

26.6
MIPO 治疗骨不愈合

Chang-Wug Oh, Theerachai Apivatthakakul

1 简介

　　尽管在手术技术和内植物方面已经有所改进，下肢长骨的骨不愈合仍然是一种常见而难以处理的并发症。导致骨折不愈合的原因很多，包括骨折形态、软组织损伤的严重程度和手术技术。髓内钉或接骨板固定后，机械稳定性不足，会造成骨折部位的高张力，导致肥厚性骨不连[1]。

　　目前有几种技术可用于治疗干骺端骨不连，包括髓腔扩大后更换髓内钉、内植物移除后植骨或不植骨接骨板固定或外固定[2-5]。在这些技术中，更换髓内钉被认为是成功率高的首选方法。它包括移除先前植入的内植物，并将髓腔扩孔至更大的直径，然后再放置直径更大的髓内钉。除了内部植骨的生物效应外，机械稳定性的增加是这种技术实现骨折端愈合的主要机制。然而，在干骺端不愈合或骨干不愈合且髓腔宽大的情况下，它可能不能充分产生预期的稳定性。因为它需要重新取出内植物，所以会带来出血或感染的风险。对于接骨板固定后的肥厚性骨不愈合，有必要移除先期植入的接骨板和螺钉重新固定。与拔出髓内钉手术相比，它甚至需要进一步切除软组织取出内植物[5-7]。

　　近年来，加强接骨板被用来治疗长骨的骨不愈合，不需要拔除以前的髓内钉。然而，在大多数报道中[2,3,8,9]，这种技术需要对骨折部位进行骨折端骨皮质去除和自体骨移植，这两种方法都是高度侵入性的，对于肥厚性骨不愈合，大多没有必要。

　　加强接骨板可以以微创的方式进行，达到足够的稳定性，克服有害牵拉骨不愈合部位的血管，这种情况在骨折端没有足够的稳定性进行髓内钉或长骨骨折接骨板植入后可能发生。这种技术不需要植骨或拆除内植物[9]。

2 微创加强接骨板的适应证

　　长骨的肥厚性骨不愈合是这种技术的理想指征。因为它主要是改善骨折端机械性不稳定和克服骨折未愈合部位的张力。如果手术前的 X 线片显示存在骨不愈合部位有活跃的骨痂形成，这意味着没有足够的稳定性来完成愈合。然而，对于需要生物支持（如自体骨移植）的萎缩性或营养缺乏性骨不愈合，可能不建议采用这种技术。

　　特别是在股骨或胫骨髓内钉术后的非创伤性不愈合，与更换髓内钉相比，加强接骨板可以在骨不愈合的部位获得更好的稳定性。由于更换髓内钉的机械效应在这个解剖位置是有限的，所以微创技术的加强接骨板有明显的优势。

3 术前计划

　　骨不愈合部位应该有足够的角度或旋转对位力线。如果需要矫正畸形，可以使用其他技术重新矫正力线并打开骨折端。此外，之前内植物的主要结构不应出现故障，如髓内钉、接骨板或锁定螺钉。如果仅靠加强接骨板不能达到足够稳定性，可能需要改变以前的内植物。因此，术前对骨不愈合的分析对选择适当的解决方案至关重要，包括手术侵入性程度和范围。

4 手术技术

　　患者在手术台上呈仰卧位，通过内侧或外侧方法建立经皮或肌肉下的隧道。根据现有的内植物和解剖位置选择接骨板固定的位置。对于有髓内钉固定的股骨选择外侧固定，对于胫骨选择中侧固定。对于胫骨不愈合的情况，无论是髓内钉还是侧向接骨板，都要进行内侧固定。锁定接骨板是首选，因为它可以用单皮质锁定螺钉固定。它被桥接覆盖非愈合部位，目标是在非愈合部位的近端和远端至少有 3 枚螺钉。根据现有髓钉或接骨板的位置，在单皮质或双皮质上使用皮质骨螺钉或锁定螺钉。

5 术后护理和康复

　　术后急性疼痛得到缓解后，患者可以患肢完

全负重。

6 接骨板应用的优缺点

优点

- 降低手术风险，如手术期间的出血或感染风险
- 早期活动、负重和恢复日常生活
- 患者的舒适度提高

缺点

- 接骨板的软组织刺激（胫骨内侧经皮接骨板固定）

7 病例 1：股骨干简单横形骨折（AO/OTA 32A2）

7.1 病例描述

18 岁男性，因摩托车祸导致右股骨远端骨折

（图 26.6-1），合并左股骨中段骨折。两侧都进行了闭合髓内钉手术（图 26.6-2）。术后 10 个月，右股骨远端骨折未愈合，远端锁定螺钉断裂（图 26.6-3）。

再次进行阻挡螺钉和锁定螺钉固定（图 26.6-4）。

然而，在第二次手术后 5 个月，肥厚性骨不愈合仍然存在。X 线检查显示髓内钉和螺钉的位置是可以接受的（图 26.6-5）。骨扫描检查中，骨折部位和远端锁定螺钉外侧部分的骨代谢量增加（图 26.6-6）。

7.2 MIPO 的适应证

由于保持了令人满意的对位，因此选择用接骨板固定的方式来治疗肥厚性骨不愈合。可以更换髓内钉，但由于处于股骨干的下段水平，骨不愈合发生的位置并不理想。扩大髓内钉的直径，仅增加固定结构的强度可能没有帮助。在这种血供丰富骨

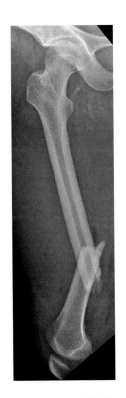

图 26.6-1 股骨干骨折

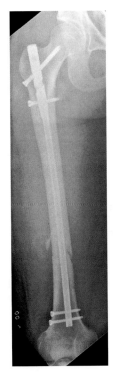

图 26.6-2 髓内钉内固定

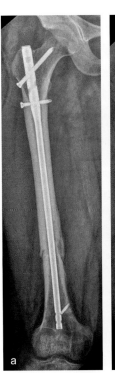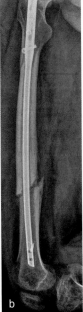

图 26.6-3 骨不愈合，拆除远端锁定螺钉

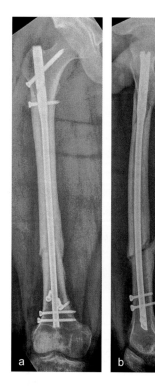

图 26.6-4 再次进行阻挡螺钉和锁定螺钉固定

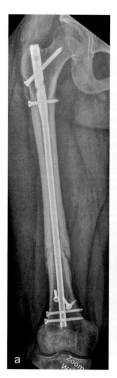

图 26.6-5 骨不愈合

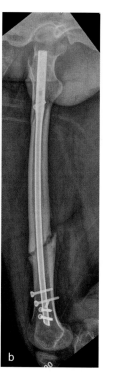

图 26.6-6 骨扫描显示骨折部位的骨代谢摄取量增加，表明血供丰富的骨不愈合

不愈合治疗中可能不需要植骨，因为生物学上是完整的。由于先前存在的内植物保存完好，附加接骨板是良好解决方案，可以减小肥大性骨不愈合的压力。其中微创的加强接骨板是首选，可降低出血风险，缩短手术时间，减轻术后疼痛和降低感染风险，实现早期负重和恢复日常活动。

7.3 术前计划

术前计划有助于后续手术的实施。在这种远端骨干骨折的情况下，应选择股骨远端锁定接骨板，与普通接骨板相比，它与股骨远端的解剖形状相匹配。锁定接骨板是首选，因为它可以用单皮质螺钉固定在预先存在的髓内钉上，使之易于进行股骨远端骨折所使用的 MIPO。接骨板必须足够长，每段至少用 3 枚双皮质骨螺钉固定，这将

增加固定结构的稳定性。

7.4 手术室准备

麻醉

根据患者的情况，可以使用全身麻醉或区域麻醉。

患者体位和 C 形臂位置

患者仰卧在可透视手术台上。在患者的同侧臀部下放置垫子，防止腿部外旋。术者对侧放置透视机。

器械

- 股骨远端锁定加压板
- 第一代头孢菌素作为预防性抗生素使用

（系统、器械和植入物的大小可能因解剖结构而异）

7.5 手术方法和固定

在近端和远端部分分别做 2 个切口。在远端部分，可以采用髌骨旁侧的入路或直接侧向切开以插入接骨板将其固定。在准备好肌肉下通道后，可将接骨板插入并滑入股骨近端部分（图 26.6-7，图 26.6-8）。

接骨板应处于冠状和矢状面的正确位置。通过远端切口，经接骨板与股骨髁固定 5 个或 6 个螺钉。使用小切口单皮质锁定螺钉固定（图 26.6-9）。

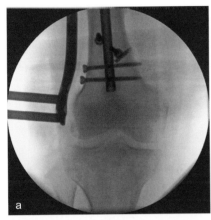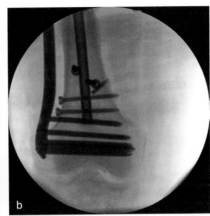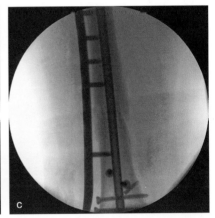

图 26.6-7 a.股骨远端锁定板位于膝关节处。b.螺钉的固定不需要去除原有的髓内钉。c.由于髓内钉的存在，锁定螺钉被固定在单皮质上

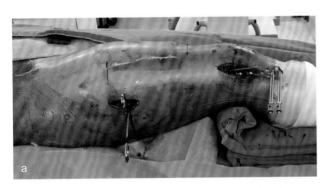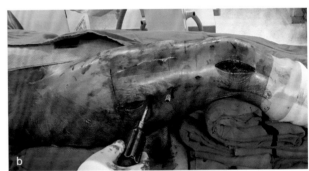

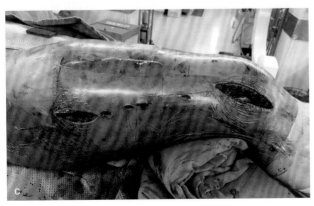

图 26.6-8 a.采用MIPO，在膝关节周围的远端切口插入股骨远端锁定接骨板。b.经皮固定螺钉。c.请注意，在不暴露骨折部位的情况下，为固定螺钉做了多处小切口

7.6 术后护理和康复

大多数情况下，内固定术后无须进行外固定。鼓励患者开始进行患肢运动，并建议患者在可以忍受疼痛的情况下尽量负重。

7.7 内植物的移除

在有足够的骨折愈合证据后，取出接骨板和螺钉（图 26.6-10）。

术后 2 年拆除了内植物（图 26.6-11）。

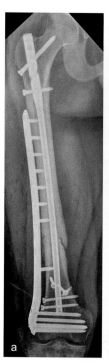
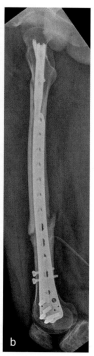

图 26.6-9 术后X线片显示，在原有的髓内钉上使用MIPO固定了1个锁定接骨板

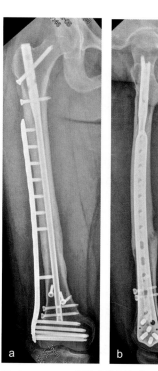

图 26.6-10 术后随访X线片显示骨折部位成功愈合

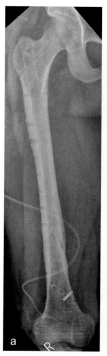
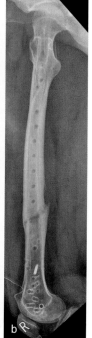

图 26.6-11 内植物取出后，骨折部位完全愈合

8 病例 2：胫骨干斜形骨折（AO/OTA 42B2）

8.1 病例描述

58 岁男性，从楼梯上摔伤，胫骨近端发生骨折（图 26.6-12）。进行闭合式髓内钉内固定术，在冠状面和矢状面达到可接受的力线对位（图26.6-13）。13 个月后，骨折端未愈合，而内植物却完好无损，没有失效。X线片显示骨折部位周围肥厚性骨不愈合（图 26.6-14）。骨扫描中，骨折部位的骨代谢摄取量增加，这意味着肥厚性骨不愈合（图 26.6-15）。

8.2 MIPO 的适应证

对于这种血供丰富的骨不愈合，不需要额外植骨，但牢固的固定对于增加机械稳定性是必不可少的。更换髓内钉可能无法成功实现这种稳定性。由于骨不愈合的部位位于胫骨干的高位，更换髓内钉不会增强固定结构的强度。为了减小肥大性骨不愈合的压力，接骨板替代可以是良好的解决方案，而不是更换髓内钉。微创加强接骨板是首选，因为它不需要在骨不愈合部位进行骨移植，可减少术后可能出现的并发症，如出血、疼痛和感染。患者将获得早期负重及重新开始日常活动的额外好处。

8.3 术前计划

可以选择胫骨近端解剖型接骨板，因为它与胫骨近端解剖学形状相匹配。锁定接骨板是首选，因为它可以用单皮质骨螺钉固定在已有的髓内钉上。此外，由于 MIPO 通常适用于胫骨近端骨折，所以它很容易进行。接骨板必须足够长，以便在每一节段都用足够的皮质骨螺钉固定，这将增加固定的强度。根据软组织状况、骨折未愈合的部位和已有的内植物，可以选择内侧或外侧入路。

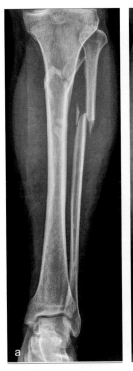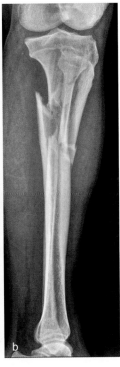

图 26.6-12 胫骨近端干骺端骨折

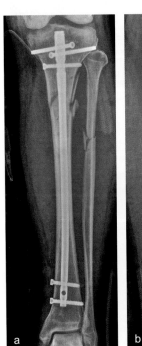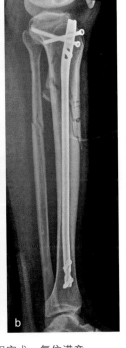

图 26.6-13 髓内钉内固定术，复位满意

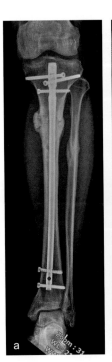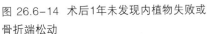

图 26.6-14 术后1年未发现内植物失败或骨折端松动

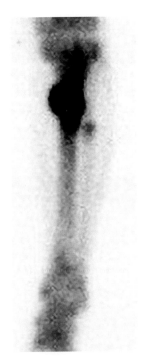

图 26.6-15 骨扫描显示骨折部位的骨代谢摄取量增加，表明血供丰富的骨不愈合

本例中,骨折端的水平是胫骨高位,选择外侧入路。普通接骨板可能不足以在胫骨近端实现稳定固定。由于胫骨内侧是皮下的,内侧固定可能伴随着可触及的接骨板和螺钉带来的软组织不适感。

8.4 手术室准备

麻醉

根据患者的情况,可以使用全身麻醉或区域麻醉。

患者体位和C形臂位置

患者仰卧在可透视手术台上。在患者的同侧臀部下放置一个垫子,防止腿部外旋。术者对侧放置透视机。

器械

• 胫骨近端外侧LCP
• 第一代头孢菌素作为预防性抗生素使用

（系统、器械和植入物的大小可能因解剖结构而异）

8.5 手术方法和固定

在胫骨的近端和远端分别做2个切口。从Gerdy结节的后方做1个长约5cm的直切口,向远端和前方延伸。同时,在接骨板的远端做1个约3cm的切口。在准备好肌肉下通道后,可以将接骨板通过骨不愈合部位插入到胫骨远端（图26.6-16）。

接骨板在冠状面和矢状面应处于正确位置。在近端切口,固定长的锁定螺钉,避免与原有的髓内钉碰撞。

在远端部分使用小切口,单皮质锁定螺钉固定（图26.6-17）。

8.6 术后护理和康复

由于实现了稳定的固定,所以固定后不需要进行外部固定。鼓励患者在医院开始功能锻炼,建议患者在疼痛可忍受的范围内负重。

8.7 内植物的移除

在有足够骨愈合证据后,取出接骨板和髓内钉（图26.6-18）。本病例中,术后18个月取出了内植物（图26.6-19）。

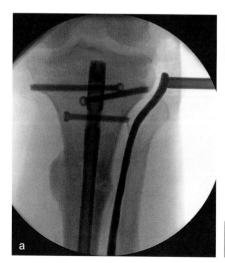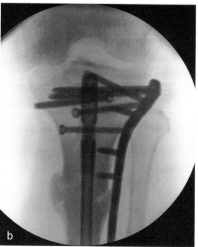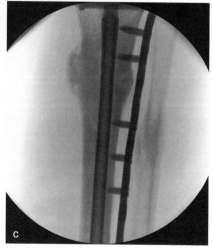

图 26.6-16 a.在膝关节处有1个胫骨近端锁定接骨板。b.在不拆除原有髓内钉的情况下,固定接骨板螺丝。c.锁定螺钉在不妨碍髓内钉的情况下单髁固定

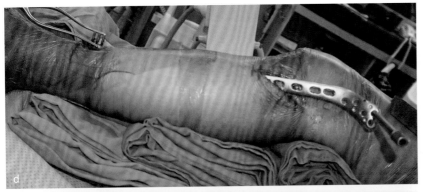

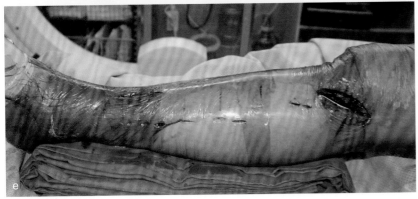

图 26.6-16（续）d.采用MIPO，在近端切口插入锁定接骨板。e.请注意，在不暴露骨折部位的情况下，为螺钉固定做了多处小切口

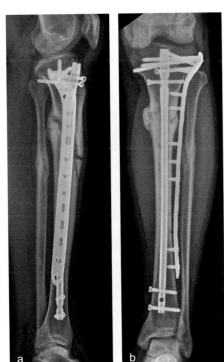

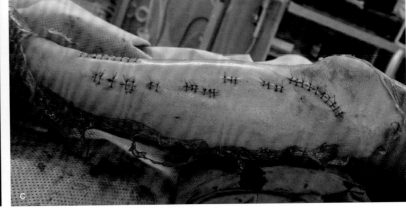

图 26.6-17 术后X线片显示锁定板固定在原有的髓内钉上（a~b），用MIPO进行（c）

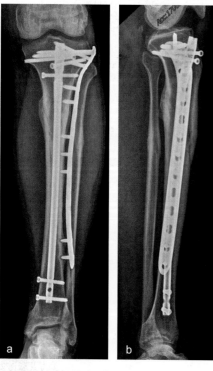

图 26.6-18　随访X线片显示骨折部位完全
愈合

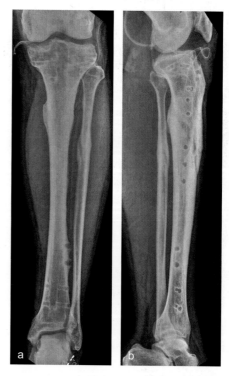

图 26.6-19　内植物取出后，可看到骨折端
愈合

9　参考文献

［1］Apivatthakakul T, Chiewcharntanakit S. Minimally invasive plate osteosynthesis (MIPO) in the treatment of the femoral shaft fracture where intramedullary nailing is not indicated. Int Orthop. 2009 Aug;33(4):1119–1126.

［2］Choi YS, Kim KS. Plate augmentation leaving the nail in situ and bone grafting for non-union of femoral shaft fractures. Int Orthop. 2005 Oct;29(5):287–290.

［3］Hakeos WM, Richards JE, Obremskey WT. Plate fixation of femoral nonunions over an intramedullary nail with autogenous bone grafting. J Orthop Trauma. 2011 Feb;25(2):84–89.

［4］Kim JW, Yoon YC, Oh CW, et al. Exchange nailing with enhanced distal fixation is effective for the treatment of infraisthmal femoral nonunions. Arch Orthop Trauma Surg. 2018 Jan;138(1):27–34.

［5］Swanson EA, Garrard EC, Bernstein DT, et al. Results of a systematic approach to exchange nailing for the treatment of aseptic femoral nonunions. J Orthop Trauma.2015 Jan;29(1):21–27.

［6］Yang KH, Kim JR, Park J. Nonisthmal femoral shaft nonunion as a risk factor for exchange nailing failure. J Trauma Acute Care Surg. 2012 Feb;72(2):E60–64.

［7］Ye J, Zheng Q. Augmentative locking compression plate fixation for the management of long bone nonunion after intramedullary nailing. Arch Orthop Trauma Surg.2012 Jul;132(7):937–940.

［8］Park J, Kim SG, Yoon HK, et al. The treatment of nonisthmal femoral shaft nonunions with IM nail exchange versus augmentation plating. J Orthop Trauma. 2010 Feb;24(2):89–94.

［9］Park KC, Oh CW, Kim JW, et al. Minimally invasive plate augmentation in the treatment of longbone non-unions. Arch Orthop Trauma Surg. 2017 Nov;137(11):1523–1528.

27
移除植入物

Michael Schütz, Dankward Höntzsch

1 引言

移除内植物是骨和关节外科中最常见的手术之一，占所有骨科手术的 30% 以上 [1]。多种原因导致了这一结果，例如再骨折率、血肿、手术时机、内固定失败 [2]。原来移除内植物的标准包括内植物移位或松动、感染或仅仅是患者要求。随着年龄增长所带来的并发症，也应考虑预防，例如关节置换中的髓内钉取出或在颅颌面手术中为今后牙科支架置入而取出内植物 [3~5]。移除内植物的操作一般来说比较简单，但也可能是有挑战性的 [5, 6]。因此，只有在进行了认真的医学检查和经济评估之后，才能够决定移除内植物。许多外科医师发现，许多患者无法说明原因的局部症状或主诉，在移除内植物后都可以解决。然而，移除内植物需要在创伤组织上进行二次手术，故也具有手术风险。因此，如果仅仅是因为疼痛而移除内植物，手术的结果有时会令人失望，故也应适度降低患者的预期。预防中毒、过敏、致癌或可能的植入物失败，不应作为内植物取出手术的系统性指征。由于金属植入物有时会干扰正常的骨生长模式，因此应单独考虑儿童的植入物移除。总的来说，不要把内植物取出手术看作是一种常规手术，应在评估所有风险和益处后进行。

1.1 移除内植物的适应证和禁忌证

对移除内植物的利弊和患者满意度的随访评价，目前还无对照试验进行科学有效的论证。患者年龄、一般状况、内植物所处的位置不同，适应证亦有所不同。例如，由于下肢负重，内植物可导致骨代谢异常，也应考虑内固定引起周围生物力学变化导致的固定失败的风险 [7]；而上肢内植物对骨代谢的影响几乎可以忽略。现有文献及著作无法提供体系化的系统指导。只有认真评估手术的所有风险和益处之后，才能决定是否移除内植物。

以下是移除内植物的绝对指征：

- 植入部位感染
- 内植物移位
- 内植物突出或侵入关节内
- 内植物微动磨损导致的固定不稳或松动
- 软组织刺激或阻止滑动组织（如肌腱）的自由运动
- 内植物过敏
- 内植物松动或断裂导致的骨不连
- 需要取出内植物后矫形的畸形愈合
- 存在明显的力学问题
- 内植物在口腔中的暴露情况
- 围手术期内植物失效

由于针道感染的风险，外固定架或克氏针也是移除内植物的绝对指征。

避免因保留内植物而造成风险是考虑移除内植物的相对指征，包括：

- 骨代谢的变化
- 细菌定植导致的晚期感染
- 过敏证
- 骨骼发育未成熟的患者
- 预防愈合后的应力遮挡
- 防止细菌定植
- 避免由于潜在再骨折或内植物失败而产生的高难度手术
- 移除植入物后能带来进一步的功能改善
- 后期 MRI 和 CT 的伪影问题
- 应患者的要求：由于外观原因、疼痛、不适、皮下突出（甚至是可见）、不耐寒、体育活动时的疼痛或患者对致癌的恐惧
- 预期的关节置换

大多数情况下，移除内植物的指征不是强制性的，因此必须在尊重患者个体因素的基础上，与患者协商后方可决定。保留内固定所带来的风险，是移除内植物的相对指征，不一定必须手术。如果手术的范围较大，并发症与手术所带来的益处不成比例（例如骨盆手术、肱骨板移除）。对于有合并症和麻醉并发症高风险的老年患者来说，

决定移除内植物必须与内植物引起的症状严重程度和移除手术的固有风险进行权衡。

1.2 移除内植物的影响因素

尽管骨折内固定（IFF）装置的取出通常被认为是一种"常规"手术，但也可能会在术中遭遇挑战。导致并发症的一个主要原因是装置内和周围有过多的骨痂过度内生长和外生长。在儿童中，约13%的并发症是在预定的IFF装置移除过程中遇到的，这与装置上过度的骨痂过度生长有关[8,9]。当骨痂长入内植物没有完全填充的孔洞及间隙时，例如穿过接骨板的钉孔、在接骨板和螺纹之间、进入螺钉头或者进入髓内钉的交锁孔时，外科医师在行取出手术时可能会面临各种问题，如内植物断裂、内植物碎片组织污染、骨折、神经损伤或过度失血（图27-1）。内植物表面微形态是其与成骨细胞[10]和骨组织[11-13]相互作用的重要决定因素。表面微形态的影响在置入过程中持续存在，直到最终组织反应结束，即结合或包裹。接骨板和螺钉的表面微形态对感染的易感性没有影响（目前临床使用的金属材料）[14,15]。在体内的内植物，其表面细胞反应的机制是从与体内蛋白作用到黏附，从局部因子生成到末端成骨细胞分化和后期骨形成[5,10]。

对于内植物表面所引起细胞的反应，与细胞实际接触的表面微观粗糙度紧密相关。因此，表面结构微尺寸有必要控制在一个细胞的实际大小范围内。基质介导的细胞反应有一个最佳范围，是细胞和组织与表面能够最佳反应的"有效粗糙维度"[5]。在这个范围内，能够发生骨结合（骨与内植物直接的结合），可阻止内固定移位。反之，超出这一范围，骨可能也会接近内植物但不会出现骨结合，因此容易移位。对于长期或永久性金属内植物，例如假体，骨结合对于手术成功是至关重要的。因此，许多研究都聚焦于提高骨结合。然而，由于创伤骨科中大多数内植物都必须被取出，包括小儿骨折内植物在内，因此骨结合是不想看到的结果（原因引言中已述）。

微粗糙表面的骨结合被广泛认为是生产和应用金属内植物的决定性因素。降低内植物表面微粗糙度，体外研究发现能够延迟成骨细胞分化[10]，在体内可减少成骨和骨结合，从而使皮质骨螺钉[11]、锁定加压接骨板（LCP）和髓内钉[13]易于取出。一些研究的组织学观察[11-13]质疑以上关于骨结合对于内植物稳定性至关重要的假设，因其缺少宏观层面上描述不锈钢内植物直接骨结合的公开发表数据（由AO研究院RG Richards团队核对，Davos），而不仅仅是在微观层面（需要进行评估的层面）。在使用锁定内固定时，内植物的稳定性不要求骨结合，因为稳定性来自于内固定本身（如果置入正确）[5]。降低内植物的微观粗糙度不会对骨沉积产生负面影响，而目前临床上使用的微粗糙表面会加速骨贴合。通过抛光等方式降低表面的微粗糙度，可以防止骨的长期牢固附着。使用低速率改型/附性后降低光滑/抛光的样本可降低基质黏附的结合力，能够直接减少过度骨生成/骨结合的发生。

当前内植物（锁定接骨板或髓内钉）的设计能够带来直接稳定性，其稳定性并不需要骨结合。内固定只在生物骨愈合期内才需要稳定性。应优

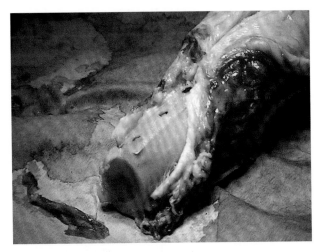

图 27-1　骨痂覆盖并长入接骨板和螺钉。要取出螺钉，必须小心翼翼地去除骨痂，而不损伤螺钉头

先选用具有无法直接促进骨结合表面，或者可阻碍蛋白质和细胞黏附、直接骨结合表面的内植物，这也有助于内植物取出，并有利于滑行组织在内固定表面上自由活动（神经、肌腱、肌肉）。未来的 IFF 创伤植入物的发展，是研发具有能够阻碍组织蛋白和细胞黏附并形成生物膜的外表面。

1.3 移除内植物的时机

一般而言，当骨折彻底愈合后，骨骼无须内植物支撑就具备负载能力时，内植物便可取出。通常 X 线和 CT 扫描能够显示骨折是否愈合。然而，在某些情况下，尤其是在长骨，骨骼愈合程度以及重塑过程无法仅靠放射检查来评估。牢固内固定后将直接出现骨重塑，而不会形成骨痂；反之，锁定板桥接固定后将可见骨痂形成增加[7]。由于骨皮质比骨小梁的生长速度慢得多，因此成年人长骨使用的内植物，取决于解剖位置，一般在 12~18 个月之前不应被取出。目前对于移除内植物的时间没有任何科学的数据，给出的时间都是基于经验。如果决定移除内植物，作者建议尽早手术，因为内植物置入的时间越长越不利于取出。

1.4 移除内植物前外科医师必须知道的事

通常认为移除内植物的手术比较简单，也经常由经验较少的初级医师来操作。然而在某些情况下，移除内植物比置入更加具有挑战性。必须进行术前 X 线检查和患者的全面体格检查。术者必须清楚地了解在置入过程中发生的任何问题，也必须取得原始手术记录。如果手术不是在同一家医院进行，应尽量找到手术记录。术者必须根据记录备好取出器械甚至特殊器械（图 27-2），同时若手术过程中进行放射线检查，应穿戴防护设备。如果无法确定是何种内植物，或者无法获得手术记录，则必须保证备有包含所有不同改锥的特殊器械，例如十字头、六角形头或星形头。移除内植物的整体并发症发生率为 10%~40%，其中再骨折率为 2%~26%[16]。扩展手术所需的器械或内植物也应具备，例如再次接骨、修正力线及关节松解。不能轻视移除内植物手术，必须牢记，首次手术获得的所有良好结果，可能会被失败的移除内植物手术所影响。

1.5 移除内植物前患者必须知道的事

术前必须与患者讨论关于移除内植物的利与

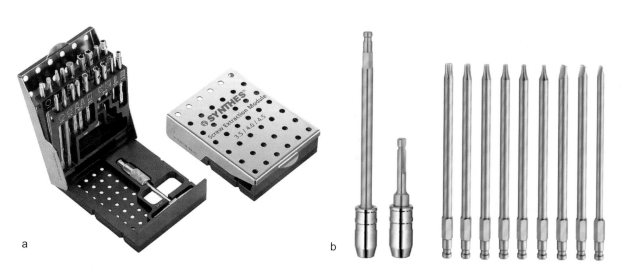

图 27-2　a.可重复使用的拆卸组。b.一种一次性套装，采用特殊硬质钢，可更用力地抓持和钻孔

弊。必须告知患者手术的常规风险，例如血管和神经损伤、血栓形成、栓塞，以及内植物断裂、内植物在体内遗留、再骨折等相关特殊风险。

1.6 应用微创技术还是传统开放技术移除内植物

过去 10 年中，越来越多的内植物通过微创技术被简单地置入，这意味着移除内植物时也应使用同样的方式，但是采用相同的经皮入路是具有挑战性的。Georgiadis 等[17]报道了他们 3 次取出微创内固定系统（LISS）的经验。他们使用经皮微创技术无法取出内植物，因为透视下发现病例的所有螺钉均与原切口脱离，故所有病例都采用了传统开放手术。移除内植物应尽可能采用最小入路，以避免进一步的组织损伤。如果由经验丰富的术者操作，并且能获得原始手术记录，则推荐采用微创手术。

2 术前评估

2.1 患者的一般情况

必须为患者考虑移除内植物的指征。医师应阐明移除内植物与初始手术具有同样的手术风险，而且由于首次术后瘢痕组织形成，风险还会稍高。必须告知患者微创手术有时会失败，最终需要采用开放手术来取出内植物。这会导致更大的瘢痕，这些美观方面的问题也必须在术前与患者充分交流。在某些情况下，如果完全取出内植物将会带来额外组织损害的风险过高，内植物的一部分也可被适当保留。

2.2 X 线片分析

移除内植物前必须进行 X 线检查。必须拍摄至少 2 个平面的图像，并且仔细评估骨骼愈合程

度、内植物的状态（破损或是完整）、螺钉数量、异位骨化及轴向移位等。如果存在疑问，则必须行进一步检查（例如 CT 扫描等）。应对比随访 X 线检查与术后最初的 X 线检查，以发现任何内植物移位或断裂的迹象。

2.3 移除内植物的器械

在发达国家，内植物取出是最常见的择期骨科手术之一。为了成功移除完整或损坏的内植物，可能需要尝试几种不同的方法。重要的是要使用好的螺丝刀，不要在六角或其他形状的钉帽凹槽上制造划痕（图 27-3）。应确认凹槽是空的，螺丝刀必须完全插入钉帽中。外科医师已经开发出了自己的方法，在某些情况下，他们有特殊的工具来移除内植物。几家公司已经开发出具有成功移除植入物所需的不同仪器的特殊内植物移除套件。最新的内植物移除套件包括各种类型的螺丝刀、锥形拔出螺钉、拔出螺栓和备用铰刀。此外，这些套装还配有硬质合金钻头和金属切削工具。螺钉拆卸器、钻孔机和拆卸螺栓有助于拆卸剥落或断裂的螺钉（图 27-4）。锁定或卡住的螺钉和接骨板可能会使锁定植入物的移除复杂化，需要

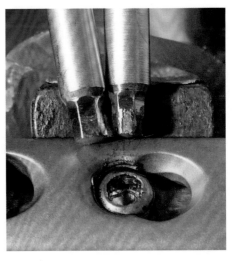

图 27-3 使用好的螺丝刀（左），不要使用损坏的螺丝刀（右）

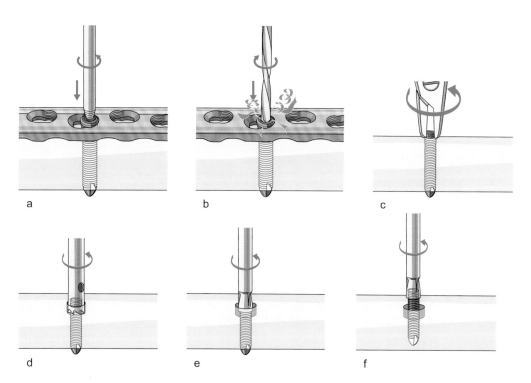

图 27-4 a.如果无法使用常规的改锥取出螺钉，例如滑丝，则应尝试使用反螺纹改锥取出。b.反螺纹改锥沿轴向加压插入，逆时针旋转。如果依然无法取出螺钉，则应使用特殊的合金钻头来绞出螺钉。c.如果螺钉末端突出于骨面，则应使用钳子取出螺钉。d~f.如果这些都无效，则应使用环钻来扩大螺钉末端周围的骨皮质，以便显露使用螺栓拔出器时所需的螺纹

使用硬质合金钻头或高速金属切削工具来防止金属碎屑，并且可以使用特殊的钻头抽吸装置（见第 3 章器械）。植入物的移除可能是一个耗时的过程，而且没有一种单一的技术是通用可行的。

3 手术操作

3.1 术中并发症及处理

不论采用开放手术还是微创手术，移除内植物都可能变得复杂。取出的难点可源于某些原因，如螺钉头损坏、改锥末端磨损，或者改锥末端局部进入了螺钉头。微创手术中将更容易发生此类情况。在旋转螺钉前，术者必须确认改锥末端状况良好（锋利），同时完全深入到螺钉头的凹陷处。即使仅有一次松滑，螺钉头部也会被损坏或滑丝。如果在置入术中未使用限力工具，或者锁定螺钉

未被垂直地放入锁定孔的螺纹轴中，螺钉可能被锁定得非常紧。尤其是钛及钛合金螺钉能够与骨组织紧密结合，既由于更高的生物力学稳定性和减少骨骼的微动，又由于表面粗糙所导致的牢固骨结合[5]。取出这种螺钉所需的扭矩，将超出改锥所能承受的最大扭矩，尤其对于手部所使用的精密螺钉。此外，发生骨结合的接骨板及长入接骨板中空洞的骨痂是非常坚固的，从骨床中松动接骨板需要使用骨凿。必须谨慎操作，不得削弱骨质，尤其进行微创手术时推荐使用术中透视，确保在正确平面使用骨凿。

3.2 微创内植物取出的特点

由于视野受限，在微创手术的过程中上述所有问题都更加具有挑战性。术者必须清楚潜在的问题，并且更多应是"感知到"，而不是"观察到"。

尽管使用术中透视有利于理解问题，但是其无法做到"完整性"观察。面临困难时，为了掌握具体情况，微创手术必须转为开放手术。置入时使用开放手术，而取出内植物时使用微创手术，能够使手术损伤最小化，以使患者受益。不管如何，如果采用微创手术取出内植物，应由既熟悉微创手术也熟悉开放手术并掌握两种手术所有要点的专家来进行手术。

3.3 要点和难点

内植物取出术中，术者必须做好应对最坏情况发生的准备。首先要确定接骨板和置入螺钉的位置。如有可能，应使用导引工具寻找螺钉正确位置，以减少对患者和手术室人员的放射线暴露。一旦确定了螺钉位置，术者应确保改锥能够与螺钉头部在正确轴位上完全适合（图27-5，图27-6）。如果无法取出螺钉，但螺钉头部未破损，则可以尝试使用反螺纹改锥来取出螺钉。反螺纹改锥沿轴向插入加压，逆时针旋转。如果反螺纹改锥失效，则应使用适当的钻孔工具来攻制螺纹（如图27-4中所述），然后再使用反螺纹改锥。对于攻制螺纹中损坏的螺钉，则应使用锋利的骨钩或骨钳来取出螺钉。如未成功，则应对螺钉头部过度钻孔，直至接骨板与螺钉完全分离。推荐使用与螺钉同轴的钻孔工具。取出接骨板后即可取出螺钉轴。如果螺钉突出骨面，则应使用钳子来取出螺钉的其余部分；如果螺钉未突出于骨面，术者必须使用环钻沿螺钉轴进行扩钻，然后再使用螺栓拔出器取出。在某些情况下，若完全取出内植物所带来的损伤远远超出其益处，内植物的一部分也可适当保留。

4 并发症

除了与初次手术风险及潜在并发症相类似的常规并发症及风险外，在移除内植物过程中也有一些特殊风险。因为内植物置入术后产生瘢痕组织，故会增加血管和神经损伤的风险。此外，内植物取出后可能发生再次骨折，特别是接骨板取出后或术中不得不去除部分皮质。如果移除内植物导致明显的骨损伤，产生的骨缺损会增加再骨折的风险。因此患者必须意识到骨骼潜在的弱点，并且应明确告知其术后3个月内的护理方法。

5 术后管理

微创内植物取出的术后处理与开放手术相同。所有内植物取出后都应进行X线检查，以形成完整的病历（正式法律文件）。依常规按时检查切口，约12天后拆线。负重程度取决于内植物的位置，并应逐步适应。术后通常能够立即负重，但是至少3个月之内应避免有身体接触的剧烈运动。术后处理必须依照每个患者的个体情况，而且必须充分告知患者。

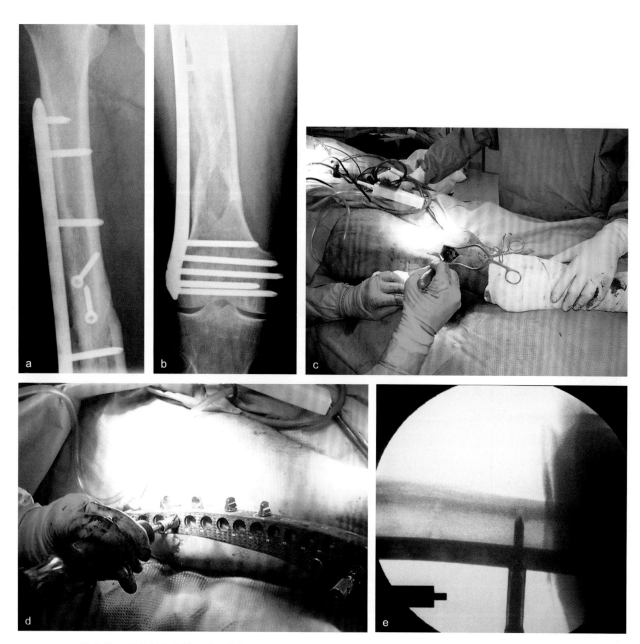

图 27-5 25岁男性，因摩托车事故导致股骨粉碎性骨折。a.X线片显示，使用13孔微创稳定系统股骨远端（LISS-DF）接骨板进行治疗。b.术后 2 年骨折已愈合，但有远端髂胫束持续刺激症状。c.在内植物的远端部分选择皮肤切口。d~e.将瞄准臂放在接骨板上后，可以很容易地识别螺钉。外科医师确保螺丝刀处于正确位置，并与螺丝头相适应。锤子有助于将螺丝刀很好地放入螺丝头内

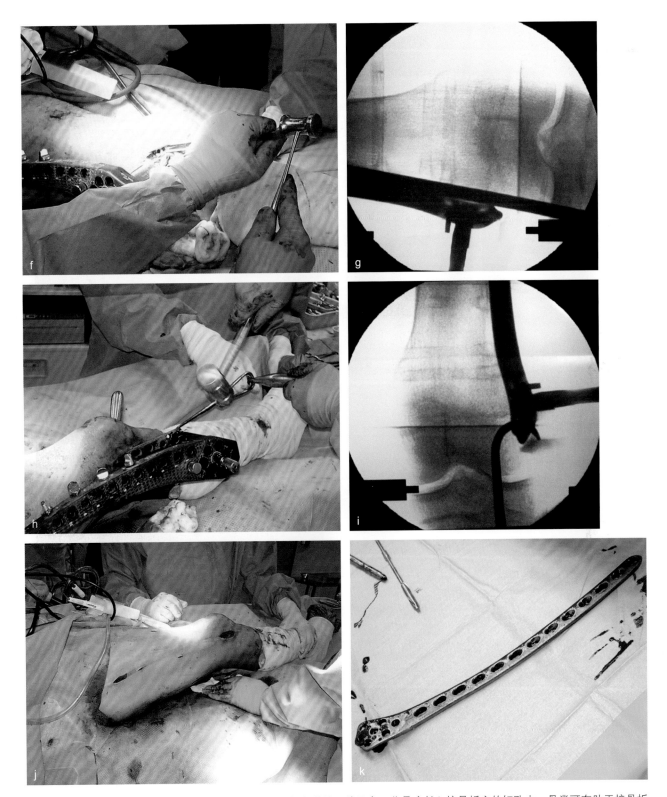

图 27-5（续） f~g.经过操作后，可见接骨板与骨完全附着，并且有一些骨痂长入接骨板空的钉孔中。骨凿可有助于接骨板从骨面上松动后取出。应谨慎插入骨凿，在接骨板与骨的间隙中推进。推荐透视监测；h~i.要取出接骨板，可以将骨钩插入接骨板远端的一个孔中。通过使用锤子，可以从远端皮肤切口将接骨板取出。j~k.利用微创植入时的切口，以微创方式取出13孔LISS-DF

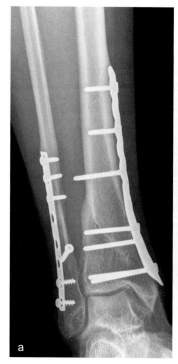
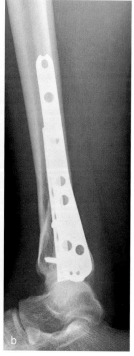
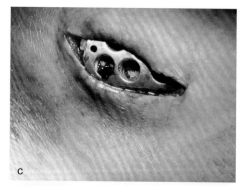
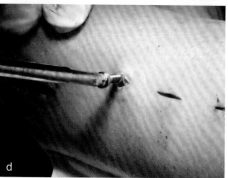
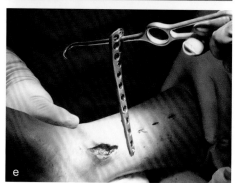

图 27-6 a~b.22 岁女性，胫、腓骨远端骨折术后 1.5 年。骨折已经愈合，但在踝部有持续性软组织刺激症状。c.接骨板通过微创手术置入和取出。末端螺钉通过接骨板远端的切口取出。d.近端螺钉经皮肤切口取出。e.如图27-5所示，使用钩子和锤子通过远端皮肤切口取出接骨板

6 参考文献

[1] Böstman O, Pihlajamäki H. Routine implant removal after fracture surgery: a potentially reducible consumer of hospital resources in trauma units. J Trauma. 1996 Nov;41(5):846–849.

[2] Wu CC, Shih CH. Refracture after removal of a static-locked femoral nail. Acta Orthop Scand. 1995 Jun;66(3):296–298.

[3] Brown RM, Wheelwright EF, Chalmers J. Removal of metal implants after fracture surgery—indications and complications. J R Coll Surg Edin. 1993 Apr;38(2):96–100.

[4] Busam ML, Esther RJ, Obremskey WT. Hardware removal: indications and expectations. J Am Acad Orthop Surg. 2006 Feb;14(2):113–120.

[5] Hayes JS, Richards RG. Surfaces to control tissue adhesion for osteosynthesis with metal implants: in vitro and in vivo studies to bring solutions to the patient. Expert Rev Med Devices. 2010 Jan;7(1):131–142.

[6] Hanson B, van der Werken C, Stengel D. Surgeons' beliefs and perceptions about removal of orthopaedic implants. BMC Musculoskelet Disord. 2008 May 24;9:73.

[7] Perren SM. Evolution of the internal fixation of long bone fractures. The scientific basis of biological internal fixation: choosing a new balance between stability and biology. J Bone Joint Surg Br. 2002 Nov;84(8):1093–1110.

[8] Alzahrani AG, Behairy YM, Alhossan MH, et al. Removal of internal fixation in pediatric patients. Saudi Med J. 2003 Mar;24(3):254–255.

[9] Peterson HA. Metallic implant removal in children. J Pediatr Orthop. 2005 Jan-Feb;25(1):107–115.

[10] Hayes JS, Khan IM, Archer CW, et al.The role of surface

microtopography in the modulation of osteoblast differentiation. Eur Cell Mater.2010 Jul 21;20:98–108.

[11] Hayes JS, Seidenglanz U, Pearce AI, et al. Surface polishing positively influences ease of plate and screw removal. Eur Cell Mater. 2010 Feb 26;19:117–126.

[12] Hayes JS, Vos DI, Hahn J, et al.An in vivo evaluation of surface polishing of TAN intermedullary nails for ease of removal. Eur Cell Mater. 2009 Sep 21;18:15–26.

[13] Pearce AI, Pearce SG, Schwieger K, et al. Effect of surface topography on removal of cortical bone screws in a novel sheep model. J Orthop Res. 2008 Oct;26(10):1377–1383.

[14] Moriarty TF, Debefve L, Boure LP, et al. Influence of material and microtopography on the development of local infection in vivo: experimental investigation in rabbits. Int J Artif Organs. 2009 Sep;32(9):663–670.

[15] Moriarty TF, Campoccia D, Nees SK, et al. In vivo evaluation of the effect of intramedullary nail microtopography on the development of local infection in rabbits. Int J Artif Organs. 2010 Sep;33(9):667–675.

[16] Richards RH, Palmer JD, Clarke NM.Observations on removal of metal implants. Injury. 1992;23(1):25–28.

[17] Georgiadis GM, Gove NK, Smith AD, et al. Removal of the less invasive stabilization system. J Orthop Trauma. 2004 Sep;18(8):562–564.

7 扩展阅读

• Barcak EA, Beebe MJ, Weinlein JC. The role of implant removal in orthopedic trauma. Orthop Clin North Am. 2018 Jan;49(1):45–53.

8 致谢

感谢 Arne Berner 和 R Geoffrey Richards 对移除植入物章节的贡献。